# Th. TUFFIER     P. DESFOSSES

# PETITE CHIRURGIE PRATIQUE

MASSON & Cⁱᵉ
EDITEURS

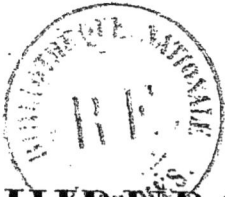

PETITE

# CHIRURGIE PRATIQUE

# PETITE
# CHIRURGIE PRATIQUE

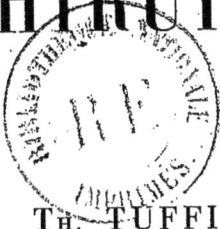

PAR

Th. TUFFIER     ET     P. DESFOSSES

Professeur agrégé à la Faculté de médecine de Paris,
Chirurgien de l'hôpital Beaujon,
Chirurgien en chef de l'Hôpital Britannique de Paris.

Chirurgien de la fondation de Gramont d'Aster,
Chirurgien adjoint de l'Hôpital Britannique
de Paris.

387 GRAVURES

Quatrième édition, revue et augmentée

PARIS

MASSON ET Cie, ÉDITEURS

LIBRAIRIE DE L'ACADÉMIE DE MÉDECINE

120, BOULEVARD SAINT-GERMAIN

1914

# PRÉFACE

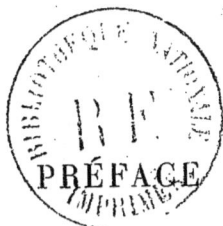

## DE LA TROISIÈME ÉDITION

Écrire, pour les infirmières, les étudiants et les jeunes praticiens, un livre élémentaire contenant tout ce qu'il est indispensable de connaître en petite chirurgie, tel est le modeste but que nous nous sommes proposé. — Économes du temps de nos lecteurs, nous avons banni toutes les méthodes surannées et inutiles, tout en nous réservant de rendre justice à nos aînés et de reconnaître leurs mérites. Pasteur a bouleversé toutes les conceptions chirurgicales ; après lui bien des méthodes ont sombré sans retour, quelques-unes ont surnagé, d'autres, plus nombreuses, sont nées de ce bouleversement même ; nous avons cherché à être les fidèles interprètes de ce mouvement général ; la chirurgie ne doit s'appuyer que sur l'observation et sur la science.

A ceux qui trouveraient que nos descriptions élémentaires descendent à des degrés vraiment bien inférieurs dans l'échelle chirurgicale, nous répondrons qu'après vingt-cinq ans d'enseignement ininterrompu et effectif, nous sommes persuadés, plus que jamais, que ce sont ces éléments mêmes qu'ignorent les étudiants à leur début et souvent à leur fin d'études.

Dans toutes les branches de l'enseignement un des progrès pédagogiques, progrès encore insuffisant, est d'avoir substitué l'œil à l'oreille. Notre maître à tous, Farabeuf, a été l'innovateur de cette substitution. Les anciens dotaient le chirurgien d'une main capable de voir « Chirurgi prudentis oculata manus », les modernes veulent que la connaissance même de la chirurgie soit le fait

a.

de la vue et non de l'oreille. Une leçon de choses doit remplacer une théorie dans les livres, comme dans les cours oraux. Aussi nous avons donné dans ce traité la part la plus large à l'iconographie.

Des figures très nombreuses illustrent notre texte et en sont peut-être ce qu'on y trouvera de meilleur; notre excellent dessinateur M. Reignier a fait pour nous les dessins que nécessitait la publication des éditions successives de cette *Petite chirurgie pratique,* nos lecteurs lui en seront, autant que nous-mêmes, reconnaissants.

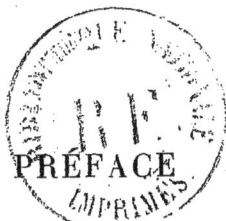

# PRÉFACE
## DE LA QUATRIÈME ÉDITION

Si l'utilité d'un livre et les services qu'il peut rendre se jugent par le nombre de ses lecteurs, nous pourrions être satisfaits d'avoir écrit cette petite chirurgie et de l'avoir tenue au courant de la science. Les trois éditions rapidement enlevées sont la vraie récompense de notre effort et le meilleur stimulant de notre ardeur vers ce perfectionnement qui est la base de tout progrès.

Nous retrouvons dans ce succès la preuve de cette réciprocité de services entre maîtres et élèves qui nous a guidés et suivis pendant toute notre carrière. Mieux vous instruirez plus vous aurez d'élèves et réciproquement plus vous aurez d'élèves mieux vous instruirez. Les disciples, comme les lecteurs, vont à ceux qui les servent. Si ce livre a quelque valeur, c'est en grande partie aux aînés de ses lecteurs qu'il le doit, et notre plus vif désir est de faciliter le labeur et l'instruction de leurs cadets.

Th. Tuffier et P. Desfosses.

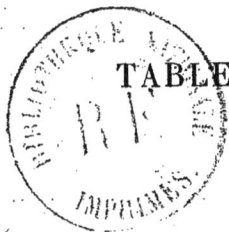

# TABLE DES MATIÈRES

## PREMIÈRE PARTIE

### SOINS A DONNER AUX MALADES

## DEUXIÈME PARTIE

### MATÉRIEL CHIRURGICAL. ASEPSIE. PANSEMENTS. SUTURES

# TROISIÈME PARTIE
## ANESTHÉSIE

# QUATRIÈME PARTIE
## PETITES INTERVENTIONS COURANTES.
## AUTOUR D'UNE OPÉRATION

# CINQUIÈME PARTIE
## PETITE CHIRURGIE SPÉCIALE

## SIXIÈME PARTIE

### APPAREILS POUR FRACTURES. APPAREILS PLATRÉS ORTHOPÉDIQUES

## SEPTIÈME PARTIE

### ÉLÉMENTS DE MASSAGE ET DE KINÉSITHÉRAPIE CHIRURGICALE

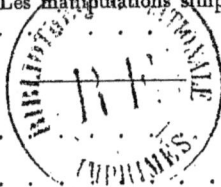

# PREMIÈRE PARTIE

## SOINS GÉNÉRAUX A DONNER AUX MALADES

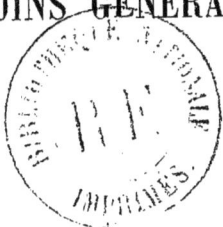

---

## CHAPITRE I

RÔLE DES INFIRMIÈRES. — CHAMBRE DU MALADE. — SOINS JOURNALIERS A DONNER AU MALADE. — ALIMENTATION DES MALADES. — ADMINISTRATION BUCCALE DES MÉDICAMENTS.

### ROLE DES INFIRMIÈRES

Les étudiants, les médecins à leurs débuts, ignorent trop souvent les soins généraux à donner aux malades; soins qui sont, à l'hôpital, dévolus aux infirmières. Ces soins ont cependant une importance de premier ordre; souvent ils ont sur la guérison une influence presque égale à celle de l'intervention thérapeutique la plus active, parfois ils peuvent décider du sort d'un opéré. Le médecin doit donc apprendre quels sont ces soins généraux; appelé à diriger les garde-malades, il doit connaître à fond leur tâche, il doit être capable de leur donner des instructions éclairées.

Une infirmière dévouée est l'auxiliaire indispensable du médecin et du chirurgien. Les excellentes infirmières sont rares, car la profession de garde-malade exige un grand nombre de précieuses qualités d'ordre moral combinées avec un véritable savoir professionnel.

DEVOIRS DE L'INFIRMIÈRE ENVERS LE MALADE. — Les qualités d'une bonne infirmière sont nombreuses : patience, douceur, ponctualité, propreté, amabilité, et même, si possible, gaieté.

TUFFIER ET DESFOSSES. Chirurgie.                                            I

La souffrance rend le plus souvent les malades injustes, quinteux ; l'infirmière doit savoir se taire devant des reproches immérités, des insolences ou même des injures ; elle ne répondra jamais avec aigreur ou brusquerie, elle montrera toujours de la compassion et de l'indulgence ; elle ne fera jamais sentir à son malade de la répugnance ou du dégoût ; elle semblera toujours s'acquitter de sa tâche sans déplaisir, mais avec la simplicité que comporte un acte tout naturel.

Il faut en soignant les malades ne jamais montrer les inquiétudes qu'on peut ressentir, mais garder toujours un air tranquille et avenant ; rien ne réconforte plus un malade que d'avoir à son chevet un visage aimable et gai.

Une garde inexpérimentée marche sur la pointe des pieds, chuchotte à voix basse, s'agite, se hâte, heurte les chaises au passage, s'appuie contre le lit. Une bonne infirmière a une démarche assurée, sans hâte ni lenteur ; ses mouvements sont aisés, sans bruit ; elle parle toujours à voix nettement perceptible, ni trop haute ni trop basse ; s'adresse-t-elle à son malade, elle se place en face de lui de manière qu'il n'ait pas besoin de tourner la tête pour répondre ; elle sait que les malades ont horreur du bruit, des éclats de voix, des secousses imprimées à leur lit ; elle ne fait jamais attendre trop longtemps son malade pour lui donner ce dont il a besoin ; elle est prompte sans brusquerie, ses mouvements sont à la fois souples, précis et attentifs ; on dit d'elle : « elle a la main douce » ce qui signifie une main attentive.

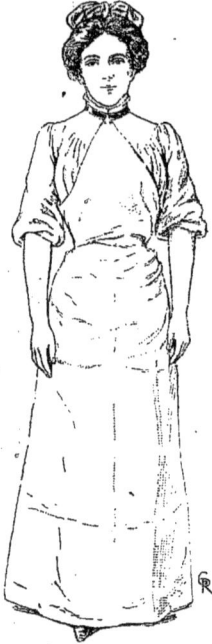

Fig. 1. — Costume d'une infirmière des hôpitaux de Paris.

Par l'excellence de ses soins, par sa bonne tenue, elle sait gagner la *confiance* et prendre sur ceux qui lui sont confiés un véritable ascendant moral, une légitime autorité, tout en se gardant du ton autoritaire et tranchant que prennent trop souvent les gardes un peu âgées.

La *faculté d'observation* est indispensable aux personnes qui s'occupent de soigner les malades. Tous les phénomènes particuliers doivent être observés et notés, couleur de la face, agitation, délire, état de la respiration, sueurs, vomissements. L'infirmière saura constater la nature et la quantité des urines, des garde-robes, des crachats ; elle notera les plaintes, les douleurs du malade ; pendant la nuit elle surveillera le sommeil, sa durée, sa nature ; elle pourra ainsi fournir, au moment de la visite du médecin, une foule de renseignements utiles.

Une bonne infirmière placée auprès d'un malade possède toujours un *cahier* où elle note tous les phénomènes particuliers présentés par le malade et où elle inscrit le moment d'administration des potions et des médicaments.

DEVOIRS DE L'INFIRMIÈRE ENVERS LE MÉDECIN TRAITANT. — Une infirmière est l'*aide* du médecin et non pas son *suppléant* ; ce n'est pas à elle de prescrire les médicaments, elle doit simplement les administrer. Son obéissance au médecin doit être absolue ; le médecin traitant doit pouvoir compter que les prescriptions sont exécutées ; il saura se priver des services d'une infirmière qui n'exécute pas *exactement* et *ponctuellement* ses ordres et qui lui dissimule ses manquements.

Les fautes d'obéissance ne sont malheureusement pas rares, et, trop souvent, les garde-malades s'arrogent le soin de changer de leur propre chef le traitement prescrit. Cela ne doit pas être toléré. Certainement il peut survenir tel incident qui incitera à bon droit l'infirmière à modifier de sa propre autorité le traitement prescrit, l'obéissance n'exclut pas l'intelligence ; mais, dans ce cas, le médecin devra être prévenu le plus tôt possible de la modification apportée et des raisons de ce changement. Ces cas sont du reste *exceptionnels*, la règle est l'obéissance passive, et ajoutons, entière ; il ne faut pas que l'infirmière, tout en obéissant, se laisse aller à discuter devant le malade une recommandation, une prescription du médecin. Susciter la défiance du malade, l'inciter à douter du traitement, c'est faire œuvre mauvaise ; la foi en la médication est un élément de soulagement. Or le malade saisit à merveille dans la voix de son infirmière les nuances les plus légères du doute ou de la critique.

DEVOIRS DE L'INFIRMIÈRE ENVERS L'ENTOURAGE DU MALADE. — Il est fréquent d'entendre, en ville, les infirmières se plaindre au médecin de l'entourage de leur malade. Pour évoluer sans ennuis dans certaines familles, une garde aura parfois besoin d'une dose de patience à toute épreuve et de beaucoup de tact ; elle devra néanmoins tâcher de prendre sur l'entourage un certain ascendant : par ses manières distinguées et réservées, la garde-malade doit se faire respecter de tous.

Tout en étant polie et même aimable, l'infirmière devra se tenir sur la plus *grande réserve*, se garder de toute familiarité déplacée, s'abste-

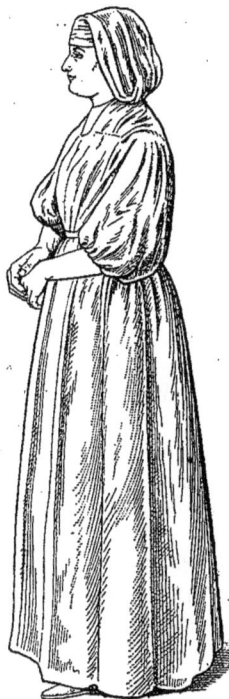

Fig. 2. — Sœur infirmière de l'hôpital Pasteur de Paris.

nir du bavardage, de médisances. Sollicitée fréquemment de donner son opinion sur l'état du malade, elle devra observer la plus grande prudence et réserver toujours l'avis du médecin traitant, de manière que son opinion ne soit pas mise en balance et surtout en contradiction avec celle du praticien. Cette réserve ne l'empêchera pas, néanmoins, de montrer de l'intérêt aux parents affligés, de savoir, au besoin les encourager, les réconforter.

Une garde-malade est tenue au *secret médical*; elle ne devra donc, sous aucun prétexte, parler des malades qu'elle aura soignés antérieurement ou révéler des faits qu'elle aura connus dans l'exercice de sa profession; et c'est là une recommandation que le médecin traitant ne devra jamais oublier de faire aux garde-malades qui ont la réputation, souvent justifiée, d'être quelque peu bavardes. Une infirmière correcte s'abstiendra également de tout commentaire sur le corps médical en général, et sur le médecin traitant en particulier.

DEVOIRS DE L'INFIRMIÈRE ENVERS ELLE-MÊME. — La profession de garde-malade est très souvent extrêmement fatigante; elle exige une grande endurance. Rien de plus pénible que plusieurs nuits passées auprès d'un malade qui souffre et geint, qui, à chaque minute, demande un nouveau service. Il importe donc que l'infirmière sache conserver sa santé.

Le malade est égoïste : il trouve tout simple que sa garde se prive de sorties, de repas réguliers et même de sommeil, il voudrait que l'infirmière fût continuellement sous ses ordres, prête à accourir au moindre signal. Un tel accaparement est néfaste, une garde-malade surmenée perd sa santé, et en même temps elle devient forcément moins attentive et moins soigneuse. Le dévouement même doit être raisonné et réfléchi. C'est le devoir du médecin de veiller à ce que la garde ait un temps de repos suffisant, qu'elle soit entourée de tout le confortable compatible avec le milieu dans lequel vit son patient, qu'elle ait une chambre à elle où elle puisse se reposer, changer de linge et de vêtements.

Dans son intérêt aussi bien que dans l'intérêt de son malade, l'infirmière aura une tenue irréprochable de propreté. Ses vêtements de dessus consisteront toujours en une longue blouse de toile et un tablier; la chevelure sera soigneusement disposée, mais sans excès de coquetterie; les chaussures devront permettre une marche légère et silencieuse. Les mains seront parfaitement nettes; les ongles, soignés et rigoureusement propres. La garde, surtout si elle veille un contagieux, saura se laver fréquemment les mains et le visage; elle prendra toutes les précautions pour éviter l'infection. A ce point de vue, l'usage des gants de caoutchouc pour tous les pansements et les soins de propreté est encore beaucoup trop peu répandu; il est cependant si simple après un pansement ou une toilette d'aseptiser les gants qui auront servi et qui seront toujours propres et toujours protecteurs.

# CHAMBRE DU MALADE

Une chambre de malade doit être, autant que possible, placée en pleine lumière : le soleil est un grand purificateur. Théoriquement une chambre de malade ne devrait avoir aucune tenture, aucun tapis, elle devrait contenir uniquement : le lit, la table de nuit, une table pour disposer les cuvettes et les objets de pansement, quelques chaises, un paravent. Tout objet inutile en sera banni ; il faut éloigner de la chambre des malades toute cause de mauvaises odeurs : chaussures, vêtements, vase contenant des excréments.

La température d'une chambre de malade sera maintenue constante entre 15 et 18 degrés, surtout pour les vieillards et les enfants, pour les adultes on peut se contenter de 12 à 15 degrés. S'il y a une cheminée dans la pièce, l'infirmière entretiendra le feu régulièrement, en profitant pour cela des moments où le malade ne dort pas ; elle évitera de faire du bruit avec la pelle et les pincettes.

Chaque matin le nettoyage de la chambre sera fait avec précaution. On évitera soigneusement de soulever les poussières ; autant que possible, le balayage du parquet sera remplacé par un essuyage avec des éponges ou des linges humides ; tous les objets contenus dans la chambre seront également essuyés, mais on se gardera bien d'employer le plumeau. On aérera convenablement la chambre, en évitant toutefois l'arrivée de courants d'air froids sur le malade ; pour cela on ouvrira les fenêtres d'une pièce contiguë à celle où le malade repose, ou bien on protégera le lit par un paravent. Les cheminées sont une excellente voie de ventilation : une flambée d'une heure ou de deux heures le matin constitue un bon moyen de renouveler l'air.

Le soir, l'infirmière préparera pour la nuit l'éclairage, en général une veilleuse : elle la masquera avec un écran, car les malades préfèrent que la lumière ne frappe pas directement leurs yeux.

*Lit.* — Il serait à désirer que, pour les blessés et malades, on renonçât aux lits larges qui rendent les soins si difficiles.

Le meilleur lit de malade est le lit d'hôpital qui est tout en fer et dont le sommier est composé de lames d'acier.

Le lit ne devra pas être collé au mur, il doit être disposé de manière que l'infirmière puisse circuler librement sur les côtés; il sera tourné de façon que l'alité puisse voir par la fenêtre, mais n'ait pas la lumière dans les yeux.

Le malade aimerait trouver fixée au-dessus du lit une corde terminée par une poignée; cet appareil de traction est un aide utile pour les mouvements. A défaut de corde fixée au plafond, on peut fixer une corde à l'extrémité du lit.

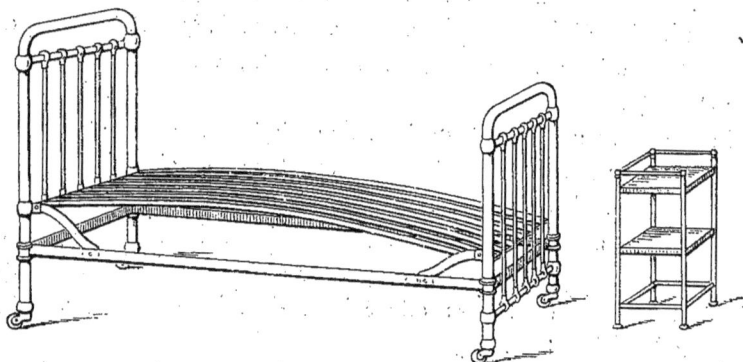

Fig. 3. — Lit tout en fer avec sommier à lames d'acier.          Table de nuit
d'hôpital.

Les rideaux du lit constituent des objets inutiles, encombrants réceptacles de poussière; ils doivent être supprimés.

Pour disposer convenablement un lit de malade, on place sur le sommier un matelas de laine que l'on couvre d'un drap, dit de dessous; par-dessus le drap on dispose une toile cirée de 1$^m$,20 de largeur environ, placée sous le siège et que l'on garnit d'un drap replié en quatre, dit drap d'alèze; on termine le lit par le drap de dessus et les couvertures. Quand le drap d'alèze est souillé, il peut être changé, tandis que le matelas et le drap protégés par la toile cirée restent intacts et en place. Un lit bien fait doit présenter un plan égal, sans dépression au niveau du siège du malade, sans inclinaison. La couture des draps, quand elle existe, sera toujours placée en regard du matelas.

Les couvertures seront en nombre suffisant pour que le malade ait suffisamment chaud sans qu'on soit obligé de trop élever la température de la chambre.

L'arrangement des oreillers doit être fait avec soin; les reins et les épaules doivent être toujours soutenus; l'oreiller le plus élevé sera placé de façon que la tête repose confortablement.

Les malades aiment beaucoup que l'on change souvent la disposition de leurs oreillers; quand le malade ne peut s'asseoir, l'infirmière a besoin d'une aide : placées de chaque côté du lit, d'une main, les deux infirmières soulèvent la partie supérieure du tronc du malade, de l'autre elles retournent et disposent les oreillers (fig. 4).

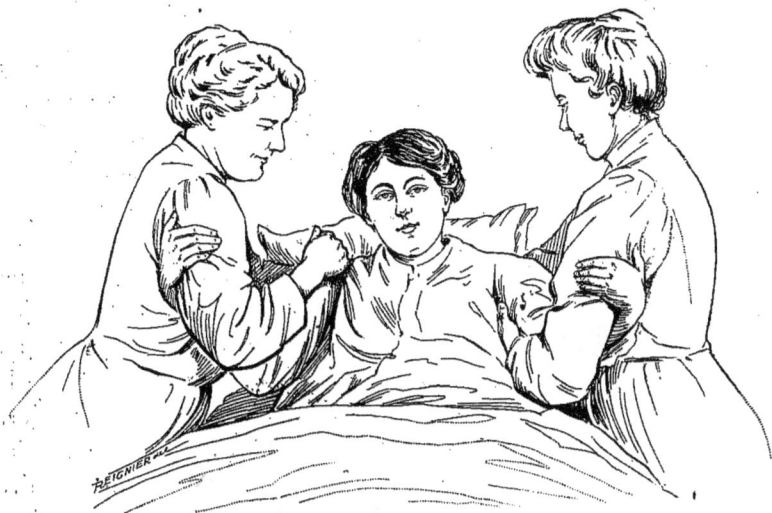

Fig. 4. — Manière d'arranger les oreillers. Les deux infirmières placées de chaque côté du lit, d'une main, soutiennent la malade, de l'autre main disposent les oreillers.

Dès que le malade a souillé son lit, il faut, au plus tôt, changer l'alèze. Pour ce changement on prépare d'abord une autre alèze, que l'on roule à moitié sur un de ses côtés. Une infirmière se place d'un côté du lit, une autre infirmière de l'autre côté. Le malade se soulève en prenant point d'appui sur les pieds et les épaules. Une des infirmières enroule l'alèze sale et la pousse sous le siège du malade, tandis qu'elle engage l'alèze propre. L'autre infirmière, placée en face, achève de rouler l'alèze sale, et déroule en l'étalant l'alèze propre, en ayant soin d'éviter la formation de plis; elle profite de ce changement pour saupoudrer, de poudre d'amidon où de talc, le dos et la région lombaire du malade, si le décubitus dorsal doit être longtemps continué. Le changement du drap de dessous est plus difficile que le changement d'alèze ; il se fera d'après le même système par l'enroulement du drap sale pendant que le drap propre se déroule ; mais, au lieu de procéder par le côté du lit, la manœuvre commencera par l'extrémité sur laquelle repose la tête.

Il faut éviter les *plis* aux draps et les miettes de pain dans le lit, rien n'est plus désagréable, et même dangereux dans certains cas, lorsque la peau se trouve dans de mauvaises conditions de nutrition : leur présence pourrait déterminer l'apparition d'escarres.

La position de repos dans un lit est le décubitus dorsal, les jambes étendues. Cette position sera souvent modifiée : par exemple, quand il existe de la gêne respiratoire, on soulève le tronc, en accumulant des oreillers sous la tête et les épaules ou en employant un pupitre spécial (fig. 5) ; après les opérations abdominales, quand il est nécessaire d'obtenir le relâchement des muscles de l'abdomen : on glisse

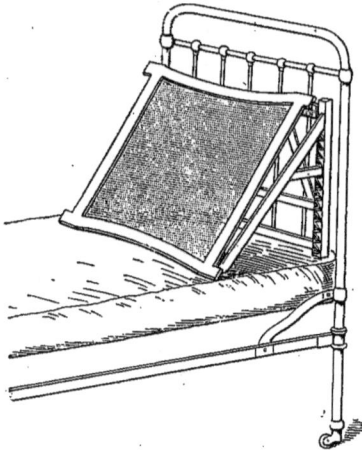

Fig. 5. — Pupitre pour soulever la tête et les épaules.

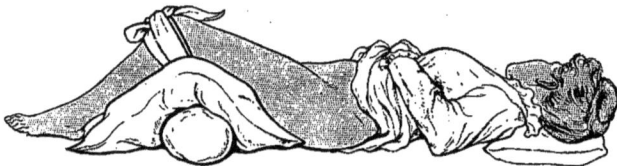

Fig. 6. — Position d'une malade après une opération sur l'abdomen ou les organes génito-urinaires. Les jambes sont attachées l'une à l'autre.

un traversin sous les genoux de manière que ceux-ci soient pliés et la cuisse fléchie sur le bassin (fig. 6).

En principe, la tête du lit doit toujours être un peu plus élevée que les pieds ; quand on veut faire de l'extension sur le membre inférieur, il faut élever les pieds du lit au moyen de quelques briques. Quand le malade doit reposer sur un plan rigide, on interpose une large planche entre le sommier et le matelas. Pour les malades en proie au délire, on se trouvera bien de glisser de chaque côté du lit, entre le matelas et le rebord du lit, une longue planche dont le but sera de prévenir les chutes. De même les lits d'enfant ont sur les côtés une petite balustrade qui se rabat à volonté.

Quand un malade est très amaigri; qu'il est obligé de rester longtemps dans l'immobilité dorsale, que l'on craint l'apparition d'une escarre au niveau du sacrum, on cherchera à atténuer l'influence du poids du corps en changeant légèrement le malade de position, *toutes les trois heures*, en l'inclinant tantôt sur le côté droit, tantôt sur le côté gauche, ou en plaçant sous le siège

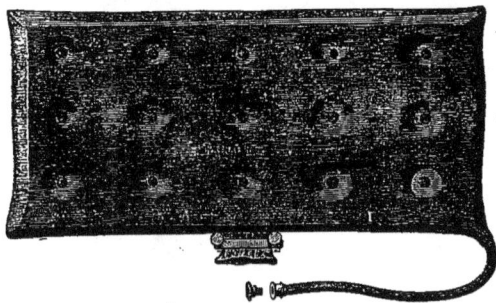

Fig. 7. — Matelas d'eau.

un rond de caoutchouc gonflé d'air, ou un matelas d'eau (fig. 7). Le matelas d'eau est en caoutchouc et peut être rempli d'eau chaude ou d'eau froide; soutenant également toutes les parties du corps qui repose sur lui, il empêche les douleurs vives du décubitus; sauf des circonstances exceptionnelles, il doit être rempli d'eau tiède. Une fois remplis, ces matelas acquièrent un poids considérable; aussi est-il prudent de les placer sur le lit avant de procéder à leur gonflement ou de les gonfler sur un drap qui servira à les placer.

Souvent le malade glisse vers les pieds du lit et doit être remonté; s'il est trop fatigué pour s'aider, deux personnes sont nécessaires, chacune d'elles se met d'un côté du lit, glisse une de ses mains sous le dos du malade, l'autre sous les cuisses, les mains du patient reposant sur le cou des infirmières; avec cette bonne prise, agissant simultanément elles reportent sans difficultés et sans secousses le malade vers la tête du lit (fig. 8).

Pour *transporter d'un lit à un autre* un malade incapable de se mouvoir, on procédera de la manière suivante, on approchera le lit de rechange et on déplacera successivement le haut du corps du malade, puis le bas du corps, ou mieux les infirmières se tenant de chaque côté des deux lits réunis saisiront le drap du malade de chaque côté et soulèveront en même temps le drap et le malade pour les transporter sur le lit voisin.

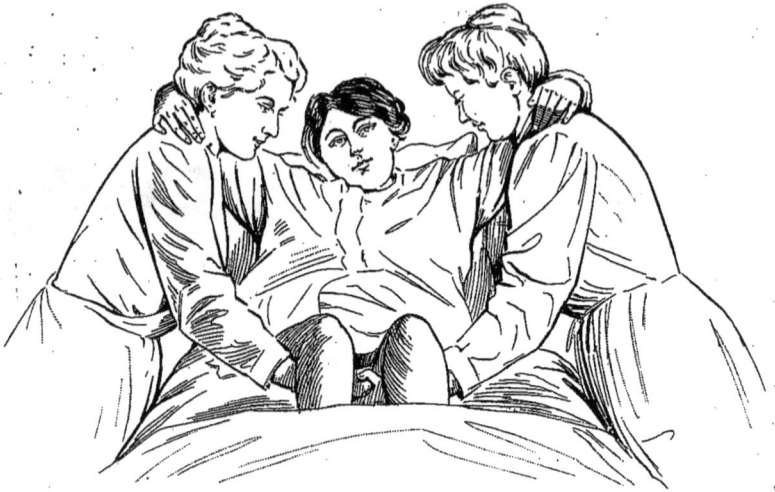

Fig. 8. — Manière de remonter une malade dans son lit.

**Table de nuit.** — Une très bonne table de nuit est la table du modèle des hôpitaux ; elle consiste en quatre piliers métalliques supportant deux ou trois plateaux superposés. Sur le plateau supérieur sont placés : verre, pot au lait, pot à tisane ; sur le plateau inférieur, l'urinal, le flacon aux canules, le crachoir (fig. 3).

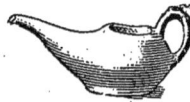

Fig. 9. — Canard.

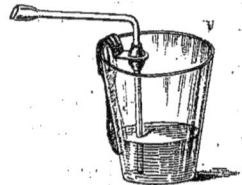

Fig. 10. — Verre avec aspirateur.

**Canard.** — On donne vulgairement le nom de canards à des tasses à bec, permettant de faire boire les malades couchés sans que le liquide se déverse. On peut se servir dans le même but d'un verre muni d'un tube aspirateur coudé (fig. 10).

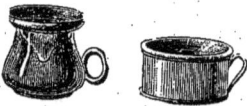

Fig. 11. — Crachoirs pour table de nuit.

**Crachoir.** — Tout crachoir doit être facilement nettoyable ; il sera toujours à moitié plein d'un liquide antiseptique. La solution de soude à 10 pour 100 fluidifie les crachats et les désinfecte.

**Urinal.** — L'urinal est un vase de verre dont le col est incliné pour permettre l'urination commode. Pour les hommes on se sert en général de l'urinal représenté fig. 12; pour les femmes on emploie soit l'urinal 13, soit le bassin ordinaire.

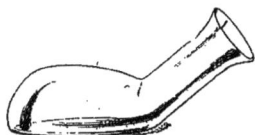

Fig. 12. — Urinal pour homme.     Fig. 13. — Urinal pour femme.

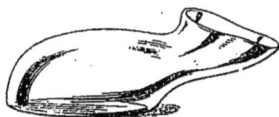

**Bassin.** — Les bassins sont des vases aplatis, souvent munis d'un manche servant à recevoir les excréments des malades incapables de se lever. On doit faire usage, de préférence, du bassin en faïence ou en tôle émaillée. Pour donner le bassin au malade, l'infirmière glisse doucement le bassin sous le siège du malade tandis que celui-ci se soulève ; on ne doit pas pousser ou tirer brusquement le bassin, on pourrait par cette brusquerie déterminer l'apparition d'escarres. Si le

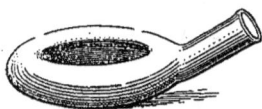

Fig. 14. — Bassin pour garde-robe.     Fig. 15. — Bassin pour lavages.

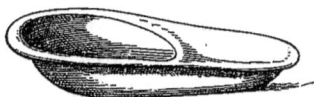

malade ne peut se soulever lui-même, une seconde personne est nécessaire pour soulever le malade tandis que l'infirmière glisse le bassin. Il est important de nettoyer les malades après la défécation ; c'est à la garde-malade à rendre ce service. Dès que le malade est nettoyé, l'infirmière doit emporter le vase hors de la chambre et le nettoyer de suite. Si le médecin a prescrit de garder les matières, l'infirmière les conservera dans des vases soigneusement couverts.

Avant de passer le vase au malade, il est bon de le chauffer en mettant dedans un peu d'eau chaude. En laissant une certaine quantité d'eau dans le fond du bassin, on évite l'adhérence des matières ; le nettoyage est par là même facilité.

Avant de vider dans les lieux d'aisance, bassins, urinaux ou crachoirs, on ajoutera à leur contenu une certaine quantité d'une solution antiseptique, par exemple une solution de soude à 10 pour 100, cette solution ne dégage pas d'odeur, ou du crésylol sodique en solution forte, ou bien encore.

Chlorure de chaux.. . . . . . . .     50 grammes
Eau. . . . . . . . . . . . . . .     1 000     —

On passera ensuite les bassins ou urinaux à l'eau bouillante.

***Canules.*** — Les canules sont des tubes de verre, de forme variable, destinés aux lavages des cavités du corps. Les canules, dans l'intervalle de leur emploi, devront être placées dans une éprouvette remplie d'une solution de sublimé au millième.

***Bouillote.*** — Les bouillottes sont des récipients fermant hermétiquement et aptes à recevoir de l'eau chaude. On les place, une fois remplies, le long du corps du malade, ou au niveau des pieds. L'infirmière devra veiller attentivement à ne pas mettre une bouillotte d'eau chaude en contact immédiat avec les téguments d'un malade plongé dans le sommeil de l'anesthésie ou dans le coma. *Toute bouillotte devra être enveloppée de plusieurs couches de flanelle ou de toile*; des *brûlures* sont trop souvent le résultat de ce manque de précautions.

Généralement le matin de bonne heure, les malades sont déprimés et leur température est basse : il est très important de changer les boules d'eau chaude vers 5 heures du matin.

## SOINS JOURNALIERS A DONNER AUX MALADES

Quand un blessé est apporté dans un hôpital ou à son domicile, l'infirmière doit le faire déposer tout d'abord dans un fauteuil ou sur une chaise longue.

Une règle que l'infirmière doit observer est de ne pas importuner le malade par un interrogatoire indiscret et déplacé : le soin d'interroger le malade sera laissé au médecin. Par contre il sera bon de s'enquérir auprès des personnes qui ont amené le malade, du nom, du domicile du malade, des circonstances qui nécessitent son transfert à l'hôpital, des particularités de l'accident, s'il y a lieu.

***Changement de linge.*** — Pendant qu'on prépare le lit, l'infirmière déshabille le malade. S'il s'agit d'un homme, on commence par lui enlever sa blouse ou sa veste, son gilet en faisant glisser si on peut, en coupant ou en décousant s'il est nécessaire d'éviter des mouvements à l'un des membres supérieurs. Pour enlever la chemise on commence par sortir successivement les bras, on fait glisser ensuite la chemise de haut en bas sur le tronc, on la remplace ensuite par une chemise propre.

En cas de blessure, pour *déshabiller* on commence par le membre *sain*; pour *habiller* on commence par le membre *malade*.

Quand on a terminé cette première partie du changement de

linge, on passe aux régions inférieures du corps. Les chaussures devront être retirées sans brusquerie, le pantalon et le caleçon seront enlevés ensuite. S'il y a un traumatisme du membre inférieur, fracture par exemple de la jambe, pour éviter des mouvements douloureux au membre lésé, on ne devra pas hésiter à couper la chaussure et à découdre le pantalon. Au cours de ces manœuvres l'état des téguments du blessé, plaies, changement de volume ou de forme, l'état des vêtements, leur souillure, les traces de violence seront notés avec soin, et indiqués au médecin lors de son arrivée. Les vêtements aussitôt retirés seront portés sans retard hors de la chambre ou de la salle.

Si l'état ne paraît pas grave, s'il n'y a ni blessure, ni fracture, ni fréquence anormale du pouls, ni élévation de température, ni dyspnée, ni tendance à la syncope, on pourra donner au malade un *grand bain* et on ne le mettra au lit que lorsqu'il sera propre. S'il était impossible de donner un bain, on aura soin de laver le malade avec des linges humectés d'eau tiède et de savon, en insistant surtout sur le nettoyage des mains, des organes génitaux, de l'ombilic, des pieds, où l'on passera entre chaque orteil un linge pour enlever l'accumulation si fréquente des débris épidermiques.

Il faut aussi penser au nettoyage de la tête, on peignera les cheveux au peigne fin.

Si la tête est très malpropre, on lavera d'abord les cheveux avec de l'eau chaude, de la soude et du savon, puis on les peignera au peigne fin. S'il y a des parasites, on enveloppera la tête avec une compresse trempée dans du vinaigre ou dans une solution de sublimé, ce bonnet sera laissé plusieurs heures ; après l'avoir enlevé, on passera de nouveau le peigne fin. Dans les milieux pauvres, on peut se contenter du mélange peu coûteux :

Huile d'olive. . . . . . . . . . . . . . . } ãã
Huile de pétrole. . . . . . . . . . . . . }

On en imbibe la chevelure le soir et on savonne le lendemain. Les lentes sont ainsi tuées, mais elles ne tombent pas ; il faut ramollir la chitine qui les fixe aux cheveux en les lavant avec du vinaigre chaud et en les peignant au peigne fin ; on évitera d'employer des peignes d'os ou d'ivoire que le vinaigre détériore.

Sabouraud préconise l'application d'une forte couche de vaseline, 40 ou 50 grammes en une seule application. Après douze ou vingt-quatre heures, on essuie les cheveux et la peau à l'ouate hydrophile ; les parasites morts flottent par centaines sur la vaseline ; comme les essences, les benzines, la vaseline a, en effet, pénétré par capillarité dans tout le système trachéen des parasites qu'elle a touchés. Une ou deux applications de vaseline simple suffisent ordinairement.

Le malade déshabillé et propre sera revêtu d'une chemise propre chauffée si possible ; puis on le transportera dans son lit où on le placera dans le décubitus dorsal, un oreiller sous la tête et les jambes allongées.

*Soins journaliers.* — Tous les matins, l'infirmière doit laver le visage et les mains du malade, brosser et peigner les cheveux. Elle lui fera brosser les dents, ou si le malade est incapable de le faire lui-même, elle frottera les dents avec une compresse humide ou imprégnée de poudre dentifrice, en passant le doigt entre la joue et l'arcade dentaire.

Une excellente préparation de poudre dentifrice est la craie camphrée qu'on formule ainsi :

> Craie préparée. . . . . . . . } ââ 25 grammes
> Camphre finement pulvérisé. . . . . . }

Les lavages de la bouche doivent être pratiqués après chaque repas ; pour cela l'eau de Vichy est excellente ; quelques gouttes d'eau de Cologne dans l'eau constituent un très bon dentifrice.

Chez les malades dans le coma la bouche devra être examinée fréquemment et essuyée avec un linge propre et fin. Dans les cas de respiration exclusivement buccale, on fera bien de recouvrir la bouche d'une tarlatane humide.

*Frictions.* — Quand un malade reste constamment couché sur le dos il faut toujours craindre l'apparition d'escarres. L'humidité due à la transpiration facilite singulièrement l'apparition de ces accidents ; il est essentiel de tenir parfaitement sec le dos des malades ; pour cela on pratiquera une friction de la région dorsale avec un linge rude imbibé d'alcool ou d'eau de Cologne ; on pourra ensuite poudrer le dos avec du talc ou de la poudre d'amidon. Ces frictions seront faites deux fois par jour.

## ALIMENTATION DES MALADES

L'infirmière doit s'occuper tout particulièrement de l'alimentation des malades alités. Elle se conformera strictement pour cela aux indications du médecin. En veillant à cette alimentation, l'infirmière notera d'une façon précise quel est l'appétit du malade, s'il mange avec plaisir ou avec répugnance, s'il rejette sa nourriture et ce qu'il en rejette, s'il souffre de nausées ou de malaises, s'il manifeste de l'indifférence ou du dégoût pour tels mets en général, pour tel mets ou telle boisson en particulier.

Le fait qu'un malade ne mange pas ne prouve pas qu'il n'a pas d'appétit ; un malade peut *craindre de manger,* quand l'ingestion des aliments lui provoque des souffrances ou des troubles divers (palpitation, arythmie). La saveur des mets joue également un grand rôle sur l'appétit. L'aspect appétissant d'un mets, l'aspect agréable de la personne qui l'apporte, une conversation d'à propos, peuvent influer grandement sur l'appétit.

La fièvre s'accompagne toujours d'une soif vive, d'ordinaire il n'y a aucun danger à donner aux malades toute l'eau qu'ils désirent. Chez les enfants un petit verre plein donne plus de satisfaction que la même quantité dans un grand verre.

Certaines boissons et certains mets sont meilleurs chauds, d'autres sont meilleurs froids ; mais l'excès de chaleur et l'excès de froid sont nuisibles ; l'eau simplement fraîche calme mieux la soif que de l'eau dont la température se rapproche de o. En pratique la limite agréable de température des boissons est 50° au-dessus de o et 7° au-dessous de o. Voici pour quelques boissons la température optima :

| | |
|---|---|
| Café noir. | à 50° |
| Vin rouge. | à 19° |
| Eau. | à 12° |
| Champagne.. | à 10° |

Il existe de nombreux systèmes d'appareils destinés à conserver la chaleur des aliments.

Les malades en général demandent dans leurs aliments plus de sel et moins de sucre que les personnes en bonne santé. Les mets trop assaisonnés doivent être rayés de l'alimentation des

malades qui d'ailleurs les désirent peu. Les aliments devront être
toujours de bonne qualité, les œufs très frais, le beurre sans
reproche.

Une exquise propreté est essentielle dans le service ; le verre
ou la tasse doit être très propre ; le pot de lait ou de limonade
qu'on laisse à portée du malade doit toujours être couvert, pour
préserver son contenu de la poussière et des mouches. Dès que
le malade a bu, la garde doit nettoyer le verre, et ne pas laisser
sur la table de nuit un verre malpropre où viennent s'abreuver
les mouches.

Quand il s'agit d'un malade qui prend de véritables repas, on
mettra sur son lit un linge propre ; on apportera les aliments sur
un plateau propre juste au moment de les servir ; les mets qui
doivent être servis chauds seront particulièrement surveillés ; on
aura donc soin de tout préparer, avant d'apporter les plats.

Dans la surveillance de l'alimentation, deux points principaux
sont à surveiller : le défaut d'alimentation, l'excès d'alimentation.

En général, pour les malades sérieusement atteints et pour les
convalescents la règle est de *multiplier les repas*, qui seront par
conséquent moins copieux ; la nature et le nombre des repas
sont fixés par le médecin. Le petit déjeuner du matin doit être
donné de bonne heure, dès le réveil du malade.

Un malade affaibli, souvent, ne pense pas à prendre des aliments dont il ne sent pas le besoin, parfois même il est incapable de porter à ses lèvres un verre ou un bol. A l'infirmière
incombe la tâche de penser pour le malade et de s'ingénier pour
le faire boire et manger. Quand on fait manger un malade qui
ne peut s'aider lui-même on doit donner la nourriture lentement
en quantité facile à prendre ; on laisse avaler chaque morceau
avant d'en offrir un autre. On protégera la chemise du malade
par une serviette. Si le malade est dans le coma, ou dans la torpeur, et s'il ne desserre pas les dents, il faut introduire le bec
d'un biberon entre les arcades dentaires et les joues et verser peu
à peu ; les liquides pénétreront par la partie postérieure de
l'arcade dentaire et pourront glisser dans le pharynx et l'œsophage. Il faut veiller à ce que la tête du patient ne penche ni
d'un côté ni de l'autre, le liquide pourrait couler au coin de la
bouche au lieu de descendre vers l'arrière-gorge. Dans certains

cas on est obligé d'introduire une sonde en caoutchouc par l'une des narines et la pousser jusque dans le pharynx ou même jusque dans l'œsophage, on versera ensuite du lait et du bouillon (voy. p. 49).

Un malade, qui peut ouvrir la bouche mais qui doit rester dans le décubitus horizontal, prendra ses aliments au moyen du biberon ou du canard. Il est bon de lui soulever légèrement la tête à ce moment. Les malades qui peuvent s'asseoir dans leur lit s'alimenteront plus aisément si on a soin de disposer sur leur lit une petite tablette portative où ils pourront poser leur assiette (fig. 16).

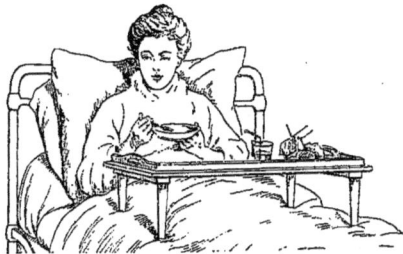

Fig. 16. — Tablette facilitant les repas d'une malade assise dans son lit.

Un malade au début de sa convalescence, un enfant surtout, ferait volontiers des excès d'alimentation : il doit être surveillé de très près. Cette surveillance sera faite d'ailleurs avec tact : beaucoup de malades n'aiment pas qu'on les regarde manger.

Après le repas, le malade devra se nettoyer soigneusement la bouche et les dents pour débarrasser la cavité buccale de tout débris alimentaire capable de se décomposer et de fermenter. Si le malade ne peut le faire lui-même, l'infirmière, le repas terminé, devra essuyer la bouche surtout le coin des lèvres.

Chez les malades, surtout chez les anémiés, le plus léger repas provoque une sensation de fatigue, qui détermine le sommeil, ce repos devra être respecté.

\*
\* \*

*Glace pour l'usage interne.* — On ordonne parfois au malade de sucer de la glace ou d'avaler des petits fragments de glace pour combattre les nausées, les vomissements, pour arrêter une hémorragie de la bouche, de la gorge, de l'estomac et du poumon, pour enrayer une amygdalite. Pour arrêter les nausées, il faut que les fragments de glace soient avalés tout ronds.

La glace que l'on destine à l'usage interne doit être en petits fragments (Voir plus loin conservation et cassage de la glace). On les place souvent dans une soucoupe ce qui est défectueux, car la glace baigne alors dans l'eau et fond très rapidement ; si l'on n'a pas de verres spéciaux, il est bon de placer les fragments de glace sur un morceau de flanelle tendu au-dessus d'un pot de confitures, placé lui-même dans une soucoupe.

*
* *

*Tisanes.* — Les tisanes sont des hydrolats médicamenteux, destinés à servir de boisson habituelle aux malades.

Elles peuvent être préparées avec la plupart des matières végétales employées en médecine. Ces matières doivent être choisies avec soin, mondées des corps étrangers et, quand cela est nécessaire, convenablement divisées pour être plus facilement pénétrées par le dissolvant. Pour la préparation des tisanes, on a recours, selon la nature des substances qui entrent dans leur composition, à la *solution*, à la *macération,* à *l'infusion* ou à la *décoction* ; et il convient d'employer de l'eau distillée ou de l'eau potable. Les tisanes seront préparées au moment du besoin et passées à travers un linge ou une passoire métallique fine, ou même quelquefois filtrées ; elles sont sucrées soit avec du miel, soit, plus souvent encore, avec du sucre ou quelque sirop médicamenteux.

La tisane par solution est celle où la substance à employer est soluble dans l'eau. Par exemple la tisane de gomme arabique.

TISANE DE GOMME :

Gomme arabique, ou du Sénégal concassée. .    20 grammes
Eau distillée froide. .   .   .   .   .   .   .   1 000    —
Lavez la gomme, puis faites la dissoudre à froid dans l'eau et passez.

EAU ALBUMINEUSE. — On prépare de la façon suivante l'eau albumineuse : on bat 4 blancs d'œufs, dans une petite quantité d'eau distillée, on ajoute le reste du litre d'eau ; on passe, et on aromatise avec 10 grammes d'eau de fleur d'oranger.

La tisane par macération s'obtient en mettant en contact avec de l'eau froide, la substance médicamenteuse, afin d'en isoler les parties solubles; on prépare de cette façon, les tisanes amères de gentiane, de quassia amara; on laisse macérer, pendant 4 heures, 5 grammes de ces substances par litre d'eau.

TISANE DE GENTIANE :

| | |
|---|---|
| Racine de gentiane incisée. . . . . . . | 5 grammes |
| Eau distillée froide. . . . . . . . . | 1 000 — |

Faites macérer pendant quatre heures et passez.

TISANE DE RÉGLISSE :

| | |
|---|---|
| Réglisse ratissée et incisée. . . . . . . | 10 grammes |
| Eau distillée froide. . . . . . . . | 1 000 — |

Faites macérer pendant six heures et passez.
On peut préparer instantanément cette tisane en remplaçant les 10 grammes de racine de réglisse par 0gr,50 de glyzine (glycyrrhizine ammoniacale).

La tisane par infusion s'obtient en versant un liquide bouillant sur les substances médicamenteuses, puis en laissant en contact un temps plus ou moins long, c'est ainsi que l'on prépare le *thé*, le *tilleul*.

On prépare, à la dose de 5 grammes par litre, les tisanes de fleurs de bourrache, de feuilles d'orangers, etc.

TISANE DE BOURRACHE :

| | |
|---|---|
| Fleurs sèches de bourrache. . . . . . . | 10 grammes |
| Eau distillée bouillante. . . . . . . | 1 000 — |

Faites infuser pendant une demi-heure, passez.

On prépare à la dose de 10 grammes par litre les tisanes de houblon, de stigmate de maïs, de tilleul, de violette, etc.

THÉ. — Le thé doit être fait avec de l'eau *bouillante*; échauffez la théière en y passant de l'eau très chaude avant de faire le thé, mettez environ une cuillerée à café de thé par tasse dans la théière, versez de l'eau bouillante sur les feuilles, remuez avec une cuiller, baissez le couvercle, laissez infuser deux minutes, versez.

MATÉ. — Le maté se prépare de la même façon que le thé; l'infusion de maté constitue une tisane excellente.

TISANE DE CAMOMILLE : 3 fleurs pour une tasse à thé d'eau; versez l'eau bien bouillante sur les fleurs; laissez infuser 4 à 5 minutes.

La tisane par décoction se prépare en faisant bouillir les substances actives pendant un temps plus ou moins long. Voici quelques exemples de tisanes fréquemment employées.

TISANE D'ORGE :

> Orge perlé, lavé à l'eau froide.. . . . . . . . 20 grammes
> Eau. . . . . . . . . . . . . . . . . Q. S.

Faites bouillir l'orge dans une quantité d'eau suffisante jusqu'à ce qu'il soit crevé et que le liquide soit réduit à un litre. Laissez reposer quelques instants et passez à travers une étamine peu serrée.

INFUSÉ D'ORGE GERMÉE. — Aux malades qui présentent de l'insuffisance salivaire, M. Léon Meunier recommande de faire boire, pendant ou après le repas, la boisson chaude préparée ainsi : « moudre au moulin à café une cuillerée à soupe d'orge germée, mettre ensuite cette orge avec un verre d'eau froide dans un pot en terre, qu'on placera au bain-marie bouillant pendant environ dix minutes. Passer et sucrer comme une infusion quelconque. »

TISANE DE CHIENDENT :

> Racines de chiendent coupées. . . . . . . . 20 grammes
> Eau. . . . . . . . . . . . . . . . Q. S.

Faites bouillir le chiendent pendant une demi-heure dans la quantité d'eau nécessaire pour obtenir environ un litre de tisane. Passez.

TISANE D'OSEILLE COMPOSÉE OU BOUILLON AUX HERBES :

> Feuilles fraîches d'oseille. . . . . . . . 40 grammes
> —       de laitue. . . . . . . . 20   —
> —       de cerfeuil. . . . . . . 10   —
> Sel marin. . . . . . . . . . . . . 2   —
> Beurre frais. . . . . . . . . . . 5   —
> Eau distillée. . . . . . . . . . . 1 000   —

Lavez les plantes : faites bouillir pendant une demi-heure à petit feu. Ajoutez le sel et le beurre. Passez.

Cette tisane est souvent donnée après les purgatifs.

LAIT DE POULE. — Mettez dans un bol un jaune d'œuf bien frais, délayez-le avec une grande cuillerée de sucre en poudre, versez par-dessus la valeur d'une tasse d'eau bouillante, parfumez avec une grande cuillerée de fleur d'oranger.

TISANE DE LÉGUMES OU BOUILLON DE LÉGUMES. — Le bouillon de légumes est très employé pour les nourrissons ou les enfants dyspeptiques. Voici une formule due à Méry :

> Eau. . . . . . . . . . . . . . . 1 litre
> Pommes de terre. . . . . . . . . . 65 grammes
> Carottes. . . . . . . . . . . . 65   —
> Navets. . . . . . . . . . . . . 25   —
> Haricots et pois secs. . . . . . . . 25   —

Faire cuire pendant 3 heures, et ajouter 5 grammes de sel, en ayant soin de ramener la quantité au litre; passez ce bouillon; ensuite, ajoutez une cuillerée à café de farine de riz pour 100 grammes de bouillon, et laissez cuire un quart d'heure.

La provision doit être renouvelée tous les jours, et conservée au frais.

AUTRE FORMULE DE TISANE DE CÉRÉALES OU BOUILLON DE LÉGUMES (due à Comby). — Faire bouillir 3 heures dans 3 litres d'eau.

1 cuillerée à soupe (30 grammes de) :

Blé.

Orge perlé.

Maïs concassé. } bruts ou décortiqués

Haricots secs.

Pois secs.

Lentilles..

Vers la fin de la cuisson ajouter 5 grammes de sel; on passe; il reste environ un litre de bouillon qu'on ne gardera pas plus de 24 heures.

BOUILLON DE LÉGUMES DE LA MAISON DUBOIS. — Les bouillons cités ci-dessus sont surtout pour enfants, les adultes les trouvent un peu fades. Voici une formule qui donne un bouillon plus sapide :

| | |
|---|---|
| Carotte. | 200 grammes |
| Navet. | 50 — |
| Un poireau moyen | |
| Une cuillerée à soupe de haricots blancs | |
| — de pois cassés | |
| Eau. | 4 litres |

Salez, laissez bouillir 4 heures pour réduire à un litre.

**Limonades.** — Une boisson excellente pour les malades est constituée par les limonades.

LIMONADE COMMUNE :

| | |
|---|---|
| Citrons. | n° 2 |
| Eau distillée bouillante. | 1 000 grammes |
| Sucre en morceau.. | 70 — |

Frottez le zeste des citrons avec le sucre en morceaux pour obtenir ainsi la partie aromatique; coupez les citrons par moitié; exprimez le sucre dans un vase en faïence ou en porcelaine; ajoutez l'eau bouillante et le sucre aromatisé; laissez infuser.

Avez-vous besoin d'une seule tasse de limonade, prenez un rond de citron, deux morceaux de sucre, versez dessus de l'eau bouillante, remuez bien, faites boire chaud.

LIMONADE AU CITRON :

| | |
|---|---|
| Citron.. | n° 1 |
| Eau. | 500 grammes |
| Sucre. | 25 — |

Coupez le citron en tranches minces et retirez en les semences qui communiquent à la limonade une saveur amère; pressez et passez.

LIMONADE CITRIQUE :

        Sirop d'acide citrique. . . . . . . .    100 grammes
        Eau distillée.. . . . . . . . . . .    900   —
Mêlez.

LIMONADE VINEUSE. — La limonade vineuse est de la limonade citrique contenant 100 grammes de vin rouge par litre.

LIMONADE LACTIQUE :

        Acide lactique officinal. . . . . . .    10 grammes
        Eau distillée.. . . . . . . . . .    890   —
        Sirop simple.. . . . . . . . . .    100   —
Mêlez.

ORANGEADE :

Jus de deux oranges et d'un demi-citron.
        Eau. . . . . . . . . . . . .    500 grammes
        Sucre. . . . . . . . . . . . .    25   —
Passez à travers un linge fin.


# ADMINISTRATION BUCCALE DES MÉDICAMENTS

Certains malades, les enfants surtout, montrent parfois une grande résistance à l'absorption des médicaments. L'infirmière peut beaucoup pour vaincre cette résistance si elle a de l'adresse et du soin ; on voit souvent des enfants refuser une potion d'une personne et l'accepter d'une autre, parce que cette seconde personne sait présenter la potion d'une façon plus engageante. La manière d'administrer les médicaments a donc une grande importance. Il ne faut pas oublier en outre que la négligence ou l'étourderie peut avoir des conséquences fatales.

*Principes généraux.* — Les médicaments doivent être administrés avec exactitude, attention, ponctualité, habileté. L'infirmière doit se conformer strictement et scrupuleusement à l'ordonnance du médecin. Avant d'administrer un médicament, elle doit s'assurer, en *lisant l'étiquette,* qu'il s'agit bien du médicament à donner.

La façon d'administrer le médicament varie suivant le mode de préparation adopté, potion, gouttes, pilules, poudres, cachets.

*Potion.* — Pour verser une potion, l'infirmière doit : se munir d'une cuiller ou d'un verre absolument propre, *agiter* le flacon avant de s'en servir pour que le liquide soit bien homogène, ne verser le médicament dans le verre que si le malade est prêt à l'absorber, car si on attend, le dépôt se reforme au fond du verre.

L'infirmière versera le liquide du côté opposé à l'étiquette de la bouteille pour éviter qu'une goutte de liquide ne vienne souiller l'étiquette voire même effacer l'inscription.

Après avoir versé, il faut *essuyer* la bouteille : rien n'est mal-propre comme une bouteille de sirop, par exemple, sur laquelle le contenu a laissé de longues traînées gluantes. Une bouteille de médicaments doit toujours être tenue parfaitement *bouchée* pour éviter que l'odeur du médicament ne se répande dans l'atmos-phère, ce qui pourrait être très désagréable.

Il ne faut jamais donner une potion d'un goût désagréable à un malade dont les lèvres, la bouche sont desséchées et prêtes à absorber le premier liquide offert ; si le malade se rince la bouche avant d'avaler le médicament, il en ressentira beaucoup moins l'âcreté. Si on doit verser un mélange effervescent, on prendra un verre assez large pour que la potion ne déborde pas.

Avant de donner la potion l'infirmière placera un mouchoir à portée de la main du malade pour qu'il puisse s'essuyer les lèvres après avoir bu. Si elle administre un vomitif ; elle aura soin d'avoir un récipient à portée de la main en cas d'effet soudain.

Administration des huiles. — L'huile de ricin se prend plus facilement mélangée à l'eau-de-vie, au café ou au bouillon. Il faut mouiller le pourtour du verre avec le liquide choisi, en verser quelques gouttes au fond, ensuite verser l'huile, par-dessus verser à nouveau du liquide.

*Gouttes.* — Si le médicament doit être pris par gouttes, l'in-firmière veillera à se servir d'un bon compte-gouttes. Les gouttes se versent généralement dans de l'eau, du vin, du thé ; parfois on les verse sur un morceau de sucre. S'il s'agit d'éther, il ne faut pas compter les gouttes à proximité d'une flamme.

L'huile de croton est un purgatif très violent, très âcre, qui se prend à la dose d'une seule goutte ; on l'administre dans une tasse de bouillon ou dans du beurre.

*Pilules.* — Les pilules sont souvent difficiles à faire avaler.

Pour avaler une pilule certaines personnes la projettent sur la base de la langue, ce qui détermine un mouvement de déglutition réflexe; d'autres déposent la pilule sur le milieu de la langue et la font descendre avec une gorgée d'eau.

*Poudres.* — Les poudres se donnent dans une cuiller ou agitées dans de l'eau: si elles ont trop mauvais goût, il est préférable de les enfermer dans un pain azyme ou de les mettre en cachets.

Certains malades, les enfants surtout, avalent les cachets avec difficulté. L'incorporation au miel ou à des confitures masque bien le goût désagréable de certaines poudres. Le soufre, par exemple, peut être donné de la façon suivante :

Fleur de soufre sublimé et lavé. . . . . . . 30 grammes
Miel. . . . . . . . . . . . . . . . 60    —
Glycérine. . . . . . . . . . . . . . 90    —
Pour consistance d'opiat. Une cuillerée à café à chaque repas.

Beaucoup de malades préfèrent la poudre prise rapidement en suspension dans un liquide. Le choix du liquide devient ici un détail assez important : l'eau ordinaire maintient mal en suspension les poudres un peu lourdes; l'eau additionnée de sirop de gomme fait un mélange plus complet et masque bien le goût; mais les boissons gazeuses sont particulièrement commodes pour donner avec les poudres un peu lourdes un mélange parfait et presque une émulsion; les bulles d'acide carbonique, en se fixant sur les grains pulvérulents, les soulèvent comme les bulles du champagne soulèvent un grain de raisin jeté au fond du verre. Le champagne serait souvent peu pratique pour un usage suivi, mais l'eau de Seltz, le cidre mousseux, la bière mousseuse, surtout quand elle est un peu forte, sont de très bon emploi (Plicque).

*Cachets.* — Pour faire avaler un cachet, on le dépose sur une cuiller remplie d'eau et on le présente au malade qui l'avale aisément avec la cuillerée d'eau.

# CHAPITRE II

Observation du pouls. — Observation de la température.

## OBSERVATION DU POULS

On donne le nom de pouls à la sensation de choc, de soulèvement, éprouvée par le doigt qui déprime une artère.

Le pouls est dû à la distension de l'artère par l'effet du choc
du sang lancé par le cœur. La paroi du vaisseau se laisse distendre, puis revient aussitôt à son calibre normal en vertu de son
élasticité.

Pour que le doigt puisse percevoir les caractères du pouls, il
faut que l'artère soit superficielle et qu'elle puisse être légèrement comprimée contre un plan osseux (artère radiale, à l'extrémité inférieure du radius; faciale, au niveau du maxillaire inférieur; temporale, en avant de l'oreille; pédieuse, au niveau de
la partie antérieure du tarse).

« Prendre le pouls », dit Letulle est un art auquel tout médecin doit s'exercer de bonne heure. Les caractères du pouls constituent une sémiologie aussi variée que précieuse pour le diagnostic d'une foule d'états pathologiques.

*Variations du pouls.* — La fréquence du pouls, chez l'adulte,
est de 60 à 70 pulsations ; elle varie avec l'âge, le sexe. D'après
une moyenne établie par Landois et citée par Mathias Duval, la
fréquence du pouls aux différents âges est la suivante :

| AGE | MOYENNE DE FRÉQUENCE du pouls |
|---|---|
| 1 an. | 134 pulsations |
| 3 — | 108 — |
| 7 — | 90 — |
| 11 — | 80 — |
| 20 — | 69 — |
| 30 — | 70 — |
| 60 — | 75 — |
| 80 — | 80 — |
| 82 — | 95 — |

La différence suivant les sexes serait :

| AGE | HOMME | FEMME |
|---|---|---|
| 20 à 25 ans. | 69 | 77 |
| 25 à 30 — | 71 | 72 |
| 30 à 50 — | 70 | 74 |

La fréquence du pouls augmente après l'ingestion d'aliments, à la suite des exercices musculaires. A l'état normal, et à l'état pathologique également, le pouls est plus fréquent le soir que le matin.

Le pouls est dit *ralenti* quand le nombre des battements par minute est inférieur à la normale.

Le pouls est *fort* ou *faible* suivant que la distension de l'artère est plus ou moins vigoureuse; lorsque le pouls est très petit on dit qu'il est *filiforme*.

Le pouls est dit *irrégulier* quand les battements ne sont pas de la même force, les uns étant normaux, les autres à peine sensibles.

Le pouls est dit *intermittent* quand les battements sont séparés par des intervalles où le pouls n'est pas perceptible.

Le pouls est dit *dicrote* quand le battement est dédoublé, que le soulèvement de l'artère se fait en deux temps.

*Exploration du pouls.* — L'exploration du pouls peut être faite au moyen de la palpation digitale, au moyen du sphygmographe. Nous nous occuperons uniquement de la palpation digitale.

On peut examiner le pouls sur différentes artères : la temporale, la carotide, la crurale. On prend ordinairement le pouls sur l'artère radiale au niveau du poignet.

Le malade devra être immobile, assis ou couché, ou au moins
au repos; sa main sera légèrement fléchie, son avant-bras en résolution musculaire. Le médecin applique sans effort, doucement
la pulpe de son index et de son médius sur l'artère radiale au
poignet : le pouce venant s'appuyer contre la force postérieure
du radius. La pulpe des doigts étant ainsi appliquée parallèlement à l'artère, on comprime légèrement le vaisseau sur la face
antérieure du radius. L'exploration ne doit pas être trop rapide;
elle doit durer au moins trente secondes et être reprise pour peu

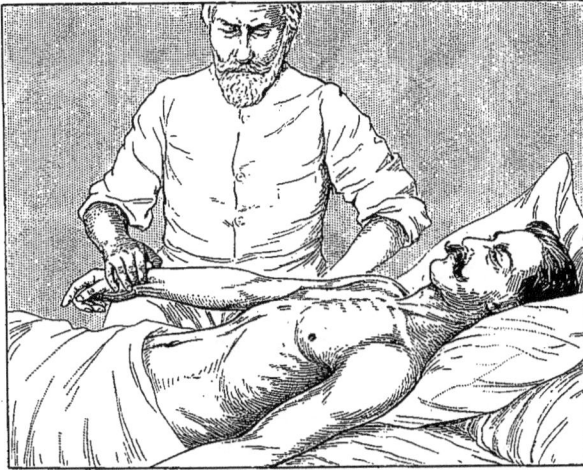

Fig. 17. — Manière de prendre le pouls (Pr Letulle).

qu'on ait constaté quelque anomalie. Il est utile de répéter l'exploration du pouls à la fin de la visite médicale, car l'émotion morale produite par l'arrivée du médecin détermine souvent une accélération marquée du pouls. On ne doit pas oublier que l'artère
radiale peut présenter des anomalies congénitales qui pourraient
induire en erreur, sur l'absence du pouls, sa force ou sa faiblesse;
on fera donc bien, quand on constate une particularité insolite,
d'examiner comparativement l'artère du membre opposé pour
contrôler les premières constatations; dans quelques cas il est
utile de comparer les battements artériels aux battements cardiaques.

*Indications données par l'état du pouls.* — En explorant le
pouls, le médecin devra noter les diverses particularités que le

pouls présente. Les variétés du pouls sont nombreuses ; elles sont déterminées : .

*Par la rapidité* avec laquelle s'effectuent les battements artériels : pouls fréquent et pouls lent. On ne doit considérer chez l'adulte comme un pouls morbide que celui dont la fréquence dépasse 80 pulsations ou est inférieure à 50.

*Par la manière d'être et le rythme de ses battements* : pouls inégal, pouls irrégulier, pouls intermittent, pouls fort et ample, pouls petit et faible.

*Par l'exagération de certains caractères physiologiques* : pouls dicrote et pouls paradoxal.

L'élève devra s'habituer à noter les diverses manières d'être du pouls et avertira le chef de service, lors de la visite, des observations qu'il aura pu faire.

Il marquera sur la feuille de température le nombre de pulsations observées le matin et le soir, à l'heure où l'on prend la température du malade. Il est d'usage de marquer le pouls au crayon rouge sur les feuilles de température.

La fréquence du pouls s'observe dans un très grand nombre d'états morbides, elle constitue un des symptômes de la fièvre. D'une manière générale, le degré de fréquence est en rapport avec le degré de température ; mais parfois cette marche parallèle de la courbe du pouls et de la courbe de température ne se continue pas, il y a *dissociation*.

*Le pouls en chirurgie.* — L'étude du pouls en chirurgie a une importance capitale aussi bien pour le diagnostic que pour le pronostic, elle est plus importante que l'étude de la température. Toute infirmière placée auprès d'un opéré devra surveiller soigneusement l'état du pouls. Immédiatement après l'opération, un pouls, qui devient rapidement petit, faible, fréquent, surtout s'il coïncide avec la pâleur de la face, une soif d'air, de la dyspnée, est un signe d'hémorragie, et la garde-malade qui le constate devra s'empresser de mander le chirurgien.

Après une laparotomie, les jours suivants, la fréquence et la petitesse du pouls, surtout si elles s'accompagnent d'intermittence, qu'elles coïncident ou non avec une élévation de température, doivent faire craindre l'apparition de la septicémie péritonéale. A partir de 125 et de 130, le pronostic devient grave. Le pouls filiforme est l'indice de la mort prochaine. Si le pouls est peu fréquent, même si la température est haute, le pronostic n'est pas mauvais.

Le pouls des infections générales graves est *petit, mou, dépressible, fréquent*.

**Le pouls chez les enfants.** — Quand, appelé auprès d'un enfant malade, le médecin arrive au moment du sommeil, il se trouvera bien de suivre le conseil donné par Rigal, de prendre le pouls sur la temporale ; avec un peu d'habitude et de douceur dans le tact, le médecin pourra constater l'état du pouls sans troubler le sommeil. Il obtiendra ainsi le nombre véritable de pulsations en évitant l'agitation du réveil brusque qui peut, pendant toute la durée de la visite, rendre l'exploration du pouls difficile et défectueuse.

Le pouls chez les enfants est variable sous l'influence de la moindre impression morale. Des enfants bien portants peuvent présenter un pouls irrégulier en force et en vitesse.

## OBSERVATION DE LA TEMPÉRATURE

La fièvre est un des symptômes les plus importants à connaître pour le médecin et pour le chirurgien. La fièvre est caractérisée par une élévation de la température du corps ; pour la reconnaître et en apprécier les degrés le thermomètre est indispensable.

**Thermomètre.** — Pour les usages médicaux, le thermomètre communément employé est le thermomètre à mercure et à maxima. C'est-à-dire un thermomètre à mercure dans lequel la portion

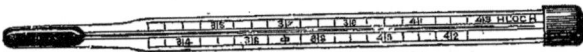

Fig. 18. — Thermomètre à maxima.

supérieure de la colonne mercurielle est séparée du reste du mercure par une petite bulle d'air. Cette portion de la colonne détachée se nomme index ; et, une fois qu'elle a été chassée par l'ascension du mercure contenu dans la cuvette, elle reste fixe et indique la température la plus élevée à laquelle le thermomètre a été porté. Avant de faire usage du thermomètre, il faut avoir soin de faire descendre l'index juste au-dessus de la cuvette. Pour cela on saisit à pleine main le thermomètre à quelques centimètres de la boule, on lui imprime de haut en bas deux ou trois secousses brusques comme pour faire claquer un fouet, ou bien on frappe avec le talon de la main qui tient le thermomètre de petits coups secs sur le talon de l'autre main.

*Feuille de température.* — La feuille de température est une feuille quadrillée, spéciale, divisée au millimètre avec indication

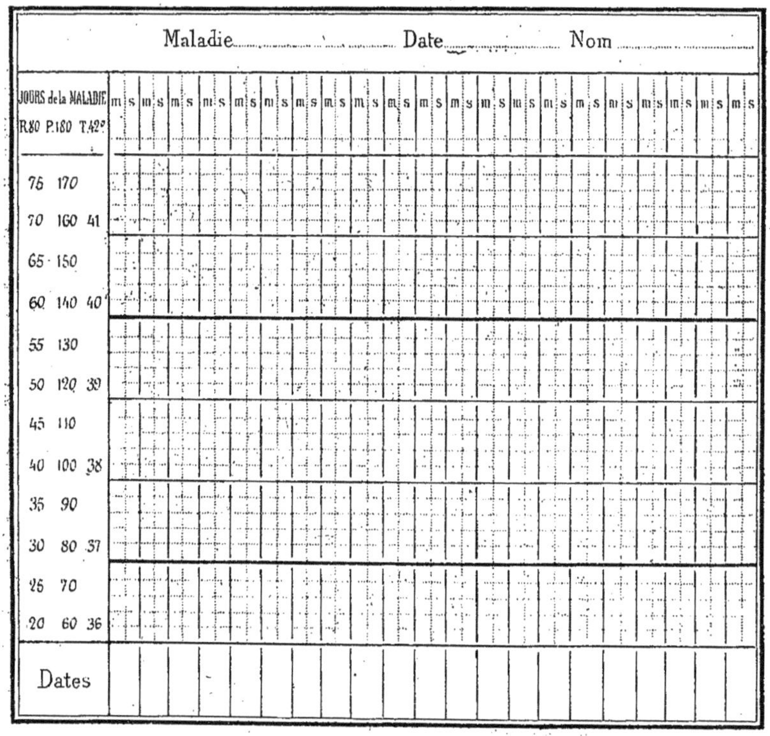

Fig. 19. — Feuille de température en usage à Paris. Sur la colonne de gauche sont indiqués la respiration R, le pouls P, la température T.

spéciale des centimètres ; les temps sont marqués en abscisses, c'est-à-dire sur une des lignes horizontales, et les degrés de température sont marqués en ordonnées, c'est-à-dire sur une ligne verticale.

En même temps que l'indication de la température, la feuille porte les indications relatives à la fréquence du pouls et à la fréquence des mouvements respiratoires.

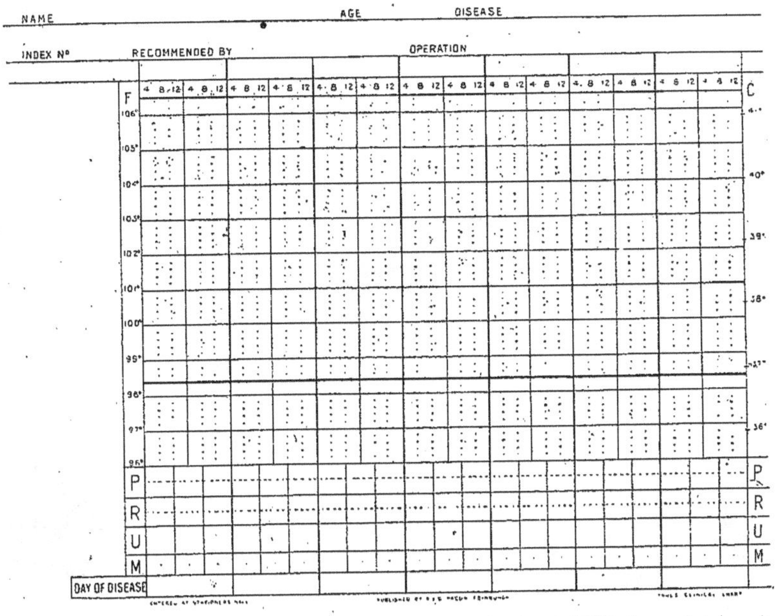

Fig. 20. — Feuille de température en usage dans les hôpitaux d'Édimbourg. A gauche on voit l'indication des degrés Fahrenheit, à droite l'indication des degrés centigrades.

*Manuel opératoire.* — La température d'un malade peut être prise dans l'aisselle, la bouche, le rectum ou le vagin. C'est surtout chez les enfants en bas âge et chez les vieillards qu'il est utile de prendre la température rectale, car la température de la peau est parfois fort différente de la température centrale.

TEMPÉRATURE AXILLAIRE. — En pratique ordinaire de clientèle privée, on se contente généralement de prendre la température axillaire. Avant de mettre le thermomètre dans l'aisselle, il faut la débarrasser de tous les vêtements qui la cachent et l'essuyer pour enlever l'humidité fréquente en cette région. Le réservoir de l'instrument est placé dans le creux axillaire, immédiatement en arrière du relief du pectoral qui forme son bord antérieur; on ramène le bras du malade et on croise l'avant-bras sur la poitrine. S'il s'agit d'un enfant ou d'un malade trop affaibli, l'infirmière devra maintenir elle-même le bras du patient appliqué contre la poitrine. Cette position devra être gardée pendant 10 minutes.

Au bout de ce temps, on enlève le thermomètre, on note le degré marqué par l'index de mercure, et on marque ce degré sur la feuille de température.

TEMPÉRATURE DANS LE RECTUM. — Pour prendre la température dans le rectum on procède exactement comme pour introduire une canule à lavement : on fait placer le malade sur le côté, la jambe de ce côté reposant sur le lit, allongée, l'autre jambe étant

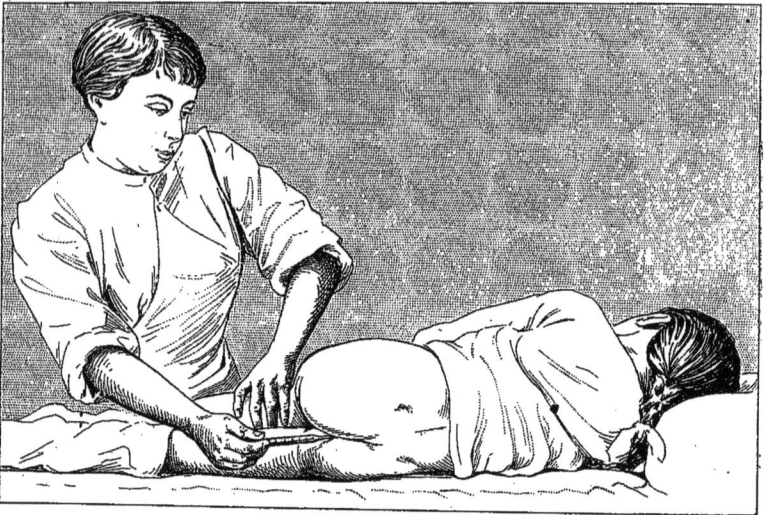

Fig. 21. — Prise de la température rectale chez un grand enfant (fillette). L'infirmière maintient d'une main le thermomètre et de l'autre la cuisse de l'enfant.

maintenue demi-fléchie. En lubréfiant le thermomètre d'huile, de glycérine ou de vaseline, on rend son introduction plus facile. De grandes précautions sont nécessaires quand le malade est dans le délire : on fera tenir la fesse du malade par une autre personne, et à la moindre tentative de mouvement brusque du malade on devra retirer le thermomètre qui pourrait se briser et blesser le rectum. La durée de l'application du thermomètre dans le rectum sera beaucoup plus courte que pour la température axillaire : trois minutes sont suffisantes.

TEMPÉRATURE DANS LE VAGIN. — Le thermomètre sera placé dans le vagin comme une canule à injection et sera laissé en place cinq minutes également. On recommande de ne pas prendre la température vaginale chez les jeunes filles vierges.

TEMPÉRATURE DANS LA BOUCHE. — On peut prendre également la température buccale ; pour cela, on place dans la cavité buccale, sous la langue, un thermomètre bien propre et on recommande au malade de tenir les lèvres parfaitement fermées et de respirer exclusivement par le nez. Trois minutes d'application sont en général suffisantes.

Très souvent, le malade prend lui-même sa température ; l'infirmière devra veiller cependant à ce que le thermomètre soit placé bien régulièrement et devra vérifier l'ascension thermique. Dans les milieux hospitaliers, cette surveillance doit être assez exacte ; certains individus cherchent à faire croire à une fièvre qui n'existe pas en provoquant artificiellement une ascension du thermomètre.

La température devra être prise matin et soir à des heures fixes, de 7 à 9 heures du matin, de 5 à 6 heures le soir par exemple.

Les chiffres recueillis sont pointés sur la feuille de température : on réunit par un trait chacun des points notés au point suivant, et on obtient ainsi une ligne brisée dont les ondulations traduisent graphiquement la marche générale de la température, c'est la courbe de température.

La température normale du corps est de 37°. Elle peut varier de 36°,5 à 37°,5. Elle varie aussi suivant les heures ; plus basse vers deux ou trois heures du matin ; elle est généralement plus élevée vers quatre ou cinq heures de l'après-midi.

*Indications données par le thermomètre.* — La fièvre est dite légère quand la température s'élève au-dessus de 37°,5 jusqu'à 38°,5, elle est modérée quand la température s'élève de 38°,5 à 39° ; elle est forte de 39° à 40°,5 ; très forte au-dessus de 40°,5. La température peut s'élever mais exceptionnellement à 42°, 43° et même 44°.

Après toute opération chirurgicale, l'infirmière doit prêter une attention extrême aux indications du thermomètre ; l'élévation de la température est l'indice d'une complication.

En médecine on distingue plusieurs types de fièvre ; voici les principaux : La *fièvre continue* qui se maintient élevée pendant un temps plus ou moins long (fièvre typhoïde par exemple). La *fièvre intermittente* caractérisée par des élévations de température en accès entre lesquelles l'apyrexie est complète (paludisme) ;

La *fièvre rémittente* où la différence entre le maximum et le minimum de chaque jour est supérieur à un degré (tuberculose pulmonaire).

**La température chez les enfants.** — L'observation de la température chez les jeunes sujets est extrêmement importante ; le pouls étant très variable chez les enfants, la température seule peut donner des renseignements sur la présence ou l'absence de la fièvre.

La température de l'enfant au moment de sa naissance est supérieure à la température moyenne de l'adulte et en particulier supérieure à la température de la mère. Pour Roger la température de l'enfant au moment de sa naissance est de $37°,28$.

La température du *nouveau-né s'abaisse sensiblement pendant la demi-heure qui suit la naissance,* cet abaissement serait d'autant plus marqué que l'enfant serait plus faible ; d'où le précepte de maintenir l'enfant chétif dans un milieu à température élevée et constante. Chez les enfants bien portants cette déperdition de chaleur n'est que momentanée et au bout d'une demi-heure ou d'une heure la température commence à se relever graduellement pour atteindre un chiffre normal qui serait légèrement supérieur à $37°$.

L'enfant présente des variations thermométriques brusques sous l'influence de causes minimes telles que le travail de la dentition, une indigestion. Ces élévations brusques de température qui monte parfois jusqu'à $40°$ alarment vivement les mères ; elles ne doivent pas en général inquiéter le médecin, c'est l'évolution ultérieure de la symptomatologie qui juge la question.

Chez les tout jeunes enfants on prend généralement la température rectale ; on maintient solidement l'enfant pendant tout le temps que le thermomètre est dans le rectum.

**Asepsie du thermomètre.** — Dans les services hospitaliers où les thermomètres servent à plusieurs malades, l'infirmière devra *nettoyer* avec soin et désinfecter avec une solution antiseptique forte l'instrument qui aura été placé dans le rectum ou le vagin. La transmission d'agents infectieux par le thermomètre est possible : Weil et Barjon ont vu, par exemple, dans un service d'enfants, un seul cas de vulvite blennorrhagique devenir le point de départ d'une série de 24 cas de vulvites analogues par suite de la contagion la plus évidente propagée par le thermomètre qui avait servi à prendre la température rectale des fillettes.

*Vérification du thermomètre.* — Il est souvent utile de vérifier le fonctionnement d'un thermomètre ; pour cela on le plongera dans une solution tiède en même temps qu'un autre thermomètre.

# CHAPITRE III

## LAVAGE DE LA BOUCHE

Les soins journaliers, les lavages de la bouche, ont une grande importance en médecine au cours des maladies infectieuses. Les soins minutieux de la bouche sont indispensables pour prévenir les infections buccales proprement dites (ulcérations, muguet), les infections salivaires (parotidites), les angines, les stomatites, etc., etc. Les soins de la bouche doivent être continués pendant la convalescence, particulièrement dans la diphtérie, les germes pouvant conserver plus ou moins longtemps leur virulence après la guérison et les sujets qui en sont porteurs pouvant ainsi transmettre la maladie.

En chirurgie, les lavages de la bouche ont une grande importance dans les cas de plaies de la langue, des gencives, du palais ou des joues, et à la suite des opérations sur la bouche.

Dans tous ces cas, la cicatrisation régulière de la plaie est sous la dépendance de la détersion mécanique par des lavages fréquents.

Les lavages ont surtout une action mécanique, l'addition de substances antiseptiques n'augmente pas sensiblement leur efficacité.

Pour les lèvres, les gencives, on débarrassera les muqueuses des fuliginosités à l'aide de tampons d'ouate imbibés d'eau de Vichy.

Les adultes, à moins d'être dans un état de faiblesse extrême ou d'inconscience, peuvent avoir recours aux *gargarismes*.

Dans les autres cas il faut avoir recours aux grands *lavages*.

**Technique des lavages.** — Pour pratiquer les grands lavages on se munit d'un bock à injections, d'une canule de verre ; dans le bock placé à 5o centimètres au-dessus du visage du patient, on verse de l'eau stérilisée tiède ou une solution boriquée, ou une solution très diluée d'eau oxygénée. Le malade est maintenu assis, la tête légèrement penchée en avant ; autour de son cou et au-devant de sa poitrine une serviette ou une alèze est placée ;

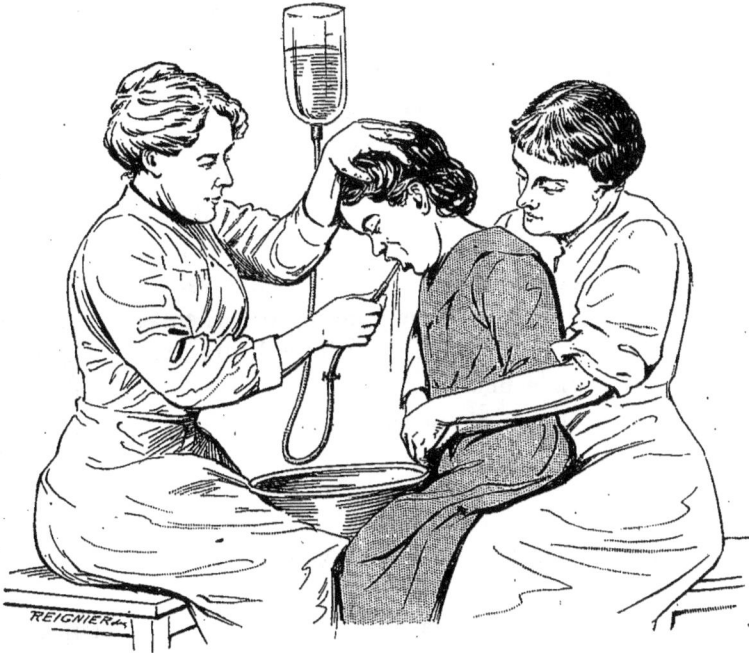

Fig. 22. — Technique du lavage de la bouche chez un enfant.

un bassin est disposé sous le menton pour recueillir le liquide. On place la canule au niveau de l'orifice buccal ; on engage le malade à respirer par le nez et à ouvrir la bouche ; on dirige le jet de liquide sur la face interne des joues, le palais, la langue, suivant le point lésé. L'eau balaie le fond de la gorge et retombe dans le bassin. Quand un ou deux litres ont passé ainsi dans la bouche du patient, on essuie ses lèvres et son menton.

Le lavage doit être renouvelé souvent dans la journée et *après chaque repas*. Les fermentations intrabuccales se développent si rapidement que dans les opérations sur la bouche, nous recom-

mandons des lavages toutes les demi-heures quand le malade est
réveillé.

*Lavage de la bouche chez l'enfant.* — Le lavage de la bouche
facile à faire chez un adulte exige des précautions chez l'enfant
toujours indocile ; voici sa technique d'après G. Lyon : l'enfant
est assis sur les genoux d'un aide qui le maintient (fig. 22).
L'opérateur s'assied en face de l'enfant, le bock étant disposé
sur une table et élevé d'environ 5o centimètres au-dessus du niveau de la bouche. La canule est introduite directement entre
les dents ou bien dans le vestibule de la bouche, pour faire par-
venir le jet derrière les arcades dentaires, en cas de résistance de
l'enfant. Le réflexe provoqué de cette façon fait ouvrir la bouche
à l'enfant et on met à profit l'instant où il l'ouvre pour glisser la
canule entre les dents. La tête de l'enfant doit être légèrement
inclinée en avant et le jet doit être assez fort pour que le liquide
ne soit pas dégluti et retombe dans une cuvette. On interrompt
fréquemment le jet de façon à permettre à l'enfant de reprendre
haleine et on a soin de diriger le jet à droite et à gauche sur les
amygdales, sur le pharynx en évitant d'atteindre le palais ou le
voile. La quantité d'eau nécessaire au lavage est de 1 litre à 1 litre et demi.


## ÉVACUATION ET LAVAGE DE L'ESTOMAC

L'évacuation et le lavage de l'estomac se pratiquent aujourd'hui
à l'aide d'un tube souple de caoutchouc rouge de $1^m,5o$ de longueur environ, dont il existe deux modèles principaux : le tube
de Faucher et le tube de Debove. La paroi de ces tubes est assez
épaisse pour que le tube puisse se couder sans que sa lumière
s'efface. A ce tube est adapté un récipient en forme d'entonnoir.

*Introduction du tube.* — Les malades intelligents peuvent
introduire le tube eux-mêmes.
Pour cela, le malade, assis, introduit dans son pharynx l'extrémité du tube, préalablement mouillé, et pousse le tube en faisant
des mouvements de déglutition ; le tube progresse, petit à petit,
dans l'œsophage, et arrive dans l'estomac. Dès que le tube est

arrivé à la marque faite à 50 centimètres de l'extrémité libre, on verse dans l'entonnoir une certaine quantité d'eau ; le liquide descend rapidement et, lorsque l'entonnoir est presque vide, on l'abaisse rapidement au-dessous du niveau de l'estomac ; on voit refluer le liquide, mélangé du contenu de l'estomac. Souvent, à ce moment, le malade éprouve des efforts de vomissements et rejette le liquide avec force.

Fréquemment, pour le premier lavage de l'estomac, le malade ne peut pratiquer lui-même l'introduction du tube. Voici comment il faut procéder :

Le malade est assis, une serviette ou une alèze entoure son cou et préserve ses vêtements ; la tête est penchée en avant et non pas rejetée en arrière. L'opérateur, placé en face de son malade, saisit de la main droite le tube de caoutchouc comme une plume à écrire, ordonne à son malade d'ouvrir la bouche, place l'index gauche sur la langue du malade ; le long de cet index gauche, l'extrémité de la sonde est poussée et arrive dans le pharynx ; à ce moment le malade éprouve des envies de vomir ; on lui recommande d'*avaler* et on continue à pousser la sonde, jusqu'à ce qu'elle soit arrivée dans l'estomac, ou plutôt jusqu'à ce qu'on soit arrivé au trait marqué sur le tube. Une fois la sonde introduite, on ordonne au malade de faire de grandes inspirations, et on peut procéder au lavage.

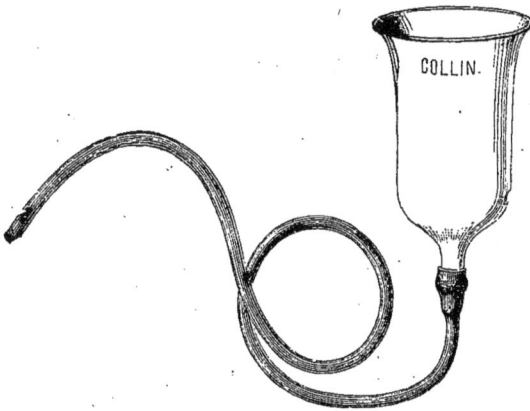

Fig. 23. — Tube pour le lavage de l'estomac.

Quelquefois, chez certaines personnes, pour empêcher les efforts de vomissements, il est bon de badigeonner le fond de la gorge avec une solution de stovaïne. On recommande également dans le même but un gargarisme au bromure de potassium (15 pour 300) donné un quart d'heure avant le lavage.

La *quantité de liquide*, qu'il faut introduire en une fois, ne doit pas dépasser 5oo grammes. La quantité de liquide qu'il faut faire passer dans l'estomac pour obtenir un bon lavage, est extrêmement variable ; en général, 4 ou 5 litres sont suffisants. Le liquide sera froid.

Ce liquide sera de l'eau ordinaire ou additionnée d'une faible quantité de bicarbonate de soude, 3 ou 4 grammes par litre. L'eau de Vichy, naturelle, convient parfaitement pour ces lavages.

Faucher, dans son travail, insiste sur un des réflexes produits par le contact du tube dans le pharynx, c'est la sécrétion d'un flot de salive qui tend à s'écouler vers le larynx si le malade a la tête penchée en arrière, et alors, le malade, suffoquant, rejette le tube dans un effort de toux ; si, au contraire, la tête est penchée en avant, la salive coule

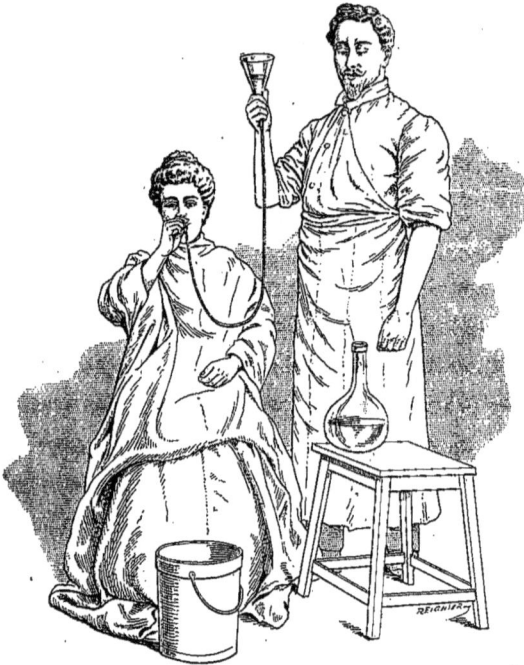

Fig. 24. — Dispositif pour le lavage de l'estomac.

le long du tube, et le tube est plus facilement introduit. Pour l'introduction du tube, il n'est pas indispensable que le malade soit assis, on peut pratiquer l'opération sur un malade couché, mais cette position est moins commode.

**Indications.** — Les indications du lavage de l'estomac sont multiples. En cas d'*empoisonnement* par voie gastrique, la première chose à faire est de pratiquer un lavage de l'estomac, il faut recourir à ce lavage, même si le malade est dans le coma.

Dans les *gastrites chroniques*, le lavage de l'estomac est souvent indiqué ; c'est un des modes de traitement de certaines *sté-*

*noses pyloriques*; le lendemain d'une *gastro-entérostomie*, quand l'estomac ne se vide pas, il est souvent avantageux de vider l'estomac par le cathétérisme et de le laver; toutes les *stases gastriques aiguës* relèvent de ce traitement. Après les opérations abdominales la *dilatation aiguë de l'estomac* est justiciable de ce traitement.

## CATHÉTÉRISME DE L'ŒSOPHAGE
## ET ALIMENTATION PAR LES FOSSES NASALES

Le cathétérisme de l'œsophage par les fosses nasales a pour but d'introduire, par cette voie, une sonde en gomme ou en caoutchouc durci jusque dans l'estomac, pour y déverser des liquides alimentaires. Le gavage par les fosses nasales est une idée très ancienne. Fabrice d'Aquapendente avait imaginé une canule pour introduire, par les narines, des bouillons, dans les cas où les dents serrées ne peuvent être écartées.

**Indications.** — Le cathétérisme de l'œsophage par les fosses nasales s'emploie surtout chez les aliénés qui refusent toute alimentation : c'est pour éviter l'ouverture forcée de la mâchoire, souvent difficile et dangereuse, qu'il est préférable, dans ces cas, de recourir à la voie nasale. On a recours également à cette voie, chez les malades qui ont subi des opérations sur la bouche, telles que : résection des maxillaires, suture du maxillaire inférieur, ablation de la langue pour néoplasme, etc., etc. La constriction des mâchoires, quelle qu'en soit la nature, peut amener à recourir à ce cathétérisme, qui est le procédé de choix dans tous les cas où il faut alimenter un malade qui, pour une raison quelconque, ne peut ouvrir la bouche.

**Sondes à employer.** — La sonde œsophagienne, destinée à être introduite par les fosses nasales, doit présenter plusieurs qualités : souplesse et flexibilité alliées à une certaine rigidité, dimensions appropriées : trop étroite, elle permettrait difficilement le passage des liquides, trop volumineuse, elle ne franchirait pas les fosses nasales; les parois doivent être lisses; l'extrémité inférieure présentera des ouvertures latérales; l'extrémité supérieure sera évasée pour permettre l'adaptation facile d'un entonnoir.

La longueur de la sonde est d'environ 90 centimètres, un diamètre commode est celui de 6 millimètres. Pour lubréfier la sonde, il faut se procurer de l'huile d'olive aseptique.

*Entonnoir.* — Autrefois on se servait volontiers d'une seringue pour injecter le liquide dans la sonde ; plus simplement on emploiera un entonnoir de verre de 500 grammes ou d'un litre de capacité ; on l'adaptera directement au pavillon de la sonde.

*Liquides alimentaires.* — Un adulte peut être suffisamment nourri, à l'aide de deux cathétérismes par jour, introduisant chaque fois un *litre de liquide* dans l'estomac. Comme le goût n'entre pas en jeu, on n'a point à se préoccuper de la saveur du mélange ; on prend habituellement du lait et du bouillon auxquels on incorpore du chocolat, des jaunes d'œufs, voire même une ou deux cuillerées d'huile de foie de morue ; on peut y joindre du vin ou quelques cuillerées de rhum ou de cognac. L'important est que le mélange, tout en étant nourrissant, soit bien liquide, bien homogène et ne contienne pas de grumeaux qui puissent oblitérer les yeux de la sonde. Un des mélanges le plus souvent employés est le suivant :

Lait. . . . . . . . . . . . . . . . 1 litre
Jaune d'œuf. . . . . . . . . . . . . . n° 2
     N. s. a.
Administrer deux fois par jour.

Le mélange du vin au lait produit des grumeaux.

Le liquide devra être administré à la température de 36° ou de 37°. Si le malade a des vomissements, il sera souvent utile de donner le liquide glacé.

Le régime alimentaire doit varier suivant les indications spéciales ; il n'y a aucun inconvénient à mélanger au liquide alimentaire les médicaments que l'on désire faire prendre au malade.

Bien que les aliments ne soient pas soumis à l'influence directe de la salive, ils sont, en général, très bien digérés.

*Manuel opératoire.* — Avant toute tentative d'introduction de la sonde, il est absolument indispensable de prendre les moyens d'assurer l'immobilité du malade. L'aliéné sera revêtu de la camisole de force, ses jambes seront ligotées, un aide spécial maintiendra la tête fortement entre ses mains ; si c'est un opéré sain d'esprit, l'aide pour maintenir la tête suffit, mais il est toujours nécessaire. Le malade sera assis ou couché, selon les préférences de chaque opérateur ; chacune de ces positions a ses avantages.

La route que doit parcourir la sonde est la suivante : introduite par une des narines, la sonde suivra le plancher des fosses nasales ; arrivée à la face postérieure du voile du palais, elle se coudera à angle droit pour suivre la paroi postérieure du pharynx et, après avoir évité l'orifice supérieur du larynx, grand écueil, elle descendra d'elle-même dans l'œsophage.

Avant l'opération, il est utile d'assouplir entre ses doigts l'extrémité terminale de la sonde, de l'arquer légèrement pour que, en arrivant au contact de la paroi postérieure du pharynx, elle se recourbe plus facilement. La sonde sera lubréfiée avec de l'huile dans toute son étendue.

Ces préparatifs faits, on prend la sonde légèrement entre le pouce et l'index ; on l'introduit dans une des narines et on la fait glisser sur le plancher des fosses nasales. Si du côté choisi il existe un rétrécissement congénital ou une déviation de la cloison, et que la sonde éprouve des difficultés, il faut s'adresser à la narine du côté opposé. En général, la sonde pénètre très facilement et vient buter contre la paroi postérieure du pharynx ; poussée doucement mais avec insistance, elle doit se recourber à angle droit et descendre ; la courbure que l'on a donnée à l'extrémité de la sonde facilite cette descente. Si le malade est conscient, il faut lui dire d'avaler sa salive ; les mouvements de déglutition facilitent la progression de la sonde qui, ordinairement, descend d'elle-même dans l'œsophage, sans occasionner de nausées.

La sonde une fois introduite dans toute sa longueur, on verse doucement le liquide alimentaire dans l'entonnoir, que l'on vient d'adapter au pavillon de la sonde. Le liquide descend par son propre poids. Quand tout a passé et bien complètement passé, il faut avoir soin de fermer le pavillon de la sonde avec le pouce pendant qu'on la retire ; si le pavillon de la sonde restait ouvert, le liquide contenu encore dans la sonde s'écoulerait peu à peu et pourrait pénétrer dans le larynx.

*Accidents et complications.* — On peut se trouver en présence de malades récalcitrants, on peut avoir à lutter contre des
obstacles.

La traversée des fosses nasales est facile. Le seul accident à
craindre c'est l'épistaxis occasionné par des déchirures de la
muqueuse ou des cornets; cet épistaxis n'est presque jamais
important.

Le temps difficile est le second temps. La sonde, arrivée au
niveau du pharynx, butte contre la paroi postérieure et n'avance
plus; que faire? insister d'abord avec douceur, éviter la violence,
retirer la sonde et la recourber davantage avant de la réintro-
duire. La patience triomphe de cet obstacle; la sonde descend,
arrive au niveau de l'orifice supérieur du larynx. Le malade a des
nausées, lutte, fait des efforts et réussit parfois à amener la sonde
dans sa bouche et à la couper avec ses dents. Dès qu'on s'aperçoit que la sonde vient dans la cavité buccale il faut la retirer.

Le grand danger, c'est *l'introduction de la sonde dans les voies
aériennes*; ordinairement on se rend compte tout de suite de l'erreur: le malade qui vociférait devient tout de suite aphone et
prend une teinte asphyxique. Il suffit alors de retirer la sonde de
quelques centimètres et de faire une seconde tentative pour trouver la bonne voie. Quand on se trouve en présence d'un malade
comateux ou dont la région pharyngo-laryngée est anesthésique,
il peut se faire que la sonde pénètre dans la trachée sans qu'on
en soit averti. Il faut donc, dans tous les cas, s'assurer, avant de
verser le liquide, que la sonde n'est pas dans la trachée mais
bien dans l'œsophage. Si le malade crie ou cause nettement, aucun doute à avoir; dans le cas de mutisme, on s'apercevra que
la sonde est dans la trachée à ce qu'il s'en échappe de l'air pendant les mouvements d'expiration; le passage de l'air dans la
sonde produit un bruit caractéristique. La sonde dans l'œsophage peut donner passage à quelques gaz, mais leur issue est
irrégulière et ces gaz sont odorants. Pour plus de sûreté, en cas
de doute, on peut recourir à de petits moyens: fermer avec le
doigt le pavillon de la sonde, et le malade, complètement privé
d'air, devient asphyxique; injecter quelques gouttes d'eau qui
provoqueraient la toux si elles descendaient dans le larynx.

La *crainte de l'introduction de la sonde dans la trachée* a fait
imaginer plusieurs instruments: sonde à double mandrin de

Baillarger, sonde à mandrin articulé de Blanche, sonde à double mandrin de Farabœuf, etc., etc. En certains cas difficiles, ces procédés particuliers peuvent rendre de réels services, mais on n'a généralement pas ces instruments à sa disposition. Il est certain qu'avec de la patience on réussit, dans la presque totalité des cas, à faire le cathétérisme de l'œsophage avec une simple sonde.

Un accident possible est la *perforation du pharynx* complète ou incomplète, déterminant un phlegmon du tissu cellulaire du cou ou du médiastin.

\* \*
\*

Le cathétérisme est très peu douloureux, le passage de la sonde détermine des nausées désagréables plutôt que de véritables souffrances. L'alimentation par les fosses nasales est bien supportée et peut être continuée sans inconvénient pendant plusieurs semaines, même pendant plusieurs mois.

Chez les opérés on continuera cette alimentation jusqu'à cicatrisation complète de la plaie. Chez les aliénés, il est rare qu'au bout de quelque temps les conceptions morbides ne changent point ; comprenant l'inutilité de leurs efforts pour éviter l'alimentation forcée, les aliénés soumis à cette alimentation se remettent d'eux-mêmes à l'alimentation spontanée.

## GAVAGE DES NOUVEAU-NÉS

Le gavage est quelquefois indispensable chez les enfants atteints de faiblesse congénitale et dans certains cas de bec de lièvre compliqués.

GAVAGE A LA SONDE ŒSOPHAGIENNE. — On nourrira l'enfant en déversant du lait directement dans son estomac à l'aide d'une sonde de Nélaton n° 14 ou 16 de la filière Charrière ; à cette sonde on adaptera un petit entonnoir en verre, ou mieux un récipient spécial gradué. La sonde et l'entonnoir doivent être fréquemment bouillis. La sonde humectée de lait est introduite jusqu'à la base de la langue ; l'enfant fait des mouvements instinctifs de déglutition, on pousse doucement la sonde et quand elle a pénétré de 15 centimètres y compris la traversée de la bouche, on verse le lait dans l'entonnoir. Le liquide pénètre dans l'estomac. Quand la quantité de lait suffisante a pénétré, on retire vivement la sonde ; si on la retirait lentement, le liquide alimentaire suivrait et serait rejeté. Pour la quantité de lait, on se conformera aux indications générales de l'alimentation des nouveau-nés. Pour un enfant très petit, né loin du terme de la grossesse, atteint de faiblesse congénitale, Tarnier conseille 8 grammes de lait toutes les heures.

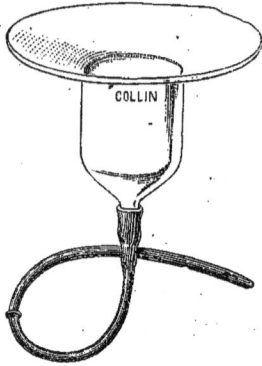

Fig. 25. — Appareil à gavage pour nouveau-nés.

GAVAGE PAR LE NEZ. — Quand les fosses nasales de l'enfant sont saines on peut nourrir l'enfant en versant le lait directement dans les fosses nasales. La femme couche le nouveau-né sur ses genoux et verse doucement du lait dans l'orifice des fosses nasales avec une cuiller à café. Le lait doit être versé très doucement en un mince filet qui glissera le long de la paroi inférieure des fosses nasales.

# CHAPITRE IV

## LAVEMENT

Le lavement, introduction de liquide dans le rectum, est une manœuvre que l'infirmière aura très souvent à pratiquer.

*Instrumentation.* — Les seringues à lavement dont on se servait jadis ont été abandonnées ; l'irrigateur Eguisier est de moins en moins employé aujourd'hui. Le meilleur appareil, celui que l'on emploie de plus en plus pour donner un lavement, est le bock à injection ou la cloche Tarnier ; à ces récipients on adapte un tube de caoutchouc muni d'une canule de verre ou de caoutchouc ; un robinet ou un interrupteur placé sur le trajet du tube de caoutchouc permet d'interrompre à volonté le courant d'eau. Le lit devra être, si possible, garni d'une toile cirée ou d'une alèze. On mettra dans le récipient de 250 à 500 grammes d'eau tiède ; l'eau doit être à 35° ; on peut s'assurer de sa température en laissant couler une certaine quantité sur le thermomètre.

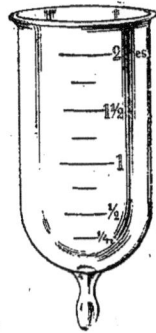

Fig. 26. — Cloche Tarnier.

*Moment propice.* — Les lavements peuvent être administrés à toutes les heures du jour ; il est préférable néanmoins, sauf les cas d'urgence, de les administrer deux ou trois heures après le repas, afin de ne pas troubler le travail de l'estomac. Il est bon de conseiller au patient d'évacuer sa vessie avant l'administration du lavement.

**Position du malade.** — Pour donner un lavement à un malade, il faut faire coucher le patient sur le côté droit du corps, le bassin un peu plus élevé que le tronc, le tronc légèrement fléchi sur le bassin pour relâcher les muscles abdominaux.

Le décubitus latéral droit est la position classique ; on peut néanmoins prendre un lavement en étant dans le décubitus latéral gauche. Très souvent, dans les hôpitaux de Paris, les infirmières administrent les lavements aux malades couchés sur le dos.

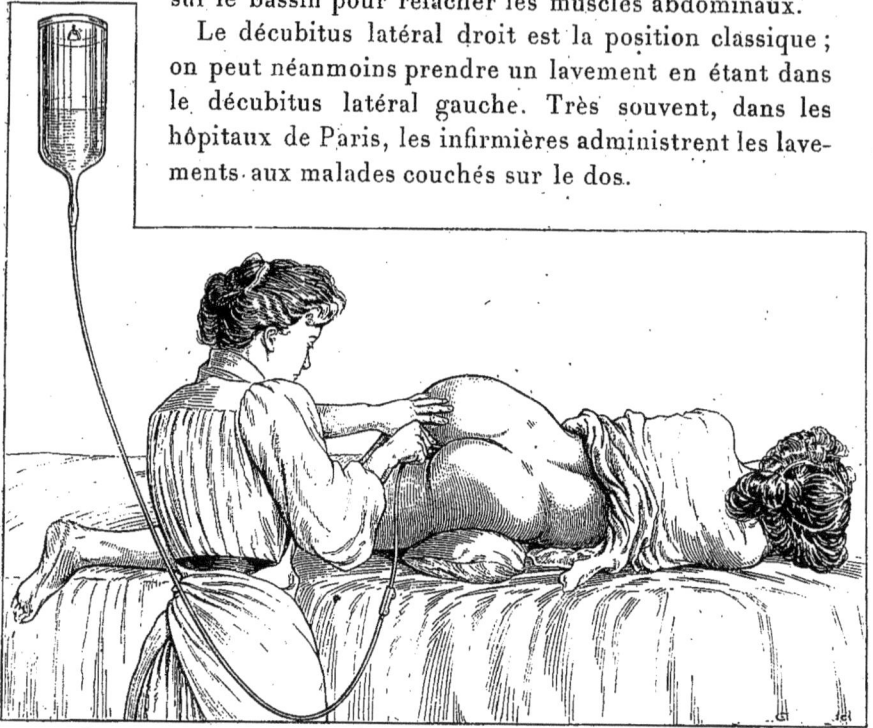

Fig. 27. — Technique du lavement. Position de la patiente.

La malade est couchée sur le côté droit, le siège relevé par un coussin, les cuisses fléchies sur le tronc ; la main gauche de l'infirmière écarte la fesse supérieure, la main droite enfonce la canule dans la direction indiquée.

**Manuel opératoire.** — La canule préalablement enduite d'un corps gras (huile, vaseline, axonge, graisse) sera introduite dans l'anus dans la direction d'une flèche allant de l'*orifice anal à l'ombilic,* sur une longueur de 2 à 3 centimètres, puis elle sera poussée en arrière pour suivre la courbure rectale ; son introduction sera arrêtée quand 6 ou 7 centimètres auront pénétré dans le rectum.

Il est essentiel de conduire la canule au-dessus des sphincters ; sans cela le liquide, au lieu de pénétrer dans le rectum, se répandrait sur le lit.

L'introduction de la canule doit être faite sans violence, dans la crainte de déchirer l'intestin et de déterminer des accidents graves.

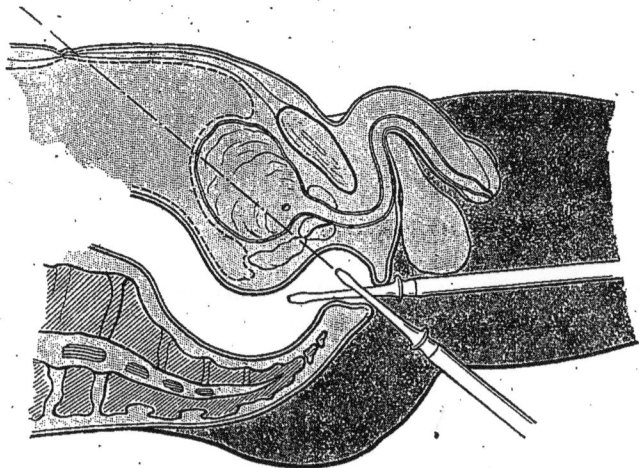

Fig. 28. — Direction à donner aux canules à lavement.

La canule étant bien placée, on ouvre le robinet de l'interrupteur, on desserre la pince qui comprime le caoutchouc et on soulève le bock à 40 ou 50 centimètres du plan du lit; on arrête l'écoulement si le malade éprouve trop vivement le besoin d'évacuer; quand une partie du liquide a pénétré, on donne une élévation de 60 à 80 centimètres ou même de un mètre au-dessus du lit. Lorsque l'écoulement du liquide est terminé, le patient reste quelques secondes immobile et contracte autant que possible son sphincter.

Quand le malade aura des lésions du gros intestin, épithélioma, rétrécissement, il sera prudent, le plus souvent, de munir l'extrémité de la canule d'une grosse sonde de caoutchouc rouge n^{os} 17 et 18, ou bien de prendre une canule en gomme élastique; le caoutchouc sera incapable de nuire aux parois rectales.

*Lavement évacuant.* — Le lavement de 500 grammes d'eau tiède est le lavement simple, le lavement évacuant.

Les lavements évacuants sont surtout indiqués quand l'absence des selles ne dépend pas tant d'un défaut d'activité de la partie supérieure du canal intestinal que d'un état atonique du rectum.

En ce cas, l'addition de glycérine, par l'action excitante qu'elle exerce sur la muqueuse rectale, avec le réflexe expulsif qu'elle détermine, est tout à fait recommandable. On peut introduire la glycérine en solution dans l'eau (2 à 3 cuillerées de glycérine pour 5oo grammes d'eau), ou pure à la dose de 5 grammes avec une petite seringue, mais alors le suppositoire est préférable.

Un bon lavement évacuant est le lavement d'huile de ricin, soit 3o grammes d'huile de ricin émulsionnés dans de l'eau savonneuse, ou encore dans une décoction faible d'amidon.

*Lavements purgatifs.* — On donne un lavement purgatif au lieu d'un purgatif : quand il est à craindre que, par suite d'intolérance stomacale, un malade ne puisse conserver un purgatif administré par la bouche, quand on craint d'irriter la partie supérieure du tube digestif ou qu'on veut exercer une action plus spécialement dérivatrice sur la portion terminale de l'intestin.

Si l'on recherche une *action simplement laxative* on pourra employer la formule :

> Feuilles de séné. . . . . . . . . . . . ⎫ ââ  10 grammes
> Sulfate de soude. . . . . . . . . . . ⎬
> Décoction émolliente. . . . . . . . . 5oo    —
>
> F. S., passez, exprimez, à prendre en lavement et à garder.

ou encore :

> Miel de mercuriale. . . . . . . . . 3o à 6o grammes
> Eau de guimauve. . . . . . . . . . 4oo grammes
>
> F. S., pour un lavement.

Si l'on veut obtenir une *action* réellement *purgative* on doublera ou triplera la dose de sulfate de soude :

> Feuilles de séné.. . . . . . . . . . . 10 grammes
> Sulfate de soude.. . . . . . . . . . 3o    —
> Décoction de guimauve . . . . . . . . 3oo    —
>
> F. S., passez, exprimez, pour un lavement purgatif.

*Lavement d'huile.* — Les lavements d'huile étaient déjà recommandés par Solenander en 16o9, comme traitement de la constipation habituelle ; ils sont encore classiques de nos jours.

L'appareil employé pour ces lavements est un bock métallique à parois assez minces pour que l'huile puisse facilement y être chauffée au bain-marie, l'orifice de la sonde sera plus large que celui des canules ordinaires.

L'huile sera de l'huile d'olive : 250 grammes d'huile suffisent pour un adulte, 60 à 80 grammes pour un enfant.

Le malade peut se donner un lavement à lui-même sans aide. Pour cela il mettra dans le bock la quantité d'huile nécessaire, puis il placera le récipient dans un bassin d'eau chaude jusqu'à ce que l'huile devienne tiède ; il fixera le bock à un crochet à 75 centimètres au-dessus du plan du lit ; il n'aura plus qu'à se coucher sur le côté ; de la main droite il introduira la sonde anale et ouvrira le fermoir ; lorsque l'huile sera écoulée, il rabaissera le fermoir et enlèvera la canule. Le lavement d'huile doit toujours être pris le soir ; cette huile sera gardée dans le rectum le plus longtemps possible ; l'intestin n'entrera souvent pas en action avant le matin suivant.

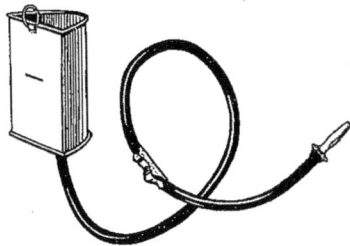

Fig. 29. — Bock pour donner un lavement d'huile.

Les bons effets d'une injection rectale d'huile d'olive persistent ordinairement plusieurs jours.

*Lavements alimentaires.* — Le rôle des lavements alimentaires est basé sur le pouvoir absorbant du gros intestin ; le gros intestin absorbe l'eau, les sels, les vins, l'alcool, probablement les peptones.

Le gros intestin n'a pas de pouvoir digestif ; les matières albuminoïdes qui y sont introduites s'y putréfient sans être digérées.

Il faut donc : ou bien introduire des substances immédiatement assimilables (peptones liquides, graisses émulsionnées), ou bien des lavements renfermant, avec la substance nutritive choisie, le ferment modificateur (pepsine, pancréatine). On devra du reste savoir que l'alimentation rectale est toujours déficitaire, que la perte de poids est fatale et qu'en conséquence *les lavements alimentaires ne peuvent constituer qu'un mode d'alimentation supplémentaire et temporaire.*

Les lavements alimentaires sont indiqués dans les cas de rétrécissement de l'œsophage et du pylore, dans les cas d'ulcère de l'estomac. Les chirurgiens les utilisent à la suite des interventions portant sur l'estomac, l'œsophage, la première portion de l'intestin grêle (résections stomacales, pylorectomie, entéro-anastomose).

A côté des lavements alimentaires il faut citer les lavements de vin, fort en honneur autrefois ; on administrait 150 à 250 grammes de vin rouge dans les cas de syncope, de faiblesse post-hémorragique, dans les états cachexiques.

Une condition importante que doit réaliser un lavement alimentaire, c'est le petit volume. En général, il ne faut pas administrer plus de 200 à 250 grammes de liquide.

Un lavement simple à l'eau tiède, purement évacuateur, précédera le lavement alimentaire ; ce lavement préalable débarrassant l'intestin des matières qui peuvent y séjourner, facilitera la tolérance et l'absorption rectales.

Il est nécessaire de porter les lavements nutritifs le plus haut possible ; on y parvient à l'aide d'une sonde molle introduite à 30 centimètres de profondeur.

On peut employer la formule suivante :

| Lait. | } àà 50 grammes |
| Bouillon. | |
| Rhum. | 30 — |
| Jaune d'œuf. | n° 1 |
| Peptone. | 5 grammes |

*Lavements médicamenteux.* — Ce n'est qu'à une époque relativement récente que l'on mit en pratique la propriété, dès longtemps reconnue, du gros intestin d'absorber les substances médicamenteuses.

Beaucoup de lavements médicamenteux, jadis fort en usage, sont aujourd'hui délaissés. Par contre, certaines médications bénéficient toujours de la méthode intestinale.

Il est des médicaments dont l'action est identique, qu'ils soient pris par la bouche ou en injection rectale ; quelle que soit la voie d'absorption, l'iodure et le bromure de potassium, l'acide salicylique, l'antipyrine, apparaissent en même temps dans les urines et sont éliminés aux mêmes doses. Il en est d'autres qui sont plus facilement absorbés par voie rectale (opium, belladone) ; l'adrénaline a, injectée dans le rectum, la même toxicité qu'injectée sous la peau ; l'adrénaline possède cette particularité d'être dépourvue de toxicité lorsqu'on l'introduit dans l'estomac et dans l'intestin grêle, de garder au contraire toutes ses propriétés lorsqu'on l'introduit dans le rectum (Lesné).

Parmi les lavements médicamenteux, les uns sont beaucoup plus des lavages, des *pansements,* que des lavements proprement dits et se proposent pour but une action modificatrice locale bien plus qu'une action générale ; les autres, au contraire, mettant à profit les propriétés absorbantes de la muqueuse rectale, cherchent à réaliser l'administration par voie rectale de substances médicamenteuses vraies.

Au premier groupe appartiennent par exemple les lavements astringents, les lavements antiseptiques, les lavements anthelminthiques.

Pour les *lavements astringents* on pourra formuler :

| | |
|---|---|
| Extrait de ratanhia. | 2 à 5 grammes |
| Décocté de guimauve. | 100 grammes |

Dans les dysenteries et les diarrhées rebelles, on a prescrit parfois de *grands lavements antiseptiques* de un demi-litre et plus d'une solution de sulfate de zinc, de sulfate de cuivre, voire de nitrate d'argent ou de permanganate de potasse ; il faut commencer par des solutions très faibles (sulfate de zinc, sulfate de cuivre 1/500, permanganate 1/10 000), et n'en augmenter que lentement et progressivement la richesse.

Un bon *lavement anthelminthique* de la médecine infantile est le suivant quasi classique :

| | |
|---|---|
| Mousse de Corse.. | 12 grammes |
| Eau. | 300 centimètres cubes |

Faire bouillir dix minutes et ajouter :

| | |
|---|---|
| Huile de ricin. | 30 grammes |
| Jaune d'œuf. | n° 1 |

Un autre *lavement anthelminthique* plus simple consiste à injecter dans le rectum de l'enfant 80 grammes d'huile de foie de morue ; ce lavement sera donné tous les matins pendant huit jours contre les oxyures.

Comme exemple de *lavements médicamenteux proprement dits,* nous citerons les plus employés : les lavements laudanisés d'un usage si fréquent dans les diarrhées rebelles, les douleurs vésicales et péri-vésicales, et surtout dans les menaces d'avortement, les lavements de chloral dans les insomnies rebelles avec estomac irritable, les lavements d'antipyrine.

On formulera par exemple :

| | |
|---|---|
| Laudanum de Sydenham. . . . . . | I à XX g. suiv. l'âge |
| Amidon. . . . . . . . . . . | 10 grammes |
| Eau tiède. . . . . . . . . . | 100 — |

F. S., pour un lavement à garder.

| | |
|---|---|
| Antipyrine. . . . . . . . . . . . | 2 grammes |
| Jaune d'œuf. . . . . . . . . . . | n° 1 |
| Eau tiède. . . . . . . . . . . . . | 120 grammes |

Les *lavements carminatifs* se rapprochent dans une certaine mesure des lavements précédents ; ils peuvent être d'un grand secours dans les cas de distension abdominale par des gaz. On peut employer le lavement d'assa-fœtida qu'on peut formuler :

| | |
|---|---|
| Teinture d'assa fœtida. . . . . . . . | 5 grammes |
| Eau d'anis. . . . . . . . . . . | 50 — |
| Décoction de guimauve. . . . . . . | 100 — |

F. S. pour un lavement.

Les lavements médicamenteux ne doivent pas contenir en général plus de 125 grammes de liquide, et ils doivent être précédés de lavements détersifs donnés dix à vingt minutes avant. Leur tolérance sera assurée, s'il est nécessaire, par l'addition de quelques gouttes de laudanum.

*Lavements thermiques.* — Les lavements peuvent enfin agir par la température à laquelle ils sont donnés.

Les *lavements froids* ont été plus spécialement étudiés au point de vue médical ; ils constituent un bon moyen de combattre l'hyperthermie, et de favoriser la diurèse dans la fièvre typhoïde et le typhus. De plus, les irrigations froides seraient cholagogues. Elles sont enfin recommandables chez les hémorroïdaires.

Les *lavements d'eau chaude* (40 à 45°) donnent d'excellents résultats dans les prostatites aiguës ; il faut dans ces cas les administrer avec une sonde à double courant. Ils pourront rendre service dans les hémorragies anales et rectales mais alors ils se montrent généralement inférieurs aux lavements froids ou très froids. Les *lavages très chauds* du rectum ont une influence des plus heureuses sur les inflammations des organes du petit bassin chez la femme, utérus et annexes ; on les emploie concurremment avec les injections vaginales.

*Lavement de sérum.* — L'absorption d'une certaine quantité d'eau salée par le rectum a une action tonique et diurétique comparable aux résultats donnés par l'injection sous-cutanée de sérum artificiel. A la suite des opérations abdominales ou chez les malades qui ont subi une intervention sur la bouche, le pharynx, l'œsophage, on peut avec avantage administrer des lavements hydratants à la dose de 1 500 à 2 500 grammes par jour ; au lavement de sérum on préfère aujourd'hui l'administration de sérum continu intrarectal.

## SÉRUM CONTINU INTRARECTAL

Depuis quelques années les chirurgiens emploient volontiers au lieu des injections sous-cutanées de sérum, l'injection continue intrarectale goutte à goutte de solutions salines dont l'idée paraît due à Murphy. L'instrumentation est des plus simples : un simple bock à injection au tuyau duquel est adaptée une sonde rectale ; grâce à un robinet interposé sur le tuyau, on arrive à régler l'écoulement pour qu'il se fasse goutte à goutte. On place le bock contenant la solution saline physiologique à 50 ou 60 centimètres au-dessus du plan du lit, on introduit la canule et on laisse ainsi couler 500 grammes de liquide goutte à goutte.

M. Winchester du Bouchet a fait construire par Gentile un appareil très pratique qui facilite singulièrement l'administration du sérum continu intrarectal. L'appareil du Dr Du Bouchet pour les injections rectales lentes de sérum se compose essentiellement d'un bock, d'une pince, d'un dispositif spécial en verre placé sur le trajet du tube de caoutchouc, d'une sonde rectale présentant deux boules qui maintiennent la sonde dans le rectum ; un autre tube sert à laisser échapper les gaz.

L'appareil placé à côté du lit du malade est disposé comme l'indique la figure 30.

Le récipient d'évacuation des gaz peut être quelconque, une bouteille vide suspendue à un clou par son goulot remplit parfaitement le but.

1°. La pince à pression placée sur le tube de caoutchouc étant serrée à fond on verse le sérum dans le bock.

2° On desserre la pince de manière à voir le sérum couler à plein jet; on laisse écouler jusqu'à l'apparition du sérum à l'orifice de la canule.

3° On serre de nouveau la pince, on introduit dans l'anus la canule, la seconde boule restant à l'extérieur; cette canule doit ainsi rester bien en place sans pouvoir ni pénétrer plus loin, ni ressortir.

4° On desserre la pince, graduellement, jusqu'à obtenir, dans le dispotif en verre, un écoulement goutte à goutte. On peut, en desserrant plus ou moins la pince, espacer la chute des gouttes suivant la rapidité d'injection qu'on veut obtenir, en considérant que 20 gouttes correspondent à 1 centimètre cube. Ainsi un débit de 120 gouttes à la minute correspondrait à une injection de 360 centimètres cubes à l'heure.

Le récipient d'évacuation qui doit être placé à une hauteur inférieure à celle du dispositif a pour but de recevoir le liquide que l'intestin pourrait expulser en cas de spasme; très souvent il est inutile.

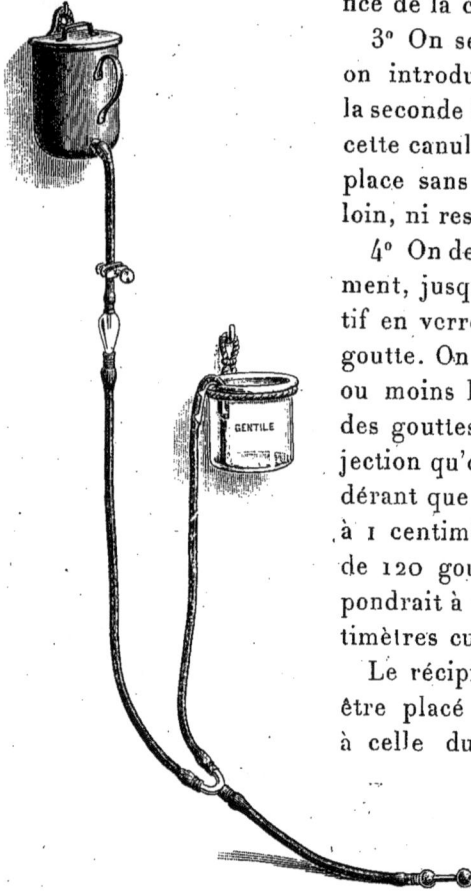

Fig. 3o. — Appareil de Du Bouchet pour instillation rectale.

Ces instillations rectales goutte à goutte sont très bien tolérées par les malades. Elles déterminent une sensation de bien-être, la diminution ou la disparition de la soif, la disparition de la sécheresse de la gorge et de la langue, la peau devient plus moite. Très souvent au bout de quelques moments le malade s'endort. D'une façon générale ces instillations continues intrarectales de sérum amènent une sédation des signes d'intoxication, raffermissent le pouls et augmentent la diurèse.

# ENTEROCLYSE

Au lavement ordinaire, la thérapeutique moderne a ajouté le lavage intestinal, l'enteroclyse.

*L'enteroclyse* ou lavage du gros intestin est un moyen thérapeutique excellent qui a de nombreuses indications dans le traitement de la lithiase biliaire et des ictères infectieux, dans les néphrites et surtout dans les entérites, entéro-colites, dysenterie chronique, diarrhée des pays chauds.

L'irrigation abondante de l'intestin a deux actions bien distinctes.

1° *Effet mécanique :*

Il nettoie la muqueuse en ramenant les déchets intestinaux, atténue leur fermentation et leur putréfaction ; produit l'effet d'un bain tiède à l'intérieur, d'une application topique émolliente capable de combattre le spasme intestinal et l'irritation de la muqueuse.

2° *Effet sur la tension vasculaire :*

L'introduction de l'eau dans l'intestin et son séjour y augmentent la tension vasculaire, rétablissent ou activent la diurèse très utile pour activer l'élimination des toxines qui sont expulsées à la faveur de leur dissolution dans une grande quantité de liquide.

Le liquide employé pour l'enteroclyse sera de l'eau aseptique, eau bouillie et eau stérilisée à 120°. Les eaux alcalines faibles telles que l'eau de Pougues se prêtent admirablement au lavage du gros intestin. On a également employé la teinture d'iode à 10/000, le nitrate d'argent à 1/000.

La *technique* de l'enteroclyse est aussi simple que celle du lavement. Le malade devra avoir une attitude telle que le cæcum soit en position déclive : pour cela, il devra être couché sur le côté droit ou avoir la hanche gauche soulevée. Le récipient contenant *deux litres* de liquide sera placé à 60 ou 80 centimètres (on ne devra jamais dépasser 1 mètre) au-dessus du plan du lit. La *canule* doit être molle, en caoutchouc rouge, d'une longueur de 50 centimètres environ ; elle sera enfoncée le plus profondément possible. On l'introduira avec précaution, et, dès qu'elle aura franchi le sphincter, on laissera écouler le liquide ; en même temps on poussera la canule ; le liquide en s'écoulant déplisse, ouvre l'intestin au-devant du bec de la sonde qui peut ainsi être poussée jusqu'au milieu du côlon transverse. On peut sentir son cheminement quand la paroi abdominale du malade est mince. Une fois la canule bien placée, on réglera la hauteur du récipient d'après la rapidité d'écoulement du liquide ; cet écoulement doit demander en général dix minutes par litre.

Parfois, au cours de l'opération, lorsque le sphincter manque de tonicité, le liquide s'échappe par l'anus ; on peut éviter cet accident en entourant le tube avec des tampons d'ouate non hydrophile, et en les maintenant à l'orifice anal, ou bien en tenant la sonde de la main droite, tandis qu'avec la main gauche on serre sur le pourtour de la sonde toutes les parties cutanées et musculaires de la région péri-anale ; on peut aussi employer un obturateur, celui d'Oser est un cône tronqué en caoutchouc mou, percé à son centre, d'une ouverture par où passe la sonde.

Chez les adultes on laissera couler deux litres d'eau pour remplir le gros intestin, 3 litres si on veut forcer la valvule iléo-cæcale. Le contenu du bock épuisé, il faut maintenir toujours la sonde en place, la séparer du tube de caoutchouc qui la relie au récipient ; laisser couler le liquide injecté qui s'échappe en jets saccadés ; quand il aura cessé de couler, on retirera la sonde.

Lavage intestinal complet. — Le *lavage intestinal* consiste à introduire par l'anus une quantité d'eau suffisante pour franchir la valvule de Bauhin, pénétrer dans l'intestin grêle et même dans l'estomac. Pour pratiquer un lavage intestinal complet, il faut une quantité d'eau considérable, trois à six litres. C'est là une pratique qu'on ne doit employer qu'exceptionnellement, mais qui pourrait présenter un réel intérêt dans les cas d'empoisonnement, par exemple.

## LAVEMENTS CHEZ LES ENFANTS

Les lavements sont d'un emploi courant dans la thérapeutique de l'enfance.

Le liquide employé pour un lavement ne doit pas dépasser les quantités suivantes : pour les très jeunes enfants au-dessous d'un an, 60 à 90 grammes ; pour les enfants de deux à cinq ans, 120 à 150 grammes ; pour les enfants de cinq à huit ans, 250 grammes ; la dose sera moindre s'il s'agit d'un lavement qui doit être gardé.

On peut se servir pour donner ces petits lavements d'un entonnoir en verre avec un tube de caoutchouc. On emploie volontiers des poires de caoutchouc et on arme le bec de la canule d'une sonde molle en caoutchouc, du n° 15 ou n° 16, pour éviter la blessure du rectum.

L'enfant est couché sur le côté droit ; on le maintient immobile : la canule, lubréfiée, est enfoncée directement en avant jusqu'à une profondeur d'un travers de doigt, puis on la dirige en arrière doucement et lentement.

## INJECTION VAGINALE

Les injections vaginales sont de très ancienne pratique en gynécologie. Il y a quelques années on généralisait trop la pratique des injections.

La femme saine n'a nullement besoin d'injections hygiéniques. *Chez la femme saine l'injection vaginale ne sert à rien* et elle a de graves inconvénients : l'injection la plus simple, la plus inoffensive en apparence, est un obstacle important à la fécondation, et de plus elle nuit au pouvoir bactéricide spécial de la muqueuse vaginale.

Les injections ne doivent être prescrites aux femmes que dans un but thérapeutique déterminé et pour lutter contre un état maladif.

*Bactériologie du canal génital de la femme.* — *A l'état sain.* — Les travaux de certains bactériologistes (Winter, Witte) avaient indiqué dans le vagin de la femme de très nombreux organismes parmi lesquels se trouvaient des organismes pathogènes : staphylocoque doré, streptocoque. Des travaux plus récents ne montrent au contraire dans les voies génitales inférieures que des saprophytes sans danger.

Hallé a trouvé, dans des recherches minutieuses, que le vagin contient, à l'état normal, des microbes aérobies et des microbes anaérobies. Les microbes anaérobies (micrococcus fœtidus, bacillus nebulosus, bacillus caducus) augmentent d'abondance à mesure qu'on prélève les sécrétions en une région plus profonde du vagin. A partir de l'orifice externe du col de l'utérus, le reste de l'appareil génital (utérus, trompe) ne contient pas de germe à l'état normal.

Aucune des espèces aérobies du vagin n'est pathogène pour l'animal. Les microbes anaérobies, hôtes normaux du canal génital, sont pathogènes pour l'animal.

*A l'état pathologique.* — A l'état pathologique, dans les affections du canal génital de la femme et de l'enfant, les espèces aérobies pathogènes que l'on rencontre n'appartiennent pas à la flore habituelle du canal, elles ont été apportées : ce sont très souvent le gonocoque de Neisser et le streptocoque pyogène.

Les espèces aérobies normales du vagin sont inoffensives. Par contre, les microbes anaérobies qui existent normalement dans le vagin et qui sont pathogènes pour l'animal sont capables seuls ou associés au gonocoque et au streptocoque, de déterminer certaines suppurations et de leur imprimer des caractères spéciaux (fétidité, gangrène).

Stroganoff et Menge ont démontré, le premier chez la lapine, le second chez la femme, que les espèces pathogènes, staphylocoques, streptocoques, introduites dans un vagin sain ne se développaient pas ; après un temps très court les espèces introduites disparaissent. Les moyens de défense de la muqueuse vaginale contre les invasions microbiennes sont multiples ; les principaux sont pour Menge l'antagonisme entre les bacilles vaginaux et les micro-organismes pénétrant par hasard, la phagocytose, l'acidité des sécrétions vaginales, le pouvoir bactéricide spécial des sécrétions vaginales. Toute stagnation de liquides dans le vagin, en amenant une dilution des sécrétions vaginales normales, peut mettre la muqueuse du vagin dans un état favorable à l'infection.

D'après Cahanesco, chez les animaux, la défense du vagin contre les invasions microbiennes serait le résultat du sens du courant de la sécrétion dirigée vers l'entrée du vagin, de la desquamation épithéliale continuelle entraînant mécaniquement les microbes vers l'extérieur, mais surtout de l'action des leucocytes, ces derniers agissant et comme phagocytes et comme producteurs de substances bactéricides qu'ils élaborent à l'intérieur du vagin.

*Mode d'action des injections vaginales.* — Il ne faut pas croire à la réalisation d'une désinfection parfaite du vagin par les irrigations antiseptiques.

Steffeers prétend, d'après ses expériences, que l'irrigation du vagin avec une solution de 1 litre de sublimé à 1 pour 1 000 est absolument sans action sur sa contenance en germes.

Ce qu'il faut surtout chercher à obtenir c'est une *action méca-nique,* une détersion des parois vaginales, un entraînement par le flot liquide des sécrétions muqueuses, des mucosités adhérentes et des liquides irritants pathologiques.

Les irrigations vaginales ont deux buts différents : 1° les unes sont pratiquées pour nettoyer complètement le vagin, ce sont les injections préopératoires ; 2° les autres sont faites surtout pour donner au vagin et au col utérin une sorte de bain local, le nettoyage est alors accessoire ; l'action utilisée est l'action calorique ; l'injection vaginale dans ce cas doit être très-chaude.

*Appareils.* — Le meilleur appareil pour injections vaginales est l'injecteur à récipient de verre : simple, facile à nettoyer, bien transparent, il constitue un appareil parfait. On y adaptera un tube de caoutchouc de 1$^m$,5o environ de longueur sur lequel sera appliquée une pince permettant d'interrompre à volonté le courant du liquide. A défaut de cet appareil, un bock en fer émaillé, un entonnoir de verre, une bouteille munie d'un vide-bouteille seront parfaitement utilisables. Les avantages de ce genre d'appareils sont leur simplicité extrême, la facilité de leur nettoyage, la régularité de l'écoulement du liquide dont la force de projection, proportionnelle à la hauteur du récipient, peut être parfaitement réglée.

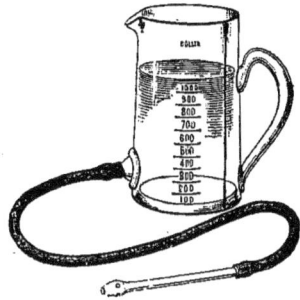

Fig. 3r. — Bock à injection.

Les *canules* doivent être de préférence en verre épais et fort, droites, renflées à leurs deux extrémités, d'une longueur de 20 centimètres environ. Un des renflements sert à fixer le tube de caoutchouc, l'autre doit présenter des ouvertures latérales qui permettent au liquide de s'écouler dans toutes les directions.

Les canules, ayant d'être utilisées, seront bouillies.

*Liquides d'injection.* — La quantité de liquide nécessaire est en général de 1 à 2 litres.

Le liquide devra être à la température du corps, 36 à 37°. Dans les cas d'hémorragie, on ordonne des injections aussi chaudes que la malade peut les supporter, 45 degrés, 5o degrés. Le réservoir doit être placé à une hauteur variant entre 5o centimètres à 1 mètre.

On a recommandé les injections boriquées à 3 ou 4 pour 100, les injections au permanganate à 1 ou 2 pour 1000.

Lucas Championnière indique la formule suivante :

Tanin. . . . . . . . . . . . . . 3 grammes
Borate de soude. . . . . . . . . . . . 10 —
pour un paquet.
Un paquet dans un litre d'eau bouillie tiède.

*Position à donner à la femme.* — La position accroupie que prennent beaucoup de femmes pour pratiquer leurs injections est défectueuse. La position assise au-dessus d'un bidet n'est pas à recommander. Le décubitus dorsal devra être conseillé.

*Technique de l'injection.* — Dans les hôpitaux, la manière de donner une injection est la suivante : l'infirmière fait placer la malade dans le décubitus dorsal, un bassin plat sous le siège ; parfois un des pieds de la patiente appuie sur le bassin pour l'empêcher de basculer, l'autre jambe est tendue. L'infirmière a préparé quelques tampons d'ouate hydrophile trempés dans de l'eau bouillie tiède et un morceau de savon.

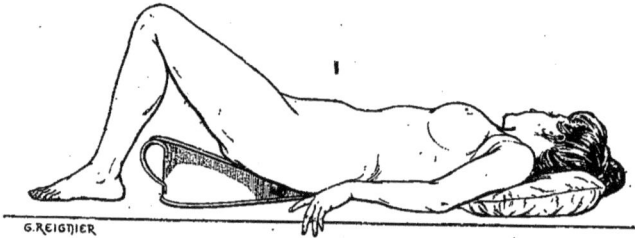

Fig. 32. — Attitude d'une malade au moment de prendre une injection.

Elle *savonne la vulve* et la face interne des cuisses, fait couler un peu du liquide à injection sur les régions savonnées pour enlever la mousse et les mucosités. Puis, avec les doigts de la main gauche, elle écarte les grandes lèvres de la femme et fait pénétrer doucement la canule dans le vagin en suivant de préférence la *paroi postérieure*. Pendant que le liquide coule, la canule doit appuyer sur la *commissure postérieure* de la vulve pour favoriser la sortie du liquide. Immédiatement avant que le liquide soit complètement écoulé la canule est retirée ; on déprime une dernière fois la fourchette. Au besoin on peut recommander à la femme de tousser pour chasser les dernières gouttes de liquide restant dans le vagin.

Après l'injection, la canule sera lavée avec soin, et placée dans une éprouvette remplie de sublimé à 1 pour 1000. Chaque malade d'hôpital doit avoir une canule personnelle.

*
* *

*Injection vaginale chez les fillettes.* — Les vaginites blennorrhagiques ne sont pas rares chez les fillettes, surtout dans les hôpitaux d'enfants ; on traitera ces vaginites comme les vaginites aiguës des adultes par des lavages au permanganate de potasse. En raison de l'existence de l'hymen on utilisera pour ces lavages une sonde en caoutchouc de Nélaton de petit calibre ; à cette sonde introduite dans le vagin, on adaptera le tube de caoutchouc du laveur placé à une faible hauteur : $0^m,50$. La solution employée sera la solution de permanganate à 1 pour 2000. Les vaginites blennorrhagiques des fillettes sont très tenaces ; il faudra continuer longtemps les injections vaginales.

# CHAPITRE V

Dans les soins habituels que l'on donne aux malades, on a souvent l'occasion d'appliquer certains agents physiques très simples; le froid et le chaud sont les plus usuels.

## LE FROID ET LE CHAUD

*Sac de glace.* — L'emploi thérapeutique du froid (*crymothérapie* du grec χρυμος froid) se résume en général à l'application du sac de glace ou plus rarement d'un tube de caoutchouc dans lequel on fait circuler un courant continu d'eau très froide.

L'action physiologique de l'application du sac de glace n'est pas encore très nettement établie. La glace appliquée localement détermine une vaso-constriction énergique et aussi prolongée que la réfrigération persiste; cette vaso-constriction s'exerce non seulement sur les couches superficielles où elle est tellement intense qu'elle peut déterminer du sphacèle; mais se propage à plusieurs centimètres de profondeur, se propage à distance, le long des vaisseaux. La glace appliquée sur un trajet nerveux diminue la sensibilité et la réflectivité dans le domaine périphérique de ce nerf. Appliquée sur un foyer récent d'inoculation microbienne, la crymothérapie semble arrêter l'infection en paralysant les leucocytes dans leur migration; pour qu'elle soit efficace, cette application doit être immédiate, prolongée et ininterrompue.

Le froid, agissant sans interruption sur une partie du corps, l'insensibilise à la façon d'un anesthésique, et finirait même par amener la gangrène; aussi, il ne faut pas placer le sac de glace directement sur la peau, il faut toujours *interposer, entre le sac et la peau, un morceau de lint ou de flanelle* en double épaisseur qui empêchera la peau de geler et absorbera l'humidité condensée à la surface du sac. Il faudra même changer fréquemment cette flanelle, pour qu'elle soit sèche et remplisse bien son rôle.

CONSERVATION DE LA GLACE. — La glace doit se conserver en gros morceaux qu'on enveloppe de flanelle, qu'on laisse dans un endroit frais et qu'on divise seulement au moment de s'en servir.

CASSAGE DE LA GLACE. — Il faut, en cassant la glace, éviter de faire du bruit; il faut prendre un instrument à pointe bien aiguisée, une grosse épingle de nourrice par exemple, et l'enfoncer dans le bloc de glace, on obtient ainsi très facilement la cassure.

DISPOSITION DES SACS DE GLACE. — Les sacs de glace doivent être remplis à moitié, pour ne pas être trop lourds. On prendra la précaution de les vider le plus possible de l'air avant de visser le couvercle pour qu'ils s'appliquent bien. En cas de ballonnement abdominal extrême, on peut au début éviter l'impression pénible pour le malade du poids de la glace, en suspendant la vessie à un cerceau; mais, au bout de quelques heures, l'insensibilité relative de la paroi abdominale est obtenue par la glace qui peut être alors appliquée directement. Pour empêcher le déplacement du sac de glace, on le maintient par un bandage de corps peu serré.

RENOUVELLEMENT DE LA GLACE. — Les sacs de glace exigent beaucoup de surveillance : si on ne les enlève pas dès que la glace est fondue, l'application froide cessant, il se produira une réaction et une action inverse de l'effet que l'on désire; il faut donc mettre à nouveau de la glace aussitôt que celle du sac sera fondue, en général toutes les 3 heures. Ce renouvellement de la glace devra être fait aussi bien la nuit que le jour.

Il faut inspecter la paroi abdominale chaque fois qu'on renouvelle la glace contenue dans la vessie et si on voit apparaître une petite tache grisâtre ou violacée c'est un signe que le froid est trop vif. Il ne faut pas pour cela suspendre l'application de la glace, mais mettre une plus grande épaisseur de flanelle interposée et déplacer le point de contact du sac.

INDICATIONS DE L'APPLICATION DE GLACE. — Le sac de glace ou

le tube enroulé sur *le crâne* s'emploie contre les *méningites aiguës*, le *rhumatisme cérébral*, la *congestion encéphalique*.

L'application du froid à la *nuque* par propagation à la moelle cervicale calme le rythme cardiaque et respiratoire, il calme également les réflexes génitaux.

Le sac de glace sur la *région précordiale* est employé contre la *tachycardie nerveuse*, surtout contre la *tachycardie du goitre exophtalmique*. Cette application de glace est en effet un modérateur extrêmement énergique du muscle cardiaque, c'est également un tonique du cœur, en outre on a constaté qu'une vessie de glace appliquée sur la paroi thoracique abaisse la température centrale. Aussi le sac de glace précordial est-il très employé dans la *fièvre typhoïde*, surtout quand on craint une *endo-myocardite*.

*L'application de glace sur l'abdomen* est classique dans le traitement médical des péritonites aiguës, *appendicite, annexite, périmétrite*. Pour être efficaces les applications de glace doivent être : larges, permanentes, aussi directes que possible. Le médecin ne doit pas se contenter de prescrire des applications de glace sur l'abdomen sans s'inquiéter de la façon dont sa prescription sera exécutée. Si le ventre est plat une seule vessie est suffisante, quand elle est large et posée bien à plat ; mais, comme le ventre est généralement ballonné, la vessie ne tient pas en place, elle tombe à droite et à gauche, on la retrouve parfois sur le lit à côté du malade. Il arrive que pour l'empêcher de tomber on l'attache au cerceau métallique destiné à soutenir les couvertures ; mais alors, très souvent, la vessie ne touche le ventre que par une surface insignifiante, et quand on palpe l'abdomen on constate que la peau n'est nullement refroidie ; la vessie de glace s'est réchauffée et contient de l'eau tiède. Il serait difficile que dans ces conditions la glace puisse avoir un effet utile. Donc, si le ventre est ballonné ne vous contentez pas d'une seule vessie, mettez-en au moins deux, une sur chaque fosse iliaque ; si deux sont insuffisantes en raison de l'intensité du ballonnement placez-en une troisième sur la région de l'ombilic ; si même les vomissements sont intenses, vous pouvez placer un quatrième sac de glace sur la région épigastrique. La durée de l'application de la glace est variable comme la durée de la maladie elle-même. En général il est prudent de continuer un certain temps après la cessation des accidents aigus, cinq, six, sept, dix jours, tant que l'abdomen ne sera pas redevenu souple et insensible.

Des applications de même genre sont souvent employées dans la fièvre typhoïde, surtout quand on craint une hémorragie ou une péritonite.

On emploie également la glace en application locale sur les *hernies étranglées,* contre les *orchites aiguës,* certaines *entorses.*

**Lotion froide.** — La technique de la lotion froide est très simple : le malade étant couché sur son lit, enveloppé de façon à pouvoir mettre facilement et successivement à nu les membres et le tronc, on promène sur l'une de ces parties une serviette ou une éponge imbibée d'eau à 10-15°. On commence par le *bras,* on passe à la *poitrine,* puis au *dos,* enfin, aux *membres inférieurs.* Aussitôt après on essuie avec un linge sec. Le tout doit durer 4 à 5 minutes.

Ce procédé agit de deux façons : par soustraction de calorique, il se produit donc une tendance à l'abaissement de la température corporelle ; et par action tonique sur le système nerveux en général, grâce à l'excitation thermique de l'eau froide. Au moment de l'essuyage, en frictionnant vigoureusement avec le linge sec, on détermine une excitation des nerfs cutanés, et on accentue l'action tonique. On s'abstiendra de cette pratique chez les individus dont le système nerveux est trop irritable.

Les lotions froides s'emploient beaucoup dans les *maladies infectieuses, fébriles.*

COMPRESSES FROIDES. — Si on veut obtenir une action réfrigérante plus durable qu'avec la lotion et moins intense qu'avec la glace, on appliquera des compresses froides. Ces compresses froides s'appliquent par exemple sur les yeux dans certains cas d'ophtalmie aiguë (De la glace appliquée sur l'œil pourrait amener du sphacèle de la cornée).

Pour faire ces compresses on emploie de la gaze mousseline pliée en plusieurs épaisseurs ou de vieux mouchoirs ; après les avoir trempées dans l'eau froide on les tord rapidement pour chasser l'excès d'eau, on les déplie et on les applique ; par-dessus les compresses il est ordinairement inutile de placer un imperméable qui empêche l'évaporation. Ces compresses froides doivent être renouvelées souvent.

**Drap mouillé froid.** — On emploie l'enveloppement humide froid avec grand succès comme antipyrétique dans les *maladies infectieuses aiguës*; il détermine en effet quand il est court, une vasoconstriction générale des vaisseaux superficiels avec élévation de la pression sanguine, soustraction de chaleur, sédation du système nerveux; il peut donc rendre des services dans les *névralgies, certaines névroses.*

Avant de commencer l'application du drap mouillé froid il est utile de rafraîchir le front et la tête du patient avec de l'eau froide.

Au moment d'appliquer le drap mouillé froid, on enlève les draps du lit; deux couvertures de laine sont placées sur le matelas; sur la couverture on déploie un drap trempé dans l'eau froide et plus ou moins tordu; on couche le malade dont les bras sont allongés le long du corps; on l'enveloppe dans le drap mouillé dont les bords viennent se croiser en avant sur la poitrine pour être ramenés derrière le dos. L'excédent par le bas du drap est rabattu sur les pieds; les couvertures de laine sont disposées de la même façon; par-dessus le tout on peut mettre un édredon. Le malade restera ainsi quinze ou trente minutes. Les applications plus longues ont des indications différentes.

*<br>* *

**Compresses chaudes.** — Les compresses chaudes ont un grand nombre d'indications : placées au-devant de la trachée elles calment merveilleusement les accès de *faux croup*; sur la poitrine dans les cas d'*affections pulmonaires* ou *pleurales*, elles soulagent les toux opiniâtres, atténuent ou font disparaître la dyspnée, facilitent l'expectoration; appliquées sur l'abdomen ou la région rénale, elles sont très efficaces dans les cas de *coliques* (hépatiques, néphrétiques, utérines), dans les *troubles gastriques ou intestinaux*. On les emploie dans les *états inflammatoires chroniques* des organes abdomino-pelviens (annexites, paramétrites), pour hâter la résolution des exsudats.

Pour faire des compresses chaudes, on emploie soit de la gaze mousseline, soit de la flanelle, soit encore des couvertures amollies par l'usure. On trempe les compresses dans de l'eau aussi chaude que possible, on les tord à fond pour exprimer le liquide,

on les détord rapidement, et on les applique sur le malade, en les
recouvrant d'un imperméable Pour plus de soin, on rentre les
bords de l'imperméable en dedans, de façon que le caoutchouc
enveloppe le tout ; et on met, par-dessus l'imperméable, un tissu
sec, mauvais conducteur de la chaleur, flanelle, laine, pour que
les compresses gardent leur chaleur le plus longtemps possible.

Pour être efficaces, les compresses chaudes seront changées de
quart d'heure en quart d'heure ; on aura deux jeux de compresses,
on prépare l'une avant d'enlever l'autre, de façon à ne pas découvrir le malade deux fois et ne pas le faire attendre.

Compresses chaudes a la camomille ou au pavot. — Certains
médecins ordonnent quelquefois de tremper les compresses dans
de l'eau de pavot ou de camomille.

Pour préparer l'eau de pavot, on prend 100 grammes de têtes de
pavot bien sèches, on les casse en morceaux, on enlève les graines
et on fait bouillir, pendant un quart d'heure, dans un litre et demi
d'eau. L'eau de camomille se prépare de la même façon en faisant
bouillir des fleurs de camomille pendant 10 à 15 minutes.

**Cataplasme de farine de lin.** — Pour faire un cataplasme de
farine de lin, il faut délayer la farine dans l'eau froide, de façon
à faire une bouillie très claire, sans laisser de grumeau. On fait
ensuite chauffer en remuant continuellement, pour éviter que la
pâte ne s'attache au fond de la casserole ; on cesse quand la
masse a pris une consistance convenable.

Après cuisson, la pâte est étendue bouillante sur un linge fin,
une gaze mousseline, d'une dimension deux fois supérieure aux
dimensions à donner au cataplasme ; on replie ensuite sur le cataplasme les bords de l'étoffe de façon à enfermer la pâte dans la
mousseline, et à éviter qu'elle ne puisse s'échapper d'aucun côté.

C'est le côté où le linge n'est pas replié qui est appliqué sur
la partie malade.

L'épaisseur d'un cataplasme doit être d'environ 12 millimètres :
trop épais, les cataplasmes sont lourds ; trop minces, ils ne
gardent pas la chaleur : il faut éviter ces deux extrêmes.

On roule ensuite le cataplasme ainsi préparé dans un morceau
de taffetas gommé pour empêcher le refroidissement ; et on l'apporte ainsi dans la chambre du malade ; on l'applique sur la
région à recouvrir ; le taffetas est destiné à conserver la chaleur

le plus longtemps possible, il doit recouvrir le cataplasme, mais non s'interposer entre le cataplasme et la peau.

Un cataplasme doit être aussi chaud que le malade peut le supporter sans souffrance. On doit toujours faire le cataplasme à une température aussi élevée que possible, car les cataplasmes refroidissent vite et n'ont toute leur action que s'ils sont très chauds.

Quand un cataplasme est destiné à servir d'excipient à un médicament actif, il faut ajouter celui-ci à la surface du cataplasme au moment de l'appliquer.

CATAPLASME SINAPISÉ. — Pour préparer un cataplasme sinapisé, il faut saupoudrer d'une couche plus ou moins épaisse de farine de moutarde la pâte d'un cataplasme de farine de lin ordinaire ; ou encore mélanger au moment de la préparation de ce dernier, moitié farine de moutarde à la farine de lin, pour cela il faut bien délayer d'abord la moutarde avec un peu d'eau froide, avant d'ajouter la farine de lin.

CATAPLASME LAUDANISÉ. — On versera sur la surface du cataplasme qui s'applique sur la peau 30 à 40 gouttes de laudanum.

CATAPLASME DE FÉCULE :

| | |
|---|---|
| Fécule de pomme de terre. . . . . . . . | 100 grammes |
| Eau. . . . . . . . . . . . . . . . | 1 000 — |

Délayez la fécule dans le double de son poids d'eau, ajoutez-y peu à peu en remuant le reste de l'eau portée à l'ébullition. Faites bouillir pendant quelques instants en agitant la masse.

## LES BAINS

Les bains jouent dans la thérapeutique journalière et dans l'hygiène un rôle extrêmement important.

**Bains de propreté.** — Le premier rôle du bain, le plus simple, est un rôle de propreté ; dans beaucoup d'hôpitaux modernes, tout malade entrant est d'abord dirigé sur la salle de bains ; pendant qu'il se baigne, ses effets d'habillement sont envoyés à la stérilisation. Au sortir du bain, le malade revêt le costume hospitalier et est dirigé vers la salle de malades.

Le bain est le meilleur et le plus rapide moyen pour nettoyer un malade.

Le bain de propreté, le bain simple, se donne à la température de 28 à 34°; il doit être court, 10 à 15 minutes au maximum.

Avant de donner un bain à un nouveau malade, l'infirmière doit s'assurer que le malade n'a pas fait de véritable repas depuis 3 ou 4 heures, que le médecin n'a trouvé aucune contre-indication à ce bain. Elle recommandera au malade de se savonner dans le bain. On ne laissera pas sans surveillance un malade dans l'eau ; certains malades affaiblis peuvent s'y évanouir et la syncope peut être mortelle.

\*
\* \*

Les bains thérapeutiques s'emploient :
Froids (de 10° à 28°) ;
Tièdes (de 28° à 34°) ;
Chauds (de 34° à 38°) ;
Très chauds (de 38° à 41°).

EMPLOI DU THERMOMÈTRE. — Généralement les infirmières chargées de donner des bains apprécient la température en plongeant la main et le bras dans l'eau. Cette méthode (suffisante à la rigueur quand l'infirmière a une grande habitude des bains) est dénuée de toute valeur scientifique. On ne saurait trop recommander l'usage du thermomètre ; il faut plonger complètement le thermomètre durant quelques secondes dans l'eau.

MAINTIEN DE LA TEMPÉRATURE. — Si le bain doit être d'assez longue durée, l'infirmière aura soin de constater de temps en temps si le bain est toujours à la température ordonnée, si l'eau se refroidit, elle ajoutera de l'eau chaude.

Le bain tiède (de 28° à 34°) a une action sédative sur le système nerveux, surtout si on le prolonge pendant une demi-heure ou une heure ; on l'emploie dans l'insomnie nerveuse, dans les formes éréthiques de la neurasthénie et de l'hystérie, dans les douleurs internes diffuses des polynévrites, du tabes. Les grands bains tièdes ou chauds prolongés facilitent la déplétion de la vessie et le cathétérisme dans les rétrécissements de l'urètre. Les dermatologistes emploient des bains tièdes très prolongés dans certains prurits. Les aliénistes les emploient dans certaines psychoses.

**Le bain très froid** (bain de piscine) ne convient qu'aux personnes jeunes, le sujet se plonge tout d'un coup dans de l'eau à 10 ou 15° et s'y livre à des mouvements énergiques. La durée du bain ne doit pas dépasser une minute au maximum. Au premier moment, la peau devient pâle exsangue, puis elle rougit fortement. Au sortir du bain, on devra se frictionner vigoureusement et prendre de l'exercice.

Le bain très froid et très court possède une puissante action stimulante ; il sera interdit aux personnes souffrant d'une lésion organique du cœur, des poumons, aux personnes excitables.

**Le bain froid** reconnaît comme principale indication les maladies infectieuses, fébriles et, avant tout, la fièvre typhoïde. Le traitement de la fièvre typhoïde par le bain froid, ou *méthode de Brandt,* est devenu tout à fait classique.

La méthode de Brandt est la suivante : donner un bain à 20° et de 15 minutes de durée toutes les fois que la température rectale, prise régulièrement toutes les trois heures, atteint ou dépasse 39 degrés.

La baignoire doit être placée près du lit et suffisamment remplie d'eau pour que le malade en ait les épaules complètement couvertes.

Avant le bain, il est bon d'asperger la figure et le thorax du malade avec de l'eau plus froide que celle de la baignoire, afin de rendre le saisissement moins violent ; puis le malade est plongé dans l'eau. Le premier bain nécessite de la part du médecin et de ses aides du sang-froid et de la patience, car le malade crie, se débat et veut sortir de l'eau ; il s'apaise néanmoins et acceptera plus ou moins facilement le second bain. Il est nécessaire de surveiller attentivement le malade afin de le sortir immédiatement de l'eau et de le ranimer s'il se produit une syncope.

Le malade doit boire, aussitôt après son entrée dans l'eau, quelques gorgées de limonade vineuse.

Pendant le bain, on verse lentement et d'une faible hauteur sur la nuque de l'eau plus froide que celle du bain (à 10 degrés) ; les affusions se font toutes les cinq minutes et durent, chacune, pendant deux minutes : en outre, l'infirmière pratique des frictions sur tout le corps à l'exception de l'abdomen.

La durée totale du bain est de 15 minutes environ. Habituellement le frisson apparaît vers la dixième minute, on ne doit pas
laisser ce frisson se prolonger au delà de 2 à 3 minutes ; le
malade est alors retiré, porté dans son lit où il est étendu sur
un drap sec.

Il ne faut pas « trop réchauffer » le fébricitant en accumulant
couvertures, édredons et boules d'eau chaude ; puisque le bain est
avant tout institué pour abaisser la température du patient. Après
le bain, on donne à boire au patient une gorgée de grog chaud,
de tisane chaude, de lait chaud.

Le bain froid dans la fièvre typhoïde est contre-indiqué
quand le malade a plus de 40 ans, quand le malade présente
des tendances à la syncope, des hémorragies intestinales, de la
péritonite.

Presque toujours le bain est suivi de transpiration, de bien-
être, d'un sommeil calme et d'un abaissement thermique.

On aura soin de changer l'eau de la baignoire si elle a été
souillée par les déjections.

BAIN PROGRESSIVEMENT REFROIDI.—Le bain froid suivant la méthode
de Brandt est souvent mal accepté par le malade ou son entourage ; dans ce cas on peut avoir recours au bain progressivement
refroidi. Le bain est préparé à 28° ; en deux à quatre minutes,
on refroidit progressivement l'eau jusqu'à la température de 23,
22, 20 degrés.

**Le bain chaud** (et le bain très chaud) produit une très forte
hyperémie de la peau, une dilatation paralytique des vaisseaux
superficiels, une élévation de la température corporelle, une
accélération du pouls jusqu'à 120 à 130 pulsations par minute.

On l'emploie dans les *rhumatismes*, les *affections respiratoires
aiguës surtout chez l'enfant* (bronchite capillaire, broncho-pneumonie), dans les *néphrites aiguës*.

On ne doit pas donner de bains chauds et surtout très chauds
aux individus à partir de 45 ans, c'est-à-dire à tous ceux qui, en
raison de leur âge sont soupçonnables de lésions cardio-vascu-
laires latentes.

Dans la broncho-pneumonie des enfants on recommande les
bains chauds à 38°. L'enfant est laissé dans l'eau pendant 10 à
20 minutes, on place une compresse froide sur sa tête pendant

toute la durée du bain et on lui fait boire de temps en temps un peu de grog ou de champagne étendu d'eau.

**Bains sinapisés.** — Les bains sinapisés agissent surtout par révulsion cutanée. Ils sont très employés chez les nouveau-nés en état de mort apparente, ou chez les tout jeunes enfants dans les cas de broncho-pneumonie avec cyanose et tendance au collapsus.

La moutarde sera mise dans un sac ou dans un nouet de linge, et plongée dans l'eau froide, on ajoutera ensuite l'eau tiède du bain. La quantité de moutarde est variable, on conseille généralement 50 grammes de farine de moutarde pour 25 litres d'eau.

La durée du bain sera de 10 à 15 minutes, on couvrira la baignoire avec une toile entourant bien le cou, afin d'empêcher que les vapeurs viennent irriter les muqueuses nasales ou oculaires. Au sortir du bain, pour enlever les particules de moutarde adhérentes à la peau, on fera une affusion avec de l'eau tiède.

**Bains alcalins.** — Pour un bain de 250 à 300 litres d'eau, on ajoute 250 grammes de carbonate de soude.

**Bains salés.** — Les bains salés sont très employés chez les enfants scrofuleux, rachitiques; ce sont des succédanés des bains de mer.

| | |
|---|---|
| Sel gris. . . . . . . . . . | 500 à 1 000 grammes |
| Eau. . . . . . . . . . . . | 20 à 60 litres |

Les bains salés ont l'inconvénient de provoquer chez certains enfants des érythèmes cutanés. Il faut les proscrire chez les eczémateux.

**Bains d'amidon.** — On prépare le bain d'amidon en délayant au préalable dans l'eau froide 1 kilogramme d'amidon en poudre, on ajoute cet amidon délayé à l'eau du bain.

**Bains de son.** — Les bains de son sont prescrits souvent dans les affections cutanées; on fait bouillir 5 à 10 litres de son dans 4 litres d'eau; pour que les pellicules de son ne collent pas désagréablement à la peau, on vide cette eau dans un sac au-dessus de la baignoire; le sac contenant le son est fermé et jeté au fond du bain.

**Bains de tilleul.** — Le bain de tilleul est employé dans la thérapeutique de l'enfance comme calmant : on fait infuser dans 5 litres d'eau bouillante 250 grammes de fleurs de tilleul et on ajoute à l'eau du bain après avoir passé sur une passoire ou une serviette.

**Bains partiels.** — *Le demi-bain* est un bain frais où la hauteur de l'eau dans la baignoire est de 20 centimètres environ, où le malade est assis les jambes allongées, le niveau de l'eau lui arrivant à l'ombilic. La température au début de chaque bain est portée de 20 à 28° et, à cause des affusions froides, la température du bain s'abaisse ensuite de 2 à 4°.

Dès que le malade est dans le bain, un aide frictionne vigoureusement les membres inférieurs, asperge et frictionne la partie supérieure du tronc, puis opère d'abondantes affusions d'eau plus fraîche sur le dos, les épaules et parfois sur la face antérieure du thorax et sur l'abdomen. Le bain, suivant la température de l'eau et les indications, durera de 1 à 5 et quelquefois 10 minutes.

Les indications du demi-bain sont de trois ordres :

1° Les *maladies infectieuses générales,* où le demi-bain remplace sensiblement le grand bain frais, il abaisse la température du fébricitant, lutte contre la dépression du système nerveux et de l'appareil circulatoire, augmente la diurèse ;

2° Certaines *maladies de la moelle,* les paraplégies, le tabes ;

3° Accessoirement les *formes atoniques* des *affections du tube digestif,* surtout quand elles s'accompagnent de troubles circulatoires dans le petit bassin.

**Bains de pieds.** — Le bain de pieds ou pédiluve est toujours destiné à provoquer une vaso-dilatation locale et dérivative, soit primitive lorsque le bain est donné très chaud (38 à 45°), soit secondairement lorsqu'il est froid, court et à eau courante 5 à 15° et accompagné de frictions.

On emploie spécialement le bain de pieds chaud dans les cas de menace ou de début d'*hémorragie cérébrale, d'inflammations aiguës des yeux, des oreilles, du larynx*; le bain de pieds froid dans les *insomnies* et les *céphalées.* Enfin il rend service dans certaines *aménorrhées,* dans certains *coryzas* à répétition. Nous verrons plus loin l'emploi du bain de pied chaud dans la thérapeutique de l'entorse.

Le bain de pieds *alternatif* consiste à laisser les pieds de 3 à 5 minutes dans de l'eau chaude, puis une demi à une minute dans l'eau froide, on change trois fois de suite. Le bain de pieds alternatif est un puissant décongestionnant de la tête et des organes thoraciques et abdominaux; il constitue un moyen excellent de réchauffer les pieds.

**Bains de pieds sinapisés.** — On délaye 100 grammes de farine de moutarde dans une certaine quantité d'eau froide, qu'on ajoute à l'eau tiède du bain de pieds. Le malade assis plonge les pieds dans le bassin, ses genoux sont recouverts d'une serviette ou d'un drap pour éviter l'action irritante des vapeurs de moutarde sur les yeux.

**Bains de siège.** — Les bains de siège sont limités au bassin et se donnent dans un récipient spécial en zinc à dossier et muni au fond et au centre d'un siège droit en forme de U sur lequel le malade s'assied. On peut se servir à la rigueur d'un fond de tonneau au fond duquel on place un petit banc ou quelques briques comme siège. Le bain de siège chaud et prolongé 35°, durée 30 minutes, constitue un puissant moyen sédatif; on l'emploie à ce titre contre le *ténesme rectal*, dans les *coliques*, dans les *dysménorrhées douloureuses*, dans le *vaginisme*; on l'emploie également comme résolutif dans les *cystites*, les *processus inflammatoires chroniques de l'utérus et de ses annexes.*

## L'AIR CHAUD

Parmi les différents procédés d'utilisation de la chaleur, l'air chaud et sec est un des plus maniables. On peut l'utiliser jusqu'à 115°-120° sans aucun danger de brûlure. On l'emploie sous deux formes différentes suivant que la partie à traiter est soumise à l'air chaud presque stagnant dans une enceinte close (bain d'air) ou à l'action d'un courant rapide (douche d'air).

Instrumentation. — L'instrumentation est représentée par un nombre considérable de modèles fournis par le commerce. On peut du reste faire construire soi-même des appareils très commodes et de prix modiques.

Une étuve à air chaud se compose essentiellement d'une caisse en bois sec. Suivant la partie du corps qu'on veut traiter, on a ménagé une ouverture circulaire de dimensions appropriées pour l'introduction du membre ; quand il s'agit d'un segment médian on ménage une deuxième ouverture dans la paroi opposée, de façon à laisser sortir l'extrémité du membre ; à ces deux ouvertures sont ajustées des gouttières assez larges en bois, rembourrées de feutre ininflammable sur lesquelles le membre repose confortablement. Sur le pourtour de ces gouttières on fixe une manchette de feutre qui sera attachée autour du membre. L'orifice d'arrivée de l'air chaud est percé sur un des autres côtés de la boîte ; à cet orifice s'adapte le tuyau métallique de l'appareil de chauffe ; la sortie de l'air se fait par une ou deux ouvertures ménagées au plafond de la boîte, la

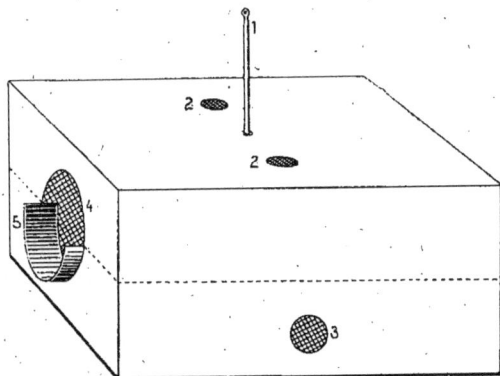

Fig. 33. — Étuve à air chaud.

1, thermomètre ; 2, 2, trous pour la sortie de l'air ; 3, trou auquel s'adapte le tuyau de chaufferie ; 4, ouverture d'entrée d'un membre ; 5, gouttière-support du membre.

superficie de ces ouvertures de sortie doit être environ moitié moindre que celle de l'orifice d'entrée de l'air.

Au plafond de la boîte existe également un orifice par lequel passera à frottement un thermomètre gradué jusqu'à 200.

A l'intérieur de la boîte est disposée à quelque distance du tuyau d'amenée de l'air une plaque de bois formant écran et empêchant l'air chaud d'arriver trop directement sur la partie à traiter. On place aussi à l'intérieur un coussin couvert d'étoffe ignifugée sur lequel pourra reposer la main ou le talon qui risqueraient d'être brûlés par le contact direct avec le bois de la caisse. Les dimensions des boîtes varient suivant le membre à traiter : Une boîte pour le genou a par exemple longueur 0$^m$,50, largeur 0$^m$,37, hauteur 0$^m$,40 (Durey). La source de chaleur sera une simple lampe à alcool ou un bec de gaz ; on dispose au-dessus de cette lampe un entonnoir en tôle surmonté d'un tube coudé dont l'extrémité horizontale pénètre à frottement dans l'orifice *ad hoc* de la boîte ; un disque métallique placé dans l'entonnoir prévient le danger d'introduction de la flamme dans la boîte, introduction qui pourrait résulter d'un courant d'air.

4° TECHNIQUE DE L'APPLICATION DU BAIN D'AIR CHAUD. — On se munira d'une boîte de forme appropriée à la région à traiter ; on évitera autant que possible de traiter une trop grande partie d'un membre à la fois, le résultat est d'autant plus facilement atteint que l'hyperémie veineuse se produit sur une région plus limitée.

On installera le malade d'une façon confortable, assis ou couché ; les séances sont longues, une position incommode deviendrait intolérable. Le membre à traiter est placé *nu* dans l'étuve, si des étoffes ou un pansement le recouvraient, au moment de la transpiration elles s'imbiberaient de sueur dont elles

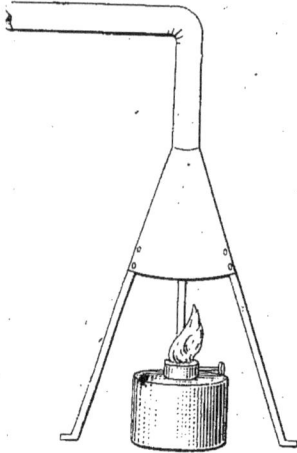

Fig. 34. — Appareil de chauffage. Lampe, entonnoir, tube.

empêcheraient l'évaporation rapide, l'application d'air chaud, sec, serait remplacée par une application humide et tiède. On est cependant obligé, quand il s'agit du pied, de recouvrir les orteils d'une sorte de petit capuchon de molleton silicaté pour éviter une sensation trop pénible de chaleur causée par leur sensibilité plus grande et aussi par leur situation dans les couches d'air les plus élevées, partant les plus chaudes, de la boîte.

Les appareils pour la main possèdent une poignée garnie de feutre que l'on accroche par deux cordes aux deux crochets fixés à la partie intérieure du plafond de la boîte, la main s'appuie dessus et l'avant-bras repose sur le rebord de la boîte qui est, à cet effet, élargi à ce niveau.

Les appareils pour le pied possèdent un petit banc recouvert de feutre que l'on place sur le plancher de la boîte et sur lequel on pose le talon, on couvre ensuite les orteils à l'aide du capuchon de feutre joint à l'appareil (à moins qu'il s'agisse de gangrène, auquel cas ils restent libres).

L'appareil pour jambe entière possède le même dispositif pour le talon et les orteils que l'appareil pour le pied.

Dans les appareils pour le genou ou le coude, le membre s'introduit dans la boîte de façon que l'articulation se trouve au milieu de celle-ci; par conséquent, le pied ou la main dépassent d'un côté et sont dans le vide.

Toutes les boîtes sont munies à l'intérieur d'une plaque de protection que l'on doit placer en l'agrafant par ses crochets dans les rainures disposées à cet effet, sur les côtés intérieurs des boîtes; cette plaque de protection, qui se trouve ainsi placée à l'intérieur de la boîte, devant l'orifice par où arrive l'air chaud, empêche celui-ci de frapper directement sur le membre.

Les boîtes pour le genou, le coude, la main et la jambe possèdent deux trous pour fixer l'appareil de chauffage au choix, à droite ou à gauche, suivant le côté choisi; il faut avoir soin, avant de poser le membre dans la boîte, de placer la plaque de protection intérieure devant l'orifice correspondant à l'appareil de chauffage et boucher l'autre orifice ménagé de l'autre côté à l'aide du bouchon en métal joint à la boîte.

Le membre doit être libre dans l'étuve et ne toucher ni les parois ni le thermomètre.

L'installation du malade s'achève en obturant soigneusement l'appareil au moyen de morceaux de molleton que l'on fixe autour de la jambe ou du bras par-dessus une couche d'ouate ignifugée.

On fixe le thermomètre dans l'ouverture jusqu'à 38 ou 40°.

On allume la lampe, et on la place sous la cheminée.

La chaleur ne doit prendre toute son intensité que progressivement; on règle cette intensité en diminuant ou en augmentant la flamme, en baissant la lampe ou en la montant ou même en l'écartant de l'entonnoir; on doit mettre environ cinq minutes pour atteindre 70°. Le malade s'accoutumant à la sensation de chaleur peut supporter sans souffrance, 100°, 110°, 115°. Dès 50° en général, le membre est moite, au-dessus de 70° il transpire abondamment.

Le degré de chaleur à atteindre varie avec les affections et aussi avec les patients; en général, on évitera à la première séance de dépasser 80°. On se méfiera de certains malades entêtés à dépasser la température prescrite ou à prolonger la durée: on pourrait voir survenir chez eux des brûlures.

La séance durera environ trois quarts d'heure, elle ne dépassera pas une heure ; elle sera quotidienne ; elle aura lieu de préférence avant les repas.

Quand on a atteint le maximum de chaleur désiré, en général on ne dépasse pas 115°, on maintient soigneusement ce degré. La séance terminée, on laissera la température baisser lentement, on n'ouvrira la boîte qu'au moment où la température intérieure sera inférieure à 39°.

L'application d'air chaud en bain local amène une élévation légère de la température du corps, une accélération du pouls et de la respiration, voire même dans certains cas des maux de tête, une sensation de fatigue et de dépression. Il faudra abréger les séances ou les suspendre si ces sensations de fatigue sont fortes et si le malade se plaint de dormir mal.

En général, pour le traitement des affections rhumatismales, les séances se feront à une température de 115° pendant 30 minutes ; pour les troubles trophiques, ulcères, gangrènes, œdèmes, les séances se feront à 80° pendant une heure.

Indications. — L'air chaud donne d'excellents résultats contre l'*élément douleur* des lumbagos, des arthrites, du rhumatisme chronique, des sciatiques, contre les *raideurs articulaires* post-traumatiques, contre les *troubles trophiques*, gelures, gangrènes, plaies atones, *ulcères variqueux, contre les épanchements,* œdèmes chroniques, hydarthrose du genou, synovite.

*Application de la douche d'air chaud.* — La douche d'air chaud s'administre à l'aide d'un des nombreux appareils mis dans le commerce ces temps-ci, appareils qui se composent essentiellement d'un *ventilateur* actionné à main ou par l'électricité et d'un *appareil de chauffage*, alcool, gaz ou résistance électrique. Pour cette application de la douche d'air chaud on ne peut se guider sur un thermomètre, on se guidera simplement sur la sensibilité du patient. On doit chercher à promener, à une vitesse modérée, sur la région traitée, un jet d'air donnant une sensation de forte chaleur mais non de brûlure. L'application doit durer environ trois quarts d'heure. Dans les plaies atones, la douche d'air chaud est supérieure au bain d'air chaud.

# LES RÉVULSIFS

*Frictions.* — Les frictions sont employées pour exciter le fonctionnement de la peau, pour rappeler la chaleur à la surface du corps ; elles consistent à exécuter des frottements rapides et répétés sur la surface du corps. Les frictions sont faites soit avec la main nue, soit avec un linge de toile, un morceau de flanelle, un gant de crin. Légères quand il s'agit simplement d'activer les fonctions de la peau, plus rudes quand il s'agit d'obtenir une rubéfaction rapide et énergique, les frictions doivent néanmoins ne pas aller jusqu'à excorier l'épiderme.

Les frictions sont dites *sèches* quand on emploie aucun liquide ; elles sont dites *humides* quand on emploie l'alcool, l'eau de Cologne, l'eau-de-vie camphrée, l'essence de térébenthine. L'emploi de l'essence de térébenthine doit être prudent ; il suffit de quelques gouttes sur une flanelle employée à frictionner pour amener une rougeur intense des téguments.

*Sinapisation.* — Comme la friction la *sinapisation* a pour but d'exciter vivement les filets nerveux sensitifs de la peau et d'amener un afflux sanguin à la surface des téguments. On emploie pour la déterminer la farine de moutarde noire (sinapis ou Brassica nigra) ; on se servira de farine fraîchement préparée qu'on délayera dans de l'eau froide ou tiède (Il ne faut employer ni eau chaude, ni vinaigre, ni alcool qui empêche l'action de la moutarde).

La farine de moutarde a une couleur qui est un mélange de jaune verdâtre et de rouge brunâtre ; elle contient de la *myrosine*, substance albumineuse qui agit à la façon des ferments et du myronate de potassium ; en présence de l'eau la myrosine décompose le myronate ; il se forme en même temps que du sucre et du sulfate acide de potassium de l'essence *allylique* ou *essence de moutarde* qui est la substance rubéfiante. L'eau chaude, l'alcool, les acides empêchent la fermentation sinapisique.

Appliquée sur la peau sous forme de cataplasme ou de sinapisme la farine de moutarde provoque rapidement une douleur progressivement vive et brûlante. Au bout de 10 à 12 minutes, cette douleur atteint un premier maximum, puis elle se calme et sans cesser d'être vive, devient supportable, puis elle s'exaspère de nouveau jusqu'à être intolérable après vingt ou vingt-cinq minutes. Pendant ce temps la peau devient d'un rouge intense. Lorsque le sinapisme est maintenu au delà d'un certain temps, variable suivant la délicatesse de la peau, mais qui dépasse toujours dix à quinze minutes, et le plus souvent trente à soixante minutes, l'épiderme se soulève en bulles. Si la durée de l'application est plus prolongée encore, comme il est arrivé par oubli sur des malades prostrés auxquels on avait appliqué des sinapismes, le derme se sphacèle; il en résulte des ulcères d'une cicatrisation difficile (Manquat).

On emploie la farine de moutarde sous forme de sinapisme, de papier sinapisé, de cataplasme sinapisé ou bien on la mélange à l'eau d'un bain (Voir p. 74).

Le *sinapisme* ou cataplasme rubéfiant se prépare en faisant une pâte consistante avec de la farine de moutarde et de l'eau et en l'étendant entre deux feuilles de tarlatane. Ce cataplasme est appliqué sur la peau et laissé en place de 15 à 20 minutes. On ne peut prescrire d'une manière absolue la durée d'application d'un sinapisme; à quoi reconnaître qu'il faut cesser l'application? Ce n'est pas à la rougeur car cette rougeur n'apparaît souvent que postérieurement à l'enlèvement du cataplasme, le seul guide est la douleur, l'irritation locale qu'il cause; il faut retirer le cataplasme dès qu'il devient intolérable. Plus la peau est fine, délicate, vivante, plus la sinapisation est facile; l'effet des sinapismes est beaucoup plus intense chez les enfants, chez les femmes que chez les hommes, chez les vieillards.

Quand on a retiré le sinapisme, on lave la surface d'application avec de l'eau tiède et on essuie doucement avec un linge sec. Si l'irritation était trop vive, on pourrait appliquer une légère couche de pâte de zinc.

Le *papier sinapisé, sinapisme en feuille « Rigollot »* est une feuille de papier enduite de farine de moutarde rendue adhérente par une dissolution de caoutchouc dans le sulfure de carbone et le pétrole. On trempe le papier dans l'eau froide, on l'applique ensuite sur la peau et on le fixe avec une serviette ou une bande. On le laisse en place dix à quinze minutes.

Le *cataplasme sinapisé* est un cataplasme ordinaire de farine de lin dont on a saupoudré, avec de la farine de moutarde, la surface destinée à être mise en contact avec la peau. Ce cataplasme sinapisé est un sinapisme atténué; on peut le laisser en place une demi-heure à une heure (Voir p. 70).

Chez les enfants il faut manier les sinapismes avec une extrême prudence, les cas d'apparition d'escarres cutanés très étendus à la suite d'application de sinapismes sont très fréquents.

# CHAPITRE VI

Précautions a prendre en cas de maladies contagieuses. — Maladies et agents de contage. — Résumé des modes de contagion. — Moyens pratiques de désinfection.

## PRÉCAUTIONS A PRENDRE EN CAS DE MALADIES CONTAGIEUSES

Les découvertes de Pasteur nous ont appris que les maladies contagieuses sont produites par des microbes et se prennent surtout par contact direct ou indirect ; cette connaissance a permis d'organiser d'une façon efficace la lutte contre la contagion.

On tend trop, dans le public, à croire que la question de désinfection est *résolue* par les services de désinfection des municipalités. En réalité la désinfection de la chambre ou de l'appartement d'un malade après une maladie contagieuse n'est qu'une petite partie de la question. Ce qui importe ce sont les précautions prises *autour du malade*.

La prophylaxie des maladies contagieuses est, à l'heure actuelle, *œuvre essentiellement médicale*. Toute réglementation qui ne sera pas basée sur la collaboration active du médecin traitant sera, en principe, mauvaise : lui seul peut, à temps, assurer la véritable prophylaxie des infections, et à temps encore faire exécuter la désinfection efficace. L'action du médecin traitant peut, dans une infinité de cas, arriver à rendre tout à fait secondaire le rôle de la désinfection obligatoire après la maladie, et à diminuer, par suite, considérablement l'extension des maladies infectieuses.

Par contre, la négligence des soins de désinfection nécessaires peut faire de lui un propagateur de la maladie. Trop nombreux sont les cas où un médecin ou les membres du personnel soignant des malades ont été, soit les *victimes* de l'infection, soit les *agents du contage*.

M. Kelsch a vu à Batna un enfant de 8 mois, qui n'avait pas encore quitté le sein de sa mère, prendre la rougeole alors que son père, médecin, soignait à l'hôpital deux militaires atteints de cette affection. M. Catrin vit de même la rougeole se déclarer chez ses trois enfants pendant qu'il était chargé du service des morbilleux à l'hôpital du Val-de-Grâce.

« Trois semaines avant la Pentecôte, écrit de son côté Panum, le chirurgien régional fut appelé à Kvalvig (Iles Féroë) où régnait une épidémie d'influenza. Il dut passer la nuit dans le village. La rougeole apparut 14 jours après dans la maison où il avait couché. C'est le médecin qui l'y avait importée dans les plis de ses vêtements, car aucun habitant du village, ni surtout de la maison envahie par la maladie régnante, n'avait eu de contact avec une localité suspecte, et nul étranger, autre que le chirurgien, n'avait été reçu à Kvalvig à cette époque. Il est à noter que celui-ci, pour s'y rendre, avait dû parcourir une distance de quatre milles dans une chaloupe ouverte et par un temps orageux et pluvieux, c'est-à-dire dans des conditions particulièrement favorables à la ventilation des vêtements et à la destruction des microbes qui pouvaient s'y être retranchés. »

M. Remlinger a signalé un cas de scarlatine transmise par l'intermédiaire d'un chat. On avait oublié de le comprendre dans les mesures d'isolement, et en se faisant tour à tour caresser par une malade et par sa jeune sœur, il avait transmis à la seconde les germes de la première. M. Lemoine a rapporté à la Société des Hôpitaux que, chargé du service des scarlatineux à l'hôpital du Val-de-Grâce, il ne contamina pas ses enfants jusqu'au jour où, au cours d'un accès de toux, il reçut sur ses vêtements des mucosités pharyngées ; tous deux alors contractèrent la scarlatine.

Aust a rapporté l'observation d'un médecin qui, au temps où il soignait un enfant atteint de diphtérie, fit un accouchement au forceps et vit apparaître au bout de très peu de temps des fausses membranes sur une déchirure occasionnée par le travail au périnée de sa cliente.

Budd et Griesinger ont établi la transmission de la fièvre typhoïde par des tiers sains, en particulier des infirmiers, des garde-malades, des médecins.

*\* \**

Avant de passer à l'étude des moyens pratiques de désinfection, nous rappellerons à propos de chaque maladie infectieuse ses périodes de contagiosité, ses modes de contage, la résistance de son virus et, par suite, les moyens de désinfection les plus propres à en empêcher la propagation.

# MALADIES ET AGENTS DE CONTAGE

*Fièvre typhoïde.* — Due au bacille d'Eberth, bâtonnet facultati-
vement aérobie, non sporulé, la fièvre typhoïde a une durée de période
d'incubation de 2 (?) à 21 jours ; en moyenne, 14 jours.

Elle est contagieuse pendant *la période d'incubation,* la période d'état,
la convalescence et *parfois longtemps après la guérison* (porteurs de germes). 5 pour 100 des typhiques restent des excréteurs de bacilles, les
uns pour 3 mois encore, les autres d'une façon permanente.

Le bacille est éliminé par tous les excreta : surtout par les selles
et les urines, quelquefois par les crachats.

La contamination est parfois directe, dans des cas peut-être plus
nombreux qu'on ne l'admettait il y a quelques années. Les recherches
récentes ont même montré que les anciens typhiques ont été souvent
le point de départ d'épidémies.

Un grand nombre de contaminations semble se faire par l'intermédiaire de l'eau, souillée par des déjections de typhiques ou de porteurs
de germes. Les travaux effectués pour obtenir de l'eau pure dans les
villes ont diminué dans d'énormes proportions la fièvre typhoïde.

Les aliments, les légumes verts souillés par des eaux d'arrosage pol-
luées et insuffisamment lavés, les *aliments contaminés par les mains des
porteurs de germes* (cuisinières, employés des boulangeries, fermes, lai-
teries, etc.), sont aussi assez fréquemment en cause. Dans quelques
petites épidémies, les huîtres ont été incriminées. Les mouches peuvent
transporter le bacille typhique sur les aliments, le lait en particulier,
où il cultive fort bien.

La porte d'entrée des germes infectieux semble être le tube digestif.

Le bacille typhique est très vivace, il s'accommode facilement aux
milieux dans lesquels il se trouve ; il conserve sa vitalité 3 mois dans
l'eau distillée, moins longtemps à l'état sec (1 ou 2 mois). Il peut rester
vivant 5 mois et demi dans le sol. Une température humide de 60° le
tue en 10 minutes ; la congélation ne semble pas l'affecter. L'exposition à la lumière directe du soleil le tue rapidement (4 à 8 heures).
Tous les antiseptiques habituels, efficaces contre les bactéries n'en-
gendrant pas de spores, le tuent rapidement.

*Dysenterie.* — La dysenterie est due dans une variété au bacille
de Shiga (décrit pour la première fois par Chantemesse et Widal),
bâtonnet ressemblant beaucoup au bacille d'Eberth, non sporulé, et
dans une autre variété à un protozoaire, l'*entamœba dysenteriæ.*

La propagation de la dysenterie, ses portes d'entrée, la vitalité de
son bacille, par suite ses méthodes de désinfection sont analogues à
celles de la fièvre typhoïde.

L'importance des porteurs de germes pour la propagation de la maladie est aussi très considérable; le bacille de Shiga néanmoins persiste moins longtemps dans l'intestin que le bacille d'Eberth.

**Choléra.** — Dû au comma-bacille ou vibrion du choléra asiatique, non sporulé.

Sa période d'incubation est de quelques heures à 6 jours; en moyenne, 2 à 4 jours.

Le bacille-virgule restant confiné au tube digestif, seuls sont dangereux, au point de vue de la contagion, les selles et les vomissements. La contamination est donc analogue à celle de la fièvre typhoïde : parfois directe, par l'introduction du bacille dans la bouche par les mains ou par des objets souillés; le plus souvent indirecte, avec, comme intermédiaires, l'eau de boisson (le choléra est un type d'infection d'origine hydrique), ou encore le lait ou les aliments (légumes crus, fruits, etc.). Les porteurs de germes sont fréquemment l'origine d'épidémies (dans le tiers des cas, en effet, les bacilles persistent de 2 à 17 jours après la disparition totale des signes cliniques, et des gens n'ayant pas eu le choléra peuvent être aussi porteurs de germes). Les mouches contribuent à sa propagation.

Le bacille-virgule pénètre dans l'organisme par le tube digestif.

Il est un peu moins résistant aux agents extérieurs que le bacille typhique; il meurt bientôt lorsqu'il est desséché, mais cultive rapidement et vit pendant des mois dans l'eau.

**Diphtérie.** — Agent pathogène : le bacille de Lœffler, non sporulé.

La diphtérie est contagieuse tant que le bacille existe dans la bouche, alors même que les fausses membranes ont disparu.

Le bacille se trouve surtout au niveau des fausses membranes, mais aussi dans la gorge, dans la salive, dans l'exsudat du naso-pharynx et les fosses nasales. Il y existe pendant toute la durée de la maladie et persiste dans la gorge ou les fosses nasales plusieurs jours ou même plusieurs semaines après la guérison. Non virulent parfois, il peut attendre une occasion pour devenir pathogène pour l'homme. Un malade est donc susceptible, longtemps après sa guérison, de transmettre la maladie.

Les cas de contagion directe ne sont pas très rares ; cependant, la contagion indirecte est infiniment plus fréquente; les vêtements, les mouchoirs, les doigts, les instruments de table, les jouets, les aliments, sont les agents de la contagion. Les médecins, les infirmiers, s'ils ne prennent pas les précautions de propreté nécessaires, peuvent aussi transmettre la maladie.

L'infection pénètre dans l'économie par les cavités naso-pharyngées, parfois par une plaie de la peau ou des muqueuses ou par l'appareil respiratoire. La contagion indirecte est d'autant plus redoutable que le bacille diphtérique est très persistant et très résistant aux agents de destruction. Il peut rester virulent plusieurs mois dans des fausses membranes desséchées, conservées à l'abri de la lumière. La chaleur et les antiseptiques (solutions germicides ou gaz indiqués plus loin) le tuent rapidement.

L'isolement du diphtérique sera maintenu tant qu'il existera des bacilles dans sa gorge, alors même que les fausses membranes auraient depuis longtemps disparu ; « il ne sera autorisé à reprendre la vie commune que 25 ou 30 jours après le moment où il aura été jugé entièrement guéri ».

**Grippe (Influenza).** — Due au bacille de Pfeiffer, non sporulé (sa spécificité a été discutée), la grippe présente une période d'incubation de 1 à 5 jours ; en moyenne, 3 à 4 jours.

Le bacille se trouve en grande quantité dans les sécrétions de la bouche et du nez des malades, et pénètre vraisemblablement dans l'économie par les voies respiratoires, à la faveur de la dispersion par l'air de fines gouttelettes émanant des malades.

En dehors de l'économie, le bacille de l'influenza est extrêmement fragile et la contagion indirecte est, par suite, peu fréquente. Cependant, il aurait pu rester virulent dans des lettres, des livres, des linges, pendant 8 et 15 jours. Les divers agents germicides le tuent facilement.

**Pneumonie.** — Due au pneumocoque de Talamon-Frœnkel, diplocoque non sporulé, la pneumonie est contagieuse par les crachats qui renferment en abondance du pneumocoque virulent. Lorsqu'il existe d'autres localisations infectieuses, les divers exsudats correspondants deviennent des agents de contage.

Le contage pénètre dans l'organisme par les voies respiratoires ou par les amygdales.

En dehors de l'organisme, le pneumocoque est peu résistant et meurt rapidement ; cependant on l'a retrouvé vivant et virulent sur des habits, dans des crachats de pneumoniques après dessiccation et exposition à la lumière pendant 55 jours. Exposé aux rayons du soleil dans les mêmes conditions, il ne garde sa virulence que 12 heures. Les agents de désinfection habituels sont très efficaces vis-à-vis de lui.

Normalement, d'ailleurs, le pneumocoque existe dans la gorge de 20 pour 100 des sujets sains. Sous l'influence de certaines circonstances, traumatisme, coup de froid, il devient pathogène et détermine une pneumonie.

**Peste.** — Due au bacille de Yersin, non sporulé, la peste présente une période d'incubation de 2 à 7 jours, en moyenne 4 à 6 jours.

Elle est contagieuse pendant toute la période d'état, pendant la convalescence, et même après la guérison.

Son bacille a pour vecteurs toutes les sécrétions, mais particulièrement les sécrétions bronchiques (la forme pneumonique est la plus transmissible), le pus des abcès ganglionnaires ou autres, et les selles.

Les rats, de même que les animaux domestiques, prennent la maladie et la transportent d'un endroit à un autre. Les puces transmettent l'infection du rat à l'homme; les mouches peuvent être aussi des agents de transmission par transport mécanique de produits infectés.

Le bacille pesteux est moins fragile qu'on ne le croyait; s'il meurt assez rapidement à l'état sec, il peut cependant rester facilement vivant sur des objets inanimés: linges, vêtements, aliments, etc., pourvu que la température soit au-dessous de 19°. L'humidité favorise sa vie; il peut rester virulent fort longtemps dans des matières albuminoïdes humides, dans le lait, le fromage où il cultive, et dans l'eau. Toutes les substances antiseptiques ou désinfectantes usuelles aux doses indiquées ont rapidement action sur lui, le sublimé à 1 pour 1 000 en particulier.

En cas de peste, la désinfection doit être rigoureuse; on devra employer l'ensemble des méthodes de désinfection, puisque la contagion peut se faire aussi bien par inhalation du bacille que par ingestion ou pénétration à travers les téguments.

Comme désinfectant gazeux, il sera utile de se servir d'un gaz capable d'agir non seulement sur le bacille pesteux lui-même, mais aussi sur les rats, les puces et les autres animaux qui lui servent de porteurs; on n'emploiera donc pas le formol, mais plutôt l'acide sulfureux.

*Rougeole.* — Le virus de la rougeole est encore inconnu.

La durée de la période d'incubation est de 5 à 21 jours, en moyenne 10 jours (Grancher), 18 jours (Roger); de la période d'invasion : 3 à 4 jours; de la période d'éruption : 5 jours; de la desquamation : de quelques jours à quelques semaines.

La rougeole est surtout et essentiellement contagieuse pendant toute la période d'invasion, c'est-à-dire *avant la période d'éruption*, et cela dès le premier jour du catarrhe, le premier éternument, la première quinte de toux. Elle est souvent contagieuse encore pendant la période d'éruption, mais d'une façon infiniment moindre. Passé ce délai on admet qu'elle n'est plus, ou du moins qu'elle n'est que très exceptionnellement, contagieuse. Elle est donc surtout dangereuse à la période où il est encore à peu près impossible de la diagnostiquer.

L'agent du contage siège dans les sécrétions oculaires, nasales, pharyngées et dans les crachats.

La majorité des contaminations se fait par le *contact direct* des gens sains avec les rougeoleux.

Les contacts indirects, par l'intermédiaire de personnes ou d'objets qui viennent d'être souillés par le malade, auraient une aussi grande importance que les contacts directs, *quand ils sont immédiats,* et, comme le fait remarquer Grancher, c'est précisément le cas dans les amusements des enfants où les rondes et les jeux réunissent toutes les mains.

Nous avons souligné la nécessité de la transmission *immédiate* du contage; il semble, en effet, que si cette condition n'est pas réalisée, la contamination ne soit plus à craindre. Le virus rougeoleux ne se transporte ni loin, ni longtemps, et meurt rapidement. Une simple cloison, un paravent suffisent à isoler un rougeoleux.

On a cependant cité quelques exceptions : M. Kelsch a rassemblé un grand nombre de cas de transmissions indirectes de la rougeole par les locaux, les vêtements ou par des tiers indemnes, et certains des faits que nous avons cités en sont des exemples ; la pratique n'en confirme pas moins que ce sont là des cas fort rares.

La précocité de la contagion, se faisant à une période où la maladie n'a pu généralement être reconnue, l'extrême réceptivité de l'espèce humaine pour le germe de la rougeole, font de cette maladie une des moins évitables. Par contre, si l'on est averti, il devient facile d'éviter sa propagation puisque le germe en est extrêmement fragile et ne garde que fort peu de temps sa virulence : quelques heures ou moins peut-être. La dessiccation, la lumière le tuent très vite.

Aussi a-t-on été amené à poser la question de l'utilité de la désinfection dans la rougeole. Cette désinfection, qui est obligatoire, a été à maintes reprises signalée comme inutile et vexatoire.

**Rubéole.** — Le virus de la rubéole est inconnu.

La période d'incubation est de 14 à 21 jours ; période d'invasion : de 1 à 2 jours ; période d'érythème : de 4 à 5 jours.

La rubéole est contagieuse pendant l'incubation ; elle ne le serait plus après l'éruption.

Le mode de contage doit être analogue à celui de la rougeole.

**Scarlatine.** — L'agent pathogène n'est pas encore connu. Les streptocoques : S. banal (Bergé, 1903), ou S. conglomeratus de Kurth ont été incriminés, mais semblent seulement les agents des complications secondaires.

La durée de la période d'incubation est de quelques heures à 1 mois, en moyenne de 4 à 5 jours ; durée de la période d'invasion : 1 à 2 jours ; durée de la période d'éruption : 4 à 6 jours ; durée de la période de desquamation : 1 à 8 semaines.

Il était de notion classique que la scarlatine est surtout contagieuse à la période de desquamation, les squames étant l'agent le plus important de dissémination de la maladie. La contamination peut se faire directement ou indirectement par l'intermédiaire d'objets ayant appartenu à un scarlatineux (livres, vêtements, etc.), ou de personnes les ayant approchés. Actuellement on admet de plus en plus que la scarlatine est contagieuse *pendant la période d'éruption et même pendant la période prodromique, c'est-à-dire pendant la période angineuse.* « Seul le mucus bucco-pharyngé ou nasal ou auriculaire est l'agent de contagion. »

Il sera de bonne précaution d'enduire le malade de vaseline pendant sa desquamation, afin d'empêcher la diffusion des squames, et de lui faire prendre à la fin de la maladie un grand bain savonneux ; mais il sera encore plus important de veiller à la désinfection de la gorge et du nez du malade et des personnes qui l'entourent.

La désinfection de la literie, des vêtements et de l'appartement devra être particulièrement soigneuse, car les germes infectieux s'y attachent avec ténacité et persistent longtemps. Il existe des cas de contagion après plusieurs mois dans des chambres non désinfectées.

L'isolement du malade doit être imposé ; actuellement, les règlements lui assignent une durée de 40 jours ; peut-être les nouvelles idées sur le contage vont-elles les modifier à ce sujet et ne faire maintenir l'isolement qu'aussi longtemps que la langue et la gorge du malade ne seront pas revenues à la normale.

*Coqueluche.* — L'agent pathogène de la coqueluche est le microbe de Bordet-Geugon, petit cocco-bacille du groupe des microbes dits hémophiles.

La durée de la période d'incubation n'est pas absolument déterminée : elle semble en moyenne de 8 jours. En pratique, on peut affirmer que lorsqu'un enfant isolé d'un milieu coquelucheux ne présente pas de toux après 15 jours, il a échappé à la contagion.

La période catarrhale dure de 8 à 15 jours, la période de quintes en moyenne 30 à 40 jours, la période de déclin 14 à 20 jours, avec de grandes variations possibles.

La période de contagiosité de la coqueluche a été très discutée : pour certains auteurs (Weil en particulier), la contagiosité existerait pendant l'incubation, avant l'apparition des signes caractéristiques de la maladie et serait très limitée aux périodes des quintes, ne dépassant pas le 8e jour. Pour les auteurs classiques, la contagiosité se manifeste avec les quintes, atteint son maximum à l'acmé de la maladie, décroît et disparaît dans la troisième période, avec cette réserve que des quintes rares persistant longtemps à ce stade peuvent être encore contagieuses, ainsi que les rechutes observées parfois à ce moment.

La contagion se fait très vraisemblablement par les produits d'expectoration. Elle est le plus souvent directe : un contact de moins de cinq minutes (Roger), un simple baiser (Variot) suffisent à la réaliser. La contagion indirecte par l'intermédiaire des vêtements, des jouets, des meubles, du médecin est exceptionnelle ; les mouchoirs de poche, les linges de toilette semblent jouer un assez grand rôle.

La prophylaxie consiste dans l'isolement du malade tant qu'il est en période contagieuse. Il sera utile de le faire cracher dans un vase rempli de liquide antiseptique. Une fois le malade guéri, il sera bon de faire désinfecter ses vêtements, sa literie, sa chambre, car il semble que le coquelucheux puisse se réinfecter lui-même. Les règlements scolaires qui découlent de cette conception de la contagiosité sont très exagérés : ce n'est pas l'enfant qui a des quintes qu'il faudrait isoler, mais ceux qui l'ont auparavant approché.

*Oreillons.* — Les agents pathogènes des oreillons ont été décrits par Laveran : cocci souvent grappés en diplocoques, mais leur spécificité n'est pas prouvée.

La période d'incubation est particulièrement longue : 15 jours en moyenne, avec comme durées extrêmes observées 15 et même 8 jours d'une part, 26 et 30 jours d'autre part.

La période d'invasion (période prodromique) dure de 12 à 36 heures ; la période d'état 6 à 10 jours.

La contagiosité débute et même présente son maximum dans l'incubation même. Ainsi les oreillons sont contagieux 24 heures au moins avant que le diagnostic ne soit possible. Elle persiste pendant toute l'évolution de la maladie et parfois après elle.

L'agent de contage est contenu dans les mucosités de la bouche et du nez.

La contagion a généralement lieu directement ; Catrin croit à la nécessité d'un contact intime et prolongé ; certains auteurs croient la contagion possible du fait seul du transport des vêtements du malade. En tout cas le contage n'est pas transporté au loin par l'atmosphère et un simple mur, une porte vitrée peuvent le limiter.

L'isolement doit être maintenu pendant 15 à 20 jours, pour éviter les propagations.

Il sera utile, après guérison, de désinfecter les vêtements, la literie du malade, et de lui faire prendre un grand bain savonneux.

*Méningite cérébro-spinale épidémique.* — L'agent pathogène de la méningite cérébro-spinale est le diplococcus intracellularis meningitidis de Weichselbaum ou meningocoque.

La durée de la période d'incubation a semblé pouvoir n'être que de 7 jours, elle est parfois beaucoup plus longue.

La contagiosité serait assez particulière. Il semble, en effet, que la contagion directe soit rare, puisque fort peu de membres du personnel médical ou infirmier ont été atteints et que les cas multiples dans une même famille sont assez rares. La contagion semble se faire grâce à des intermédiaires qui ne sont autres que des convalescents ou des tierces personnes demeurées saines ayant été en contact avec un méningitique, autrement dit des « porteurs de germes » ; leur réalité a été prouvée par les recherches bactériologiques qui ont décelé le méningocoque dans les cavités nasales et surtout dans le pharynx de méningitiques ou de personnes ayant été simplement en contact avec eux. Chaque porteur de germes peut à son tour contagionner d'autres personnes sans pour cela déterminer de méningite ; on comprend donc la possibilité de cas sporadiques unissant entre elles les diverses épidémies. Les porteurs de germes contaminent leurs voisins par la projection des mucosités naso-pharyngiennes, dans l'acte de parler, tousser, éternuer. Peut-être aussi le microbe s'introduirait-il grâce aux aliments au niveau d'une légère érosion de la gorge et des amygdales.

Le méningocoque disparaît d'une gorge enflammée après une dizaine de jours, mais il a pu persister beaucoup plus longtemps. En dehors

de l'organisme sa durée est très éphémère; la dessiccation, la lumière
le tuent rapidement.

La prophylaxie de la méningite cérébro-spinale consistera donc dans
la recherche et l'isolement des porteurs de germes, dans la désinfection rhino-pharyngée aussi méticuleuse que possible de toutes les personnes qui ont pu avoir des contacts avec eux.

*Tuberculose.* — La tuberculose est due au bacille de Koch. Le
bacille tuberculeux est rejeté avec le pus et les sécrétions des processus
inflammatoires, mais surtout avec les crachats; ce sont ces crachats
desséchés dont les particules flottent dans l'air qui sont les grands vecteurs du germe. Le bacille peut aussi se transmettre directement de
bouche à bouche par le baiser, indirectement par des ustensiles de
table. Les animaux tuberculeux peuvent contaminer l'homme par la
viande de boucherie ou le lait.

Les portes d'entrée du germe sont diverses : le bacille peut être inspiré
dans le poumon avec les poussières bacillifères, il peut pénétrer dans le
tube digestif avec les aliments et les boissons ou les poussières bacillifères. Il peut encore pénétrer par la voie naso-bucco-pharyngée, et enfin,
mais exceptionnellement, par une solution de continuité des téguments.

La résistance du bacille de Koch hors de l'organisme est assez grande,
supérieure à la résistance habituelle des bactéries sans spores, moindre
cependant que celle des bactéries sporulées. C'est ainsi qu'au lieu d'être
tué en quelques minutes par la chaleur humide à 56° comme les premières, il exige 10 minutes à 70°. La congélation, la dessiccation ne le
tuent pas ; il s'est conservé vivant pendant 3 ans dans des crachats et
au bout de ce temps était encore virulent. Les rayons du soleil le tuent
en quelques heures s'il est exposé dans une couche mince directement
à leur action. Les désinfectants gazeux, les antiseptiques chimiques que
nous indiquons plus loin sont efficaces vis-à-vis de lui, pourvu qu'il y
ait durée suffisante de leur action (12 heures pour le formol, 24 heures
pour l'acide sulfureux) ou contact direct entre la solution et le microbe.
A cause de cette dernière condition le sublimé est défectueux pour la
désinfection des crachats, car il est précipité par les albuminoïdes qui
le coagulent et l'empêchent de pénétrer.

*Variole.* — L'agent pathogène de la variole est inconnu.
La durée de la période d'incubation est de 12 jours en moyenne, avec
variations allant seulement de 7 à 15 jours.
La durée de la période d'invasion est de 4 à 7 jours.
La variole est contagieuse à toutes ses périodes, y compris celle
d'invasion et peut-être même celle d'incubation, car pendant cette
dernière elle est inoculable. La contagion est maxima pendant la suppuration et la dessiccation. Le siège d'élection du contage est le bouton
variolique, les croûtes et les produits de desquamation ; la lymphe des
vésicules et le sang sont contagieux. Par contre, la salive, les crachats,
l'urine et les matières fécales ne semblent pas dangereux. La résistance

du virus variolique en dehors de l'organisme et à *l'abri de l'air* est très grande. Il peut se conserver des années dans le pus ou les croûtes desséchées recueillis par la literie, les vêtements et le linge. C'est généralement par l'intermédiaire d'objets infectés par le malade (vêtements, literie, voitures ayant servi à le transporter) que, à plus ou moins longue échéance, la contamination se fait ; ou encore par l'intermédiaire des gens qui vivent au contact des malades et sont eux-mêmes restés indemnes (médecins, garde-malades, visiteurs), ou d'animaux ayant séjourné auprès des varioleux. Le virus pénètre dans l'organisme par l'appareil respiratoire, accessoirement par une effraction des téguments, peut-être parfois par la muqueuse digestive.

Il est exceptionnel que l'on soit naturellement-immunisé contre la variole d'une façon absolue et permanente. D'après Colin, la fréquentation des varioleux suffirait à créer un certain degré d'immunité passagère. On acquiert l'immunité par l'action d'une variole antérieure ou de la vaccine ; une variole antérieure donne une immunité presque absolue ; cependant la variole peut récidiver, mais à longue échéance. L'immunité acquise à la suite de la vaccination est moins intense et moins durable que la précédente ; *elle est presque toujours épuisée au bout de 5 à 10 ans.* La date à partir de laquelle elle est obtenue est intéressante à préciser : *elle semble complète le 11ᵉ jour* après la vaccination, mais dès le 5ᵉ, quelquefois, et en tout cas du 6ᵉ au 8ᵉ jour, elle semble assez marquée pour arrêter les accidents généraux et ne permettre que les accidents locaux.

**Varicelle.** — L'agent pathogène de la varicelle est inconnu.

La durée de la période d'incubation : 10 à 15 jours.

La durée de la période d'invasion est 1 à 2 jours, la période d'éruption : 10 jours.

Le mode de contage semble être analogue à celui de la variole. La varicelle ne préserve ni de la variole, ni de la vaccine, et inversement. Les enfants qui sont guéris de varicelle peuvent être autorisés à reprendre la vie en commun au bout de 12 à 15 jours.

**Érysipèle.** — Dû au streptocoque pyogène, non sporulé, l'érysipèle a une période d'incubation de 3 heures à 22 jours ; en moyenne 4 à 6 jours.

La contamination se fait par le pus et les sécrétions qui sont au siège de l'inflammation et peut-être par les produits de desquamation de la peau de la zone enflammée.

Le streptocoque pénètre dans l'organisme par une solution de continuité de la peau ou des muqueuses, même inappréciable à l'œil nu.

L'auto-contagion joue un grand rôle dans l'apparition d'un érysipèle. Ce sont les germes qui préexistent sur le sujet même (croûtes d'impétigo, rhinites chroniques, etc.) qui sont les causes directes de l'affection.

En dehors de l'organisme, le streptocoque est très fragile ; la dessiccation, la lumière du soleil le tuent rapidement ; il est très sensible à la chaleur et aux substances antiseptiques.

**Tétanos.** — Dû au bacille de Nicolaïer, microbe anaérobie, sporulé. Le tétanos présente une période d'incubation de 2 heures à 35 jours ; en moyenne, 2 à 3 jours.

Les exsudats de la plaie d'un tétanique où s'est localisé le bacille peuvent inoculer le tétanos à une autre personne qui présente une écorchure ou une plaie ; mais ce mode de contage est rare, de même que celui qui résulte d'une opération faite avec un instrument souillé par du pus tétanique. L'infection se fait ordinairement par la pénétration dans l'organisme, grâce à une plaie difficile à désinfecter de la peau ou des muqueuses, de matières contenant du bacille ou des spores tétaniques (terre, fumier, etc., etc.).

Le bacille du tétanos est rapidement tué à l'air, puisqu'il ne peut vivre en présence de l'oxygène ; malheureusement la résistance des spores est toute différente ; celles-ci sont extrêmement résistantes : elles conservent leur vitalité pendant des mois dans le sol, le fumier, etc. ; la chaleur sèche, même très élevée, a peu d'effets sur elles, l'eau bouillante en a davantage (quelques minutes d'ébullition peuvent être suffisantes, mais, dans la pratique, il vaut mieux laisser les objets souillés deux heures dans l'eau bouillante) ; la vapeur sous pression est le plus sûr moyen de désinfection (20 minutes à + 115° C.). Parmi les agents chimiques, l'on ne peut se servir contre les spores du tétanos ni du formol, ni de l'acide sulfureux qui sont sans action sur les spores, ni même de l'acide phénique ; le sublimé doit être employé en solution à 1/500. On peut se servir du tricrésol ou du lysol à 2 pour 100 à condition de laisser en contact 2 heures.

**Charbon.** — Le charbon est dû à un bacille qui forme rapidement des spores endogènes.

Dans la forme pustule maligne, les germes infectieux s'éliminent par le pus et par les sécrétions des vésicules et des charbons ; dans la forme pulmonaire (maladie des trieurs de laine), par l'expectoration, et, dans la forme intestinale, par les matières fécales. Les germes infectieux pénètrent habituellement dans l'organisme sain par des érosions ou des plaies de la peau ; la forme intestinale provient de l'absorption de viande ou de lait d'animaux malades ; le contage par les voies respiratoires existe surtout dans les grandes usines où l'on travaille la laine et les crins. L'infection peut être transmise par les mouches.

Les bacilles du charbon peuvent être détruits facilement, mais leurs spores présentent une très grande résistance à la chaleur et aux agents chimiques ; elles relèvent des moyens de désinfection applicables aux spores tétaniques.

**Infections puerpérales.** — Plusieurs microbes sont ordinairement en cause dans les infections puerpérales : les pyogènes habituels : streptocoque, staphylocoque, coli-bacille ; les germes anaérobies de la putréfaction ; le gonocoque et enfin rarement le pneumocoque, le bacille de Koch.

L'infection est parfois autogène et les microbes proviennent soit d'un foyer suppuré (salpingite, bartholinite), soit de l'intestin, des voies urinaires, de la vulve ou du vagin. Parfois elle est hétérogène : dans ce cas elle peut provenir du doigt de l'accoucheur, des instruments et des matériaux de pansement. Les germes tirent leur origine soit d'une autre femme infectée, soit d'un érysipèle, d'un furoncle, d'une angine, d'un foyer de suppuration quelconque.

La prophylaxie consistera, avant l'accouchement, en une antisepsie soigneuse des organes génitaux : un ou deux lavages par jour pendant les derniers mois de la grossesse, grand lavage rectal au début du travail et savonnage des voies génitales. Le médecin ou la sage-femme ne devront point participer à l'accouchement s'ils ont soigné ou s'ils présentent eux-mêmes une infection quelconque, même minime (écorchure, furoncle, onyxis); ils ne toucheront la femme que le plus rarement possible et sous le contrôle de la plus rigoureuse asepsie.

Si la femme est infectée, les instruments seront soigneusement stérilisés, les objets de pansement désinfectés ou détruits par le feu. La literie et la chambre seront désinfectées.

*Ophtalmie des nouveau-nés.* — Si chez le nouveau-né l'ophtalmie apparaît dans les 2 à 3 jours qui suivent la naissance, elle est de nature gonococcique et résulte du contact des yeux de l'enfant avec le pus des pertes génitales de la mère au moment de l'accouchement; si elle apparaît 6 à 10 jours après la naissance, elle peut être due à des microbes divers : pneumocoque, streptocoque, staphylocoque, etc., et résulte de contamination extra-génitale. Sa gravité est infiniment moindre que celle de l'ophtalmie blennorragique.

La prophylaxie consiste en la désinfection des voies génitales de la mère avant l'accouchement, et en l'instillation dans les yeux de tout enfant, dès les premières minutes de la vie et sitôt que ses yeux sont bien lavés, de 1 ou 2 gouttes d'une solution à 1/150 de nitrate d'argent ou, à son défaut, de jus de citron.

## RÉSUMÉ DES MODES DE CONTAGION

Si nous résumons le mode de contagion de diverses infections et par suite les modes de désinfection nécessaires pour chacune d'elles, nous voyons qu'on peut les classer en cinq groupes.

I. — *Maladies dont le contage est contenu dans les déjections* (selles, vomissements, urines et produits d'expectoration) : fièvre typhoïde — dysenterie — choléra et maladies choliformes (vomissements).

Dans ces maladies, la désinfection logique doit consister essentiellement en la destruction des germes infectieux à leur sortie du corps, avant qu'ils aient eu la possibilité de contaminer le voisinage, les eaux ou les aliments. La désinfection portera donc avant tout sur les matières fécales et les urines ; elle doit atteindre, en outre, tous les objets qui ont été souillés par les excrétions, et spécialement les serviettes de toilette, draps de lit, linges, etc. Le plancher ainsi que toutes les surfaces seront tenus propres par de fréquents lavages avec les solutions antiseptiques convenables. La propreté de la peau et des orifices naturels du malade sera méticuleusement assurée par le lavage fréquent de sa bouche et de ses lèvres avec des solutions antiseptiques faibles, par le savonnage et le lavage de son corps à l'eau alcoolisée. Les fesses et l'anus seront lavés avec des linges imbibés d'une solution de sublimé à 1/1 000 qui aussitôt après seront placés dans une solution germicide ou brûlés. Enfin les mains de la garde-malade ou des autres personnes qui sont en contact avec le malade ou ses excrétions seront désinfectées d'une façon extrêmement soigneuse. On veillera spécialement à la désinfection des mains qui préparent les aliments. Des soins minutieux de propreté (en particulier le lavage et savonnage des mains avant de manger, avant de préparer des aliments, après être allé à la selle, après avoir uriné) seront imposés aux gens qui viennent d'être atteints de l'une de ces maladies ; on les avertira du danger qu'ils peuvent faire courir surtout pendant et immédiatement après leur convalescence en disséminant les germes. Au besoin on isolera les porteurs de germes (tout typhique, en particulier, devrait être isolé pendant 4 à 5 semaines, durée moyenne de l'élimination des bacilles). La chambre des malades, sera grillagée pour éviter le danger des mouches. Tout insecte se trouvant dans la chambre sera capturé et brûlé. « Lorsque toutes les précautions ci-dessus ont été intelligemment prises, il n'y a pas de raison pour craindre la propagation de l'infection et il n'est pas nécessaire de faire une désinfection générale. « En réalité, la formaldéhyde et l'acide sulfureux sont d'un usage peu pratique pour combattre une infection qui entre dans l'économie par le tube digestif et non par les organes respiratoires » (Rosenau, Allan et Vidal). Cependant, si une chambre et son contenu avaient été infectés, on ferait une désinfection générale suivant l'une des méthodes que nous indiquerons.

Un rigoureux et judicieux emploi de ces méthodes de désinfection peut, actuellement, permettre « de vivre dans un milieu où le choléra fait rage sans contracter la maladie ».

II. — *Maladies dont le contage est contenu dans les produits bucco-pharyngés et naso-bronchiques :*

Diphtérie (sécrétions pharyngées et nasales). — Grippe (produits d'expectoration). — Pneumonie et broncho-pneumonie (crachats). — Peste pneumonique (crachats et sécrétions nasales). — Rougeole (sécrétions oculaires, buccales et pharyngées). — Scarlatine (mucus pharyngé et nasal et fragments d'épiderme ayant pu être en contact avec lui). — Coqueluche (produits d'expectoration). — Oreillons (mucosités de la bouche et du nez). — Méningite cérébro-spinale épidémique (mucosités buccales et nasales). — Tuberculose pulmonaire (crachats secs et crachats humides projetés par la toux ; parfois, matières fécales et produits de suppuration).

Pour toutes ces maladies, les indications primordiales seront : désinfecter les crachats, les linges, les ustensiles de table ; diminuer, autant que possible, l'infection des cavités bucco-pharyngées par des lavages fréquents ; dès la guérison du malade, désinfecter la chambre et son contenu par lavage des murs et planchers et l'action d'un gaz. De plus, toutes les personnes approchant ces malades auront soin de désinfecter aussi soigneusement que possible leur gorge, leurs cavités nasales, leurs mains, leur visage, leurs vêtements, autant pour éviter d'être contagionnées elles-mêmes que de contagionner à leur tour les personnes qu'elles peuvent approcher. Dans ce groupe d'affections, il serait nécessaire de distinguer entre celles où l'agent contagieux rejeté hors de l'organisme malade reste vivace et dangereux, telles la diphtérie, la scarlatine, la tuberculose, et celles où le germe est anéanti presque aussitôt que rejeté, comme la rougeole. Dans les premières, en effet, la nécessité d'une désinfection rigoureuse est incontestable ; dans les secondes, au contraire, elle paraît moins évidente. « Le danger est dans la gorge, les fosses nasales des malades, et on désinfecte les meubles. » L'isolement du malade serait préférable, mais on sait combien il est difficile à obtenir.

### III. — Maladies dont le contage est contenu dans les produits cutanés et autres sécrétions :

Variole (produits des pustules et surtout des croûtes desséchées), varicelle (croûtes). — Érysipèle (sérosités et parcelles d'épiderme détachées des surfaces enflammées). — Infections puerpérales (sécrétions vaginales, pus, lochies). — Ophtalmie purulente des nouveau-nés (pus provenant des yeux de l'enfant). — Conjonctivite purulente et ophtalmie granuleuse (sécrétions oculaires). — Teigne (pellicules du cuir chevelu). — Peste bubonique (matières issues des pustules ulcérées ou gangrenées et des bubons).

La désinfection doit être particulièrement rigoureuse dans la variole : désinfection de la peau et des orifices naturels des malades, des excréta et de la chambre entière avec son contenu ; drap imbibé de solution de sublimé tendu devant la porte, fenêtre grillagée pour empêcher l'introduction des mouches ; désinfection minutieuse des personnes qui, en aussi petit nombre que possible, entreront dans la chambre du malade.

Par contre, pour l'érysipèle et l'infection puerpérale, la prophylaxie est plus facile ; en plus de la désinfection des linges et de l'asepsie des personnes qui sont en contact avec les malades, il suffit souvent d'une compresse imbibée de sublimé pour empêcher la propagation de l'infection. On n'en désinfectera pas moins soigneusement la chambre où

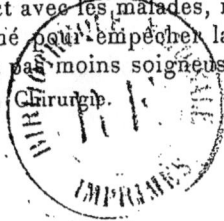

TUFFIER ET DESFOSSES. Chirurgie. 7

a séjourné une puerpérale. L'érysipèle est infiniment moins contagieux, et sa contagiosité est même niée par nombre d'auteurs.

IV. — *Maladies dont le contage est contenu dans le sol, le pus des malades, mais dont la désinfection est particulièrement difficile à cause de l'existence des spores :*

Tétanos. — Charbon.

V. — *Maladies dont le contage est contenu dans le sang et est transmis par des insectes :*

Peste (rats et puces). — Fièvre jaune (moustiques). — Typhus exanthématique (poux). — Lèpre (probablement puces, poux, araignées, etc.). — Fièvres récurrentes (poux de vêtements et poux de tête). — Maladie du sommeil (mouche tsé-tsé [*glossines*]), paludisme (moustiques [*anopheles*]).

La prophylaxie est ici toute différente : elle consiste à empêcher parasites ou insectes d'approcher les malades et en second lieu à détruire ces insectes. Nous verrons que l'anhydride sulfureux remplit cette seconde indication.

## MOYENS PRATIQUES DE DÉSINFECTION

### PENDANT LA MALADIE

En cas de maladie contagieuse la première précaution à prendre est de ne laisser pénétrer auprès du malade que les personnes strictement nécessaires à son traitement.

*Préparation de la chambre.* — Les rideaux, tentures, tapis sont retirés ; on laisse un minimum de meubles. Le lit est placé au milieu de la chambre. Les poussières du sol de la chambre sont enlevées chaque jour et brûlées ; avant le balayage au torchon humide, on projettera sur le plancher de la chambre de la sciure de bois humectée d'une solution désinfectante.

*Soins à donner aux malades.* — Le malade sera tenu très proprement : lavages de bouche avec une solution boriquée ou de l'eau oxygénée très diluée, nettoyages des orifices naturels à l'eau bouillie chaude, lotions alcoolisées et savonnage du corps.

La désinfection du pharynx sera tentée, soit par des gargarismes à l'eau néolée ou des lavages à l'aide du bock, très prudents pour ne pas faire refluer les produits infectieux dans les trompes d'Eustache, ou mieux par des pulvérisations ou des fumigations.

MM. Vincent et Bellot conseillent la formule suivante :

| | |
|---|---|
| Iode. . . . . . . . . . . . . . . . | 20 grammes |
| Gaïacol. . . . . . . . . . . . . . | 2 — |
| Acide thymique. . . . . . . . . . . | 0,25 |
| Alcool à 60°. . . . . . . . . . . . | 200 grammes |

En inhalation, à la dose d'une cuillerée à café par demi-litre d'eau bouillante.

On pourra encore faire des badigeonnages de la gorge avec de la glycérine iodée à 1/100. Pour les cavités nasales, on emploiera de préférence l'huile résorcinée ou goménolée à 1/50.

Dans certaines maladies où il y a desquamation de l'épiderme, on oindra la peau du malade avec de l'huile ou une pommade à laquelle on aura fait joindre un désinfectant (axonge boratée benzoïnée, vaseline ou huile mentholée ou phéniquée).

Les objets tels que canules à lavages ou à lavements, thermomètre seront conservés dans une solution antiseptique.

*Destruction des insectes.* — Il est indispensable de lutter contre les mouches, les puces, les punaises, agents possibles de transmission de la maladie. Le meilleur procédé pour détruire les mouches consiste à placer çà et là sur les meubles ou sur le plancher des soucoupes contenant un peu de lait additionné de 10 pour 100 de formol ; ce liquide leur plaît beaucoup et les empoisonne. Trillat et Legendre ont préconisé pour la destruction des mouches le lait formolé suivant : lait 25 pour 100, eau 60 pour 100, et formol 15 pour 100, mélange à disposer sur des assiettes et qu'il est bon de sucrer légèrement.

*Soins à prendre par le médecin.* — Pour éviter de souiller leurs vêtements en touchant le malade, les médecins comme les infirmières, en rentrant dans la chambre du malade, doivent revêtir des habits de toile blanche, sur lesquels on aperçoit facilement les taches, et qui peuvent être facilement désinfectés. L'infirmière ne mangera jamais dans la chambre du malade, et avant de prendre ses repas, elle se désinfectera soigneusement les mains et la figure. Les aliments ayant séjourné dans la chambre ne devront être consommés qu'après avoir subi, autant que possible, une nouvelle cuisson. Il serait à désirer que le médecin, quand il va toucher un typhique, revête des gants en caoutchouc comme le chirurgien qui va inciser un abcès. De même, une bonne précaution pour lui, serait de recouvrir ses chaussures de ville avec des chaussures de caoutchouc qu'on pourrait rapidement désinfecter en les essuyant avec un linge imbibé d'eau de Javel à 1 pour 50.

En tous cas, médecins et infirmiers, chaque fois qu'ils auront été en contact avec le malade et chaque fois surtout qu'ils sortiront de sa chambre, ne négligeront, sous aucun prétexte, de se désinfecter les mains. Pour cela, ils auront veillé à ce que, dès le début de la maladie, on ait installé sur une table tous les objets nécessaires pour réaliser commodément cette toilette des mains. On fera un lavage de la figure et surtout un savonnage minutieux des mains avec brossage des ongles coupés court, puis immersion dans une solution de sublimé ou mieux dans de l'alcool. Le lavage avec de la teinture d'iode additionnée d'alcool pourra être d'une pratique précieuse.

*Désinfection des excreta.* — Les excrétions des malades atteints d'affections intestinales étant dangereuses, il importe de tuer les germes infectieux dans les selles et l'urine avant de s'en débarrasser. Dans les hôpitaux modernes pour maladies contagieuses, on incinère les excreta après les avoir mélangées à une quantité suffisante de sciure de bois.

Quand on n'a pas à sa disposition d'installation spéciale, il faut, avant d'envoyer les matières à l'égout, les mettre en contact *prolongé* avec du lait de chaux ou du chlorure de chaux (Le sulfate de fer, malgré ses propriétés de destruction des mauvaises odeurs, n'est pas un désinfectant sûr). Pour préparer le lait de chaux, on fait éteindre la chaux vive en la plaçant dans un baquet et en l'arrosant peu à peu avec de l'eau, autant que possible chaude ; quand elle est éteinte, c'est-à-dire que le foisonnement a cessé, on y ajoute la quantité d'eau nécessaire pour la délayer. La proportion convenable est de 1 kilogramme de chaux vive pour 10 litres d'eau.

Le chlorure de chaux doit être employé en solution, conservé dans des vases clos, à la dose de 20 grammes par litre d'eau (il doit sentir fortement le chlore).

On peut aussi, si l'on a à sa disposition du crésyl, l'employer pour la désinfection des matières, avec lesquelles il a le grand avantage de se mélanger intimement. On pourra user de crésylol sodique (préparé suivant la formule du Codex) en solution forte à 4 pour 100. On ajoutera aux matières la moitié de leur volume de ces solutions.

Pour les *urines*, on conseille de leur ajouter de l'eau de Javel, ou du sulfate de cuivre en solution à la dose de 50 grammes par litre, ou du lait de chaux.

Quel que soit le désinfectant choisi, il faut lui laisser le temps de bien pénétrer les matières. Lorsqu'il s'agit de déjections solides l'immersion totale dans le désinfectant doit durer 6 heures au moins ; pour les matières liquides, 1 heure suffira. Le rejet dans les cabinets d'aisance n'aura lieu qu'après ce contact.

*Désinfection des crachats.* — On veillera à ce que le malade ne crache pas dans un mouchoir, mais dans un récipient spécial approprié à cet usage (cuvette, crachoirs, etc.). On pourrait tout au plus lui permettre de cracher dans des mouchoirs de papier mince (mouchoirs japonais) à la condition de jeter immédiatement ce papier dans un récipient contenant un liquide antiseptique. Ils seraient ensuite incinérés. La chaleur est le meilleur mode de désinfection des crachats ; dans les hôpitaux, on se sert d'autoclaves spéciaux, mais pour de petites quantités on peut se contenter de l'ébullition dans une lessive de soude en solution à 10 pour 100.

Dans les crachoirs, on aura soin de mettre une solution de lessive de soude à 10 pour 100 qui fluidifie les crachats et les désinfecte ou un peu de l'une des solutions suivantes :

De lysol ou lusoforme à 2 pour 100.

On doit user de ces substances largement, bien les incorporer avec les crachats et les laisser en contact au moins pendant 1 heure ; en l'absence de toute solution antiseptique, on ne laisserait pas les crachats se dessécher, mais on les couvrirait avec un peu d'eau, en attendant qu'on puisse les brûler. On ne doit pas se servir de solution de sublimé ; le sublimé coagule les matières albuminoïdes des crachats, ce qui empêche sa pénétration ; en se combinant avec ces matières albuminoïdes, il devient inerte. L'acide phénique (additionné de son poids de glycérine) à 5 pour 100 peut s'employer, mais coagule aussi, bien qu'à un moindre degré, les matières albuminoïdes.

On peut, de temps à autre, faire bouillir les crachoirs dans de l'eau carbonatée..

**Désinfection des linges.** — Les linges de corps ou de lit ou les blouses du personnel soignant, souillés par les excreta, doivent être aussitôt recueillis, dans la chambre même du malade, soit dans des récipients en métal facilement stérilisables, soit dans des sacs à désinfection en toile, soit même, à défaut de sacs, dans des draps mouillés avec une solution antiseptique. Les linges ou objets à incinérer seront mis à part. Ces linges, souillés par des excrétions et par des sérosités morbides, ne doivent pas être blanchis, mais désinfectés au préalable.

Il est encore plus prudent de les plonger immédiatement dans un récipient contenant de l'eau de Javel ou une solution à 4 pour 100 du mélange suivant :

| | |
|---|---|
| Crésyline. . . . . . . . . . . . | 50 parties |
| Lessive de soude. . . . . . . . . . | 50  — |
| Savon noir. . . . . . . . . . . | 20  — |

Le tout est porté à la température de 60° ou laissé à froid une demi-journée dans la solution.

Le linge est ensuite porté à l'appareil laveur, qui détruit les spores et termine ce qui n'aurait pas été parfait. Il est alors inutile de passer le linge à l'étuve. A la suite de l'action de la crésyline, le linge a une très légère teinte jaunâtre qui disparaît par le lessivage.

L'opération, qui consiste à laisser tremper le linge quelques heures dans un liquide alcalin pour que les taches d'albumine se solubilisent, est appelée *essangeage*.

On pourrait encore traiter les linges par l'un des procédés ci-après : ébullition pendant 1 heure au moins dans une lessive chaude au carbonate de soude ou à la cendre de bois ; trempage prolongé (6 heures au moins) dans le crésylol sodique[1] à 4 pour 100 ; dans le formol du commerce à la dose de 40 grammes de formol pour 1 litre d'eau.

---

1. Les crésols, crésylols, crésyls, lysols, tricrésols sont des antiseptiques extraits des goudrons de houille ; ils sont peu solubles dans l'eau ; pour augmenter leur solubilité, on ajoute des alcalins.

*Désinfection des vêtements.* — Les vêtements ne pourront guère être placés dans des solutions désinfectantes ; en général, d'ailleurs, ils sont, les vêtements extérieurs surtout, moins souillés que le linge. Aussi la désinfection par la vapeur de formol leur est-elle parfaitement applicable. Pour cela, dans un local clos d'une contenance de 10 à 12 mètres cubes, on fera dégager des vapeurs de formol : soit par la pulvérisation d'une solution d'aldéhyde formique à 5 pour 100, soit par l'évaporation de 10 centimètres cubes d'aldéhyde formique ajoutés à 20 centimètres cubes d'eau par mètre cube de l'espace clos renfermant des vêtements. Le séjour des vêtements dans ce local doit être de 10 heures.

Les divers appareils à désinfection par le formol qui ont reçu l'autorisation exigée par la loi seraient à employer de préférence, et dans les conditions strictement visées dans le certificat d'autorisation.

*Pour les vêtements profondément souillés*, il est nécessaire d'employer des étuves à dégagement de vapeur d'eau ne dépassant pas 105° C. ou à dégagement d'aldéhyde formique gazeux, suivant les conditions fixées à l'autorisation de ces divers appareils. La température de ces étuves n'altère pas les tissus et permet la pénétration suffisante des vapeurs de formol. On peut ainsi éviter l'étuve à vapeur qui fait perdre aux tissus leur souplesse et leur résistance.

Il est possible de réaliser, sans avoir besoin d'étuves spéciales, un espace clos (cuvier renversé, etc.) dans lequel la vapeur d'eau sera maintenue sous une faible pression et où l'on fera dégager en même temps des vapeurs antiseptiques.

En l'absence de tout autre moyen de désinfection, les vêtements souillés seraient trempés dans une solution comme pour les linges.

*Désinfection des services de tables.* — Après chaque repas, il faut recueillir les objets de table, cuillères, fourchettes, couteaux, verres, assiettes, et plonger le tout dans une solution désinfectante ou dans de l'eau carbonatée qu'on porte à l'ébullition, puis soigneusement les nettoyer.

*Désinfection de l'eau des bains.* — Avant d'envoyer l'eau du bain à l'égout, on aura soin de désinfecter l'eau avec du lysol,

du lusoforme ou avec du formol, en en ajoutant une quantité suffisante pour obtenir une solution au taux de 3 à 5 pour 100, ou
avec du lait de chaux dans la proportion de 2 pour 100.

## APRÈS LA MALADIE.

*Désinfection des objets de literie.* — Après la maladie, il
sera indispensable d'envoyer aux étuves à désinfection les objets
de literie, matelas, traversins, couvertures.

L'étuve sous pression est néfaste pour la laine, aussi emploie-
t-on maintenant les étuves à formol ou à formacétone qui peuvent
être portées à une température de 75 à 80°, et qui permettent de
désinfecter la profondeur des matelas sans les détériorer. Pour
comporter une sécurité absolue, les enveloppes de matelas doivent être décousues et l'intérieur doit être décomprimé et légèrement brassé. Dans le plus grand nombre de cas, les souillures n'atteignent guère que la surface ou ne pénètrent qu'à une très faible
profondeur, mais lorsque le contenu a été traversé, il est nécessaire de passer ces objets à l'étuve à vapeur sous pression.

*Désinfection de la chambre.* — Quand le malade a quitté
sa chambre[1], on laissera les fenêtres ouvertes, puis on s'occupera
de la désinfecter. Pour cela on enlèvera la literie, les tapis, les
couvertures, les meubles rembourrés et tous les objets profondément infectés ou dont la désinfection est difficile et qui devront
être traités à part ; on lavera le parquet, les soubassements avec
de l'eau de Javel à 1 pour 50 ou avec une solution de sublimé salée
au millième.

Les petits objets à usage personnel des malades, livres, jouets,
crayons, fournitures de bureau, porte-monnaie sont détruits par
le feu dans la cheminée ou le poêle, toutes les fois que la chose
sera possible en raison du peu de valeur de ces objets, ou soumis à la désinfection par dégagement de gaz antiseptique.

Pour tout ce qui est literie en fer, tables de nuit en métal, on
peut savonner d'abord, puis utiliser les solutions de lysol, luso-

---

1. On ne peut désinfecter réellement une chambre qui est occupée ; n'importe
quel gaz à l'état de concentration suffisante pour tuer les bactéries rendrait la vie
de l'homme impossible.

forme, ou d'anios bruts, de crésol ou celle de sublimé à 1/1000.
On fera bouillir les urinals, vases de nuit, crachoirs dans une
solution sodique. On fera ensuite agir un désinfectant gazeux
qui désinfectera les meubles et les parois non lavables de la
pièce (auparavant boucher soigneusement avec des bandes de
papier toutes les fentes, fermer toutes les ouvertures, écarter les
meubles des murs, ouvrir les placards, tiroirs).

Dans ce dernier but, deux produits peuvent être utilisés :
1° *Le formol* ou *formaline* (c'est une solution d'aldéhyde formique à 40 pour 100); il est doué d'un pouvoir bactéricide très
énergique, tout en présentant une innocuité absolue pour les
objets à désinfecter; malheureusement, il n'a qu'une action antiseptique superficielle : une mince couche de poussière, un linge
suffisent à intercepter l'aldéhyde formique. « Le gaz exige, en
effet, pour pénétrer les objets à désinfecter, des conditions d'humidité, de température et de pression qu'on ne peut réaliser dans
les conditions ordinaires où se pratique la désinfection des
locaux » (Lemoine). En tous les cas, la désinfection des locaux est
d'autant plus parfaite que le nombre des foyers de production
d'aldéhyde formique est plus considérable. Un foyer unique ne
peut espérer désinfecter une pièce cubant plus de 70 à 80 mètres
cubes.

On ne peut désinfecter par l'évaporation directe d'une solution
de formol, car sitôt que la concentration s'élève il se forme un
produit de polymérisation la paraformaldéhyde, qui donne des
vapeurs moins promptement microbicides que celles du formol.
Aussi a-t-on additionné la solution à 40 pour 100 de formol du
commerce de différents produits : chlorure de calcium (formo-
chlorol), menthol (holzène), glycérine (glycoformol), acétone
(formacétone).

Divers appareils permettent l'utilisation de ces solutions, qu'ils
soient placés soit hors de la pièce à désinfecter soit à son intérieur. Sans avoir recours à aucun appareil spécial, on peut pratiquer une désinfection à foyers multiples en utilisant la solution
de formol du commerce d'après le procédé suivant (Lemoine).
On fait le mélange :

Formol du commerce à 40 0/0. . . . . . . .    10 parties
Eau. .    . . . . . . . . . . . .    3  —

On compte 12 centimètres cubes environ de cette solution par mètre cube à désinfecter et on répartit le liquide dans des récipients placés sur des trépieds disséminés sur le plancher, dans la proportion d'un foyer par 80 mètres cubes. On clôt hermétiquement le local et, sous chaque récipient, on allume un foyer destiné à porter le liquide à l'ébullition jusqu'à évaporation complète. Il est prudent d'utiliser des vases métalliques très larges, pour que la flamme du foyer ne lèche pas les bords, car la solution de formol du commerce renferme quelquefois de l'alcool méthylique qui pourrait s'enflammer et causer un incendie. Dans tous les cas, pour éviter ce danger, on mettra sur le récipient un couvercle portant à son centre une large ouverture et on placera les trépieds sur du sable si le sol est constitué par du plancher.

Il pourra être utile d'associer à l'évaporation la pulvérisation de la solution de formol, dans tous les coins et placards, et sur tous les objets particulièrement suspects (taches des tapis, etc.).

En certains cas même, dans de petites pièces, la pulvérisation pourrait peut-être suffire à désinfecter, à la condition d'être faite très soigneusement; mais l'on sait combien l'action irritante du formol sur les muqueuses pituitaire et conjonctivale rendrait cette opération pénible.

On pourrait encore pulvériser, par mètre cube, 10 grammes de formol sur des draps suspendus en ligne à travers la pièce. Un drap de 1$^m$,50 à 2 mètres retient environ 150 grammes de solution sans dégoutter. On peut, mieux encore, laisser évaporer des bandes de toile imprégnées de solutions de formol et suspendues dans la pièce. La chambre doit être fermée hermétiquement et maintenue close au moins vingt-quatre heures. Ces méthodes sont limitées à des pièces ou à des appartements ne dépassant pas 100 mètres cubes au maximum. La dose à employer doit toujours correspondre à 4 grammes d'aldéhyde formique par mètre cube.

La désinfection terminée, l'appartement est ouvert et aéré avec soin ; on peut neutraliser au besoin l'excès de formol par l'ammoniaque, en disposant ce dernier dans des plats ou des cuvettes à travers les chambres, à raison de 1 litre par 100 mètres cubes.

Le formol, germicide puissant, n'a presque aucune action insecticide.

2° *L'anhydride sulfureux.* — On cube exactement la pièce à désinfecter, on en bouche aussi exactement que possible toutes les ouvertures, toutes les fentes, tous les trous de serrure, et on y laisse les meubles, les tentures, etc. La quantité de soufre à brûler est de 70 grammes par mètre cube. Le soufre (fleurs de soufre de préférence ou soufre en canon broyé) est disposé sur un foyer constitué par des briques, isolées soigneusement du plancher par des lames de tôle.

L'action de l'anhydride sulfureux employé comme désinfectant exige la présence de l'humidité, il est donc nécessaire de faire auparavant ou en même temps évaporer de l'eau (il faut 100 grammes d'eau par 300 grammes de soufre brûlé).

L'usage de grands pots en fer *larges et à fond plat* (fours Dutch) que l'on place dans une cuvette contenant de l'eau permet non seulement de diminuer les dangers d'incendie, mais, en se servant de la chaleur de combustion du soufre, de n'utiliser qu'un seul appareil pour produire le gaz sulfureux et la vapeur d'eau nécessaire. On enflamme le soufre après l'avoir arrosé d'alcool, puis on ferme la pièce hermétiquement, et on ne l'ouvre que 24 heures après.

L'anhydride sulfureux a l'avantage d'être efficace, bon marché et de production facile. Non seulement il est germicide, mais il est aussi *insecticide* ; il détruit rapidement (2 heures seulement lui sont nécessaires), les rats, souris, blattes, puces, moustiques et tous les insectes. Malheureusement, c'est aussi un *désinfectant de surface et il ne tue pas les spores.* De plus, il blanchit toutes les couleurs d'origine végétale et beaucoup de couleurs d'aniline. Il agit sur les tissus de coton et de laine en diminuant considérablement leur solidité ; il attaque presque tous les métaux ordinaires si l'on n'a pas eu soin de les préserver par une couche de vaseline.

Autant que possible, après toute désinfection, les objets ou appartements seront aérés et *exposés au soleil.*

\*
\* \*

En résumé, en matière de prophylaxie et de désinfection, ce qui importe avant tout, c'est une attention constante aux moindres détails, une propriété méticuleuse.

# CHAPITRE VII

## BANDAGES HERNIAIRES

Les bandages herniaires sont des appareils mécaniques qui, placés au-devant des orifices herniaires, sont destinés à empêcher la sortie de la hernie. Depuis la généralisation de la cure chirurgicale des hernies, les bandages herniaires ont perdu beaucoup de leur importance, néanmoins ils constituent encore le traitement palliatif le plus communément employé ; le bandage herniaire est un appareil de pis-aller, mais c'est un appareil utile.

*Historique.* — Dans l'antiquité, les bandages herniaires étaient constitués simplement par des bandes de toile, maintenant une pelote au-devant de l'orifice herniaire. C'est à Bernard de Gordon qu'on attribue la première ceinture rigide en fer, comme moyen de contention des hernies (1306). Cependant à l'exposition universelle de 1900, dans l'exposition rétrospective des instruments de chirurgie, on voyait figurer dans la vitrine des collections particulières un bandage herniaire en fer, attribué au vii^e siècle ; ce bandage appartient au musée de Bar-le-Duc, et fut trouvé dans le cimetière d'Euville. Le bandage élastique *en acier* fut inventé par Nicolas Lequin. Tiphaine en 1761 appliqua l'idée de Lequin à la construction du bandage double et fixa chaque pelote sur un bandage à part. En 1807, Salmon, mécanicien anglais, imagina le bandage qui embrasse le côté du corps opposé à celui où existe la hernie.

*Bandage français.* — Le bandage français se compose d'un ressort en acier embrassant la demi-circonférence du bassin répondant à la hernie, se *moulant sur les contours de cette demi-circonférence* et se terminant d'un côté par une *pelote* que son élasticité maintient appliquée sur l'orifice herniaire, de l'autre par une *courroie* qui, contournant le côté opposé du corps, vient se fixer à la pelote (fig. 35).

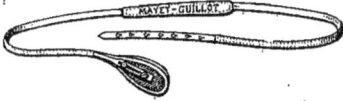

Fig. 35. — Bandage inguinal droit français.

Le ressort français est une *lame d'acier trempé*, courbé non seulement sur le plat, mais aussi sur les bords et tordu sur l'axe, de façon que cette lame d'acier épouse complètement la forme du bassin, que le point d'appui postérieur du ressort sur la région rachidienne soit plus élevé que le point d'application de la pelote, que le bord inférieur de la pelote soit porté plus en arrière que son bord supérieur. La longueur du ressort est calculée pour avoir les dimensions de la demi-circonférence du corps. La force du ressort doit être suffisante pour maintenir la hernie ; mais ne doit pas déterminer une pression intolérable.

La *pelote* est constituée par une lame métallique, l'écusson, sur lequel est rivée l'extrémité antérieure du ressort, et sur laquelle vient se fixer la courroie d'attache. Du côté de la peau l'écusson est rembourré par une masse molle en rapport avec la peau et composée soit de laine et de crin, soit de lames super-posées de molleton et de laine enve-

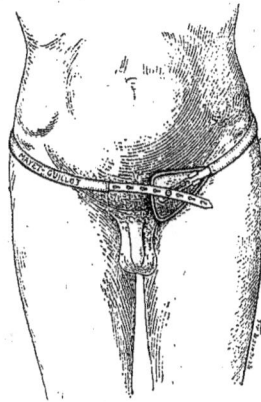

Fig. 36. — Bandage français inguinal gauche appliqué.

loppées d'une toile solide recouverte de peau. On a construit également des pelotes dures en caoutchouc durci, en émail, en buis, en ivoire, en aluminium, des pelotes présentant des ressorts dans leur épaisseur, etc. ; les pelotes dures ou compliquées sont peu utilisées, en France du moins. La forme de la pelote est variable, ovalaire, elliptique, ronde. Il en est de triangulaires dites à bec de corbin ; cette variété de pelote est généralement bombée en son milieu. Certaines pelotes sont échancrées en croissant ou en fer à cheval pour épargner quelque organe, le testicule en ectopie, par exemple. La face profonde de la pelote est plus épaisse au centre qu'à la circonférence, elle doit présenter un relief suffisant pour que la partie du ressort qui s'y rattache ne repose pas sur les téguments. La pelote doit être assez large pour recouvrir la totalité de l'orifice herniaire et dépasser ses bords en tous sens.

*Courroie.* — Le ressort se continue par une courroie, ou patte, percée de trous qui vient se fixer à un bouton situé sur la pelote.

*Sous-cuisse.* — Souvent, on ajoute un sous-cuisse qui a pour but d'empêcher le bandage de remonter. Dans les bandages dont la pelote est triangulaire, à bec de corbin, le sous-cuisse partant de la pointe que présente

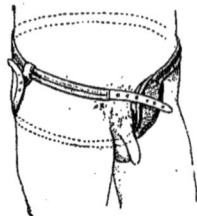

Fig. 37. — Bandage à bec de corbin avec sous-cuisse.

la pelote, croise obliquement la ligne médiane au périnée pour venir se rattacher sur le côté opposé.

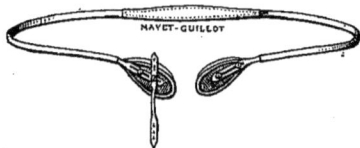

Fig. 38. — Bandage double.

**Bandage double.** — Pour les hernies doubles, le bandage français se compose de deux pelotes se terminant par deux ressorts qui viennent aboutir à un coussin dorsal; les deux pelotes sont réunies par une petite lanière.

**Bandage anglais.** — Le bandage anglais se compose d'un ressort embrassant la *demi-circonférence du corps opposée* au côté où siège la hernie, et terminé à chacune de ses extrémités par une pelote (fig. 39 et 40).

La pelote postérieure prend point d'appui sur la région vertébrale, la pelote antérieure appuie sur l'orifice herniaire. Ces pelotes

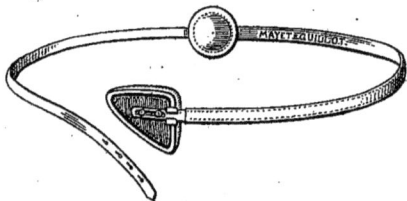

Fig. 39. — Bandage ingninal anglais.

sont mobiles en tous sens sur les extrémités du ressort,

Le ressort du bandage anglais ne présente qu'une courbure sur le plat, il n'a pas besoin d'être modelé sur les contours du bassin. Il *agit à la façon d'une pince*, ne touche le patient que par ses deux pelotes et ne prend aucun point d'appui autour du tronc.

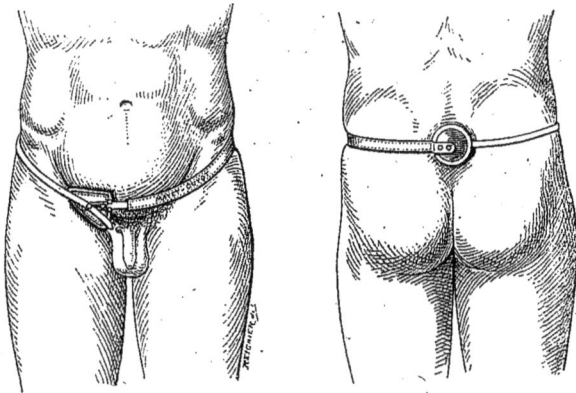

Fig. 4o. — Bandage anglais appliqué sur une hernie inguinale droite.

Le bandage anglais convient surtout pour les hernies ingui-nales. La pelote du bandage anglais se déplace moins dans les mouvements de la cuisse que celle du bandage français.

*Bandage pour hernie crurale.* — Le bandage pour hernie crurale est un bandage français. La partie antérieure du ressort s'incurve fortement en bas pour permettre à la pelote de mainte-nir la région crurale. Le sous-cuisse part du collet de la pelote et fait le tour de dehors en dedans de la racine de la cuisse.

En raison de la mobilité de la cuisse sur le bassin, on peut difficilement compter sur une exacte contention des hernies cru-rales; aussi, ne saurait-on trop conseiller la cure opératoire aux malades atteints de hernie crurale.

*Bandage pour hernie ombilicale de l'adulte.* — Le bandage pour hernie ombilicale de l'adulte consiste en un ressort embras-sant la moitié du corps se ter-minant d'un côté par une large plaque ronde ou ovale, au centre de laquelle est une demi-sphère destinée à s'appliquer sur l'ou-verture ombilicale; et de l'au-tre côté par une ou deux cour-roies qui viennent se fixer à la partie antérieure de la plaque.

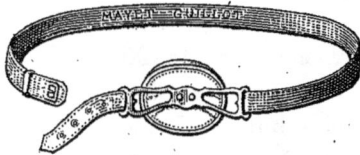

Fig. 4i. — Bandage ombilical.

On fait également volontiers usage du bandage de Dolbeau, dans lequel la pelote, au lieu d'adhérer à un ressort en demi-cercle, est fixée à une lame fenêtrée d'acier qu'elle déborde en haut et en bas. Aux extrémités de ce ressort est fixée une sangle qui fait le tour de la ceinture. Chez les femmes obèses ou chez les personnes à parois abdominales flasques et tombantes, il est difficile de faire tenir un bandage. Dans ce cas et dans les cas de grosses hernies incoercibles, il est parfois préférable de soutenir la hernie au moyen de plaques maintenues par des ceintures et des courroies. Toutefois ces appareils sont fort incommodes et presque toujours insuffisants et, quand il n'y aura aucune contre-indication, l'opération est à conseiller.

*Application des bandages.* — Le médecin ne doit pas s'en remettre exclusivement aux bandagistes pour déterminer le bandage qui convient à un cas déterminé. Il doit spécifier la forme, les dimensions de la pelote, son inclinaison, la force du ressort ; quand le bandage a été choisi ou fait sur mesure, le médecin doit en vérifier le fonctionnement.

Pour appliquer un bandage, le malade *étant couché,* la hernie est réduite, un doigt oblitère l'anneau pendant que l'on place en arrière du malade la partie postérieure du bandage ; puis on assujettit la pelote sur l'orifice herniaire. On fixe alors la courroie et les sous-cuisses. On ordonne au sujet de se lever, de tousser, de marcher, de s'accroupir, et pendant ces diverses actes on s'assure que la pelote reste bien en place et que la hernie ne s'échappe pas au-dessous d'elle. Les essais doivent être répétés au bout de quelque temps pour constater que le malade sait bien placer son bandage et que ce bandage maintient bien la hernie.

Le malade, sauf certaines circonstances, ne porte pas son bandage la nuit, il l'applique le matin au lever en étant encore dans la position horizontale.

Il est bon de faire envelopper la pelote du bandage d'un linge fin que l'on changera de temps en temps, cette précaution a pour but de s'opposer à ce que le bandage ne soit sali par la sueur. Le malade devra donner des soins minutieux aux téguments en rapport avec le bandage.

Chez les sujets obèses, à ventre proéminent, le sous-cuisse

n'est pas nécessaire : il est indispensable chez les individus à ventre plat. Chez les obèses la pelote a une tendance à descendre, on a conseillé dans certains cas de soutenir le bandage au moyen d'une bande passant au-dessus de l'épaule.

*Inconvénients du port de bandage.* — Les premiers jours, le bandage occasionne de la gêne, mais si le bandage est bien fait le malade ne tarde pas à s'y habituer.

Les véritables douleurs tiennent à une défectuosité de l'appareil et le bandagiste devra y remédier sur l'avis du médecin qui vérifiera si le ressort n'est pas trop puissant, si l'articulation n'est pas mal placée, si la pelote n'est pas trop volumineuse ou trop dure.

Presque tous les hernieux présentent au niveau des points de contact du bandage une coloration brunâtre de la peau; mais un hernieux qui veille à sa propreté n'aura ni eczéma ni excoriation.

Les ulcérations et les escarres que l'on a parfois observées tiennent à des bandages mal faits. Dès que surviendra un de ces accidents sous le bandage, on devra l'enlever, le faire modifier par le bandagiste et le malade gardera le lit pendant quelques jours.

*Bandage herniaire chez les enfants.* — Chez l'enfant les hernies peuvent peut être guérir par le port d'un bandage bien fait, gardé jour et nuit, mais la cure radicale des hernies chez les enfants est si facile et si efficace qu'il est bien préférable de recourir à l'intervention chirurgicale.

BANDAGE INGUINAL. — Pour les hernies inguinales pendant le cours de la première enfance on prescrira le port d'un bandage. Chez le nouveau-né, il n'y a guère que le petit bandage en caoutchouc insufflé, disposé en fer à cheval, qui ne soit pas trop mal supporté (fig. 42). Vers l'âge d'un

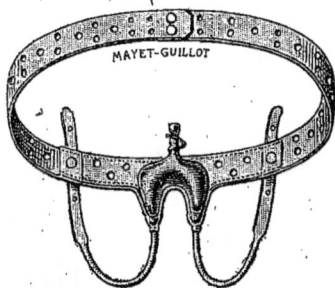

Fig. 42. — Bandage inguinal de nouveau-né.

an, l'enfant pourra être muni d'un bandage à pelote anglais ou français. Il sera bon d'appliquer un bandage bilatéral, car ce

TUFFIER ET DESFOSSES. Chirurgie. 8

bandage tient mieux, et il est fréquent que la hernie soit bilatérale. Ce bandage doit être enveloppé d'une étoffe imperméable et on veillera attentivement aux soins de propreté.

Au-dessous de deux ans la cure radicale n'est indiquée qu'en cas d'étranglement, car on a affaire à un enfant malpropre dont le pansement post-opératoire est exposé à des souillures continuelles. Passé la première enfance, lorsque l'enfant sera devenu propre, on pourra : ou bien conseiller la continuation du port du bandage ou bien proposer aux parents la cure radicale.

L'ectopie testiculaire est chez le nouveau-né une contre-indication au port d'un bandage, on laissera la hernie aux ressources de la nature. Plus tard on proposera l'intervention chirurgicale.

HERNIE CRURALE. — La hernie crurale est exceptionnelle chez l'enfant ; elle est peu justiciable des bandages qui tiennent difficilement.

HERNIE OMBILICALE. — La hernie ombilicale est extrêmement fréquente chez les enfants au-dessous d'un an, après quoi elle devient rare. Abandonnée à elle-même elle guérit parfois. Le meilleur bandage chez le nouveau-né consiste à mettre sur l'anneau, après réduction de la hernie, un tampon d'ouate maintenu par une bande de toile faisant deux fois le tour du corps. Cet appareil simple ne se déplace pas facilement, du reste, la mère peut l'arranger à nouveau toutes les fois qu'il s'est déplacé. Un appareil assez utilisé est la ceinture en caoutchouc avec pelote de caoutchouc. Chez les enfants plus âgés, on pourrait recourir aux bandages à ressort. On a préconisé divers appareils formés d'une petite pelote maintenue sur le nombril par un agglutinatif ; ils sont peu efficaces.

## CEINTURES

Les ceintures sont des appareils entourant l'abdomen et destinées à remédier soit à un relâchement des parois de l'abdomen, soit à une déviation d'un organe abdominal. Le nombre de ces ceintures est extrêmement considérable. Nous mentionnerons simplement les plus usitées.

On s'est occupé de trouver des ceintures pour soutenir la paroi abdominale chez les femmes à paroi grasse ou relâchée par suite de grossesses répétées, ou par suite d'une laparotomie antérieure; pour soutenir le poids d'un utérus gravide ou pour maintenir une tumeur abdominale inopérable.

On a créé de nombreux modèles, faits en coutil, en tissu élastique, en peau de chamois. Ces ceintures se composent d'une partie pleine embrassant l'abdomen et maintenue en arrière par des courroies à boucle ou lacées sur les côtés. Des sous-cuisses sont souvent utiles pour empêcher ces ceintures de remonter. On a imaginé également des ceintures avec pelote pour maintenir en place un organe dévié.

**Ceinture maillot.** — Dans les cas d'*entéroptose,* chez certaines de nos opérées de laparatomie, nous conseillons volontiers une sorte de caleçon élastique, dont la résistance est variable suivant la région et qui est maintenue en place par des jarretelles ou des sous-cuisses (fig. 43).

Dans le cas de *rein mobile* la ceinture abdominale rend les plus grands services. Cette ceinture doit être un *maillot* prenant au-dessus du pubis, remontant jusqu'au-dessus des fausses côtes, son tissu doit être beaucoup plus dense en bas qu'en haut; par conséquent, sa résistance doit aller progressivement en diminuant de bas en haut. Ce traitement simple et inoffensif doit être appliqué à tous les cas de néphroptose au début.

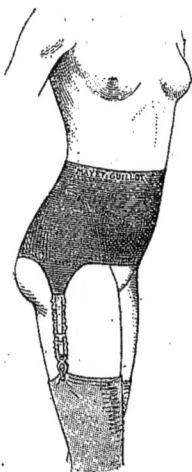

Fig. 43. — Ceinture maillot pour ptose viscérale (appliquée).

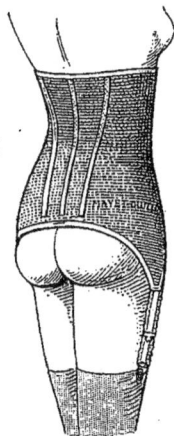

Fig. 44. — Ceinture maillot pour rein mobile (appliquée).

**Ceinture pneumatique de Charnaux.** — Une des meilleures ceintures antiptosiques paraît être la ceinture de Charnaux constituée par une sangle à laquelle est adaptée une garniture pneumatique composée de deux poches de caoutchouc indépendantes l'une de l'autre et *susceptibles d'être gonflées chacune à un degré différent.* Ces deux poches ont dans leur ensemble la forme d'une demi-lune à convexité inférieure destinée à s'emboîter en la comblant dans la partie inférieure de l'abdomen, entre les crêtes iliaques et le pubis. Chacune de ces poches est, pour le gonflement, munie d'un petit tuyau de caoutchouc terminé par un robinet, le tuyau

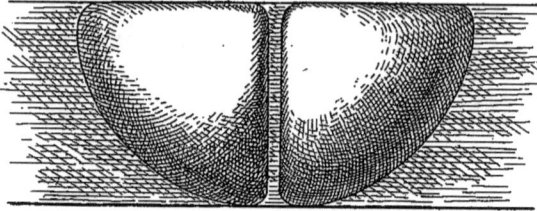

Fig. 45. — Ceinture pneumatique de Charnaux.

se replie au-devant de la sangle et le robinet est logé dans une pochette en peau fixée sur la sangle. Ces deux poches mettent à la disposition du médecin deux forces dont il manie la

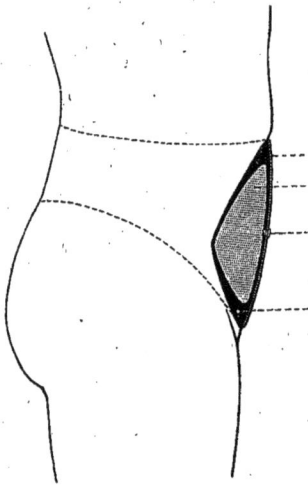

Fig. 46. — Schéma de la ceinture pneumatique de Charnaux appliquée.

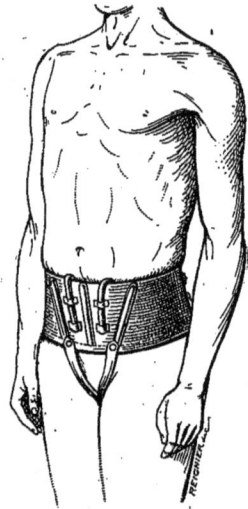

Fig. 47. — Ceinture pneumatique
de Charnaux appliquée.

puissance à son gré pour obtenir le maintien des organes abdo-minaux. Les poches sont faites de caoutchouc souple et résistant, pour obtenir à la fois une action puissante et douce ; elles sont recouvertes de peau de daim ou de flanelle pour éviter le contact direct du caoutchouc avec la peau. Un petit insufflateur joint à l'appareil permet le gonflement facile des pelotes. De préférence l'appareil est mis en place, ajusté et fixé sur le malade placé dans le décubitus dorsal.

## BAS ÉLASTIQUES. — SUSPENSOIRS

Les bas élastiques sont des bas fabriqués avec un mélange de caoutchouc et de soie ou de coton. Ils sont employés surtout dans les cas de varices ; exerçant une pression régulière de bas en

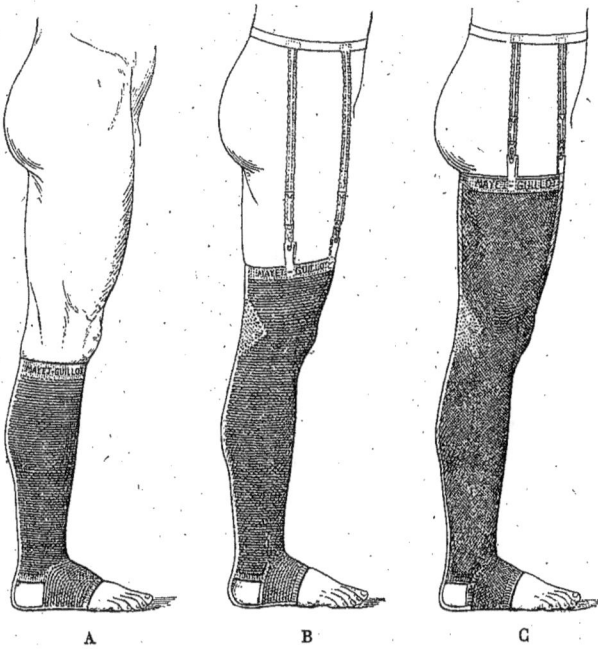

Fig. 48. — Bas élastiques remontant plus ou moins haut sur le membre.

haut, ils compensent pour ainsi dire, par leur élasticité, l'élasticité qui a disparu des parois veineuses. Le bas élastique doit s'étendre depuis la région tarsienne jusqu'au niveau de la partie supérieure de la jambe, en laissant libres les orteils et le talon ; si les varices remontent plus haut, le bas élastique devra comprendre le genou et même remonter jusqu'à la région inguinale ; dans ce cas, il est bon d'adapter à la partie supérieure du bas une jarretelle se fixant au corset ou au caleçon. — Ces bas avec cuissards sont souvent employés chez les femmes enceintes atteintes de varices.

Le malade qui porte des bas à varices doit les retirer pour la nuit, et avant de les remettre le matin au lit, il lavera soigneusement la jambe et la saupoudrera de talc; l'absence de soins est le point de départ d'excoriations ou d'éruptions cutanées.

A la longue, les bas élastiques perdent leur élasticité, aussi certains auteurs conseillent de leur substituer le port d'une bande de flanelle ou de crépon Velpeau que l'on enroule méthodiquement chaque jour autour de la jambe, en commençant par le pied pour s'arrêter au jarret.

On a fabriqué également des bandes de tissu élastique qui s'enroulent autour de la jambe, ce qui permet de graduer la pression. Jusqu'ici ces bandes élastiques n'ont pu détrôner le bas élastique dans le traitement palliatif des varices.

Avant de mettre ses bas à varices, le patient aura soin de maintenir pendant quelque temps la jambe élevée pour chasser le sang veineux vers la racine du membre. Un bon bas à varices ne doit être ni trop serré ni trop peu élastique; il doit être fait strictement sur mesures.

*
* *

*Suspensoirs.* — Le suspensoir des bourses est une petite pochette en tricot de coton ou de soie destinée à contenir le scrotum. Cette poche, à sa partie supérieure, laisse libre passage

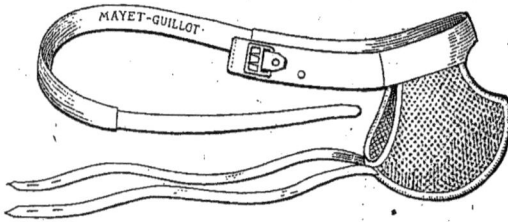

Fig. 49. — Suspensoir Saint-Cène.

à la verge et vient se fixer à une ceinture. De la partie inférieure de la poche partent deux sous-cuisses qui viennent se fixer aux bords de la ceinture. Un bon modèle de suspensoir est le suspensoir de Saint-Cène qui maintient bien réellement les testicules au moyen de tirants latéraux relevant l'organe malade.

On emploie les suspensoirs surtout en cas de *varicocèle*, d'*orchite* et au cours de la *blennorrhagie aiguë*.

# PESSAIRES

Les pessaires sont des instruments qui, placés à demeure dans le vagin, ont pour but de lutter contre les déplacements de l'utérus.

L'emploi du pessaire remonte à une très haute antiquité. Soranus mentionne l'emploi de la grenade comme pessaire. Ætius, Oribase mentionnent l'usage de balles de laine. On trouve figurés des pessaires dans les œuvres de Scultet et de Paré.

Les variétés de pessaires sont extrêmement nombreuses.

*Pessaire de Dumontpallier.* — Le pessaire le plus connu est celui de Dumontpallier, formé d'un anneau de caoutchouc élastique dont l'armature intérieure est formée de fils de cuivre ou de lamelles d'acier.

*Mise en place du pessaire.* — La femme, après avoir vidé sa vessie, se place dans le décubitus dorsal, la tête basse, les cuisses écartées l'une de l'autre, et légèrement fléchies sur le bassin. L'anneau du pessaire bien lubrifié, de glycérolé d'amidon par exemple, est saisi entre le pouce et l'index, et se trouve ainsi

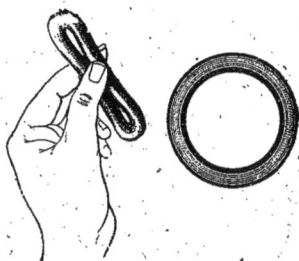

Fig. 50. — Pessaire de Dumontpallier.
Manière de saisir le pessaire.

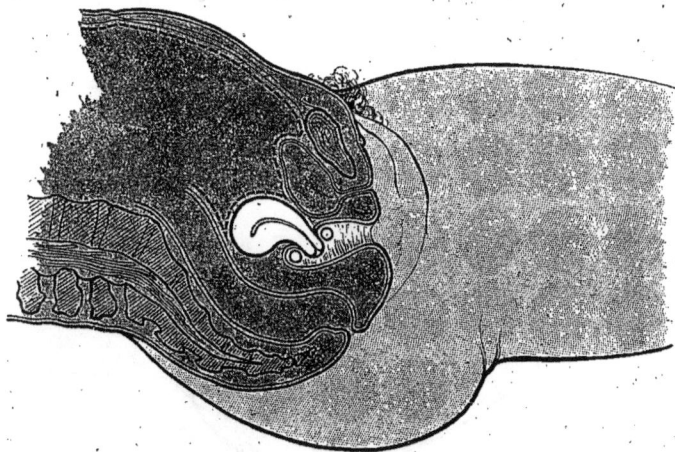

Fig. 51. — Coupe du bassin passant par la ligne médiane ; on voit la section de l'utérus et du pessaire annulaire.

allongé. Le chirurgien placé à droite de la malade introduit ce pessaire à plat, en suivant la voie vaginale postérieure jusqu'à

ce qu'il soit arrivé en arrière du col ; il refoule alors le bord inférieur de l'anneau vers le cul-de-sac antérieur, l'autre bord restant
dans le cul-de-sac postérieur, de façon que le col de l'utérus
reste bien dans l'orifice de l'anneau comme le doigt dans une
bague. Le pessaire de Dumontpallier agit en distendant les culs-
de-sac du vagin qui ainsi tendus fixent le col utérin.

Un pessaire qui ne blesse pas la malade peut sans inconvénient être laissé en place pendant deux ou trois mois, il ne met
obstacle ni au coït ni à la fécondation. On le retirera de temps à
autre pour le nettoyer et on le remettra si, au bout de quelques
jours passés sans pessaire, le besoin s'en fait sentir.

Pour enlever le pessaire on l'accroche avec l'index introduit
dans le vagin et on l'amène peu à peu au dehors.

**Pessaire de Hodge.** — Pour les rétro-déviations utérines, on
se sert volontiers du pessaire de Hodge
en caoutchouc durci ou en aluminium.

Pour introduire un pessaire de Hodge,
la malade étant dans le décubitus latéral,
on réduit d'abord manuellement la déviation, puis on introduit l'instrument à
plat le long d'une des faces latérales du
vagin. Dès que le pessaire est arrivé dans le fond du vagin, on le

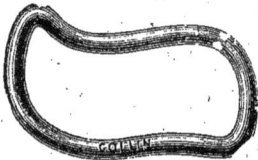

Fig. 52. — Pessaire de Hodge.

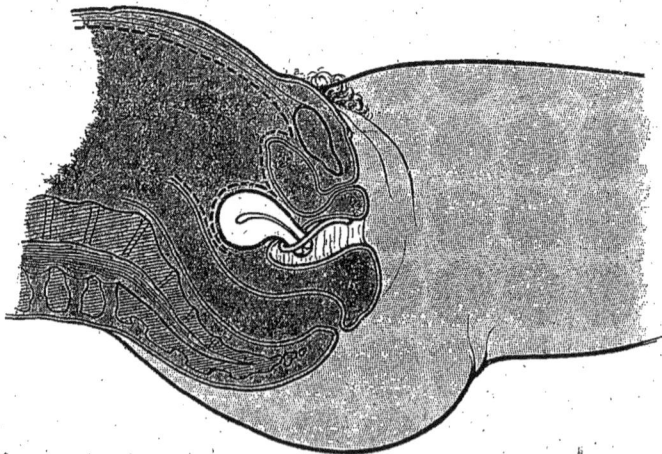

Fig. 53. — Pessaire de Hodge en place ; on voit la coupe de l'utérus et le pessaire,
embrassant le col.

fait glisser en arrière pour qu'il embrasse le col dans la partie supérieure et on appuie sur la partie antérieure du pessaire, de façon que le pessaire ait une direction oblique en bas et en avant.

Dans les prolapsus accentués, les pessaires ne donnent pas toujours une amélioration bien appréciable. On essaiera les pessaires de Dumontpallier, le pessaire de Hodge : ce sont, en attendant une opération curative, des palliatifs auxquels on pourra joindre comme adjuvant la pelote périnéale.

*Pessaire de Gariel.* — Le pessaire Gariel à air est également indiqué dans les prolapsus accentués. Le pessaire de Gariel est une sorte de petit ballon de caoutchouc muni d'un tube à insufflation. On introduit le ballon vide dans le vagin, on le gonfle à l'aide d'un insufflateur, on ferme le robinet. La distension du ballon distend les parois vaginales et s'oppose à la descente de l'utérus.

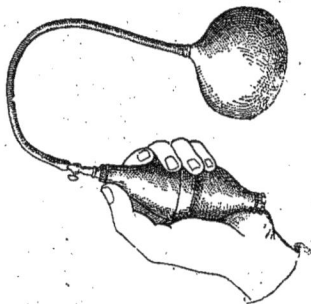

**Précautions à prendre.** — Toute malade assujettie au port d'un pessaire devra prendre des soins de propreté minutieux du vagin. Avec des soins on ne verra survenir ni ulcérations, ni ces accidents de fistules du côté du rectum ou de la vessie dont on signale de temps à autre des exemples. Ces accidents ne surviennent qu'au bout d'un temps très long, ils sont dus à la négligence de la malade ou du médecin.

Fig. 54. — Pessaire de Gariel.

# DEUXIÈME PARTIE

# MATÉRIEL CHIRURGICAL. — ASEPSIE. PANSEMENTS. — SUTURES.

---

## CHAPITRE VIII

### INSTRUMENTS DE PETITE CHIRURGIE. — PLATEAUX ET BASSINS. — MATÉRIAUX DE PANSEMENTS. — SUBSTANCES CHIMIQUES.

## INSTRUMENTS DE PETITE CHIRURGIE

La petite chirurgie n'exige qu'un nombre assez limité d'instruments chirurgicaux.

Pour parer aux éventualités les plus pressantes, le médecin emporte généralement dans sa trousse :

Un bistouri ;
Une paire de ciseaux à pointes mousses ;
Trois pinces à forcipressure ;
Deux pinces à disséquer : une à dents de souris, une à mors simples ;
Une sonde cannelée. Un stylet ;
Un rasoir ;
Une aiguille de Doyen ou une aiguille de Reverdin ;
Une pince à agrafes et des agrafes Michel.

Les instruments chirurgicaux sont faits entièrement en métal ; depuis Pasteur on a renoncé à l'emploi de manches en écaille, en bois que l'on adaptait jadis aux lames d'acier. Les nécessités de la stérilisation sont la raison de ce changement.

Les instruments devront être placés dans des boîtes métalliques, contituées par deux sortes de petits bassins plats, à angles arrondis, s'emboîtant réciproquement. Pour éviter le ballottement et les heurts des instruments, au fond de la boîte est placée une couche d'ouate ou de gaze. Cette boîte présente le grand

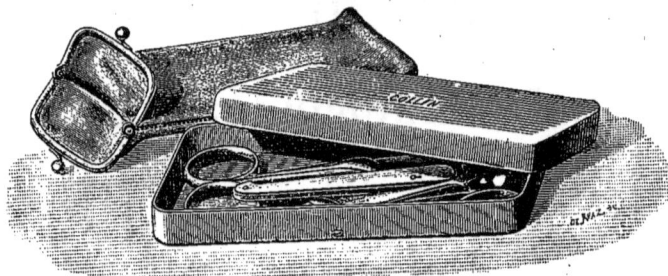

Fig. 55. — Boîte-trousse pour instruments ; à côté de la boîte est figurée la gaine.

avantage de pouvoir être *stérilisée* en même temps que son contenu ; de plus elle forme pour les instruments des plateaux naturels aptes à les recevoir au moment de leur utilisation ; elle est ordinairement placée dans une gaine de peau, permettant son transport plus facile ; l'ensemble remplace avec avantage les trousses, en maroquinerie plus ou moins dorée, doublées de velours ou de satin, que ménageaient religieusement nos pères pour le maintien de leurs instruments.

*Bistouris.* — Le bistouri moderne est une sorte de couteau composé d'une lame d'une dizaine de centimètres, et d'un manche de même longueur. L'extrémité de la lame opposée à la pointe porte le nom de talon. Tantôt la lame est soudée au manche d'une façon fixe ; c'est le bistouri chirurgical. Tantôt la lame est articulée sur le manche formé de deux lames métalliques entre lesquelles sont reçus le tranchant et la pointe ; le talon

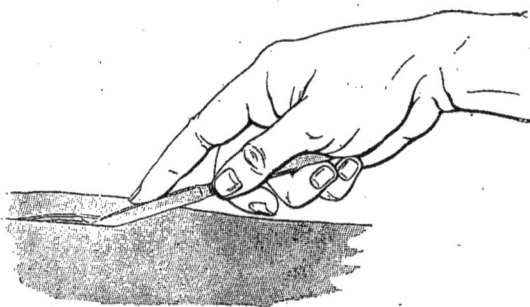

Fig. 56. — Bistouri tenu comme un couteau à découper.

présente deux échancrures dans lesquelles vient s'engager une petite tige métallique, mobile dans une mortaise pratiquée sur le dos des deux valves du manche; cette petite tige métallique permet de tenir d'une façon ferme l'instrument ouvert; c'est le bistouri de trousse.

Le bistouri le plus communément employé est le bistouri droit, dont le tranchant est droit ou plutôt légèrement convexe.

On peut tenir le bistouri de différentes manières :

1° Le bistouri peut être tenu comme *un couteau à découper* : le pouce et le médius sont placés à l'union de la lame et du manche, l'index appuie sur le dos de la lame, l'annulaire et le

Fig. 57. — Bistouri tenu comme une plume à écrire.

petit doigt assujettissent le manche dans le creux de la main. C'est dans cette position du bistouri qu'on a le plus de force. Le tranchant de la lame peut être dirigé en bas, position ordinaire, ou en haut.

2° Le bistouri peut être tenu *comme une plume à écrire*. Le pouce et l'index appuient sur le point d'union de la lame avec le manche. L'annulaire et le petit doigt donnent à la main un solide point d'appui. C'est la façon de tenir le couteau pour la dissection des tissus. Le tranchant de la lame peut être dirigé en bas, ou en haut comme dans le cas d'incision sur une sonde cannelée.

3° On peut encore tenir le bistouri comme *un archet de violon* : le pouce et le médius près de l'articulation du bis-

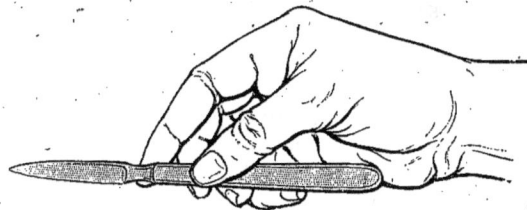

Fig. 58. — Bistouri tenu comme un archet de violon.

touri, l'index sur le plat de la lame tournée le tranchant en bas, l'annulaire et le petit doigt appliqués sur le côté externe du manche.

« *A lui seul, dit Velpeau, le bistouri vaut un arsenal de chirurgie.* » C'est avec le bistouri que sont faites les incisions des téguments.

Pour faire une incision, après que les précautions d'asepsie usuelle ont été prises, la peau de la région intéressée est tendue avec la main appliquée à plat, le pouce et l'index écartés l'un de l'autre; prenant le bistouri comme un couteau, le chirurgien le plonge perpendiculairement à une profondeur déterminée par l'épaisseur des téguments, puis il abaisse la main de façon que l'axe du bistouri fasse avec le plan de

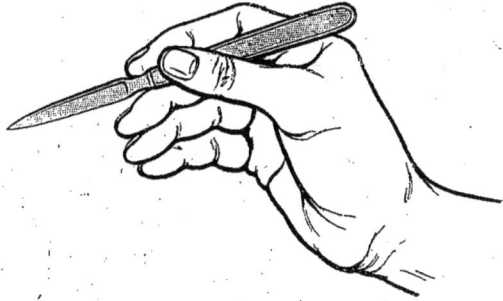

la peau un angle de 45° environ, il sectionne sur la longueur voulue, et en terminant l'incision, relève le manche de l'instrument pour le ramener à la perpendiculaire et éviter une section incomplète nommée queue. Le bistouri est généralement conduit de gauche à droite. Le bistouri doit toujours être tenu solidement en main et l'opérateur doit être assez attentif ou assez adroit pour ne pas faire ce qu'on appelle des *échappées*, c'est-à-dire laisser aller son bistouri en dehors des limites tracées.

Un autre procédé de section rarement employé consiste à *faire un pli aux téguments*, et à sectionner ce pli, en enfonçant le bistouri à la base perpendiculairement au pli et en relevant la lame vers soi. Dans ce cas le pli est maintenu par la main gauche du chirurgien et la main droite d'un aide ; la main droite de l'opérateur tient le bistouri.

Les incisions de la peau peuvent affecter des formes variables ; on les fait : droites, courbes, en T, en croix, en V, en H, en ellipses, en croissants, en baïonnette.

**Ciseaux.** — Les ciseaux utilisés en chirurgie ont en général la pointe mousse, ils sont droits, ou courbes suivant le tranchant, ou courbes sur le plat. Les ci-

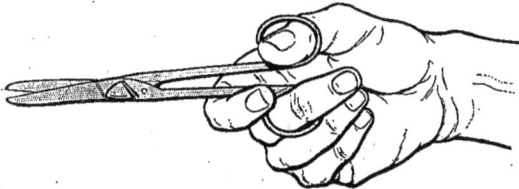

Fig. 59. — Manière de tenir les ciseaux.
Souvent l'index est allongé le long de l'articulation.

seaux courbes suivant le tranchant servent surtout à couper les pansements, les ciseaux droits et les ciseaux courbes sur le plat sont utilisés pour les opérations chirurgicales. Les ciseaux doivent être démontables pour pouvoir être nettoyés facilement.

A moins d'un entraînement tout spécial, on ne peut tenir les ciseaux que de la main droite ; pour avoir une tenue correcte on place la phalangette du pouce dans l'anneau supérieur, *la phalangine du médius dans l'anneau inférieur* ; l'index soutient le bras de levier du ciseau, l'annulaire et le petit doigt sont libres. Beaucoup de chirurgiens préfèrent mettre dans le second anneau l'annulaire et non le médius, et placer le bout de l'index au niveau de l'articulation des ciseaux.

Les tissus que l'on veut sectionner sont pincés entre les branches des ciseaux et divisés par les mouvements de la branche tenue avec le pouce contre l'autre branche maintenue fixe par le médius.

**Pinces à forcipressure.** — La pince à forcipressure est maintenant entrée dans la catégorie des instruments indispensables. Elle est constituée essentiellement par deux tiges métalliques articulées entre elles ; chaque tige est terminée d'un côté par un anneau, de l'autre par une partie aplatie constituant les mors de la pince. Les mors affectent des formes variables. Le côté destiné à se mettre en rapport avec les tissus présente des rainures qui rendent la prise plus solide.

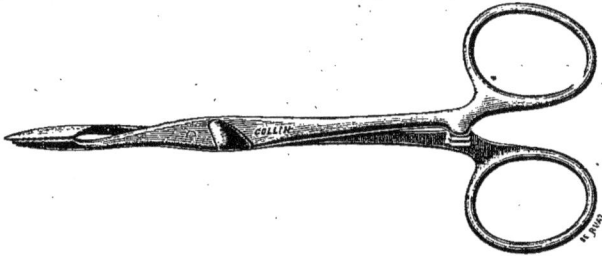

Fig. 60. — Pince à forcipressure.

**Pinces à disséquer.** — Les pinces à disséquer se composent de deux lames d'acier maintenues écartées par leur élasticité. Les deux mors présentent des rainures transversales alternées pour faciliter la prise des tissus ; ces mors présentent souvent des pointes, d'où le nom donné à certaines de ces pinces, *pinces à griffes, pinces à dents de souris.*

La manœuvre des pinces demande souvent plus de précision que de force. Pour pouvoir s'en servir avec adresse, il faut les tenir à peu près verticalement, le pouce placé sur la partie moyenne d'une des branches, l'indicateur

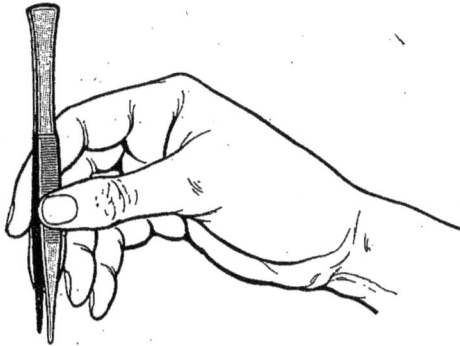

Fig. 61. — Manière de tenir une pince à disséquer.

et le médius allongés le long de l'autre branche. L'annulaire et le petit doigt doivent rester libres pour pouvoir dans certains cas prendre point d'appui sur les parties voisines du point intéressé (fig. 61).

**Sonde cannelée.** — La sonde cannelée est une tige de métal, présentant de côté une rainure en gouttière, mousse à la pointe et terminée à l'autre de ses extrémités par une plaque fendue dans le sens de la longueur ; elle est très employée pour *explorer les plaies* et les trajets fistuleux, c'est elle qui sert de conducteur au bistouri quand on veut ménager certains organes : pour cela, on place la sonde cannelée au-dessus de ces organes, la rainure dirigée en haut, et sur cette rainure on fait glisser la lame du bistouri. La sonde cannelée sert à dissocier les tissus que l'on ne veut pas couper. La plaque qui termine une de ses extrémités sert pour la petite opération de la section du frein de la langue chez les enfants, opération pratiquée assez souvent autrefois.

**Stylet.** — Le stylet est une tige métallique arrondie, de 15 à 18 centimètres de longueur; il est mousse à ses deux extrémités; il présente souvent sur une partie de sa longueur une rainure dans laquelle on peut faire glisser, comme sur la sonde cannelée, le dos d'un bistouri.

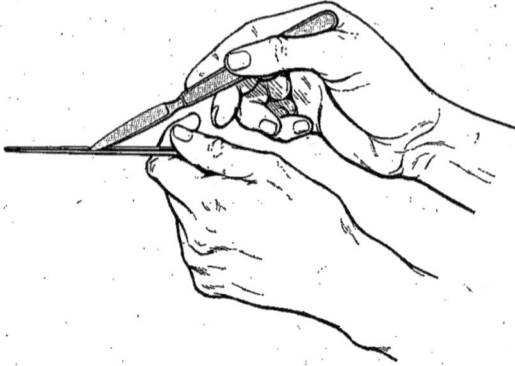

Fig. 62. — Manière d'inciser sur une sonde cannelée.

Le stylet est ordinairement fait en métal assez flexible pour qu'on puisse lui donner des formes en rapport avec les trajets à parcourir. Certains stylets, dits *stylets aiguillés*, présentent, à l'une de leurs extrémités un large chas dans lequel on peut glisser une mèche de gaze. Le stylet est l'instrument, par excellence, d'exploration de la profondeur des plaies et des fistules.

**Rasoir.** — Le rasoir du chirurgien est analogue au rasoir du barbier, il sert à enlever les poils autour des plaies et sur les régions où doit porter une opération. Le rasoir doit pouvoir être stérilisé comme tous les instruments chirurgicaux; il doit être pourvu d'un manche métallique.

**Aiguilles à suture.** — Pour les petites opérations courantes l'aiguille de Reverdin est assez communément employée. C'est une longue aiguille fixée sur un manche métallique. Le chas de l'aiguille est près de la pointe. Une des parois latérales du chas est mobile et se continue par une tige, contenue dans une glissière placée sur un des bords latéraux de l'aiguille. Un bouton placé à l'union de l'aiguille et du manche permet de tirer ou de repousser la tige glissante qui ouvre ou ferme le chas. On emploie souvent l'aiguille de Doyen, instrument plus robuste et d'un entretien plus facile (v. p. 288).

On tend beaucoup, également, à revenir aux anciennes aiguilles droites ou courbes analogues aux aiguilles de couturière, que l'on monte sur une pince à forcipressure ou porte-aiguille spécial (v. p. 287).

**Agrafes Michel** (v. p. 293).


## PLATEAUX ET BASSINS

Pour recevoir les instruments du chirurgien, pour contenir les liquides, les compresses, pour recueillir le pus, lors de l'incision d'un abcès, l'urine, lors d'un sondage, on se sert de plateaux et de bassins.

Les cuvettes et les bassins doivent avoir des formes et des dimensions en rapport avec leurs usages. On doit se garder, comme on le voit faire encore trop souvent à l'hôpital, d'utiliser le même bassin pour recevoir, à un moment du pus ou des urines, à un autre moment, des compresses propres ou une solution antiseptique.

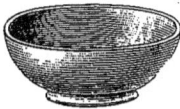

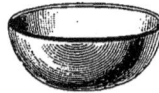

Fig. 63 et 64. — Deux modèles de bassins en verre.

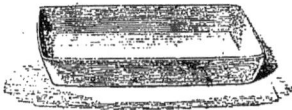

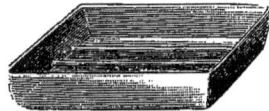

Fig. 65 et 66. — Deux modèles de plateaux à instruments.

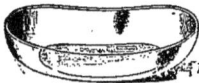

Fig. 67.
Bassin réniforme.

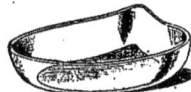

Fig. 68.
Bassin cordiforme.

Pour placer les instruments, on emploie des plateaux en nickel, en verre, en porcelaine, en fer émaillé ; la matière composante importe peu pourvu que le plateau soit facilement stérilisable.

Pour l'eau stérilisée ou les solutions antiseptiques, pour les compresses et tampons, on aura des cuvettes rondes ou ovales ; pour recueillir les produits pathologiques, les liquides de lavage, on se servira de bassins en forme de *rein* ou de *triangle,* formes qui permettent une adaptation facile aux régions que l'on veut nettoyer.

## MATÉRIAUX DE PANSEMENT

Le pansement d'une plaie doit jouer un double rôle : un rôle de *protection* de la plaie contre les contages extérieurs et un

Tuffier et Desfosses. Chirurgie. 9

rôle *d'absorption* des sécrétions produites par cette plaie. Accessoirement le pansement d'une plaie peut avoir un rôle de *compression*.

Des matériaux de pansement, destinés à être mis en contact avec la plaie, doivent donc être *légers*, *élastiques*, doués d'une puissance d'absorption aussi considérable que possible. Actuellement les matériaux de pansement les plus employés sont *la gaze* et *l'ouate hydrophile*.

On a cherché à établir le pouvoir d'absorption pour une série de matériaux de pansement, en laissant 10 grammes de la substance étudiée se gorger de liquide jusqu'à saturation complète, et en établissant ensuite la différence de poids. Voici le tableau dressé par Rönnberg sur ces indications :

| | | | |
|---|---|---|---|
| 10 grammes d'ouate dégraissée (hydrophile) acquièrent un poids de. . . . . . . . . . . . . . . . . | | 250 grammes |
| 10 grammes d'ouate de cellulose acquièrent un poids de. | | 230 — |
| 10 — d'ouate de bois | — — | 150 — |
| 10 — de gaze | — — | 96 — |
| 10 — de mousse | — — | 82 — |

L'ouate hydrophile est la substance la plus absorbante ; elle s'imbibe bien mais *évapore mal*. La gaze, bon absorbant, excellent évaporateur, est le tissu de choix pour être en contact direct avec la plaie ; la gaze a de plus l'avantage d'être un tissu assez cohérent pour ne pas laisser de filaments collés à la plaie ; l'ouate au contraire, en contact avec une plaie, laisse toujours des brindilles très difficilement enlevables.

Si dans une série de verres contenant du sang défibriné, dit Préobajensky, on met des matériaux de pansement divers (gaze, charpie, ouate), on voit que l'ouate sépare les éléments anatomiques ; *la gaze absorbe tout* et laisse tout passer. La gaze peut vider une cavité où l'ouate laisserait des éléments figurés, du sang, pouvant subir la décomposition. Un fragment de caillot se dessèche s'il est enveloppé de gaze ; s'il est enveloppé d'ouate, il se décompose en se couvrant d'un voile bactérien.

**Gaze mousseline.** — La gaze mousseline, nommée aussi gaze à beurre, porte dans le commerce le nom de *singalette* ; c'est un tissu de coton à larges mailles, en usage maintenant pour la confection des compresses destinées aux pansements.

La *singalette* est constituée identiquement du même tissu que la tar-

latane ; mais la tarlatane est apprêtée, c'est-à-dire enduite d'un empois
qui lui donne plus de rigidité. Cet empois varie de composition, suivant les différentes tarlatanes du commerce ; il résulte généralement
d'un mélange d'amidon et de dextrine, auquel est incorporée parfois
une certaine quantité de plâtre de Paris. La singalette est *sans apprêt* ;
tissu extrêmement souple, permettant l'absorption et l'évaporation du
liquide, elle est apte à tous les usages chirurgicaux : mèches à drainage,
compresses, bandes ; elle peut constituer à elle seule les matériaux
d'un pansement complet; c'est le tissu le meilleur pour les pansements. Le centre principal de fabrication de la singalette se trouve dans
la région de Tarare. Les fabriques fournissent au commerce ce tissu en
pièces de 60 mètres de longueur sur 60 à 65 centimètres de largeur,
suivant la qualité du tissu ; sur demande, elles peuvent la fournir sous
forme de cylindres sur une longueur déterminée. Le numérotage des
différentes singalettes est établi, d'après le nombre de fils qui se croisent sur une surface d'un centimètre carré. Pour savoir le numéro
d'une gaze donnée, il suffit de compter le nombre de fils se croisant
dans un centimètre carré ; s'il y en a six, par exemple, il s'agira d'une
singalette n° 6. Son prix est proportionnel au numéro, par conséquent
à la finesse du tissu.

**Coton hydrophile.** — Le coton hydrophile est du coton blanchi,
privé de matières grasses et résineuses, qui imprègnent naturellement les fibres, et les empêchent d'être mouillées par les liquides aqueux. Pour le préparer on immerge, pendant quelques
instants, le coton cardé dans de l'eau bouillante légèrement alca-
linisée par la soude ou la potasse : on exprime et on plonge ensuite
dans un soluté aqueux de chlorure de chaux à 5 pour 100. Après
un contact de quelques minutes, on exprime le coton, on le rince
à l'eau pure, puis à l'eau très légèrement acidulée par l'acide
chlorhydrique. On fait sécher après un dernier lavage à l'eau
pure, prolongé jusqu'à ce que le *produit*, essoré puis comprimé
sur une feuille de tournesol bleu, ne la rougisse plus.

Le coton hydrophile est blanc, un flocon qu'on dépose à la surface de l'eau doit s'imbiber spontanément.

Mousse. — *Sphagnum* est le nom botanique d'une mousse qui pousse
en abondance, dans les forêts de sapins de la Suisse et de l'Allemagne
du Nord. Une fois cueillie, cette mousse est lavée à grande eau et débarrassée des impuretés qu'elle peut contenir; puis elle est placée sous
des presses spéciales, dans des moules rectangulaires, et fortement
comprimée. Le pouvoir absorbant du sphagnum, moindre que celui du
coton hydrophile, est suffisant pour expliquer que l'on puisse en faire
usage dans le pansement des plaies.

LINT. — Le lint est un tissu de coton dont une des faces est lisse, l'autre recouverte de filaments. On l'utilisait autrefois pour le pansement des brûlures, des vésicatoires.

CHARPIE. — On donne le nom de charpie aux filaments que l'on retire en effilochant des morceaux de linge. La charpie était autrefois la substance la plus employée pour les pansements. On la faisait avec des morceaux de toile, de lin ou de chanvre à demi usés. Elle est molle, spongieuse, souple, très absorbante. Bien stérilisée, elle peut parfaitement être utilisée en chirurgie.

**Drains.** — Sous le nom de tentes canulées, Guy de Chauliac, et, après lui, Ambroise Paré, dans ses œuvres, décrivent les drains métalliques à ouvertures latérales « afin que la sanie entre icelle et qu'elle soit vuidée par dedans la dite cannelle ».

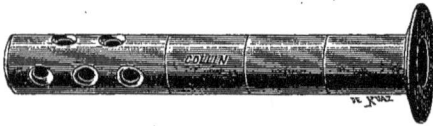

Fig. 69. — Drain métallique démontable (Tuffier) constitué par divers segments vissés ; disposition qui permet de l'allonger ou de le raccourcir.

Les drains métalliques sont encore utilisés de nos jours ; au lieu de les faire en or, en argent ou en plomb, comme au temps de Paré, on les fait en aluminium. On vend également des tubes à drainage en verre très pratiques.

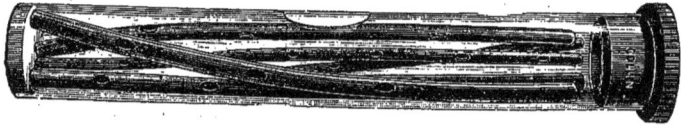

Fig. 70. — Drains dans le flacon où ils ont été stérilisés.

Les drains actuellement les plus employés sont les *drains en caoutchouc rouge,* à parois assez épaisses et assez rigides pour maintenir la lumière du tube. Un bon tube à drainage doit être perforé d'ouvertures latérales, qui ne doivent pas être sur la même ligne dans toute la longueur du cylindre, mais distribués sur le trajet d'une ligne spiroïdale qui se déroulerait sur le cylindre. Les trous ne doivent pas dépasser les dimensions du diamètre intérieur du tube.

Toutes ces variétés de drains sont faciles à stériliser, soit par l'ébullition dans une solution sodique, soit par le passage à l'autoclave.

Conditions du drainage. — Pour qu'un drain puisse remplir son rôle et drainer efficacement une plaie, il doit être placé de façon que les liquides dans le drain puissent s'écouler *suivant les lois de la pesanteur*. Quand il est impossible de placer le drain de façon que son orifice extérieur soit déclive par rapport à son orifice intérieur, il est préférable d'avoir recours à une petite bandelette de gaze stérilisée, judicieusement employée. Préobajensky a étudié les conditions d'un drainage : il remplit de gaze un entonnoir dont le col communique par l'intermédiaire d'une *bandelette de gaze,* avec un flacon contenant une couche de bouillon ; autour de l'entonnoir, il met des tampons d'ouate et stérilise le tout à l'autoclave ; il infecte alors avec du colibacille la gaze de l'entonnoir et abandonne le tout à l'évaporation à l'air sec ; le bouillon est aspiré peu à peu et reste stérile jusqu'aux dernières gouttes ; le drainage par la gaze a vidé le flacon, il est évident qu'un drain ne l'aurait pas vidé. Le drain peut cependant jouer un rôle ; dans l'expérience qui précède il est nécessaire de laisser l'air pénétrer librement dans le flacon par un tube, pour remplacer le bouillon qui s'évapore, sans cela l'ascension capillaire serait gênée. Aussi Préobajensky conseille de mettre dans les plaies profondes, non seulement une mèche de gaze, mais un drain qui permette à l'air de rentrer et aux liquides exsudés de sortir.

*Bandes.* — Les bandes sont des pièces de linge de faible largeur et de grande longueur, destinées à maintenir les divers composants d'un pansement. Les extrémités d'une bande ont reçu le nom de *chefs,* la partie comprise entre les deux chefs est dite le *plein de la bande*. Le cylindre formé par l'enroulement d'une bande porte le nom de *globe*. Un tour de bande est un *doloire*.

L'emploi des bandes pour les pansements est probablement aussi ancien que l'humanité elle-même. Sur les momies égyptiennes on voit des bandelettes qui ressemblent beaucoup aux bandes qu'on emploie de nos jours pour les pansements ; l'enroulement de ces bandelettes sur le corps des momies est fait avec un soin qui dépasse de beaucoup l'habileté de nos modernes panseurs. Ces bandelettes sont faites probablement de tissu de lin ; on peut en voir des modèles au musée du Louvre.

De nos jours le commerce fournit une très grande variété de bandes, les principales sont :

*La bande de toile forte* des hôpitaux, tissée spécialement pour cet usage ; cette bande sert surtout quand on veut appliquer un appareil plâtré ou faire de la compression ouatée ;

*La bande de tarlatane* ou gaze empesée, très employée il y a quelques années pour les pansements, et qui est remplacée maintenant par des bandes de tissu souple ;

*La bande de gaze simple,* facile à tailler dans une pièce de gaze mousseline et qui est la meilleure, étant donnés sa souplesse et son bas prix. Dans une pièce de gaze de 60 centimètres on peut tailler cinq bandes de 12 centimètres de largeur ; le prix de revient d'une de ces bandes sera donc d'environ 15 centimes pour 10 mètres de longueur. Le prix d'une bande de toile de même longueur et de largeur moitié moindre est fixé à 1 fr. 25 sur les tarifs de l'administration de l'Assistance publique (prix minimum) ; *une bande de crépe Velpeau* (trois quarts de laine et un quart de coton), d'une longueur de 10 mètres et d'une largeur de 10 centimètres, vaut un

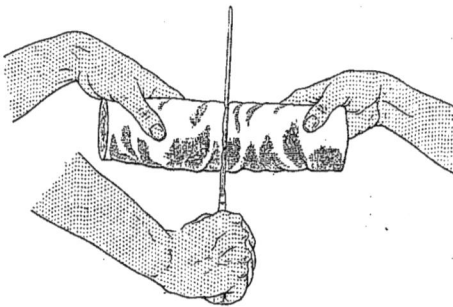

Fig. 71. — *Manière de tailler les bandes de gaze.*

peu plus de 3 francs. La confection de ces bandes est facile : on prend un rouleau de gaze de la longueur voulue, 10 ou 15 mètres généralement, et ce cylindre de 60 à 65 centimètres est partagé en cinq ou six segments, au moyen d'un couteau bien tranchant. La figure 71 montre un rouleau de gaze maintenu par la main d'un aide et par la main gauche du chirurgien, dont la main droite, armée d'un long coutelas à lame mince et tranchante, abat, en quelques coups de va-et-vient, le segment demandé.

*La bande de crépe Velpeau* est formée d'un tissu de laine et de coton. Il y a deux qualités de bandes de crépon Velpeau : dans l'une, le tissu comprend trois quarts de coton et un quart de laine ; dans la qualité supérieure, le tissu contient trois quarts de laine et un quart de coton. Ces bandes se lavent parfaitement

bien dans l'eau de savon chaude ; après les avoir rincées à l'eau
pure, on aura soin de les serrer fortement dans la main pour leur
faciliter le recrépage, et de les laisser sécher sans les allonger ;
traitées ainsi, elles conserveront leur élasticité et serviront longtemps. Le seul reproche qu'on puisse faire à la bande de crêpe
Velpeau est l'élévation de son prix ; sa souplesse, son élasticité
en font une *bande excellente.*

*Les bandes de tissu de coton,* dont il existe de nombreux modèles dans le commerce.

*Les bandes de flanelle.*

Quand on est pris au dépourvu, il est toujours facile de tailler
des bandes dans une pièce de toile fine.

LONGUEUR ET LARGEUR DES BANDES. — La largeur d'une bande
doit varier suivant la région que l'on veut recouvrir. Les bandes
pour les pansements du tronc et des membres pourront avoir une
largeur de 10 à 12 centimètres ; pour les pansements de la tête
et du cou on prendra des bandes de 4 à 5 centimètres de large ;
les bandes qui doivent être appliquées sur les doigts pourront
n'avoir qu'un ou deux travers de doigt de largeur. La longueur
des bandes est comprise en général entre 3 à 4 mètres et 10 à 12
mètres. Il ne faut pas que cette longueur soit dépassée, car le
globe de la bande serait trop volumineux et d'une application
difficile. Si le pansement exige une longueur plus considérable de
bande on emploiera successivement plusieurs globes.

MANIÈRE DE ROULER UNE BANDE. — Pour enrouler une bande, on

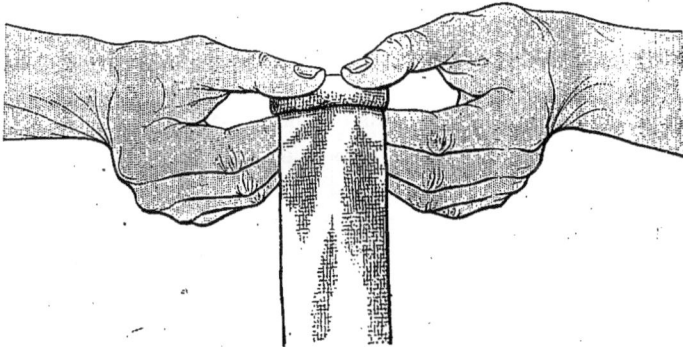

Fig. 72. — Manière de commencer l'enroulement d'une bande.

commence par replier sur elle-même, une des extrémités de la bande sur une longueur d'un demi-centimètre environ, puis avec le pouce de chaque main, on roule ce pli de manière à en former un petit cylindre très dur. On met ensuite ce cylindre entre le pouce et l'index de la main droite, on place le plein de la bande entre le pouce et l'index de l'autre main. La main droite fait tour-

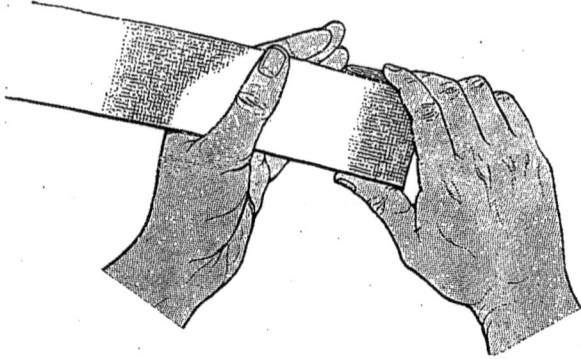

Fig. 73. — Enroulement d'une bande..

ner le cylindre sur son axe et sur ce cylindre s'enroule le plein de la bande que la main gauche étale et tend. Quand on est arrivé à l'extrémité, on fixe le chef terminal de la bande par un point de suture ou une épingle. Lorsqu'on a un grand nombre de bandes à rouler, il faut se munir d'une machine à enrouler les bandes.

Autrefois on roulait les bandes soit en un seul cylindre, soit en deux cylindres, la bande était dite « roulée à deux globes » ; cet usage est tombé en désuétude.

**Mackintosh.** — Le mackintosh est une étoffe de coton très souple, de couleur rose, recouverte d'un enduit imperméable. Le mackintosh protège les régions qui peuvent être souillées par les liquides ; par exemple, dans les spicas de l'aine chez les enfants, il est utile de recouvrir les couches externes du pansement, d'un morceau de mackintosh pour éviter la souillure du pansement par les urines, mais cet imperméable ne doit jamais, sous aucun prétexte, être appliqué sur tout un pansement ; il empêcherait l'évaporation et faciliterait la suppuration.

*Drap fanon.* — On donne le nom de drap fanon ou de porte-attelle, dit Velpeau, à une pièce de linge un peu plus longue que le membre fracturé et sur laquelle sont d'abord étalées les autres parties de l'appareil. A proprement parler, le drap fanon est une alèze simple ou une serviette destinée à envelopper les différents objets qu'on place autour de la jambe ou de la cuisse fracturée[1].

**Écharpes.** — L'écharpe triangulaire du bras et du thorax est le meilleur mode de contention temporaire, du bras et de l'avant-bras, dans les cas de contusion, de plaie et de fracture.

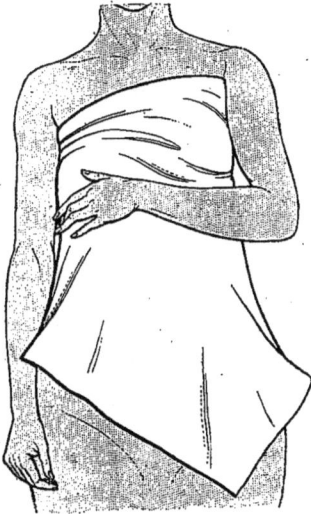

Fig. 74.
Application d'une écharpe, 1er temps.

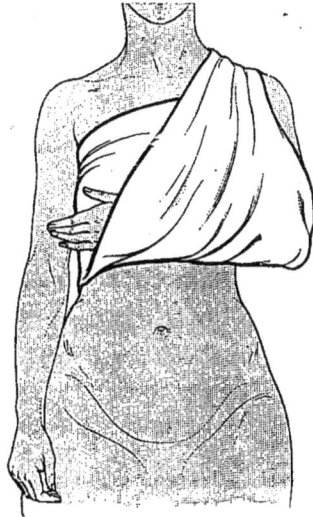

Fig. 75.
Application d'une écharpe, 2e temps.

On l'emploie également dans le cas de fracture de la clavicule. L'écharpe, modèle des hôpitaux, est une pièce de toile *triangulaire*. A défaut de la grande écharpe triangulaire, on peut utiliser n'importe quelle pièce de linge, une serviette par exemple, que l'on plie suivant la diagonale. Pour *l'appliquer* on place la base du triangle sur le thorax le plus haut possible, en laissant pendre la surface du triangle au-devant de la poitrine et de l'abdomen (fig. 74) du côté malade, on fixe deux des

---

1. *Fanons.* — Les anciens chirurgiens se servaient fréquemment de fanons proprement dits; on entendait par là des faisceaux de forte paille destinés à tenir lieu d'attelles pour les fractures des membres inférieurs, de la jambe surtout.

angles au niveau du dos ; l'avant-bras étant placé à angle droit, on relève l'angle restant, et on va le fixer, par-dessus l'épaule du côté malade, à la partie postérieure du bandage (fig. 75).

PRÉCAUTIONS A PRENDRE. — Si l'écharpe est trop courte, il faut relier l'angle inférieur aux angles postérieurs avec un morceau de bande ou une compresse. Pour fixer les deux angles postérieurs, il faut se servir d'épingles de nourrice ou faire quelques points de suture, et ne pas nouer les deux angles, ce qui ferait un bourrelet gênant pour le malade dans le décubitus dorsal.

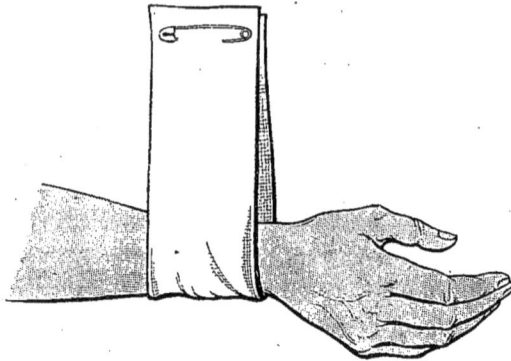

Fig. 76. — Écharpe simple.

L'écharpe la plus simple est une compresse longuette passée sous le poignet et attachée au moyen d'épingles aux vêtements du malade (fig. 76).

## SUBSTANCES CHIMIQUES

*Teinture d'iode.* — La teinture d'iode est une dissolution d'iode dans l'alcool. C'est un liquide rouge foncé, presque noir, d'odeur piquante, colorant les matières organiques en jaune. On ne peut employer pour sa préparation que de l'alcool rectifié ; car l'alcool contenant de l'acétone communique à la teinture d'iode des propriétés irritantes. La teinture d'iode doit être conservée dans des flacons de verre bouchés à l'émeri.

TEINTURE D'IODE (ANCIEN CODEX).

Alcool à 90 degrés. . . . . . . . . . . . 12 grammes
Iode.. . . . . . . . . . . . . . . . . . 1 —
Donc en poids au 1/13, nécessité de l'employer fraîche.

TEINTURE D'IODE (NOUVEAU CODEX).

Alcool à 95 degrés. . . . . . . . . . . . 10 grammes
Iode.. . . . . . . . . . . . . . . . . . 1 —
Un peu plus stable, plus active.

La teinture d'iode est une substance d'un usage courant en chirurgie depuis fort longtemps, c'est le meilleur des antiseptiques. Elle est couramment employée pour la désinfection des téguments. L'eau iodée est excellente pour le lavage des cavités suppurantes.

Il faut employer de la teinture d'iode fraîche. Dans la teinture d'iode ancienne se développe de l'acide iodhydrique qui la rend irritante et caustique (érythèmes, brûlures, etc.)

Il est donc indispensable d'employer toujours de la teinture d'iode très récemment préparée. Il n'y a qu'un seul moyen pour le chirurgien d'être sûr de la fraîcheur de la teinture d'iode, c'est de la faire préparer sous ses yeux au moment de l'employer.

Le commerce fournit actuellement de petites ampoules de verre soigneusement scellées renfermant un gramme d'iode porphyrisé qui se conserve sans altération tant que l'ampoule n'est pas ouverte; d'autre part on a de petits flacons bouchés à l'émeri où l'on verse 9 ou 12 grammes d'alcool suivant la teinture d'iode qu'on désire. On verse le contenu de l'ampoule dans le flacon. On rebouche le flacon, on l'agite, on obtient presque instantanément 10 ou 12 grammes de teinture d'iode fraîche. On utilisera aussi avec avantage les *iodules comprimés d'iode solubilisé*, instantanément solubles dans l'alcool à 90° ou 95°; ils se dissolvent dans l'alcool aussi facilement que le sucre dans l'eau. Chaque iodule représente un gramme d'iode : Un iodule dissout dans 9 grammes d'alcool donne donc 10 grammes de teinture d'iode; un iodule dans 19 grammes d'alcool donnera 20 grammes de teinture d'iode dédoublée telle qu'on l'emploie souvent en chirurgie. En plus des avantages indiqués ci-dessus, les iodules se recommandent par leur facilité de transport. La teinture d'iode offre mille inconvénients sous ce rapport.

Voici diverses proportions d'iode dans l'eau iodée :

*Solution n° 1, eau iodée forte.*

Teinture d'iode. . . . . . . . . . 6 grammes
Eau. . . . . . . . . . . . . . 1 000 —

*Solution n° 2, eau iodée moyenne.*

Teinture d'iode. . . . . . . . . . 3 grammes
Eau. . . . . . . . . . . . . . 1 000 —

*Solution n° 3, eau iodée faible.*

Teinture d'iode.. . . . . . . . . 1$^{gr}$,50
Eau. . . . . . . . . . . . . 1 000 grammes

La teinture d'iode en application sur un furoncle au début peut faire avorter le processus inflammatoire.

Une autre action de la teinture d'iode est la stimulation des plaies granuleuses et atones, des ulcères indolents.

On emploie beaucoup la teinture d'iode et l'eau iodée en obstétrique. Dans les hygromas, les synovites, ténosites, arthrites, les badigeonnages agissent comme révulsifs et aussi peut-être par pénétration du médicament.

Le *badigeonnage de la peau à la teinture d'iode*, pour la désinfecter rapidement est d'un précieux concours lorsqu'il s'agit de nettoyer des plaies à pourtour encrassé comme on le voit aux mains, pieds, jambes des ouvriers, ou encore au cuir chevelu. Comme le fait remarquer M. Lejars, le brossage au savon risque dans ces cas de contaminer la plaie; au contraire, sans laver, en rasant à sec, en badigeonnant le pourtour de la plaie de teinture d'iode, on peut suturer, recouvrir de gaze stérilisée et on aura une réunion pour première intention. [Voir plus loin Teinture d'iode pour la désinfection des mains du chirurgien.]

**Nitrate d'argent** $AzO^3Ag$. — Le nitrate ou azotate d'argent est cristallisé en lames incolores, anhydres, solubles dans l'eau et dans 10 parties d'alcool. Il fond à 200°. Il est toxique.

On emploie le nitrate d'argent soit en solutions aqueuses, soit sous forme de crayons que l'on obtient en coulant le nitrate d'argent fondu dans des lingotières en métal préalablement graissées. Ces crayons sont noirs, car une partie du sel a été réduite par la graisse dont on a enduit le moule. Les crayons blancs sont obtenus dans des moules saupoudrés de talc. On prépare des crayons d'aspect grisâtre, mais plus solides que les précédents, en ajoutant à l'azotate d'argent un dixième de salpêtre; ce sont les crayons dits mitigés. Les solutions d'azotate d'argent doivent être préparées avec de l'eau distillée, car ce sel forme un précipité de chlorure d'argent, avec les chlorures contenus dans l'eau ordinaire; on les conserve dans des flacons bouchés à l'émeri.

*Usage*. — Au contact de la peau, le nitrate d'argent en crayon détermine la formation d'un coagulum d'abord blanc, puis brunâtre, formé d'albuminate d'argent souvent mélangé de chlorure d'argent; ce coagulum forme sur les plaies des plaques blanches empêchant le caustique de pénétrer dans les couches profondes de l'épiderme, ce qui fait que son action est très limitée. Ce corps est assez désagréable à manier, car il produit sur la peau et le linge des taches noires qu'on ne peut enlever qu'avec le cyanure de potassium ou l'un des liquides suivants, A, B:

Formule A {
Iodure de potassium. . . . . . 10 grammes
Iode. . . . . . . . . 2 —
Ammoniaque. . . . . . . 1 —
Eau. . . . . . . . . 100 —
}

On lavera avec ce liquide, puis avec de l'ammoniaque, enfin avec de l'eau;

Formule B {
Bichlorure de mercure. . . . 5 grammes
Chlorhydrate d'ammoniaque. . 5 —
Eau.. . . . . . . . . 40 —
}

Frotter les taches avec un chiffon imbibé de cette solution, puis laver à l'eau.

CHLORURE DE ZINC ZnCl² . — BEURRE DE ZINC. — Le chlorure de zinc est produit par l'action de l'acide chlorhydrique sur le zinc. Ce sel est difficilement cristallisable ; il est fusible vers 250° ; il est très déliquescent, très soluble dans l'eau et l'alcool.

Ses solutions doivent être préparées avec soin, car le chlorure de zinc sec et fondu renferme toujours de l'oxyde de zinc, sel peu soluble dans l'eau, surtout à chaud. Lorsqu'on fait une solution aqueuse de chlorure de zinc, il y a élévation de température et formation d'un précipité de cet oxychlorure qui se redissout en partie pendant le refroidissement. Alors seulement on filtre la liqueur. Il faut éviter ensuite d'y rajouter de l'eau, car il se reproduirait un nouveau précipité d'oxychlorure. La solution de chlorure de zinc est d'ordinaire de 2 à 5 pour 1000 d'eau. Les solutions de chlorure de zinc ne peuvent être faites qu'avec de l'eau distillée, car le carbonate de chaux contenu dans l'eau ordinaire précipite de grandes quantités d'oxychlorure, la liqueur devient alors acide et son emploi provoque de violentes douleurs.

Le chlorure de zinc était très employé autrefois comme escharifiant pour détruire les néoplasmes ; on l'utilisait sous forme de *pâte de Canquoin* :

| | |
|---|---|
| Chlorure de zinc. . . . . . . . . . . | 32 grammes |
| Oxyde de zinc. . . . . . . . . . | 8 — |
| Farine de froment séchée à 100°.. . . . | 24 — |
| Eau distillée. . . . . . . . . . | 4 — |

F. pâte s. a.

*Sublimé*. — Le sublimé, nommé aussi chlorure mercurique, bichlorure de mercure, répond à la formule HgCl² .

*Préparation. Propriétés chimiques*. — On le prépare en faisant réagir le sulfate de mercure sur le chlorure de sodium. Le sublimé est en cristaux blancs, de saveur styptique très prononcée. Sa densité est de 5,32. Il est peu soluble dans l'eau pure, mais sa solubilité augmente en présence de l'acide tartrique, du chlorhydrate d'ammoniaque ou du chlorure de sodium. Il est plus soluble dans l'alcool, l'éther et la glycérine. Lorsque le sublimé est pur, il se volatilise sans résidu. Il attaque un certain nombre de métaux en donnant un chlorure et un dépôt de mercure métallique ; aussi ne faut-il jamais préparer ses solutions dans des vases métalliques ni tremper dans celles-ci les instruments de chirurgie.

ACTION DU SUBLIMÉ SUR LES MICRO-ORGANISMES. — Le sublimé détruit très rapidement les microbes à l'état mycélien. Les spores sont également détruites quand le sublimé traverse la membrane d'enveloppe ; mais il est des spores qui résistent très longtemps, celles du bacillus anthracis et du bacillus subtilis, par exemple ; on devra donc, lorsqu'on se sert du bichlorure, tenir toujours compte du temps nécessaire pour que l'imbibition s'effectue.

D'après Geppert, la solution à 1 pour 1000 peut laisser les spores du charbon encore intactes après vingt-quatre heures. Il est donc indiqué de préparer les solutions de sublimé quarante-huit heures au moins avant d'en faire usage. Certaines conditions contrarient l'action bactéricide du sublimé; ces conditions se trouvent réalisées dans les milieux alcalins, les milieux albumineux et les milieux contenant de l'acide sulfhydrique; dans les milieux *alcalins* comme les eaux calcaires, il se forme un précipité de calomel insoluble; dans les milieux *sulfurés,* il se forme un précipité noir de sulfure de mercure; aussi le sublimé est-il impropre à la désinfection des selles qui contiennent du sulfhydrate d'ammoniaque; dans les milieux *albumineux,* il se forme des composés organiques connus sous le nom d'albuminate de mercure; dans la désinfection des crachats, le sublimé, pour cette raison, n'est pas un bon désinfectant. Pour éviter la formation de ces précipités, on ajoute aux solutions de l'acide chlorhydrique ou de l'acide tartrique.

Comme pour les autres antiseptiques, il faut que le sublimé soit dissous dans un liquide qui puisse imprégner les objets à désinfecter. Le sublimé dissous dans l'huile est absolument inactif quand il s'agit de germes logés dans des pièces de pansement: des fils de soie chargés de micrococoques pathogènes, imprégnés ensuite d'huile, ont pu rester des semaines et des mois plongés dans des solutions de sublimé sans que les germes aient perdu de leur vitalité. L'élévation de température augmente le pouvoir bactéricide du sublimé.

Mode d'emploi. Préparation des solutions. — Une des plus anciennes préparations à base de sublimé est la liqueur de Van Swieten dont la composition est la suivante :

Sublimé. . . . . . . . . . . . . 1 gramme
Eau.. . . . . . . . . . . . . 900  —
Alcool à 80°. . . . . . . . . . . 100  —

Dans les hôpitaux de Paris, pour les besoins des services de chirurgie, on se sert de solutions que l'on colore avec le bleu de méthylène ou le violet d'aniline.

Pour la pratique extra-hospitalière, on formulera des solutions répondant à la formule suivante :

Eau. . . . . . . . . . . . . 1 000 grammes
Sublimé.. . . . . . . . . . . . 1  —
Chlorure de sodium ou acide tartrique. . . 2  —
pour l'usage externe.

En 1890 la commission de l'Académie de médecine a autorisé les sages-femmes à prescrire des paquets de sublimé dont voici la formule :

Sublimé. . . . . . . . . . . . 0$^{gr}$,25
Acide tartrique.. . . . . . . . . . 1 gramme
Carmin d'indigo. . . . . . . . . Q. s. pour colorer
pour un paquet, à faire dissoudre dans un litre d'eau.

Les solutions de sublimé sont incolores; pour éviter les accidents il sera bon de les colorer au moyen d'une des solutions suivantes :

Violet de méthyle au 1/20°. . . . . . .   I goutte par litre
Bleu Nicholson au 1/100°. . . . . .   II   —
Carmin d'indigo au 1/100°. . . . . .   L   —

*Intoxication par le sublimé.* — Quand on emploie le sublimé en lavages et en pansements, il faut toujours penser à son action nocive. Dans la thèse de F. Brun, en 1886, on trouve signalés plusieurs faits d'empoisonnements par le sublimé ; depuis, de nombreux cas ont été publiés. Les injections de sublimé chez les femmes en état de puerpéralité ont été parfois suivies d'accidents mortels. Les applications locales de sublimé peuvent s'accompagner d'érythèmes.

Le sublimé est de moins en moins employé en chirurgie.

*Permanganate de potasse* MnO⁴K. — Le permanganate de potasse se présente sous forme d'aiguilles prismatiques de couleur noir violacé, à reflets métalliques. Il est soluble dans 15 fois son poids d'eau. Sa densité est 2,7. Ses solutions ont même à une faible concentration une couleur violacée vineuse ; elles ne se conservent bien qu'en flacons bouchés à l'émeri et placés à l'abri de la lumière. La glycérine et l'alcool les décomposent, et même avec explosion, selon les quantités de ces divers corps mises en présence. Les solutions de permanganate devront être faites dans l'eau distillée, car en présence des matières organiques contenues dans l'eau ordinaire ce sel est décomposé.

Le permanganate de potasse est désinfectant et antiseptique. Il détruit la matière organique en l'oxydant. Le titre des solutions employées pour l'antisepsie varie suivant l'usage, du 1/1 000 au 1/5 000.

Les solutions de ce sel produisent sur la peau et le linge des taches brunes qu'on ne peut enlever qu'avec le bisulfite de soude à 10 pour 100 ou avec l'acide chlorhydrique à 2 pour 100, ou avec l'acide tartrique en solution concentrée, ou avec l'acide oxalique.

*Eau oxygénée* $H^2O^2$. — L'eau oxygénée est un liquide incolore inodore, de saveur métallique désagréable ; sa réaction doit être neutre ou d'une acidité aussi faible que possible. L'eau oxygénée n'est pas une solution aqueuse d'oxygène, c'est un peroxyde d'hydrogène ; à son maximum de concentration, elle a une consistance sirupeuse ; sa densité est 1,452. Elle ne se conserve bien que lorsqu'elle est concentrée à 50 ou 60 volumes et qu'elle contient un peu d'acide sulfurique. On dit qu'une addition d'une petite quantité d'éther aide beaucoup à sa conservation. Pour l'usage externe on l'emploie diluée (à 1/2, à 1/4, etc.) pour les pansements, les lavages de la bouche.

Lucas-Championnière a obtenu d'excellents résultats de l'emploi de l'eau oxygénée pour lutter contre l'envahissement septique dans les cas de plaies par écrasement, de phlegmons diffus. Pour Thiriar l'eau oxygénée agit énergiquement contre les infections à microbes anaérobies, septicémie gazeuse surtout.

**Néol.** — Le Néol est une solution aqueuse à 10 pour 100 des sels de potassium et sodium résultant de l'action du groupement chimique sulfoné sur un composé organique hydrocarburé ayant la constitution des terpènes $(C^5H^8)^4n$. Il dégage, de façon lente et continue, de l'oxygène et de l'ozone. C'est un liquide ayant l'aspect de l'eau, ni filant, ni visqueux, ni volatil à la température ordinaire. Sa réaction au tournesol est nettement acide. Sa densité à $+ 15°$ est de $1.007$. Son odeur est aromatique, très faible, peu pénétrante, non persistante. Sa saveur est légèrement acidulée. Il est miscible à l'eau, à la glycérine, aux solutions alcooliques; non miscible ni aux corps gras, ni aux huiles.

PROPRIÉTÉS PHYSIOLOGIQUES, BIOLOGIQUES, THÉRAPEUTIQUES. — *Le Néol n'est pas toxique.* Dans des brûlures très étendues, chez les *grands brûlés*, on a pu badigeonner impunément de *Néol* de très vastes surfaces, dépourvues d'épiderme, puis les recouvrir de compresses de *Néol* dilué de quatre fois son volume d'eau, sans obtenir le moindre accident toxique. Dans certains cas d'ulcère de l'estomac, des malades ont ingéré, en vingt-quatre heures, dans des potions, jusqu'à huit ou neuf cuillerées à café, soit environ 40 centimètres cubes de *Néol*, sans présenter les moindres signes d'intoxication. C'est un *antiseptique cicatrisant*. Il tient sa vertu antimicrobienne de deux facteurs : *l'acidité* et la présence *d'ozone naissant*. L'action antiseptique est donc particulièrement efficace. Il tient sa vertu cicatrisante, kératoplastique, de ce même *ozone naissant*, qui se dégage au contact des tissus, de façon lente et continue. Ainsi se trouve activée la multiplication cellulaire, la leucopoïèse, la régénération des tissus. Le *Néol* est de plus analgésiant et décongestif.

PRINCIPAUX MODES D'EMPLOI. — 1° *Pansements :* Néol au 1/5 (*Néol* une partie, eau quatre parties) (Brûlures, escarres, ulcérations cutanées et muqueuses et, en général, toutes les plaies récentes ou anciennes);

2° *Attouchements :* Néol pur (pour angines, stomatites, ulcérations du col, ulcérations bucco-pharyngées);

3° *Gargarismes :* Néol à 1 pour 10 (deux cuillerées à soupe par verre d'eau tiède) (Angines, pharyngites, gingivites);

4° *Injections, grands lavages* (métrites, vaginites, rhinites): *Néol* à 1 pour 15 (quatre cuillerées à soupe par litre d'eau).

**Borate de soude. Borax** $Bo^4O^7Na^2 + 10 (H^2O)$. — Le borate de soude est en cristaux blancs transparents : de saveur alcaline. Densité $1,74$.

Il est soluble dans 12 parties d'eau à 20° et dans 2 parties à 100. Insoluble dans l'alcool. Il se dissout dans son poids de glycérine. Le borate de soude entrave les fermentations alcoolique et putride.

*Usages.* — Le borate de soude est employé en collutoires, en gargarismes dans le traitement du muguet, en injections vaginales.

La solution de borate de soude à 2 pour 100 est employée pour la stérilisation des instruments; cette solution bout à 106 degrés.

# CHAPITRE IX

## ASEPSIE. — STÉRILISATION

« Si j'avais l'honneur d'être chirurgien, pénétré comme je le suis des dangers auxquels exposent les germes des microbes répandus à la surface de tous les objets, particulièrement dans les hôpitaux, non seulement je ne me servirais que d'instruments d'une propreté parfaite, mais, après avoir nettoyé mes mains avec le plus grand soin et les avoir soumises à un flambage rapide, ce qui n'expose pas à plus d'inconvénients que n'en éprouve le fumeur qui fait passer un charbon ardent d'une main dans l'autre, je n'emploierais que de la charpie, des

Fig. 77. — Louis Pasteur, 1822-1895.

bandelettes, des éponges préalablement exposées dans un air porté à la température de 130 à 150°, je n'emploierais jamais qu'une eau qui aurait subi la température de 110 à 120°. Tout cela est très pratique. De cette manière, je n'aurais à craindre que les

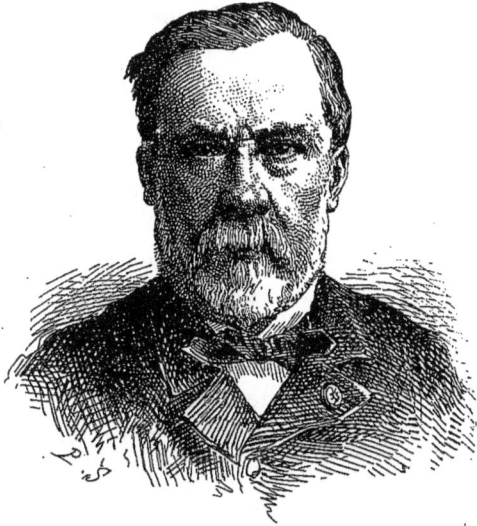

*germes en suspension dans l'air autour du lit du malade ; mais
l'observation nous montre chaque jour que le nombre de ces germes
est pour ainsi dire insignifiant à côté de ceux qui sont répandus dans
les poussières, à la surface des objets ou dans les eaux communes
les plus limpides.* »

Louis Pasteur.

Académie de Médecine. Séance du 30 avril 1878.

## PRINCIPAUX APPAREILS A STÉRILISATION

Ce n'est pas dans les livres que l'on apprend la stérilisation.
Tout étudiant en médecine, à l'heure actuelle, devrait s'astreindre à suivre des travaux pratiques de bactériologie.

C'est dans les *laboratoires* seulement que l'étudiant peut comprendre en quoi la stérilisation consiste, quelles précautions elle
exige. Une fois au courant pratiquement de la stérilisation de
laboratoire, il lui suffira d'une matinée passée à l'hôpital auprès
de la personne chargée des instruments et de la salle d'opérations pour pouvoir être capable dans la suite de se diriger soi-même et de diriger les autres pour les précautions à prendre.

*Autoclave.* — L'autoclave de Chamberland est un excellent
appareil de stérilisation, d'un fonctionnement simple et sûr.

L'autoclave se compose d'une marmite cylindrique en cuivre,
pouvant être fermée hermétiquement par un couvercle en bronze
portant sur une rondelle de caoutchouc et maintenu par des boulons mobiles. Ce couvercle est muni d'un manomètre indiquant
la pression et la température, d'un robinet, d'une soupape de
sûreté. La marmite et son couvercle sont supportés par un manchon
cylindrique en tôle forte, à l'intérieur duquel sont placées au-dessous de la marmite deux rampes à gaz circulaires et concentriques indépendantes l'une de l'autre. Au *fond de la marmite* de
l'autoclave est un très large support percé de trous sur lequel on
met les paniers ou les boîtes contenant les objets à stériliser.
Au-dessous de ce support, on met l'eau destinée à donner la
vapeur, 1 à 2 litres suivant la capacité de la marmite de l'autoclave.

Pour se *servir* de l'autoclave, après s'être assuré qu'au fond de la marmite la quantité d'eau est suffisante, on place sur le support le panier en fil de fer contenant les objets à stériliser, on adapte le couvercle et on visse les boulons. On ouvre le robinet et on allume la rampe à gaz en ayant soin, pour éviter toute explosion, de présenter la bougie, l'allumette enflammée aux becs de l'autoclave avant d'ouvrir le robinet de la conduite à gaz. L'eau de la marmite entre en ébullition et la vapeur s'échappe.

Quand ce jet de vapeur est bien homogène, et que, par conséquent, il n'y a plus d'air dans la marmite, mais simplement de la vapeur d'eau, on visse à fond les boulons et on ferme le robinet.

Il est bon avant de fermer complètement le robinet, de pratiquer une ou deux détentes de vapeur, pour cela on ouvre le robinet et on le referme après quelques instants. Cette petite manœuvre est répétée deux ou trois fois.

L'appareil entre en pression et l'aiguille du manomètre monte lentement. Quand elle marque deux atmosphères, on règle la flamme du gaz en fermant plus ou moins le robinet de la conduite, de façon à obtenir une température constante de 120 à 134° que l'on maintient pendant un quart d'heure, une

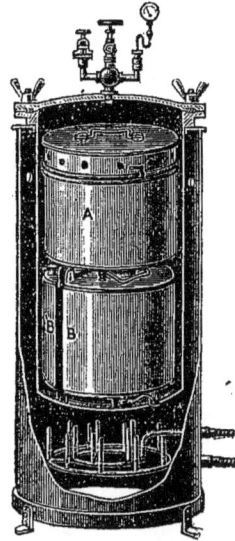

Fig. 78. — Autoclave.

demi-heure ou une heure, suivant la nature et le volume des objets à stériliser.

Lorsque la température est de 120 à 134°, le manomètre marque de 2 à 3 atmosphères. Quand la stérilisation est effectuée, on éteint complètement le gaz et quand l'aiguille du manomètre est descendue à zéro, on ouvre le robinet. L'air entre dans l'autoclave. On desserre les boulons, on enlève le couvercle et on retire les objets à stériliser. Il ne faut jamais attendre que l'appareil soit refroidi pour enlever le couvercle, car l'anneau de caoutchouc adhérerait au couvercle.

La manœuvre de l'autoclave est indispensable à connaître, car c'est de l'autoclave que dérivent une foule d'étuves à stérilisation.

**Four Pasteur.** — Le four Pasteur est, sans contredit, l'appareil le plus simple pour la *stérilisation des récipients*, vases de porcelaine, instruments de verrerie. C'est un cylindre en tôle à doubles parois, à retour de flamme, avec brûleur à gaz à la partie inférieure et cheminée latérale. Ce four est fermé à sa partie supérieure par un couvercle percé d'un trou dans lequel on fait pénétrer un bouchon traversé par un thermomètre. Pour le fonctionnement, on dispose dans un panier métallique, de dimensions appropriées, tous les objets à stériliser, qui, bouchés d'ouate, devront tourner vers le haut du four l'extrémité garnie du tampon ouaté. On allume le gaz en ayant soin de présenter l'allumette ou le papier allumé avant d'ouvrir le robinet d'arrivée du gaz. On met le couvercle du four, on place le bouchon portant le thermomètre et on laisse la température monter à 170 ou 180°. A ce moment, on règle la température en fermant plus ou moins le robinet d'arrivée du gaz, de façon à obtenir et à maintenir une température d'environ 170° pendant une heure et demie ou deux heures. Après quoi on éteint le gaz, on laisse descendre le thermomètre. On a bien soin de ne pas ouvrir le couvercle avant que les objets soient refroidis; si on faisait arriver brusquement de l'air froid sur des verres à 170°, on risquerait fort de les briser. Une fois les objets refroidis, on les retire et on les conserve à l'abri des manipulations et des poussières jusqu'au moment de leur utilisation.

*Étuve Poupinel.* — L'étuve de Poupinel est une caisse en cuivre rouge, à doubles parois, supportée par des pieds. Au-dessous de la caisse métallique, on place une rampe à gaz et sur le trajet du gaz on interpose un régulateur métallique à mercure dont la tige plonge dans le stérilisateur lui-même.

Cette caisse métallique présente un ou deux rayons destinés à recevoir les boîtes. Pour faire fonctionner ce stérilisateur, on met dans les boîtes, sur un lit d'ouate, les instruments ou les compresses à stériliser; le couvercle des boîtes n'est pas fermé; on allume la rampe à gaz et quand l'air intérieur de la caisse est bien sec, on ferme la porte de l'étuve; quand la température est montée à 150 ou 170°, on maintient la température à ce degré pendant un temps suffisant, une heure au moins. Au bout de ce temps, on éteint le gaz, on ouvre le stérilisateur, on rabat les couvercles sur les boîtes et on laisse refroidir.

La stérilisation des instruments par l'étuve de Poupinel est à peu près complètement abandonnée.

*Tubes témoins.* — Il est bon de s'assurer de temps en temps du bon fonctionnement des appareils de stérilisation et de se rendre compte si l'intérieur des boîtes d'instruments ou de compresses a bien été porté à la température voulue. Terrier utilisait des tubes témoins dont la composition est la suivante :

| | |
|---|---|
| Acide phtallique. . . . . . . . . . . . | 23 |
| — picrique. . . . . . . . . . . . | 0,50 |
| Hélianthine. . . . . . . . . . . . | 0,05 |

Ce mélange blanchâtre, pulvérulent, est enfermé dans de petits tubes de verre fermés à la lampe ; porté à 127°, le mélange fond et prend une belle teinte rouge. On peut faire des tubes témoins fondant à toute température ; il en existe dans le commerce.

## STÉRILISATION DES INSTRUMENTS ET DES FILS

Les instruments, pour pouvoir être stérilisés facilement, doivent être maintenus dans un état de propreté absolue.

Tous les instruments chirurgicaux sont maintenant en métal nickelé, leur nettoyage est facile, et le chirurgien doit veiller avec soin à ce que les infirmiers qui en sont chargés ne laissent pas s'accumuler de pus ou du sang dans les rainures des pinces, les interstices des articulations des ciseaux, la lumière des sondes. Après chaque opération, tous les instruments doivent être soigneusement lavés et brossés à l'eau chaude ; puis on les fait bouillir pendant 10 minutes dans la solution de borate de soude, on les essuie et on les conserve dans une armoire close et sèche.

Pour stériliser les instruments, on peut : 1° les flamber ; 2° les faire bouillir dans une solution de borate ou de carbonate de soude ; 3° les placer à l'étuve de Poupinel ; 4° les mettre à l'autoclave.

**Flambage.** — Le flambage est un procédé de fortune. Pour le pratiquer, il faut, soit passer les instruments au-dessus d'une flamme, fourneau à gaz, lampe à alcool, etc., soit verser un peu d'alcool dans un récipient plat que la flamme ne cassera pas, y placer les instruments et allumer. Ce mode de stérilisation a de nombreux inconvénients : la température développée par l'inflammation de l'alcool est très élevée, le flambage détermine souvent la détrempe des lames. Il faut se garder d'appliquer le flambage à des bougies Béniqué en étain, car la température élevée du flambage pourrait les faire fondre.

**Ebullition.** — L'ébullition est un excellent procédé de stérilisation des instruments, surtout si au lieu d'eau pure on emploie une solution de borate ou de carbonate de soude à 1 ou 2 pour 100. Il est bon d'attendre l'ébullition de l'eau avant d'y plonger les instruments, plongés dans une eau qui s'échaufferait peu à peu les instruments risqueraient de se tacher. L'ébullition doit durer au moins un quart d'heure ou une demi-heure ; ce doit être une *ébullition vraie*.

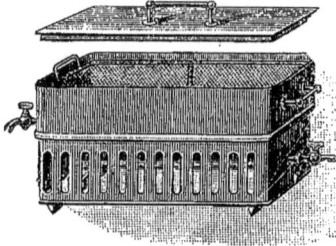

Fig. 79. — Bouilloire pour instruments.

Cette bouilloire est chauffée par une rampe à gaz ; des modèles analogues sont chauffés par des lampes à pétrole ou à alcool.

*Stérilisation au moyen de l'autoclave.* — La stérilisation à l'autoclave est le procédé *le meilleur et le plus sûr*. La vapeur d'eau a l'inconvénient, quand on met des instruments dans l'autoclave, de rouiller l'acier et de noircir le nickel ; mais il existe un moyen simple d'utiliser l'autoclave pour la stérilisation des instruments sans nuire au tranchant des lames ni au poli du nickel ; pour cela, il suffit, en les mettant dans l'autoclave, de les maintenir plongés dans un récipient empli d'une solution de borate de soude à 2 pour 100 ou de benzoate de soude au même titre.

Nous avons depuis longtemps adopté un dispositif plus simple et très sûr : au fond de la boîte à instruments, nous plaçons une compresse trempée dans une solution boratée ; sur cette compresse nous disposons les instruments après les avoir trempés également dans la solution chaude de borate, et nous les recouvrons de plusieurs épaisseurs de compresses imbibées également de la solution. Par-dessus se place le couvercle de la boîte dont la fermeture est à étoupage aérifiltre. Les instruments bien préparés de cette façon et stérilisés à l'autoclave ne rouillent pas.

*Stérilisation du catgut.* — Repin a démontré que « quarante-cinq minutes à 120° telle est la limite qu'il est nécessaire et suffisant d'atteindre pour obtenir la destruction des germes les plus résistants, dans des conditions ordinaires, avec la vapeur d'alcool ». Son procédé de stérilisation du catgut est le suivant :

« 1° Dégraisser le catgut par l'éther ou le sulfure de carbone, de préférence à chaud, dans un appareil à épuisement, ou, à défaut par un séjour prolongé dans des flacons dont on renouvellera le liquide à plusieurs reprises. Rouler le catgut en rond, de manière à éviter les angles vifs, avant de le soumettre aux opérations suivantes.

« 2° Le dessécher à fond par un chauffage à l'étuve sèche, qui devra être conduit lentement et porté jusqu'à 110° environ.

« 3° Procéder, aussitôt après, à la stérilisation afin que le catgut n'ait pas le temps d'absorber de l'eau à nouveau. Le placer avec une petite quantité d'alcool anhydre dans un récipient hermétiquement clos et suffisamment résistant, qui peut être un simple tube de verre fermé à la lampe, ou un cylindre métallique, muni d'un couvercle à vis de pression et à garniture de caoutchouc. Mettre ce récipient dans un autoclave que l'on portera à 120° pendant une heure, afin de dépasser largement la limite requise. »

Le catgut soumis à ces manipulations n'est modifié en rien dans ses qualités de résistance; il est seulement un peu raide; il suffit de le tremper, au moment de s'en servir, pendant quelques secondes, dans l'eau stérile pour lui rendre sa souplesse. Il est indispensable que l'alcool employé soit de l'alcool absolu.

L'idée de Repin a été reprise par divers auteurs. On est arrivé à des résultats meilleurs au point de vue de la souplesse du catgut en ayant recours à la *Tyndallisation* du catgut dans l'alcool à 90°.

MM. Hallion et Carrion, qui ont étudié cette question avec soin, ont constaté que le catgut devenait toujours parfaitement stérile lorsque, dans un récipient clos et scellé renfermant de l'alcool à 90°, on le portait à trois reprises, pendant 10 heures, à la température de 60°. Dans la pratique, pour exagérer encore les conditions requises, MM. Hallion et Carrion opèrent à une température un peu supérieure, prolongent la durée de chaque chauffage et renouvellent le chauffage deux fois de plus qu'il n'est nécessaire.

En fait, la pratique chirurgicale démontre que le catgut ainsi préparé est également recommandable par ses propriétés physiques que par sa stérilité, dont font également foi les épreuves d'inoculation et de culture.

Notons qu'à propos du contrôle de l'asepsie du catgut par culture, MM. Hallion et Carrion ont relevé une cause d'erreur qu'il importe de connaître et d'éviter. Il peut arriver que le catgut, au moment de sa fabrication industrielle, ait été additionné d'une faible quantité de substances antiseptiques. Même parfaitement stérilisé, ce catgut, immergé dans du bouillon, pourrait ne pas fournir de culture, surtout si, dans le but précisément de rendre l'expérience plus démonstrative, on avait employé à cet effet une plus grande quantité de catgut et, par suite, accru la quantité de l'antiseptique par rapport à la quantité de bouillon. Il faut donc, pour s'épargner un risque d'erreur très grave, faire séjourner à l'étuve pendant plusieurs jours le catgut successivement dans plusieurs bouillons, deux au moins, dont le premier servira à laver le produit, à en soustraire éventuellement l'antiseptique ajouté.

A l'emploi de l'alcool dans la stérilisation du catgut, on a fait un reproche théorique, au sujet duquel MM. Hallion et Carrion nous ont soumis les réflexions suivantes : « L'alcool, a-t-on dit, ne pénètre que difficilement dans l'intérieur du brin de catgut; celui-ci est peu per-

méable, sinon imperméable à l'alcool. Voyons ce que vaut cette assertion. « Notons d'abord qu'elle étonnerait à coup sûr les histologistes,
qui utilisent constamment, pour la fixation et l'inclusion des tissus animaux, le pouvoir de pénétration que l'alcool possède à leur égard.

« Mais on a prétendu démontrer l'imperméabilité du catgut pour
l'alcool par une preuve directe, dont il importe de faire justice. Voici
l'expérience invoquée : on fait une solution d'une matière colorante
d'aniline dans l'alcool et l'on y place un fort brin de catgut; on retire
ce dernier au bout d'un certain temps, et l'on constate que la matière
colorante ne l'a pas entièrement pénétré. On en conclut que l'alcool ne
l'a point pénétré davantage.

« Pour faire fond sur une telle expérience, il faut ignorer totalement
les principes physiques les plus élémentaires relatifs aux phénomènes
de diffusion. Dans une solution colorante, le solvant, qui est ici l'alcool et la substance dissoute, qui est ici une couleur d'aniline, ne sont
nullement solidaires dans leur diffusibilité. Ce principe se vérifie surtout quand la substance dissoute est une couleur de nature colloïdale,
formant non pas une solution proprement dite, mais une pseudo-solu-
tion, c'est-à-dire, d'après les données de la physique moderne, une
suspension, une sorte d'émulsion de granulations colorées.

« De toute manière, les différences de diffusibilité sont précisément
marquées au maximum quand la diffusion s'opère dans un tissu animal,
et c'est sur ce fait qu'est basé l'emploi des membranes (paroi d'intestin,
en particulier, d'où est tiré le catgut) comme dialyseurs électifs.

« Par conséquent, une expérience comme celle dont il a été question
plus haut ne prouve absolument rien, si ce n'est une méconnaissance
profonde des données physiques les mieux établies. Il n'est peut-être
pas sans intérêt d'en relever le vice fondamental, parce que d'une façon
générale, la diffusibilité d'un agent stérilisant dans la substance à stériliser présente nécessairement une grande importance. Il ne faudrait
pas qu'un expérimentateur, insuffisamment averti, fût tenté d'appliquer,
à un problème comme celui-ci, une méthode dont la simplicité apparente se base sur une grave erreur. » 

Le catgut préparé par le procédé de Hallion et Carrion est à la fois
stérile, souple et fort. C'est celui que nous employons depuis plus de
dix ans sans qu'il nous ait, une seule fois, donné une déception.

Le catgut est présenté soit roulé sur une bobine, soit en *brins
libres*, c'est-à-dire tout coupé, comme le crin de Florence, à la
longueur qui convient pour la pratique des ligatures. Ce dispositif est commode pour le chirurgien ; il supprime des pertes de
temps et de manipulations qui comportent toujours, peu ou
prou, des chances d'infection.

***Tendon de renne.*** — Certains chirurgiens font grand usage, pour les
ligatures et sutures, d'une autre substance que le catgut : le *tendon de*

*renne,* qui se stérilise de la même façon que le catgut. Les fibres du tendon de renne, convenablement dissociées, triées en divers numéros suivant leur grosseur, puis stérilisées, présentent une résistance étonnante par rapport à leur faible diamètre. Elles n'offrent pas la régularité de calibre, l'homogénéité de résistance, la surface parfaitement lisse du catgut; mais elles ont sur lui, à certains égards, de sérieux avantages qui découlent de données histo-physiologiques fort simples.

1° Le catgut est formé des fibres musculaires lisses : le tendon de renne est formé de fibres tendineuses et élastiques, dont l'extrême résistance à la rupture par traction, jointe à une grande souplesse, est la propriété physiologique dominante. C'est pourquoi le tendon de renne à calibre égal est *plus résistant* que le catgut.

2° Le tissu musculaire et le tissu tendineux sont digestibles; aussi le tendon de renne, comme le catgut, est-il digéré et résorbé par les tissus. Mais le tissu tendineux est bien plus lentement digéré que le tissu musculaire; c'est pourquoi le tendon de renne est *plus lent que le catgut à se résorber.* Il en résulte que le tendon de renne pourra être logiquement préféré, tout au moins, dans les sutures et ligatures auxquelles on tient à assurer une durée relativement longue.

3° Cette différence de digestibilité entraîne encore une autre conséquence. Le tendon de renne est naturellement plus propre que le catgut, il est plus réfractaire à l'attaque des bactéries.

**Stérilisation des soies, crins de Florence, drains en caoutchouc.** Les crins de Florence, les drains en caoutchouc, n'étant pas altérés sensiblement par le contact de la vapeur d'eau, sont stérilisés à l'autoclave, dans des tubes de verre de la même façon qu'on stérilise un bouillon de culture.

M. Gendron, de Bordeaux, a imaginé un très ingénieux dispositif pour la fermeture de ces tubes : le tube où sont placés les objets à stériliser, soies, crins, etc., est coiffé d'un tube d'un diamètre un peu supérieur qui glisse sur lui à frottement doux et qui vient fixer sur son ouverture un tampon de coton ; une bague en caoutchouc large de 2 centimètres environ s'appliquant à la fois sur le tube et sur son capuchon en assure la fermeture hermétique. Pour saisir le contenu du tube on fait glisser la bague de caoutchouc en retirant le tube-capuchon.

## STÉRILISATION DES MATÉRIAUX DE PANSEMENT

On ne saurait trop engager les médecins et les chirurgiens à se méfier des tissus vendus dans le commerce sous les noms de tissus « antiseptiques » ou « rigoureusement stériles » et qui sont livrés en paquets entourés de papier. L'intégrité même du papier qui entoure ces matériaux de pansement montre que la stérilisation n'a pas été efficace, car le papier résiste mal aux hautes températures à sec, plus mal encore à l'autoclave.

Il faut porter grande attention au *mode de fermeture des récipients destinés à renfermer les matériaux de pansement,* s'assurer que le produit stérilisé n'a pas été, après stérilisation, soumis à des manipulations ou à des changements de récipient, cause possible de contamination. Les matériaux de pansement doivent être conservés dans le récipient même où ils étaient pendant la stérilisation ; le mode de *fermeture de ce récipient doit être rigoureusement aseptique.*

Les pansements stérilisés renfermés dans certaines boîtes sont exposés à une contamination par les éléments septiques en suspension dans l'air qui peut venir à leur contact, par suite de variations de pression et surtout de température. Ainsi, dès la sortie de l'autoclave, le refroidissement des boîtes, généralement encore chaudes, occasionne l'introduction d'un volume d'air ambiant assez considérable, et par la suite encore, toute variation atmosphérique déterminera un échange entre l'air de la boîte et celui du milieu ambiant. Le but précis de la fermeture aseptique est donc d'arrêter les germes qui peuvent pénétrer dans la boîte, à la faveur de ces rentrées d'air.

Deux solutions se présentent : empêcher absolument l'air de rentrer, c'est la *fermeture hermétique* ; ou bien laisser rentrer l'air en arrêtant les germes qu'il véhicule, c'est *la fermeture à étoupage aérifiltre.* La fermeture hermétique serait assurément le moyen idéal ; mais en réalité, l'application en est hérissée de difficultés et d'inconvénients, trop souvent elle est illusoire. La meilleure fermeture est la fermeture à étoupage à l'ouate naturelle tel qu'il est mis en pratique pour les tubes à culture dans tous les laboratoires. Quand le chirurgien achète dans le commerce des produits stérilisés, il fera bien de donner la préférence aux récipients munis de ce mode de bouchage.

On ne croit plus à l'efficacité pratique des antiseptiques chimiques pour la stérilisation des matériaux de pansement.

La chaleur sèche n'est efficace que si on porte toute la masse de l'objet de pansement à une température de 160 à 200° ; or, la gaze, l'ouate, sont mauvaises conductrices de la chaleur, le centre d'un paquet d'ouate peut rester au-dessous de 100° pendant que la périphérie est complètement roussie par la chaleur. De plus, les températures voisines de 180° détériorent absolument les tissus végétaux et les rendent presque inutilisables. Le coton hydrophile porté à 180°, à sec, se colore en brun et devient poussiéreux. Il faut se méfier de tout coton soi-disant stérilisé par la chaleur sèche et resté blanc.

Il est admis que la vapeur d'eau sous pression constitue le mode de stérilisation le plus pratique et le plus parfait pour les objets qui peuvent supporter sans en être détériorés l'action de la vapeur humide à haute température ; tel est le cas des compresses, cotons, gazes-mousselines et autres objets de pansement.

Chaque année les constructeurs inventent de nouveaux dispositifs, dans le désir d'assurer, le plus complètement possible, cette stérilisation. De très intéressantes expériences de M. Grimbert parues dans le *Journal de Pharmacie et de Chimie* (1er juillet 1912) montrent que le problème est en somme assez simple.

Il est évident que l'action bactéricide de la vapeur d'eau dépend à la fois de la température qu'elle possède et du temps pendant lequel elle agit effectivement. Quand l'objet à stériliser se trouve au contact immédiat de la vapeur d'eau, une température de 110° pendant un quart d'heure suffit pour détruire les germes les plus résistants, tels que les spores de certaines races de *B. subtilis* ; mais quand il s'agit d'aseptiser des tissus, des masses de coton ou de compresses plus ou moins tassées, il faut tenir compte de la mauvaise conductibilité de ces objets et donner le temps à la chaleur de pénétrer au centre de la masse ; mais dans la pratique journalière on prolonge les stérilisations pendant au moins une heure, et, comme on craint toujours de rester au-dessous de la température favorable, on a tendance à augmenter celle-ci dans des proportions certainement exagérées.

Une autre cause qui a fait adopter des températures très élevées, c'est la difficulté qu'on éprouve à chasser non seulement l'air qui remplit l'autoclave, mais aussi celui qui est emprisonné dans les tissus qu'on traite. Des dispositifs très ingénieux ont été imaginés dans ce but. D'après Grimbert, ce n'est pas, comme on l'a dit, parce que l'air s'oppose à l'action de la vapeur d'eau par sa moindre conductibilité calorifique qu'il trouble les opérations, mais parce que sa présence fausse les indications du manomètre.

En effet, soit un récipent clos dans lequel on chauffe de l'eau ;

dans l'espace saturé de vapeur la pression est égale à la pression maxima de la vapeur F pour la température observée, augmentée de la force élastique de l'air P à cette température, soit $F + P$. C'est cette somme qui sera enregistrée par le manomètre et qui, traduite en température, indiquera toujours un chiffre supérieur à celui qui correspondrait réellement à la tension maxima de la vapeur d'eau, si l'autoclave ne contenait pas d'air; autrement dit, quand le manomètre indiquera une pression de 1 atmosphère correspondant à la température de 120°, la température réelle du mélange d'air et de vapeur pourra être seulement de 105° ou de 110°, suivant la proportion d'air contenu dans le mélange. C'est ce qui explique comment certains opérateurs n'ont eu que des mécomptes avec des températures apparentes de 115° ou de 120° et qu'ils sont partis de là pour exiger des pressions de 3 et même de 5 atmosphères, correspondant à des températures de 144° et 152°. Il faut donc chasser l'air des autoclaves le plus complètement possible si l'on veut que les manomètres et autres instruments enregistreurs donnent des renseignements précis, mais il ne faut pas croire que l'air emmagasiné dans l'épaisseur des tissus ou des cotons constitue un obstacle insurmontable à l'action de la vapeur d'eau et à la stérilisation de ces objets.

M. Grimbert a été amené à constater que des compresses ou du coton pouvaient être parfaitement stérilisés à l'autoclave, même quand ils étaient renfermés dans des boîtes métalliques hermétiquement closes.

Comme témoins bactériens il s'est adressé au B. subtilis et au Colibacille. Une culture de B. coli mélangée à un peu d'eau albumineuse était étendue sur des bandes de toile qu'on laissait sécher à l'air libre à une température ne dépassant pas 37°. La toile était ensuite découpée en petits fragments, au nombre de deux ou trois, enfermés dans de petits sachets de papier à filtrer. On opérait de même avec le dépôt formé au fond de vieilles cultures de B. subtilis et constitué surtout par des spores. Des fragments de toile imprégnés de ces spores, introduits dans des tubes de bouillon nutritif et maintenus au bain-marie bouillant pendant une heure et demie, fournissaient encore une culture florissante, ce qui donne la mesure de leur résistance. Dans des boîtes métalliques d'environ 20 centimètres de diamètre et de même hauteur, on introduisait, en les tassant modérément, soit de l'ouate ordinaire, soit du coton hydrophile, soit des compresses de toile ou de gaze-mousseline; au centre de la boîte on déposait les échantillons de B. subtilis et de B. coli enfermés, comme on vient de le dire, dans des sachets de papier à filtrer. D'autre part, avant de vérifier si la vapeur d'eau pénétrait dans la masse, on disposait, à côté des témoins microbiens, des témoins d'humidité (éosine à l'eau, morceau de fer poli, fragment de catgut) et aussi des témoins de température constitués par des petits tubes de verres scellés renfermant de l'acide benzoïque fusible à 120-121°, et les autres de l'anhydride phtalique fusible à 129°. Comme vérification, un échantillon de chacun des témoins d'humidité était renfermé dans un tube scellé. Les boîtes, ainsi préparées, ont été divisées en deux lots ; les unes sont restées ouvertes pendant toute la durée de la stérilisation et fermées ensuite dans l'autoclave même au moyen d'un dispositif spécial ; les autres ont été fermées *avant* de subir l'action de la vapeur, et cela afin de vérifier si l'humidité naturelle ou accidentelle du coton ou des compresses ne suffirait pas à assurer la stérilisation et aussi à agir sur les témoins. Toutes ces boîtes ont été maintenues à l'autoclave pendant une heure à la température de 140°. Après refroidissement, elles ont été ouvertes et les échantillons de *B. subtilis* et de *B. coli* transportés au laboratoire pour être ensemencés dans du bouillon nutritif. Les résultats ont été les suivants :

Dans *toutes* les boîtes, aussi bien dans celles qui avaient subi l'action de la vapeur sous pression, que dans *celles qui étaient restées hermétiquement closes*, les cultures étaient détruites, l'éosine était dissoute, le catgut gonflé et le fer rouillé ; les témoins à acide benzoïque et à anhydride phtalique avaient fondu.

Par conséquent, sous l'action d'une température suffisante, l'humidité naturelle des compresses et des cotons a assuré la stérilisation dans des boîtes hermétiquement closes même en présence de l'air qui n'avait pu être expulsé.

Si, dans cette expérience, la température est montée jusqu'à 129° (fusion de l'anhydride phtalique), cela ne veut pas dire qu'une température aussi élevée soit nécessaire. En effet, la même expérience a été répétée au laboratoire dans de simples tubes de verre scellés à la lampe et sans dépasser la température de 120° maintenue pendant une demi-heure. Le résultat a été le même, c'est-à-dire que les spores de *B. subtilis* ont été détruites en tubes scellés, à la température de 120°, grâce à l'humidité naturelle du coton au milieu duquel elles se trouvaient.

Une autre question a été tranchée par M. Grimbert, c'est de savoir jusqu'à quel point la vapeur d'eau pouvait pénétrer dans une masse plus ou moins comprimée de coton ou de compresses d'où l'air n'aurait pas été expulsé par un moyen quelconque.

M. Grimbert s'est adressé pour cela à des cotons ou à des tissus privés de leur humidité naturelle par un séjour suffisant à l'étuve à 100-105°.

Dans des tubes à essai desséchés avec soin, il a introduit soit du coton hydrophile, soit du coton ordinaire desséché comme il vient d'être dit, ainsi qu'une petite quantité d'éosine à l'eau, puis les tubes ont été scellés à la lampe pour servir de témoins. D'autre part, des tubes de verre de 4 centimètres de diamètre sur une longueur de 20 centimètres ont été remplis de coton sec et modérément tassé sur une longueur de 15 centimètres environ, après qu'on eut déposé au fond du tube un peu d'éosine ; ces tubes restèrent ouverts. Enfin un tube témoin, scellé à la lampe, ne contenait que de l'éosine. Le tout a été porté à l'autoclave et maintenu à la température de 120° pendant une demi-heure.

Dans tous les tubes scellés, l'éosine est restée intacte ; dans tous les tubes ouverts, l'éosine était dissoute et elle n'avait pu l'être que par la vapeur d'eau qui avait pénétré au fond des tubes en traversant une épaisseur de coton d'au moins 15 centimètres.

Dans cette question de stérilisation, le choix des boîtes est donc relativement peu important, il s'agit surtout de déterminer la température capable de détruire les germes les plus résistants. En même temps, on devra s'occuper du temps pendant lequel il sera nécessaire de maintenir cette température pour lui permettre de pénétrer au centre de la masse des objets de pansement toujours mauvais conducteurs de la chaleur. Il semble, d'ailleurs, évident que ces deux facteurs soient fonctions l'un et l'autre ; plus on prolongera la durée, moins il sera nécessaire de recourir à une température élevée.

Des expériences entreprises par M. Grimbert, dans un des hôpitaux de Paris où fonctionne un autoclave central, ont donné sur ce sujet d'utiles renseignements. Ces expériences ingénieuses avaient pour objet de répondre à la question suivante : .

Étant données des compresses de gaze-mousseline enfermées dans des boîtes métalliques spéciales, à quelle température doit-on les maintenir dans la vapeur humide sous pression, pour obtenir une stérilisation complète au bout d'une heure, sans les détériorer ?

Les boîtes métalliques employées par l'expérimentateur avaient été fournies par les services de chirurgie de l'hôpital ; elles étaient de trois modèles différents : le modèle A possédait une seule ouverture, très étroite, placée latéralement et communiquant avec une sorte de tube plongeant jusqu'au fond de la boîte, ce tube était soudé à la paroi interne. Dans de telles conditions, la pénétration et la circulation de la vapeur pouvaient être considérées comme nulles ou à peu près. — Dans le modèle B, le fond et le couvercle de la boîte portaient une ouverture circulaire de 2 centimètres de diamètre pouvant être obturée après la stérilisation. — Le modèle C ne différait du précédent que par le nombre de ses ouvertures qui étaient de trois au lieu d'une seule. Dans chaque série d'épreuves, deux boîtes de chaque modèle furent employées. Dans l'une, les compresses étaient modérément tassées, comme d'habitude ; dans l'autre, au contraire, elles étaient fortement serrées. Au centre de la boîte, on disposait, enfermés dans des sachets de papier à filtrer, des fragments de toile imprégnés de spores B. subtilis, ainsi que des petits tubes de verre renfermant les uns de l'acide benzoïque, les autres de l'anhydride phtalique, pour servir de témoins de température. Les boîtes ainsi remplies furent portées à l'autoclave central de l'hôpital et soumises pendant une heure à une température variable pour chaque série d'essais. La température et le temps pendant lequel agissait cette température étaient contrôlés par le diagramme d'un thermomètre enregistreur.

Ces essais ont duré une huitaine de jours, pendant lesquels on a fait agir successivement les températures de 110°, 120°, 130° et 140° correspondant environ aux pressions de 0,800, 1, 2 et 3 kilogrammes.

Le B. subtilis n'a donné de culture qu'une seule fois. Il s'agissait des échantillons placés dans une boîte A, au milieu de gaze-mousseline fortement tassée et soumise seulement à la température de 110°. Dans toutes les autres boîtes, même à la température de 110°, le B. subtilis a été détruit.

Par conséquent, si on laisse de côté cette température de 110°, on peut dire que la température de 120° en vapeur humide, maintenue pendant une heure, permet de stériliser la gaze-mousseline comprimée dans des boîtes métalliques, même quand la circulation de la vapeur n'y est pas parfaite. Il suffit donc de s'assurer que cette température a été réellement atteinte, pour être certain que tout germe a été détruit.

Aussi, pour satisfaire les plus difficiles et les plus timorés, M. Grimbert estime qu'on peut adopter la température de 130°, ce qui permettrait de diminuer la durée de l'opération, et se contenter des tubes à acide benzoïque comme contrôle. Voici pourquoi :

Quoique le point de fusion d'un corps cristallisé et chimiquement défini soit une constante des plus fixes, il suffit souvent d'une trace d'impureté pour le faire varier de quelques degrés. C'est ainsi que l'acide benzoïque, qui, théoriquement, doit fondre à 121°,4, est employé cependant à contrôler la stérilisation à 120° dans les autoclaves ; aussi arrive-t-il que, si le produit est pur, la fusion n'a pas lieu, alors que la température de 120° a

été réellement atteinte ; on en conclut que l'appareil ne fonctionne pas bien, ou que la température n'a pas pénétré dans le
coton ou la gaze et on exige une température supérieure. L'anhydride phtalique fondant à 129° pourrait, à la rigueur, servir
à contrôler les stérilisations faites aux environs de 130°, à la
condition qu'il ne renferme pas d'impuretés élevant son point de
fusion. En adoptant pour la stérilisation à l'autoclave la température maximum de 130°, pendant un temps qui pourra varier avec la
nature des objets à traiter, mais qui ne dépassera jamais une
heure, on peut, en toute sécurité, employer comme contrôle des
tubes à acide benzoïque fondant seulement à 120-121°, de manière
à se mettre à l'abri des surprises auxquelles exposent les indica-
teurs, et on peut considérer comme stérile tout milieu où l'acide
benzoïque aura fondu.

DÉSINFECTION DES LINGES ET DES ÉTOFFES PAR LE FER A REPASSER. —
Le fer chaud des repasseuses dont la température est de 196° à
312° peut stériliser les étoffes et rendre aussi de grands services
dans la pratique médico-chirurgicale courante.

Des expériences ont été faites sur des tissus de coton ou de
laine qu'on contaminait de diverses façons, puis ces pièces de
linge étaient humectées légèrement et repassées au fer chaud.
Après le repassage, on essayait de faire des ensemencements.
On put constater qu'un seul coup de fer à repasser bien chauffé
suffit pour stériliser les étoffes fines, comme les mouchoirs de
poche. Pour aseptiser des étoffes plus épaisses, plusieurs applications du fer chaud sur les deux faces sont nécessaires.

## STÉRILISATION DE L'EAU

*Nécessité de la stérilisation de l'eau.* — L'eau d'une source
profonde, dans le sol et au sortir immédiat du sol, est exempte
de germes, c'est de l'eau stérile ; mais après sa sortie, dès qu'elle
s'est collectée à la surface du sol, elle contient des bactéries.

L'eau des sources des régions calcaires contient des bactéries.
L'eau de pluie, la neige, la grêle sont souillées de microbes provenant des couches d'air que l'eau a dû traverser. D'après Miquel, l'eau
de pluie arrive à la surface du sol avec plus de 13 microbes par centimètre cube à Montsouris et 19 dans l'intérieur de Paris. Bujwid, dans
de gros grêlons tombés à Varsovie en 1877, a trouvé 21 000 bactéries

par centimètre cube d'eau de fusion de ces grêlons débarrassés de leurs impuretés superficielles. La glace n'est nullement exempte de germes.

L'eau dont on se sert habituellement, l'eau des robinets de conduites dans les villes, l'eau de puits à la campagne, est riche en bactéries.

Miquel, qui a étudié avec soin la bactériologie des eaux de Paris, indique les chiffres suivants :

| | | |
|---|---|---|
| Eau de pluie. . . . . . . | 35 bactéries par cent. cube | |
| Eau de la Vanne. . . . . | 62 — | — |
| Eau de la Seine à Bercy. . . | 1 400 — | — |
| Eau de la Seine à Asnières. . | 3 200 — | — |

Proust et Fauvel, en automne 1884, trouvaient dans l'eau de la Seine, à Clichy, en amont du grand collecteur, 116 000 bactéries par centimètre cube, et en aval du grand collecteur 244 000 bactéries.

La plupart de ces microbes sont inoffensifs pour l'homme ; toutefois, on rencontre dans les eaux la plupart des microbes pathogènes ; parmi ceux qui intéressent plus spécialement le chirurgien, le staphylocoque blanc, le staphylocoque doré, le bacille pyocynique, le coli-bacille y sont fréquemment rencontrés, le streptocoque est assez commun dans l'eau de rivière ou de puits (Macé). Les eaux boueuses contiennent presque toujours des microbes anaérobies pathogènes tels que le vibrion septique et le bacille du tétanos. Ces microbes pathogènes sont susceptibles de vivre pendant un temps assez long, soit dans l'eau distillée, soit dans les eaux ordinaires plus ou moins chargées de matières inorganiques et organiques. D'après Strauss et Dubarry, le bacillus anthracis est encore vivant au bout de seize, vingt-quatre, vingt-huit, soixante-cinq, cent trente et un jours ; le streptococcus pyogène est encore vivant au bout de huit, dix, quinze jours ; le staphylococcus pyogènes aureus vit encore après neuf, treize, quinze, vingt et un jours de séjour ; et, pour la plupart des microbes pathogènes, la vie dans l'eau n'entraîne pas toujours une modification appréciable de la virulence.

Pour les usages chirurgicaux, l'eau *doit être stérilisée.*

Une eau peut être privée de ses germes : 1° par filtration ; 2° par addition de substances chimiques bactéricides ; 3° par l'influence de la chaleur ; 4° par l'action des rayons ultra-violets.

*Stérilisation de l'eau par filtration.* — La filtration ne donne pas en pratique de garanties absolues. Les grands filtres à base de sable et de gravier que maintes municipalités ont installés pour procurer une eau pure aux habitants des villes peuvent fournir une eau limpide, mais ne donnent pas une eau stérilisée.

Pour une petite quantité d'eau, on peut réaliser une asepsie parfaite à l'aide d'un filtre Chamberland ; ce procédé excellent dans les laboratoires est inutilisable dans la pratique chirurgicale, en raison des soins minutieux qu'exigent les bougies pour qu'elles ne laissent pas passer de micro-organismes.

*Stérilisation de l'eau par addition de substances chimiques.* — Pour les besoins de la petite chirurgie courante, on peut stériliser l'eau en y ajoutant des antiseptiques.

Les agents antiseptiques sont innombrables, bien peu sont véritablement utilisables en chirurgie. Pour qu'une substance soit un antiseptique utilisable, il faut qu'elle soit soluble, qu'elle détruise les microbes et leurs spores, qu'elle soit bien tolérée par les tissus de l'organisme humain. Les acides minéraux concentrés, acide sulfurique, acide nitrique, sont d'excellents antiseptiques, mais détruisent les matières organiques. L'acide borique est un piètre antiseptique : dans les cultures où on l'ajoute, l'évolution des microbes est à peine retardée. L'acide salicylique arrête les fermentations, entrave le développement des moisissures, n'a aucune action sur les spores et ne les empêche pas de germer ; son action sur les ferments, les bactéries, est temporaire et bientôt les micro-organismes s'habituent à vivre dans les milieux contenant de l'acide salicylique. Comme antiseptiques ayant fait leurs preuves, capables de fournir des solutions aseptiques pour le lavage des plaies, on ne peut citer que quelques sels et certains corps de la série aromatique.

Les *chlorures d'or et de platine* sont d'excellents antiseptiques à faible dose ; l'élévation de leur prix ne permet pas d'en généraliser l'emploi. L'*acide phénique* est un antiseptique puissant : la solution forte détruit rapidement les bacilles non sporulés, mais, à ce taux, l'acide phénique est difficilement supporté par les mains du chirurgien. L'aseptol, les crésols sont également d'excellents antiseptiques égaux, sinon supérieurs, à l'acide phénique dont ils présentent, du reste, la plupart des inconvénients. Le *sublimé* peut être considéré comme un bon antiseptique (voir p. 141). Le *permanganate de potasse* est un antiseptique très utilisé (voir p. 143).

**Stérilisation de l'eau par l'ozone.** — Au début de 1898, Marmier et Abraham, à Lille, ont installé un appareil industriel producteur d'ozone pour la stérilisation des eaux de la ville. La production de l'ozone est assurée d'une façon régulière par deux appareils distincts : un ozonateur et un déflagrateur à tiges. Sous l'action des effluves électriques, l'oxygène de l'air se transforme en ozone. Au sortir de l'ozonateur, l'ozone est envoyé dans une grande colonne en maçonnerie, où il rencontre l'eau à stériliser. La stérilisation est obtenue grâce à une circulation méthodique de l'ozone et de l'eau. L'eau s'échappe au bas de cette colonne et se rend dans les réservoirs. Tous les microbes pathogènes ou saprophytes sont détruits par le passage de l'eau dans la colonne ozonatrice. L'ozone n'étant autre chose qu'un état moléculaire de l'oxygène, l'ozonisation de l'eau n'apporte, dans celle-ci, aucun élément étranger préjudiciable à la santé, ne lui enlève aucun de ses éléments minéraux utiles. Au contraire, l'emploi de ce corps présente l'avantage d'aérer énergiquement l'eau et de la rendre plus saine et plus agréable.

Cette méthode de stérilisation n'a aucun usage en chirurgie.

*Stérilisation par les rayons ultra-violets.* — Depuis les temps les plus éloignés, on connaît le rôle bienfaisant que joue la lumière solaire pour l'assainissement et la désinfection. Les bactériologues en exposant au soleil des cultures microbiennes ont établi nettement que la grande lumière solaire possède une action destructive manifeste sur les microbes. Ces propriétés bactéricides de la lumière n'appartiennent pas également à tous les rayons qui composent le spectre solaire ; elles sont plus spéciales aux rayons violets ; en faisant tomber un faisceau lumineux sur un prisme de quartz on a pu étudier sur les microbes non seulement l'aspect du spectre visible, mais aussi celle du spectre ultra-violet invisible et on a constaté que c'est le spectre ultra-violet invisible qui possède les propriétés bactéricides les plus intenses.

La lumière solaire que nous recevons sur terre contient peu de rayons ultra-violets, ceux-ci étant absorbés par l'atmosphère terrestre. Les lumières les plus riches en rayons ultra-violets sont celle que donne l'étincelle d'une bobine d'induction éclatant entre électrodes de magnésium, celle qui provient de l'arc électrique entre électrodes de fer, ou enfin celle de l'arc électrique à vapeur de mercure.

Pratiquement pour avoir une source intense de lumière violette et ultra-violette, on emploie la lampe électrique à arc de mercure, mise au point par Cooper-Hewitt : ces lampes sont particulièrement riches en rayons ultra-violets.

En faisant passer un courant d'eau très près de cette lampe on la stérilise en quelques secondes.

L'action microbicide des rayons ultra-violets varie beaucoup avec la distance à laquelle se trouve l'émulsion de microbes de la lampe. Ainsi, pour stériliser de l'eau contenant une émulsion de coli, il faut, avec une lampe Westinghouse-Cooper-Hewit de 110 volts :

300″ d'exposition à une distance de 60 centimètres
180″        —              —    40    —
20″        —              —    20    —
4″        —              —    10    —
Fraction de seconde        —     2    —

Avec la lampe 220 volts la durée d'exposition nécessaire pour avoir une stérilisation est de :

30″ à une distance de 60 centimètres
15 à 20″        —      40    —
4″        —      20    —
Moins de 1″        —      10    —

On voit donc, que pour un voltage seulement double et le même ampérage, la durée d'exposition est diminuée de 5 fois.

Le travail récent sur la stérilisation par les rayons ultra-violets le plus important est dû à notre distingué confrère M. J. Tanton, qui a essayé au Maroc, pendant la campagne de la Moulouya, d'appliquer ce procédé à la stérilisation de l'eau de boisson en campagne.

M. Tanton a abordé le problème de la stérilisation de l'eau de boisson à l'aide d'une lampe à vapeur de mercure, lampe de Cooper-Hewit modèle Westinghouse, Type B-2. L'appareil marche sur courant continu 110 à 122 volts et consomme environ 4 ampères.

Cette stérilisation doit être effectuée sur de l'eau *clarifiée* au préalable, c'est-à-dire débarrassée de toute matière organique par un filtrage grossier. La stérilisation nécessite une circulation d'eau.

Deux questions se posaient que notre confrère a étudiées :

A. — La stérilisation de l'eau par les rayons ultra-violets (lampe non immergée) est-elle effective et complète ?

B. — Quel est le prix de revient de l'hectolitre d'eau stérilisée par ce procédé ?

Tanton a procédé à de nombreuses expériences de stérilisation de l'eau par les rayons ultra-violets, et cela, en faisant varier le débit de l'appareil, par suite en augmentant ou en diminuant le temps pendant lequel la masse liquide est en rapport avec les rayons ultra-violets.

Les recherches bactériologiques ont montré que la stérilisation était parfaitement effective.

Le prix de revient par hectolitre d'eau stérilisée s'est établi à 0 fr. 12 pour le débit moyen, à 0 fr. 09 pour le grand débit.

L'eau, stérilisée par les rayons ultra-violets, conserve ses qualités organoleptiques intactes et *ne subit aucune modification de goût ni de température*. Cette absence de goût est un point capital, si l'on veut faire accepter une eau stérilisée comme eau de boisson.

La stérilisation de l'eau par les rayons ultra-violets n'est pas encore passée dans la pratique chirurgicale.

*Stérilisation de l'eau par la chaleur.* — L'ébullition est le plus simple moyen de stériliser l'eau. Une eau qui a bouilli pendant cinq minutes peut être considérée comme à peu près stérile, les spores du *bacillus anthracis*, qui sont très résistantes, sont détruites par une ébullition maintenue plus de deux minutes ; il n'y a guère que les spores du *bacillus subtilis* qui résistent à une ébullition prolongée. Les chirurgiens se sont contentés longtemps de cette approximation, et il est possible qu'ils n'aient pas eu trop à s'en plaindre. Comme actuellement le chirurgien doit agir scientifiquement, il doit pouvoir obtenir une stérilisation absolue de l'eau.

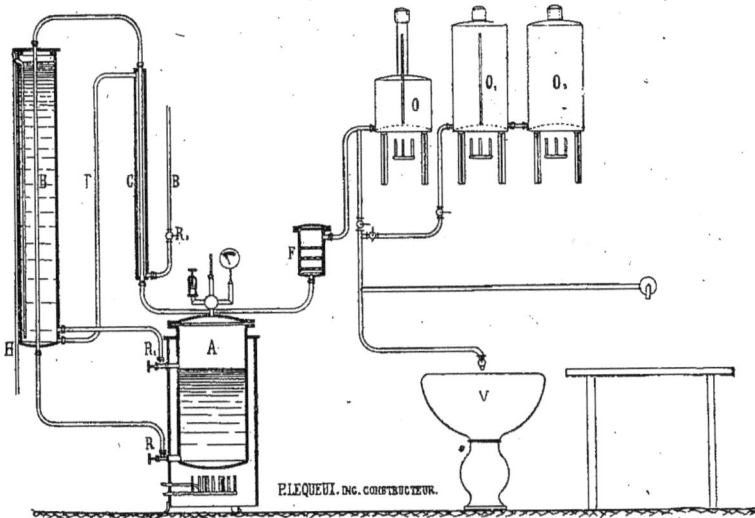

Fig. 80. — Stérilisateur à eau sous pression.

Afin d'obtenir une stérilisation absolue, les constructeurs ont produit différents appareils permettant de stériliser l'eau sous pression.

Au « Dispensaire de la cité du Midi » fonctionne, depuis plus de 15 ans, un stérilisateur à eau sous pression, construit par M. Lequeux. Notre modèle a été copié et adopté dans tous les services. Ce stérilisateur se compose d'un autoclave de Chamberland muni de deux robinets R et R', l'un à la partie supérieure de la chaudière ; de différents réfrigérants et de réservoirs en cuivre, bouchés à leur partie supérieure, d'une façon apte à empêcher la contamination de leur contenu par les microbes de l'air ; sur le trajet des tuyaux de conduite allant de l'autoclave aux réservoirs O. $O_1$ $O_2$ se trouvent des réfrigérants B et C, alimentés par l'eau de la ville arrivant en R.

L'autoclave, qui sert à la stérilisation de l'eau mise en réserve pour la salle d'opérations, peut servir également à la stérilisation des matériaux de pansement. C'est un autoclave à double emploi.

Un des principaux avantages de cet appareil, c'est que avant de pratiquer la stérilisation de l'eau, on peut avec lui stériliser toutes les conduites et tous les récipients qui se trouvent sur le trajet que suivra l'eau stérilisée. Pour cela, on met de l'eau dans l'autoclave A, et quand l'autoclave est sous pression, on ouvre le robinet supérieur R' de manière à envoyer de la vapeur dans les conduits jusqu'à ce qu'elle sorte par l'ouverture supérieure des récipients O, O, $O_1$ et du robinet de la salle d'opérations en V. Le courant de vapeur doit être maintenu pendant dix ou vingt minutes, temps suffisant pour tuer les spores les plus résistantes.

Cette stérilisation des conduits et des récipients étant faite, on remplit l'autoclave jusqu'en R' au moyen du robinet R' qui donne l'eau provenant du réfrigérant B. On place alors le couvercle, on serre les écrous, on chauffe en maintenant ouvert le robinet d'échappement de la vapeur jusqu'à ce que le jet sortant soit bien homogène. On ferme alors ce robinet et on laisse monter la pression jusqu'à deux atmosphères.

On règle le gaz. Au bout d'un quart d'heure, on est certain que la stérilisation est complète. On éteint alors le gaz, on ouvre doucement le robinet R. La pression de la vapeur chasse l'eau, qui monte dans le tube central du réfrigérant B, puis redescend dans le second réfrigérant, où circule l'eau de la ville venant par le robinet $R_2$. La présence de ces réfrigérants est nécessitée par ce fait que si on laissait sortir de l'autoclave de l'eau portée à 120°, elle se vaporiserait immédiatement en arrivant dans les réservoirs. L'eau stérilisée passe ensuite dans le filtre F et arrive dans les réservoirs O $O_1$ $O_2$. Ce filtre n'a pas la prétention d'améliorer la situation aseptique de l'eau qui est parfaite en ce moment, il n'a qu'une action purement mécanique, il est destiné à arrêter les matières en suspension dans l'eau, telles que le sulfate de chaux devenu insoluble par le fait de l'élévation de la température...

Lorsque l'autoclave est vidé par la pression intérieure de la vapeur, cette pression tombe rapidement ; à ce moment, le niveau de l'eau est arrivé au niveau du robinet R, on ferme immédiatement ce robinet, sans quoi l'eau des réservoirs reviendrait à l'autoclave. L'eau qui a servi à refroidir celle qui est sortie de l'autoclave a passé successivement par le réfrigérant C, le tube T et le réfrigérant B muni d'un tube H pour le trop plein ; cette eau est tiède, elle peut servir à une seconde stérilisation immédiate ; pour cela, on enlève le couvercle de l'autoclave, on laisse couler l'eau du réfrigérant B, par le robinet R', et on procède à une seconde opération identique à la première.

L'eau qui séjourne dans les réservoirs se refroidit peu à peu ; si, au moment de s'en servir, on veut de l'eau très chaude, on chauffe un des réservoirs O rendu indépendant des deux autres. Chaque réservoir présente, à sa partie inférieure, une rampe à gaz permettant de réchauffer l'eau qu'il contient.

Les avantages de cet appareil sont multiples : il est économique, l'autoclave servant à la fois pour stériliser l'eau et stériliser les matériaux de pansement ; il permet la stérilisation des conduites et des récipients destinés à recevoir l'eau stérilisée ; il met le chirurgien à l'abri des négligences ou de l'inattention des infirmiers, l'eau ne pouvant se rendre dans les réservoirs que si elle a été portée à une température suffisante pour donner la pression nécessaire à son élévation.

\*
\* \*

La plupart des salles d'opérations modernes sont munies d'appareils de ce genre ; parfois le réservoir à eau est un véritable autoclave. Les dispositifs varient, les autoclaves peuvent être verticaux ou horizontaux, l'idée est la même, *stériliser l'eau sous pression* et stériliser en même temps tout le matériel chirurgical : blouses, matériaux de pansements, gants, instruments.

Au bref, le principe moderne est *la stérilisation simultanée à l'autoclave des blouses, des matériaux de pansements, des gants et des instruments du chirurgien.*

## ASEPSIE DU CHIRURGIEN ET DE SES AIDES

On a peine à se figurer le temps où les chirurgiens opéraient en redingote ou en habit. Actuellement pour toute opération de quelque importance le chirurgien et ses aides revêtent des blouses de toile à manches coupées, ou retroussées au-dessus du coude. Quelques chirurgiens revêtent également des bottes de toile et des calottes avec masques. La blouse ne doit laisser paraître aucune portion des vêtements de dessous. Tablier et blouse doivent être, si possible, stérilisés.

Le port du masque au cours de l'opération apparaît comme nettement indispensable. On a fait l'expérience suivante : un opérateur tousse à 50 centimètres d'une lame d'agar ; s'il n'a pas de masque la plaque contient 500 germes ; s'il porte un masque, on ne retrouve qu'un seul germe.

En ville, pour les opérations de petite chirurgie, le médecin se contente souvent de se mettre en manches de chemise, de relever ses manches au-dessus du coude, d'avoir un tablier autour de la ceinture, et une serviette nouée derrière le cou.

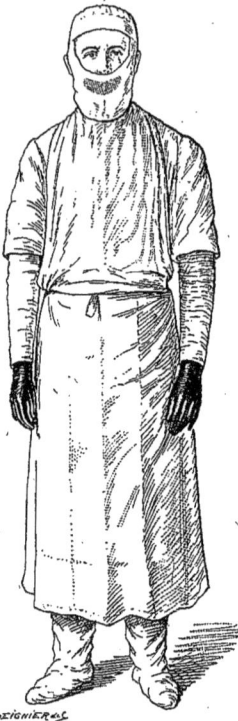

Fig. 81. — Tenue du chirurgien moderne avec masque et gants.

Dans tous les cas, quelque minime que soit l'opération à faire, qu'il s'agisse d'un examen buccal, aussi bien que d'un toucher vaginal, ou d'un cathétérisme de l'urètre, le médecin doit se laver les mains ou revêtir des gants de caoutchouc stérilisés.

*Désinfection des mains.* — Une cause des échecs chirurgicaux complets ou partiels est l'infection due à la septicité des mains de l'opérateur ou de ses aides ; c'est pourquoi nous devons tant aux gants de caoutchouc.

La septicité des mains est *apparente* ou *cachée*, cachée quand nul signe ne la décèle à nos sens, apparente quand il existe à la surface de la peau des mains et des avant-bras une inflammation quelconque : lymphangite, panaris, furoncles, plaies suppurées.

Cette septicité peut être plus ou moins intense et tenace. On peut lui considérer trois degrés : 1° septicité *extrême*; 2° septicité *moyenne* ; 3° septicité *faible*.

Les mains doivent être considérées en l'état de *septicité extrême* toutes les fois qu'il existera une inflammation quelconque à leur surface ou que le chirurgien aura pratiqué un des actes suivants : autopsie d'un cadavre frais, dissection de cadavres mal conservés, ouverture de phlegmons diffus, de foyers gangreneux, examen de malades atteints d'érysipèle, de tétanos, de septicémie, de fièvre éruptive.

Les mains doivent être considérées en état de *septicité moyenne* après l'un des actes suivants : incision d'un foyer de suppuration ordinaire, dissection de cadavres bien conservés, ouverture du tube intestinal, toucher rectal.

Les mains doivent être considérées en état de *septicité très faible* à l'état normal chez le chirurgien qui se lave soigneusement les mains toutes les fois qu'il est nécessaire.

RECHERCHES BACTÉRIOLOGIQUES. — Les mains en apparence très propres sont riches en micro-organismes de toute espèce. Il a été également établi que la flore microbienne de la main est en rapport avec les manipulations auxquelles on a pu se livrer. Ainsi Fürbringer, après avoir incidemment examiné des urines, retrouvait sur ses mains des micrococques appartenant à l'espèce qui provoque, d'habitude, la fermentation alcaline du liquide urinaire.

La flore microbienne du revêtement cutané du corps en général a fait l'objet de nombreuses recherches. Eberth, en 1875, décrivait des bactéries dans la sueur. Bizzozero décrit deux sortes de saccharomyces cutanés et un microcoque se présentant sous forme de diplocoque. Bordoni-Uffreduzi trouve six espèces microbiennes différentes. Maggiora décrit jusqu'à vingt-neuf variétés de microbes dans les détritus sous-unguéaux. Damman, outre plusieurs espèces habitant des régions diverses du corps, signale un microbe qu'il appelle le bacillus fluorescens epidermitis et qui habiterait l'extrémité des doigts. Remlinger a étudié les microbes qui existent à la surface et ceux qui existent dans les couches profondes de la peau; ses recherches ont porté sur 50 militaires convalescents de maladies autres que des affections cutanées ; à la surface de la peau, il a rencontré de nombreuses bactéries aérobies et anaérobies qui lui ont paru appartenir à des espèces banales, et en outre il a trouvé, chez 50 hommes examinés, 23 fois le staphylococcus albus, 11 fois le staphylococcus aureus, 14 fois le staphylococcus citreus, 8 fois le streptocoque pyogène et 5 fois le colibacille ; les microbes des couches profondes de la peau lui ont paru moins nombreux et d'espèces moins variées. On peut conclure que les bactéries pullulent à la surface de notre corps ; mais ces espèces paraissent en général peu pathogènes.

Les mains normales sont peu septiques.

Au contraire, quand les mains ont été en contact avec des matières putrides et virulentes, leur septicité doit être considérée comme extrême, et cette condition est une contre-indication absolue à une opération, car une désinfection extemporanée doit être considérée comme impossible.

L'état de septicité moyenne est une mauvaise condition et doit être considéré comme une contre-indication aux opérations ; en fait, elle peut se concilier avec la pratique de la chirurgie, mais elle nécessite une observation plus scrupuleuse des règles de la désinfection des mains et le port des gants.

Recherches bactériologiques sur la désinfection des mains. — Peut-on, par une désinfection appropriée, détruire la septicité des mains ? Quels sont les meilleurs désinfectants ? Quelle est la manière de s'en servir ?

Les recherches bactériologiques ont essayé de répondre à ces questions.

Forster, après un lavage au savon et à la brosse dans l'eau chaude, plongea les mains dans une solution antiseptique, et, après les avoir essuyées avec du linge stérilisé à 140, en enfonça les extrémités dans du bouillon ou des plaques de gélatine. Il obtint des cultures dans tous les cas, sauf quand la solution antiseptique était du sublimé à 1 pour 1 000.

Kuemmel fit des expériences analogues, mais il établit un parallèle entre les mains non infectées et les mains infectées par un contact impur (matières cadavériques, pus de phlegmon). Les mains non infectées sont lavées, savonnées, brossées pendant trois minutes dans de l'eau ordinaire très chaude. Si à ce moment on plonge les extrémités des doigts dans des plaques de gélatine de Koch, il se développe toujours des colonies microbiennes ; au contraire, les milieux de culture restent stériles si le lavage est suivi de l'immersion des mains dans une solution antiseptique : acide phénique à 3 ou 5 pour 100, sublimé à 1 pour 1 000, thymol à 6 pour 100. Les mains infectées ne sont rendues stériles que si le savonnage a duré cinq minutes et que l'immersion des mains, dans les solutions antiseptiques, a duré deux minutes. Encore l'immersion dans le sublimé à 1 pour 1 000 a-t-elle été insuffisante dans quelques cas. L'immersion dans l'eau de chlore dédoublée ou dans l'acide phénique à 5 pour 100 lui a donné une stérilisation parfaite.

Ces expériences furent reprises par Fürbringer qui serra de plus près la question. Il constata en effet que, si on se contente de plonger simplement les doigts dans la gélatine, on peut ne pas voir se développer de colonies microbiennes ; mais que si l'on enlève par raclage tout ce qui se trouve dans l'espace sous-unguéal et qu'on soumette ce produit à la culture, on voit se développer des colonies, alors que l'impression seule des doigts n'avait donné aucune culture. L'asepsie de l'espace sous-unguéal est un criterium de l'asepsie des doigts. Avec cette méthode, Fürbringer fit des expériences sur des mains non infectées et sur des mains souillées de pus ou de matières cadavériques. Il expérimenta successivement le savonnage, l'immersion dans les solutions antiseptiques et enfin l'influence de l'alcool. Dans une première série d'expériences, il se servit de la méthode suivante : le brossage et le savonnage des mains dans l'eau chaude étaient suivis de lavage dans l'alcool pendant une minute, puis de l'immersion d'une minute de durée dans la solution antiseptique, acide phénique à 3 pour 100, sublimé à 1 pour 1000. Sur 16 expériences, le raclage de l'espace sous-unguéal soumis à la culture a donné une fois 5 colonies, une fois 6 colonies, 14 fois aucune culture. Dans quatre expériences, il se contenta du lavage au savon seul ; dans les quatre cas, il obtint des colonies microbiennes nombreuses (1er cas, 62 colonies ; 2e cas, 709 colonies ; 3e cas, 250 colonies ; 4e cas, 35 colonies). Le lavage au savon et à l'alcool lui donna des résultats un peu meilleurs : sur 4 cas, il obtint une fois 5 colonies, une 2e fois, 268 colonies, une 3e fois, 9 colonies, une 4e fois aucune colonie. Le lavage au savon et au sublimé seuls lui donna des colonies au nombre de 5, 9, 143, suivant les différents cas étudiés par l'auteur. De même le lavage à l'alcool et au sublimé sans savonnage préalable ne donna qu'une seule fois la stérilisation parfaite, les autres fois il se développa 31, 42 et 202 colonies. Ces expériences démontrent que, pour obtenir la désinfection des mains, il faut employer successivement le *savon*, l'*alcool*, le *sublimé*, que ces trois étapes de la désinfection sont suffisantes, mais qu'elles sont nécessaires.

Ces résultats expérimentaux sont corroborés par la pratique de la majorité des chirurgiens modernes qui emploient cette méthode et la trouvent suffisante pour aborder sans crainte les opérations les plus délicates.

Quel est le rôle de l'alcool ? Fürbringer admet que l'alcool, en débarrassant les mains des substances grasses, rend plus facile et plus efficace l'action ultérieure des antiseptiques. Reinicke pense qu'en dissolvant les graisses, il emporte mécaniquement les bactéries. Pour Kronig, la stérilisation des mains par l'alcool n'est qu'apparente ; l'alcool durcit simplement l'épiderme qui emprisonne ainsi les bactéries. F. Ahfeld et F. Vahle, d'expériences multiples, concluent que l'alcool a une action bactéricide propre, due aux affinités de ce liquide pour l'eau ; mais il faut que les objets à désinfecter ne soient pas desséchés, sinon les couches superficielles, dès qu'elles sont en contact avec l'alcool, se racornissent et forment une enveloppe protectrice qui met les bactéries profondes à l'abri de l'action de l'alcool; il faut donc que l'épiderme soit ramolli et imbibé d'eau, pour que le lavage des mains soit bien fait. Cette désinfection basée sur l'emploi du sublimé parut à Hovard Kelly inférieure à celle que donne le permanganate de potasse.

Koch, Geppert, ont démontré combien il était important, dans l'étude des moyens de désinfection, de tenir compte du transfert dans les milieux de culture de l'antiseptique dont on étudie la valeur. Geppert est arrivé à conclure que les traces les plus minimes d'un antiseptique, reportées sur le milieu de culture avec l'objet dont on étudie l'état d'asepticité, peuvent vicier les résultats des recherches.

Kelly a vu que, si on traite par le sulfhydrate d'ammoniaque les mains désinfectées au sublimé, on constate qu'après l'action de cet agent réducteur, l'épiderme fournit des cultures très riches en colonies microbiennes, tandis que les cultures faites auparavant étaient stériles. L'emploi du permanganate a donné au contraire les meilleurs résultats. Après avoir savonné et brossé ses mains pendant dix minutes dans de l'eau chaude, Kelly les plonge dans le permanganate de potasse en solution concentrée jusqu'à ce que l'épiderme ait pris une coloration brun-acajou ; il les décolore ensuite avec une solution saturée d'acide oxalique et finalement les débarrasse de cet excès d'acide par un dernier lavage à l'eau stérilisée chaude. Dans 50 expériences où Kelly a cultivé le produit du raclage de l'espace sous-unguéal de mains ainsi lavées, 44 fois la gélatine resta stérile; 6 fois seulement se développèrent de 6 à 20 colonies microbiennes.

Kelly conclut que la meilleure méthode de désinfection consiste dans la technique suivante : les mains et les ongles tenus courts seront brossés et frottés pendant dix minutes dans de l'eau chaude à 40 degrés, puis elles seront plongées dans une solution de permanganate de potasse jusqu'à ce qu'elles aient pris une teinte brune ou noirâtre, elles seront ensuite décolorées par l'immersion dans une solution saturée d'acide oxalique. Un dernier lavage dans l'eau chaude stérilisée débarrassera les mains de l'acide oxalique.

La conclusion pratique qu'il faut dégager de cet ensemble d'études bactériologiques peut se résumer ainsi :

1° La désinfection absolue des mains ne peut être constamment réalisée ;

2° Elle sera obtenue dans la majorité des cas si le chirurgien y procède avec méthode, avec soin, en prenant le temps nécessaire ;

3° Elle est particulièrement difficile lorsque l'opérateur a, dans les deux ou trois jours précédents, été en contact avec des germes très virulents.

La conclusion s'impose : les gants de caoutchouc qui peuvent être autoclavés doivent être constamment employés pour les opérations.

### Objets et liquides nécessaires à la désinfection des mains.

— EAU. — L'eau dans laquelle on se lavera les mains doit être chaude, l'eau froide lave mal. Ce doit être autant que possible une eau aseptique. Il faut savoir que l'eau filtrée n'est pas une eau absolument stérile, que l'eau distillée n'est pas une eau absolument stérile, que l'eau bouillie n'est pas stérile ; que pour avoir une stérilisation parfaite il faut porter l'eau à 120° sous pression. Quand on a un appareil permettant cette stérilisation de l'eau, c'est parfait. En pratique, on peut se contenter d'eau filtrée et portée à plusieurs ébullitions successives ; mais il faut, quand on veut faire une opération importante, que cette eau ait bouilli, il ne faut pas se contenter d'eau portée simplement à 60 ou 70°.

ANTISEPTIQUES. — Dans la pratique courante des hôpitaux de Paris, on se servait, pour la désinfection des mains, de sublimé à 1 pour 1 000. Le *sublimé* a l'inconvénient d'altérer les métaux et de former avec le sang une substance colorante, difficile à enlever, surtout au pourtour des ongles [1].

L'*acide phénique* altère peu les métaux, on l'employait à la dose de 5 pour 100 (solution forte) ou de 2 pour 100 (solution faible). Son pouvoir microbicide paraît inférieur à celui du sublimé. Il a une odeur désagréable. Peu de personnes supportent bien le contact de l'acide phénique ; cet acide détermine des sensations d'engourdissement, de fourmillement, de cuisson très désagréables ; chez quelques sujets, il provoque des éruptions diverses et même de véritables poussées d'eczéma. On a préconisé également le *biiodure de mercure*, l'*oxycyanure de mercure*.

Le *permanganate de potasse* compte de nombreux partisans ; on l'emploie à la dose de 1 ou 2 pour 1 000. Il donne aux mains une coloration brunâtre qui disparaît rapidement dès qu'on les plonge dans une solution saturée de bisulfite de soude.

Tous les antiseptiques ont l'inconvénient d'altérer à des degrés divers l'épiderme des mains et des avant-bras. On devra donc, après les opérations, se laver très complètement les mains à l'eau simple, et les essuyer après les avoir enduites de glycérine. Ces soins de la main sont surtout importants en hiver, car, en cette saison, l'épiderme se crevasse facilement.

ALCOOL. — Pour le rinçage des mains on se sert le plus souvent d'alcool à 90°. L'alcool dénaturé, dont le prix est bien moindre, a l'inconvénient de posséder une odeur désagréable et tenace.

---

1. Pour faire disparaître les taches brunes que laissent sur l'épiderme le sublimé et le sang, il suffit, avant de se savonner les mains, de les laver dans une cuvette remplie d'eau tiède, tenant en dissolution une cuillerée à café d'acide tartrique, puis de les passer dans l'eau pure. Le lavage des mains dans une solution d'eau oxygénée ou dans une solution d'eau de Javel débarrasse également les mains des taches de sang.

SAVONS. — En pratique journalière, on distingue deux principales sortes de savons : les savons mous et les savons durs. Les
savons mous sont à base de potasse ; on les appelle communément savons noirs, savons verts ; leur seul inconvénient est de
manquer de consistance. Les savons durs sont à base de soude ;
le plus répandu est le savon de Marseille, qui est neutre, doux à
la peau ; c'est celui qui est utilisé généralement dans les hôpitaux. On peut se servir également des savons dits de toilette,
quand ils sont de bonne qualité.

On a préconisé un grand nombre de *savons antiseptiques* : savon à l'acide borique, au goudron, au bichlorure de mercure,
etc., de savons ponce auxquels on incorpore de la poudre de
pierre ponce. On peut utiliser avec avantage les solutions alcooliques de savon ou les savons auxquels on incorpore de la glycérine.

Ces divers savons ne paraissent pas supérieurs au savon de
Marseille qui est le plus employé. L'un de nous emploie dans son
service hospitalier un savon obtenu en faisant fondre 3 kilogrammes de savon de Marseille dans 1 kilogramme de glycérine et en
chauffant jusqu'à l'ébullition ; on étend la pâte ainsi obtenue sur
un plateau stérile et on divise après refroidissement. Chaque pain
ainsi obtenu est enveloppé dans une compresse aseptique.

CURE-ONGLES. — On se sert généralement de cure-ongles métalliques, ils sont plus faciles à désinfecter, mais ils ont l'inconvénient d'érailler l'épiderme et de former sous l'ongle des sillons
qui se remplissent plus facilement de poussière. Les cure-ongles
en os ou en ivoire n'ont pas cet inconvénient.

BROSSES. — Toutes les brosses dites à ongles sont bonnes pourvu
qu'elles soient propres. On emploie très souvent la brosse commune, en chiendent, de forme rectangulaire.
Elle est très bonne et très peu coûteuse ; elle est
mieux en main qu'une brosse munie d'un manche.
Quand on opère en ville, il faut se procurer des
brosses neuves et des cure-ongles n'ayant pas
servi. A l'hôpital, brosses et cure-ongles devront
être désinfectés tous les matins par l'ébullition

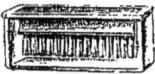

Fig. 82. — Brosse
à ongles dans son
récipient.

prolongée dans une solution de carbonate de soude à 1 ou 2 pour
100 ; ils devront baigner constamment dans un petit cristallisoir
rempli de sublimé. Avant les opérations on ne se servira que de
brosses ou de cure-ongles stérilisés.

Lavabos. — Les différents liquides nécessaires : eau chaude, alcool, sublimé, devront être versés dans des cuvettes, de verre ou de porcelaine, stérilisées par le passage à l'étuve, l'ébullition, ou par le flambage d'un peu d'alcool dans la cuvette[1].

A l'hôpital, le savonnage et le brossage des mains sont faits aux lavabos, les cuvettes sont réservées à l'alcool et au sublimé. Ces lavabos sont fixes ou mobiles. On peut leur faire un reproche, c'est que les robinets qui les alimentent et qui déversent l'eau sur les mains, se meuvent à la main. Le chirurgien, pour les refermer, est donc obligé de mettre sa main lavée en contact avec un objet non aseptique, et qui a pu, l'instant d'avant, être souillé par des mains infectées. Pour remédier à cet inconvénient certains constructeurs ont établi des lavabos dont les robinets sont mus par des pédales ou peuvent être actionnés par le coude.

*Technique du lavage des mains.* — Pour être à même de se laver les mains convenablement, le chirurgien doit mettre ses avant-bras à nu, relever les manches de sa chemise jusqu'au-dessus du coude et les maintenir à cette hauteur en fixant les plis avec une épingle de nourrice. A l'hôpital, et en ville s'il le peut, le chirurgien doit revêtir une blouse à manches courtes, fraîchement lavée ou mieux lavée puis stérilisée à l'étuve. La désinfection proprement dite des avant-bras et des mains doit comprendre plusieurs temps.

1° *Savonnage des mains.*

2° *Nettoyage des ongles.* Avec la pointe des cure-ongles, on enlève les débris épidermiques et les poussières accumulées sous l'extrémité unguéale. On peut, pour faciliter l'ablation de ces poussières, enfoncer l'extrémité des doigts dans du savon mou ; un peu de savon pénètre sous l'extrémité de l'ongle, et quand on l'enlève avec la pointe du cure-ongles, le savon entraîne avec lui les derniers débris épidermiques. Les sillons du pourtour de l'ongle seront nettoyés avec soin.

3° *Savonnage et brossage des mains.* C'est un des actes les plus essentiels de la désinfection des mains. On prend la brosse d'une main et on frotte énergiquement l'autre main en tous ses points : face palmaire, face dorsale, espaces interdigitaux. Le brossage

---

[1]. Certains chirurgiens déposent, à côté des lavabos, des sabliers qui indiquent le temps que l'on doit mettre à chacune des phases de la désinfection des mains (10 minutes).

et le savonnage doivent remonter jusqu'au niveau du coude. On insiste surtout sur les extrémités des doigts et la région unguéale, c'est la portion la plus difficile à désinfecter et c'est celle dont le contact avec la plaie est le plus intime. Ce savonnage doit durer 6 à 8 minutes ; puis quand il est suffisant on lave à grande eau sous un robinet.

4° *Lavage à l'alcool.* Les mains débarrassées du savon par un dernier rinçage sont plongées dans l'alcool, on les frotte l'une contre l'autre, on les brosse sur leurs différentes faces, surtout au niveau de leurs extrémités.

5° *Lavage.* Il n'y a plus alors qu'à les plonger sans les essuyer dans de l'*eau simplement stérilisée.*

Ces différents temps de la désinfection dureront environ 5 à 8 minutes pour le savonnage, deux minutes pour le trempage à l'alcool. Les mains une fois lavées ne seront essuyées qu'avec des compresses stérilisées et ne devront plus être en contact qu'avec des objets stérilisés ou avec le champ opératoire lavé. On devra se surveiller avec soin, ne pas toucher une portion des téguments du malade qui ne serait pas aseptisée, et se garder de tout contact.

Un petit nombre de chirurgiens et d'accoucheurs, entre le 3e et le 4° temps de la désinfection des mains, intercalent un lavage au permanganate de potasse. Ils trempent les mains au sortir de l'alcool dans la solution de permanganate de potasse, jusqu'à ce qu'elles aient pris une coloration brune : ils les décolorent ensuite par l'immersion dans une solution saturée de bisulfite de soude, les passent enfin au sublimé, comme précédemment. Ce procédé est surtout à recommander quand les mains ont été en contact avec des matières septiques et odorantes. Il a, en outre, l'avantage de montrer si le dégraissage des mains à l'alcool a été bien fait : la solution de permanganate ne mouille pas et ne colore pas les mains restées grasses.

Ce qu'il faut surtout retenir, c'est que, dans la désinfection des mains, l'important n'est pas la nature de l'antiseptique, le temps plus ou moins long que l'on met au lavage, ce qui est important, *c'est le soin qu'on y met.* Il vaut mieux inspecter dans les moindres détails les parties de la main qu'on nettoie, voir si aucun point n'échappe à l'action du savon et de la brosse, veiller à ne pas mettre ses mains lavées en contact avec des objets souillés, que de consulter sa montre ou son sablier, pour voir si le temps prescrit pour le lavage des mains est écoulé, ou de discuter sur la valeur de tel ou tel antiseptique.

**Désinfection des mains par l'alcool.** — Certains chirurgiens considèrent qu'on arrive à une désinfection très suffisante de la peau des mains en se bornant à les frotter pendant quelques minutes (4 à 5) avec des tampons aseptiques imbibés d'alcool à 90°. L'alcool dissoudrait les graisses et fixerait les germes nocifs dans les couches profondes de la peau durcie : car l'alcool possède un pouvoir de pénétration considérable. Le degré de concentration de l'alcool le plus efficace paraît être entre 60 et 100°.

Un procédé simple pour reconnaître si un alcool est à un titre supérieur à 60° est le suivant : on enflamme l'alcool, s'il ne brûle pas, il est de titrage inférieur à 60°.

*Désinfection des téguments par la solution alcoolique de Tanin.* — Au lieu d'alcool pur on a essayé pour la désinfection des mains du chirurgien et des téguments du malade l'emploi d'une solution alcoolique de Tanin 5 pour 100 dans l'alcool à 95°.

**Emploi des gants en chirurgie.** — L'idée de se servir de gants pour les opérations n'a pu se généraliser qu'après la faillite de la théorie de la désinfection des mains. Aussi longtemps qu'on a cru à la possibilité de rendre les mains aseptiques par des lavages, personne n'a songé à employer des gants d'une façon courante et à se priver ainsi, ne fût-ce qu'en partie, de cette sensibilité si affinée du bout des doigts, qu'on n'arrive à acquérir que par une longue pratique. Néanmoins, J.-J. Bischoff, professeur d'obstétrique à Bâle, employait dès 1869 des gants de caoutchouc pour les cours de médecine opératoire afin de garantir ses mains du contact des cadavres. En 1896, Mikulicz préconisa l'emploi des gants de fil stérilisés, mais ces gants, souples, faciles à stériliser, ne sont aseptiques que lorsqu'ils sont secs : dès qu'ils sont mouillés, ils sont perméables aux microbes. Les gants doivent être changés très souvent au cours des opérations, ce qui en limite l'emploi.

Le gant le plus employé maintenant est le *gant de caoutchouc.*

On trouve actuellement dans le commerce des modèles d'une finesse et d'une résistance vraiment remarquables.

Il y a, en France, deux principaux modèles de gants, le gant

Chaput, le gant américain. Le gant Chaput, plus grossier, plus résistant aussi, convient aux usages courants, à la chirurgie septique; le gant américain, plus souple, est celui que nous préférons pour la chirurgie aseptique et pour les grandes opérations.

D'une façon générale, on admet la nécessité *absolue* du gant de caoutchouc dans deux variétés de cas : *pour préserver la main du chirurgien contre un contact septique* (toucher rectal, travaux anatomiques, ouverture d'abcès, pansement de lymphangite, d'abcès, etc., examen d'une parturiente infectée), *pour préserver la plaie opératoire quand le chirurgien doute de la propreté de ses mains* (qu'il a pratiqué récemment une opération septique, qu'il présente une affection cutanée de la main : eczéma, plaies, etc.).

*Actuellement le plus grand nombre des chirurgiens emploient des gants de caoutchouc dans toutes les opérations.*

L'inconvénient des gants est de gêner le tact; cet inconvénient diminue, disparaît même par l'habitude d'opérer la main gantée, et surtout par les perfectionnements utilement apportés à leur fabrication. Un autre inconvénient, assez grave dans la pratique, est la cherté des gants de caoutchouc et la facilité de leur détérioration.

On a prétendu que la sudation des mains sous le gant de caoutchouc pouvait entraîner des accidents d'infection dans les cas toujours possibles de déchirure. Il semble que le danger soit bien peu marqué, puisque les mains, après une opération faite avec des gants, se montrent fort peu riches en germes, moins riches que les mains après le savonnage et le brossage.

(V. Hecht et R. Köhler, *Recherches sur l'asepsie* (*Wiener Klinische Wochenschrift*, tome XXIV, n° 11-1911.)

Dans un grand nombre de cas, pour le toucher rectal par exemple, pour préserver du contact de la plaie un de ses doigts atteint d'une plaie, d'une gerçure, le chirurgien aura recours au doigtier de caoutchouc mince, qui se vend partout et qui est très facile à mettre.

Pour préparer les gants d'une façon aseptique et commode : on introduit dans le gant avant de le placer à l'autoclave pour le stériliser, *une pincée de poudre de talc*. Avant de passer le gant ainsi préparé, on se désinfecte soigneusement les mains suivant la technique classique et on se frotte les mains avec un linge stérilisé jusqu'à ce que la peau soit absolument sèche; rien de plus facile alors que de faire glisser le gant, dont l'intérieur est saupoudré de talc, sur les doigts secs.

Cette manière d'agir est plus économique que toute autre : les gants se déchirent bien plus rarement et le caoutchouc est moins altéré, de sorte qu'on peut stériliser et utiliser les gants plusieurs fois. Ce qui altère en effet le caoutchouc à chaud c'est l'eau ; si on les fait bouillir, les gants perdent vite leur élasticité et se déchirent. A l'autoclave les gants se trouvent aseptisés sans être altérés. En outre, il est plus agréable d'avoir, pendant l'opération, la sensation de mains sèches que celle de mains humides. D'autre part la peau des mains du chirurgien ne souffre nullement du contact d'un gant sec, tandis qu'un gant humide la macère.

Le gant de caoutchouc ne devrait pas être spécial au chirurgien, le médecin praticien, le médecin de campagne surtout en tirerait un grand profit, lui qui est obligé de faire tout, les accouchements et la petite chirurgie, qui souvent, après avoir examiné un cas de fièvre puerpérale, touché un enfant atteint de scarlatine ou de diphtérie, incisé un furoncle, refait le pansement d'une plaie purulente, est contraint de pratiquer une opération obstétricale ou de soigner une blessure fraîche. Le praticien devrait toujours emporter avec lui, enveloppées dans un linge propre, une ou plusieurs paires de gants de caoutchouc stérilisés par l'ébullition simple ou par l'autoclave (ce qui permet de les enduire de talc), il serait ainsi prêt à toutes les éventualités.

## ASEPSIE DU MALADE

*Désinfection des téguments du malade.*—Les mêmes précautions que le chirurgien a prises pour les téguments de ses mains doivent être employées pour les téguments du malade sur lesquels doit porter une opération chirurgicale quelconque.

La veille de l'opération, la peau est savonnée et s'il y a lieu rasée : avant le bain habituel préparatoire, on doit raser une surface qui dépasse largement dans tous les sens la ligne d'incision. La peau est savonnée, brossée, puis lavée à l'alcool et ensuite à l'eau stérilisée. Ce nettoyage est pratiqué suivant les règles indiquées pour les mains du chirurgien. On applique ensuite un pansement aseptique qui restera en place jusqu'au moment de l'opération.

Dans les opérations sur l'abdomen, il est nécessaire d'apporter un grand soin au nettoyage de la cicatrice ombilicale, pour cela on saisit et on déplisse avec une pince le fond de la cavité ombilicale. Il faut avoir soin quand on fait la dernière partie du lavage, de promener son tampon du *centre à la périphérie* : c'est-à-dire il ne faut pas aller passer son tampon sur les bords de la surface lavée pour le ramener ensuite au milieu ; il faut commencer par le centre, et le tampon qui a été sur les bords doit être remplacé par un autre.

Lorsque la peau est désinfectée, le champ opératoire est entouré de compresses aseptiques qui le limitent.

*Désinfection des téguments par la teinture d'iode.* — L'emploi de la teinture d'iode comme antiseptique est chose fort ancienne ; l'emploi *exclusif* de cet agent pour stériliser la peau, aussi bien des mains de l'opérateur que du champ opératoire, est assez récent. Le premier emploi systématique de l'iode dans ce but doit être rapporté à Heusner qui, en 1906, proposa d'utiliser une solution d'iode dans la benzine au millième. Cet emploi se recommandait, au dire de l'auteur, par une double raison : 1° La valeur de la benzine comme dissolvant des matières grasses de la peau ; 2° L'action bactéricide puissante de l'iode qui après dégraissage par la benzine, pénètre facilement jusque dans les couches les plus profondes de la peau. Cette méthode aurait donné de bons résultats à son auteur qui, dans ses expériences de contrôle, aurait obtenu la stérilité de la peau dans 77 pour 100 des cas, alors que, par les procédés habituels de stérilisation de la peau, elle ne serait obtenue que dans 52 pour 100 des cas. Néanmoins, elle ne s'est guère répandue et était à peu près tombée dans l'oubli, quand Grossich l'a reprise en utilisant, cette fois, non plus la benzine iodée, mais la teinture d'iode, médicament fort répandu et qu'on trouve partout facilement à sa portée. La teinture d'iode répond d'ailleurs aux mêmes indications que la benzine iodée avec cette différence que l'alcool dissout beaucoup moins bien les matières grasses que le fait la benzine, mais est aussi bien moins irritant pour la peau.

Cette méthode de *désinfection de la peau par application de teinture d'iode sans aucun lavage préalable* est aujourd'hui adoptée par la plupart des chirurgiens.

Il est bien prouvé que, par le badigeonnage à la teinture d'iode, on peut obtenir une asepsie sérieuse de la peau. Grâce à son pouvoir de pénétration considérable, l'iode en solution dans l'alcool s'infiltre avec la plus grande facilité dans les espaces intercellulaires et les fentes lymphatiques de la peau, et pénètre dans les canaux excréteurs des glandes de la peau; il va ainsi loin, jusque dans l'épaisseur du derme, détruire les microbes qui y sont contenus. Heusner avait déjà attiré l'attention sur un point de technique : l'inutilité et même l'inconvénient du savonnage de la peau avant l'application iodée. La raison en serait la suivante : le lavage à l'eau et au savon, en faisant gonfler les cellules épithéliales, obstrue tous les espaces intercellulaires et lymphatiques de la peau, de même que les conduits excréteurs des glandes et le collet des follicules pileux, il entrave la pénétration de l'iode, qui reste ainsi incomplète.

INDICATIONS ET CONTRE-INDICATIONS DE LA MÉTHODE. — La désinfection de la peau par la teinture d'iode, semblant actuellement égale, comme valeur, à la désinfection par tout autre procédé, pourra être utilisée dans tous les cas. Cependant il ne faut pas oublier que, l'iode étant un caustique, il y a lieu de surveiller son emploi en certaines régions.

On ne peut trouver à l'emploi de cette méthode aucune *contre-indication* tirée de la nature de l'opération à pratiquer, mais il existe des contre-indications locales. On rejettera ce mode de désinfection pour les régions à peau fine et mince et au niveau des muqueuses : par exemple, au niveau des paupières et de la conjonctive, dans le conduit auditif externe à cause de la membrane du tympan; en revanche, le pourtour des cavités buccale et nasale peut parfaitement être ainsi désinfecté à condition de ne pas faire couler de teinture d'iode dans les cavités elles-mêmes. Il convient d'être ménager de cet antiseptique pour les organes génitaux de l'homme où une application faite un peu largement aurait peut-être des inconvénients.

Chez certains sujets diathésiques, à téguments prédisposés aux éruptions cutanées (diabétiques, albuminuriques, eczémateux, etc.), il semble avantageux de s'abstenir de cette méthode.

Au contraire, il semble que les *indications* puissent être déjà fixées dans un grand nombre de cas. Ces indications découlent de deux particularités de ce mode de désinfection, savoir : la rapidité et la facilité de son emploi, d'une part; le pouvoir de pénétration du désinfectant, d'autre part. La désinfection par la teinture d'iode semble plus particulièrement indiquée :

1° Dans la chirurgie d'extrême urgence, où l'on n'a pas le temps de procéder à un nettoyage sérieux de la région (plaies artérielles, de la carotide par exemple, plaies du cœur, etc.);

2° Dans les cas où le nettoyage par les procédés ordinaires présente des inconvénients ou des dangers, quand il est très douloureux (abcès, péritonite), ou quand il peut exposer à la rupture d'une collection dans l'abdomen, au cours d'une hémorragie;

3° Quand au cours d'une intervention il y a lieu d'allonger une incision sur une région non préparée ou de pratiquer une contre-ouverture dans les mêmes conditions;

4° Quand on manque d'eau stérilisée, soit qu'on n'ait pas le temps, soit qu'on n'ait pas le moyen d'en préparer. C'est dire que ce mode de stérilisation de la peau trouvera des indications étendues en temps de guerre, de voyages, etc.

Une autre raison la rend également précieuse pour la chirurgie de guerre et pour la chirurgie des accidents : c'est l'existence d'une plaie. Car si la désinfection classique mérite peut-être de l'emporter pour une opération pratiquée sur une peau intacte, elle perd ici beaucoup de ses droits à cause des inconvénients qu'elle présente. En effet, cette désinfection, non pas de la plaie, elle-même, mais de la peau avoisinante, est généralement *douloureuse*; elle est presque toujours *difficile*, car cette peau est souillée de sang, de poussières et de toutes sortes de souillures professionnelles (boue, cambouis, graisse, etc.); enfin elle est *dangereuse* parce qu'il est difficile, en la pratiquant, de ne pas inoculer la plaie avec les saletés entraînées par l'eau et les liquides de lavage. La teinture d'iode ne présente aucun de ces inconvénients : son application est facile, sans danger et pour ainsi dire sans douleur.

Enfin, une dernière indication, tirée du pouvoir de pénétration de la teinture-d'iode, est la désinfection de certaines peaux, soit dans les régions où la peau est épaisse ou munie de glandes volumineuses, comme telles difficiles à désinfecter profondément (peau du dos, de l'aisselle, cuir chevelu), soit surtout pour les peaux profondément infectées, telles que telles qui entourent les orifices fistuleux ou les anus contre nature, spécialement les anus de l'intestin grêle ou du cæcum, et qui sont le siège de lésions d'irritation chronique presque indésinfectables par les procédés ordinaires.

Manuel opératoire de la désinfection des téguments par l'iode avant une opération. — La région sera préparée, si on a le temps, par un bain et un savonnage la veille de l'opération ; la peau sera rasée alors. Si l'opération n'a pas été prévue d'avance, on se contentera d'un rasage à sec.

Le malade étant placé sur la table d'opération, l'opérateur prend une pince stérilisée sur laquelle il monte un petit tampon d'ouate ou de gaze aseptique, il plonge son tampon dans le verre contenant la teinture d'iode fraîche, il passe le tampon sur le champ opératoire et la périphérie de ce champ : quand on intervient sur le pied ou la main on a soin de passer le tampon dans les espaces interdigitaux ; au niveau du nombril s'il est profond, on peut faire verser directement de la teinture d'iode dans la cavité et on aura soin d'assécher avec un tampon sec.

Quand le badigeonnage iodé est terminé, le chirurgien attend sept minutes, pendant lesquelles il installe ses champs opératoires ; il peut alors commencer l'opération. Si on craint une action trop intense de la teinture d'iode, on peut enlever l'excès avec une compresse imbibée d'alcool à 90°.

L'opération se pratiquera comme d'habitude ; puis, lorsque les sutures seront terminées, il sera bon de repasser un peu de teinture d'iode sur la ligne de suture: l'iode, en s'infiltrant dans le trajet des fils, ne pourra que contribuer à maintenir l'asepsie de ceux-ci.

On aura soin, après l'opération, avant de mettre le pansement, de passer une compresse imbibée d'alcool sur toute la région badigeonnée d'iode: on enlèvera ainsi le superflu de cet iode et on préviendra les brûlures.

Il est assez fréquent, dans les jours suivants, de trouver la peau, traitée par la teinture d'iode, avec une coloration un peu cuivrée et un aspect boursouflé : il ne faut pas prendre cet œdème et cette coloration pour des phénomènes d'infection au début. Cet incident est du reste sans importance.

# CHAPITRE X

## LES LOIS D'UN PANSEMENT

Toute plaie qui n'est pas immédiatement mortelle présente une tendance naturelle à la guérison.

Le plus grand, on pourrait dire l'unique obstacle à la réunion des plaies est l'infection.

L'infection des plaies est causée par des micro-organismes. Ces micro-organismes, ces germes qui infectent les plaies ne sont presque jamais apportés par l'air ; ils proviennent des objets extérieurs. Pasteur l'a dit depuis longtemps : si une plaie s'infecte, c'est par le contact direct de sa surface avec des objets contaminés. La technique antiseptique de Lister était dirigée contre l'infection par l'air, et ce sont les micro-organismes de l'air qu'il croyait détruire par ses appareils à pulvérisation, son spray. La chirurgie, aujourd'hui, se conforme aux idées de Pasteur.

*Agents d'infection des plaies.* — Le staphylococcus pyogène, le streptococcus, sont les principaux, les plus fréquents agents d'infection des plaies. Le staphylococcus pyogène est le microbe des furoncles, des panaris ; c'est l'agent des suppurations communes. Le streptococcus est l'agent des suppurations graves, des pyoémies ; une variété de streptococcus est l'agent de l'érysipèle. Dans certaines plaies on observe parfois une coloration bleue du pus ; cette coloration est due au bacillus pyocyaneus. Staphylocoque, streptocoque, bacille pyocyanique peuvent vivre en pré

sence de l'air ; d'autres agents d'infection des plaies sont au contraire anaérobies ; ce sont le microbe du tétanos (bacille de
Nicolaier), le vibrion septique et un grand nombre de bacilles,
que les publications de Veillon et de son école ont montré agents
des processus gangreneux et fétides.

*Conditions que doit remplir un pansement.* — Les efforts
du chirurgien moderne ont pour but d'empêcher l'infection des
plaies, de tenir les micro-organismes nocifs éloignés de la plaie ;
ils tendent à ce but par le pansement.

Si une plaie *était absolument privée de germes,* le seul rôle du
pansement serait d'empêcher l'apport des germes à la surface des
plaies ; mais *toute plaie est plus ou moins infectée.* Les plaies
mêmes que le chirurgien fait avec des instruments stériles ne
sont qu'exceptionnellement exemptes des germes. Auché et
Chavannaz, en ensemençant du liquide puisé dans le péritoine, à
la fin d'opérations abdominales, n'ont vu que dans trois cas seulement, sur vingt-quatre laparotomies, le liquide puisé ne donner
aucune culture ; dans tous les autres cas, les cultures ont montré des microbes divers, staphylocoques principalement. Des faits
semblables ont été observés par un grand nombre de savants.

Si le chirurgien infecte la plaie qu'il produit, on peut supposer
que les plaies accidentelles causées par des instruments ou des
objets non stériles ne sont pas aseptiques. Sur 41 plaies accidentelles, par exemple, on n'a trouvé que 4 fois la plaie stérile,
dans tous les autres cas, les micro-organismes foisonnaient. Le
chirurgien doit donc se demander comment *combattre* les micro-
organismes répandus à la surface de la plaie.

Au début de la période antiseptique, on essaya *de tuer* les
germes à la surface des plaies. On irrigua abondamment les
plaies avec les solutions fortes d'acide phénique. Or, pour qu'une
substance chimique arrive à tuer un microbe, il faut un temps
relativement long : de plus, certains microbes, outre leur forme
ordinaire de développement, ont une forme plus résistante, qui
est la spore, contre laquelle les antiseptiques chimiques sont
presque sans action. Si, par exemple, dit Schimmelbusch, une
solution d'acide phénique à 2 pour 100 est capable de tuer en une
minute les bacilles du charbon, une solution plus forte à 5 pour
100, agissant plusieurs jours, n'exerce aucune influence nocive

sur les spores de la même bactérie. D'autres antiseptiques, le sublimé, l'iode, arrivent à détruire ces spores ; mais il leur faut un temps long, vingt-quatre heures environ.

Dans une plaie, les micro-organismes ne sont pas disposés à la surface, en semis ; mais ils sont plus ou moins enfouis dans les tissus, enrobés dans les caillots sanguins, inclus dans des masses graisseuses ; l'antiseptique passe sur eux sans les atteindre. Que l'on prenne, dit Schimmelbusch, des fils de soie chargés de microcoques pathogènes, qu'on les imprègne d'huile, on peut les exposer ensuite des semaines et des mois aux solutions les plus concentrées d'acide phénique ou de sublimé, les germes resteront intacts. Les graisses, dans les plaies, ont un rôle isolateur semblable à celui de l'huile dans l'expérience précédente. Les recherches de Bossowski, de Tavel, etc., montrent que les plaies opératoires faites et pansées suivant la méthode antiseptique contiennent presque toujours des germes.

Les solutions antiseptiques *n'arrivent donc pas à tuer* tous les micro-organismes ; certaines d'entre elles sont *nocives pour les tissus du corps humain*. Les faits de gangrène d'un doigt ou de l'extrémité d'un doigt, à la suite des applications d'acide phénique, étaient, il y a quelques années, relativement fréquents. Que l'on regarde avec attention une plaie fraîche que l'on soumet à une irrigation avec une solution forte d'acide phénique, on voit la plaie, tout à l'heure rouge, prendre un aspect grisâtre ou blanchâtre, se couvrir d'une couche grise d'éléments cellulaires nécrosés.

Eicken a étudié attentivement les modifications apportées sur les tissus par les antiseptiques.

« Pour étudier les modifications que les tissus de l'organisme subissent sous l'action des agents habituels de désinfection, j'ai fait chez le lapin des plaies musculo-cutanées, soit dans la région lombaire, soit sur les membres postérieurs, après avoir préalablement rasé et désinfecté la peau ; dans ces plaies, dont l'hémorragie fut toujours arrêtée par compression, j'introduisis de petits tampons de gaze imbibés soit de substances désinfectantes, soit d'une solution salée à 0,6 pour 100. Parmi les désinfectants je pris l'acide phénique à 3 pour 100, le sublimé à 1 pour 100 et de l'acétique Thonerde à 2 pour 100 ; par-dessus les tampons je plaçai plusieurs compresses de gaze trempée dans la même solution, puis légèrement exprimée, enfin le tout était fixé par une bande de gaze. Au bout de vingt-quatre heures, les animaux étaient tués par coup sur la nuque, on excisait la portion du tissu à examiner et on lui faisait subir les préparations nécessaires pour l'examen histologique (alcool, alcool absolu, mélange d'éther et d'alcool, collodion). Pour tous les désinfectants employés le résultat fut le même ; c'est dans le voisinage immédiat de la section que l'on pouvait constater les modifications les plus accentuées, les fibres musculaires étaient fortement gonflées et en dégénérescence vitreuse, les stries transversales avaient la plupart du temps complètement disparu ; par places seulement elles étaient encore légèrement visibles. Tandis que les muscles sains se coloraient en bleu sous l'action de l'hématoxyline, les muscles altérés réagissaient à peine sous ce colorant ; par contre, ils devenaient d'un rouge intense sous l'action de l'hématoxyline éosine, tandis que le muscle normal conservait dans ce cas une coloration bleue ; entre les faisceaux musculaires on trouvait çà et là des amas plus ou moins grands de leucocytes. En dehors de cette zone de tissu musculaire très altérée, la zone limitrophe était également profondément modifiée, les faisceaux étaient difficiles à distinguer les uns des autres, cependant les fibres musculaires s'y montraient moins gonflées ; cette deuxième couche ne prenait d'ailleurs, sous la double coloration en hématoxyline-éosine, qu'une couleur violet sale ; puis, plus loin, les faisceaux musculaires avaient repris leur aspect normal.

Les altérations les plus profondes furent causées par l'acide phénique. Ici la couche des fibres musculaires gonflées se montra la plus épaisse, la couche trouble, par contre, était moins accentuée. Les solutions de sublimé à 1 pour 1 000 et de Thonerde acétique à 2 pour 100 produisirent toutes deux des altérations de même ordre ; dans les deux cas la couche trouble était aussi épaisse que la couche gonflée ; mais, même avec la solution saline à 2 pour 100, on avait des altérations : on voyait une très mince couche de fibres musculaires gonflées suivie d'une couche encore plus mince du tissu musculaire trouble » (C. von Eicken. Beiträge z. klin Chirurg., 1899, XXIV).

On ne croit plus aujourd'hui qu'une irrigation, même prolongée, faite avec une solution antiseptique, soit capable de désinfecter une plaie ; on a reconnu que cette irrigation pouvait être nuisible. On ne trouve donc pas, dans les antiseptiques chimiques, un moyen sûr de débarrasser la plaie des germes importés. On y arrive plus sûrement et avec moins de dangers par le *nettoyage de la plaie*.

Une condition primordiale du pansement est d'empêcher toute accumulation, dans la plaie, de sang, de produits sécrétés, de fragments de tissu détachés ou sphacélés... Caillots sanguins, sécrétions, fragments de tissu sont les réceptacles des microbes, ce sont des milieux de culture excellents pour le développement.

des germes pathogènes. *Le premier temps d'un pansement est d'assurer une hémostase complète, de nettoyer la plaie.*

Le phagocytose arrive assez facilement à débarrasser une plaie des germes nocifs, s'ils ne sont pas en trop grande abondance ou s'ils ne sont pas doués d'une virulence excessive. Le pansement devra aider l'organisme dans sa tâche *en ne laissant pas s'accumuler de liquides dans la plaie,* en absorbant les sécrétions de la plaie au fur et à mesure de leur production.

Préobajensky a étudié l'influence des *conditions physiques d'un pansement sur l'évolution des plaies.* Ses expériences montrent que, si le pansement réalise des conditions *d'absorption* et *d'évaporation* suffisantes, cela suffit à empêcher la pénétration des principes toxi-infectieux dans l'intérieur de l'organisme. En voici un exemple : la souris blanche est très sensible à la strychnine, quelques milligrammes suffisent pour la tuer ; or, des plaies superficielles ou profondes faites à des souris et recouvertes de strychnine n'amenaient pas la mort de l'animal, si la plaie était pourvue d'un pansement à la gaze légèrement humide. De même, des plaies faites à des chiens et couvertes de sang putride guérissaient sans suppurer si on les recouvrait de pansements appropriés.

Tout pansement doit donc être précédé d'un *nettoyage* aussi complet que possible de la plaie ; la siccité parfaite des surfaces cruentées est une condition d'une importance reconnue de tout temps. La suture de la plaie sera effectuée aussi souvent qu'on le pourra, car la suture, en rapprochant les tissus, favorise leur coaptation, empêche les sécrétions, diminue considérablement les chances d'infection. La suture n'est bonne que si les tissus sont sains et coupés nettement. Toute plaie profonde, anfractueuse, dont l'hémostase est incomplète sera drainée.

Le pansement doit être *absorbant,* c'est une des principales conditions ; la gaze, à ce point de vue, est le meilleur agent de pansement ; non pas qu'elle soit extrêmement absorbante, l'ouate absorbe davantage, nous l'avons vu, mais l'ouate évapore mal. De plus, la gaze est un tissu cohérent qui ne laisse pas de brindilles collées à la surface de la plaie, comme la charpie ou le coton hydrophile. La gaze légèrement humide, telle que celle qui est stérilisée par la vapeur fluente sous pression, est préférable à la gaze absolument sèche, car elle absorbe plus vite.

Si le pansement doit être absorbant, il doit assurer en même temps la *perméabilité* du dedans en dehors et l'*occlusion* du dehors en dedans. Il est à la fois *absorbant* pour les germes de la plaie, *occlusif* pour les germes extérieurs. Une autre condition, également nécessaire, de tout pansement, est que le pansement ne soit pas par lui-même une cause d'infection. Il faut donc poser en principe que « *toute substance destinée à être mise en contact avec une plaie doit être absolument privée de germes* ».

Le pansement doit en outre *protéger* la plaie contre les heurts extérieurs, cause de souffrance pour le blessé. Aussi est-il nécessaire en général d'ajouter par-dessus les couches de gaze stérilisée absorbante une certaine épaisseur de coton destiné à faire matelas, tampon contre les chocs, à rendre la pression de la bande fixatrice plus égale et plus facilement tolérable ; ce coton exercera en même temps une certaine compression élastique.

*Pratiques à abandonner*. — Nous venons de voir quelles sont les conditions que doit réunir le pansement d'une plaie ; il est un certain nombre de pratiques qu'il faut abandonner : ce sont le lavage des plaies avec de l'eau quelconque non stérilisée, l'exploration des plaies, l'application d'un imperméable.

Pour montrer l'influence néfaste que peut avoir le *lavage des plaies* avec une eau souillée de germes, Schimmelbusch donne un exemple frappant : par de multiples expériences faites à la clinique de von Bergmann, il avait constaté qu'à l'heure de la leçon, le nombre des germes qui se déposent en une demi-heure sur une surface de 1 décimètre carré varie de 60 à 70 ; quand l'expérience était faite, à l'air libre, dans le voisinage des bâtiments de la clinique, ce chiffre était encore plus réduit. Le long des installations de la clinique, la Sprée passe, et ses eaux contiennent en moyenne 37 525 germes par centimètre cube. « Or, dit-il, admettons qu'un batelier de la Sprée se blesse et supposons que cette plaie présente une surface d'un décimètre carré, s'il se rend à la clinique avec la plaie laissée à nu, intacte, exposée au contact de l'air, et qu'il s'écoule une demi-heure avant l'application du pansement, au maximum 60 à 80 germes seront déposés sur la blessure, tout superficiellement à la surface du sang coagulé. Mais, si le blessé, suivant un usage bien enraciné, arrose lentement et à fond la plaie pour la « nettoyer » avec un litre d'eau puisée à la Sprée, on peut calculer que 37 millions de microbes auront été en contact avec elle. »

On ne doit donc laver une plaie que si on a de l'eau propre

(bouillie ou stérilisée) à sa disposition, sinon il est préférable d'appliquer un pansement après avoir laissé saigner la plaie, le sang aseptique venant de la profondeur nettoie assez bien la plaie. *L'exploration des plaies* par les doigts et des stylets doit être abandonnée. Qu'importe la profondeur de la plaie ? si elle est aseptique elle guérira sans incidents. Une exploration faite avec des instruments quelconques n'aurait d'autre effet que de favoriser l'infection et de provoquer parfois une hémorragie. L'exploration d'une plaie ne doit être faite que par le chirurgien muni des instruments nécessaires et dans des conditions données ; plaie de la main, par exemple, pour suturer des tendons coupés. Les personnes insuffisamment instruites ou insuffisamment outillées doivent se contenter d'appliquer un pansement : quelques couches d'une substance sèche aseptique, maintenues par une bande. Si on n'a pas de gaze stérilisée, il faut se rappeler que les linges fraîchement lavés ou fraîchement repassés ne renferment, en général, que fort peu de germes et conviennent parfaitement pour un pansement d'urgence [1]. L'hémostase sera obtenue par la compression exercée par le pansement et la bande modérément serrée. Ce que nous disons de la nécessité du pouvoir absorbant d'un pansement nous dispense d'insister sur *l'inutilité et sur le danger des imperméables* qu'on mettait autrefois par-dessus les compresses humides sous forme de mackintosh, taffetas gommé, taffetas chiffon. Cette pratique doit être absolument abandonnée.

M. Préobajensky a bien montré le danger des imperméables en même temps que le rôle des conditions physiques que doivent réunir les matériaux de pansements.

« Mettons à cheval sur les bords d'un vase rempli d'eau un petit écheveau de charpie ou un mince rouleau de gaze, dont le bord libre à l'extérieur est au-dessous du niveau du liquide. L'eau montera par capillarité dans les corps poreux, il s'établira un siphon et des gouttes viendront perler et tomber à l'extérieur. Mettons sur le trajet du fil un petit fragment de bleu d'aniline soluble dans l'eau ; la partie au delà du

---

1. Appliqué sur un linge préalablement humecté, un fer chaud dont la température varie de 190 à 310° peut stériliser parfaitement. On a pu se convaincre par des recherches bactériologiques qu'un seul coup de fer à repasser, bien chauffé, suffit pour stériliser les étoffes fines, comme les mouchoirs de poche, dans toute leur épaisseur ; pour aseptiser à fond des étoffes plus épaisses, il faut plusieurs applications sur les deux faces du fer à repasser. Le repassage des linges peut rendre de grands services à la campagne et en chirurgie d'urgence.

fragment dans le sens du mouvement se teindra seule en bleu. Relevons l'extrémité libre du fil au-dessus du niveau du liquide. Si la vitesse d'évaporation est suffisante et si le courant de bas en haut qu'elle produit dans le fil a une vitesse supérieure à celle que prendraient, en sens inverse, les couches bleuies par suite de la diffusion et de leur augmentation de densité, tout se passera comme dans le cas du siphon (fig. 83. A). Si, au contraire, l'évaporation est gênée, soit que l'air soit saturé de vapeur d'eau, soit qu'on

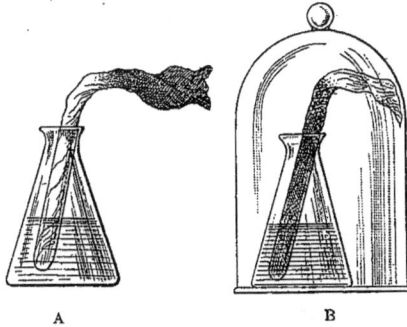

Fig. 83. — Expérience de Préobajensky.

entoure de papier verni ou d'un autre *protective* quelconque l'extrémité non plongée du fil, soit qu'on mette le tout sous une cloche, (fig. 83. B) les couches bleues voyagent en sens inverse, et le liquide du verre finit par se teinter. « Avec l'ouate hydrophile qui s'imbibe bien, mais évapore mal, les résultats seront tout autres, et pour ne colorer que la partie *au delà* du fragment de matière colorante, il faudra *écheveler* un peu le bout libre pour augmenter la surface d'évaporation. »

# TECHNIQUE DU PANSEMENT D'UNE PLAIE

Les recherches modernes ont établi en résumé qu'un pansement doit être formé : 1° d'une couche de gaze absorbante placée au contact immédiat de la plaie assurant la *perméabilité* du dedans en dehors et l'*occlusion* du dehors en dedans.

2° D'une *couche de coton* destinée à protéger la plaie contre les heurts extérieurs.

3° D'une *bande* maintenant le tout.

Une plaie *aseptique,* une plaie chirurgicale suturée sera donc pansée avec une couche de gaze absorbante, sèche, une couche de coton, une bande.

En présence d'une plaie *infectée,* nous devons nous proposer un double but : mettre à l'air et *déterger le foyer* sur toute sa surface, c'est la besogne initiale, surtout *mécanique* ; assurer l'exosmose, le *drainage continu,* sur toute cette surface, c'est le rôle du pansement, un rôle surtout *physique.*

On ne cherchera pas à exercer une action chimique, bactéricide, permanente, toujours courte en fait, car les substances actives se neutralisent, se transforment au contact des tissus, — et souvent nocive. On pansera la plaie de telle sorte qu'elle soit isolée et protégée, d'abord, et que l'exosmose continue, dont elle est le siège, soit entretenue, activée, accélérée.

La gaze stérilisée, légèrement *humide*, remplit au mieux ces indications ; et mollement chiffonnée, dans les foyers profonds, autour des drains, étalée en lamelles à la surface des plaies, elle sera recouverte d'une couche suffisante d'ouate. La bande ou le bandage fermeront le pansement, en haut et en bas, et préviendront les glissements, les frottements, l'éversion des bords, qui ouvriraient la route aux contacts septiques du voisinage. *On ne mettra jamais d'imperméable.*

De fait, le pansement doit être, avant tout, un moyen d'absorption, de drainage total et continu : *il ne le sera que si le liquide, dont il s'imbibe par sa face profonde, peut s'évaporer librement, par sa face superficielle* (Lejars).

Pour les plaies infectées entourées d'une zone de lymphangite on aura avantage à se servir du pansement à l'alcool, v. page 208.

*Préliminaires du pansement.* — Le médecin appelé à faire un pansement doit :

1° Se débarrasser des personnes inutiles, encombrantes ;

2° Faire déposer sur une table *tous les objets* nécessaires au pansement ; eau bouillie pour le lavage des mains, eau bouillie pour le lavage de la plaie, instruments flambés ou stérilisés par l'ébullition, compresses de gaze, ouate ou bandes ;

3° Faire *garnir* le lit du malade, s'il est couché, d'une alèze ou de serviettes placées au-dessous de la partie du corps lésée, pour éviter les souillures ;

4° Agir avec douceur. Dans les manœuvres de pansement, il faut agir sans brusquerie, avec grande douceur, mais avec fermeté. Un débutant tâtonne et fait souffrir le patient, le chirurgien exercé agit vite, mais il a la « main douce » ou plutôt attentive.

5° Être aseptique. A moins d'une hémorragie redoutable qui nécessite une intervention immédiate, *être propre* doit être la première pensée d'une personne appelée à faire un pansement.

Pour prendre un exemple, nous étudierons le pansement d'une

plaie franche, par instrument tranchant, des parties molles de l'avant-bras ou de la jambe.

La *désinfection des mains* sera pratiquée d'après les règles usuelles : brossage et lavage à l'eau chaude et au savon, brossage et lavage à l'alcool, lavage dans l'eau stérilisée ou une solution de sublimé. Le brossage et lavage à l'eau chaude et au savon constituent le temps principal de la désinfection des mains ; en pratique on peut s'en contenter pour les plaies peu importantes ; mais on fera durer le lavage 5 minutes au moins.

Le malade étant assis ou couché, *on nettoiera la plaie* et la périphérie de la plaie avec des compresses stérilisées légèrement humectées avec de l'eau stérilisée chaude. Il est inutile de laver à grande eau. Il faut déterger la plaie des débris qui peuvent la souiller et l'assécher. Si des croûtes se sont amassées au pourtour de la solution de continuité, il faut les détacher avec une spatule. En pratiquant le lavage, veillez à nettoyer d'abord la plaie, puis la périphérie de la plaie ; ne ramenez pas sur la plaie le tampon qui a balayé la crasse périphérique.

Quand il s'agit d'une plaie de la main ou du pied chez des ouvriers dont les téguments sont souvent souillés des enduits gras des machines ou des matières colorantes des peintures, il serait nécessaire d'avoir recours à un lavage complet à l'eau chaude et au savon, puis à l'éther et à l'alcool ce qui serait très difficile et douloureux ; *on se contentera d'un badigeonnage à la teinture d'iode,* voir page 180.

La plaie, bien nettoyée, bien asséchée avec une compresse, sera réunie par suture si elle est nette ; si on a quelque doute sur l'asepsie de la plaie, il est préférable de ne pas réunir ou de réunir partiellement, en tamponnant le reste de la plaie avec de la gaze aseptique et en mettant un drain.

Le nettoyage et la suture d'une plaie ne vont pas sans douleurs ; chez les enfants l'anesthésie générale est parfois utile.

Les tampons salis seront jetés dans un récipient approprié : seau, hotte à pansement ; ils devront être brûlés.

*Pansement proprement dit.* — La plaie réunie ou asséchée est pansée : 1° elle est *recouverte de plusieurs couches de gaze stérilisée* par-dessus lesquelles est placée une épaisseur de plusieurs centimètres d'ouate hydrophile, le tout sera maintenu par une bande roulée, une écharpe ou un bandage. Il y a quelques années, et en commémoration probablement des pansements ouatés de Guérin, on croyait indispensable à la bonne guérison des plaies l'entassement de quantités énormes d'ouate ordinaire. Un malade, par exemple, venu à une consultation hospitalière pour une plaie du doigt insignifiante, repartait souvent avec une masse énorme appendue à l'extrémité de son bras, ce qui l'empêchait de remettre la manche de son vêtement. On est revenu de ces exagérations.

L'emploi des bandes souples a singulièrement facilité l'application du mode de contention des pansements; on se contente d'enrouler la bande autour du membre lésé en exerçant une pression modérée, l'élasticité de l'ouate assure une adhésion suffisante du pansement au membre. Il faut cependant agir avec une certaine méthode et l'application d'une bande diffère suivant les régions. Les bandes doivent être appliquées d'une façon assez serrée, surtout si la couche d'ouate placée par-dessus le pansement est épaisse. Il est indispensable que la constriction de la bande n'aille pas jusqu'à faire souffrir le malade et arrêter le cours du sang; mais il est bon que la bande maintienne le pansement de façon que les mouvements du malade ne le déplacent point.

Quand il s'agit d'un segment conique du membre, pour bien appliquer la bande, on est obligé de faire des renversés. On donne le nom de renversé à un pli qui fait que le bord supérieur de la bande devient inférieur et que sa face externe devient interne. « Pour faire ces renversés, le chirurgien fixe le dernier point déroulé de la bande à la surface du membre, pendant que de l'autre main, qui n'a étalé le globe de cette bande que sur une petite étendue, la tourne

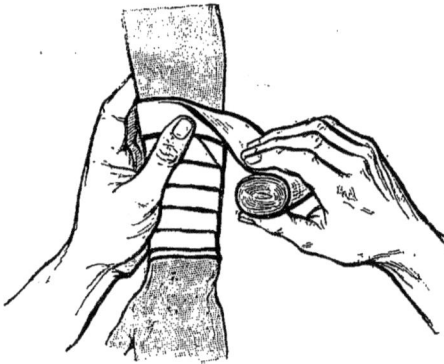

Fig. 84. — Manière de faire les renversés.
La main gauche fixe la portion déroulée de la bande, la main droite retourne la bande.

sur elle-même, sans la tirer, comme pour en croiser les deux bords. Cela fait, il continue à la dérouler jusqu'à ce qu'elle soit revenue au même point. » On renouvelle la même manœuvre de renversement de la bande un certain nombre de fois si la forme du membre l'exige.

Les chirurgiens modernes n'ont rien appris de nouveau dans l'art d'enrouler avec solidité et élégance une bande autour d'une partie du corps. Pour connaître l'art de maintenir un pansement il faut remonter aux anciens auteurs dont on se contente généralement, dans les livres de petite chirurgie, de recopier les descriptions et les figures [1].

*<br>* *

*Pansement des plaies de la tête et du cou.* — Pour les plaies de la tête et du cou, le pansement doit être léger, peu épais.

Les bandes employées ne devront pas avoir plus de 4 à 6 centimètres de largeur : la bande de crépon Velpeau convient admirablement.

Pour bien faire tenir un pansement sur la tête et le cou il faut prendre point d'appui sur le bregma, le maxillaire inférieur d'une part, et faire des circulaires autour du cou. En continuant l'enroulement de la bande, on peut recouvrir d'une façon solide tout le sommet de la tête, la nuque et le cou, en ne laissant libre que la face.

Le mode d'enroulement des bandes doit être modifié suivant le cas considéré ; pour une plaie du pavillon de l'oreille ou de la région temporale, on peut supprimer les jets de bande autour du cou (v. fig. 85).

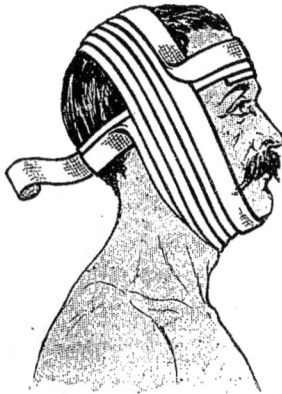

Fig. 85. — Pansement d'une plaie de l'oreille.

La figure 86 montre le pansement d'une plaie du menton ou de la joue, des circulaires horizontaux entourant le cou alternent avec des

---

1. Les anciens Égyptiens, dans l'embaumement de leurs momies, développaient pour l'enroulement des bandes une adresse incomparable. Au British Museum on peut voir sur quelques momies l'admirable application des bandelettes.

jets de bande passant au sommet de la tête ; la disposition de la chevelure conduit parfois à modifier le mode d'enroulement de la bande.

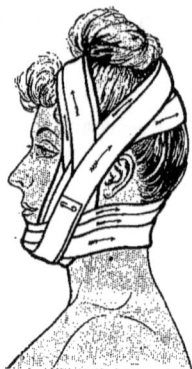

Fig. 86. — Pansement d'une plaie du menton.

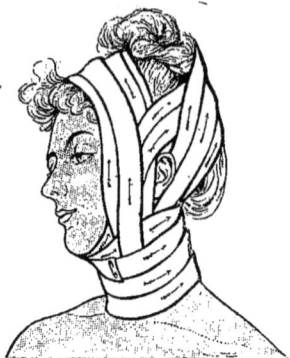

Fig. 87. — Pansement d'une plaie de la partie supérieure du cou.

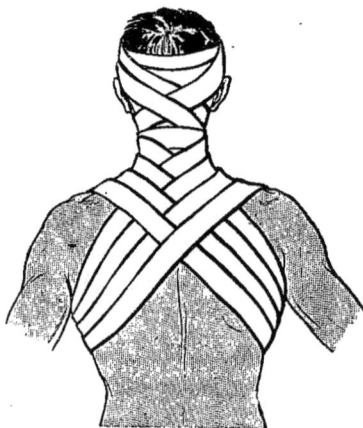

Fig. 88. — Croisé contentif de la tête, du cou et des épaules.

Le pansement d'une plaie du cou sera maintenu par des circulaires du cou, et pour empêcher le pansement de bâiller par en haut on fera passer quelques jets obliques sur le sommet de la tête (fig. 87), on pourra les assujettir par des circulaires passant par le front et la nuque comme il est indiqué dans la figure 85 et dans la figure 88.

Si la plaie siège à la partie inférieure du cou ou à la partie supérieure des épaules, les circulaires du cou seront complétés par des jets de bande passant *sous les aisselles*. La figure 88 montre le pansement d'une plaie de la nuque et de la région dorsale supérieure : c'est le *croisé contentif de la tête, du cou et des épaules*.

Quand une plaie siège sur le cuir chevelu, pour maintenir le pansement on peut avec avantage utiliser ce que les anciens ap-

pelaient la *capeline* : la bande, après quelques circulaires passant
par le front, la région temporale, la nuque, se renverse de la
racine du nez vers la nuque en passant par le sommet de la tête ;

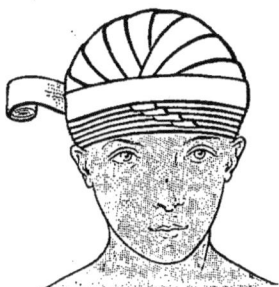

Fig. 89. — Capeline.

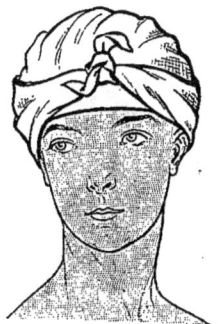

Fig. 90. — Triangle fronto-occipital.

ce jet oblique est fixé par un circulaire ; puis un nouveau renversé ramène la bande du front à la nuque en passant par le sommet de la tête, un nouveau circulaire fixe ce jet oblique. On continue de cette façon en faisant successivement à droite et à
gauche des jets obliques de bande ;
on termine par des circulaires
horizontaux. Quand ce bandage
est suffisamment serré et fait avec
soin il tient très bien et il a l'avantage de pouvoir être dissimulé par
un chapeau (fig. 89).

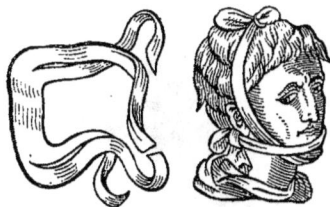

Fig. 91. — Fronde contentive du menton
de Soranus.

Pour les plaies du cuir chevelu qui
ne nécessitent pas de compression,
on peut utiliser le *triangle fronto-occipital* : on prend un triangle de toile
dont le grand côté mesure 80 centimètres à 1 mètre de longueur ; la
partie moyenne de la base est appliquée sur le front, les chefs sont
portés à la nuque, entre-croisés par-dessus le sommet du triangle et
ramenés horizontalement sur le front où on les fixe soit par un nœud,
soit par des épingles, la surface du triangle recouvre le sommet de la
tête (fig. 90).

Pour les pansements des yeux on a recours, encore de nos
jours, au pansement nommé par les anciens *monoculus* ou *bino-
culus*. Voir plus loin V^e Partie. Pansements oculaires.

Bien d'autres modes de pansement des anciens seraient intéressants à signaler, car ils sont parfaitement utilisables, telle est la fronde contentive du menton de Soranus (fig. 91).

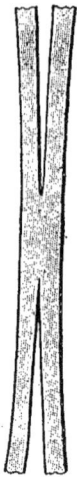

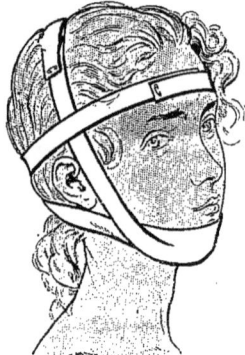

Le figure 92 montre une manière un peu différente d'appliquer la fronde du menton, les chefs supérieurs sont croisés au niveau de l'occipital et ramenés sur le front ; les chefs inférieurs sont ramenés au sommet de la tête et fixés l'un à l'autre.

Pour une plaie du nez on se servait de la *fronde du nez*, composée d'une pièce de toile en forme de rectangle très allongé qu'on incisait à ses deux extrémités jusqu'à deux ou trois travers de doigt de son milieu. On appliquait la partie médiane sur le nez, les chefs étaient ramenés et liés en arrière de la tête (fig. 93).

Fig. 91. — Fronde du menton.

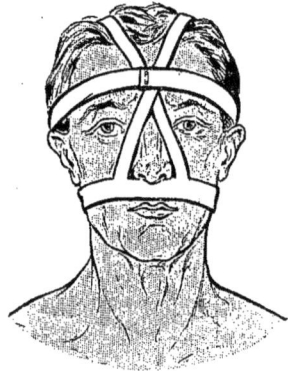

Michel Disdier recommandait le T *double pour le nez* (v. fig. 94). Ce bandage bien peu usité de nos jours pourrait servir à maintenir un pansement de la lèvre supérieure ou de la racine du nez.

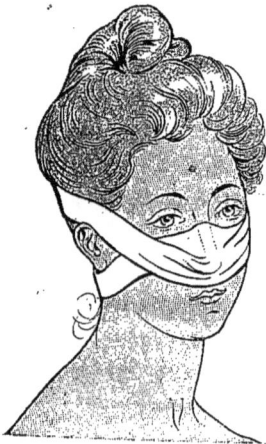

Fig. 93. — Fronde du nez.    Fig. 94. — T double pour le nez.

Pour les petites plaies de la face de même que pour les plaies de la main et des doigts, on conseille souvent les agglutinatifs : stérésol, traumaticine, taffetas d'Angleterre, collodion. Ce que nous avons dit plus haut de la nécessité pour un pansement d'être absorbant, nous dispense de nous étendre sur ces méthodes de pansement peu logiques et d'une efficacité douteuse.

**Pansement des plaies des doigts ou de la main.** — Pour maintenir un pansement compressif autour d'un doigt on a recours au *spiral du doigt*. La bande commence par quelques circulaires autour du poignet, descend sur le dos de la main jusqu'à la racine du doigt malade, puis descend en spirale jusqu'à l'extrémité du doigt. Arrivé à cette extrémité on commence à serrer plus fortement la bande et on remonte à la base du doigt, en tours plus ou moins rapprochés, pour de là gagner par le dos

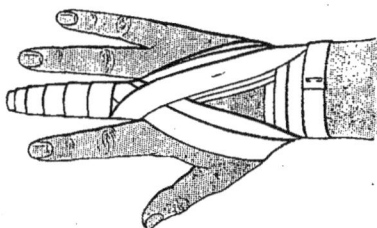

Fig. 95. — Spiral du doigt médian droit.

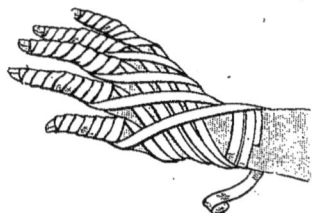

de la main le poignet où se fixera la bande. Souvent on se contente d'enrouler la bande en spirale autour du doigt et de l'arrêter au niveau de la racine du doigt. Quand on fait à chaque doigt un spiral relié au poignet on obtient le bandage que les anciens nommaient *gantelet*.

Fig. 96. — Gantelet de la main droite.

Quand on veut maintenir sans compression un pansement autour d'un doigt, on se sert d'un *doigt de gant* taillé en pointe aux dépens de la face dorsale; à cette pointe on attache un ruban dont les deux chefs sont noués autour du poignet. Le doigt de gant convient très bien dans les derniers jours où un pansement du doigt est utile, alors que l'on veut protéger une cicatrice récente contre les contacts nuisibles. Pour une plaie fraîche du doigt, quand on a une hémorragie plus ou moins abondante à combattre, il est préférable d'employer le spiral du doigt.

Pour les plaies de la main proprement dite, c'est-à-dire pour les plaies de la région palmaire et dorsale du carpe et du métacarpe, on a recours au *huit de la main*, ce huit de la main est antérieur ou postérieur.

Dans le *huit postérieur* la bande commence par deux circulaires au poignet, se porte ensuite obliquement sur la face dorsale de la main jusque vers la base des doigts qu'elle entoure d'un circulaire laissant le pouce libre. La bande revient ensuite vers le poignet en croisant le premier jet oblique ; autour du poignet elle fait un circulaire horizontal, puis redescend vers la main en recouvrant une partie du premier jet oblique, et on continue ainsi jusqu'à ce que la main soit bien recouverte (fig. 98).

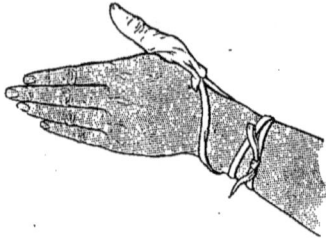
Fig. 97. — Le doigt de gant appliqué au pouce gauche.

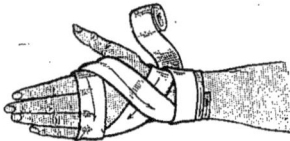
Fig. 98. — Huit postérieur de la main gauche.

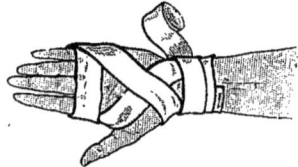
Fig. 98 *bis*. — Huit antérieur de la main gauche.

Le même mode de pansement appliqué à la face antérieure de l'avant-bras constitue le *huit antérieur* du poignet ou de la main (fig. 98 *bis*).

Pour une plaie du dos de la main, en cas de besoin, le T perforé contentif est parfaitement utilisable. Une compresse rectangulaire, d'une largeur égale à celle de la main ou un peu supérieure, et d'une longueur de 25 centimètres, est cousue par un de ses bords terminaux à une bande transversale de 50 centimètres de longueur.

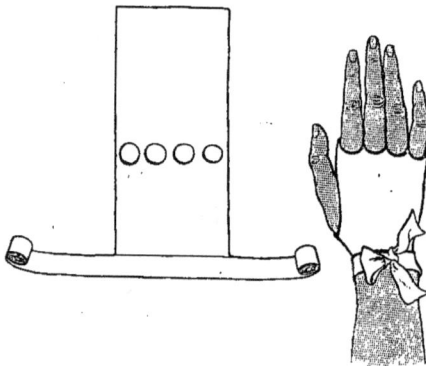
Fig. 99. — T perforé contentif de la main droite.

Quatre trous pour les quatre derniers doigts y sont pratiqués à une distance convenable. La portion de la compresse destinée à recouvrir la paume de la main doit avoir plus de longueur que la portion destinée à recouvrir la face dorsale. On engage dans les trous les doigts du patient.

La bande et la portion de la compresse attenante restent sur la surface dorsale. L'autre bout de la compresse revêt la face palmaire et on la fixe par les circulaires de la bande, dont les chefs, finalement, sont attachés l'un à l'autre au niveau de la face dorsale du poignet (fig. 99).

**Pansement des seins.** — ÉCHARPE TRIANGULAIRE DE MAYOR. — Pour maintenir un pansement provisoire au-devant d'un sein, on peut employer une écharpe triangulaire. La base du triangle est placée autour du thorax, les deux pointes correspondant à cette base sont attachées en arrière l'une à l'autre au moyen d'épingles ; le sommet du triangle est passé par-dessus l'épaule correspondante au sein malade, et est fixé aux chefs postérieurs à l'aide d'un morceau de bande (fig. 100).

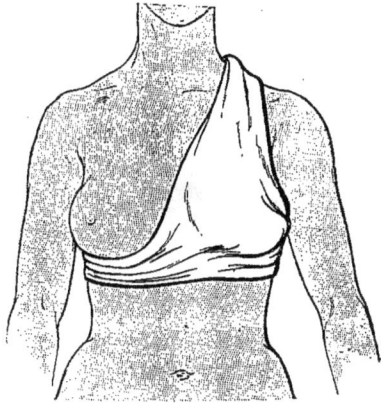

Fig. 100. — Écharpe triangulaire de Mayor.

PANSEMENT COMPRESSIF D'UN SEIN. — Quand on veut exercer sur le sein une certaine compression il faut recourir à ce que les anciens appelaient le croisé contentif de la mamelle.

Après avoir placé les couches profondes du pansement et une couche très épaisse d'ouate, on maintient d'une main les pièces du pansement tandis que de l'autre on enroule la bande. Supposons qu'il s'agisse du sein gauche ; on commence par quelques circulaires autour de la ceinture en allant du côté gauche de la malade au côté droit, puis arrivé sous le sein gauche, on remonte obliquement sur l'épaule droite ; on descend obliquement par derrière vers l'aisselle gauche, on fait un circulaire horizontal en passant par-dessus le jet oblique pour le fixer ; arrivé sous le sein gauche, on fait un second oblique recouvrant les deux tiers du premier, puis un second circulaire. On continue par un troisième oblique maintenu par un troisième circulaire et ainsi de suite jusqu'à ce que le sein soit entièrement recouvert.

On peut par ce moyen exercer une compression très forte, mais il faut toujours avoir soin de relever la mamelle de bas en haut, dans le sens des flèches (fig. 101).

PANSEMENT COMPRESSIF DES DEUX SEINS. — La manière de faire
ce pansement des deux seins est la même que dans le pansement
précédent ; il faut faire des circulaires entourant le thorax au-dessous des seins, des jets obliques passant sur l'épaule gauche et
sur l'épaule droite.

On commence comme précédemment par des circulaires, on
vient passer sur l'épaule gauche en jet oblique en relevant la
mamelle droite, on fait un circulaire. Pour passer sur le sein
gauche il y a une petite difficulté, car si on enroulait la bande

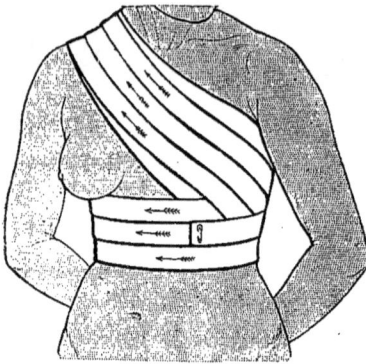

Fig. 101. — Pansement compressif
du sein gauche.

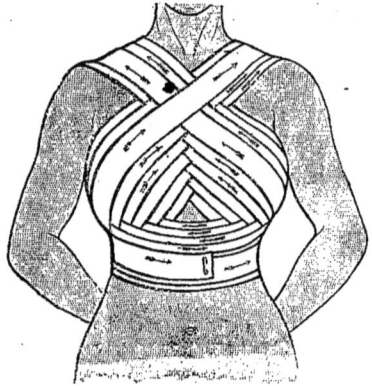

Fig. 101 *bis*. — Pansement compressif
des deux seins.

toujours dans le même sens, l'oblique pour le sein gauche serait
dirigé de haut en bas, et tendrait à faire descendre le sein au
lieu de le faire remonter. Pour éviter cet inconvénient, autrefois
on se servait de bandes roulées à deux globes ; il suffit d'intervertir le sens d'enroulement : après avoir fait un circulaire, on
arrête la bande sur la ligne médiane puis on la fait revenir sur
elle-même, on fait un nouveau circulaire, la bande qui allait de
droite à gauche, va maintenant de gauche à droite, elle aborde
le sein gauche par sa partie inférieure, remonte ce sein, gagne
l'épaule droite, redescend, fait un circulaire, change de nouveau
de sens pour venir aborder le sein droit et ainsi de suite ; alternativement on renverse le sens d'enroulement de la bande pour
que toujours les seins soient bien remontés (fig. 101 *bis*). Quelquefois le pansement a tendance à bâiller par en haut, on fait
alors pour terminer un ou deux circulaires au-dessus des seins.

*Pansement des plaies du dos et du thorax.* — Un pansement d'une plaie de la région dorsale ou thoracique est maintenu soit par un bandage de corps, soit par un spiral de la poitrine.

Le *spiral de la poitrine* était autrefois dénommé *lien de Sostratus*. Galien recommandait, pour l'appliquer, de placer d'abord sur chaque épaule deux petites bandelettes de longueur égale que l'on laissait pendre verticalement en avant et en arrière. Par-dessus ces bandelettes on enroulait le spiral autour du thorax, on cousait les chefs de ces bandelettes aux circuits du spiral, ou si ces chefs étaient suffisamment longs on les ramenait sur les épaules et on les nouait en rosette (fig. 102).

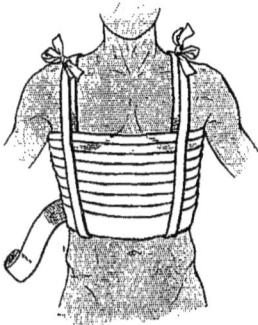

Fig. 102. — Lien de Sostratus.　　　Fig. 1o3. — Bandage de corps.

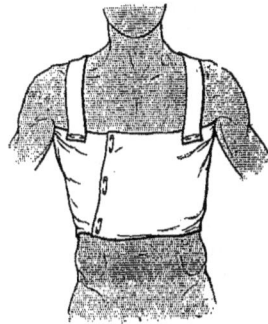

Plus souvent pour les plaies du dos ou du thorax, on maintient le pansement à l'aide d'un bandage de corps. Le bandage de corps est une pièce de toile ou mieux de flanelle taillée en forme de rectangle allongé mesurant en général 85 centimètres de long sur 5o de large. On le fixe en avant par des épingles et pour l'empêcher de glisser on le maintient par des bandelettes passant par-dessus les épaules (fig. 1o3).

*Pansement d'un moignon du bras.* — Pour les plaies de l'épaule et pour une amputation du bras, il est nécessaire que le pansement passe à la fois autour du tronc et autour du bras (fig. 1o4).

*Pansement d'une plaie de l'abdomen.* — Pour les plaies de la paroi abdominale, pour la plaie consécutive à la laparotomie par exemple, on emploie le bandage de corps en flanelle. Par-

dessus les couches profondes du pansement, on amoncelle une
quantité considérable d'ouate qui permet de serrer fortement
le pansement ; quand l'abdomen
est bien comprimé, le malade
souffre moins.

Le bandage de corps est maintenu par des sous-cuisses.

*Bandage pour le périnée.* —
Pour maintenir un pansement de
la région anale et de la région
périnéale chez l'homme, un pansement de l'anus, du périnée, de
la vulve, chez la femme, on se sert
du *bandage en* T.

Pour appliquer ce bandage, on
portera le milieu de la bande
postérieurement au-dessus du sa-

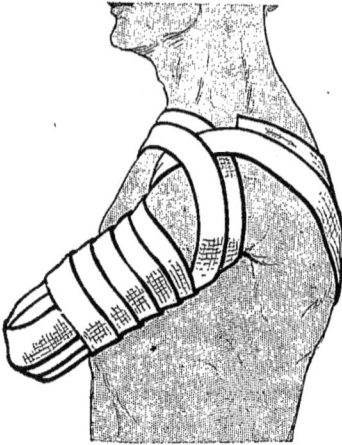

Fig. 104. — Pansement d'un moignon
de bras.

crum pour venir, en faisant le tour du corps, en attacher les
extrémités en avant, au niveau de la paroi antérieure de l'abdomen. Les bandelettes passeront sous le périnée et viendront se
fixer à la bande circulaire, l'une à droite, l'autre à gauche de la
ligne médiane (fig. 105).

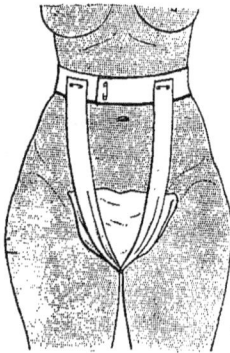

Fig. 105. — Bandage du périnée.
Bandage en T.

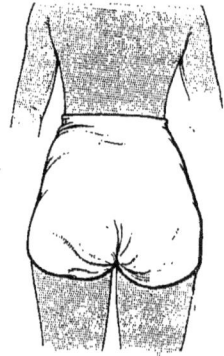

Fig. 106. — Triangle pelvien
postérieur.

Pour les plaies des fesses il est souvent avantageux d'employer
ce que Mayor dénomme le *triangle pelvien supérieur*, la base d'une
écharpe triangulaire est placée derrière le sacrum, les chefs sont

réunis au-devant du pubis, le sommet réfléchi entre les cuisses va se réunir aux deux chefs, devant le pubis (fig. 106).

**Pansement du scrotum.** — Pour les plaies de la région scrotale on utilise généralement le suspensoir (fig. 49, p. 118) ou le bandage en T.

**Pansement d'une plaie de l'aine.** — Les pansements des plaies de la région inguinale sont maintenus par le *spica*; le spica est simple ou double suivant qu'une seule ou les deux aines sont recouvertes par les bandes.

On commence par faire deux ou trois tours de bande autour de la partie inférieure de l'abdomen, puis au moment où l'on arrive au niveau de l'épine iliaque antérieure, on conduit la bande obliquement sur la partie externe, postérieure et interne de la cuisse et on la ramène à l'épine iliaque pour lui faire décrire un circulaire autour de la partie inférieure de l'abdomen, redescendre sur la cuisse, et ainsi de suite un plus ou moins grand nombre de fois suivant la dimension du pansement.

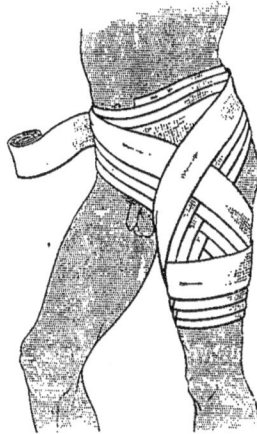

Fig. 107. — Spica de l'aine.

Le spica sert également pour les plaies de la cuisse, on le complète alors en faisant quelques circulaires autour de la cuisse, avec la même bande (fig. 107).

Le *spica double* de l'aine se fait d'après les mêmes principes, la bande fait deux ou trois circulaires autour de l'abdomen, arrivée au niveau de l'épine iliaque antérieure et supérieure droite, elle gagne la partie antérieure de la cuisse gauche en passant devant l'aine gauche, parcourt successivement la face externe, la face postérieure et la face interne de la cuisse gauche, revient à la partie antérieure et regagne le pourtour de l'abdomen par la crête iliaque gauche. Arrivée au

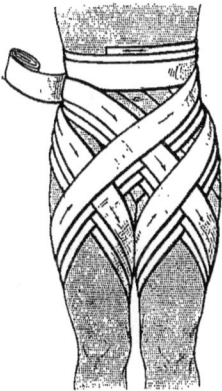

Fig. 108. — Spica double.

niveau de l'épine iliaque antérieure et supérieure droite, elle

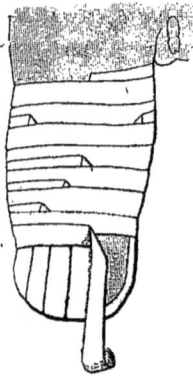

descend alors sur cette cuisse droite, en passant devant l'aine droite, parcourt successivement la face interne, la face postérieure et la face externe de la cuisse droite, se porte au-devant du pli inguinal et revient faire un circulaire autour de l'abdomen au-dessus de la crête iliaque gauche. On continue jusqu'à ce que les deux aines soient recouvertes (fig. 108).

Il va de soi qu'on peut intervertir le sens d'enroulement des bandes.

Fig. 109. — Pansement d'un moignon de cuisse.

Pour l'application d'un spica, le malade couché plie les genoux et prend point d'appui sur les pieds et les épaules pour soulever son sacrum au-dessus du plan du lit, les jambes étant légèrement écartées. Si la position doit être maintenue longtemps on glissera sous le sacrum du malade un pelvi-support.

*Pansement d'un moignon de cuisse.* — On commence l'enroulement de la bande par des circulaires horizontaux (fig. 109). Arrivé sur le côté antéro-externe de la cuisse, on renverse la bande de haut en bas, on la fait redescendre au niveau de la plaie, passer en travers sur l'extrémité du moignon et remonter sur le côté opposé du membre. Ceci fait, on pratique un nouveau renversé et on fait un circulaire pour fixer ce jet récurrent. On alternera ainsi les circulaires et les renversés jusqu'à ce que le moignon soit entièrement couvert. Il sera bon de terminer ce pansement en le prolongeant en spica autour du tronc pour éviter que le pansement soit dérangé par les mouvements du malade.

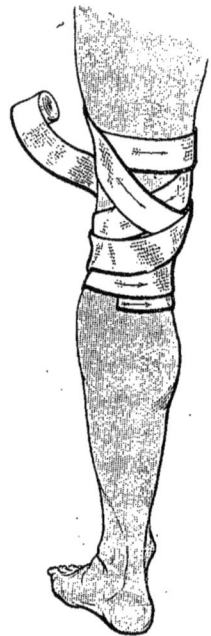

Fig. 110. — Huit postérieur du genou.

*Pansement des plaies du genou.* — Pour une plaie de la face antérieure ou de la face postérieure du genou, la disposition des bandes devra affecter le mode d'enroulement du *huit postérieur du genou*. On commence par deux circulaires de la jambe un peu au-dessous de l'articulation du genou. La bande passe obliquement sur le creux poplité, décrit un circulaire de la cuisse, après quoi elle descend, derrière l'articulation, vers la jambe en croisant le premier jet oblique ascendant. Elle fait

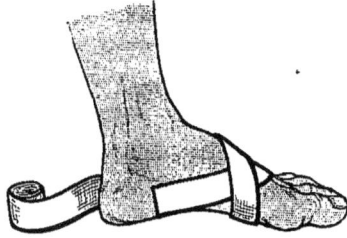

Fig. 111. — Manière de commencer l'enroulement d'une bande sur le pied.

ensuite le tour de la jambe et remonte vers la cuisse en suivant la direction du premier jet oblique (fig. 110).

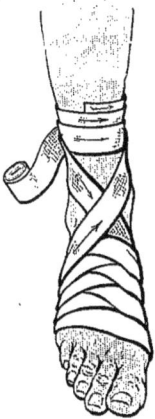

Fig. 112. — Spiral contentif du pied.

*Pansement des plaies du pied.* — Pour une plaie du pied, la disposition des tours de bande revêtira la disposition du *spiral contentif du pied*. On commence par des tours horizontaux au-dessus des malléoles, on descend la bande par-devant l'articulation tibio-tarsienne jusqu'à la base des orteils et on remonte en faisant des renversés (fig. 112). Arrivé au niveau de l'articulation, on revient par un oblique au-dessus des malléoles où on termine la bande dès que l'application du pansement est suffisante. On peut commencer aussi par la racine des orteils comme sur la figure 111.

\* \*
\*

*Renouvellement du pansement.* — Le pansement aseptique moderne n'a pas besoin d'être renouvelé fréquemment. Après une opération telle que la cure radicale d'une hernie, on ne renouvelle le pansement que le jour où il faut enlever les fils ou les agrafes. Dans certains cas même, on peut laisser le pansement en place jusqu'à guérison complète.

Les conditions qui exigent le renouvellement du pansement sont réalisées :

1° Quand le pansement est souillé de sérosité ou de pus, qu'il ne joue plus, par conséquent, son rôle absorbant et protecteur;

2° Quand la température du malade indique un danger d'infection.

Il est absolument *inutile* de changer un pansement pour contrôler l'état de la plaie si le malade ne souffre pas, si sa température ne dépasse pas 37°, si le pansement n'est pas traversé. Il faut le renouveler si le malade a de la fièvre, s'il accuse des douleurs vives, lancinantes, dans la plaie, si on voit à la périphérie du pansement des traînées lymphangitiques.

Pour enlever le pansement avec douceur, sans imprimer de secousses au membre lésé, on coupe les bandes, on écarte les couches d'ouate; quand on arrive sur la gaze en rapport immédiat avec la plaie, on la trouve souvent collée à la plaie, il faut la détacher avec douceur autant que possible sans l'humecter. On nettoie la plaie, on détache avec une spatule les croûtes périphériques; s'il y a lieu, on remédie aux défauts de drainage.

Si la plaie présente un aspect blafard, on la touche avec un tampon imbibé de *teinture d'iode* ou de chlorure de zinc.

Si les bourgeons qui recouvrent la plaie sont exubérants et mous, on les cautérise avec le crayon de *nitrate d'argent*.

On refait ensuite le pansement; le pansement seul sera jeté dans un récipient spécial; il sera brûlé.

## PANSEMENT A L'ALCOOL

Le pansement à l'alcool est employé depuis de nombreuses années dans les hôpitaux de Paris pour combattre les lymphangites, les panaris au début. Ce pansement était d'un emploi courant autrefois dans le service de Verneuil.

*Technique.* — La technique du pansement à l'alcool est fort simple. Étant donnée, par exemple, une lymphangite de l'avantbras, consécutive à une piqûre septique d'un doigt, on procède de la façon suivante : on prend des compresses de gaze, on les trempe dans une cuvette contenant de l'alcool à 90-95°, l'imbibition de la compresse doit être telle qu'en comprimant celle-ci légèrement avec la main, l'alcool ne coule pas de la compresse;

les compresses ainsi préparées sont appliquées directement sur la peau enflammée, de façon à recouvrir toute la région malade, et à empiéter de tous les côtés, sur une étendue de 1 à 1 centimètre 1/2, sur la peau encore saine qui entoure la traînée ou la plaque de lymphangite. Par-dessus la couche de compresse, et en la dépassant d'un centimètre au moins dans tous les sens, on applique une couche d'ouate, épaisse d'un ou deux travers de doigt. Le tout est maintenu en place par plusieurs tours de bande souple.

Le pansement est renouvelé toutes les douze heures ou toutes les vingt-quatre heures. Le plus souvent, au bout de vingt-quatre heures la lymphangite a disparu.

*Indications.* — Le pansement à l'alcool semble agir d'une façon efficace sur les affections inflammatoires et septiques de la peau (lymphangites) et du tissu cellulaire sous-cutané (panaris, phlegmon), et ceci de deux façons : appliqué dès le début, il semble posséder la propriété de faire avorter l'inflammation et éviter la formation du pus ; appliqué plus tard, quand le processus est nettement déclaré, il peut encore empêcher son extension et le localiser à une petite étendue.

On a employé avec succès le pansement à l'alcool dans les cas de panaris et lymphangite, l'épididymite gonorrhéique, dans l'arthrite gonorrhéique du genou, dans les ulcères de jambe et dans toutes les infections pyogènes de la peau et de ses glandes (sycosis, furonculose, abcès miliaires de la peau, etc.).

L'alcool à 95° présente un pouvoir osmotique et bactéricide considérable, très supérieur à celui de l'alcool à 90° et surtout à 80. De plus, si on ajoute de l'huile, la vitesse de dialyse de l'alcool est très nettement augmentée. Contre les infections lymphangitiques de la peau, l'un de nous M. Desfosses emploie depuis longtemps avec succès la préparation suivante :

| | |
|---|---|
| Hydrate de chloral. | 5 grammes |
| Huile de ricin. | 10 — |
| Alcool à 95° q. s. p.. | 250 — |
| m. s. a. | |

Cette solution s'emploie de la même façon que l'alcool contre les infections ; son action est plus rapide.

## PANSEMENT DES BRULURES SUPERFICIELLES

Le mot brûlure désigne les lésions produites sur les tissus de l'organisme par la chaleur ou certaines substances chimiques.

Les brûlures, dans les traités classiques, sont divisées en degrés suivant la profondeur des lésions.

Le *premier degré*, le plus léger, est provoqué par une flamme restée un temps fort court au contact de la peau, par un liquide ou un corps solide dont la température n'atteint pas 100°, par la radiation solaire (coup de soleil). A ce degré de brûlure l'épiderme est rouge pourpre ou cramoisi, mais il n'est atteint que superficiellement.

Le *deuxième degré* est produit par exemple par une flamme dont le contact a été plus long, par l'eau en ébullition. Ce degré est caractérisé par des phlyctènes, des « cloches » remplies d'un liquide citrin, ambré qui soulèvent la couche superficielle de l'épiderme.

Dans les autres degrés la désorganisation des tissus est beaucoup plus profonde, des parties entières des tissus sont mortifiées, escharifiées.

Nous aurons en vue ici le pansement des brûlures du premier et du deuxième degré.

Le pansement variera, naturellement, suivant l'étendue des lésions ; mais son principe restera toujours le même, le pansement d'une brûlure doit être le même que celui d'une plaie simple récente, le *pansement d'une brûlure doit être un pansement aseptique*.

Les topiques vantés contre les brûlures sont innombrables[1] : Liniment oléo-calcaire, acide borique, acide salicylique, salol, thymol, eucalyptol, thyol, ichthyol, acide pyrogallique, acide picrique etc., etc., ont tour à tour été vantés, avec enthousiasme parfois, ils sont aujourd'hui délaissés. La plupart étaient inutiles ; certains comme l'acide phénique, le sublimé, l'iodoforme étaient véritablement dangereux.

---

1. Il existe un topique qui peut rendre de grands services, surtout pour les brûlures du premier degré, c'est la pâte de zinc ; après nettoyage soigneux de la surface intéressée, on appliquera une compresse stérile sur laquelle on aurait étalé une couche de la pâte suivante :

|  |  |
|---|---|
| Oxyde de zinc. . . . . . . . . . | |
| Poudre d'amidon. . . . . . . . | âà 20 grammes |
| Lanoline. . . . . . . . . . . | |
| Vaseline. . . . . . . . . . . | |

Par-dessus on mettra une légère couche d'ouate hydrophile maintenue par une bande.

Cette pâte absorbe les sécrétions de la plaie, calme les douleurs, empêche l'adhérence des compresses. On laisse le pansement plusieurs jours en place ; quand on l'enlèvera on trouvera souvent la plaie complètement guérie.

*Le premier temps de pansement d'une brûlure doit être un nettoyage complet de la région brûlée.* Le chirurgien, après s'être lavé soigneusement les mains, nettoiera toute la région intéressée, avec des compresses stérilisées, du savon et de l'eau chaude ; il débarrassera toute la région des enduits qui peuvent la recouvrir, il décapera avec précaution toute la surface brûlée en se servant d'une compresse ou de la main nue bien enduite de mousse de savon ; il évitera d'enlever l'épiderme soulevé par les phlyctènes, il se contentera après lavage de ponctionner les phlyctènes avec une pointe stérilisée.

Si la peau est couverte *d'enduits graisseux,* comme chez les mécaniciens par exemple, on la nettoiera avec un tampon imbibé d'alcool ou d'éther. Ce nettoyage de la peau périphérique et de la surface brûlée sera fait avec une longue patience et une minutie extrême ; c'est là une condition essentielle pour que la plaie soit préservée des accidents de lymphangite et de suppuration.

Ce nettoyage est assez douloureux ; aussi chez les individus pusillanimes, chez les enfants, il pourra être nécessaire de recourir à l'anesthésie générale.

On peut utiliser avec avantage dans les cas de brûlure la désinfection des téguments par la *teinture d'iode.*

Après un nettoyage, simple, sommaire des grosses souillures qui peuvent recouvrir la peau, de suite, sans autre préparation on pratiquera un badigeonnage large de toute la zone cutanée périphérique avec un tampon d'ouate monté au bout d'une pince et imbibé de teinture d'iode. On pourra également pratiquer sur la surface brûlée elle-même une application très légère de teinture d'iode, en agissant néanmoins avec circonspection pour ne pas trop faire souffrir le blessé.

La plaie bien nettoyée sera recouverte simplement de compresses stériles ; on mettra par-dessus une couche d'ouate stérilisée ; le tout sera maintenu par une bande souple modérément serrée. Ce pansement sera laissé en place le plus longtemps possible, huit, dix jours. Si le nettoyage a été bien fait, si la brûlure n'était pas infectée avant le pansement, on trouvera en enlevant le premier pansement la peau presque complètement régénérée.

Si le pansement est traversé par de la sérosité, on n'hésitera pas à le changer en s'entourant des mêmes précautions minutieuses d'asepsie. Un point capital est de ne pas trop enlever avec le pansement l'épiderme nouveau peu solide.

Le pansement aseptique bien fait d'une brûlure calme rapidement les douleurs et amène la guérison complète sans accidents, sans lymphangite, sans suppuration, sans complications viscérales.

Le Néol peut compléter efficacement l'action de la teinture d'iode : après désinfection de la brûlure et de la périphérie de la brûlure par la teinture d'iode, on panse au Néol.

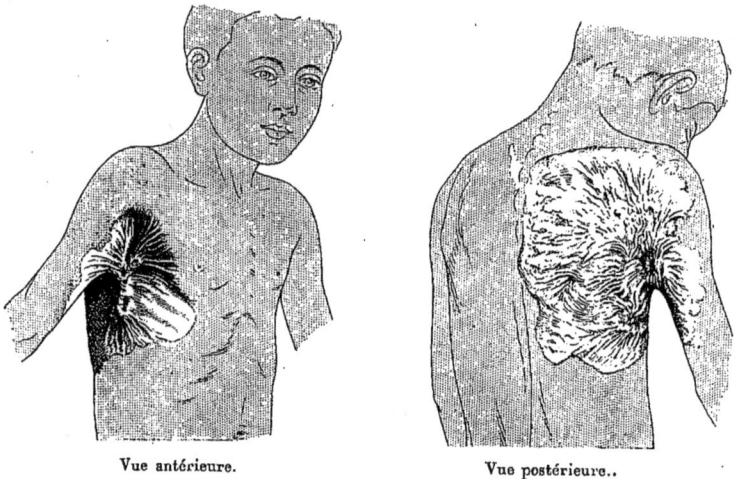

Vue antérieure.       Vue postérieure..

Fig. 113. — Adhérences du bras au thorax, suite de brûlure, chez un jeune garçon. Cette infirmité aurait été évitée par un pansement bien fait isolant la face interne du bras de la paroi thoracique.

Très peu de temps après que le pansement humide au *Néol* au cinquième est en place, *toute acuité de douleur disparaît.* L'épidermisation, dans les brûlures des premier et deuxième degrés, se fait en quelques jours.

L'application est d'ailleurs facile. *On crève les phlyctènes, on panse au Néol au cinquième (une partie de Néol pour quatre parties d'eau bouillie). On recouvre les compresses d'ouate ordinaire non hydrophile pour éviter le desséchement trop rapide. Le premier pansement est renouvelé le lendemain, puis on ne panse plus que tous les deux ou trois jours.*

*Disposition des pièces de pansement.* — On apportera beaucoup de patience et de soin pour disposer les pièces de pansement, de façon à donner à la partie du corps siège de la brûlure une attitude telle qu'il ne puisse se produire de cicatrisations vicieuses.

Pour une brûlure du thorax et de la partie interne des bras, par exemple, on aura soin de placer le bras en abduction et de placer des compresses isolantes jusqu'au sommet du creux de l'aisselle. Pour une brûlure du coude ou du genou, on mettra le membre en extension. S'agit-il d'une brûlure de la main, on interposera entre chaque doigt des compresses. On pourra éviter ainsi bien des déformations cicatricielles qui nécessiteraient plus tard des interventions délicates.

## BANDAGE OUATÉ COMPRESSIF

*Indications.* — La compression de la totalité d'un des membres inférieurs est souvent employée dans des cas d'œdème variqueux, dans les cas d'épanchement dans l'articulation du genou.

*Application.* — Le membre tout entier est recouvert de nombreuses couches d'ouate ; la quantité d'ouate doit être très considérable si on veut obtenir une compression forte sans déterminer des escarres au niveau des saillies osseuses, et sans provoquer de vives douleurs. Le membre recouvert d'ouate doit avoir au moins un volume trois ou quatre fois supérieur à son volume normal ; la compression de la bande réduira ce volume. Si on comprend les orteils dans le pansement, il est nécessaire d'interposer un peu d'ouate entre chacun d'eux.

Le bandage ouaté compressif se déplace facilement si l'application de la bande n'a pas été faite très régulièrement. Cette application est assez difficile quand on la fait avec une bande de toile forte, ce qui est la méthode la meilleure.

On commence par fixer l'ouate par des spirales allongées allant des orteils à la racine de la cuisse, puis on s'occupera de serrer de bas en haut ; pour cela on pratique l'enroulement de la bande vers la racine des orteils, on fait des tours circulaires interrompus par des renversés. Arrivé au cou-de-pied, on conduit la bande vers le sommet du talon, puis de nouveau sur le cou-de-pied, on repasse sous la plante en recouvrant en avant du talon, le bord antérieur du tour de bande précédent. On gagne alors obliquement le dessus de l'articulation tibiotarsienne, on passe derrière le tendon d'Achille et on recouvre en arrière du talon, le bord postérieur de la bande. De ce point la bande gagne obliquement le cou-de-pied, passe circulairement sur la face plantaire et gagne pour la quatrième fois le cou-de-pied afin d'y croiser le jet précédent. Du cou-de-pied, on se dirige sur la malléole interne, derrière le tendon d'Achille, on passe derrière, en avant et transversalement sous la malléole externe, sous la plante du pied, et on remonte sur le cou-de-pied pour de là venir croiser d'avant en arrière sur le tendon d'Achille le jet précédent.

Au niveau du *bas de la jambe,* une fois le talon couvert, la bande doit remonter par des circulaires avec renversés jusqu'au niveau du plateau tibial. La compression doit être suffisamment énergique ; autant que possible les renversés doivent être symétriquement placés.

Au niveau du *genou,* il faut que les tours de bande fassent autour des condyles du fémur et du plateau tibial des huit de chiffres se recouvrant successivement ; arrivé au niveau de la cuisse, on remonte jusqu'à la racine du membre en faisant des renversés et on termine par un circulaire.

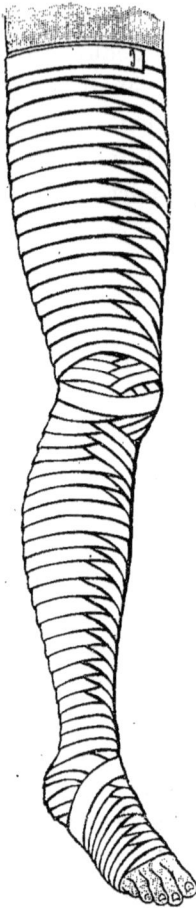

Fig. 114. — Bandage ouaté de jambe.

Quand le bandage compressif est terminé, il faut maintenir le pied fortement élevé au-dessus du plan du lit au moyen de coussins, et recouvrir le tout d'un cerceau pour empêcher la gêne qu'apporterait le poids des couvertures et pour empêcher le pied d'être dévié en dehors.

# CHAPITRE XI

## SUTURES

Toutes les fois qu'on se trouve en présence d'une plaie fraîche à bords nets, il faut réunir les bords de cette plaie au moyen de sutures. Ne sont pas justiciables des sutures les plaies où la perte de substance est telle que les bords ne peuvent être rapprochés ; ne sont pas justiciables des sutures les plaies anfractueuses, à bords déchiquetés, et de vitalité douteuse : toute plaie anfractueuse, contuse, infectée, doit être pansée à plat.

*Objets nécessaires.* — Pour coudre il faut une aiguille et du fil. Les fils employés en chirurgie sont les fils de soie ou de lin, le catgut, les crins de Florence, les fils métalliques ; on peut utiliser avec avantage le fil ordinaire de couturière. L'aiguille a

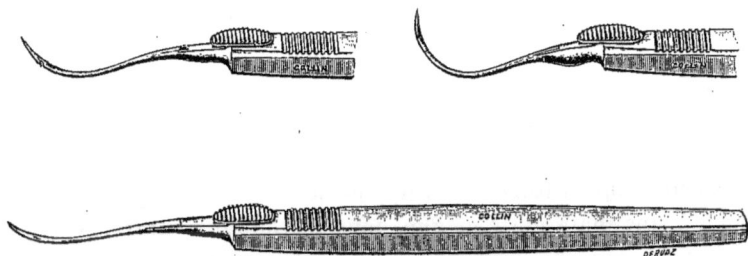

Fig. 115. — Aiguilles de Reverdin, droite et courbes.

été longtemps l'aiguille ordinaire des pelletiers et des couturières, on fit des modèles droits et courbes ; pour les utiliser le chirurgien les montait sur une pince.

Dans la seconde moitié du siècle dernier, l'ingéniosité des fabricants inventa un nombre considérable de modèles nouveaux d'aiguilles chirurgicales. Quand Reverdin préconisa son aiguille à manche fixe et à chas mobile il fut suivi avec enthousiasme.

D'autres modèles furent créés depuis ; il est impossible de les citer tous.

Du reste, actuellement, pour la chirurgie intestinale on revient aux primitives aiguilles à coudre, droites ou courbes

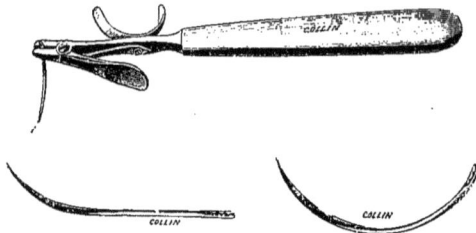

Fig. 116. — Aiguilles droite et courbes; porte-aiguilles.

que l'on tient par une pince. L'aiguille de Reverdin est moins employée ; beaucoup de chirurgiens ont adopté les aiguilles de Doyen, plus robustes et plus simples.

*Précautions à prendre.* — Avant de commencer une suture il faut

Fig. 117. — Aiguille de Doyen.

se munir de fils et d'instruments stérilisés : aiguilles et pinces à disséquer.

On procède au nettoyage de la plaie de façon qu'il n'y reste ni caillots sanguins, ni corps étrangers, qu'il n'y ait aucun fragment de tissu, aucun peloton graisseux mal nourri susceptible de s'intercaler entre les lèvres de la plaie. Puis on badigeonne le champ opératoire avec de la teinture d'iode. Deux couches sont passées à cinq minutes d'intervalle.

*Manuel opératoire.* — Supposons que nous soyons en présence d'une plaie nette et que nous la voulions suturer à points séparés à l'aide de l'aiguille de Reverdin. L'opérateur se place à droite du malade, un aide se place à gauche. Avec la pince à disséquer, l'opérateur fixe la lèvre droite de la plaie ; à 5 millimètres de l'une des extrémités de la plaie, il enfonce l'aiguille fermée de dehors en dedans, à un centimètre environ de la berge de la plaie. L'aiguille traverse toute l'épaisseur des téguments et ressort à la face profonde de la peau ; à ce moment la pince à dis-

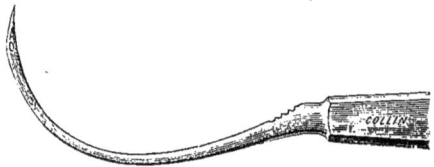

séquer va saisir la lèvre gauche de la plaie, l'aiguille traverse
ce bord de dedans en dehors pour aller ressortir en un point
symétrique à un centimètre de la berge de la plaie. Lorsque la
peau est traversée, on tire à
soi le bouton placé à l'union
du manche et de l'aiguille,
le chas est ouvert, l'aide y
engage le fil, on pousse le
bouton, le chas se referme,
et on tire à soi l'aiguille.
On saisit les chefs du fil entre

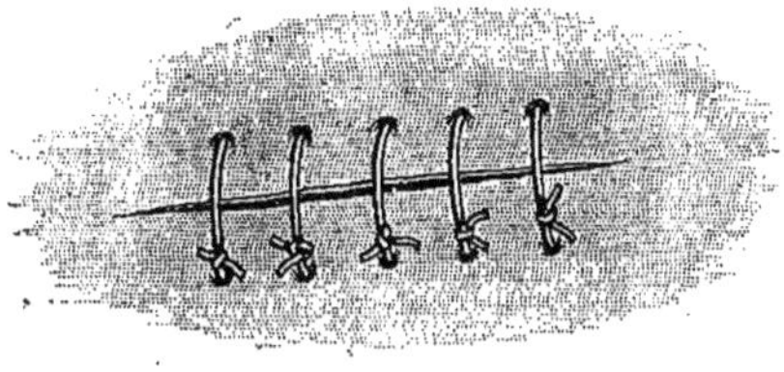

Fig. 118. — Suture à points séparés.

le pouce et l'index de chaque main et on les noue par deux
nœuds superposés, on coupe ensuite *les 2 chefs du fil*. A *un centi-*
*mètre* de ce premier point on place un second fil de la même
manière que le précédent et on le noue de même.

Les fils doivent être serrés *suffisamment* pour assurer l'affrontement des lèvres de la plaie ; trop serrés, ils couperaient les
tissus. L'aiguille doit traverser toute l'épaisseur des téguments ;
il ne faut pas laisser de culs-de-sac, de clapiers, au-dessous de la
ligne de suture.

Certains opérateurs passent d'abord tous les fils, au lieu de les
lier à mesure ; une fois tous les fils passés, l'aide fait les ligatures
pendant que le chirurgien réalise l'affrontement. Dans ce cas,
dès qu'un fil est passé il faut en maintenir les chefs entre les
mors d'une pince à forcipressure.

Les *nœuds des fils* doivent être placés non pas sur la ligne de
suture mais à côté de cette ligne. Les fils doivent être placés *per-*
*pendiculairement à la ligne d'affrontement*.

Le *nombre* des points de suture doit être suffisant pour assurer un bon affrontement, il est inutile de multiplier les points.
L'affrontement est bon quand, dans toute l'étendue de la plaie,
les épidermes de chaque lèvre de la plaie sont en contact par
leur bord.

La *distance* qui sépare le point d'entrée du fil du bord de la
plaie est variable, suivant la nature des téguments et leur épaisseur ; cette distance sera minime dans les plaies de la face,
pourra dépasser un centimètre dans les plaies de l'abdomen.

Il n'est pas indispensable de commencer la suture par une des
extrémités de la plaie, on peut, au contraire, commencer par le

milieu. Quand une plaie est angulaire il faut toujours placer le premier fil à l'angle de la plaie.

Quand on n'est pas sûr de l'asepsie de la plaie il est prudent de laisser un drain au point le plus déclive de la plaie.

*Ablation des fils.* — Si vous avez suturé une plaie récente et fraîche, laissez la suture en place de cinq à sept jours ; sur les téguments de la face, où la réunion est beaucoup plus précoce, on peut enlever tout ou partie des fils le troisième ou le quatrième jour. Laisser trop longtemps les fils en place c'est s'exposer à avoir une moins belle cicatrice, chaque fil s'incrustant dans les téguments et donnant naissance à des cicatrices transversales perpendiculaires à la cicatrice principale (échelle de perroquet).

Pour enlever un fil, soulevez ce fil à l'aide d'une pince, et au ras de la peau, au-dessous du nœud, coupez le fil avec des ciseaux : on tire sur la partie correspondante au nœud pendant qu'avec la pince on appuie sur le bord de la plaie pour éviter les tiraillements.

*Suture en surjet.* — La suture en surjet se fait avec un seul fil conduit sans interruption d'un bout à l'autre de la plaie. Au bout initial on fait un nœud ordinaire, et, au bout terminal, on arrête soit en nouant l'extrémité du fil avec une anse, soit en faisant un nœud d'arrêt. En faisant le surjet on a soin, entre chaque point, de bien tirer sur le fil.

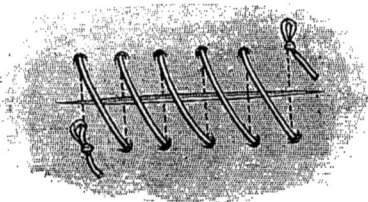

Fig. 119. — Suture en surjet arrêtée à ses deux extrémités par un nœud d'arrêt.

La suture en surjet est très employée pour les sutures intestinales et pour les plans profonds de la paroi abdominale après la laparotomie. Faite sur la peau de la face avec du fil fin et une aiguille fine (telle que l'aiguille employée par les oculistes), la suture en surjet donne des résultats excellents.

*Suture de Celse.* — Un procédé de suture attribué à Celse par Heister et décrit par Sédillot et Legouest sous le nom de suture en surjet du pelletier, se fait avec un seul fil que l'on passe alternativement au-dessus et au-dessous de chaque côté des lèvres de la plaie. L'affrontement réalisé par cette suture serait parfait si les jets de fil ne restaient pas entre les bords.

*Suture intra-dermique.* — Les Américains emploient très fréquemment un mode de suture qui se fait soit avec du catgut fin, ou avec de la soie fine, enfilés sur des aiguilles petites et courbes.

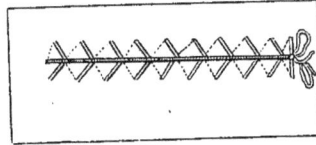

Fig. 120. — Suture de Celse d'après Heister.

Pour pratiquer cette suture on tend et renverse légèrement, à tour de rôle, les deux lèvres de la plaie avec des pinces à disséquer. L'aiguille est enfoncée d'abord de dehors en dedans à un centimètre au-dessus de l'angle de la plaie, elle traverse toute l'épaisseur de la peau, ressort dans la plaie entraînant avec elle le fil maintenu à l'autre extrémité par un nœud. Puis on fait pénétrer l'aiguille dans l'épaisseur du derme, parallèlement aux lèvres de la plaie. Après

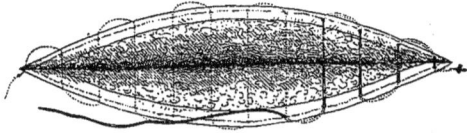

Fig. 121. — Suture intra-dermique (Juvara).

un trajet de 3 à 4 millimètres, l'aiguille sort et va du côté opposé piquer le second côté de la plaie au même niveau que le point de sortie sur l'autre lèvre, elle traverse le derme, ressort à 3 ou 4 millimètres plus bas, et ainsi de suite à droite et à gauche, traçant un zigzag jusqu'à la partie inférieure de la plaie. Arrivée à cette extrémité, l'aiguille perfore la peau de dedans en dehors et va ressortir à un centimètre au-dessous de l'angle inférieur de la plaie.

On serre de haut en bas la suture en tirant successivement sur chacune des anses du surjet, et on fait un nœud sur le bout inférieur du fil pour le fixer.

Quand tout est terminé, la plaie est réduite à la ligne d'incision et le fil est caché.

Au bout de cinq à sept jours, on enlève le fil en sectionnant au-dessous du nœud supérieur et en tirant sur le chef inférieur.

On obtient par cette suture des cicatrices presque invisibles.

**Suture enchevillée.** — La suture enchevillée se pratique comme la suture à points séparés, mais on charge les aiguilles d'un fil double de sorte que sur un des bords de la plaie on a une anse et de l'autre deux fils séparés. Lorsque tous les points voulus sont placés, on glisse à travers toutes les anses placées du même côté et sur la même ligne un bout de sonde ou un rouleau de gaze, de l'autre côté on noue les fils sur un rouleau semblable et on peut serrer avec force sans risquer de couper les téguments. Cette suture est

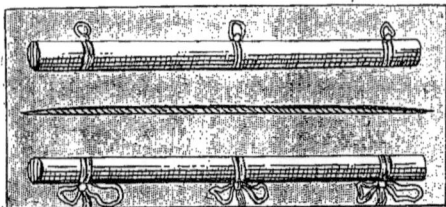

Fig. 122. — Suture enchevillée. Grande Encyclopédie du xviii⁰ siècle.

décrite dans la Grande Encyclopédie du xviiiᵉ siècle (fig. 122). Certains auteurs la dénomment suture en capiton.

**Suture entortillée.** — La suture entortillée est décrite dans Ambroise Paré.

Pour les plaies des lèvres et les becs-de-lièvre, ce chirurgien traversait les lèvres de la plaie avec une ou deux aiguilles et repliait le fil autour cinq ou six fois. La suture entortillée peut rendre des services à l'occasion ; elle est de nos jours assez peu utilisée.

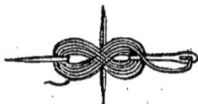

Fig. 123. — Suture entortillée d'Ambroise Paré.

**Sutures sèches.** — Les sutures sèches ne sont pas à proprement parler des sutures, ce sont des modes spéciaux d'affrontement des plaies.

Ambroise Paré collait avec un emplâtre agglutinatif des pièces de toile de chaque côté de la plaie et les rapprochait l'une de l'autre par une couture.

Malgaigne et Lefort, dans leur traité, citent la suture sèche de Goyrand qui se rapproche beaucoup de la précédente. Cette suture sèche consiste à coller avec du collodion deux bandelettes de gaze parallèlement à la plaie, et à rapprocher ces bandelettes, et par conséquent les bords de la plaie, par d'autres bandelettes collées sur les précédentes et que l'on noue ensemble.

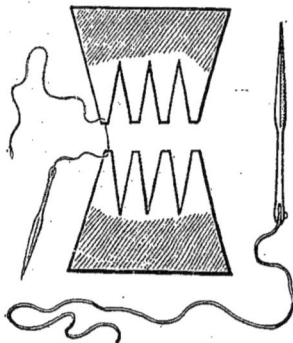

Fig. 124. — Suture sèche d'Ambroise Paré.

La suture sèche à bandes séparées, très anciennement connue, se réalise en rapprochant et en maintenant rapprochés les bords de la plaie par des bandelettes de linge rendues adhésives.

***Serres-fines***[1]. — Les serres-fines de Vidal de Cassis sont de petites-
pinces de fil métallique rendues susceptibles d'une
constriction permanente, grâce à une torsion en ressort de leur partie moyenne. Pour les appliquer, il
suffit de comprimer entre les doigts les deux côtés
de la serre-fine, pour forcer les crochets à se séparer,
et on place ces crochets de chaque côté des lèvres
de la plaie; par leur rapprochement ces crochets
maintiennent en contact les surfaces cruentées; on
les enlève le deuxième ou le troisième jour.

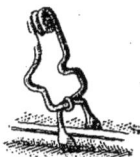
Fig. 125. — Serre-
fine.

***Agrafes de Michel.*** — P. Michaux, à la séance du 16 mai
1900 de la Société de chirurgie de Paris, a préconisé un nouveau
procédé de suture imaginé par Paul Michel
et reposant sur l'emploi de sortes d'agrafes.
métalliques (fig. 126).

Fig. 126. — Agrafes de
Michel.

Les agrafes sont essentiellement consti-
tuées par de petites lames de métal, larges
de quelques millimètres et longues d'un centimètre ; leurs deux
extrémités sont enroulées de façon à former un petit anneau qui
permet de les enfiler sur une double broche et sont munies en
dedans d'une petite pointe qui s'enfonce dans les téguments.

Les agrafes sont montées sur un *magasin* à agrafes qui se fixe-
sur une des
branches d'une
pince ordinaire
à dents de sou-
ris. Pour garnir
le magasin à
agrafes, entr'ou-

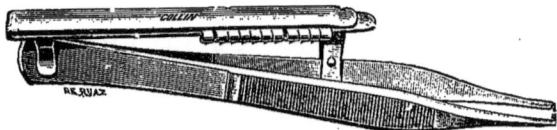
Fig. 127. — Magasin à agrafes monté sur pinces.

vrez légèrement les deux lames du magasin, glissez la double-
broche munie de ses agrafes, laissez les deux lames se refermer,
maintenez avec le doigt l'agrafe la plus rapprochée de l'extrémité
du magasin et retirez la broche qui abandonne ainsi toutes les.
agrafes prises entre les deux lames du magasin.

Pour appliquer les agrafes, on saisit dans la pince *porte-agra-*

1. Les Arabes, pour la suture du bec-de-lièvre, employaient un insecte, le scarite.
pyracmon ; l'opérateur approchait la bestiole des lèvres de la plaie, l'insecte enfon-
çait ses mandibules dans les deux lambeaux de chair, l'opérateur décapitait l'animal
et les mandibules restaient serrées. Telle serait l'origine des serres-fines.

*fes* les deux lèvres *bien juxtaposées* de la plaie, on tire légèrement pour bien présenter les deux lèvres de la plaie réunies ; la
pince *pose-agrafes*, tenue de l'autre main, régularise la juxtapo-
sition des deux lèvres ; puis avec cette même pince pose-agrafes

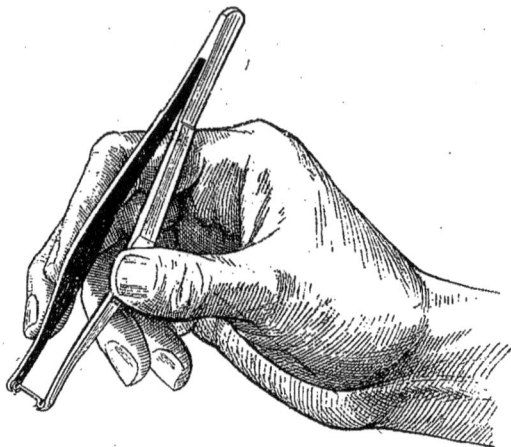

Fig. 128. — Manière de tenir la pince *pose-agrafes*. Les mors de cette pince sont légèrement excavés pour permettre de saisir l'agrafe, de la mettre en place et de la serrer.

on saisit une agrafe prise sur le magasin, on place le milieu de
l'agrafe sur la ligne de suture et on serre fortement les mors de
la pince, l'agrafe se plie et fixe la peau qu'elle pénètre par ses

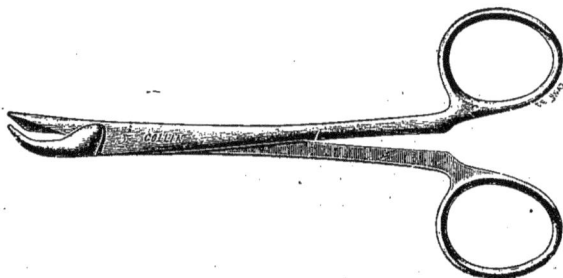

Fig. 129. — Pince pour l'ablation des agrafes.

deux griffes rapprochées. On place d'autres agrafes successivement à un demi-centimètre les unes des autres.

Les agrafes sont enlevées entre le cinquième et le sixième jour.
*L'ablation des agrafes* se fait au moyen d'une pince spéciale

très ingénieuse, le mors inférieur excavé est introduit sous l'angle de l'agrafe ; quand le chirurgien serre la pince, le mors supérieur s'applique sur cet angle et redresse complètement l'agrafe qui se détache des téguments. On peut également enlever les agrafes en saisissant avec deux pinces à forcipressure, les deux petits anneaux latéraux de l'agrafe et en les écartant doucement.

L'application des agrafes n'est pas douloureuse ; c'est un avantage énorme sur le procédé des sutures.

Les agrafes de Michel permettent d'avoir des cicatrices absolument linéaires et presque invisibles ; leur invention constitue un véritable trait de génie. Ce mode de suture de la peau est parfait et nous le recommandons vivement en petite chirurgie ; c'est avec la suture classique au crin ou au fil le meilleur mode de réunion.

# TROISIÈME PARTIE

## ANESTHÉSIE

---

## CHAPITRE XII

## ANESTHÉSIE GÉNÉRALE

L'anesthésie est un empoisonnement temporaire, une toxhé-
mie. Elle consiste à faire pénétrer dans le sang un poison qui
agira par élection sur le cerveau, la moelle, le bulbe, respectera
les pneumogastriques ; par l'anesthésie, la conscience et la plupart des réflexes sont annihilés.

Historique. — « Déjà, du temps d'Hippocrate, on se servait de
l'ivresse produite par les narcotiques, tels que le pavot, la morelle,
la mandragore, la ciguë, la jusquiame, pour atténuer la douleur dans
les opérations chirurgicales ; et, d'après un ouvrage publié en chinois
au IIIe siècle, les chirurgiens de l'Extrême-Orient auraient utilisé une
préparation de chanvre dans l'application des moxas, de l'acupuncture
et même dans les amputations.

« Pendant tout le moyen âge et jusqu'au commencement de ce siècle,
on voit les opérateurs employer de temps à autre des breuvages som-
nifères.

« Des pratiques, mais d'un autre ordre, semblent également avoir été employées dès la plus haute antiquité, dans le même but. C'est ainsi que, du temps d'Aristote, on savait déjà que la compression des vaisseaux du cou peut amener la perte de la sensibilité et du mouvement sans asphyxie. Avant de pratiquer la circoncision, les Assyriens comprimaient le cou des enfants par une ligature. »

R. Dubois.

## PROTOXYDE D'AZOTE

C'est la découverte des propriétés du protoxyde d'azote qui ouvre l'histoire de l'anesthésie. Les premiers essais d'administration de ce gaz à l'homme sont dus à Beddoes et à son préparateur Humphry Davy : ces essais furent exécutés en 1790.

En 1844, le dentiste américain Horace Wells retrouva la propriété anesthésiante du protoxyde d'azote. Son application jouit longtemps d'une grande popularité : du mois de février 1864 au mois de mai 1877, c'est-à-dire dans une période de treize ans, 97 429 personnes ont été insensibilisées dans le seul établissement de Colton à New-York.

Le protoxyde d'azote $N^2O$ est aujourd'hui abandonné en chirurgie courante car les inhalations de ce gaz donnent une insensibilité qui ne dure que quelques secondes et qui ne peut être prolongée sans danger d'asphyxie. Les dentistes l'utilisent. On combine généralement son administration avec celle de l'oxygène.

Dans l'appareil pour narcose combinée $N^2O + O$ de Hewitt, le gaz est conduit par 2 tuyaux absolument distincts, l'un venant d'un cylindre contenant du protoxyde d'azote, l'autre d'un cylindre contenant de l'oxygène. Ces deux tuyaux aboutissent à un sac de caoutchouc séparé en deux compartiments : dans l'un d'eux arrive l'oxygène ; dans l'autre le protoxyde d'azote. De ce sac, on peut admettre dans une chambre de mélange, la quantité de gaz que l'on désire. Avec cet appareil on peut inhaler de l'air, du protoxyde d'azote et du protoxyde d'azote plus un pourcentage voulu d'oxygène (Hommes).

En chirurgie courante les trois principaux anesthésiques généraux sont l'éther, le chloforme, le chlorure d'éthyle.

## LE CHOIX D'UN ANESTHÉSIQUE

Les différences, qui existent entre les propriétés des divers anesthésiques, indiquent que chacun d'eux peut avoir des indications et des contre-indications spéciales. Les circonstances qui peuvent influer sur le choix que le chirurgien fait d'un anesthésique sont tirées : *a*) du danger, *b*) de la durée de l'opération, *c*) de la nature de l'opération, *d*) de l'état du malade.

*a*) LE DANGER. — Si on classe les anesthésiques par ordre de croissance dans le danger qu'ils présentent on obtient la classification suivante :

1° Protoxyde d'azote ;

2° Chloréthyle ;

3° Éther ;

4° Chloroforme.

Pratiquement le protoxyde d'azote est inoffensif, on a compté comme mortalité une mort sur un million d'anesthésies. Lotheissen donne pour le chlorure d'éthyle un cas de mort pour 16 000 narcoses.

La comparaison à établir se pose surtout entre l'éther et le chloroforme.

Gurlt a réuni à la Société allemande de chirurgie un grand matériel statistique sur 330 429 cas ; il indique 1/2 075 comme mortalité chloroformique, 1/5 112 pour l'éther. Julliard donne pour le chloroforme 1/3 258, et pour l'éther 1/14 987 ; Roger Williams, respectivement 1/1 236 et 1/4 860. Kappeler mentionne les statistiques de Audrews 1/2 723 (narcoses chloroformiques) ; de Toles (d'après Hewitt ce serait celle de Ormsby), comprenant éther, chloroforme et mélange des deux, respectivement 1/23 214, 1/2 872 et 1/5 583 ; de Richardson 1/3 166 narc.-chlorof. Hewitt donne encore Körte avec 1/2 893 narc.-chlorof ; il réunit les chiffres de Julliard et de Ormsby et trouve 214 morts pour 676 767 narcoses chloroformiques et 25 morts pour 407 553 narcoses à l'éther ; soit respectivement 1/3 162 et 1/16 302 (Hammes).

*b*) DURÉE DE L'OPÉRATION. — Le chlorure d'éthyle paraît être l'anesthésique de choix pour les opérations de courte durée, son emploi précédant l'administration de l'éther supprime la plupart des sensations désagréables du début de la narcose.

*c*) NATURE DE L'OPÉRATION. — Le chloroforme paraît devoir être préféré à l'éther dans les opérations portant sur le crâne, la face et le cou où l'application du masque serait gênante, dans les opérations qui nécessitent l'emploi du thermocautère à proximité du masque, dans les opérations qui nécessitent une narcose très profonde avec résolution musculaire parfaite.

*d)* État du malade. — L'état du patient est le facteur le plus important qui puisse guider dans le choix de l'anesthésique. L'éther expose moins au shock ; donc si le malade est débilité, si le muscle cardiaque est insuffisant, s'il existe des lésions valvulaires mal compensées, l'éther sera seul permis.

Les jeunes enfants supportent admirablement l'éther.

Dans les *maladies du foie*, le diabète, l'éther doit être préféré car il est moins nocif que le chloroforme pour les cellules du foie et les globules rouges.

Dans les *maladies du poumon*, bronchite chronique, emphysème, tuberculose, le chloroforme doit être préféré à l'éther qui détermine une hypersécrétion trachéo-bronchique et est irritant pour les bronches. Le chloroforme aurait au contraire une action bactéricide et serait très bien supporté par les alvéoles pulmonaires. De même quand il y a un obstacle mécanique à la respiration, obstruction nasale ou laryngienne, le chloroforme est préférable.

Dans les *maladies du rein* l'éther paraît moins nuisible que le chloroforme, ce serait le chloréthyle qui, d'après certains auteurs, donnerait le maximum de sécurité.

Certains malades, ayant eu une première narcose conservent une appréhension pour l'anesthésique employé, dans ce cas il faudra donner un autre anesthésique. Si par exemple un malade a eu, lors d'une première opération, une syncope chloroformique ; la moindre goutte de chloroforme, fût-ce des années après, est absolument contre-indiquée.

Le chirurgien doit être éclectique, mais d'une façon générale, pour notre part, nous sommes convaincus que l'éther bien administré est moins dangereux que le chloroforme ; avec l'éther l'opérateur est plus rassuré ; avec l'éther il ne voit pas ces pâleurs alarmantes, ces apnées, ces demi-syncopes effrayantes, il sent qu'entre le danger et la mort existe un intervalle suffisant pour qu'on puisse agir assez tôt et assez vite, si l'alerte survient.

## PRÉPARATIFS DE LA NARCOSE

Dans toute narcose il faut envisager l'anesthésiste, son matériel et l'anesthésié.

L'*anesthésiste* doit être *expérimenté, calme, consciencieux*. « Seul peut administrer une narcose, celui qui accepterait d'être endormi par lui-même » (Th. Hammes).

Pendant l'opération, l'anesthésiste doit garder toute son attention pour surveiller la respiration et le facies, ne pas détourner un instant cette attention sur les phases de l'opération, et surtout ne pas faire la causette avec les assistants. Trop d'anesthésistes n'ont pas conscience de leur rôle capital et de leur responsabilité si grave. Beaucoup d'alertes sont dues, uniquement dues, à l'inattention du chloroformisateur.

*Attention* et *silence* sont les deux principales lois de l'anesthésiste.

Matériel nécessaire. — On utilise généralement, nous l'avons dit pour la narcose, le chlorure d'éthyle, l'éther, le chloroforme; pour chacune de ces substances il existe des masques spéciaux, voir p. 233, 235, 238, 242, 244.

Mais il existe un matériel usité pour toutes les narcoses.

Pince a langue. — Par précaution il faut toujours que l'anesthésiste ait près de lui une pince destinée à saisir la langue et à l'attirer au dehors.

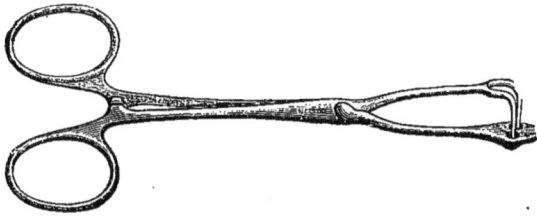

Fig. 130. — Pince à langue de Berger.

On se sert actuellement de la pince à langue dite de Berger ; c'est une pince analogue à une pince à forcipressure présentant sur un de ses mors deux pointes fines et sur

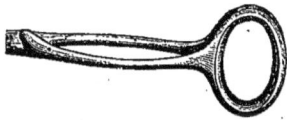

Fig. 131. — Pince à langue de Collin.

l'autre mors, épais et larges, deux orifices destinés à loger les pointes. On ne doit se servir de cette pince qu'au cas où elle est indispensable, car elle laisse au patient une vive douleur à la langue. On ne l'emploiera donc que si l'anesthésie devient irrégulière, ou si, dès le début de l'anesthésie *malgré la propulsion de la mâchoire inférieure*, la langue a une tendance à retomber en arrière ce qui est exceptionnel. Un autre modèle de pince est la pince de Collin.

Ouvre-bouche. — En même temps qu'une pince à langue l'anesthésiste doit avoir à sa disposition un ouvre-bouche qui permettra le cas échéant de lutter contre la contracture des masséters. Il faut que les mors de l'ouvre-bouche soient disposés de façon à être facilement introduits entre les dents serrées.

VASELINE. COLD CREAM. — Il est à craindre que l'action irritante de l'éther ou du chloroforme ne détermine des brûlures légères chez les personnes à peau fine (femmes, enfants). Il est utile chez ces personnes, aussi bien à l'hôpital qu'en ville, d'enduire légèrement de vaseline, de cold cream ou de glycérolé d'amidon le nez, le menton et les lèvres. On aura donc soin de se munir d'une certaine quantité d'une de ces substances.

TAMPONS MONTÉS. — Il est bon de se munir de tampons d'ouate ou de gaz montés sur des pinces, six pinces environ, pour déterger la bouche et le pharynx des mucosités qui pourraient les encombrer. Ces tampons montés servent beaucoup plus rarement pendant la chloroformisation que pendant l'éthérisation.

SERVIETTES. — Au cas où le malade vomirait au début, au cours, ou à la fin de la narcose, il est bon de se munir de serviettes pour éponger et nettoyer la bouche du patient.

CUVETTE. — On aura également à portée de la main un récipient, cuvette haricot par exemple, pour recevoir au besoin les matières vomies.

MACHINE ÉLECTRIQUE. BALLONS D'OXYGÈNE. SERINGUE A INJECTIONS. — Si l'on tient à s'entourer de toutes les précautions possibles, on pourra se munir de ballons d'oxygène et d'un appareil électrique d'induction, l'appareil de Chardin au bichromate de potasse, par exemple, pour faradisation des nerfs phréniques en cas de syncope, d'une seringue à injections hypodermiques, voire même des instruments et

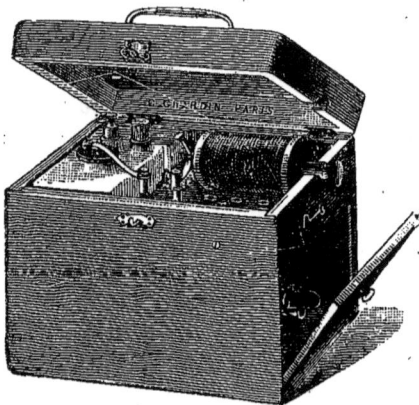

Fig. 132. — Appareil Chardin.

des canules pour la trachéotomie et y ajouter des ampoules d'éther ou de caféine.

# PRÉCAUTIONS A PRENDRE POUR L'ANESTHÉSIE

DU COTÉ DU MALADE. — Le malade aura naturellement, au moment de la décision de l'opérateur, été examiné complètement : *l'état des poumons, du cœur, des artères et du pouls sera bien établi* ; il y a deux affections cardiaques dont il faut se défier : la dégénérescence graisseuse du cœur et l'insuffisance aortique. Le rétrécissement aortique et les lésions mitrales sont moins dangereuses.

Au moment d'endormir un malade, on s'assurera avec soin de *l'absence d'appareil dentaire* dans la bouche, tout appareil de ce genre devra être retiré avant l'anesthésie.

Chez les femmes on devra veiller à ce que les cheveux soient solidement disposés sur le sommet de la tête, pour que, s'il survient des vomissements, la chevelure ne soit pas souillée.

1º Le sujet doit être à *jeun* depuis six heures au moins.

2º Il sera *débarrassé de tous liens capables de gêner la respiration ou la circulation,* tels que cravate, brides de bonnet, cordons de jupons, ceinture de pantalon, etc. Mais il devra être cependant préservé du froid par un drap ou une couverture, des bottes de flanelle ou de longs bas.

On *éteindra les flammes libres* qui se trouvent dans la pièce, sans cette précaution, si on emploie l'éther on risque l'incendie, si on emploie le chloroforme il peut se former du gaz chloroxy-carbonique qui expose l'opéré à la syncope immédiate et à la pneumonie tardive.

LOCAL OU EST COMMENCÉE L'ANESTHÉSIE. — En général, pour ne pas effrayer le malade par les préparatifs de l'opération, il vaut mieux ne pas l'anesthésier dans la salle d'opérations. A l'hôpital, il y a généralement une pièce attenant à la salle d'opérations, dite *salle d'anesthésie* ; en ville, on endort le malade dans son lit, puis on le transporte ensuite dans la pièce d'opération, et, une fois tout terminé, on le rapporte endormi dans son lit.

AIDE. — L'anesthésiste ne doit *jamais être seul* dans la pièce où l'on endort un malade ; il doit toujours avoir avec lui un aide vigoureux ou deux aides pour maintenir le malade s'il y a une période d'excitation et pour porter aide s'il survient un accident.

POSITION DU MALADE. — L'attitude à donner au malade est généralement le décubitus dorsal sur une table plate dont l'extrémité correspondant à la tête du malade puisse être dirigée vers le bas. Quand la narcose est commencée sur la table d'opérations, il faut, au début, soulever la tête du malade avec un petit coussin qui sera enlevé quand le malade aura perdu conscience.

L'un des bras peut être attaché à la table, l'autre bras sert à la surveillance du pouls ; il ne faut pas élever les bras au-dessus de la tête par crainte de voir apparaître de la paralysie dans le domaine du plexus brachial.

Quand il s'agit d'opérations sur la bouche il faut que la tête soit en déflexion complète de façon à éviter que le sang ne coule dans le larynx.

Il ne faut pas que, pendant l'anesthésie, des aides négligents prennent point d'appui sur le thorax ou l'abdomen du patient.

Position de l'anesthésiste. — L'anesthésiste se placera de préférence derrière la tête du lit ou de la table d'opérations. Ainsi placé, il pourra facilement maintenir la tête du malade et la compresse, surveiller le visage et les yeux de l'opéré ; d'autre part, il ne gênera pas l'opérateur et ses aides.

S'il s'agit d'une opération sur le crâne ou la face, l'anesthésiste variera sa position suivant les cas.

Silence de l'anesthésiste. — Avant de commencer l'administration du chloroforme, l'anesthésiste doit, en quelques mots, rassurer son patient, l'avertir de ce qu'il va ressentir pendant les premières minutes de l'anesthésie, lui recommander de rester bien immobile, de respirer franchement, naturellement. Ceci fait, dès que le masque à éther ou la compresse humectée de chloroforme a été approchée de la face, l'anesthésiste doit garder jusqu'à la fin de la narcose un silence absolu. Il doit s'abstenir de questions et ne pas répondre aux questions inutiles du malade.

*A quoi reconnaît-on qu'un malade est anesthésié ?* — Pour constater l'anesthésie du malade, on peut rechercher la sensibilité de la conjonctive et de la cornée ; plus simplement on se contentera de soulever le bras du malade pour constater si, oui ou non, le malade est en résolution musculaire, le bras soulevé doit retomber absolument inerte ; on peut presser sur la face interne des cuisses, le réflexe des adducteurs étant un de ceux qui disparaissent le plus tardivement. On conseille chez l'homme la recherche du réflexe crémastérien ; les frôlements ou les pincements provoquent l'ascension réflexe du testicule sous l'action de la contraction du crémaster ; c'est un complément inutile.

## ÉTHER

L'éther pur, anhydre, éther sulfurique, s'obtient par l'action de l'acide sulfurique sur l'alcool, il a une odeur agréable, il doit marquer 65° Baumé à + 15, sa densité est de 0,7154 à + 20. Il ne doit pas bleuir si on lui ajoute du sulfate de cuivre anhydre et blanc ; il ne doit pas se colorer en rouge brun par le phénate de potasse. L'éther doit être conservé à l'abri de l'air et de la lumière. L'éther éthylique a pour formule $C^4H^{10}O$.

Les vapeurs d'éther sont plus lourdes que l'air, très inflammables.

L'éther comme anesthésique a été employé pour la première fois par Long d'Athènes en 1842, puis par Morton, en 1846.

L'administration de l'éther est plus facile et moins dangereuse que l'administration du chloroforme.

A la rigueur, on peut administrer l'éther à l'aide d'une simple compresse, mais il est préférable d'avoir recours à un *masque* spécial. Le masque à éther doit répondre aux desiderata suivants :

1° Permettre une forte concentration des vapeurs. 2° Empêcher que l'éther non encore respiré ne puisse se volatiser à l'extérieur. 3° Ne pas subir les effets du refroidissement (Th. Hammes). Un masque très souvent employé est le masque de Julliard composé d'un bâti en fil de fer, recouvert d'un imper-

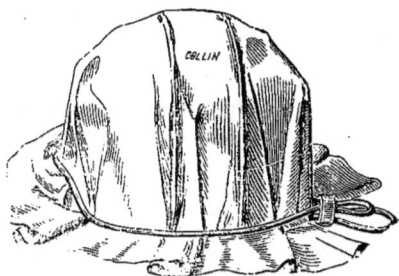

Fig. 133. — Masque pour éthérisation.

méable et au fond duquel ont été disposées plusieurs rondelles de flanelle superposées. C'est sur cette flanelle que l'éther est versé (fig. 133).

On se munira comme pour la chloroformisation d'une pince à langue et de tampons montés. *Les précautions à prendre sont les mêmes que pour l'administration du chloroforme.* Voir p. 231.

*Mode d'administration.* — Le malade étant couché, on place
sur ses yeux une compresse de toile destinée à protéger les globes
oculaires contre les vapeurs d'éther, toujours un peu irritantes.

Au fond du masque, sur le tampon de flanelle, on verse 15 à
20 grammes d'éther et on approche doucement le masque du
visage du patient. Cette première période est souvent mal tolérée
et assez pénible, elle peut provoquer quelques mouvements de
défense. Dès que le malade s'est habitué à l'odeur de l'éther,
on verse dans le masque 30 ou 40 grammes d'éther et on applique exactement le masque sur le visage. Le masque sera maintenu jusqu'à la fin de l'opération. Après quelques minutes survient
une période d'excitation plus bruyante et plus agitée que celle de
la chloroformisation, le visage devient congestionné, quelquefois
même turgescent et un peu violacé, puis la détente se produit,
le malade ronfle et en deux minutes l'anesthésie est complète.

L'anesthésie obtenue rapidement, il n'y aura plus besoin de
verser d'éther pour maintenir longtemps l'anesthésie. Il faut à
cet égard consulter les réflexes comme pour la chloroformisation, sauf le réflexe cornéen qui est ici aboli. Il suffit le plus souvent de moins de cent grammes d'éther pour obtenir une anesthésie complète pendant la durée d'une opération.

La méthode qui consiste à verser l'éther « à la chopine », suivant l'expression de Roux, est une méthode déplorable.

On emploie beaucoup à Paris pour l'administration de l'éther l'appareil d'Ombredanne figuré ci-contre. Voici les règles de son emploi :
1° S'assurer que le sac de baudruche n'est pas percé; 2° mettre l'index-aiguille au o, ouvrir le bouchon à vis placé à la partie supérieure
de la sphère, et y verser 150 grammes d'éther; 3° incliner lentement
l'appareil en tous sens pour imbiber les éponges, puis le renverser; il
ne doit presque plus s'écouler d'éther ; fermer la sphère avec le bouchon à vis; 4° ajuster le masque garni de son bourrelet de caoutchouc,
le tout stérilisé (le masque, entièrement métallique, peut être stérilisé
comme n'importe quel instrument; la garniture de caoutchouc sera stérilisée comme les gants, par ébullition ou à l'autoclave) ; appliquer le
masque franchement sur la face; à partir de ce moment, il ne sera plus
soulevé, sauf le cas de vomissements ou de salivation abondante;
5° conseiller au malade de souffler dans le masque ; laisser l'index-
aiguille deux minutes à o; puis le faire avancer d'un degré par minute,
ou mieux d'un demi-degré par demi-minute ; monter ainsi jusqu'à 6 ou
7 pour les hommes, à 5 ou 6 pour les femmes; 6° quand aura commencé l'ivresse éthérique, attendre le temps nécessaire, 4 ou 5 minutes

au besoin, pour que la résolution soit absolue, sans jamais laisser
s'établir la cyanose ; à ce moment ramener l'index-aiguille vers le bas
et chercher le degré de régime
convenable pour le malade ; ce
degré est, pour les femmes
environ 3, et pour les hommes,
environ 4 ; les alcooliques ont
besoin de 5 ou 6 ; les degrés
supérieurs, 7 et 8, ne doivent
être utilisés qu'exceptionnellement; 7° cinq minutes avant la
fin de l'acte opératoire, ramener
l'index à o.

A l'appareil est annexé un
raccord à angle obtus destiné
à être interposé entre la sphère
et le masque lorsque les malades
sont opérés en position inclinée.
Il empêche l'appareil de porter
à faux et épargne à l'anesthésiste une fatigue inutile.

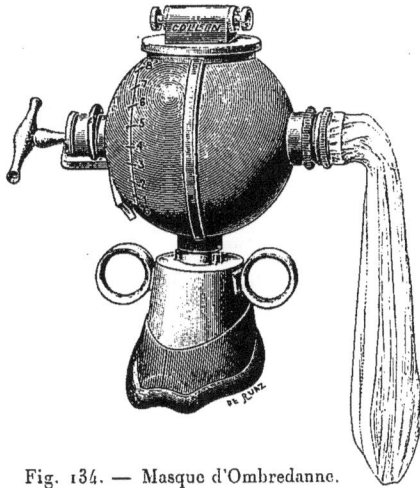

Fig. 134. — Masque d'Ombredanne.

Après l'opération, il est bon de laisser l'appareil ouvert pour permettre l'évaporation de l'éther et de l'eau de condensation qui peut
s'accumuler dans les éponges.

**Précautions à prendre.** — L'anesthésie par l'éther s'accompagne souvent d'un *ronflement* sonore qui permet de suivre facilement le rythme respiratoire et cela sans grande attention ; les partisans de l'éther voient là un avantage sur le chloroforme. Une
grande quantité de mucosités bronchiques sont sécrétées et
peuvent devenir une gêne de la respiration. Il faut de temps à
autre surveiller l'état de la face ; si le malade devient trop *violacé*,
il est nécessaire de lui enlever le masque et de le laisser respirer l'air pur. La congestion bleuâtre de la face disparaît
bientôt. On rabat alors le masque sans attendre que le malade
se réveille.

Il est inutile d'éponger, de temps à autre, à l'aide d'un tampon
monté, le *mucus bronchique* dans le pharynx, cette tâche n'est
pas toujours facile, en raison de la difficulté à ouvrir la bouche.
On peut se contenter de passer un linge fin entre les arcades
dentaires et la face interne des joues. Souvent, au début de l'éthérisation, le malade est en proie à des *quintes de toux* ; cette toux,
due à l'action irritante de l'éther sur la muqueuse bronchique,

cesse dès que la narcose est complète ; il n'y a pas lieu de s'en inquiéter ; elle indique souvent que l'anesthésique a été trop largement versé.

Le précepte de *faire sentir au malade l'odeur* de l'éther et de l'habituer progressivement mais rapidement à tolérer le masque est très important ; si on applique d'emblée, avec brusquerie, le masque sur le visage, le malade a une sensation d'étouffement extrêmement pénible, il se débat, et vous conduit à une sorte de lutte absolument inutile et souvent ridicule.

L'inflammabilité de l'éther peut être une cause de danger ; un flacon d'éther débouché peut prendre feu à une certaine distance du corps en ignition. Dans sa thèse, J. Roux signale plusieurs faits de brûlures plus ou moins graves de l'opéré ou des aides au cours d'opérations sous anesthésie par l'éther ; au cours de ces opérations on avait eu recours à l'emploi du thermocautère Paquelin. Les brûlures chez les opérés siégeaient surtout à la face du cou ; elles ont toutes été sans très grande gravité.

J. Roux signale surtout une observation d'opération pour ostéo-arthrite du genou droit où la cautérisation au thermocautère enflamma les vapeurs d'éther :

« MM. Poncet, Gros et Augagneur s'entretenaient d'accidents arrivés en pareil cas et des mesures à prendre pour les éviter. Quelques pointes de feu venaient d'être appliquées sur l'articulation malade, lorsque tout à coup l'appartement fut en feu et le chirurgien enveloppé d'une flamme intense.

« Rapidement revenu d'une telle surprise, on se précipita sur les couvertures, le lit étant tout en feu, et au même instant l'aide, qui pratiquait l'anesthésie, arrachait le bonnet d'éther tout en flamme, le jetait au loin, tandis que l'autre, prenant la malade à bras-le-corps, l'arrachait du lit embrasé. Tout ceci se passa en quelques secondes. L'incendie était allumé, l'éther avait mis le feu au parquet et à la boiserie, la taie d'oreiller, les couvertures et le matelas lui-même étaient en feu. M. Gros, qui donnait l'éther, eut les mains complètement brûlées, etc. Quant à la malade, par un hasard particulier, elle ne présenta qu'une brûlure au premier degré au bord des deux narines, les cheveux avaient été roussis, etc. »

# CHLOROFORME

Le chloroforme répond à la formule $CHCl^3$. Il a été découvert en 1731 par Soubeyran, son emploi chirurgical est dû au physiologiste français Flourens, 1847.

*Qualités que doit réunir un bon chloroforme anesthésique.* — 1° Il doit être absolument transparent et incolore.

2° Il doit bouillir à 60°8. Ses vapeurs ne sont pas inflammables. D. 1,49 à + 17°.

3° Il doit posséder une odeur nullement âcre ni suffocante ; par évaporation sur une feuille de papier blanc, ce dernier doit rèster parfaitement sec et incolore.

4° Il ne doit ni rougir ni décolorer le papier tournesol (absence d'acide chlorhydrique, de chlore, d'éther chloroxycarbonique).

5° Le nitrate d'argent ne doit pas être précipité à froid (absence de chlorure), ni réduit à chaud (absence de formiates ou dérivés aldéhydiques).

6° Agité avec de l'acide sulfurique concentré, il ne doit pas le colorer (absence de dérivés chlorés).

*Caractères pratiques de contrôle de pureté du chloroforme.* — Dans la pratique on doit attacher une grande importance :

A l'odeur du chloroforme ;

A sa neutralité vis-à-vis du papier tournesol ;

A l'absence de précipité par l'action du nitrate d'argent ;

A l'état de conservation du bouchon quand il est dans un flacon bouché de liège ; le bouchon doit être en bon état et non se désagréger, ce qui arrive quand le chloroforme a subi quelque altération (composés chlorés).

*Altération du chloroforme.* — Le chloroforme s'altère sous l'influence simultanée de l'air humide et de la lumière. Le phénomène fondamental a pour point de départ l'oxydation du produit.

*Conservation du chloroforme.* — Le chloroforme doit être mis en petits flacons ou, mieux encore, en ampoules scellées au chalumeau que l'on conserve à l'obscurité.

Les expériences de Regnault ont montré qu'une trace d'alcool éthylique pur suffit pour empêcher ou du moins retarder l'altération du chloroforme pendant une durée assez longue. Néanmoins, dans la pratique, tout chloroforme qui aura subi l'action de l'air et de la lumière, devra par précaution, avant d'être employé, être mis en contact avec du *carbonate de potasse pur et sec* qui a le double but de dessécher le chloroforme et de détruire les composés acides ou chlorés qui ont pu prendre naissance dans l'anesthésique en question.

Le mode d'administration du chloroforme le plus employé dans les hôpitaux de Paris est la chloroformisation à doses faibles et continues. Ce procédé a été signalé pour la première fois par L. Labbé, en 1881, à l'Académie de médecine.

*Objets nécessaires.* — Au cours de l'opération les objets nécessaires au chloroformisateur devront être mis sur une petite table spéciale à portée de sa main.

CHLOROFORME. — Il faut toujours avoir à sa disposition *deux ou trois flacons de chloroforme* de 40 à 50 grammes.

Avec la méthode de chloroformisation à doses continues, il suffit ordinairement d'une trentaine de grammes de chloroforme pour une anesthésie d'une heure ; mais il faut toujours avoir plusieurs flacons, pour ne pas rester à court de chloroforme avant la fin de l'opération.

Il ne faut jamais se servir de chloroforme qui a pu rester *exposé à l'air* dans un flacon débouché.

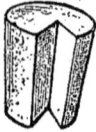

Fig. 135.
Bouchon avec
encoche.

Le flacon qui contient le chloroforme doit être débouché, au moment de s'en servir et bouché avec un stilligoute qui permettra de ne le verser que goutte à goutte sur la compresse ; à défaut de stilligoute, on peut faire avec le couteau une légère encoche au bouchon (fig. 135). Dans le commerce on trouve le chloroforme vendu en tubes de verre jaune scellés à lampe ; cet isolement est un excellent moyen de conservation du chloroforme.

Il faut se méfier du chloroforme conservé dans de grands flacons en vidange.

La conservation dans des ampoules scellées à la lampe est une garantie. Ces ampoules ne devront pas contenir plus de la quantité de chloroforme nécessaire pour une anesthésie ; elles sont d'ordinaire de 30 centimètres cubes.

COMPRESSES. — Pour administrer le chloroforme on peut employer un des différents masques que l'ingéniosité des chirurgiens et des fabricants a créés en si grand nombre. Un des modèles les meilleurs est le simple masque de fil de fer recouvert de flanelle (fig. 136).

Le plus simple est de se servir d'un mouchoir ou d'une compresse pliée de

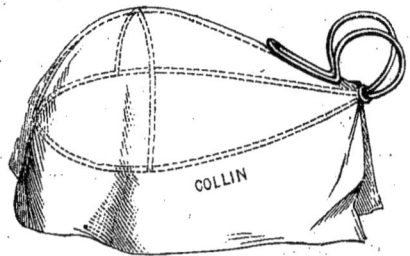

Fig. 136. — Masque à chloroformisation.

façon que ses dimensions soient suffisantes pour couvrir à la fois le nez et la bouche du patient. Trop grande, elle empêcherait le

chloroformisateur d'inspecter la face et les yeux. Cette compresse
devra être en toile non empesée et de trame peu serrée : de
manière que l'air puisse la traverser. On devra donc se munir
de plusieurs compresses ou mouchoirs.

Pour les opérations qui se pratiquent sur la tête, le chloroformisateur devra se servir de compresses stérilisées.

Voir plus haut préparatifs de la narcose, p. 228.

*Technique de l'administration.* — Tout étant prêt, l'aide
tenant le pouls, le chloroformisateur, étant en bonne position, les
doigts sous l'angle de la mâchoire prêts à la repousser en avant,
saisit la compresse et verse au milieu trois ou quatre gouttes de

chloroforme, l'approche
du visage du patient pour
l'habituer à l'odeur, puis
l'applique sur les narines
et la bouche. Sa main
droite dispose la com-
presse de telle sorte que
son bord supérieur ait le
milieu placé sur le dos
du nez et que les parties
latérales soient rabattues
sur les ailes du nez, d'un
côté par le pouce, de
l'autre par l'index. L'autre

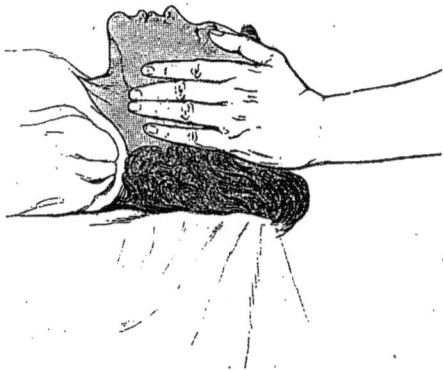

Fig. 137. — Manière de propulser le maxillaire
inférieur.

main, restée libre, propulse en avant le maxillaire inférieur.
(fig. 137). Il faut, à ce moment, avoir les yeux fixés sur le visage
du sujet, car une syncope mortelle peut se produire dès les
premières inhalations.

Au bout d'un quart de minute environ, les 4 à 5 gouttes de
chloroforme sont évaporées, on en verse de nouveau au milieu de
la compresse sans l'enlever, ni la changer de place, puis, brusquement, on la retourne et on la réapplique très vite de la même
façon. Une demi-minute après on refait la manœuvre, en versant
chaque fois 4 à 6 gouttes de chloroforme sur la compresse et on
continue environ chaque 3 minutes.

Au début les malades se plaignent parfois qu'on les étouffe ;
il ne faut pas leur donner d'explications, mais continuer en leur

disant de respirer naturellement et largement. Après 4 ou 5 minutes, le sujet parle ou s'agite quelque peu, *période d'excitation* qui devient longue et pénible chez les alcooliques.

Si le malade cherche à se débarrasser de la compresse avec les mains, il faut lui faire maintenir les bras par un aide. L'aide agira *doucement* pour maintenir les membres ; en agissant *brusquement* il provoquerait des réactions fâcheuses de défense et de lutte. Au moment où l'anesthésie devient complète, il se produit parfois des régurgitations ; il ne faut pas pour cela enlever la compresse pour laisser arriver l'air, car le malade vomirait ; il faut au contraire appliquer plus étroitement la compresse et donner quelques gouttes de chloroforme de plus. A ce moment la respiration et le pouls sont calmes ; la pupille est normale.

Au bout de quelques minutes, huit à dix, l'anesthésie est complète ; la résolution musculaire est absolue, la respiration devient un peu bruyante ; on peut alors faire transporter le malade dans la salle d'opérations.

Période d'anesthésie complète. — L'anesthésie étant obtenue, il faut en général donner moins de chloroforme ; il suffit de déposer toutes les minutes 3 à 4 gouttes de chloroforme et retourner ensuite la compresse. Si l'on veut que l'opéré ne se réveille pas, il ne faut pas cesser de maintenir l'anesthésique au-devant des narines et de la bouche. Le réflexe cornéen peut guider à cet égard.

Période de réveil. — L'opération finie, le pansement commencé, on cesse l'administration du chloroforme et le malade est reporté dans son lit et ne doit se réveiller que dans son lit, où on le place la tête basse, sans oreiller. Généralement, avec le procédé des doses faibles et continues, le réveil a lieu assez vite, il est complet au bout de dix à vingt minutes.

## CHLORURE D'ÉTHYLE

L'anesthésie générale par le chlorure d'éthyle est une méthode d'anesthésie employée avec succès depuis plusieurs années.

Le chlorure d'éthyle ($C^2H^5Cl$), Kelène ou chelène, est un liquide incolore, d'odeur éthérée qui bout vers 10° et se volatilise à la chaleur de la main.

*Avantages.* — Le chlorure d'éthyle présente comme anes-thésique général de sérieux avantages :

1º La narcose complète est obtenue dans un temps rapide. Parfois même cette rapidité est extraordinaire : quelques malades sont sidérés en dix secondes. En général vingt-cinq ou quarante secondes suffisent pour que l'anesthésie soit produite.

2º Il n'est pas besoin d'employer de fortes doses pour obtenir l'anesthésie ; 2 à 4 grammes constituent la quantité de chlorure nécessaire.

3º Beaucoup de malades ne présentent aucune coloration des téguments. Quelques-uns cependant ont une légère congestion de la face et des conjonctives.

4º L'agitation est très brève ou nulle : certains malades exécu-tent bien quelques mouvements de défense, c'est seulement dans les premières secondes de l'application de l'appareil ; beaucoup restent tout à fait calmes.

5º Les malades s'endorment généralement sans présenter de contracture : si parfois elle existe un peu, ce qui est extrême-ment rare, elle est incomplète et cède immédiatement. En tout cas il n'y a pas de trismus.

6º La résolution musculaire peut être obtenue complète de sorte qu'il est possible d'exécuter une opération délicate quelconque soit sur l'abdomen, soit sur les tendons, soit sur les os.

7º Les vomissements sont rares, à la suite de l'inhalation du chlorure seul.

8º Le réveil est, en général, très rapide ; il a lieu au bout de trois ou quatre minutes. Le retour à la conscience se fait rapi-dement ; il n'y a pas cet état d'hébétude qu'on observe si souvent après les narcoses ; le malade a l'impression de se réveiller d'un sommeil normal.

Les malades qui ont été endormis au chlorure d'éthyle seul peuvent, au réveil, se lever et marcher immédiatement sans au-cun danger de syncope. Cela tient à la rapidité de l'élimination du chlorure d'éthyle.

9º Enfin le chlorure d'éthyle présente encore, comme dernier avantage, de ne pas donner aux patients d'odeur particulière de l'haleine, que provoque l'élimination de l'éther.

10º Le chlorure d'éthyle n'a pas d'effets nuisibles sur le cœur.

11° Le chlorure d'éthyle est très peu irritant pour les muqueuses des voies respiratoires.

12° Le chlorure d'éthyle, en raison de la rapidité de son élimination, ne paraît avoir aucune action toxique ni sur le sang, ni sur le foie, ni sur le rein.

*Administration du chlorure d'éthyle.* — L'administration du chlorure d'éthyle se fait d'habitude en France avec le masque de Camus, voir p. 243. On peut utiliser une simple compresse pliée en quatre épaisseurs. Cette compresse tapisse l'intérieur de la main droite fortement creusée, de façon à éviter une trop grande surface d'évaporation, on dirige dans le creux de la compresse le jet de deux tubes de chlorure d'éthyle, tubes qui servent ordinairement à l'anesthésie locale.

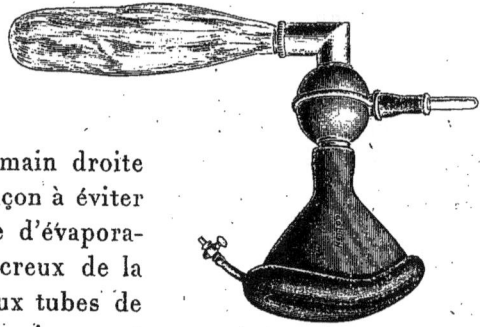

Fig. 138. — Masque de Camus (dernier modèle).

Le malade étant couché dans le décubitus dorsal, on applique la compresse, toujours disposée en cornet et recouverte par la face palmaire de la main droite, sur le nez et la bouche du patient, en l'invitant à faire des inspirations profondes. De la main gauche on maintient la tête et la mâchoire inférieure.

*Il est absolument nécessaire de ne pas laisser respirer d'air.*

Lorsque les malades font de grandes inspirations ou lorsqu'ils poussent des cris, comme cela arrive chez les enfants, ils sont parfois sidérés avec une rapidité étonnante : dix à quinze secondes. Il arrive que certains sujets retiennent leur respiration pendant quelques secondes ; il suffit alors de soulever légèrement, puis de réappliquer la compresse, pour les voir immédiatement faire une inspiration profonde, suivie d'autres inspirations régulières, et, en une vingtaine de secondes, l'anesthésie est complète, sans qu'il soit nécessaire de recourir jamais à d'autres quantités de liquide.

La narcose complète est caractérisée par la *résolution musculaire*, puis par le *rythme respiratoire* qui est *régulier* et s'accompagne quelquefois d'un léger ronflement. Enfin, la main qui recouvre la compresse éprouve la *sensation d'une évaporation froide* qui, chassée par l'expiration, vient passer entre les espaces interdigitaux. La face reste, la plupart du temps, normale, parfois elle se congestionne légèrement, en même temps que les conjonctives s'injectent. La pupille est un peu dilatée et les yeux, insensibles au toucher, se convulsent souvent en haut. Quand on soulève un des membres et qu'on l'abandonne, il retombe inerte ; le malade est dans la résolution musculaire : on peut commencer l'opération. Si elle est longue, pour éviter le réveil, il faut verser de nouveau, sur la compresse, de la même façon que la première fois, une nouvelle quantité de chlorure d'éthyle (2 grammes environ), et même une troisième et une quatrième fois, si cela est nécessaire. En espaçant ainsi les doses toutes les cinq minutes, on atteint à peine 15 grammes de liquide et on a largement le temps de pratiquer un grand nombre d'opérations de courte durée.

Le réveil est immédiat, euphorique, les suites seront parfaites, sans vomissements, sans nausées.

*Indications.* — Cet anesthésique employé seul rend grand service dans les petites opérations telles que : ouverture de panaris, de bubons, extirpation de chalazions, ténotomies, pansement douloureux, réduction de fracture, etc., en cas d'explorations rapides et douloureuses.

Le chlorure d'éthyle s'emploie avec le même succès aussi bien chez les tout jeunes enfants que chez les vieillards.

## CHLORURE D'ÉTHYLE ET ÉTHER

L'anesthésie par le chlorure d'éthyle, comme premier temps de toute narcose par le chloroforme ou l'éther, entre de plus en plus dans la pratique journalière.

On emploie presque partout le masque de Camus, v. fig. 138 et 139, appareil extrêmement simple, robuste et facile à manier, permettant d'administrer le chlorure d'éthyle dans un espace clos et extensible ; on peut ainsi utiliser des doses minimes d'anesthésique. Le chlorure d'éthyle est donné à l'état pur.

La technique opératoire est très précise. Le masque étant hermétiquement appliqué sur la figure du patient, application que facilite la présence d'un bourrelet pneumatique, on prie le malade de faire quelques larges inspirations ; on brise alors, dans la chambre d'évaporation de l'appareil, l'ampoule de chloréthyle que l'on veut utiliser ; on surveille la marche de l'anesthésie grâce aux mouvements d'ampliation de la vessie dont est muni l'appareil, et dont le gonflement plus ou moins considérable permet d'apprécier le nombre et l'ampleur des mouvements respiratoires.

Après 4 à 5 respirations irrégulières et saccadées, précédées parfois d'une courte période d'apnée, le calme reparaît ; la respiration devient ample et régulière, le réflexe cornéen disparaît et le sujet fait entendre un ronflement sonore ; il dort.

Il a fallu une minute ou une minute et demie à la narcose pour être

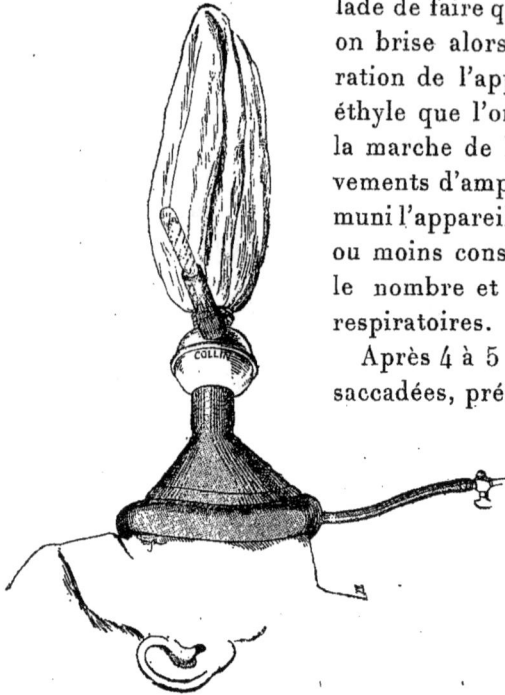

Fig. 139. — Masque de Camus appliqué.

complète ; elle va durer 2 à 3 minutes, y compris la période d'analgésie de retour.

Un petit point délicat de l'administration du chlorure d'éthyle est le suivant : pour que l'anesthésie se produise sans excitation, on doit obtenir un dégagement lent et régulier de vapeurs chloréthyliques. Or, ce dégagement est en rapport direct avec la température, comme le chlorure d'éthyle bout à 12°,5, l'évaporation est trop rapide lorsque la température ambiante est élevée ; il suffit, dans ce cas, de refroidir la chambre d'évaporation dans de l'eau froide ou dans de la glace, ou d'employer un tube de Helène refroidi dans la glace ; quand la température est basse et quand l'évaporation est longue à se produire, on chauffe avec la paume de la main, la chambre d'évaporation de l'appareil.

Quand la narcose est obtenue par le chlorure d'éthyle on remplace le masque à chlorure d'éthyle par le masque à éther, et on continue ainsi la narcose par l'éther avec la plus grande facilité.

L'avantage de la narcose préalable par le chlorure d'éthyle est l'apparition rapide de la résolution musculaire et de l'anesthésie confirmée d'où, pour le chirurgien, suppression d'une perte de temps toujours appréciable, d'où pour le malade, suppression d'une phase longuement angoissante ; diminution de la période d'excitation du début.

## PHÉNOMÈNES A SURVEILLER PENDANT LA NARCOSE

1° *Respiration.* — La respiration doit être surveillée avec une attention minutieuse ; car il est admis que dans la majorité des cas mortels de chloroformisation la respiration s'arrête avant le cœur, mais il existe des cas de syncope cardiaque primitive.

Il faut donc constamment regarder le va-et-vient de la paroi abdominale, ou le soulèvement rythmique du thorax ; cette constatation visuelle est ordinairement facile, même si le thorax ou l'abdomen sont couverts de compresses. Si l'on ne voit pas, ou si l'œil se fatigue d'une attention aussi continue, il faut écouter la respiration du malade, en mettant l'oreille près du masque ou près de la compresse.

Parfois, surtout chez les personnes grasses, par suite de la parésie du masséter la mâchoire retombe, la langue parésiée s'affaisse contre le palais et la luette, sa base s'appuie sur l'épiglotte parésié, d'où gêne dans la respiration ; pour remédier à cet incident il faut propulser en avant la mâchoire inférieure de façon à libérer les voies d'accès de l'air et à relever l'épiglotte. Cette propulsion du maxillaire inférieur est une manœuvre très importante, il faut commencer par repousser légèrement le maxillaire inférieur en avant et en bas, puis le repousser en avant jusqu'au moment où les incisives inférieures dépassent les incisives supérieures. Lorsque la mâchoire est en bonne position, un doigt placé à l'angle de la mâchoire suffit à la maintenir.

Parfois la glotte, le larynx, les muscles de la mâchoire sont contracturés, d'où cyanose, il faut cesser un instant l'administration de l'anesthésique et repousser la mâchoire en avant, d'ordinaire le spasme cesse de lui-même.

Parfois, surtout dans les anesthésiés par l'éther, l'irritation des muqueuses détermine une hypersécrétion au niveau de la bouche ou de la trachée, il est bon dans ce cas de tourner la tête sur le côté et d'enlever la salive avec le doigt garni d'une compresse ; si les mucosités se trouvent dans le pharynx on les enlevera avec un tampon monté sur une pince, si la dyspnée persiste on suspendra la narcose et on laissera se produire un vomissement.

Un arrêt de la respiration durant quelques secondes n'est pas toujours l'indice d'un danger, souvent il s'agit d'un début de réveil, ou d'une tendance au vomissement. Il faut, dans ce cas, constater l'état de la face, si les lèvres sont rosées et le facies bon, verser quelques gouttes de chloroforme. Cet arrêt de respiration, dû à une contraction prolongée du diaphragme, n'est pas de longue durée. Certains chloroformisateurs cherchent à le faire cesser en frictionnant très légèrement le thorax. Cette pratique est le plus souvent inutile; en tout cas, il ne faut pas que ce léger effleurage soit transformé en chiquenaudes vigoureuses, ou en véritables coups sur le creux épigastrique ou sur le thorax : de telles interventions seraient plus dangereuses qu'utiles.

Quand l'arrêt de la respiration coïncide avec la pâleur de la face, il est signe de danger et il faut, sans tarder une seconde : 1° propulser le maxillaire inférieur; 2° faire une traction de la langue ; 3° recourir à la respiration artificielle. Si l'air ne pénètre pas, on devra penser à un obstacle dans le larynx et on verrait alors les creux sus-sternal et sus-claviculaire s'affaisser à chaque inspiration.

2° *Etat de la face.* — L'état de la face est, par ordre d'importance, le second phénomène à observer.

Normalement, il existe des modifications appréciables de la coloration. Au début, les lèvres sont rosées, puis quand l'anesthésie dure depuis un certain temps, la pâleur survient, mais peu prononcée.

Voit-on, au contraire, le visage devenir tout d'un coup *blême*, blafard, et la pupille dilatée, c'est que la respiration, peut-être le pouls, vient de s'arrêter, c'est la *syncope blanche*; sans perdre une seconde, il faut essayer de rétablir la respiration. Le malade est en extrême danger.

Quand la face devient *violacée*, asphyxique, il faut également cesser la chloroformisation, mais le danger est moindre. Dans ce cas, il faut, avant de recourir à la respiration artificielle qui interrompt momentanément l'opération, saisir la langue du malade et l'attirer au dehors, en exerçant sur elle au besoin quelques tractions rythmées toutes les 3 ou 4 secondes. L'aspect violacé de la face est d'un pronostic beaucoup moins grave que la pâleur subite.

3° *État du pouls.* — La constatation de l'état du pouls pendant la narcose est un peu moins importante que la surveillance de la respiration, elle est cependant nécessaire surtout s'il s'agit de chloroformisation ; en cas d'anesthésie par l'éther le contrôle du pouls est moins important, car l'éther est un excitant du cœur.

Normalement, l'anesthésie modifie les caractères du pouls. *Au début,* l'émotion le rend fort et rapide, parfois irrégulier ; *pendant* l'opération, il est d'ordinaire régulier et calme ; l'opération, et partant l'anesthésie, se prolonge-t-elle, il devient petit et plus rapide. Si tout d'un coup il devient irrégulier et rapide, c'est qu'il y a menace d'asphyxie, mais déjà l'inspection de la face aura dévoilé cette menace.

Les tractions sur le péritoine, l'apparition d'un vomissement rend le pouls fréquent, petit et irrégulier, il ne faut pas s'alarmer si les autres symptômes sont bons.

Le pouls s'arrête-t-il, c'est qu'il y a syncope cardiaque, syncope très grave, syncope blanche, mais le plus souvent l'arrêt de la respiration aurait prévenu le chloroformisateur attentif.

*Incidents* — La *toux* survient fréquemment au début de l'anesthésie par irritation des voies aériennes supérieures, elle cesse dès que l'anesthésie commence.

Les *vomissements* sont assez fréquents au début de la narcose; au cours de l'anesthésie, ils sont l'indice d'une narcose mal conduite ; ils sont précédés par des hoquets et des soulèvements épigastriques, la pupille se dilate et le réflexe cornéen réapparaît. Le meilleur moyen pour les faire disparaître consiste à augmenter la dose d'anesthésique.

Si, au moment où le patient va vomir, on propulsait la mâchoire inférieure, il faut lâcher immédiatement la mâchoire de façon à permettre à l'épiglotte de boucher l'entrée du larynx; puis on incline la tête du patient de côté, de préférence au côté opposé à l'opérateur, on nettoie la figure et la bouche du malade, en protégeant le champ opératoire.

Chez les enfants les premiers stades de l'anesthésie s'accompagnent d'une *émission involontaire d'urine,* il suffit d'être prévenu de la possibilité de cet incident sans importance pour y parer le cas échéant. — Au contraire chez l'adulte l'émission involontaire d'urine ou une défécation involontaire peuvent être des symptômes graves, quelquefois précurseurs d'une syncope.

*Surveillance des yeux pendant la narcose.* — La surveillance des yeux pendant la narcose est recommandée pour deux raisons principales : 1° parce que l'état des réflexes oculaires et la grandeur de la pupille nous renseignent sur la sensibilité du patient et sur l'état, peut-on dire, de l'oxygénation de son sang ; 2° parce que les anesthésiques sont des liquides irritants et que leur contact peut amener, si l'on n'y prend garde, des lésions du côté de l'appareil de la vision.

La narcose, comme l'a défini Ch. Richet, comprend quatre périodes : *a)* période d'ivresse ; *b)* période d'anesthésie avec réflexe ; *c)* période d'anesthésie sans réflexe ; *d)* arrêt de la respiration. A chacune de ces périodes vont correspondre des états différents dans les réflexes oculaires et dans l'état de la pupille que nous examinerons successivement.

Parmi les réflexes, deux sont à noter : le réflexe cornéen et la réaction de l'iris à la lumière.

RÉFLEXE CORNÉEN. — *Physiologiquement,* le réflexe cornéen est caractérisé par un clignement de défense et même parfois une véritable contraction des paupières, lorsque l'on touche légèrement avec le bout du doigt la surface de la cornée. Ce réflexe varie avec les différentes phases de la narcose ; au début, très violent, il s'atténue progressivement lors de la troisième période, où il se manifeste au début par un léger tiraillement de la paupière inférieure ; il disparaît finalement à la période de narcose confirmée, c'est-à-dire suppression de tous les réflexes.

Ce réflexe doit être recherché *sur la cornée* et non sur la conjonctive, cette dernière pouvant être facilement mise en contact avec le doigt sans qu'aucun réflexe ne se produise.

La disparition progressive de ce réflexe suit la même marche avec tous les anesthésiques, c'est-à-dire le chloroforme, l'éther et le chlorure d'éthyle, les plus couramment employés.

*Pratiquement,* on peut dire que, pour un médecin anesthésiste expérimenté, ce réflexe est absolument inutile à rechercher. L'état général du patient, le relâchement musculaire, la respiration, etc., guident suffisamment sur l'état plus ou moins avancé de l'anesthésie.

Il faut recommander, dans le cas où cette exploration serait pratiquée, de ne pas frotter la cornée, mais de toucher par un léger choc avec le bout du doigt la surface cornéenne : des frottements trop souvent répétés sur un épithélium relativement fragile pourraient l'altérer.

[Nous ferons, entre parenthèse, une remarque qui pourra paraître ridicule par sa naïveté : assurez-vous que la cornée que vous touchez est une cornée véritable ; nous avons eu l'occasion de voir un chloroformisateur rechercher en vain sur un œil le réflexe cornéen qui, dès le début, fit défaut. La période d'excitation étant passée, le jeune confrère croyant le malade endormi ne poussa pas la narcose et laissa commencer l'opération. Mais au premier coup de bistouri, une réaction se produisit avec mouvements violents et plaintes : le patient avait, en effet, du côté touché, un œil de verre fort bien imité, du reste, et qui avait complètement passé inaperçu aux yeux de notre confrère.]

Réflexe pupillaire. — Le *réflexe pupillaire,* ou contraction de l'iris sous l'influence de la lumière, varie également suivant les périodes de la narcose, et il est le même avec les différents anesthésiques couramment employés. Il est néanmoins absent chez les malades atteints de tabes et présentant le signe d'Argyll, ainsi que ceux dont les yeux ont reçu des mydriatiques ou myotiques, ou dont l'iris est normalement immobile par suite de synéchies postérieures résultant d'anciennes iritis.

Au début, la réaction pupillaire à la lumière est rapide, la pupille est dilatée ; à la deuxième période d'anesthésie avec réflexe, la pupille contractée réagit encore nettement, bien que d'une façon moins ample ; enfin, à la troisième période, dans laquelle les réflexes ont disparu, la pupille très contractée est immobile sous l'action de la lumière.

*Pratiquement,* le réflexe pupillaire n'est guère utilisé.

État de la pupille. — La *pupille* également fournira pendant la narcose des renseignements importants, à condition toutefois, comme il a été dit précédemment, que rien ne modifie la contraction du muscle irien (signe d'Argyll, mydriatiques, synéchies, etc.). Ici l'état pupillaire variera légèrement suivant l'anesthésique employé et surtout suivant l'appareil servant à l'administrer.

Avec le *chloroforme*, pendant la première période, quand survient l'excitation, la pupille qui, jusque-là, était mobile, se dilate lentement pendant quelques instants seulement, puis pendant la deuxième période elle se contracte peu à peu. Si à ce moment on pince le patient ou si l'on commence l'opération, on voit la pupille se relâcher et même quelquefois atteindre la dilatation maximum ; en même temps le sujet s'agite et gémit. Si l'on continue la narcose pendant quelques minutes, la troisième période d'anesthésie sans réflexe va apparaître et toute excitation pratiquée sur le sujet n'aura plus aucun effet sur la pupille. Cette dernière à ce moment n'est plus susceptible de réflexes, quoique l'excitation électrique du grand sympathique ait gardé tout son pouvoir. Ce sont donc les centres nerveux réflexes qui sont atteints et non les troncs nerveux conducteurs ni les terminaisons nerveuses.

Il y a donc : 1° une fixité absolue de la pupille pendant la troisième période, fixité qui reste la même quels que soient les procédés employés pour exciter le sujet, et 2° un état de contraction de la pupille.

Pendant l'anesthésie, une modification dans l'état de cette pupille peut être l'indice de deux facteurs :

Une dilatation *lente* devenant trop considérable coïncide avec une réapparition de la sensibilité ou l'apparition des vomissements.

Une *dilatation brusque* indique un état grave : asphyxie, arrêt de la respiration et du cœur.

Au moment de la mort, la pupille se dilate au maximum, à ce point que l'iris devient presque invisible.

Il existe donc chez le patient anesthésié, soit au chloroforme, soit à l'éther, un rapport entre l'insensibilité complète du sujet et la contraction avec immobilité de la pupille, et entre le retour à la sensibilité et la dilatation avec mobilité de cet organe.

Il nous faut noter que, chez les *alcooliques*, la contraction pupillaire est moins marquée que dans les autres cas et plus difficile à maintenir persistante, et que chez les *morphinomanes* les pupilles demeurent constamment contractées, bien que le retour à la sensibilité soit survenu depuis quelque temps.

Dans l'anesthésie par l'éther avec le masque d'Ombrédanne couramment employé à Paris, l'asphyxie vient en aide à l'anesthésie en apportant une gêne considérable dans le fonctionnement de la respiration ; dans ce cas, la contraction pupillaire est moindre à la troisième période, l'iris reste souvent dans un état intermédiaire à la dilatation et à la contraction. Physiologiquement, du reste, pendant l'asphyxie, la pupille présente des états divers et, en modifiant plus ou moins l'arrivée de l'air, on peut obtenir dans le jeu de l'iris les différences les plus variées : on le voit ou se rétrécir, ou s'ouvrir.

Dans l'anesthésie par le *chlorure d'éthyle,* la pupille reste moyennement contractée ; les yeux fixes avec gonflement des paupières, dilatation pupillaire sont l'indice de doses trop fortes.

*Pratiquement,* il faut retenir quelques points :

1º Pour que l'anesthésie soit parfaite, il faut que les pupilles restent contractées et immobiles ;

2º La dilatation *lente* de la pupille survenant pendant l'opération indique que le retour de la sensibilité est proche : il faut redonner du chloroforme ou de l'éther ;

3º Les efforts de vomissements peuvent produire la dilatation des pupilles et faire disparaître l'insensibilité, il faut également dans ce cas augmenter la narcose ;

4º La dilatation *brusque* de l'iris indique un état grave, une syncope avec arrêt de la respiration et du cœur ;

5º Si l'état de l'iris peut servir de guide pour diriger l'anesthésie, il ne saurait faire pressentir les accidents. C'est toujours le pouls, la respiration et l'état général du patient que l'anesthésiste devra surveiller attentivement.

PRÉCAUTIONS. — Les élèves qui sont chargés de l'anesthésie doivent savoir également que les anesthésiques sont des liquides irritants, qu'il ne faut pas faire couler dans les yeux des patients. S'ils veulent se rendre compte de la nocivité de ces liquides, qu'ils essaient de déposer sur leur conjonctive un quart de goutte d'éther, ils garderont longtemps le souvenir de l'impression éprouvée.

Les anesthésiques divers et surtout l'éther administré avec le grand masque de Julliard ont eu parfois un retentissement fâcheux sur les diverses parties de l'œil, la conjonctive et la cornée en particulier. Fréquemment, sous l'influence de l'éther, on observe une légère infiltration des conjonctives allant parfois jusqu'au chémosis ; ces symptômes sont sans danger et disparaissent assez rapidement après l'opération. Nous avons eu l'occasion de voir il y a quelques années une malade perdre un œil à la suite d'anesthésie par l'éther ; du narcotique versé en trop grande quantité dans le masque de Julliard avait coulé dans l'œil du patient. Ces dangers sont très diminués depuis que l'on se sert dans la pratique des masques hermétiques.

On devra donc, en commençant l'anesthésie, protéger les yeux du patient en les recouvrant d'une compresse.

Ajoutons que, lors d'opérations en position déclive et surtout dans la narcose par l'éther, des mucosités, et même parfois des liquides de vomissements, peuvent couler jusque dans les yeux du patient. L'anesthésiste devra veiller à protéger les yeux de son malade et, si cet écoulement se produisait, il serait bon de laver les yeux à l'eau stérilisée.

## PHÉNOMÈNES A SURVEILLER APRÈS LA NARCOSE

La chambre où on place le malade encore endormi doit être sombre et tranquille, le lit sera chauffé. Si le visage du malade est bien coloré, si la respiration est calme on laissera le sujet se réveiller de lui-même ; si la figure est pâle on provoquera le réveil en lui flagellant légèrement la face avec une compresse humectée d'eau froide ou en l'interpellant à haute voix.

On dispose sous sa tête et autour de lui des compresses ou des serviettes pour qu'il ne soit pas souillé si des vomissements viennent à se produire. On laisse jusqu'au réveil un élève ou une infirmière pour surveiller le sommeil et parer aux accidents de vomissement en inclinant la tête de côté afin d'éviter toute entrée de mucosités dans le larynx.

Le retour de la conscience est en général assez lent, le sens de l'ouïe réapparaît le premier, les malades sourds se réveillent plus lentement ; très souvent il existe une tendance à l'exaltation. Le

malade réveillé se plaint d'avoir la tête lourde, du vertige ; au
bout de peu de temps il éprouve un soif vive, il a une tendance
aux vomissements. Le meilleur moyen d'éviter ces vomissements
est l'abstinence totale de boissons et d'aliments ; certains auteurs
conseillent pour éviter au malade des nausées de mettre près du
nez un tampon imbibé de vinaigre. On peut permettre au malade
de se rincer la bouche à l'eau fraîche, eau alcaline de préférence,
de sucer un petit morceau de glace mais on ne lui donnera pas
de boissons encore moins d'aliments avant le soir (voir plus loin
Soins postopératoires p. 473).

## MOYENS DE COMBATTRE LES ACCIDENTS IMMÉDIATS
## DE L'ANESTHÉSIE GÉNÉRALE

En présence d'une syncope, d'une alerte chloroformique, il
faut d'abord avant tout garder le sang-froid, qualité indispensable pour tout chirurgien. Trop souvent on assiste à la scène
suivante : la respiration du malade vient de s'arrêter, le chloroformisateur est frappé de terreur ; au lieu de saisir le pouls et
de s'assurer qu'il bat encore, il se met incontinent à flageller le
visage du patient, à lui administrer de formidables claques sur le
thorax, l'abdomen, le cou, sans se préoccuper de respecter l'a-
sepsie du champ opératoire et sans se demander si ces mouvements
désordonnés présentent une utilité quelconque. Veut-il pratiquer
des tractions de la langue, il saisit la langue de n'importe quelle
manière, la tire avec une force exagérée et une précipitation
excessive, saisit les bras pour exercer des mouvements respiratoires rapides : leur précipitation rend ces mouvements complètement inefficaces.

Il est indispensable d'agir vite, mais méthodiquement, et d'envisager simplement et du premier coup d'œil les cas qui peuvent
se présenter.

1er cas. *La respiration du malade est arrêtée, la face est congestionnée et bleuâtre, le pouls est bon.*

Il faut enlever le masque, relever plus énergiquement l'angle
de la mâchoire en projetant en haut et en avant le maxillaire inférieur, attirer doucement la langue avec la pince et laisser la
pointe en dehors en maintenant les dents écartées par l'ouvre-

bouche, le plus souvent la respiration se rétablit immédiate-ment.

2° *cas. La respiration du malade est arrêtée, le pouls est petit, la face est violacée* ; enlevez le masque, attirez la langue au dehors et commencez méthodiquement les tractions rythmées de la langue et la respiration artificielle.

3° *cas. La respiration est arrêtée, on ne sent plus le pouls, la face est livide, syncope blanche*; le danger est très grand ; mettez le malade la tête basse, attirez la langue au dehors et confiez la pince à un aide qui fera des tractions rythmées lentes, pratiquez sans tarder la respiration artificielle; pendant ce temps, faites ouvrir les fenêtres; ordonnez de pratiquer une injection sous-cutanée de caféine et d'éther; auscultez le cœur : s'il bat, la situation est grave mais non désespérée, s'il ne bat plus, agissez en-core par les tractions rythmées et la respiration artificielle mais préparez tout pour agir plus énergiquement : trachéotomie ou massage du cœur.

*Tractions rythmées de la langue.* — Pour exercer les trac-tions rythmées de la langue, il faut saisir d'une façon solide l'extrémité de la langue.

Cette prise, en l'absence d'instruments appropriés, peut être faite simplement avec les doigts munis d'une compresse.

On peut, à la rigueur, passer, au moyen d'une aiguille stérili-sée, un fil de grosse soie plate et stérilisée dans la langue un peu avant l'insertion antérieure, en nouant l'extrémité de ces fils on forme une anse avec laquelle la langue sera commodément attirée.

La meilleure prise est effectuée avec la pince à langue dont le modèle courant est la pince bien connue de P. Berger (fig. 130). La pince ne doit pas être placée trop près de la pointe de la langue ce qui amènerait des déchirures des tissus, la pointe de la langue est du reste la partie la plus sensible de cet organe. Il faut éviter également d'enfoncer une des pointes de la pince dans l'artère linguale.

Pour ce qui est de la technique des tractions rythmées de la langue, nous citerons les paroles de Laborde :

« Saisir solidement le corps de la langue (tiers antérieur) entre le pouce et l'index, avec un linge quelconque, ou le mouchoir qu'on a dans sa poche, ou même avec les doigts nus, et exercer

sur elle de quinze à vingt fois par minute, de *fortes tractions,*
*réitérées, successives, rythmées,* suivies de relâchement, en imitant
les mouvements rythmiques de la respiration elle-même.

« Pendant les tractions, il importe de sentir que l'on tire bien
sur la racine de la
langue qui s'y prête,
par son élasticité et
sa passivité, surtout
dans le cas de la
mort apparente.

« Lorsqu'on com-
mence à sentir une
certaine résistance,
c'est que la fonction
respiratoire se réta-
blit et que la vie re-
vient : il se fait alors,
habituellement, un
ou plusieurs mou-
vements de dégluti-

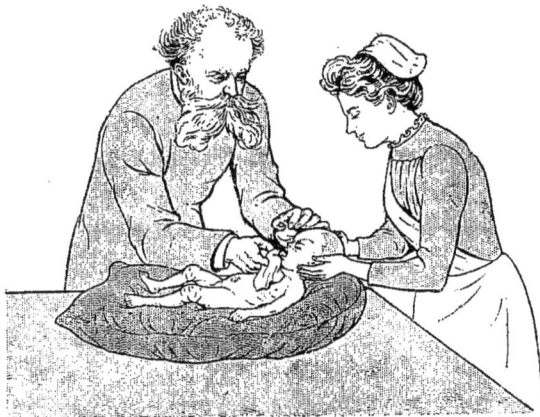

Fig. 140. — Laborde pratiquant sur un nouveau-né les
tractions rythmées de la langue (imité d'une figure du
Traité de Laborde).

tion, bientôt suivis d'une inspiration bruyante, que j'appelle le
*hoquet inspirateur,* premier signe de la *reviviscence.*

« Si, au moment de saisir la langue, les mâchoires sont encore
contractées et les dents serrées, les écarter, en forçant avec ses
doigts, si c'est possible, ou avec un corps résistant quelconque :
morceau de bois, manche de couteau, bouchon, dos de cuiller ou
de fourchette, extrémité d'une canne, etc.

. . . . . . . . . . . . . . . . . .

« Il est d'une importance capitale de continuer les tractions
avec persistance, sans se lasser et se décourager, durant un temps
assez long, le résultat pouvant encore être obtenu après une
demi-heure, une heure et plus, de l'emploi ininterrompu du procédé ; l'on peut en ce cas, se relayer, si l'on est plusieurs auprès
du cadavre. »

*Respiration artificielle.* — Pour pratiquer la respiration artificielle on place le malade la tête basse, on tire la langue hors de
la bouche avec une pince à langue, le chloroformisateur se place
au bout de la table, derrière la tête, saisit les bras du malade au

niveau du coude, si c'est possible, au niveau de l'avant-bras, si la région du coude est trop volumineuse pour permettre une bonne

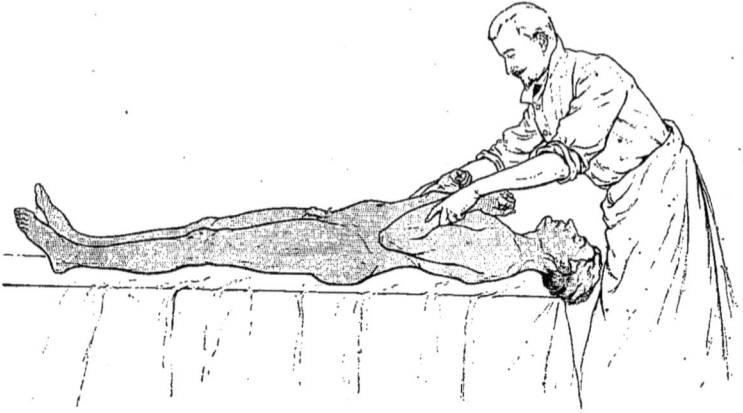

Fig. 141. — Respiration artificielle, 1ᵉʳ temps. Le chirurgien ramène les bras contre le thorax.

prise ; il ramène les bras sur le thorax qu'il presse avec vigueur, puis, *sans précipitation, avec force, avec ampleur,* il élève les bras

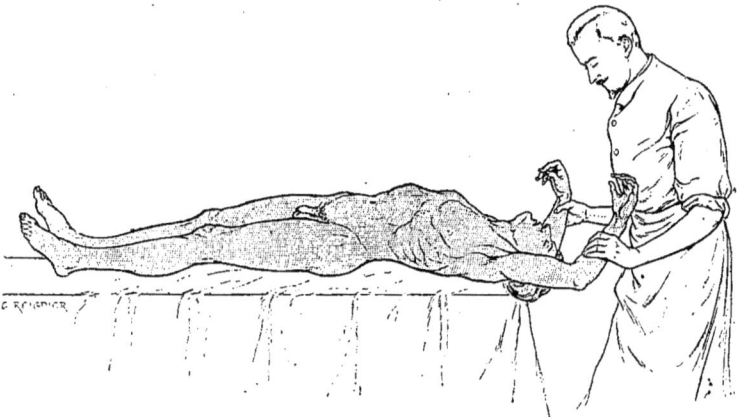

Fig. 142. — Respiration artificielle, 2ᵉ temps. Le chirurgien élève le bras du patient de chaque côté de la tête.

de chaque côté de la tête, attend deux secondes, puis les ramène sur les côtés du thorax qu'il presse avec vigueur et continue ainsi lentement, vigoureusement, posément, de manière à effectuer une vingtaine de mouvements d'inspiration et d'expiration par minute.

On ne saurait trop recommander au chloroformisateur de ne pas perdre son sang-froid ; ici, plus qu'en toute autre circonstance, la précipitation, l'effarement sont dangereux ; perdre quelques secondes ou quelques minutes à faire des mouvements précipités et par suite inefficaces, c'est vouer à la mort certaine le malade en état de syncope.

Le plus souvent, surtout s'il s'agit d'une « alerte bleue », la respiration normale se rétablit, le chloroformisateur cependant ne s'arrêtera pas dès l'apparition du premier mouvement respiratoire, il continuera jusqu'au rétablissement complet d'une respiration régulière.

Quand on manque de vigueur ou quand on a la bonne fortune d'avoir un aide expérimenté, il est bon, au moment où l'on ramène les bras vers le thorax, *de faire presser par les mains de l'aide sur le côté du thorax.*

Respiration artificielle, tractions rythmées de la langue tels sont les deux principaux procédés pour combattre les accidents dus au chloroforme.

Ces mouvements seront continués longtemps, une heure et même plus. Il ne faut pas perdre patience. Si le pouls bat, le malade reviendra à la vie.

*Faradisation.* — La faradisation est un bon moyen de déterminer artificiellement la respiration, mais le plus souvent il est trop tardif et par cela même peu employé. On a proposé d'électriser, soit le nerf phrénique, soit les muscles pectoraux.

Pour l'électrisation faradique, on emploie généralement le petit appareil Chardin. S'agit-il d'électriser le phrénique ? on se munira d'électrodes, petites, bien imbibées d'eau salée ; on placera une des électrodes au côté gauche du cou ; « le point d'élection pour l'excitation du nerf phrénique est celui où il croise le scalène » ; on poussera avec fermeté l'électrode en refoulant vers la ligne médiane le bord interne du sterno-cléido-mastoïdien ; la seconde électrode sera appliquée vers le sixième ou le septième espace intercostal *droit.* Le courant doit passer seulement pendant le temps de l'inspiration que l'on aidera en soulevant les côtes avec la main. Lorsque le diaphragme s'abaissera, on facilitera l'expiration par une légère pression sur le thorax ; avec un courant modéré, on obtiendra des soulèvements du diaphragme doux et rythmiques ; un courant fort aurait le grave inconvénient de le fixer dans un état spasmodique.

M. Villette a préconisé l'*excitation bilatérale rythmique des muscles pectoraux*. En présence d'une syncope chloroformique, le chloroformisateur saisit les deux électrodes imbibées de solution salée ou de sublimé, tandis que les bras du patient sont maintenus de chaque côté et derrière la tête, il les applique sur les pectoraux, chacune au tiers externe du muscle correspondant. Il se produit aussitôt une forte inspiration ; dès qu'elle est complète, il suffit de soulever une des poignées pour obtenir une expiration mécanique que l'on peut renforcer en appuyant sur les côtes. Au début, il faut intervenir vivement par 15 ou 20 respirations, puis on cherchera à saisir quelques mouvements spontanés que l'on suivra pour les amplifier.

Expérimentalement, chez le chien mort et éviscéré, la « faradisation bipectorale » s'accompagne à chaque contact d'une contraction du diaphragme.

*Trachéotomie.* — Si les moyens habituels ne réussissent pas, après vingt minutes, une demi-heure d'efforts, on peut et on doit pratiquer la trachéotomie suivie de nouvelles tentatives de respiration artificielle et même d'insufflation directe d'air dans la trachée. Les succès dus à la trachéotomie s'expliquent quelquefois par l'existence d'un obstacle mécanique à l'entrée de l'air, mucosités ou sang : mais alors les signes de dépression sus-claviculaire pendant l'inspiration indiquent le siège de l'obstacle.

*Moyens accessoires.* — Les *inhalations d'oxygène* sont un excellent moyen adjuvant de la respiration artificielle.

Les *frictions sèches*, les *applications d'eau chaude*, les injections hypodermiques d'éther ou de caféine, les injections sous-cutanées ou intra-veineuses de solutions salines sont des moyens que l'on peut employer concurremment avec la respiration artificielle.

*Lavements stimulants.* — R. Dubois conseille les lavements stimulants suivant la formule :

| | |
|---|---|
| Eau tiède.. . . . . . . . . . . . | 250 grammes |
| Essence de térébenthine. . . . . . . . . | 30   — |
| Jaune d'œuf. . . . . . . . . . . | n° I |

La marge de l'anus et le rectum sont des points où les réflexes persistent longtemps.

*Massage du cœur.* — Si tout échoue, on peut encore avoir recours à la compression rythmée du cœur, moyen dont l'efficacité s'est manifestée fréquemment chez l'animal, mais ce n'est pas un procédé de petite chirurgie.

## ACCIDENTS TARDIFS

Le malade, loin de la table d'opération, n'a pas encore échappé aux dangers de l'anesthésie.

Des accidents graves et même mortels surviennent parfois au bout d'un temps assez long *après le réveil* de l'anesthésie géné-rale et des travaux nombreux dont un de nous a été l'initiateur en France témoignent de l'importance de cette question (Tuffier et Mauté).

*Intoxication chloroformique.* — Le plus souvent les troubles post-narcosiques, résultant de l'imprégnation de l'organisme par l'anesthésique, n'ont qu'une symptomatologie bénigne et la restitutio ad integrum se fait rapidement. Dans quelques cas, malheureusement moins rares qu'on ne l'avait d'abord pensé, des accidents graves éclatent tardivement qui peuvent être mortels.

C'est surtout le chloroforme qui a été mis en cause. Les observations cliniques d'intoxication tardive sont presque toutes des observations d'intoxication chloroformique.

La forme ordinaire de l'intoxication chloroformique ne se révèle cliniquement que par quelques accidents bénins, d'ailleurs inconstants (vomissements, diarrhée, ictères, albuminurie). Si, comme le montre la pratique quotidienne de l'anesthésie, ces troubles passent habituellement sans laisser de traces, on doit cependant penser qu'ils peuvent faciliter ou aggraver les infections et les intoxications de toute origine.

Les symptômes de l'*intoxication post-chloroformique grave* n'apparaissent ordinairement qu'au bout d'un certain temps après la narcose, en moyenne de 10 à 15 heures, quelquefois plus de 24 heures. Le plus souvent, après une période d'accalmie trompeuse, on se trouve brusquement en présence d'accidents inaccoutumés : *phénomènes nerveux* (délire calme ou accompagné d'excitation, de terreur, tremblements, contractions, troubles vaso-moteurs) ; *phénomènes circulatoires* (hypotension, pouls irré-

gulier, inégal, fréquent, 120-160), *phénomènes respiratoires* (po-
lypnée irrégulière prenant, vers la fin de la maladie, le rythme
de Cheyne-Stokes); *vomissements* violents et répétés pouvant
prendre l'aspect du vomito negro. L'*ictère* existe dans la moitié
des cas, rarement très accentué. Les *modifications urinaires*
consistent en oligurie, urobilinurie, acétonurie, hyperazoturie,
comme dans l'intoxication ordinaire, albuminurie, bilirubinurie.
Le plus souvent, ces symptômes aboutissent au coma, et la mort
survient du 3e au 7e jour après l'anesthésie.

L'autopsie confirme le diagnostic plutôt par l'absence de signes
de septicémie que par la physionomie particulière des lésions.
Celles-ci portent surtout sur le *foie,* et moins nettement sur les
reins et le cœur; le foie présente tantôt l'aspect du gros foie
gras, tantôt l'aspect du foie de l'ictère grave (atrophie jaune
aiguë); histologiquement et chimiquement, il rappelle le foie de
l'intoxication phosphorée.

La clinique et l'anatomie pathologique concordent à prouver
que l'intoxication post-chloroformique grave est, avant tout, un
syndrome hépatique.

Par quel mécanisme le chloroforme agit-il sur le foie ?
Reicher pense que le trouble primitif est la mobilisation anormale
des lipoïdes, d'où lipémie, puis surcharge graisseuse du foie et intoxication acide résultant du métabolisme exagéré et incomplet des graisses.
L'expérimentation, d'ailleurs, prouve la réalité de la lipémie (non encore
signalée cliniquement) et de l'acétonurie (que l'on retrouve en clinique),
même dans la forme bénigne de l'intoxication chloroformique.
Hunter admet aussi le rôle de l'intoxication acide, par trouble du
métabolisme des graisses, dans l'intoxication chloroformique; mais
pour lui, le chloroforme agirait d'abord sur le foie en le privant de
glycogène ou en diminuant son glycogène. Et c'est cet épuisement des
réserves glycogéniques qui serait ici, comme on l'a constaté souvent
ailleurs, le point de départ de la destruction exagérée des graisses et de
l'acétonurie. L'expérimentation montre, d'ailleurs, que la résistance du
foie à l'intoxication semble bien en relation avec sa teneur en glycogène.
La *teneur du foie en glycogène* devient donc un facteur étiologique fort
important. On sait que l'inanition fait baisser cette teneur plus ou moins
vite suivant les individus, surtout chez les enfants. Or, l'observation
clinique, aiguillée sur ces recherches, montre que les troubles hépatiques post-chloroformiques se produisent plus fatalement chez les
malades dont le foie est affaibli par un jeûne récent.

Quoi qu'il en soit, ces récentes acquisitions relatives à la pathogénie de l'intoxication chloroformique sont les sources d'indications prophylactiques et thérapeutiques utiles à faire connaître.

Avant l'anesthésie, le foie et le rein devront être examinés avec autant de soins que le cœur ; il faudra ne négliger aucune investigation pour établir l'état fonctionnel du foie ; demander à l'analyse chimique la recherche du syndrome urinaire de l'insuffisance hépatique ; tenir compte, chez les diabétiques, du coefficient acétonurique ; rechercher l'acétone dans l'urine chez tous les malades. Ces recherches permettront d'asseoir le pronostic opératoire. L'importance du glycogène hépatique condamnerait la pratique quasi-universelle du jeûne pré-anesthésique (Martinet), et semblerait établir la nécessité d'une alimentation pré-opératoire rationnelle. Le malade devrait, pendant quelques jours avant l'opération, introduire le plus possible d'hydrates de carbone dans son alimentation, en vue d'obtenir une réserve glycogénique maxima et de supprimer les tendances à l'acidose (intoxication acide avec acétonurie) qu'il pourrait avoir ; puis, quelques heures avant la narcose, on lui donnerait quelques aliments faciles à digérer et rapidement absorbés. Hunter fait prendre à ses malades, quatre heures avant l'intervention, un gruau d'orge ou quelque autre aliment amylacé, additionné de pancréatine, pour en accélérer la digestion.

Si, malgré ces soins préparatoires, l'intoxication chloroformique s'installe, comment lutter contre elle ? Beddard conseille, après l'anesthésie, et au moindre signe d'intoxication, de recourir au glucose libéralement administré, soit par la voie buccale, soit par la voie rectale, et même en injection intra-veineuse.

Se fondant sur les analogies constatées par la chimie pathologique, entre l'intoxication chloroformique et le coma diabétique, on pourra aussi avoir recours à la médication alcaline par le bicarbonate de soude à doses massives.

Les inhalations d'oxygène constituent enfin un excellent agent thérapeutique.

*Congestion pulmonaire et pneumonie.* — Il est difficile d'affirmer que les congestions pulmonaires et les pneumonies qu'on observe après l'anesthésie soient certainement dues à la narcose, car on a observé des pneumonies à la suite d'opérations faites sous anesthésie médullaire ou locale, ou après des injections de scopolamine-morphine.

Les accidents pulmonaires, d'après Roux, s'observeraient surtout en hiver lorsque les malades quittent une salle d'opération très chaude, où ils ont reçu trop libéralement l'éther *à la chopine* par des aides inexpérimentés, pour passer dans des cours glacées ou dans des corridors refroidis et rentrer dans des salles à température normale.

L'hypostase, une mauvaise aération des poumons, l'existence de mucosités exagérées dans les voies aériennes, la difficulté de l'expectoration en raison de la plaie abdominale sont avec le refroidissement des facteurs qui peuvent jouer un rôle. On préviendra ces accidents en évitant le refroidissement du malade; il est fréquent qu'après l'opération le malade soit couvert de sueur, il est bon avant de le faire transporter, de placer de l'ouate au-devant de sa poitrine, de couvrir ses épaules et sa tête. Dans le lit on fera relever le thorax du malade, surtout s'il s'agit de personnes âgées, on appliquera à la moindre menace d'oppression des ventouses sèches en grand nombre.

*Paralysies.* — Les paralysies consécutives à l'anesthésie générale sont assez rares. Ces paralysies sont le plus souvent des paralysies périphériques et, particulièrement, des paralysies du plexus brachial. On attribue généralement ces paralysies à une compression ou à une traction exercée sur un des nerfs du plexus brachial par une mauvaise position du malade pendant la narcose. On a signalé également des paralysies d'origine centrale. Si on a soin de bien placer le malade, d'éviter que ses bras soient comprimés, on évitera presque toujours les accidents paralytiques.

*Dermatite chloroformique.* — Les anesthésistes inexpérimentés laissent parfois couler du chloroforme le long du masque, ce qui amène de l'irritation de la peau des joues ou des lèvres, cette dermatite sera traitée par des applications de pâte de zinc.

## AUTRES MÉTHODES D'ANESTHÉSIE GÉNÉRALE

Depuis leur introduction les modes d'administration du chloroforme et de l'éther ont subi des modifications incessantes. On

écrirait des volumes en décrivant les masques qui ont été successivement inventés, employés et abandonnés ; chaque année on en
voit apparaître deux ou trois nouveaux et disparaître plusieurs.

On a inventé de nouvelles substances anesthésiques somnoforme, bromure d'éthyle, etc...

On a essayé de perfectionner l'action des anesthésiques soit en
injectant ou en faisant ingérer préalablement des médicaments
hypnotiques ou narcotiques, soit en mélangeant en des proportions diverses les principaux anesthésiques.

*Anesthésie par l'emploi du chloral et de la morphine.* —
Une méthode anesthésique, préconisée par Trélat et étudiée par Choquet dans sa thèse, consistait à administrer au malade, en deux fois, à
un quart d'heure d'intervalle, une potion contenant de l'hydrate de
chloral (5 à 6 grammes) et du sirop de morphine (20 à 40 grammes).
Dans quelques cas d'opérations courtes, l'anesthésie incomplète obtenue par l'emploi de la potion était suffisante ; dans les autres cas, on
administrait en plus les inhalations de chloroforme.

*Anesthésie par l'emploi combiné du chloral et du chloro-
forme. Procédé de Formé.* — On fait prendre au sujet de 2 à
5 grammes de chloral par les voies digestives, et, au bout d'une heure,
tandis qu'il est plongé dans le sommeil chloralique, on administre le
chloroforme par inhalations, selon la méthode ordinaire, en se servant
d'un cornet sans diaphragme et tapissé de molleton sur sa face interne.
Les résultats de Formé ont été communiqués par Lannelongue à la
Société de chirurgie, le 18 novembre 1874.

*Anesthésie par l'action combinée de la morphine et du chlo-
roforme.* — Beaucoup d'auteurs ont publié des faits dans lesquels on
a fait précéder les inhalations chloroformiques d'une injection hypodermique de chlorhydrate de morphine. Cette méthode a été bien étudiée par H. de Brinon, dans sa thèse ; il en attribue avec raison l'idée
à Cl. Bernard.

L'intervalle entre la piqûre de morphine et le début des inhalations
est, dans les cas de H. Brinon, en moyenne d'un quart d'heure, et la
dose de morphine a été le plus souvent de 1 centigramme. Cet auteur
aurait remarqué la diminution, ou même *la suppression de la période
d'excitation* ; la moindre fréquence des vomissements ; la diminution de
la quantité de chloroforme employé pour produire l'anesthésie.

*Anesthésie par l'action combinée de la morphine, de l'atro-
pine et du chloroforme. Méthode de Dastre et Morat.* — On

injecte, 15 ou 30 minutes avant l'opération, un centimètre cube de la solution suivante :

Chlorhydrate de morphine. . . . . . . . . $0^{gr},10$
Sulfate d'atropine. . . . . . . . . . $0^{gr},005$
Eau stérilisée. . . . . . . . . . . . . 10 grammes

Ce procédé est très employé pour les opérations sur les animaux en physiologie ou en chirurgie expérimentale. Dix minutes avant l'opération on injecte, par kilogramme d'animal, un centigramme de chlorhydrate de morphine et un milligramme de sulfate d'atropine ; on peut alors faire respirer sans danger le chloroforme.

Cette méthode a été employée en chirurgie humaine surtout par Aubert de Lyon ; elle est maintenant peu usitée.

### Anesthésie par l'action combinée de la scopolamine, de la morphine et du chloroforme.

— On a vanté beaucoup l'emploi de la scopolamine avant l'administration du chloroforme dans ces dernières années. On injecte un centimètre cube de la solution suivante :

Bromhydrate de scopolamine. . . . . . . . $0^{gr},010$
                              ou . . . . . . . $0^{gr},005$
Chlorhydrate de morphine. . . . . . . . $0^{gr},010$
Eau stérilisée. . . . . . . . . . . . 10 grammes

Le malade s'endort 10 ou 15 minutes après d'un sommeil calme. Une heure plus tard, le chloroforme est administré et l'opéré passe du sommeil scopo-morphinique au sommeil chloroformique. De très faibles doses de chloroforme suffisent à obtenir et à maintenir l'anesthésie. L'opération terminée, le patient continue à dormir tranquillement pendant plusieurs heures. Quelques cas suivis de mort ont nui à cette méthode.

### Anesthésie par l'emploi combiné de l'alcool et du chloroforme.

— E. Quinquaud présenta, en 1883, à la Société de biologie, un procédé permettant l'anesthésie chez les animaux par l'emploi de solutions titrées d'alcool et de chloroforme. P. Lambert chercha à appliquer ce procédé chez l'homme, et réunit douze observations d'anesthésie.

Certains chirurgiens ont essayé des mélanges de chloroforme et d'éther. Le plus connu est le mélange de Billroth (alcool, éther, chloroforme); le mélange de Schleich (éther, chloroforme, chlorure d'éthyle).

### Somnoforme.

— Le somnoforme est un mélange de chlorure d'éthyle (60 parties), de chlorure de méthyle (35 parties) et de bromure d'éthyle (5 parties). Liquide clair, excessivement mobile et inflammable il s'emploie comme le chlorure d'éthyle. L'anesthésie apparaîtrait plus rapidement qu'avec le chlorure d'éthyle.

**Anesthésie par le bromure d'éthyle.** — Le bromure d'éthyle ou éther bromhydrique, découvert par Sérullas en 1828, a pour formule $C^2H^5Br$. Le bromure d'éthyle est un liquide incolore, d'odeur douce, éthérée Sa densité est 1,47. Il bout à 38°,5. Il est soluble dans l'alcool et l'éther, insoluble dans l'eau. Ses vapeurs sont peu inflammables; il brûle avec une flamme verdâtre.

*Action physiologique.* — Le bromure d'éthyle est un vaso-dilatateur; il occasionne un peu de cyanose de la face; on peut, avec cet agent, sans crainte de syncopes, anesthésier et opérer les malades assis, position très commode pour les opérations sur la gorge, l'ablation des végétations adénoïdes, par exemple.

Le bromure d'éthyle est surtout un excellent analgésique; il agit sur le cerveau avec une rapidité extrême et il ne paralyse que plus tard le centre médullaire; il n'amène pas de phase d'excitation et n'expose pas à l'éventualité du réflexe laryngien; avec lui, pas de syncope initiale. Souvent le malade ne dort pas, au vrai sens du mot, il peut encore faire des mouvements, avoir toutes les apparences de la sensibilité, mais il ne sent pas et ne réagit pas.

Après l'anesthésie, pendant un jour, deux jours même, l'haleine du malade a une odeur alliacée, ce qui montre que le bromure d'éthyle s'élimine par le poumon, mais d'une façon relativement lente.

*Indications et contre-indications de l'anesthésie par le bromure d'éthyle.* — Le bromure d'éthyle est surtout indiqué pour les opérations de courte durée chez les enfants de deux à seize ans : incision d'abcès, ténotomie, redressement forcé d'une jointure déviée, ablation de végétations adénoïdes. Chez l'adulte, le bromure d'éthyle laisse parfois à sa suite une phase d'excitation ennuyeuse; il se trouve moins bien toléré que chez l'enfant, et produit difficilement l'anesthésie s'il s'agit d'un alcoolique, d'une hystérique ou d'un névropathe. Les affections graves du cœur, des poumons et des reins contre-indiquent l'emploi de bromure d'éthyle.

Le bromure d'éthyle n'offre d'avantages que pour les opérations courtes.

Le bromure d'éthyle a causé des accidents mortels, très rares du reste. Le bromure d'éthyle est à l'heure actuelle abandonné, on utilise plus volontiers le chlorure d'éthyle.

**Anesthésie par le rectum.** — Pirogoff, en 1847, tenta de déterminer l'anesthésie par l'introduction de vapeurs d'éther dans le rectum. Pour cette administration on coiffe un flacon d'éther d'un tube de caoutchouc, qu'on introduit dans le rectum, et on place le flacon dans l'eau à 50°; l'éther se vaporise et les vapeurs pénètrent dans le rectum. Ce procédé, qu'on a essayé ces temps derniers de réhabiliter, est inusité.

# CHAPITRE XIII

## ANESTHÉSIE LOCALE

Les procédés d'anesthésie locale ont pour but de rendre insensible une partie limitée du corps.

*Indications.* — L'anesthésie locale est indiquée : dans le cas où on veut pratiquer une opération de courte durée sur un champ opératoire limité, dans le cas où l'anesthésie générale présente des dangers pour la vie du malade.

L'anesthésie locale est employée également dans un *but thérapeutique* dans certaines affections douloureuses.

Elle comprend plusieurs procédés.

## COMPRESSION

La compression est le plus ancien de tous le procédés employés pour supprimer la douleur.

Dans les opérations sur les membres, les anciens chirurgiens avaient remarqué que la compression circulaire très énergique à la racine du membre atténuait, en grande partie, la sensibilité. L'anesthésie par compression *seule* n'a plus guère qu'un intérêt historique. Dans les interventions sur les doigts et les orteils, la compression circulaire avec un lien de caoutchouc à la racine du doigt, outre l'avantage d'amener l'ischémie du segment du membre, *facilite* beaucoup l'action des autres anesthésiques locaux.

## ANESTHÉSIE PAR RÉFRIGÉRATION

C'est une observation commune que le froid très vif engourdit les extrémités des membres et les rend incapables de recueillir les impressions de tact et de douleur.

*Indications.* — L'anesthésie par réfrigération est employée journellement pour les opérations très simples et de courte durée : ablation d'un ongle incarné, ablation d'une loupe, d'un petit kyste sébacé, ouverture d'un abcès superficiel.

Les réfrigérants n'agissent que superficiellement : dès que la peau a été traversée, on retrouve la sensibilité dans les parties profondes. C'est là leur infériorité, aussi leur emploi tend-il à diminuer.

*Glace et sel marin.* — Le mélange de glace pilée et de sel marin est assez commode pour pratiquer l'anesthésie. Il est ainsi composé de deux parties de glace, une partie de sel — ou encore : glace et sel marin parties égales, chlorhydrate d'ammoniaque un cinquième. — On triture bien intimement la glace et le sel, on place le mélange dans un sac de tarlatane ou de gaze et on applique directement sur les téguments en protégeant les parties voisines avec des compresses. La peau blanchit, durcit et devient insensible.

Le procédé est assez souvent employé pour l'ablation des ongles incarnés. Il a l'inconvénient de déterminer après l'opération, quand la circulation se rétablit, une sensation très douloureuse analogue à celle de l'onglée.

La réfrigération due à l'évaporation de l'éther et des liquides volatils constitue un procédé usuel d'anesthésie locale.

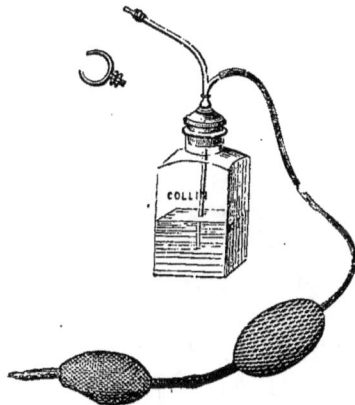

*Ether.* — L'éther est pulvérisé à l'aide d'un appareil spécial, appareil à soufflerie. En pressant sur la poire de la soufflerie, on chasse un courant d'air qui vient comprimer l'éther et le faire sortir en un jet de fines gouttelettes. On promène ce jet sur la surface

Fig. 143. — Appareil à soufflerie.

à anesthésier ; la peau, au bout d'une minute, devient insensible.

*Chlorure d'éthyle.* — Le chlorure d'éthyle est aujourd'hui préféré à l'éther pour l'anesthésie locale. C'est un liquide incolore, d'une odeur éthérée, bouillant à 10°. On le trouve dans le commerce enfermé dans des tubes à fermeture métallique vissée.

Pour se servir du tube, on enlève le bouchon, on saisit le tube à pleine main. Le contact de la main échauffe le contenu du tube, la vapeur de chlorure d'éthyle s'échappe par un minime orifice et on peut diriger ce jet mince sur la région à anesthésier, en maintenant le tube à une certaine distance. Les téguments blanchissent, durcissent, on peut alors pratiquer l'opération.

*Chlorule de méthyle.* — Le chlorure de méthyle peut servir également d'anesthésique local, mais, en raison des dimensions des récipients qui le contiennent, on préfère généralement le chlorure d'éthyle, plus maniable.

Bailly, au lieu de diriger directement sur la peau le jet de chlorure de méthyle, le projette sur des tampons de ouate de volumes variés, et il localise ainsi facilement la réfrigération sur un point donné ; ou bien il trempe soit le tampon tenu par une pince, soit un pinceau, dans le chlorure de méthyle liquéfié. Le meilleur tampon pour le chlorure de méthyle est un tampon formé, au centre, de deux tiers d'ouate sèche et, à la périphérie, d'un tiers de bourre de soie, revêtue d'une enveloppe de gaze de soie. En maintenant le tampon pendant trois, quatre, cinq secondes en contact avec la peau, on voit se former une tache blanche, le tégument se durcit, prend une consistance rappelant celle du cuir ou du parchemin et se creuse en cupule : ce sont les signes de l'anesthésie complète. Cette anesthésie locale est suffisante pour les petites opérations de courte durée : ponction d'abcès, incisions de la peau, cautérisations ignées. L'auteur donne à la pince munie d'un tampon le nom de *stype,* et à l'opération, le nom de *stypage.*

Galippe signale l'emploi du chlorure de méthyle en solution éthérée ; en projetant le chlorure de méthyle dans l'éther on obtient une véritable solution dont la température varie entre — 40° C. et — 45°. Le liquide ne revient à 0 qu'après deux heures et demie dans un verre à expériences. Mais quand on n'a qu'une seule opération à faire on peut, dit Galippe, se contenter de recueillir le chlorure de méthyle dans un verre conique et d'y plonger des bâtonnets portant à leur extrémité une petite balle de coton que l'on applique sur la partie à anesthésier. Galippe employait ce procédé pour l'extraction des dents.

Le *coryl* et l'*anesthyle* ne sont que des mélanges de chlorure d'éthyle et de chlorure de méthyle.

## ANESTHÉSIE PAR LA COCAÏNE

De temps immémorial les indigènes mâcheurs de coca de l'Amérique du Sud avaient noté l'*insensibilisation* de la langue produite par les feuilles de coca. L'origine des *applications chirurgicales* de la cocaïne se retrouve dans l'observation de S.-P. Percy qui, en 1857, avait constaté que le chlorhydrate de cocaïne possédait la propriété d'émousser et de paralyser la sensibilité de la langue, et dans la découverte faite en 1884 par K. Koller, de Vienne, de l'action insensibilisatrice exercée par cette substance sur la conjonctive oculaire et sur la cornée.

Pour Dastre, théoriquement, la cocaïne est un *anesthésique général*; elle doit être rangée plus ou moins près des anesthésiques généraux ; elle possède l'attribut des véritables anesthésiques, qui est d'exercer une action universelle sur le protoplasma vivant. (La cocaïne suspend la vie des levures, arrête le mouvement des infusoires, des larves.)

La cocaïne est un alcaloïde extrait des feuilles de coca. L'érythroxylon coca est un arbuste haut de 2 à 3 mètres, originaire de l'Amérique du Sud, du Pérou et de la Bolivie.

La cocaïne répond à la formule $C^{17}H^{21}AzO^4$. Le sel de cocaïne le plus employé est le chlorhydrate de cocaïne qui répond à la formule $C^{17}H^{21}AzO^1HCl$.

L'analgésie cocaïnique réside dans une action spéciale exercée par la cocaïne sur les terminaisons nerveuses sensitives. Elle détermine une vaso-constriction.

La *stérilisation des solutions* de cocaïne sera obtenue par la tyndalisation, le chauffage à l'autoclave à 125° en vase clos, la filtration à la bougie Chamberland ou même par la simple dissolution du sel dans de l'eau stérilisée et bouillie ; tous ces procédés sont bons et assurent une sécurité suffisante au double point de vue de l'asepsie et de l'intégrité de composition du produit à injecter.

Le commerce livre d'ailleurs aujourd'hui des solutions parfaitement titrées et stérilisées qui offrent toutes les garanties désirables ; ces solutions sont enfermées dans des *ampoules* de verre fermées à la lampe, d'une contenance de 1 à 2 centimètres cubes, qui peuvent être conservées à peu près indéfiniment. Pour s'en servir, au moment de l'opération, il suffit d'ouvrir d'un trait de lime l'une des extrémités effilées de l'ampoule, — préalablement chauffée au bain-marie pour élever sa température au voisinage de 40° — et d'aspirer ensuite directement avec la seringue munie de son aiguille la quantité de solution nécessaire.

*Doses à employer.* — Pour Dastre, dans les cas authentiques de mort par la cocaïne, la quantité d'alcaloïde employée a toujours été supérieure à 22 centigrammes.

La solution de cocaïne est d'autant plus active qu'on l'emploie plus *chaude*. Les titres de ces solutions sont en général de 1 à 2 pour 100.

Les solutions aqueuses de cocaïne commencent à s'altérer au bout de trois ou quatre jours. Si la substance n'a pas été cristallisée soigneusement elle peut retenir des homologues de la cocaïne, tels que le cinnamyl-cocaïne ou l'isatropropyl-cocaïne, qui existent normalement dans les feuilles de coca, et qui exercent des actions particulières sur les diverses fonctions de l'organisme. Lorsque la solution de chlorhydrate de cocaïne est franchement acide, les propriétés anesthésiques sont atténuées ou font défaut.

Mode d'emploi. — Le *mode d'emploi* des solutions de cocaïne est un emploi local, il peut se diviser en trois grands procédés : celui des *instillations,* celui des *badigeonnages,* celui des *injections dermiques* ou *hypodermiques.*

*Contre-indications.* — L'anesthésie locale par la cocaïne est contre-indiquée chez les cardiaques hyposystoliques, les albuminuriques, les cachectiques, les vieillards artério-scléreux.

*Zones dangereuses.* — La cocaïne est plus dangereuse appliquée au crâne, à la face. La cocaïne appliquée sur la muqueuse nasale ou la muqueuse gingivale amène facilement des accidents ; l'anesthésie du larynx et du pharynx est mieux tolérée.

*Instillations.* — Le procédé des instillations est applicable à la chirurgie oculaire. On emploie une solution de chlorhydrate de cocaïne de 1 pour 100 ou à 3 pour 100, et on en instille 7 à 8 gouttes dans le cul-de-sac conjonctival. Sous l'influence de ces instillations, on obtient une anesthésie de la conjonctive et de la cornée qui commence en général de huit à quinze minutes après la première instillation et qui est capable de durer pendant une dizaine de minutes environ. Cette analgésie s'accompagne d'une dilatation pupillaire assez marquée, d'une dilatation de la fente palpébrale par écartement des paupières, de plus la cornée prend un aspect terne.

Si les besoins de l'intervention l'exigent, on peut entretenir l'anesthésie en renouvelant les instillations.

*Badigeonnages*. — Le procédé des badigeonnages est surtout employé pour les muqueuses, on se sert de solutions assez concentrées, 1/50 ou 1/20, on l'applique en divers points de l'économie :

*Dans le pharynx*. — On promène un tampon imbibé de cocaïne dans l'arrière-gorge, au niveau du voile du palais, des amygdales, quand on veut anesthésier le fond de la gorge pour examiner le naso-pharynx, passer le tube de Debove, pour enlever les amygdales, etc. On conseille également pour obtenir ces résultats de pulvériser une solution de cocaïne à 1/20 sur la face buccale du voile du palais avec un pulvérisateur spécial.

*Au niveau du larynx*. — Le simple badigeonnage est d'ordinaire suffisant pour permettre les explorations.

*Au niveau de l'anus*. — La cocaïne calme quelquefois les douleurs de la fissure anale. L'urètre et la vessie sont anesthésiés par instillations.

Le badigeonnage des muqueuses ne produit le plus souvent qu'une simple diminution de la sensibilité et non pas une anesthésie absolue. Cette insensibilisation est cependant suffisante pour les petites interventions.

*Injections interstitielles*. — Pour les opérations sur les doigts et les orteils l'emploi de la cocaïne donne d'excellents résultats.

On serre la base du doigt avec un tube de caoutchouc (drain ou sonde), puis on injecte, autour du champ d'opération, dans des points correspondants exactement au passage des nerfs, quelques gouttes d'une solution de cocaïne à 1 pour 100. Huit minutes après l'injection on peut faire n'importe quelle opération aussi tranquillement que si le malade était endormi.

Chez les adultes il ne faut pas dépasser 5 centigrammes, chez les enfants au-dessous de dix ans la dose est de 1 centigramme. Il est bon de laisser saigner quelque peu la plaie avant de faire le pansement, afin de permettre l'élimination de la cocaïne retenue.

Pour des opérations plus larges nous faisons une véritable infiltration des tissus avec une solution faible.

**Procédé de P. Reclus.** — Le liquide, dans le procédé de Reclus, est injecté *dans le derme* et non dans le tissu cellulaire où il pourrait se diffuser. L'injection doit être *traçante,* le piston de la seringue est poussé en même temps que l'aiguille s'enfonce dans les tissus, on

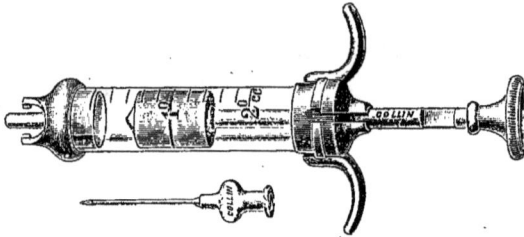

Fig. 144. — Seringue pour anesthésie locale.
Cette seringue est construite de telle sorte qu'on puisse exercer une forte pression sur le piston.

évite ainsi la pénétration de la solution dans une veine. Sous l'influence de l'injection, on voit apparaître une ligne blanchâtre d'anémie ; sur la limite de cette ligne on injecte une nouvelle quantité, de manière à tracer sur la peau la ligne même que doit suivre le bistouri, l'anesthésie forme le long de cette ligne une zone d'un centimètre environ de largeur. — La nécessité de suivre toujours cette ligne est un inconvénient.

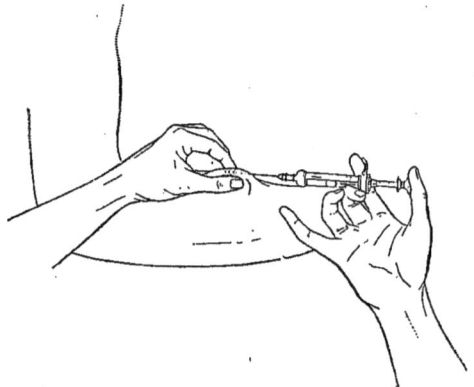

Fig. 145. — Technique de l'injection intradermique (Reclus).

On attendra cinq à six minutes avant d'inciser.

L'analgésie persiste pendant 40 à 50 minutes.

Avec ce procédé on peut pratiquer un grand nombre d'opérations sur les téguments.

*Précautions à prendre.* — Toutes les fois qu'on emploie la cocaïne pour une intervention chirurgicale, le malade doit être en position horizontale pendant l'opération et doit rester étendu quelque temps après.

*Cocaïne et adrénaline.* — L'adjonction de l'adrénaline à la cocaïne accélère l'apparition de l'analgésie, la rend plus parfaite. On peut avec la solution cocaïne-adrénaline obtenir l'analgésie des parties enflammées que ne donne pas la cocaïne seule. La dose d'adrénaline devra être toujours très faible : on met par exemple une goutte, au plus, d'adrénaline, à 1 pour 1 000, par centimètre cube d'une solution de cocaïne à 1 pour 100. L'anesthésie se produit 10 minutes environ après l'injection et dure longtemps.

Pour les badigeonnages et les applications sur les muqueuses, la solution de cocaïne à 1/50 et la solution d'adrénaline à 1 pour 1 000 peuvent être mélangées à parties égales.

*Accidents de l'anesthésie cocaïnique.* — Les accidents d'intoxication par la cocaïne ne sont pas exceptionnels à la suite des injections de cocaïne. Ces accidents se produisent principalement à la suite d'injections faites dans des points voisins du système nerveux central. Ils débutent généralement très vite. Les symptômes d'intoxication par la cocaïne peuvent être groupés sous trois périodes : 1° *période d'agitation* ; 2° *période de constriction vasculaire* ; 3° *période de collapsus.* Dans la première phase on observe de la sécheresse du pharynx, des nausées, des vertiges s'accompagnant de loquacité, d'excitation, ce sont les symptômes de l'ivresse. La seconde phase est caractérisée par la pâleur des mains et de la face, la petitesse du pouls, des convulsions toniques ou cloniques. La troisième période se caractérise par le collapsus et le refroidissement, elle peut être terminée par une syncope mortelle.

L'intoxication cocaïnique peut déterminer des *symptômes consécutifs* assez persistants, céphalée, troubles intellectuels, anorexie, faiblesse musculaire. Ce sont ces accidents assez nombreux qui ont fait remplacer la cocaïne par la *stovaïne* ou la *novocaïne.*

TRAITEMENT DES ACCIDENTS COCAÏNIQUES. — Quand le malade éprouve des lipothymies, des vertiges, il faut immédiatement le

coucher la tête basse, l'aérer, lui frictionner la face à l'eau fraîche,
lui administrer une tasse de café fort ou un peu d'eau-de-vie,
pratiquer des injections hypodermiques de caféine et d'éther.

Quand les accidents sont graves, leur rapidité d'évolution est
souvent telle que le chirurgien se trouve à peu près désarmé. On
conseille les inhalations de cinq ou six gouttes de nitrite d'amyle,
l'injection sous-cutanée de trois gouttes d'une solution alcoolique
de trinitrine à 1/100, l'injection de 3 à 4 centigrammes de chlorhydrate de morphine. Contre les accidents tétaniques du côté du
diaphragme on préconise les inhalations de chloroforme. Si les
mouvements respiratoires s'arrêtent, il faut recourir avec patience
et ténacité à la *respiration artificielle*.

## ANESTHÉSIE PAR LA STOVAÏNE

La Stovaïne ou *Chlorhydrate d'amyléïne* $\alpha$ $\beta$ a été découverte
par M. Fourneau [1], c'est un produit de synthèse.

La Stovaïne cristallise en petites lamelles brillantes. Elle fond à 175°.
Elle est extrêmement soluble dans l'eau.

Les solutions de stovaïne sont stérilisables par la chaleur ; leur
ébullition prolongée même pendant une heure n'altère nullement
la stovaïne ; ces solutions supportent facilement sans être décom-
posées une chauffe de vingt minutes à 115° à l'autoclave. D'après
Pouchet ce corps possède un pouvoir antiseptique remarquable.
La stovaïne est beaucoup moins toxique que la cocaïne, sa toxicité est 1/2 ou 1/3 de celle du chlorhydrate de cocaïne. Alors que
le chlorhydrate de cocaïne est vaso-constricteur, la stovaïne est
neutre vis-à-vis des vaisseaux ; elle a une puissance analgésique
à peu près égale à celle de la cocaïne ; elle a les mêmes indications que la cocaïne. Son mode d'administration est le même
que celui de la cocaïne.

On prétend que l'on peut injecter sans inconvénient 40 centigrammes de substance active, qui, au titre de 1 pour 100, constitue un volume de liquide capable de baigner et d'insensibiliser
de larges régions.

**Badigeonnages.** — Les badigeonnages du nez, de la bouche,

---

1. Stovaïne de Stove, en anglais, FOURNEAU.

de la gorge, se font avec des solutions dont la concentration varie de 5 à 20 pour 100.

On peut estimer qu'une dose de $0^{gr},20$ est généralement suffisante pour tous les cas ; mais il est impossible de savoir quelle est la quantité réellement mise en contact avec la muqueuse, une partie de la solution imbibant le coton, une autre s'écoulant immédiatement ou étant rejetée par le malade avant d'avoir produit son effet. C'est au médecin à juger approximativement l'importance de ces pertes. Avec la stovaïne, on n'a, du reste, rien à craindre d'une légère erreur d'appréciation.

En ophtalmologie on emploie en instillations la solution :

Stovaïne. . . . . . . . . . . . 4 grammes
Sérum physiologique q. s. pour. . . . . 100 centimètres cubes

*Injections.* — Suivant l'importance de l'opération, la quantité d'anesthésique à injecter pourra varier de $0^{gr},01$ à $0^{gr},30$. Pour l'anesthésie locale, il est important que la solution injectée soit à un titre faible, 1 pour 100, 0,75 pour 100, ou 0,50 pour 100. Quand on suit la méthode de Reclus, et que l'on emploie la solution à 0,50 pour 100, on dispose de soixante centimètres cubes de liquide, ce qui est plus que suffisant dans les cas habituels. Cette dose a du reste été dépassée sans inconvénient.

La stovaïne est très employée pour l'anesthésie par voie rachidienne. On formulera ainsi :

Stovaïne. . . . . . . . . . . . $0^{gr},10$
Chlorure de sodium pur.. . . . . . . 0 10
Eau distillée, quantité suffisante pour. . . 1 centimètre cube
En ampoules de un demi-centimètre cube stérilisées à 100°.

## ANESTHÉSIE PAR LA NOVOCAINE

La novocaïne est aujourd'hui employée par nombre de chirurgiens surtout en Allemagne, aux lieu et place de la cocaïne et de la stovaïne.

La novocaïne est un sel chlorhydrique d'un composé chimique organique appartenant à la série du benzène. Elle se prépare par synthèse ; se présente en aiguilles blanches, solubles dans une partie d'eau en donnant des solutions neutres, non irritantes pour les tissus, que la stérilisation n'altère pas. La novocaïne est très peu toxique.

L'action anesthésiante *puissante*, mais *fugace*, est prolongée par l'adjonction d'adrénaline.

M. Reclus conseille la formule suivante :

| | |
|---|---|
| Sérum physiologique. . . . . . . | 100 centimètres cubes |
| Novocaïne... . . . . . . . . | o$^{gr}$,5o centigrammes |
| Adrénaline au millième . . . . . | XXV gouttes |

La solution reste à 1 pour 200. M. Reclus emploie une seringue d'une capacité de *deux centimètres cubes,* il s'ensuit qu'une seringue pleine contient : 2 centimètres cubes de sérum, 1 centigramme de novocaïne et une demi-goutte de la solution d'adrénaline au millième. Le calcul est facile : autant de seringues injectées autant de centigrammes de novocaïne et moitié moins de gouttes d'adrénaline. L'addition de l'adrénaline a plusieurs avantages. Grâce à son pouvoir vaso-constricteur considérable, elle empêche la diffusion de la substance analgésiante qui reste ainsi le plus longtemps possible enfermée dans le champ opératoire. Cette adjonction procure une anesthésie plus complète et surtout plus durable. Par contre, l'anesthésie tarde plus longtemps, à apparaître d'où la nécessité d'attendre avant de prendre le bistouri.

La vaso-constriction de l'adrénaline présente un inconvénient, c'est celui de menacer la vitalité des tissus. Aussi lorsqu'on opère dans des régions où les conditions anatomiques font que cette vitalité laisse quelque peu à désirer, par exemple au niveau des orteils, il y a intérêt à réduire au minimum la quantité de solution injectée, sous peine de voir survenir des accidents de mortification. L'adrénaline présente un avantage c'est celui d'être un *tonique du cœur.* Chez les malades dont l'état général est précaire, dans les hernies étranglées, les occlusions intestinales, les péritonites de causes diverses, etc., on voit cet état général se modifier heureusement sous l'influence des injections d'adrénaline (Kendirdjy). Enfin, l'adrénaline est *hémostatique* et permet d'opérer dans des tissus à peu près complètement exsangues.

Le mélange de novocaïne et d'adrénaline doit être fait *extemporanément,* c'est-à-dire au moment même de l'acte opératoire. Au bout de quelques heures, ce mélange perdrait de son pouvoir anesthésique.

Pratiquement, le mieux est d'avoir à sa disposition des ampoules d'adrénaline au millième dont le nombre de gouttes est connu d'avance. On aura, d'autre part, une solution stérilisée de novocaïne dont la quantité correspond à la quantité d'adrénaline, soit quatre fois plus de centimètres cubes de la solution novocaïnique que de gouttes de solution adrénalinée. Exemple : une ampoule de 20 *gouttes* d'adrénaline sera versée dans $4 \times 20 = 80$ centimètres cubes de solution de novocaïne dans du sérum physiologique (Kendirdjy). Les doses de novocaïne que l'on peut employer de cette façon sont considérables ; les doses de 20 à 30 centigrammes sont d'un emploi courant et permettent d'étendre largement le champ d'action de l'anesthésie locale et de restreindre par conséquent le domaine de l'anesthésie générale.

## AUTRES SUBSTANCES ANESTHÉSIQUES

Il existe un grand nombre de substances chimiques pouvant déterminer l'anesthésie locale comme la cocaïne ou la stovaïne.

NIRVANINE. — La nirvanine est un anesthésique découvert par Einhorn et Heinz. C'est le chlorhydrate de l'éther para-amido-oxybenzo-méthylique du diéthylglycocolle.

HOLOCAÏNE. — L'holocaïne a été découverte en 1897 par M. Taubert. C'est une amidine qui a pour formule $C^{18}H^{22}Az^2O^2$. Elle résulte de la combinaison qui se fait avec élimination d'une molécule d'eau, entre la phénacétine et la paraphénéthydine.

ORTHOFORME. — L'orthoforme est l'éther méthylique de l'acide para-amido-méta-oxy-benzoïque.

L'orthoforme a été découvert, en 1898, par Einhorn et Heinz, de Munich. Il se présente sous la forme d'une poudre cristalline, d'un blanc grisâtre, légèrement insipide, inodore, peu soluble dans l'eau, soluble dans l'alcool, l'éther. L'orthoforme est presque uniquement employé comme topique.

EUCAÏNE α. — L'eucaïne α est le chlorhydrate de l'éther méthyl-benzoyl-tetraméthyl-γ-oxypipéridine-carbonique. C'est une poudre blanche soluble dans l'eau. Son action est comparable à celle de la cocaïne. L'eucaïne provoque le ralentissement du pouls et l'hyperémie tandis que la cocaïne détermine une accélération du pouls et de l'ischémie.

On l'a employée en solution à 1/100 en applications locales et en injections. L'eucaïne hyperémie les tissus de sorte que le champ opératoire se trouve couvert d'une nappe sanguine, l'analgésie est moins complète et sa durée est plus courte, sa toxicité est aussi grande que celle de la cocaïne.

EUCAÏNE β. — L'eucaïne β est le chlorhydrate de la benzoylvinyldiacétonéalkamine. Cette substance a une grande analogie avec l'eucaïne α et avec la cocaïne.

Citons encore : l'*Acoïne*, l'*Alypine*, *Tropacocaïne*, etc...

En somme, c'est à la stovaïne et à la novocaïne que nous donnons la préférence en matière d'anesthésie locale.

# CHAPITRE XIV

## ANESTHÉSIE PAR VOIE INTRA-RACHIDIENNE

L'injection intra-rachidienne de substances anesthésiques, cocaïne, stovaïne est une méthode d'anesthésie qui a été très discutée mais qui néanmoins a sa place marquée entre l'anesthésie générale et l'anesthésie locale : la méthode est entrée dans la pratique ; sa technique opératoire est aujourd'hui bien réglée.

Parmi les chirurgiens qui emploient ce mode d'anesthésie régionale, les uns utilisent la cocaïne, d'autres la stovaïne ; on emploie actuellement plus volontiers la novocaïne.

H. Chaput emploie des ampoules de 3 centimètres cubes de novocaïne à 4 pour 100 ; il injecte 6 centigrammes pour le membre inférieur et le périnée, 8 centigrammes pour les hernies et les laparotomies ; les doses correspondent à 1 centimètre cube et demi et à 2 centimètres cubes de la solution à 4 pour 100.

Nous décrirons ici la rachistovaïnisation, c'est-à-dire « l'anesthésie par injection de stovaïne dans le sac arachnoïdien lombaire ».

*Notions anatomiques.* — La portion du sac arachnoïdien, vide de moelle, ne contenant que les nerfs de la queue de cheval, s'étend normalement de la deuxième vertèbre lombaire à la deuxième vertèbre sacrée ; c'est dans toute la hauteur du canal rachidien comprise entre ces deux points extrêmes que peut se faire la ponction de ce sac ; aussi les différents espaces intervertébraux qui donnent accès dans la partie inférieure du canal lombaire ont-ils été abordés tour à tour. Il est préférable, pour éviter à coup sûr la blessure de la moelle, surtout chez les enfants, où elle descend assez bas, de ne pas ponctionner entre la deuxième et la troisième lombaire. Les espaces sous-jacents sont tous également abordables. Nous préférons l'espace compris entre la quatrième et la cinquième vertèbre lombaire, *à cause du repérage plus facile et pour ainsi dire mathématique de cette région*; la plupart des chirurgiens ont accepté cette manière de voir.

Une ligne transversale réunissant le sommet des deux crêtes iliaques coupe la colonne vertébrale juste au niveau de l'apophyse de la quatrième vertèbre lombaire. L'index gauche du chirurgien repère exactement cette apophyse, suit sa crête de haut en bas jusqu'à son angle inférieur : immédiatement au-dessous se trouve le quatrième espace intervertébral lombaire ; c'est là qu'il faut ponctionner.

A ce niveau, une aiguille pénétrant horizontalement d'avant en arrière rencontre successivement la peau, le tissu cellulaire sous-cutané, l'aponévrose lombaire, les muscles de la masse sacro-lombaire, les ligaments jaunes intervertébraux, les méninges : dure-mère et arachnoïde (voir plus loin Ponction lombaire, p. 335).

L'épaisseur des parties molles est très variable, suivant que le sujet est plus ou moins musclé ou plus ou moins gras.

*Instrumentation.* — Une seringue de Pravaz, une aiguille sont les seuls instruments nécessaires. Nous employons la seringue de Luër de deux centimètres cubes et à piston de verre, dont la stérilisation est des plus faciles et dont le fonctionnement est toujours parfait, l'aiguille doit réunir des qualités toutes spéciales : elle doit être suffisamment *longue* pour traverser aisément les plans qui séparent la peau de l'espace sous-arachnoïdien et dont l'épaisseur est variable suivant les sujets ; assez *solide* et assez *malléable* à la fois pour ne pas se tordre ou se briser, si, par aventure, elle rencontre un os ; avoir enfin un *biseau assez court* pour qu'on soit sûr, au moment de la ponction, que l'orifice de l'aiguille se trouve tout entier dans le sac arachnoïdien. L'aiguille construite sur ces données est une aiguille en platine iridié, de 8 centimètres de long, de 1 millimètre de diamètre extérieur, de 6 dixièmes de millimètre de diamètre intérieur, à biseau à la fois court et très piquant.

L'aiguille étant ajustée sur la seringue, on aspire 2, 3, 4 ou 5 dixièmes de centimètre cube d'une solution de stovaïne à 10 pour 100. La seringue contenant la stovaïne est séparée de l'aiguille et placée avec tous les soins nécessaires pour empêcher l'évacuation de son contenu.

Pendant ce temps on fait asseoir le malade sur le bord de la table d'opération, la région lombaire est badigeonnée de teinture d'iode.

*Manuel opératoire de la rachistovaïnisation.* — Le manuel opératoire comprend deux temps : la ponction et l'injection.

PONCTION. — Tout étant prêt pour l'opération, le malade est assis sur la table d'opération, le tronc dans la rectitude, les cuisses légèrement écartées et les deux bras portés en avant.

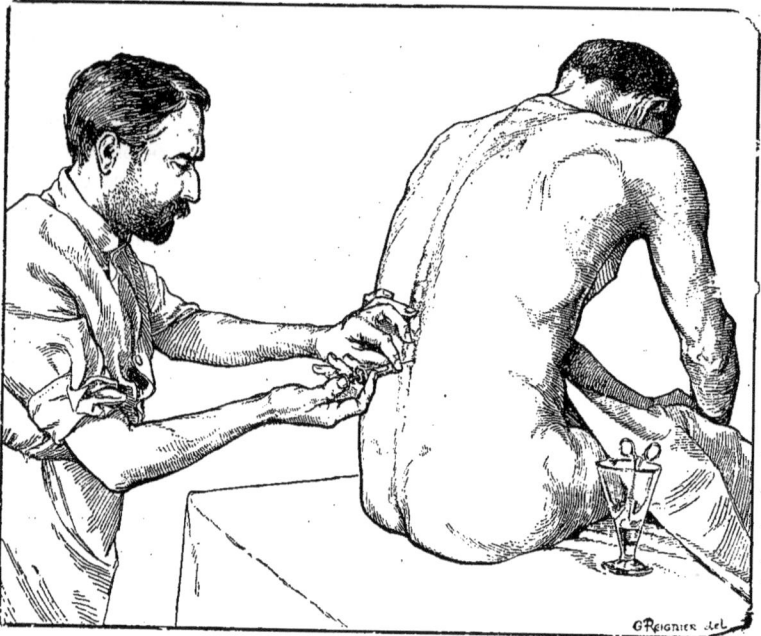

Fig. 146. — Injection dans le canal rachidien.

La main gauche du chirurgien maintient l'embout de l'aiguille, la main droite pousse le piston de la seringue avec le pouce, le corps de la seringue étant fixé entre l'index et le médius.

A ce moment le chirurgien se place à la gauche du sujet, saisit l'aiguille comme une plume à écrire, entre le pouce, l'index et le médius de la main droite, il commande au malade de faire « gros dos » (pour obtenir le maximum d'écartement des lames vertébrales), de ne pas se redresser au moment de la piqûre, puis il enfonce son aiguille tout contre le bord radial de l'index qui repère l'apophyse épineuse. La peau est piquée rapidement, mais ensuite l'aiguille est enfoncée lentement, progressivement, elle est dirigée horizontalement et légèrement en dedans.

Après avoir cheminé sans obstacle à travers la peau et la couche musculo-aponévrotique, surtout si le sujet ne se contracte pas, elle arrive au niveau des ligaments jaunes; là, elle recontre une certaine résistance qui se transmet aussitôt à la main du chirurgien. Il suffit d'accentuer alors légèrement la pression, pour sentir cette résistance faire défaut : l'aiguille a pénétré presque simultanément dans le canal rachidien et dans le sac arachnoïdien. Immédiatement, on voit sourdre à son extrémité libre un liquide clair, jaunâtre, qui sort tantôt goutte à goutte, tantôt par saccades : c'est le liquide céphalo-rachidien. Cette issue du liquide céphalo-rachidien est le seul signe qui permette d'affirmer que la pointe de l'aiguille plonge dans l'espace sous-arachnoïdien.

INJECTION. — On laisse écouler d'abord quelques gouttes de liquide. On rajuste la seringue à l'aiguille en prenant bien soin que celle-ci ne soit ni enfoncée, ni retirée, si peut que ce soit, au cours de cette manœuvre. Si la technique a été bonne on voit aussitôt la pression du liquide céphalo-rachidien refouler le piston de la seringue. On l'arrête au bout de sa course; dans le corps de pompe s'est fait le mélange de stovaïne et de liquide qui prend presque toujours un aspect blanc laiteux plus ou moins opalescent. On repousse alors à fond, mais lentement et progressivement, le piston toujours en fixant bien l'aiguille.

L'injection faite, on s'assure que l'aiguille est bien *restée* dans l'espace sous-arachnoïdien et pour cela avant de la retirer *on aspire de nouveau quelques gouttes de liquide* dans la seringue, puis on les repousse dans le liquide céphalo-rachidien, on retire ensuite brusquement l'aiguille, on place une compresse stérilisée sur le point piqué, ou on l'oblitère avec une goutte de collodion, ou on le touche avec un peu de teinture d'iode et on met le malade en position chirurgicale. On a pris soin de noter la minute précise où l'injection a été terminée; il ne reste plus qu'à attendre que les premiers signes de l'anesthésie se manifestent. On emploie ce temps à préparer le malade pour l'opération : savonnage, brossage, asepsie du champ opératoire. On couvre les yeux du patient d'une compresse ou d'un masque, afin de soustraire à sa vue les préparatifs et, plus tard, les différents temps de l'opération qu'il subira. On le rassure sur les résultats de cette opération, on le prévient des quelques malaises qu'il va ressentir, on l'interroge sur les sensations qu'il éprouve.

Bientôt, en effet, après un laps de temps qui varie de quatre à

dix minutes, le malade accuse des picotements, des fourmillements, de l'engourdissement, une sensation de froid dans les
pieds, puis dans les jambes, parfois dans la totalité des membres
inférieurs : c'est l'anesthésie qui commence ; dans quelques minutes elle sera complète. Peu à peu, la sensibilité à la douleur
disparaît, progressant de l'extrémité distale des membres inférieurs vers leur racine et gagnant rapidement le périnée, le bassin, les lombes, la région sous-ombilicale de l'abdomen. L'opérateur, pendant ce temps, a exploré à plusieurs reprises, de la
pointe ou du tranchant de son bistouri, la sensibilité de la région
sur laquelle il va intervenir : dès qu'il la juge suffisamment abolie,
il commence l'acte opératoire.

INCIDENTS DE LA PONCTION. — Le plus ordinairement, la ponction
faite suivant les règles que nous venons d'indiquer, s'effectue
sans incident, et est suivie d'un plein succès. Cependant il n'en
est pas toujours ainsi.

On a signalé des cas où la ponction a *échoué* sans qu'il ait été
possible d'incriminer ni l'opérateur, ni la méthode. Dans ces cas,
ou bien l'aiguille s'est trouvée arrêtée par une *imbrication scoliotique des lames vertébrales,* une *exostose lamellaire,* ou une *ossification des ligaments jaunes,* qui a empêché sa pénétration dans le
canal vertébral ; ou bien cette pénétration a pu se faire, les doigts
ont nettement perçu le ressaut de la seconde étape, celle des ligaments jaunes, suivie d'un brusque manque de résistance ; mais
malgré des tentatives répétées, la ponction est restée « blanche » :
il s'agit peut-être alors d'*anomalies anatomiques* de la moelle ou
de ses enveloppes, le cul-de-sac dural et avec lui le confluent
sous-arachnoïdien pouvant se terminer beaucoup plus haut qu'à
l'état normal.

Mais la plupart des ponctions blanches ne sont qu'un incident
transitoire dû à l'*obstruction de la lumière de l'aiguille* par des
débris de tissu, de caillots sanguins, ou même par les filets nerveux flottant dans le liquide céphalo-rachidien. Dans ce dernier
cas, un léger retrait de la canule réussit parfois à amener l'issue
du liquide. Si cela ne suffit pas, une simple aspiration à l'aide de
la seringue ou, au contraire, l'injection de quelques gouttes d'eau
stérilisée rétablit la perméabilité de l'aiguille. C'est pour prévenir ce petit incident de la ponction que certains opérateurs prennent le soin de laisser dans la lumière de l'aiguille le fil de métal

qui y a été placé avant la stérilisation et que l'on retire seulement un peu pour dégager la pointe. Le fil est enlevé définitivement au moment où l'aiguille a pénétré dans le sac arachnoïdien.

Parfois, la ponction faite, au lieu de voir sourdre le liquide céphalo-rachidien, c'est du *sang pur* qui s'écoule goutte à goutte par l'embout de l'aiguille. Il ne faut pas s'effrayer de ce fait : il est rare qu'après quelques secondes le sang ne finisse par s'éclaircir pour faire place au liquide céphalo-rachidien qui apparaîtra d'abord teinté en rose pour reprendre ensuite sa limpidité normale. Ce n'est que dans les cas où la petite hémorragie persisterait qu'il faudrait retirer définitivement l'aiguille et tenter une nouvelle ponction. Ce petit contre-temps est dû fort probablement à la blessure de veinules intra-dure-mériennes.

Il est enfin un dernier incident auquel il faut s'attendre : au moment de la dernière étape de la ponction, certains malades accusent parfois des *crampes* plus ou moins douloureuses dans une cuisse ou dans les deux cuisses. Ces crampes ne doivent pas alarmer l'opérateur et l'engager à retirer l'aiguille : elles sont causées par le tiraillement ou la compression de quelque filet nerveux de la queue de cheval, et il est rare qu'elles persistent après l'intervention.

*Doses de stovaïne à injecter.* — Pour une rachistovaïne faite entre la 4<sup>e</sup> et la 5<sup>e</sup> vertèbre lombaire on peut dire que la dose augmente d'autant plus que le champ opératoire dépend d'un centre médullaire plus élevé. Autrement dit, la rachistovaïne lombaire permettant d'anesthésier toute la partie sous-ombilicale du corps, on emploiera la dose minima si l'on opère sur le périnée, innervé par la partie tout inférieure de la moelle, la dose maxima si l'on opère sur la partie inférieure de l'abdomen; entre les deux prennent place les membres inférieurs.

C'est ainsi que pour une cure d'hémorroïdes, pour un débridement ou une excision de fistule à l'anus, pour une dilatation anale, pour l'ablation de végétations du gland ou de la vulve deux dixièmes de centimètre cube de solution à 10 pour 100, c'est-à-dire deux centigrammes de stovaïne sont suffisants. L'anesthésie persiste pendant une demi-heure et plus.

Pour une amputation de jambe ou de cuisse on fera quatre centigrammes. Pour une hernie crurale ou inguinale, pour une appendicite à froid, anus iliaque, entérostomie d'urgence on injectera quatre ou cinq centigrammes.

*Précautions à prendre.* — En général, pour toute intervention portant sur l'un des côtés du corps et non sur une région médiane comme le périnée, par exemple, il sera bon de pratiquer la rachistovaïne en décubitus latéral sur le côté correspondant au champ opératoire et de laisser le malade dans cette position pendant cinq minutes environ après l'injection. On obtient ainsi à doses égales une meilleure anesthésie qu'après rachistovaïne en position assise. Chez les sujets âgés, débilités, il sera utile aussi de faire une injection sous-cutanée de caféine ou encore de deux milligrammes de strychnine aussitôt avant de pratiquer la rachianesthésie. Pendant l'opération, on surveillera le facies du malade et son pouls ; si la face pâlit, si le pouls tombe à 5o pulsations par minute, on injectera de la caféine sous la peau.

Après l'opération le malade restera couché, horizontal, la tête basse, sans oreiller.

*Insuccès de la rachianesthésie.* — Ils sont exceptionnels ; dans les cas où le malade n'est pas anesthésié suffisamment au début de l'intervention, il convient d'attendre quelques minutes encore. Si un quart d'heure après la piqûre l'anesthésie est incomplète, *c'est qu'il y a eu une faute de technique et qu'un déplacement de l'aiguille a laissé dériver la stovaïne* dans le tissu cellulaire ou dans les muscles. Dans ce cas, il n'y a qu'à recommencer. Dans d'autres cas l'insuccès n'est qu'apparent, il est dû à la pusillanimité du malade qui, bien qu'il ne souffre pas, sent qu'on l'opère.

*Accidents de la rachistovaïne.* — Ils sont très rares quand on prend les précautions que nous avons indiquées ; il faut citer au cours de l'anesthésie la pâleur de la face avec sueurs froides et parfois vomissements, anxiété respiratoire, fréquence et petitesse du pouls. Ces troubles sont toujours passagers et il est difficile de les rattacher spécialement à la rachistovaïne dans tous les cas. Peut-être faut-il aussi incriminer une certaine émotion, un choc physique. Il ne faut pas s'en inquiéter outre mesure ; dans les cas un peu intenses une injection d'éther, de caféine, ou d'huile camphrée suffiront le plus souvent à remonter le malade.

Mort immédiate. — On connaît 6 cas de mort immédiate survenue chez des sujets âgés, en état précaire, ayant reçu de très hautes doses de stovaïne.

Que faire en présence de ces accidents foudroyants, presque toujours mortels, qu'on a signalés au cours ou à la suite de l'anesthésie ? Comme ces accidents sont manifestement le résultat d'une action inhibitoire de l'anesthésique sur le bulbe, il n'y a qu'un moyen de sauver les malades, c'est de recourir immédiatement à la respiration artificielle. Elle a toujours permis de rappeler à la vie les animaux dont le bulbe avait été cocaïnisé directement. Ces manœuvres devront être longtemps prolongées, pendant une heure et plus ; on leur adjoindra, s'il le faut, des piqûres d'éther ou de caféine, des injections sous-cutanées ou intra-veineuses de sérum artificiel qui contribueront peut-être à assurer le succès.

Céphalée. — Après l'anesthésie, la céphalée constitue le phénomène le plus constant ; elle est précoce ou tardive, légère ou gravative ; elle peut ne durer que quelques heures ou persister pendant des journées ; les vomissements sont plus rares, mais parfois des plus tenaces.

La céphalée s'observe surtout quand on n'a pas eu soin de laisser s'écouler, comme nous l'avons dit, quelques centimètres cubes de liquide céphalo-rachidien avant de pousser l'injection de stovaïne. Au début on traitera cet accident en mettant le malade tête basse ; et si les douleurs ne cèdent pas de la sorte, on en aura presque toujours raison en pratiquant une nouvelle ponction lombaire suivie de l'évacuation de douze à quinze centimètres cubes de liquide céphalo-rachidien.

Nous n'avons *jamais vu d'accidents nerveux éloignés* dus à ce mode d'anesthésie.

Rétention d'urine. — La rétention d'urine est l'accident le plus fréquent. Elle persiste en général 24 à 48 heures pendant lesquelles il faut sonder le malade. Il est vrai que c'est là un fait fréquent après les interventions sur le domaine du plexus sacré, c'est-à-dire sur le terrain où l'on opère le plus souvent sous rachistovaïne.

# QUATRIÈME PARTIE

## PETITES INTERVENTIONS COURANTES AUTOUR D'UNE OPÉRATION

---

### CHAPITRE XV

### INJECTIONS HYPODERMIQUES

La seringue de Pravaz est devenue un instrument médical de première nécessité. Tout médecin la possède, elle, ou plus exactement, une de ses nombreuses dérivées.

L'injection hypodermique est la méthode de choix pour l'administration d'un très grand nombre de médicaments, auxquels elle assure une absorption rapide et sûre, un dosage exact, tout en respectant l'intégrité du fonctionnement stomacal ; son emploi est une méthode de nécessité pour certaines médications telles que sérums thérapeutiques, sucs organiques.

**Instruments.** — Seringue. — Toutes les seringues dont on se sert actuellement pour les injections hypodermiques dérivent de

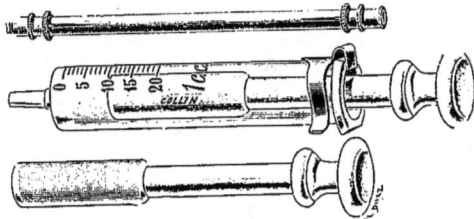

Fig. 147. — Seringue en verre à piston de verre. Aiguilles dans leur protège-pointe.

la seringue de Pravaz. Elles sont construites dans le but de pouvoir supporter la stérilisation ; il en existe de nombreux modèles ; une des seringues les plus remarquables est la seringue toute en verre ; le piston lui-même est en verre (fig. 147).

AIGUILLE. — L'aiguille qui termine la seringue est en acier généralement ; mais pour avoir des aiguilles que l'on puisse

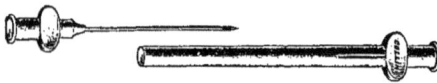

Fig. 148. — Nouveau modèle d'aiguille, une sorte de cupule métallique placé sur l'embout permet de saisir et de manier plus facilement l'aiguille.

passer à la flamme sans les détériorer et sans risquer les cassures au cours de l'injection, il faut prendre des aiguilles en platine iridié.

L'asepsie des seringues et des aiguilles est facile à réaliser ; l'ébullition dans l'eau *simple* est suffisante. Il faut se garder, sauf nécessité, d'utiliser la même seringue successivement pour les injections hypodermiques et pour les ponctions exploratrices de liquides septiques.

*Solutions.* — Schimmelbusch et Hohl, à la clinique de von Bergmann, ont fait des recherches sur le degré d'asepsie de diverses solutions destinées à être injectées. Ils ont vu que la solution de pilocarpine à 1 pour 100 contenait des germes en quantité innombrable ; la solution ordinaire d'ergotine en renfermait environ 10000 par centimètre cube ; la même abondance de germes se décelait dans les solutions d'atropine à 1 pour 100, de chlorhydrate de morphine à 1 pour 100, de cocaïne à 1 pour 100. Ces auteurs ont retrouvé des bactéries, rares il est vrai, jusque dans la glycérine iodoformée à 10 pour 100, dans l'huile camphrée à 1 pour 10.

Pour serrer de plus près la question, Schimmelbusch a voulu voir si des germes pathogènes conservaient leur vitalité dans les solutions sus-nommées ; il prit des cultures de micrococoques du pus et en mélangea de petites quantités avec les solutions préalablement stérilisées. Or, il vit que si certaines solutions, les solutions de quinine à 10 et 20 pour 100, les solutions de caféine à 20 pour 100, les solutions d'antipyrine à 50 pour 100, tuaient rapidement les staphylocoques, ces mêmes microbes se retrouvaient, par milliers, après huit jours, dans la cocaïne à 2 pour 100, et que leur nombre s'accroissait facilement dans les solutions d'atropine à 1 pour 100 et de morphine à 1 pour 100. Hallion et Carrion ont pu obtenir des cultures microbiennes abondantes dans du bouillon contenant près de 2 pour 100 de chlorhydrate de cocaïne ; cependant on considère que la cocaïne a une action paralysante sur les organismes inférieurs.

Ces recherches de laboratoire prouvent que les solutions communément employées peuvent renfermer des bactéries ; la stérilisation de ces solutions est donc nécessaire.

De nos jours, on trouve plus sûr de stériliser les solutions injectables en tubes scellés à la lampe, facilement transportables, très maniables et très sûrs au point de vue de la conservation des propriétés du médicament.

Parmi les solutions le plus souvent employées, nous citerons simplement les solutions de caféine, de morphine, de stovaïne ou de cocaïne, d'huile camphrée, de strychnine.

*Solution de caféine à 1 pour 20.*

| | |
|---|---|
| Caféine. . . . . . . . . . . | 0$^{gr}$,50 |
| Benzoate de soude. . . . . . . . | 2 grammes |
| Eau stérilisée. . . . . Q. s. pour | 10 centimètres cubes |

Le Codex indique la technique suivante pour la stérilisation de cette solution : interposez un fil entre le goulot et le bouchon pour prévenir l'adhérence et permettre la sortie de l'air ; placez le flacon dans l'eau froide jusqu'à la naissance du col, puis portez l'eau à l'ébullition, que vous maintiendrez pendant un quart d'heure ; laissez refroidir et fermez ensuite exactement le flacon.

Un centimètre cube de cette solution contient 25 centigrammes de caféine.

*Solution de stovaïne.*

| | |
|---|---|
| Stovaïne. . . . . . . . . | 0$^{gr}$,50 à 0$^{gr}$,75 |
| Eau distillée. . . . . Q. s. pour | 100 centimètres cubes |

ou encore

| | |
|---|---|
| Sérum physiologique. . Q. s. pour | 100 centimètres cubes |
| Stovaïne. . . . . . . . . | 1 gramme |

Conserver en ampoules stérilisées à 105° pour injections.

*Solution de morphine à 1 pour 50.*

| | |
|---|---|
| Chlorhydrate de morphine. . . . . | 1 gramme |
| Eau distillée stérilisée.. . Q. s. pour | 50 centimètres cubes |

Un centimètre cube de cette solution contient 2 centigrammes de chlorhydrate de morphine.

*Solution de morphine à 1 pour 100.*

| | |
|---|---|
| Chlorhydrate de morphine. . . . . | 1 gramme |
| Eau distillée stérilisée. . Q. s. pour | 100 centimètres cubes |

Un centimètre cube de cette solution contient un centigramme de chlorhydrate de morphine.

La strychnine paraît être le tonique nerveux par excellence ;

TUFFIER ET DESFOSSES. Chirurgie.                    19

elle stimule, fortifie la cellule nerveuse sans l'exciter ; pour donner tous les résultats qu'on est en droit d'attendre d'elle : *la strychnine doit être employée à doses intensives*. Les quantités de un à deux milligrammes qu'on prescrit d'habitude sont tout à fait insuffisantes, on peut aller jusqu'aux doses de deux, trois centigrammes, trois centigrammes et demi. *La strychnine doit être donnée à doses progressives.*

*La strychnine doit être donnée sous forme de sulfate de strychnine. La strychnine doit être donnée par voie hypodermique*[1].

On formulera par exemple :

| | |
|---|---|
| Sulfate de strychnine. . . . . . . . . | $0^{gr},10$ |
| Eau distillée de laurier cerise. . . . . . . | 20 grammes |
| Eau distillée. . . . . . . . . . . | 30 — |

1 centimètre cube contiendra deux milligrammes de sel.

---

1. Voici les conseils que donne Hartenberg : Faites préparer une solution de sulfate de strychnine au centième, c'est-à-dire contenant 1 centigramme de sel par centimètre cube. Cette préparation demande à être particulièrement soignée. Non seulement, il faut une solution parfaitement filtrée et stérilisée, comme pour tout liquide à injecter, mais en outre, en raison de l'intensité de la médication, il est capital que cette solution soit faite avec un produit d'une pureté absolue, d'une origine identique, et avec un dosage d'une exactitude rigoureuse et constante.

La solution peut être contenue dans un flacon dans lequel on puisera chaque fois. Ceux qui préfèrent les ampoules feront préparer des ampoules d'un centimètre cube, dont ils jetteront le restant non utilisé.

Servez-vous de la seringue de Pravaz ordinaire dont le piston est divisé en 20 gouttes. Chaque division correspond à un demi-milligramme de strychnine.

Le siège de l'injection est indifférent : hanche, fesse, cuisse, dos, ventre, etc. Les injections sont absolument indolores.

Le premier jour, commencez par injecter 3 milligrammes, soit six divisions du piston, chez la femme, et 4 milligrammes, soit huit divisions, chez l'homme. A ces doses, la réaction n'apparaît pas encore. Augmentez alors la dose d'une division par jour, jusqu'à ce que la réaction apparaisse. Cette réaction est variable selon les sujets : sentiment d'ivresse légère, vertige, raideur de la mâchoire, raideur des jambes. Il est bon de prévenir à l'avance le malade de ce qu'il pourra éprouver en le rassurant totalement, pour qu'il ne soit pas ni surpris ni effrayé. Les phénomènes surviennent environ dix ou quinze minutes après la piqûre et durent d'une demi-heure à une heure ; ils n'empêchent nullement de marcher et de vaquer à ses affaires. Cette réaction physiologique apparaît, en général, avec une dose variant entre 5 et 6 milligrammes chez la femme, entre 6 et 7 milligrammes chez l'homme. Il est évident que cette dose maxima sera proportionnelle au poids, chez un homme pesant 100 kilogrammes, la réaction ne s'est montrée qu'avec un centigramme de médicament. Mais cette dose une fois atteinte, il ne faut pas s'en tenir là ; l'accoutumance au médicament est assez prompte. Pour une dose égale, injectée plusieurs jours de suite, la réaction s'atténue peu à peu et finit par disparaître. Il convient donc, à partir de ce moment, si l'on veut toujours administrer la dose maxima et obtenir l'effet le plus puissant, d'augmenter encore cette dose progressivement.

Les sels de quinine, mis en contact par les injections hypodermiques avec les humeurs alcalines des tissus, laissent précipiter
la quinine et exercent une action caustique et par conséquent
douloureuse sur les tissus. Ces inconvénients disparaissent si on
ajoute de l'uréthane. Nous conseillons la formule suivante :

> Chlorhydrate basique de quinine . . . . 8 parties
> Uréthane. . . . . . . . . . . . 4 —
> Eau distillée. . . . . . . . . . 20 centimètres cubes

1 centimètre cube contiendra 40 centigrammes de chlorhydrate basique de quinine.
L'injection devra être intra-musculaire ou dans la profondeur du tissu cellulaire
sous-cutané de la région fessière supérieure.

Depuis quelques années l'huile camphrée est employée en médecine
et en chirurgie comme un excellent stimulant. Un malade est-il au
cours d'une pneumonie, d'une fièvre typhoïde, après une opération,
pris de faiblesse, de tendance à la syncope, une injection d'huile
camphrée agit très favorablement, comme l'injection de caféine ou
d'éther, pour remonter les forces.

On peut employer cette huile à forte dose ; 20 centimètres cubes
constituent une dose moyenne.

La formule est la suivante :

> Camphre. . . . . . . . . . . . . . 100 grammes
> Huile d'olives lavée. . . . . . . . . 900 grammes

Après dissolution du camphre l'huile est filtrée, puis portée sous la cloche à vide,
mise en ampoules de 20 centimètres cubes qui sont stérilisées à l'autoclave.
L'injection doit être faite très lentement.

*Remplissage de la seringue.* — Toute solution devra être
puisée dans un petit récipient stérilisé par l'ébullition où on
versera la quantité nécessaire. Actuellement le commerce vend
les liquides injectables en ampoules scellées à la lampe, on brise
les extrémités effilées de ces ampoules et on verse le contenu
dans le petit récipient stérilisé ; ou mieux on puise directement le liquide dans l'ampoule (fig. 150). Il faut se garder de
puiser dans un flacon avec la même aiguille non désinfectée qui a
déjà servi à une piqûre.

La seringue stérilisée est remplie par aspiration d'une solution
aseptique ; on chasse les bulles d'air que peut contenir la seringue
en mettant l'instrument perpendiculairement le piston en bas et
en poussant légèrement le piston jusqu'à ce que les bulles d'air
soient sorties (fig. 151).

*Technique de l'injection hypodermique.* — Les préparatifs étant faits on choisit le point d'injection. Les *points d'élection pour les piqûres* sont ceux où les vaisseaux et les nerfs sont peu nombreux et où le tissu cellulaire est très abondant. La partie supérieure de la fesse est la région de choix pour les injections de sels mercuriels. La *paroi abdominale antéro-latérale* est la région choisie pour les injections de sérum antidiphtérique. La fosse sus-épineuse, la région thoracique latérale, la *face externe de la cuisse* sont les points d'élection pour les injections de solutions salines physiologiques. Le *côté externe* de l'avant-bras ou de la cuisse est le point où sont pratiquées volontiers les injections de morphine.

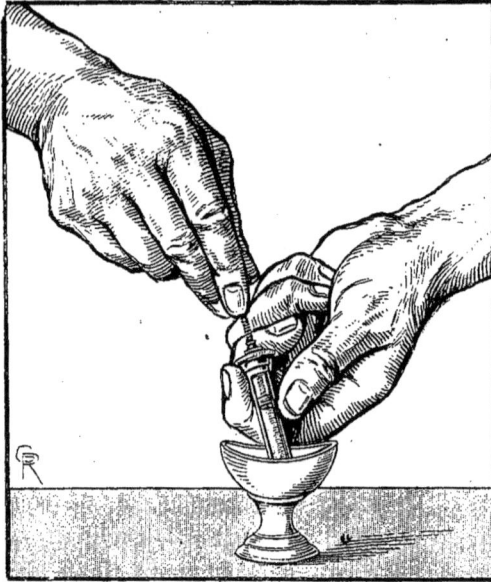

Fig. 149. — Manière de puiser une solution versée dans un récipient stérilisé.

A moins d'indications spéciales, on respectera le trajet de gros vaisseaux artériels ou veineux. *La tête et le cou, la face interne du bras, la région du coude, les mains, les mamelons, les organes génitaux, le périnée, la face antéro-interne de la cuisse, le creux poplité, les pieds,* sont, à moins d'indications spéciales, évités pour les injections hypodermiques (fig. 152).

Le bon sens indiquera les conditions qui obligent à enfreindre ces règles.

On recommande généralement de ne pas multiplier outre mesure, à intervalles rapprochés, les injections dans le même point du corps. On doit mettre, entre chaque piqûre, un certain intervalle de temps, suivant d'ailleurs les nécessités du traitement.

Pour pratiquer l'injection, on fait un gros pli à la peau avec le pouce et l'index de la main gauche, et à la base de ce pli on enfonce rapidement l'aiguille. Dès que le derme est traversé, — on s'aperçoit de ce fait par la sensation d'une résistance vaincue, on pousse doucement le piston de manière à chasser lentement le liquide dans le tissu cellulaire sous-cutané.

Quand il s'agit de liquides huileux ou irritants, il faut enfoncer l'aiguille seule, non adaptée à la seringue, *perpendiculairement* à la peau, jusqu'à la garde, traversant ainsi la couche cellulo-adipeuse et pénétrant jusqu'aux muscles. Pour les injections mercurielles, on fera bien de se munir d'une aiguille plus longue que les aiguilles ordinaires, de 4 à 5 centimètres de longueur, de façon que le liquide soit injecté très profondément, en plein muscle ; cette longueur de l'aiguille est surtout importante chez les femmes et chez les hommes à pannicules graisseux épais.

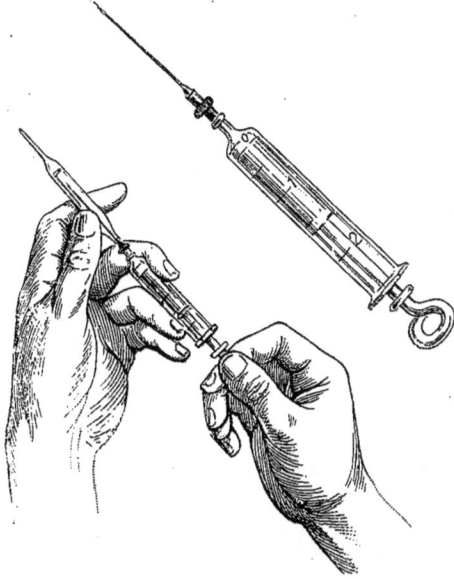

Fig. 150. — Manière de puiser le liquide dans une ampoule. Une main maintient l'ampoule et la seringue, l'autre main tire le piston.

Quand la seringue est vidée, on retire l'aiguille un peu obliquement et d'un seul coup rapide. Il est inutile de recouvrir le point piqué d'une couche de collodion ou d'un pansement ; la petite plaie se referme d'elle-même.

Le liquide injecté détermine sous la peau une petite tuméfaction, une boule qui se dissipe rapidement.

Après chaque injection, on doit laver la seringue avec un peu d'eau bouillie et introduire un fil d'argent dans la lumière de l'aiguille. Après l'injection huileuse, un bon procédé de nettoyage consiste à passer la seringue à l'alcool, puis à l'éther.

L'injection intra-musculaire n'est bien tolérée que dans les régions qui sont pourvues de masses musculaires épaisses et qui ne sont pas traversées de gros vaisseaux ou de troncs nerveux importants. La région fessière supérieure est pour les injections intra-musculaires la plus propice et la plus souvent utilisée.

Sur cette surface importante qui s'étend de la hanche au pli fessier on a préconisé certains points d'élection variables avec les auteurs et qu'il est inutile de retenir.

La précaution essentielle à observer, en effet, en pratiquant l'injection consiste à éviter de porter l'aiguille sur la région d'émergence du sciatique ou dans son voisinage trop immédiat; le point à éviter est bien localisé et facile à déterminer; il est situé sur une ligne allant de l'épine iliaque postéro-inférieure au grand trochanter. M. Louis Camous, à la suite de mensurations méthodiques le place sur cette ligne à 8 ou 8 centimètres et demi de la ligne médiane.

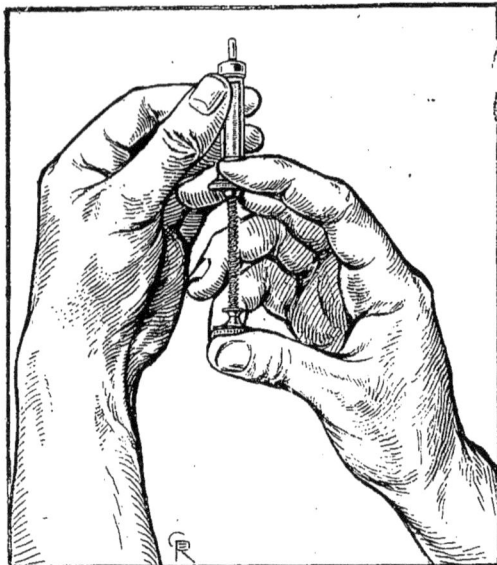

Fig. 151. — Manière d'expulser les bulles d'air contenues dans une seringue; la main gauche maintient la seringue verticale, la main droite pousse le piston.

Dans toute la portion qui s'étend au-dessus de cette ligne et jusqu'à la hanche on peut sans inconvénient piquer en un point quelconque; toute la région est utilisable (fig. 154).

*Accidents.* — Il ne faudrait pas croire que la méthode hypodermique soit absolument sans inconvénients. Si les accidents déterminés par la seringue à injections sont rares, ils ne sont cependant pas exceptionnels; ils ont même été, dans quelques cas, mortels. C'est ainsi qu'on a signalé un cas de mort subite survenue dix minutes après une injection sous-cutanée de morphine. D'autre part, à la suite d'injections de sels de mercure, on a observé assez fréquemment des accidents pulmonaires plus ou moins graves qu'on attribue à des embolies capillaires dues à la pénétration directe du contenu de la seringue dans une veine ; on a même signalé plusieurs cas de mort subite à la suite d'injections de calomel.

Abcès. — En général, les injections sous-cutanées, de solutions aqueuses surtout, sont bien tolérées ; le liquide se résorbe rapidement et les leucocytes arrivent facilement à bout des germes introduits accidentellement, avant que ces microbes aient eu le temps de pulluler et d'infecter l'organisme. Parfois, on voit survenir des accidents infectieux : soit que par sa nature le liquide ait été peu résorbable ou nocif pour le tissu cellulaire, soit que les germes introduits aient présenté une virulence exceptionnelle, soit que les tissus du malade se soient trouvés dans un état d'affaiblissement organique. La présence de cicatrices d'abcès sur les téguments des cuisses ou du ventre d'un malade est considérée comme un indice de morphinomanie ; on trouve souvent de nombreux abcès chez les cancéreux, dont les douleurs sont calmées par l'administration de la morphine. Ces abcès consécutifs aux injections sous-cutanées sont d'ordinaire bénins. Leur formation détermine de la douleur, une zone d'empâtement et de lymphangite

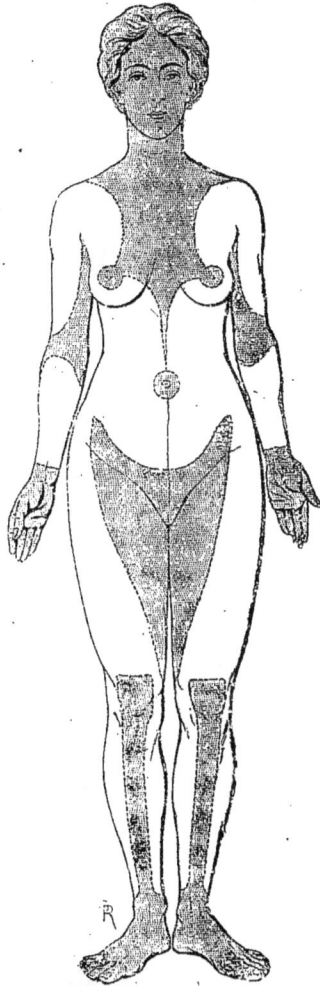

Fig. 152. — *Vue antérieure du corps.*
Les parties ombrées indiquent les régions où on ne doit pas pratiquer d'injections hypodermiques, sauf indications spéciales.

autour du lieu de la piqûre ; une collection se forme ; spontanément ou chirurgicalement, elle est évacuée ; au bout de quelques jours, tout rentre dans l'ordre.

Les infections peuvent cependant acquérir, dans certains cas, une haute gravité. On a cité plusieurs cas d'infections mortelles consécutives à une injection sous-cutanée : un interne, après avoir pratiqué une injection de morphine à un malade atteint d'érysipèle, se sert de la même seringue imparfaitement nettoyée pour pratiquer la même injection à quatre tabétiques : deux jours plus tard, les quatre tabétiques sont frappés à leur tour d'érysipèle grave et trois d'entre eux succombent : deux typhisés, à l'hôpital de la Charité, à Berlin, reçoivent chacun une injection de teinture de musc faite avec la même seringue ; tous les deux succombent à un œdème purulent dont le point d'origine se trouvait à l'endroit de la piqûre[1]. Sans atteindre cette

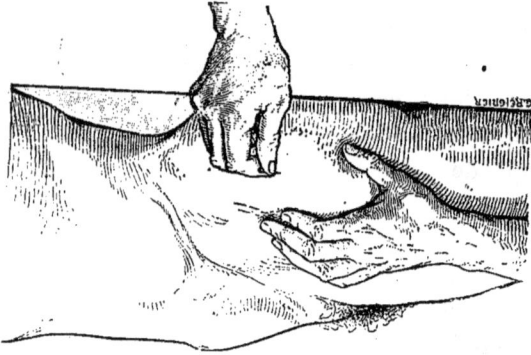

Fig. 153. — *Injections profondes.* L'aiguille enfoncée seule perpendiculairement à la peau. C'est la meilleure technique des injections sous-cutanées.

gravité exceptionnelle, des phlegmons à symptômes généraux menaçants, localement très étendus, ne sont pas rares chez les morphinomanes.

A la suite des injections de sels mercuriels, on voit parfois se produire de petites nodosités du volume d'une noisette. Ce nodule disparaît en général au bout de quelques jours ou de quelques semaines.

ESCARRES. — Quand on fait trop superficiellement une piqûre d'éther ou de solution irritante, on peut voir survenir une plaque noire de sphacèle. Cette escarre ne guérit que très lentement.

DOULEURS. — La douleur provoquée par une injection d'un centimètre cube d'une solution de morphine ou de caféine est d'ordinaire nulle ou minime ; il n'y a pas lieu de s'en préoccuper.

A la suite des injections de substances plus ou moins irritan-

---

1. Nous avons vu nous-même une femme morphinomane faire avec sa seringue une injection d'éther à sa mère mourante d'une infection gangreneuse, puis s'injecter sa morphine à elle-même quelques heures après. Cette femme fut atteinte d'un phlegmon gangreneux auquel elle faillit succomber.

tes, *éther*, sels solubles de *mercure*, la douleur fait rarement défaut. Beaucoup de malades, par exemple, ne peuvent ni se coucher, ni s'asseoir sur le côté où l'injection a été faite et se plaignent même d'irradiations névralgiques le long de la cuisse et de la jambe. Il est sage de prévenir d'avance les malades traités par les injections mercurielles de la possibilité de ces douleurs qui le plus souvent sont passagères, ne persistant généralement pas au delà de la première journée.

Les injections de *quinine* sont quelquefois très douloureuses, de suite après l'opération; puis, la douleur se calme pour persister localement, à un degré supportable, pendant un temps parfois très long.

Quant aux injections de sels insolubles de mercure, elles déterminent fréquemment des douleurs telles qu'elles entraînent pendant quelques jours une véritable impotence. Il y a, du reste, à ce point de vue, des réactions individuelles très différentes, dont on ne saisit pas la cause.

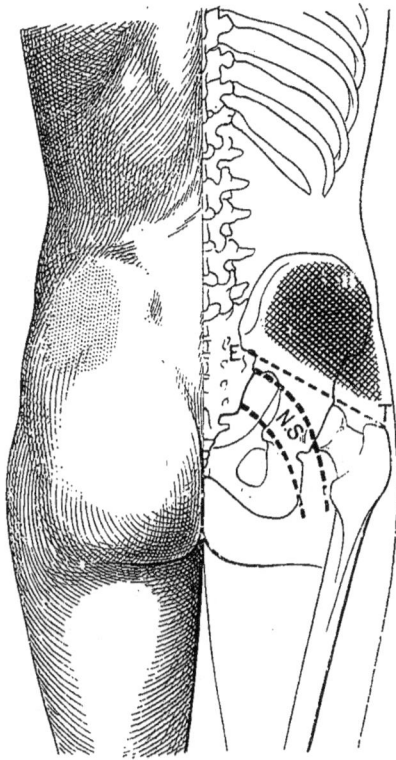

Fig. 154. — La région fessière. La ligne ET représente la ligne au-dessus de laquelle se trouve la zone d'élection pour les piqûres profondes indiquée par des hachures. NS représente la région du sciatique.

RUPTURE DE L'AIGUILLE. — La rupture de l'aiguille dans les téguments est un accident qui peut arriver au cours des injections hypodermiques; cet accident n'a pas grande gravité. Toutes les fois que l'intervention sera possible et facile, on pratiquera l'extraction du fragment d'aiguille: dans le cas contraire, il n'y a pas grand inconvénient à le laisser sous la peau.

*Précautions.* — Les accidents de la méthode hypodermique

sont faciles à éviter et on devrait avoir toujours présentes à l'esprit les précautions à prendre au cours des injections.

La *rupture de l'aiguille* dans les téguments ne se produira pas si on emploie des aiguilles de bonne qualité. A ce point de vue, l'emploi des aiguilles en platine iridié est bien préférable à l'emploi des aiguilles d'acier; les premières sont inaltérables, les secondes, s'oxydant facilement, deviennent rapidement fragiles.

Les *escarres* seront évitées, les *douleurs* atténuées, si on choisit une région du corps pauvre en filets nerveux, riche en tissu cellulaire, et si on enfonce profondément l'aiguille.

Les *précautions contre l'embolie* sont faciles. On se garantira contre ces accidents si on a soin d'enfoncer d'abord l'aiguille séparée de la seringue et de n'y adapter la seringue que si aucun écoulement de sang ne se produit. Généralement, si l'aiguille pénètre dans une veine, quelques gouttes de sang viennent sourdre au niveau de l'ajutage, il faut alors la retirer et ponctionner ailleurs. De Lavarenne conseillait, après avoir enfoncé l'aiguille, d'aspirer avec la seringue; si la pointe de l'aiguille est dans un vaisseau, du sang apparaîtra dans le corps de pompe; si rien ne vient, on peut injecter sans crainte. Il peut être nécessaire parfois de faire plusieurs aspirations, avant de voir sourdre le sang. Ces précautions sont de mise surtout pour les injections huileuses ou les injections de sels mercuriels.

Les *accidents infectieux* ne se produiront pas si on prend des *précautions d'asepsie*. A moins que la peau du malade soit particulièrement malpropre, le danger d'infection, par les germes qu'entraînerait l'aiguille traversant les téguments, paraît assez aléatoire. Il n'est donc pas toujours indispensable de laver la peau du malade ou de la badigeonner de teinture d'iode avant de pratiquer une injection sous-cutanée; mais c'est une précaution recommandable. De même il n'est pas indispensable que l'opérateur se lave les mains. On ne doit toucher l'aiguille que par son ajutage qui ne pénètre pas le tégument. Les précautions indispensables sont : la désinfection rigoureuse de la seringue et de son aiguille et l'emploi de solutions aseptiques.

## INJECTIONS SOUS-CUTANÉES DE SOLUTIONS SALINES

Certains auteurs dénomment sérothérapie artificielle, lavage du

sang, hématocatharsie, *l'injection sous-cutanée ou intra-veineuse*
de solutions salines.

**Solutions.** — La solution saline la plus employée répond à la
formule suivante :

| | |
|---|---|
| Chlorure de sodium. . . . . . . . . | $7^{gr},5o$ |
| Eau distillée stérilisée. . . . . . . . | 1 000 grammes |

Au moment d'être utilisé ce liquide devra être porté à une
température de 3o à 38°.

**Appareils nécessaires.** — On a construit un nombre considérable
d'appareils destinés aux ectio inj ns
hypodermiques de sérum ; beaucoup de ces appareils sont très
bons.

La seringue de Roux, l'appareil
de Potain peuvent être utilisés.

Le meilleur appareil sera constitué par un bock ou un entonnoir
de verre, un tube de caoutchouc,
une aiguille fine. Dans ce cas
l'injection sera pratiquée sans
autre pression que la pression
résultant d'une différence de niveau, en élevant le réservoir à
1 mètre ou $1^m,5o$ du plan du lit.
Le poids de la colonne d'eau suffit
pour refouler le liquide dans le
tissu cellulaire sous-cutané.

Un bon appareil est l'appareil
de Hallion et Carrion. Il comprend
les pièces suivantes : 1° une ampoule de verre disposée de manière
à être aisément suspendue à une
hauteur convenable ; 2° un tube
de caoutchouc de 2 mètres de long,
adapté à une effilure inférieure de
cette ampoule ; 3° une aiguille de

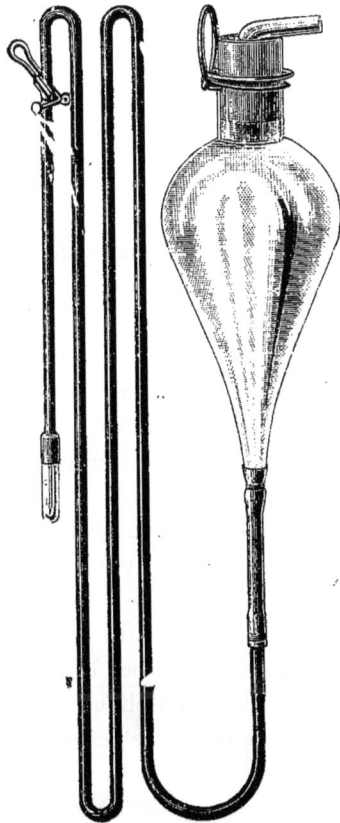

Fig. 155. — Appareil Hallion et Carrion. Cet appareil est applicable à
l'injection intra-veineuse de sérum ;
seule l'aiguille varie.

platine terminant le tube de caoutchouc et stérilisée dans un **tube** à essai ; 4° une pince à vis placée sur le tuyau et permettant d'en faire varier à volonté le débit. L'ampoule est fermée en haut par un « bouchon-robinet » ; le bouchon est constitué par un bouchon de caoutchouc dont la tubulure centrale reçoit un tube de verre coudé, capable de pivoter sur son axe. En lui faisant exécuter ce mouvement de pivot, on peut à volonté intercepter ou établir une communication entre le contenu de l'ampoule et l'air extérieur. Le tube de verre contient une bourre d'ouate destinée à filtrer l'air. Au moyen du bouchon-robinet, on peut, sans risques de contamination, fractionner le contenu de l'appareil en plusieurs injections successives. Pour que le liquide s'écoule de l'ampoule de verre, on suspend d'habitude l'appareil à la hauteur déterminée, mais on pourrait également adopter une poire de caoutchouc au tube du bouchon-robinet et injecter le liquide par insufflation.

*Régions à choisir.* — Dans quelle région devra-t-on faire l'injection hypodermique de sérum ? Il suffit que le lieu d'élection réponde à certaines indications, telles que abondance de tissu cellulaire sous-cutané, accès facile pour l'opérateur.

Toutefois, on choisit de préférence, soit la région trochantérienne et la face antéro-externe de la cuisse, soit la paroi abdominale et la partie latérale du tronc, ou enfin la face interne du creux axillaire. Dans toutes ces zones le tissu cellulaire sous-jacent est particulièrement abondant.

*Précautions à prendre.* — Le malade est couché. La région de son corps choisie pour l'injection est lavée à l'eau chaude et au savon, puis à l'alcool, ou simplement badigeonnée de teinture d'iode.

La solution saline stérilisée est versée dans le bock stérilisé ; le liquide coule par l'aiguille de manière à chasser l'air ; on pince le tube de caoutchouc entre les doigts ou entre le mors d'un instrument apte à cet usage. Le bock est élevé au point voulu.

*Manuel opératoire.* — L'opérateur, tenant de la main gauche un pli de peau entre le pouce et l'index, de la main droite enfonce profondément sous la peau l'aiguille fixée au tube en caoutchouc. Le liquide s'écoule dans le tissu cellulaire et ne tarde pas à former une tuméfaction manifeste, « une boule ». On laisse ainsi les choses en état pendant que le liquide s'écoule lentement ; on peut pendant ce temps placer sur la région des compresses chaudes.

Lorsque la quantité fixée a pénétré dans le tissu cellulaire, on arrrête l'opération en pinçant le tube de caoutchouc et en tirant obliquement l'aiguille. L'orifice d'entrée et de sortie de l'aiguille s'oblitère spontanément, sans qu'il soit nécessaire de le couvrir de collodion.

*Accidents.* — Cette petite opération fort simple en elle-même ne s'accompagne jamais d'accidents si elle est faite avec une rigueur scientifique suffisante. Les *accidents infectieux* qui peuvent survenir sont dus à l'oubli des précautions aseptiques.

# INJECTIONS SOUS-CUTANÉES D'EAU DE MER

Des recherches expérimentales et cliniques de Quinton et de ses collaborateurs, il ressort que l'eau de mer, rendue isotonique par addition d'eau en proportion voulue, paraît être un des meilleurs sérums artificiels connus, sinon le meilleur de tous. La composition minérale de l'eau de mer isotonique, dite Plasma de Quinton, est très complexe et remarquablement pareille à celle du plasma sanguin normal. Ce qui paraît certain — des expériences de Hallion l'ont vérifié — c'est que ce liquide est incomparablement mieux supporté par les animaux que le sérum artificiel simple, et à des doses énormes.

L'eau de mer, préparée pour les injections, doit réaliser certaines conditions très importantes, sur lesquelles Quinton a insisté : il faut qu'elle ait été captée à une grande distance des côtes, en plein Océan et récemment ; il faut qu'après avoir été aussi ramenée au point de congélation du sérum sanguin, elle soit stérilisée non par un chauffage à l'autoclave, qui détruirait certaines de ses qualités, mais par filtration aseptique sur porcelaine. Il convient d'être assuré que toutes ces conditions, assez délicates, ont été remplies.

On se procure le « Plasma de Quinton » en ampoules de 10, 3o, 5o, 100, 200, 3oo et 5oo centimètres cubes.

Les deux premières de ces doses, étant minimes, ne sont guère employées que chez les nourrissons ; on les injecte à la seringue de Roux. Pour les doses plus fortes, on utilise de préférence un tube injecteur.

INDICATIONS. — L'eau de mer isotonique remplit tout d'abord les indications connues des sérums artificiels isotoniques de composition plus simple, telle que la solution chlorurée dite physiologique ; elle offre l'avantage d'une innocuité plus complète, avantage qui est très appréciable quand on injecte des doses massives, après les hémorragies, par exemple. D'une façon générale, c'est un tonique d'une grande puissance. A ce titre, on l'emploie dans la tuberculose pulmonaire ; on lui doit d'excellents résultats contre les tuberculoses osseuses et cutanées. On l'applique utilement chez les anémiques, les neurasthéniques. Dans ces divers cas, on commence par les injections de 50 centimètres cubes, à trois jours d'intervalle, et l'on passe ensuite à 100 centimètres cubes, qui est la dose généralement préférable ; si l'effet est insuffisant, on va jusqu'à 200 centimètres cubes. Le traitement consiste en une série d'au moins 12 ou 15 piqûres, séparées par des intervalles de 3 à 4 jours.

On procède de même dans les cas d'entérite de l'adulte (soit avec diarrhée ou constipation, avec ou sans muco-membranes) ; en général, la constipation cède après 6 à 8 injections sans qu'on soit obligé de changer de régime.

Dans la gastro-entérite des nouveau-nés, dans l'athrepsie, les doses doivent être de 30 centimètres cubes pour les sujets de 4 à 10 kilogrammes, avec répétition des injections tous les 3 jours, sauf dans les cas très graves où l'enfant doit être injecté tous les 2 jours ou même tous les jours.

# INJECTIONS INTRA-VEINEUSES

La voie intra-veineuse est la voie de choix, quand on veut faire agir rapidement un agent médicamenteux sur l'organisme. C'est une méthode un peu délicate mais nullement dangereuse.

*Choix de la veine.* — Toutes les veines sous-cutanées sont bonnes à la condition qu'elles soient facilement accessibles et qu'elles aient un volume suffisant. Les plus visibles ne sont pas toujours les meilleures : les débutants sont ordinairement tentés de faire l'injection dans les veines sous-dermiques, très superficielles, dont la teinte bleue attire le regard et dans lesquelles il semble impossible de ne pas pénétrer aisément. Ces veinules sont en général très grêles, l'aiguille passe à côté d'elles ou les transperce, et l'on risque de faire l'injection immédiatement sous le derme, en partie dans son épaisseur : il en résulte une escarre cutanée, dont les dimensions peuvent atteindre celle d'une pièce d'un franc et qui met huit ou quinze jours à guérir. Il faut choisir les veines les plus saillantes par la compression du membre.

Au membre inférieur on peut choisir la saphène interne. Au membre supérieur on n'a parfois que l'embarras du choix entre les veines du dos de la main, des parties latérales de l'avant-bras, du pli du coude ou de la partie inférieure du bras : en général, c'est à l'une des veines du pli du coude que l'on fait l'injection, parce qu'elles sont bien apparentes, assez volumineuses et peu mobiles lorsque le bras est dans l'extension complète ; la médiane céphalique est indiquée pour les mêmes raisons qui la font préférer dans la saignée.

*Principales indications.* — Injections de sels de quinine contre la malaria pernicieuse, de sels mercuriels ou arsenicaux contre les accidents graves de la syphilis, de sérum artificiel dans les hémorragies abondantes, de collargol dans les infections sanguines, de sérum antidiphtérique contre les diphtéries malignes, telles sont les principales indications des injections intra-veineuses dont l'usage se répand de plus en plus.

*Objets nécessaires.* — On emploiera une seringue graduée aisément stérilisable. La seringue de Luër avec piston et corps de pompe en verre est la meilleure, il est bon de la munir d'un curseur qui maintienne le piston et l'empêche de glisser facilement hors du corps de la pompe.

L'*aiguille* doit être en platine iridié pour pouvoir être aisément flambée. Renault conseille de prendre des aiguilles *très courtes, très fines* (5-10 de millimètre) et à *biseau très court* de façon que leur pointe ne soit pas assez longue pour toucher la paroi postérieure de la veine lorsque l'orifice de l'aiguille arrive au centre du vaisseau.

*Technique de l'injection intra-veineuse.* — Le malade doit être assis ou couché, le dos et la tête reposant sur des oreillers.

Le chirurgien choisit le bras dont les veines ont le plus de volume ou lui paraissent plus propices, de préférence le bras gauche. Il faut que le membre supérieur soit dans une position qui assure une immobilité suffisante, appuyé sur une table, sur les genoux de l'opérateur, par exemple, ou étendu sur le lit, toujours dans l'extension complète, de façon à diminuer la mobilité des veines sur les plans sous-jacents. Pour rendre les veines saillantes, il faut arrêter la circulation veineuse au-dessus du lieu de la blessure, tout en permettant au sang artériel d'arriver à l'avant-bras. Dans ce but, on applique, à quatre ou cinq tra-

vers de doigt du point que l'on veut piquer, un bandage circulaire, comme pour la saignée.

Le médecin s'asseoit en face du malade ou à côté de son lit :
il a besoin, en effet, d'une très grande stabilité, surtout lorsque
la veine étant très petite l'opération nécessite une très grande
précision et une grande sûreté des mouvements. Il aspire dans
la seringue la quantité de liquide qu'il désire injecter, la vide

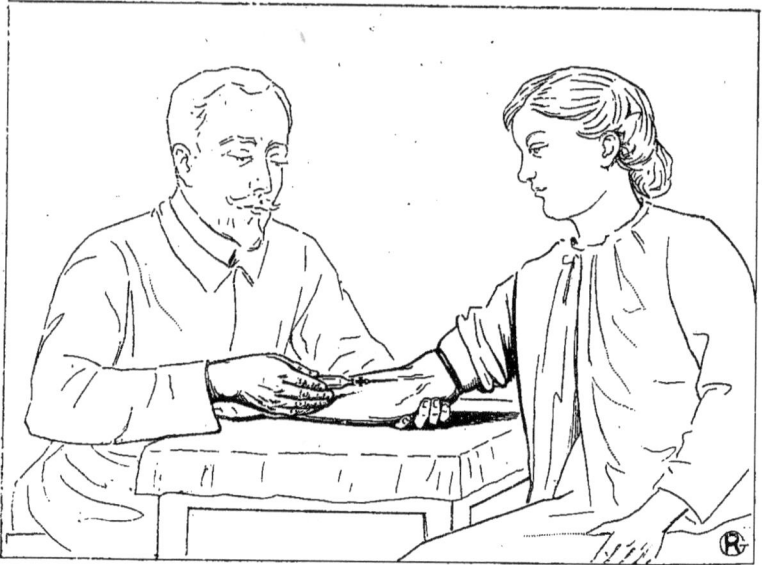

Fig. 156. — Technique de l'injection intra-veineuse.

d'air autant que possible (surtout pour la notation exacte du
volume restant de liquide), ajuste l'aiguille, la flambe, fait sourdre
une ou deux gouttes pour s'assurer à nouveau de sa perméabilité.
Puis il lave la région du pli du coude avec eau chaude, savon,
alcool ou plus simplement il passe un peu de teinture d'iode qu'il
enlève ensuite avec un tampon imbibé d'alcool.

Le chirurgien choisit la veine qui lui paraît la plus saillante, la
plus volumineuse, la plus tendue, saisit l'avant-bras dans sa main
gauche, les quatre derniers doigts en arrière, le pouce en avant,
de façon à immobiliser le membre dans sa totalité et la peau de
la région antérieure de l'avant-bras en particulier. La main
droite prend la seringue comme un porte-plume, dirige l'aiguille
obliquement sous un angle de 40 à 50° avec l'axe de la veine et

la fait pénétrer *lentement sans à-coup ni brusquerie* : si on l'introduit d'un coup sec et rapide, comme on le fait souvent pour les injections hypodermiques, on a neuf chances sur dix de passer à côté de la veine ou de la transpercer : en faisant progresser l'aiguille doucement, on la maintient toujours dans la direction voulue et on apprécie aisément le chemin parcouru. Lorsqu'on a traversé la peau et la paroi veineuse antérieure, on a la sensation, souvent très nette, que l'extrémité de l'aiguille est libre dans la cavité de la veine; on la fait pénétrer alors un peu plus avant dans l'axe du vaisseau pour que son extrémité n'en sorte pas lorsqu'on enlèvera la bande qui comprime le bras et fait gonfler la veine. *Il faut alors s'assurer que l'aiguille est bien dans la lumière du vaisseau* et non dans sa paroi ou le tissu cellulaire : on maintient la seringue de la main gauche pendant que la droite retire doucement le piston ; si l'aspiration ne fait entrer dans le corps de pompe que de fines bulles d'air (venant de l'embase de l'aiguille), c'est que l'aiguille est dans le tissu cellulaire ; il faut la retirer et recommencer la petite opération ; s'il vient du sang en très petite quantité mélangé d'air, c'est que l'aiguille est dans l'épaisseur des parois veineuses soit dans l'antérieure, soit plus souvent, dans la postérieure : il faut encore la retirer ; lorsque l'extrémité de l'aiguille est bien libre dans la lumière du vaisseau, l'aspiration fait sourdre aisément dans le corps de pompe un filet de sang qui se mélange au liquide (Renault).

A ce moment on maintient la seringue de la main droite, pendant que la *main gauche détache la bande complètement*; la veine s'affaisse, mais si le malade n'a fait aucun mouvement et si l'opérateur a bien fixé la seringue, l'aiguille est restée en bonne place.

La main gauche va prendre le corps de pompe et jusqu'à la fin de l'injection le maintiendra solidement fixé, pour éviter tout déplacement de l'aiguille : pour arriver facilement à ce résultat, le moyen le meilleur consiste à tenir le corps de pompe entre le pouce et l'index et à prendre en avant un point d'appui avec les trois autres doigts sur la face antérieure de l'avant-bras. La main droite fait doucement progresser le piston en lui imprimant, s'il glisse mal, de légers mouvements de rotation à droite et à gauche.

Le liquide est au fur et à mesure entraîné dans le courant

sanguin sans qu'il se produise *aucun gonflement* au point d'injection. Si l'on voit une petite bosselure se produire dès l'injection des premières gouttes, on peut être assuré que l'aiguille n'est pas dans la veine mais dans le tissu cellulaire : il faut la retirer.

L'injection terminée, on retire rapidement et d'un seul coup l'aiguille, on fait une légère compression de quelques instants sur le point piqué, et on le badigeonne d'une couche de teinture d'iode. Un pansement n'est pas nécessaire.

*
* *

*Injections intra-veineuses de solutions salines.* — La technique des injections intra-veineuses se trouve un peu modifiée quand il s'agit d'injecter une quantité considérable d'une solution saline.

Nous avons vu la technique des injections sous-cutanées de solutions salines. Les injections intra-veineuses de sérum artificiel doivent être réservées pour les cas d'extrême urgence, quand il faut agir vite, par exemple dans les cas d'anémie suraiguë, de syncope, quand il faut relever brusquement et à tout prix la pression sanguine.

INDICATIONS. — Les indications principales des injections salines intra-veineuses sont :

1° Le traitement de l'*algidité et du collapsus cholériques* ;

2° Le traitement de l'*anémie aiguë post-hémorragique.*

La solution que l'on injectera sera la même que pour l'injection sous-cutanée. On se rappellera qu'il est facile de la préparer soi-même extemporanément : deux cuillerées à café de sel fin dans un litre d'eau filtrée sur du coton, puis bouillie, donneront un sérum suffisant.

APPAREILS NÉCESSAIRES. — Au lieu de la seringue on se sert d'ampoules de contenance variable munies d'un long tube de caoutchouc, en fixant le récipient plus ou moins haut au-dessus du plan du lit on détermine une pression plus ou moins grande au niveau de l'aiguille et un écoulement de liquide plus ou moins rapide. Une pince placée sur le tube de caoutchouc arrête l'écoulement du sérum.

L'aiguille est introduite dans la veine, et quand l'issue du sang montre qu'elle est en bonne place, on y adapte le tube de caoutchouc, on enlève la bande compressive du bras, la pince qui ferme le tube et on laisse couler lentement le liquide qui devra être à la température de 38°.

DÉNUDATION DE LA VEINE. — Les personnes peu exercées peuvent à la rigueur recourir au procédé de dénudation de la veine, procédé de nécessité, quand les veines sont peu apparentes, cachées dans le tissu cellulaire ; le procédé comprend plusieurs temps :

a. *Dissection et mise à nu de la veine.*
b. *Ouverture de la veine.*
c. *Pénétration de l'aiguille dans la veine.*

Après avoir, au besoin, anesthésié la région par l'injection de quelques gouttes de stovaïne ou une pulvérisation au chlorure d'éthyle, on incise la peau parallèlement à la veine, pendant qu'un aide exerce une constriction à la partie moyenne du bras de manière à faire saillir le vaisseau.

La dissection de la veine se fera comme à l'amphithéâtre.

Il faut faire l'incision un peu en dehors ou en dedans de la veine, on aura ainsi une occlusion naturelle du vaisseau, lorsqu'on procédera au pansement, les plaies tégumentaires et les plaies des vaisseaux ne se trouvant pas en face l'une de l'autre. L'incision tégumentaire, de 2 à 3 centimètres de long, sera toujours parallèle au vaisseau, on en pourra ainsi découvrir un plus long segment, ce qui sera utile si on multiplie les injections.

La veine étant découverte, on la dénude, on passe sous elle une sonde cannelée ou un fil à ligature. Soulevant la veine avec le fil, on fait au vaisseau une petite incision transversale avec le ci-

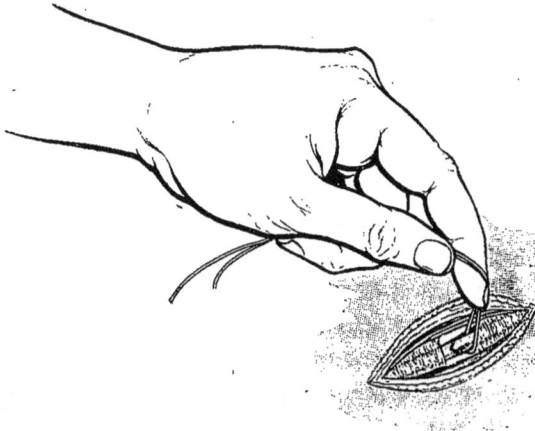

Fig. 157. — Manière de soulever la veine avec un fil passé au-dessous du vaisseau. La paroi antérieure de la veine a été sectionnée en V.

seau ou le bistouri ; on a ainsi une petite oreille dont la base adhérente est située du côté de la racine du membre. Puis on introduit rapidement l'aiguille dans la veine ainsi ouverte en allant de la périphérie au centre. On appuie le doigt sur la veine, de manière à fixer l'aiguille et à la maintenir dans l'axe du vaisseau. Le récipient est maintenu à 75 centimètres ou 1ᵐ,5o au-dessus du plan du lit. L'injection étant terminée (elle ne devra jamais dépasser deux litres en une seule séance), on retirera l'aiguille et on appliquera un pansement aseptique compressif.

Deux cas se présentent : ou l'on compte renouveler l'injection, ou l'on ne renouvellera pas l'injection. Dans le premier cas, on rapproche simplement les lèvres de la plaie et on la recouvre d'un pansement aseptique, elle ne se cicatrisera que lentement, et le soir ou le lendemain même on pourra facilement introduire à nouveau le trocart dans la veine en ayant soin de la faire pénétrer plus profondément que la première fois, ou bien on pourra ouvrir un point plus élevé de la veine. Dans le second cas, on peut lier la veine ouverte et faire un point de suture sur la peau.

Accidents et complications. — Les accidents sont peu fréquents, ils consistent en la section possible d'un filet nerveux, la section complète du vaisseau, accidents peu graves. Si la vitesse d'injection est trop grande, le malade pourra avoir de la dyspnée, de l'angoisse ; il suffira dans ce cas de ralentir ou d'arrêter pour un temps l'écoulement du sérum.

Un accident à éviter consiste en la pénétration dans la circulation d'une bulle d'air et par suite la formation d'une embolie gazeuse. Il sera facile de l'éviter en purgeant avec soin tout l'appareil d'air et en faisant même pénétrer l'aiguille de la canule dans la veine sans arrêter l'écoulement du liquide.

# CHAPITRE XVI

## SOINS A DONNER EN CAS DE SYNCOPE

La syncope est une perte subite et momentanée du sentiment et du mouvement avec cessation plus ou moins complète de l'action du cœur et des poumons. La respiration semble arrêtée, le pouls est absent, ou à peine perceptible ; à l'auscultation du cœur, il est rare qu'il y ait un silence absolu, on perçoit comme des bruits lointains et mal frappés qui prouvent la persistance d'un certain degré de contraction du myocarde. La face est pâle, décolorée, de même que les téguments : les lèvres sont blanches ; les extrémités froides et la sueur perle sur le front et les tempes. La syncope peut durer quelques secondes où le malade est sans connaissance, puis le visage prend une légère coloration rosée, le cœur bat faiblement, et lorsqu'il s'agit d'un sujet sain, le malade revient à lui; il semble sortir d'un profond sommeil.

Dans certains cas, la syncope peut *se répéter* un certain nombre de fois, il en résulte un véritable état de *mal syncopal.*

La *lipothymie* est la syncope atténuée, constituée par un malaise indéfinissable, des bâillements, des nausées, des vertiges, de l'obscurcissement de la vue, des tintements d'oreille, etc. Le pouls, quoique petit et ralenti, est perceptible à la radiale, la perte de connaissance n'est pas complète.

*Etiologie.* — La syncope sine materia ne se produit pas distinctement chez tout le monde ; elle survient chez les prédisposés : elle est l'apanage des individus nerveux. Elle peut être provoquée par les causes les plus diverses et souvent les plus minimes : la simple vue d'un animal (serpent, crapaud, araignée), le spectacle ou même le seul récit d'une opération, la vue du sang, les cris d'un malade peuvent l'occasionner.

Des syncopes se produisent assez fréquemment dans les réunions publiques ou mondaines. Les malaises bien connus, auxquels peut s'appliquer la dénomination de *mal de théâtre*, surviennent principalement chez les femmes et dans des conditions identiques : la chaleur excessive de la salle, les repas rapides et plantureux qui précèdent souvent le spectacle, les vêtements fortement serrés en sont la cause.

Toutes les syncopes consécutives à ces diverses causes sont le plus souvent des accidents peu importants, elles ne durent que quelques instants. Il n'en est pas de même des syncopes survenant dans le cours des diverses affections pathologiques ou consécutives à une hémorragie ou à une intoxication.

*Traitement.* — En présence d'une syncope, il y a une indication vitale, c'est de ne pas laisser la syncope se prolonger.

On transportera le malade devant une fenêtre ouverte ou au grand air, on le couchera *à plat,* la tête plus basse que les épaules.

Il est prudent d'écarter tout importun, de renvoyer les curieux attroupés ou les amis trop empressés, ne gardant près de soi que trois personnes au plus qui pourront se rendre utiles plutôt en aidant à dégrafer les vêtements et à chercher ce dont on pourrait avoir besoin, qu'en s'occupant directement du malade.

Dénouez les vêtements, non seulement la cravate et le col de chemise ou de corsage, mais la ceinture du pantalon ou de la robe, les jarretières et même les chaussures ; chez les femmes, il faut enlever immédiatement le corset.

Sous l'influence de l'air frais, à la suite de l'inhalation d'ammoniaque ou de sels anglais, il est rare que le malade ne revienne pas à lui quand il s'agit d'une lypothymie. Si la syncope se prolonge, il convient, pour réveiller les contractions cardiaques, d'agir en excitant les divers modes des sensibilités spéciale et générale. On pratiquera des frictions sur le corps, des flagellations de la face à la main ou à la serviette mouillée (sans occasionner de contusion, ni d'ecchymose au malade). On mettra des sinapismes aux jambes, aux poignets, sans négliger de les enlever après la cessation de la syncope ; on appliquera des boules, des briques chaudes, aux extrémités en ayant soin de vérifier qu'elles n'occasionnent pas de brûlure. On appliquera sur la région précordiale des compresses trempées dans de l'eau très chaude, fréquemment renouvelées.

Pour agir sur la sensibilité spéciale, on fera respirer des sels anglais, de l'ammoniaque ; on introduira dans les narines une barbe de plume ou un stylet de papier roulé. On pratiquera des injections de caféine ou cinq injections d'un centimètre cube de la solution d'huile camphrée au 1/10, ou bien, et c'est là le médicament le plus actif, deux, trois seringues de Pravaz d'éther sulfurique. Dans les cas graves on pratiquera les *tractions rythmées de la langue,* ou même la *respiration artificielle,* voir p. 255.

Quand les mouvements respiratoires et le pouls auront reparu, faites boire au malade quelques gouttes d'un *cordial* ou d'un stimulant quelconque, eau-de-vie, vin chaud, champagne, teinture de cannelle ou teinture de musc dans un peu de vin. *Il ne faut pas* essayer de faire boire le malade avant que la respiration ait repris ; en effet, la sensibilité laryngée étant abolie, le liquide ainsi introduit pourrait s'engager dans les bronches et déterminer ultérieurement des accidents graves.

Une fois la syncope disparue et tout danger de rechute conjuré, couchez le malade dans un lit bien chaud et donnez à boire des boissons alcooliques chaudes (grog, vin chaud, etc.). On s'informera alors brièvement de la cause de la syncope et on conseillera de faire appeler sans retard le médecin habituel qui prescrira pour l'avenir, afin d'éviter les rechutes, un traitement en conséquence.

*
* *

Les syncopes survenant *au cours des affections pathologiques* sont généralement beaucoup plus graves surtout quand il s'agit d'affections vasculaires, principalement dans les cas de *pouls lent permanent,* symptôme d'une dégénérescence du cœur. Dans les cas heureux, la position horizontale, les stimulants, éther, caféine, pourront la faire cesser.

Les syncopes qui accompagnent *l'angine de poitrine* sont le plus souvent mortelles. Le traitement consistera en inhalations de nitrite d'amyle.

Les syncopes peuvent se produire dans les affections thoraciques, dans les *pleurésies abondantes*, à l'occasion d'un mouvement, d'une évacuation de liquide trop rapide ou trop complète; dans les *pleurésies avec grosse matité* « vous devez craindre, dit Trousseau, la syncope, n'attendez pas la syncope pour faire la thoracentèse ». Si elle survient, la mort peut être foudroyante. Dans les syncopes dues aux pleurésies il ne faut pas désarmer; on pratiquera au plus tôt une ponction évacuatrice, puis on mettra en œuvre tous les moyens, injections, respiration artificielle, etc. La même thérapeutique s'impose dans les syncopes consécutives aux *péricardites* avec épanchement.

La syncope survient aussi dans le cours de la diphtérie, de la fièvre typhoïde. Elle doit être traitée préventivement par des injections de caféine et de sérum, aussitôt que l'état du pouls la fait craindre.

Dans la *fièvre typhoïde*, elle peut être provoquée par une abondante *hémorragie intestinale*, elle est alors en général mortelle. Il en est ainsi lorsqu'elle est due à une rupture d'une *grossesse extra-utérine* avec une inondation péritonéale; seule l'opération ou l'arrêt de l'hémorragie par un procédé quelconque sont capables de sauver le malade.

Dans les pays chauds et dans les pays à malaria, les médecins assistaient autrefois à des syncopes souvent mortelles et dues à des accès de *fièvres pernicieuses* (à forme syncopale). Dans ce cas si l'on arrive à temps, il convient de pratiquer immédiatement une injection d'un sel de quinine sans oublier de mettre en œuvre tous les moyens indiqués plus haut.

## SOINS A DONNER AUX ASPHYXIÉS

L'asphyxie est la mort apparente par manque d'air respirable.

Ce manque d'air respirable peut être dû: ou bien à un *obstacle à l'entrée* de l'air dans les poumons, ou bien à ce que l'air inspiré est *impropre* à la respiration, est vicié.

Les asphyxiés par *obstacle à l'entrée de l'air* sont les noyés, les pendus, sans parler des personnes qui ont fait pénétrer un corps étranger dans leur larynx.

Les asphyxiés par l'*air vicié* sont les personnes qui se trouvent dans un milieu dont l'air est irrespirable.

Les personnes asphyxiées ne sont souvent que dans un état de *mort apparente.* La couleur rouge, violette ou noire du visage, le froid du corps, la raideur des membres ne sont pas des signes certains de mort. On doit, à moins que la putréfaction ne soit évidente, administrer des secours à tout individu noyé ou asphyxié, même après un séjour prolongé dans l'eau ou dans le lieu où il a été asphyxié. Les secours doivent être continués pendant très longtemps : on a vu des asphyxiés revenir à la vie après des heures de soins continus. Les secours doivent être administrés avec activité, mais sans affolement et sans précipitation.

On éloignera toutes les personnes inutiles, 3 ou 4 personnes sont utiles, plus seraient nuisibles.

*Soins à donner aux pendus.* — Le temps pendant lequel on peut rappeler à la vie un pendu est assez variable : cinq à dix minutes suivant certains auteurs, beaucoup plus de temps suivant d'autres. Le relâchement des sphincters, l'émission d'urine ou de matières fécales, indiquent une asphyxie avancée.

Il faut tout d'abord couper le lien qui entoure le cou, et descendre le corps en le soutenant de manière qu'il n'éprouve aucune secousse. Tout cela doit être fait sans délai et sans attendre l'arrivée de l'autorité de police. On enlèvera ensuite ou on desserrera le col, la cravate, la ceinture du pantalon, les cordons de jupes, le corset, en un mot toute pièce de vêtement qui pourrait gêner la circulation. On placera le corps, mais sans lui faire éprouver de secousses, selon que les circonstances le permettront, sur un lit, sur un matelas, sur de la paille, etc., de manière cependant qu'il y soit commodément et que la tête ainsi que la poitrine soient plus élevées que le reste du corps.

Si la suspension a eu lieu depuis *peu de minutes,* il suffit quelquefois, pour rappeler à la vie le malade, d'appliquer sur le front et sur la tête des linges trempés dans l'eau froide et de faire en même temps des frictions aux extrémités inférieures. Dans tous les cas et dès le commencement, il faut exercer sur la poitrine et le ventre des *pressions intermittentes* comme on le fait chez les noyés; afin de provoquer les mouvements de la respiration. Les manœuvres de *respiration artificielle* contituent la partie la plus importante du traitement. On ne négligera pas non plus de *frictionner* l'asphyxié avec des flanelles et des brosses, surtout à la plante des pieds et dans le creux de la main.

Dès le début aussi on appliquera des sinapismes et on fera une ou plusieurs piqûres d'éther.

Dès que le sujet peut avaler, on lui fait prendre, par petites quantités, de l'eau tiède additionnée d'un peu d'eau de mélisse, d'eau de Cologne, de vin ou d'eau-de-vie.

*Soins à donner aux noyés.* — On réussit parfois à rappeler des noyés à la vie après plusieurs heures de manœuvres et de soins persistants.

Dès que le noyé est retiré de l'eau, on ne doit le coucher ni sur le dos, ni sur le ventre, mais sur le côté, de préférence *sur le côté droit*. On incline légèrement la tête en la soutenant par le front : on écarte doucement les mâchoires et l'on facilite ainsi la sortie de l'eau qui pourrait s'être introduite par la bouche et par les narines.

On débarrassera rapidement le noyé des vêtements mouillés, de tout lien qui le serre. On commencera immédiatement les tentatives pour rétablir la respiration. On nettoiera la bouche et le nez des impuretés qui s'y trouvent. On tirera la langue hors de la bouche et on la maintiendra ainsi avec un mouchoir ou en attachant la pointe avec une cordelette.

Pour provoquer des mouvements respiratoires spontanés, on pourra titiller l'orifice des narines avec une barbe de plume, frictionner avec ardeur la poitrine ou battre le visage avec un linge mouillé. Il sera plus pratique de commencer de suite la *respiration artificielle,* qui a pour but de dilater et de comprimer alternativement la cage thoracique, afin de permettre à l'air de pénétrer dans les poumons.

La meilleure méthode de respiration artificielle est la méthode de Sylvester (voir respiration artificielle, p. 255). Les mouvements de la respiration artificielle doivent s'exécuter quinze fois environ à la minute et se répéter avec persistance jusqu'à ce qu'on aperçoive un *commencement* de mouvements spontanés.

Ces mouvements *spontanés* s'annoncent par un changement brusque de coloration du visage qui de pâle devient plus rouge.

La méthode de Laborde consiste à faire des *tractions rythmées de la langue* saisie entre deux doigts avec un mouchoir ou avec une pince (voir p. 254). Le mouvement est répété longtemps d'une façon rythmée et suscite la respiration spontanée par l'exci tation des nerfs laryngés. Il est très avantageux de joindre aux manœuvres de Sylvester les tractions de Laborde. Ces deux méthodes se combinent heureusement et obtiennent un résultat utile plus rapide.

En même temps qu'on pratique les mouvements de respiration artificielle, un aide peut pratiquer une injection hypodermique d'éther, de caféine ou d'huile camphrée.

Lorsque les mouvements respiratoires se seront produits on cessera les manœuvres de respiration artificielle et on commencera de rétablir la circulation du sang et la chaleur animale. Pour cela on enveloppera le malade de couvertures chaudes et sous ces couvertures on frictionnera énergiquement les membres de bas en haut. Si l'on manque de couvertures on empruntera des vêtements chauds et les frictions se feront au-dessus des vêtements.

A ce moment, on couchera si possible le malade dans un lit chauffé de cruchons placés sous les aisselles, entre les cuisses et la plante des pieds (se méfier des brûlures faciles de la peau).

Quand le malade pourra avaler, on lui donnera à boire par *cuillerées à café* des boissons chaudes : eau chaude, thé, café, grog, vin chaud, etc.

*Soins à donner en cas d'intoxication par le gaz d'éclairage.* — L'asphyxie par le gaz d'éclairage se produit le plus souvent pendant la nuit, par suite d'une mauvaise fermeture d'un robinet à gaz, ou par suite d'une fissure dans une conduite.

Il faut d'abord retirer le malade le plus vite possible du milieu délétère, l'exposer au grand air et desserrer tous ses vêtements. *L'asseoir* et non le coucher, afin de diminuer la congestion encéphalique ;

L'asperger d'eau froide ;

Frictionner énergiquement les membres inférieurs ;

S'il ne respire plus, pratiquer la respiration artificielle, recourir aux tractions rythmées de la langue ;

Pratiquer le *plus rapidement possible* une saignée, qu'on fera au besoin avec un instrument de fortune, canif, ciseaux, à défaut de lancette ou de bistouri. On retirera environ 400 à 500 grammes de sang. Dès que la saignée sera finie, on posera des ventouses au niveau de la base des poumons, en avant et en arrière du cou.

Ceci fait, on fera respirer au malade *beaucoup* d'oxygène.

Enfin, on administrera un lavement purgatif.

Il faudra ensuite traiter les accidents consécutifs :

Les *névralgies,* qui sont très fréquentes, ne devront pas être combattues par le pyramidon, l'antipyrine, la phénacétine, etc., parce que tous ces médicaments ont tous plus ou moins une action toxique sur les globules rouges, et que ceux-ci sont en train de se rénover. Le meilleur médicament, ce sont les *opiacés* sous forme d'injections de morphine, d'absorption d'extrait thébaïque ou d'administration de suppositoires.

### *Soins à donner en cas d'asphyxie par des gaz délétères.* —

Les gaz délétères capables de déterminer des phénomènes d'asphyxie peuvent être l'oxyde de carbone, ou l'acide carbonique provenant des réchauds de charbon de bois, de poêles, de cuves de vin, de bière, de cidre en fermentation, l'acide sulfhydrique ou du sulfhydrate d'ammoniaque provenant des fosses d'aisances, des égouts, des puits, etc.

Lorsqu'il s'agit de porter secours à un asphyxié, de retirer d'un milieu délétère une personne en danger de périr, il ne faut songer, bien entendu, qu'à la ramener le plus rapidement possible à l'air libre.

En portant secours à un asphyxié par des gaz délétères on doit veiller à n'être pas victime soi-même. Si l'asphyxié est tombé dans une fosse d'aisances, dans une cuve à vin, à bière ou à cidre, le sauveteur doit se faire attacher par une corde et descendre dans la fosse en retenant le plus possible sa respiration. On doit descendre en même temps une corde munie d'une ceinture ou d'un crochet, destinée à ramener la victime.

Lorsque l'agent méphitique est de l'*acide sulfhydrique* (hydrogène sulfuré) ou du *sulfhydrate d'ammoniaque* comme cela a lieu dans les fosses d'aisances, le sauveteur peut se servir avec avantage d'un sachet contenant une certaine quantité de chlorure de chaux, humecté d'eau et placé devant la bouche.

Dès que l'asphyxié est retiré du lieu méphitisé, les soins qu'on donne sont à peu près les mêmes quel que soit le gaz en cause.

Le malade sera exposé au grand air et débarrassé de ses vêtements. S'il ne respire pas, on pratiquera immédiatement la respiration artificielle comme pour les noyés. Ces manœuvres seront continuées très longtemps ; on les interrompra quand la

respiration spontanée paraîtra se rétablir pour les reprendre dès
que celle-ci cessera de nouveau. Si le malade respire, mais reste
sans connaissance il sera très utile de lui faire des inhalations
d'oxygène. Quand il est sans connaissance : dès le début appli-
quez des sinapismes et faites une ou plusieurs piqûres d'éther ; on
pourra aussi lui jeter de l'eau froide à la face, le pincer, le flageller
avec un linge mouillé, lui faire respirer brusquement des sels
anglais, de l'ammoniaque. Lorsque la respiration sera rétablie, il
faut bien essuyer le malade, le coucher dans un lit bassiné, la
tête maintenue élevée et lui faire avaler des boissons chaudes.

***Soins à donner dans le « coup de froid ».*** — Les cas de mort
par le froid ne sont pas exceptionnels en France.

ÉTIOLOGIE. — Le coup de froid n'est pas rare en hiver chez
les soldats en montagne ; il constitue une cause de mort assez fréquente pour les alcooliques et les ivrognes.

Combemale en a bien décrit les différentes variétés : *le coup
de froid* peut se montrer sous différentes formes :

1º Par quelques degrés seulement au-dessous de zéro, mais par
une bise violente, un chemineau, inanitié et surmené, en marche
dans la campagne, mal vêtu, défaille, tombe à terre, le pouls est
petit, imperceptible, la respiration rare et à peine sensible, les
yeux fixes, ternes, hagards, le sang sort par le nez ou les oreilles :
la mort survient en quelques instants. C'est le *coup de froid sur-
aigu* des miséreux, des troupes en marche. Pendant la guerre de
1870 beaucoup de soldats ont péri ainsi.

2º Dans les mêmes conditions de température, un ivrogne sort
d'un cabaret, tout à coup un voile couvre ses yeux, il s'enraidit
comme pour une attaque d'épilepsie et tombe lourdement à terre :
puis un frisson survient, auquel succède une tendance invincible
au sommeil ; le pouls est petit, la respiration lente, les yeux
saillants, les lèvres violacées, la peau livide. La mort survient
dans les deux heures qui suivent. C'est le *coup de froid ordinaire*
des ivrognes.

3º Toujours par un temps modérément froid et du vent, un
citadin taré, urémique latent, artério-scléreux qui s'ignore, cardiaque qui ne se soigne point, tuberculeux au début, est pris dans
la rue, sur l'impériale d'un omnibus, d'oppression subite et d'obnubilation concomitante de la vue. Il se débat, s'affaisse, le visage

violacé, tuméfié. La respiration, d'abord rare, pourra spontanément se rétablir, et devenir même ultérieurement rapide; en même temps, le pouls sera faible, mais très rapide. C'est la congestion causée par le froid.

Dans l'asphyxie par le froid il est de la plus haute importance de ne rétablir la chaleur que *lentement et par degrés.* Un asphyxié par le froid qu'on approcherait du feu ou que, dès le commencement des secours, on ferait séjourner dans un lieu trop chauffé serait irrévocablement perdu. Il faut, en conséquence, le porter dans une chambre sans feu et là lui administrer les premiers soins et secours que réclame son état.

Si l'asphyxie a eu lieu par un froid de plusieurs degrés au-dessous de zéro, on déshabillera le malade dont on couvrira tout le corps y compris les membres, de linges trempés dans l'eau et à laquelle on aura ajouté des glaçons concassés. Il y aurait même avantage à le plonger dans une baignoire contenant assez d'eau additionnée de glace pour que le tronc et les membres en fussent couverts. Enfin il y a utilité à pratiquer des frictions avec de l'eau glacée et mieux encore avec de la neige.

Il est indispensable de pratiquer en même temps la respiration artificielle et les tractions rythmées de la langue.

Lorsque le malade commence à se réchauffer, ou lorsqu'il manifeste des signes de vie, essuyez-le avec soin, placez-le dans un lit, en vous abstenant toutefois d'allumer du feu dans la pièce où est le lit tant que le corps n'a pas recouvré sa chaleur naturelle.

Dès que le malade peut avaler faites lui prendre un demi-verre d'eau froide dans laquelle vous aurez versé une cuillerée à café d'eau-de-vie, ou d'un spiritueux quelconque.

Quand le mieux est manifeste, il ne faut pas abandonner votre malade mais il faut s'ingénier à le tenir éveillé, ne pas le laisser s'assoupir.

Cas léger. — Ces moyens suffiront dans les cas légers. Une fois que les malades seront revenus complètement à eux, la respiration plus libre, la circulation rétablie, on fera prendre quelques tasses de tisane diurétique, chiendent par exemple. On les gardera pendant quelques jours au lit ou à la chambre.

Cas graves. — La respiration s'est rétablie, mais il survient de la toux, de la dyspnée, on compte quarante respirations par minute, à l'auscultation on trouve une pluie de râles fins, c'est l'*œdème aigu du poumon* ; combattez-le par des sinapismes, des ventouses sèches, des ventouses scarifiées ou même une saignée.

Au contraire si la dyspnée s'accompagne de turgescence des jugulaires et si la matité cardiaque est nettement augmentée du côté droit, c'est que de la *dilatation du cœur droit* se produit, il faut alors pratiquer immédiatement une saignée déplétive de 150 à 200 grammes, en même temps on tonifiera le myocarde d'urgence, par des injections sous-cutanées d'huile camphrée ou de caféine.

Le sommeil devient-il irrésistible, la lenteur de la respiration, la cyanose du visage, la résolution musculaire reparaissent-elles avec l'insensibilité aux excitants externes ? C'est que la congestion cérébrale domine. Il faut pratiquer à nouveau la respiration artificielle ; appliquer des ventouses scarifiées. Le lendemain une purgation achèvera de régulariser la circulation.

*Soins à donner dans le « coup de chaleur ».* — Le coup de chaleur se produit surtout au milieu des foules exposées à un soleil ardent ou à une température élevée, soldats en marche, ouvriers près de chaudières, etc.

La victime de cet accident éprouve des vertiges, un trouble de la vue, des nausées, de l'obnubilation intellectuelle ; parfois elle tombe comme foudroyée.

Le traitement variera suivant la gravité des accidents, qui peuvent aller de la simple indisposition avec sensation de faiblesse, jusqu'aux manifestations les plus graves, coma avec convulsions et asphyxie. L'indication la plus utile est toujours fournie par la température rectale, qu'il faut s'efforcer de ramener à la normale.

A. — *Dans les cas légers.*

Il faut tout d'abord transporter le sujet dans un endroit plus frais ; desserrer ou couper les vêtements qui peuvent gêner la respiration et la circulation ; asperger la face et la partie supérieure du tronc avec de l'eau fraîche. Il ne faut pas coucher le malade, on maintiendra plutôt la tête élevée.

On fera prendre un peu de café froid ou de thé, de l'eau fraîche acidulée avec du jus de citron ou du vinaigre, si possible on administrera la potion suivante :

> Acétate d'ammoniaque. . . . . .    10 grammes
> Sirop d'éther. . . . . . . . .    40   —
> Hydrolat de mélisse. . . Q. s. pour   150 centimètres cubes

Une cuillerée à soupe de demi-heure en demi-heure.

Si la température rectale se maintient au-dessus de 38°, on fera prendre au malade un bain frais à 20° de dix minutes de durée avec affusion d'eau froide sur la tête.

B. — *Dans les formes sérieuses avec coma* : 1° le médecin pratiquera le plus tôt possible une saignée ; en l'absence du médecin on mettra des ventouses scarifiées à la région lombaire ou des sangsues au niveau des apophyses mastoïdes.

Quand les phénomènes dyspnéiques dominent la scène, on sera parfois obligé de recourir à la respiration artificielle ou aux tractions rythmées de la langue, on fera inhaler de l'oxygène.

2° Dès le début des accidents, on pratiquera des injections stimulantes d'éther, de caféine, de strychnine. On se trouvera bien surtout des injections d'éther camphré suivant la formule :

> Camphre. . . . . . . . . . . 4 grammes
> Éther sulfurique. . . . . . . . 20 centimètres cubes

Injecter deux centimètres cubes dans les 24 heures.

Dans l'intervalle, injecter de la solution suivante :

> Sulfate de strychnine.. . . . . . 0$^{gr}$.01
>    — de spartéine. . . . . . . 0$^{gr}$,50
> Eau distillée. . . . . . . . . 10 centimètres cubes

Jusqu'à trois centimètres cubes dans les 24 heures.

3° On donnera des bains frais répétés toutes les trois ou quatre heures jusqu'à la chute de la température, on laissera en permanence sur la tête une vessie de glace ou des compresses froides.

4° La persistance du coma et des convulsions après quelques heures de ce traitement commanderont l'emploi de la ponction lombaire. L'évacuation de 10 ou 15 centimètres cubes de liquide céphalo-rachidien amènera souvent une notable détente.

5° Lorsque les accidents menaçants seront dissipés, le malade se plaindra le plus souvent pendant plusieurs jours de maux de tête violents ; on les combattra par le repos absolu, le régime lacté, les lotions fraîches ou les enveloppements dans le drap mouillé. On évitera surtout l'emploi de médicaments tels que l'opium ou le chloral qui peuvent augmenter la congestion encéphalique et les analgésiques usuels (antipyrine, phénacétine, pyramidon), qui sont le plus souvent sans effet utile.

Le plus sage, à ce moment, sera de traiter le malade comme un intoxiqué en excitant le fonctionnement des divers émonctoires par des laxatifs, des lavements purgatifs, des diurétiques et même des diaphorétiques (infusion de jaborandi, injection sous-cutanée de pilocarpine).

L'abondance des sueurs et des urines et la chute de la température sont les signes pronostiques qui permettent d'escompter le rétablissement du malade (Oppenheim).

# SOINS A DONNER EN CAS D'EMPOISONNEMENT

L'*empoisonnement* ou *intoxication aiguë* est l'introduction ou l'absorption dans l'organisme d'une substance toxique à dose assez élevée pour déterminer, immédiatement ou peu de temps après son absorption, *des phénomènes locaux ou généraux graves ou même mortels*. Quand, au contraire, le poison est absorbé à doses assez faibles pour ne pas entraîner immédiatement de troubles morbides appréciables, mais pour déterminer néanmoins le tableau d'une maladie à évolution chronique, il s'agit d'une *intoxication chronique*. Nous nous occuperons ici de l'*intoxication aiguë*.

*L'introduction* du poison peut se faire par la bouche, c'est la voie ordinaire, par lavement, par injection hypodermique.

Les *poisons* minéraux, végétaux, animaux sont extrêmement nombreux, et il est à peu près impossible de donner une classification rationnelle des poisons en raison de la complexité de leur action. Certains poisons sont caractérisés néanmoins par *l'action locale destructive* qu'ils exercent, tels les acides et les bases, d'autres par leur action *générale* sur le *système nerveux* comme la strychnine, d'autres par leur action sur *le cœur* comme la digitale, sur *le foie* comme le phosphore.

Généralement quand le poison est absorbé à doses considérables tous les appareils sont touchés: le système nerveux, le cœur, les appareils respiratoires et digestifs sont atteints.

**Traitement général des empoisonnements.** — Le traitement général des empoisonnements doit répondre à trois indications principales:

TUFFIER ET DESFOSSES. Chirurgie.    21

1° Éliminer aussi vite et aussi complètement que possible le poison qui a pénétré dans l'organisme ;

2° Combattre ce poison et ses effets immédiats par une substance qui le neutralise chimiquement ;

3° Parer aux conséquences de l'empoisonnement, aux accidents généraux qui résultent de son absorption.

1re INDICATION.— Le poison est absorbé le plus souvent par la voie gastrique, il faut donc l'évacuer de l'estomac. Le meilleur moyen d'assurer l'évacuation complète de l'estomac est le *lavage de l'estomac*, son efficacité est bien supérieure à celle des vomitifs. Pour cela on se sert du tube de Faucher ; on peut utiliser un tube de caoutchouc quelconque pourvu qu'il ait 2 mètres et demi de long et qu'il ne dépasse pas la grosseur d'un doigt.

Si l'on n'a pas sous la main ce qu'il faut pour faire le lavage de l'estomac, on s'empressera de provoquer le vomissement, soit par des titillations de la luette au fond de la bouche, soit à l'aide d'une substance émétisante que malheureusement on ne peut pas toujours se procurer de suite ; on utilisera, par exemple

Sulfate de cuivre. . . . . . . . . . . $0^{gr},30$
Eau. . . . . . . . . . . . . . un demi-verre
A faire prendre en 3 ou 4 fois à cinq minutes d'intervalle.

Un bon vomitif est la farine de moutarde :

Farine de moutarde. . . . . . . . . 8 à 10 grammes
Eau. . . . . . . . . . . . . . un demi-verre

Ou encore

Ipéca. . . . . . . . . . . . . . $1^{gr},50$
Eau. . . . . . . . . . . . . . un demi-verre
Bien délayer la poudre dans l'eau.

On peut encore provoquer le vomissement immédiat en injectant sous la peau 1 ou 2 centigrammes de chlorhydrate d'apomorphine

Chlorhydrate d'apomorphine. . . . . . . $0^{gr},10$
Eau stérilisée. . . . . . . . . . . 10 grammes
Injecter un centimètre cube.

Comme le poison peut avoir *pénétré* de l'estomac jusque dans l'intestin, on débarrassera l'intestin par un purgatif. Il est préférable de ne pas employer d'huile de ricin qui pourrait dissoudre et faciliter l'absorption d'un certain nombre de poisons.

Les meilleurs purgatifs à employer sont le sulfate de soude, le sulfate de magnésie, le sel de Seignette (tartrate de potasse et de soude), on formulera par exemple.

Sulfate de magnésie. . . . . . . . . .     30 grammes
Eau. . . . . . . . . . . . . . . . . . . .  un verre

ou bien

Sel de Seignette. . . . . . . . . .     20 grammes
Eau. . . . . . . . . . . . . . . . .    un verre

2e INDICATION. — Pour combattre le poison et ses effets immédiats on introduira par la sonde dans l'estomac certaines substances destinées à neutraliser le poison, à le transformer en un composé moins soluble ou moins toxique ; c'est ainsi que l'on donne de l'*eau de chaux* dans l'empoisonnement par l'*acide oxalique* et les *oxalates*, une solution de *sulfate de soude* dans l'empoisonnement par l'*acide phénique*, de l'*eau albumineuse* dans l'empoisonnement par le *mercure*, de la *magnésie calcinée* ou à son défaut de l'*eau de savon* dans l'empoisonnement par les *divers acides minéraux*, etc.

3e INDICATION. — Lorsqu'on s'est efforcé d'évacuer dans la mesure du possible ou de neutraliser le poison, il faut ensuite *parer aux accidents généraux* qui résultent de son absorption ; pour cela on prescrira un régime et des médicaments appropriés. Le régime lacté est indiqué dans la plupart des empoisonnements puisqu'il favorise la diurèse et par suite l'élimination de la substance toxique. Cette question du traitement consécutif des empoisonnements est du reste œuvre médicale qui n'est pas du cadre de ce livre.

**Empoisonnements par les aliments.** — On observe assez souvent des intoxications, des empoisonnements par l'ingestion *d'aliments devenus toxiques* par suite de la putréfaction, de l'infection ou qui sont toxiques normalement. Les plus communes des *intoxications alimentaires* sont celles que détermine l'ingestion de viandes altérées, viandes de conserve, gibiers faisandés, viandes provenant d'animaux malades, etc. Les symptômes d'empoisonnement se manifestent tantôt quelques heures après l'absorption des aliments altérés, tantôt au bout d'un ou plusieurs jours. Les accidents qui surviennent les premiers sont les troubles digestifs (vomissements et diarrhée fétide), puis les exanthèmes (urticaire, purpura), les troubles nerveux (céphalée, vertiges, dilatation pupillaire), et, dans les cas très graves (le délire, le coma) ; enfin différents troubles circulatoires (petitesse du pouls, irrégularités, angoisse précordiale).

L'intoxication par les *poissons*, les *crustacés* et les *mollusques*, est due à l'ingestion de toxines.

Les accidents que provoquent les moules sont fréquents, le foie des moules renfermerait sous certaines influences un alcaloïde, la mytilotoxine dont l'action est analogue à celle du curare. Les accidents dus à l'ingestion de poisson altéré ou de mollusques, de crustacés surviennent en général rapidement ; ils ne diffèrent pas sensiblement de ceux que provoque l'ingestion de viandes altérées. Il faut noter l'angoisse respiratoire, la tendance aux syncopes, l'intensité de l'urticaire ou de l'exanthème comme plus spéciales aux intoxications de ce genre.

TRAITEMENT. — *La conduite à tenir* dans un cas d'empoisonnement de cause alimentaire varie peu, quelle que soit la nature de l'aliment altéré ou tonique. Si l'on est appelé dès le début, ce qui est rare, il importe d'*évacuer le contenu de l'estomac* au moyen du lavage avec le tube Faucher. Si la majeure partie des matières toxiques a eu le temps de pénétrer dans l'intestin, on administrera un *purgatif* (l'huile de ricin de préférence) et l'on donnera des lavements répétés. On réchauffera le malade par tous les moyens ; on mettra des cataplasmes sur le ventre. *Les troubles respiratoires* qui consistent souvent en une sensation d'angoisse seront calmés par quelques bouffées d'éther ou l'inhalation de quelques litres d'oxygène. Pour relever l'état du cœur on pratiquera des injections d'*éther* et d'*huile camphrée* au dixième. Pour renforcer l'action du foie on donnera du *salicylate de soude*.

Lorsque parmi les symptômes observés, on note la dilatation des pupilles avec anesthésie du pharynx, les accidents sont dus à des alcaloïdes dont l'action est analogue à celle de l'atropine, on injectera de la *pilocarpine* à raison d'un centimètre cube deux fois par jour de la solution suivante :

$$
\begin{array}{ll}
\text{Nitrate de pilocarpine.} & 0_{\text{gr}},10 \\
\text{Eau distillée bouillie..} & 10 \text{ grammes}
\end{array}
$$

*Empoisonnement par les acides.* — Les empoisonnements par un acide tel que : acides azotique, chlorhydrique, sulfurique, nécessitent des soins un peu spéciaux, les acides corrodent tous les tissus sur leur passage et peuvent déterminer rapidement des perforations de l'estomac.

Les empoisonnements se traduisent par des *douleurs atroces* à la bouche, à l'estomac, des boursouflures, des taches jaunes ou blanches sur les lèvres, dans la bouche, des taches sur les vêtements (taches rouges sur les habits et jaunes sur le linge blanc avec les acides azotique et chlorhydrique ; taches rouges sur les habits et noires sur le linge blanc avec l'acide sulfurique). Bientôt surviennent des vomissements, souvent noirs, renfermant de volumineux débris des muqueuses de l'œsophage et de l'estomac, le pouls devient petit, les extrémités se refroidissent.

Dans ces empoisonnements, n'essayez pas de pratiquer un lavage d'estomac, le plus rapidement possible donnez un *antidote* qui dans l'espèce sera un alcali capable de neutraliser l'acide. On donnera ce qu'on trouvera sous la main, de l'eau de chaux, de l'eau de savon (15 grammes de savon blanc pour deux litres d'eau), *magnésie* hydratée, magnésie calcinée, ou encore du bicarbonate de soude [on conseille de donner du bicarbonate en petite quantité, pour ne pas déterminer une production trop considérable d'acide carbonique qui distendrait l'estomac et favoriserait une perforation].

Quand les vomissements se produisent on recommence l'administration des antidotes. On donnera ensuite de *l'eau albumineuse*, du lait, des bouillies épaisses. On calmera les douleurs par une piqûre de morphine ; on réchauffera le malade par des cataplasmes sur l'abdomen, des bouillottes aux pieds, des frictions.

## CONDUITE A TENIR DANS LES EMPOISONNEMENTS PAR LES CHAMPIGNONS

Il faut bien savoir tout d'abord que ce sont trois ou quatre espèces, toujours les mêmes, qui provoquent les empoisonnements suivis de mort : l'*Amanite phalloïde*, qui produit à elle seule 95 pour 100 des cas fatals signalés en France, l'*Amanite citrine* et sa variété *mappa*, l'*Amanite printanière*. Une autre espèce, la *Volvaire*, peut être jointe aux précédentes ; quoique appartenant à un autre genre; elle partage avec les Amanites un caractère typique, qui consiste dans la présence d'une *volve* autour du pied. C'est là le groupe des champignons *mortels*.

D'autres espèces sont capables de déterminer des accidents graves, très graves même, mais jamais mortels, par exemple l'*Amanite tue-mouche*, l'*Amanite panthère*. Ce sont là des champignons *dangereux* ou *vénéneux*.

Enfin, certains ne provoquent que des troubles digestifs plus ou moins forts (sueurs froides, vomissements, diarrhée), par exemple le *Lactaire*, dit vénéneux ou aux tranchées, la *Russule fourchue*. Ce sont là des champignons simplement suspects.

Les accidents dus à l'ingestion des sujets provenant de ces deux dernières catégories de champignons dangereux ou suspects peuvent être graves; ils ne sont jamais funestes, tandis qu'il suffit d'une Amanite traîtresse dans un plat pour empoisonner tous ceux qui ont goûté à ce plat et pour entraîner la mort à peu près certaine des imprudents[1].

*Prophylaxie.* — Les ignorants en mycologie, s'ils veulent éviter les dangers, doivent : Ne s'adresser dans leurs cueillettes qu'à certains genres dont toutes les espèces sont comestibles ou du moins ne renferment pas d'individus dangereux, comme les *Chanterelles*, les *Hydnes*, les *Clavaires*, les *Morilles*, les *Helvelles*.

Ne recueillir dans les autres genres que *les espèces très faciles à reconnaître*, par exemple le *Cèpe* chez les *Bolets*; l'*Oronge vraie*, l'*Amanite rougissante*, chez les *Amanites*, etc.

Ne *jamais consommer d'individus âgés*, car il peut s'y être développé des principes toxiques, comme dans la viande qui n'est pas fraîche.

Ne jamais se laisser tenter par des espèces insuffisamment caractérisées.

Enfin, être *très prudents*, particulièrement lorsqu'ils auront affaire à des sujets appartenant au genre *Amanite* qui renferme les espèces les plus mauvaises.

Le mycologue doit avoir toujours présent à l'esprit le spectre

---

1. D$^r$ Ed. Laval, « Les champignons d'après nature ». Paris, 1912, Delagrave, éditeur.

des Amanites mortelles. En effet, ce n'est pas seulement lorsqu'il ramasse une Amanite qu'il court un danger ; il sait alors à quelle famille il s'adresse et il s'attache à choisir judicieusement les sujets ; de fait, les espèces d'Amanites comestibles se différencient aisément des autres Amanites. Mais c'est justement lorsqu'il

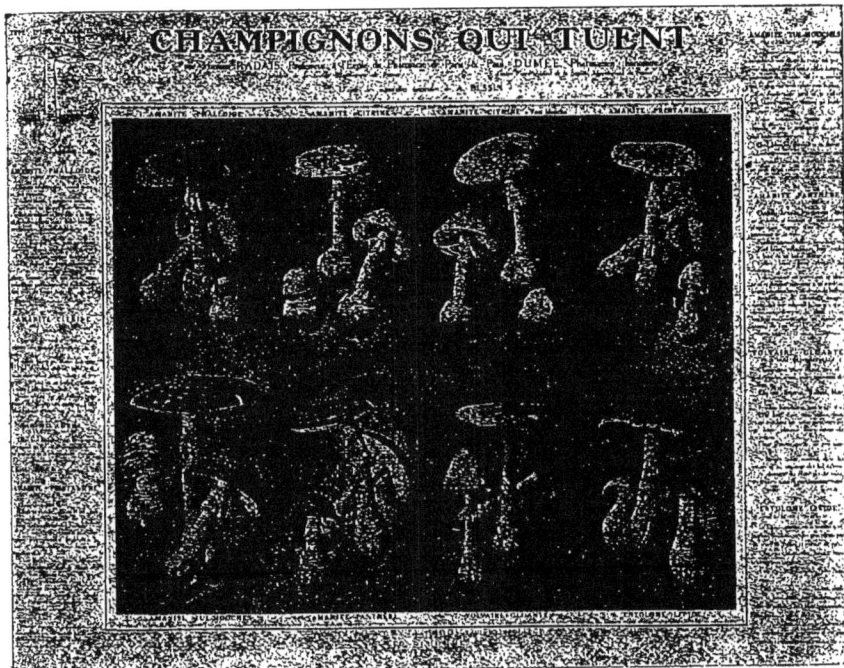

Fig. 158. — Reproduction de la planche murale en couleurs de MM. Radais et Dumée.

ne croit pas avoir affaire à une Amanite, lorsqu'il cueille des *Psalliotes*, des *Tricholomes*, qu'au milieu de ceux-ci peut se glisser une Amanite mortelle. Aussi notre confrère Laval insiste sur cette recommandation que l'amateur de champignons doit, comme d'instinct, prendre les trois précautions suivantes :

1° Enlever toujours le pied complètement, de façon à voir s'il existe une volve ;

2° Penser toujours — lorsque le champignon porte des feuillets — qu'il peut s'agir d'une Amanite ;

3° Revoir toujours un à un tous les champignons récoltés, avant de les livrer à la cuisinière.

Moyennant ces précautions, on ne peut se tromper ; tout champignon qui a une volve, un anneau et des feuillets blancs est une *Amanite*. Attention ! Lorsque la volve est à peine caractérisée, lorsque l'anneau est plus ou moins réduit à l'état de débris, il peut y avoir hésitation ; dans ce cas, il faut impitoyablement rejeter le sujet. Mieux vaut ce léger sacrifice que le risque grave de consommer un poison violent.

PRÉCAUTIONS INUTILES. — On ne saurait trop mettre en garde contre un *prétendu* moyen qui a la prétention d'enlever aux champignons vénéneux toute leur nocivité ; on vous dit : après avoir coupé les champignons en morceaux, faites les bouillir dans l'eau salée ou vinaigrée, une fois cette première eau jetée, vous pourrez les consommer sans crainte. En réalité, cette pratique fait perdre aux champignons tout leur arome, et ne les prive pas de leur toxicité s'ils en ont une.

Il ne faut pas davantage se fier à l'épreuve de la pièce d'argent ou de la cuiller d'étain que colloreraient en brun les champignons vénéneux, ou à celle — non moins illusoire — de l'oignon qui prendrait une couleur noire à leur contact.

*La seule façon de ne pas se tromper*, nous dit Laval, *c'est de ne pas juger les champignons d'après leur mine, mais seulement d'après l'ensemble des caractères bien définis et scientifiques qui les classent dans une famille, dans un genre, et en font une espèce, qui lui donnent en quelque sorte un nom, un prénom, un domicile, bref, un état civil détaillé et précis.*

*Symptomatologie. Comment se manifestent les empoisonnements.* — Dans les empoisonnements par les champignons se produisent deux sortes de manifestations, suivant la nature du poison absorbé :

C'est qu'en effet, le groupe des champignons mortels renferme de la *phalline,* tandis que le groupe des champignons simplement dangereux contient de la *muscarine.* Or, ces deux substances agissent différemment sur l'organisme :

La *phalline* possède le pouvoir de dissoudre les globules rouges du sang. Dès l'instant où ces globules ne peuvent plus assumer leur tâche, la mort survient. Or, il suffit de 7 à 8 milligrammes de phalline par litre de sang pour en détruire tous les globules ; un seul exemplaire d'Amanite phalloïde, de taille moyenne, en renfermant plusieurs centigrammes, on comprendra avec quelle rapidité, et malheureusement quelle certitude, succombent les personnes qui ont consommé ce champignon redoutable.

La *muscarine* agit sur le cœur et le tube digestif, mais est sans action sur les globules du sang. Elle s'élimine assez vite par les urines et par l'intestin, mais ne détermine jamais de lésions irrémédiables.

La physionomie de l'intoxication variera donc suivant le principe actif ingéré.

A. Avec les champignons à *phalline* ou champignons mortels, les premiers symptômes se montrent assez tard, c'est-à-dire dix à douze heures après le repas. On observe des éblouissements, un malaise général, des nausées, une impression de pesanteur à l'estomac, des crampes, des brûlures, avec sensation d'étranglement et de soif ardente. Bientôt apparaissent des sueurs froides, des vomissements, une diarrhée fétide mêlée de sang, avec vives douleurs à la région anale. La région de l'estomac est si sensible qu'on n'y peut toucher sans faire crier le malade : celui-ci protège, d'ailleurs, instinctivement son bas-ventre à l'aide de ses cuisses repliées ; il n'y a plus d'urines, ou elles sont rares et brun foncé. La peau du corps revêt une teinte jaune comme dans l'ictère. Le foie est volumineux.

Il se produit des accalmies, accompagnées d'assoupissement pendant une heure ou deux, mais bientôt de nouvelles crises douloureuses reparaissent. L'état général devient de plus en plus mauvais. Finalement, il se produit des troubles de la motilité, de la paralysie, des syncopes ; le pouls s'affaiblit sans cesser d'être perçu, le cœur s'arrête définitivement.

B. Quand on a mangé des champignons à *muscarine* ou champignons dangereux, les premiers symptômes apparaissent très tôt, une à quatre heures après le repas : il y a du délire gai ou violent, des hallucinations comme dans l'ivresse, des crampes d'estomac, des vomissements, de la diarrhée. A partir de ce moment, où le poison est expulsé, le malade s'endort d'un sommeil lourd. A son réveil, c'est à peine s'il se rappelle vaguement ce qui s'est passé.

Voici un tableau (Guégen) permettant de saisir d'un coup d'œil la différence entre les symptômes des deux empoisonnements :

A. — Empoisonnement phalloïdien (champignons mortels). — Symptômes tout particuliers.

Début après dix à douze heures, silencieux.
Éblouissements, vertiges, *intelligence conservée*.
Vomissements et diarrhée *tardifs*.
Foie gros et très douloureux au toucher.
Urines rares et fortement colorées.
Alternatives de mieux et d'aggravation pendant plusieurs jours.
Affaiblissement graduel et mort.

B. — Empoisonnement muscarinien (champignons dangereux). — Symptômes rappelant ceux de l'intoxication alcoolique.
Début après une à quatre heures, bruyant.
Délire gai ou furieux.
Vomissements précoces et répétés. Diarrhée.
Foie normal, non douloureux.
Urines supprimées.
Pas de rechutes, amélioration rapide et progressive.
Guérison en deux ou trois jours.

### Thérapeutique des empoisonnements par les champignons.

— A. Empoisonnements a manifestations tardives, c'est-à-dire se développant dix, vingt ou trente heures après l'ingestion (empoisonnements par les champignons mortels, à phalline).

Inutile de faire vomir, car à ce moment le champignon est totalement digéré par l'estomac, ses principes toxiques sont absorbés et le sang les charrie ; faire vomir serait épuiser inutilement les forces du malade, déjà très déprimé.

*Première indication* : Il faut aider l'organisme à lutter contre l'abattement où le plonge le poison. On donnera du café fort, de l'éther sur du sucre, trois ou quatre cuillerées à café de sirop d'éther; on réchauffera le corps par tous les moyens : bouillottes, frictions.

*La deuxième indication* est de faire absorber un purgatif, pour débarrasser les portions inférieures du tube digestif. On administrera de préférence de l'huile de ricin parce que l'huile de ricin ne dissout pas le principe toxique du champignon ; à défaut d'huile de ricin, on donnera du sulfate de soude ou de magnésie, ou de l'eau minérale purgative.

*La troisième indication* consiste à faciliter la diurèse, on fera boire au malade du lait ou des tisanes (chiendent, bourrache) additionnées de 2 grammes d'azotate de potasse par litre. Dans les cas graves on aura recours aux injections sous-cutanées ou intra-veineuses de sérum artificiel.

*La quatrième indication* est de combattre divers accidents qui peuvent se produire. Contre les vomissements, on prescrira : glace à l'intérieur, eau de Seltz, potion de Rivière, eau chloroformée avec de la cocaïne. On luttera contre l'affaiblissement du cœur par des injections de caféine, d'huile camphrée, de sulfate de spartéine. Si l'inflammation de l'intestin est vive, on la combattra par des lavements à l'eau de guimauve, des lavements laudanisés. Si le malade a du délire, on donnera des calmants, ou s'il a de l'abattement, des stimulants, éther, acétate d'ammoniaque.

Tous ces moyens de lutte doivent être mis en œuvre avec persévérance : il n'est pas rare d'observer des malades qui, à la suite d'un empoisonnement par les champignons, ne peuvent se rétablir et s'affaiblissent peu à peu pour s'éteindre parfois plusieurs semaines après l'accident.

B. Empoisonnements a manifestations rapides (Empoisonnements par les champignons dangereux, mais non mortels : *Muscarine*).

*Ce qu'il ne faut pas faire* : il ne faut pas faire boire ni élixir, ni cordial ce qui ne servirait qu'à augmenter l'absorption et la diffusion de la substance vénéneuse.

*Ce qu'il faut faire* : faire vomir par exemple en chatouillant avec le doigt ou une barbe de plume, le fond de la gorge. Si le chatouillement de l'arrière-gorge ne suffit pas, on ne le continuera pas, il faudra donner au patient de l'eau de savon ou un ou plusieurs bols de lait tiède. Si on le peut, on évacuera le contenu de l'estomac au moyen de lavage avec le tube Faucher.

En même temps, on réchauffera les parties du corps qui se refroidissent en mettant des boules d'eau chaude, en appliquant des cataplasmes bien chauds sur l'abdomen, en pratiquant des frictions avec de l'alcool. Il peut être utile de faire respirer de l'éther ou à son défaut du vinaigre.

*Recherche du corps du délit.* — Une fois les malades traités, le médecin pour son instruction personnelle et pour l'instruction de l'entourage, recherchera la nature du champignon qui a causé l'empoisonnement. Il interrogera les personnes qui ont assisté à la récolte ; la cuisinière qui a procédé au nettoyage et à l'épluchage : il se fera montrer les épluchures, les restes du plat ; au besoin il examinera au microscope les matières alimentaires vomies, les déjections.

Notre confrère Laval propose à titre de schéma le questionnaire suivant :

Endroit où ont été récoltés les champignons ; bois, prés, champs, friches, pâturages.

Nombre, dimension, couleur des champignons ingérés.

Particularités qu'offrent les débris. Y a-t-il ou n'y a-t-il pas de trace de volve, d'anneau ou d'écailles ? Couleur des lamelles.

Mode d'apprêt des champignons. Avaient-ils été soumis à l'action de l'eau bouillante ?

En avait-on retranché le pied, les feuillets ou d'autres parties ?

Quelle saveur avaient les champignons ? Y en avait-il de plusieurs espèces ?

Heure du repas. Laps de temps qui s'est écoulé jusqu'à l'apparition des premiers symptômes d'empoisonnement.

Le début a-t-il été rapide, bruyant, ou bien tardif et silencieux ?

Y a-t-il eu ou non des vomissements naturels ?

Y a-t-il eu ou n'y a-t-il pas eu délire ?

Y a-t-il eu ou n'y a-t-il pas eu des troubles d'intelligence et de mémoire ?

Durée totale de l'empoisonnement.

Ce questionnaire rempli pourra être adressé au président de la Société mycologique de France, dont le siège est à Paris, 84, rue de Grenelle. Là, nous dit Laval, on est toujours sûr de trouver bon accueil et tous les renseignements nécessaires concernant les champignons.

## SOINS A DONNER EN CAS D'HÉMORRAGIE

L'hémorragie est l'écoulement de sang en dehors d'un vaisseau sanguin. Si elle se fait sous les téguments elle est dite *hémorragie interne* ; nous envisagerons ici les hémorragies *externes*.

L'hémorragie peut être artérielle, veineuse ou capillaire, suivant la nature des vaisseaux lésés.

*Hémorragie artérielle*. — L'hémorragie artérielle est caractérisée par un jet de sang rouge rutilant, le jet est continu avec des saccades impulsives isochrones aux battements ventriculaires, la force de projection est variable suivant que l'artère est plus ou moins rapprochée du cœur ; la *compression* du vaisseau ou du

membre entre la plaie et le cœur diminue ou arrête complètement
l'hémorragie.

*Hémorragie veineuse.* — L'hémorragie veineuse est caractérisée
par un écoulement de sang noir en nappe ou en un faible jet continu, dont la force augmente sous l'influence des efforts et de la
contraction musculaire. L'écoulement cesse lorsqu'on comprime
*entre la plaie et les capillaires,* il augmente lorsqu'on comprime
entre la plaie et le cœur.

*Hémorragie capillaire.* — L'hémorragie capillaire est caractérisée par un écoulement de sang rouge en nappe et peu abondant.

Toute hémorragie qui ne s'arrête pas spontanément ou qui
n'est pas arrêtée par un moyen quelconque peut conduire le
blessé à la mort.

Les hémorragies *capillaires,* les hémorragies veineuses, les
hémorragies de petites artères peuvent s'arrêter *spontanément.*

Les hémorragies des artères et des veines de *gros calibres* ne
s'arrêtent pas spontanément. Les hémorragies des *très grosses*
artères et des très grosses veines, artères et veines iliaques, jugulaires, carotides, peuvent amener la *mort foudroyante.*

La distinction entre les différentes variétés d'hémorragies :
hémorragie *artérielle,* hémorragie *veineuse* et hémorragie *capillaire,* n'a pas un très gros intérêt au moment même de l'hémorragie. La question principale est de savoir si on est en présence
d'une hémorragie par petits vaisseaux ou d'une hémorragie par
gros vaisseaux. La réponse à cette question est ordinairement
facile.

Les hémorragies traumatiques (qui sont celles dont nous nous
occupons ici) se produisent dans des circonstances différentes ;
le traumatisme a déterminé une section ou un écrasement des
vaisseaux, l'hémorragie se fait immédiatement : *hémorragie primitive.* Ou bien, le traumatisme a provoqué le sphacèle de la paroi
vasculaire, et l'hémorragie ne se produit qu'à la chute de l'escarre : hémorragie *secondaire* ; c'est ce que l'on voit à la suite des
contusions, à la suite des interventions chirurgicales septiques
ou des plaies gangreneuses.

Les hémorragies sont *externes* ou *internes* suivant que le sang
s'écoule à l'extérieur ou se collecte dans une cavité naturelle
(cavité péritonéale par exemple). Les hémorragies de certains

organes (fosses nasales, bronches, intestins) constituent autant de variétés spéciales.

La pâleur extrême des téguments et des muqueuses, la décoloration de la face et des lèvres, la fréquence et la petitesse du pouls, la précipitation et l'assourdissement des bruits du cœur, la dyspnée et l'accélération des mouvements respiratoires, la soif si pénible qui tourmente tous les blessés, le refroidissement des extrémités sont des signes qui, en dehors de l'écoulement du sang à l'extérieur, peuvent faire reconnaître une hémorragie après un accident ou une opération.

Si l'hémorragie est *continue ou abondante,* ces phénomènes vont en augmentant, et la *syncope* se produit, avec arrêt des battements du cœur et des mouvements respiratoires. La syncope est un accident grave, souvent mortel ; mais elle peut être un accident sauveur : à l'arrêt des battements du cœur correspond l'arrêt de l'hémorragie, et grâce au ralentissement de la circulation, la coagulation du sang peut se faire, et l'hémostase peut se réaliser ainsi : c'est la syncope providentielle.

Si le malade survit, il reste dans un état de faiblesse extrême, avec une dyspnée très pénible à l'occasion du moindre mouvement, une pâleur livide des téguments, et un abaissement notable de la température centrale, jusqu'à ce que la réparation sanguine soit faite. Cette réparation surtout chez les femmes se fait très rapidement en quelques jours.

Le rôle du médecin en présence d'une hémorragie est donc : 1° d'arrêter l'hémorragie ; 2° de remonter l'état général du malade et de faciliter la réparation sanguine.

Nous aurons en vue ici les hémorragies traumatiques externes.

*
* *

**Grande hémorragie (hémostase provisoire).** — *Quand un gros vaisseau est atteint,* que l'hémorragie est abondante et périlleuse pour le blessé, c'est un devoir pour tout homme d'arrêter l'hémorragie sans nuire au blessé. On y parvient par la *compression.*

S'il s'agit d'une plaie du cou, d'une plaie de la racine d'un membre où la compression à distance, au-dessus de la plaie, est impossible, s'il s'agit également d'une hémorragie veineuse, il faut

avoir recours à la *compression directe dans la plaie*, avec la main,
à l'aide d'un linge propre. Il est bon de se rappeler à ce moment
qu'un linge « blanc de lessive » est à peu près aseptique ; c'est
le linge qu'il faut employer. En appuyant de toutes ses forces sur
ce tampon maintenu dans la plaie on arrêtera l'hémorragie quelle
qu'elle soit.

En présence d'une plaie *artérielle* large ou mal localisée, s'il
s'agit d'un membre, saisissez-le à la racine, à pleines mains, serrez de toutes vos forces, en même temps, ordonnez à un assistant
de passer un lien, courroie, mouchoir, ceinture, autour de la
racine du membre ; avec ce lien circulaire serrez fortement.

Lorsque l'on reconnaît immédiatement, au siège de l'hémorragie, l'artère lésée, on peut, au lieu de pratiquer sur tout le membre
une compression brutale, exercer sur le trajet du vaisseau la *compression digitale*. Elle ne peut être faite que dans certaines conditions, lorsque l'artère, assez superficielle et recouverte par une
faible épaisseur de tissus, repose sur un plan osseux.

L.-H. Farabeuf a décrit, d'une façon parfaite, la façon de comprimer les artères. La seule manière de ne pas se fatiguer trop
vite en comprimant une artère est de *bien se placer*, pour agir passivement de son propre poids et non pas à l'aide des muscles de
l'avant-bras tendu.

On peut avoir besoin de comprimer la *carotide* pour une plaie de la
région cervicale. On
cherchera avec le bout
des doigts à aplatir cette
artère devant les apo-
physes transverses des
vertèbres cervicales.
Mais on réussira diffici-
lement, soit à cause du
volume du corps thy-
roïde, soit plus souvent
à cause de la douleur,
malgré la précaution
recommandée de chan-
ger de temps en temps
le lieu de la pression.
Sur quelques sujets
maigres, on arrive,

Fig. 159. — Compression de la carotide (Farabeuf).

entre les doigts enfoncés dans la fossette sus-sternale ou plus haut

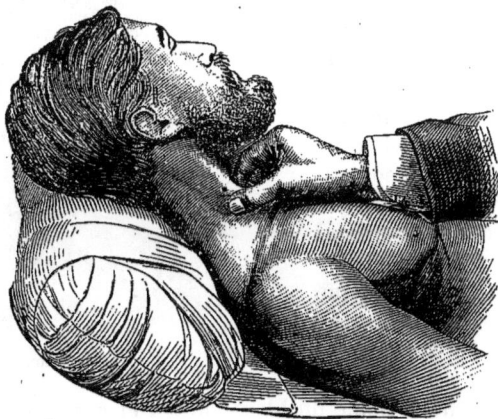

très près du larynx, et le pouce placé en dehors du sterno-mastoïdien, à pincer à la fois les vaisseaux et le muscle et à suspendre la circulation sans comprimer les nerfs pneumogastrique et autres sur les vertèbres. Pour faire ainsi la compression, les bouts des doigts s'appliquent sur le bord antérieur du sterno-mastoïdien, refoulent la peau en dedans et s'enfoncent le plus près possible des voies respiratoires, jusqu'à la colonne, qu'il faut sentir. Si

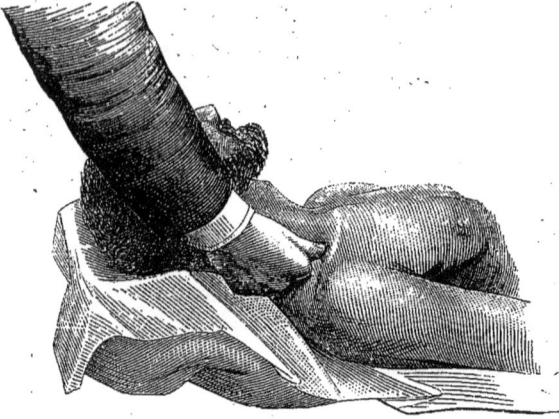

Fig. 160. — Compression de la sous-clavière (Farabeuf).

cela est bien fait, le paquet vasculo-nerveux est refoulé en dehors avec le muscle : il n'y a plus qu'à rapprocher le pouce des doigts pour pincer le muscle et les vaisseaux (fig. 159).

L'artère sous-clavière peut être comprimée chez presque tous les sujets au-dessus de la clavicule, sur la première côte, avec le pouce de n'importe quelle main. Le malade étant couché, le chirurgien se tiendra debout, le bras tendu, le poing fermé, le pouce sur l'artère. Pour que cette compression soit possible et efficace, le moi-

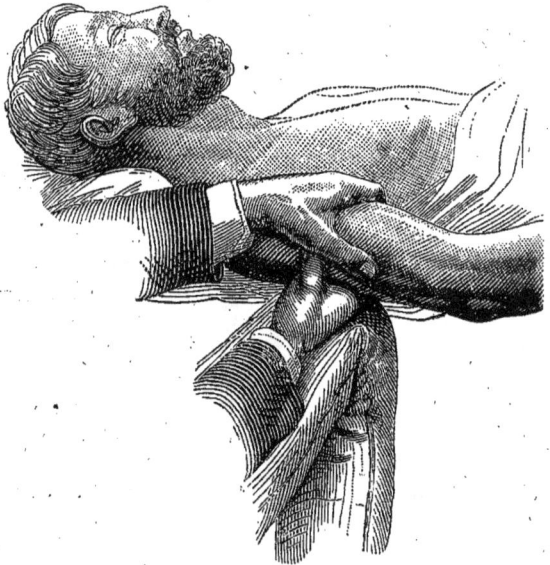

Fig. 161. — Compression de l'humérale (Farabeuf).

gnon de l'épaule du blessé devra être *abaissé* et *rester abaissé* pendant toute la durée de l'opération, il faut aussi détourner la face du patient, en infléchir le cou, pour relâcher le muscle cléido-occipito-mastoïdien. C'est en effet très près et en dehors du bord externe de ce muscle, un peu en dedans du milieu de la clavicule, qu'il faut appliquer le doigt (fig. 160).

L'artère *humérale* est très fortement comprimée sur la partie supérieure de la face interne de
l'humérus. Il faut pincer
le bras entre le pouce placé
en dehors et les doigts placés en dedans sur l'artère, et
par conséquent comprimer
avec les muscles fléchisseurs
des doigts, ce qui est très
fatigant. En général on se
sert des deux mains empoi-
gnant le bras, l'une en avant,
l'autre en arrière et se ren-
forçant mutuellement. On facilitera la besogne en appuyant sur son genou fléchi
le bras du malade (fig. 161).

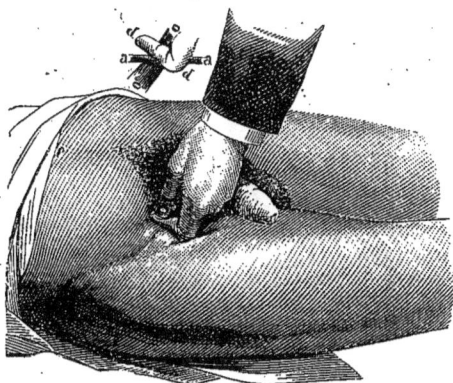

Fig. 162. — Compression de la fémorale (Farabeuf).

Pour comprimer l'*aorte abdominale* on se mettra à genoux à côté du malade et on pèsera de tout son poids le poing appuyant sur la face dorsale des grandes phalanges, au-dessous de l'ombilic. La paroi anté-rieure de l'abdomen sera relâchée par une flexion légère du tronc.

L'artère *fémorale* est très facile à comprimer sur le pubis et l'émi-nence ilio-pectiné, juste dans le pli de l'aine. Le chirurgien devra se tenir *très près* du malade et dans une position assez *élevée* pour que son bras tombe presque verticalement sur le pli de l'aine.

Farabeuf conseillé de comprimer l'artère avec le dos des deux der-nières phalanges de l'index appliquées de manière à croiser à angle aigu à la fois la direction de l'artère et celle du pubis. Le poids du corps est transmis à cette espèce de pelote sensible par la première phalange du même doigt et surtout par le pouce qui vient s'appuyer sur la pulpe terminale. Lorsque la main est fatiguée, elle reste en place, mais peut se reposer, car les doigts de l'autre main viennent exercer la compression en prenant la place du pouce sur les phalanges de l'index.

On peut également comprimer avec la pulpe des pouces des deux mains pouce sur pouce.

La compression, manuelle ou digitale, ne peut être pratiquée longtemps sans fatigue. Tandis qu'on l'exerce, on fait préparer par un aide un *garrot*.

Un lien quelconque (corde, serviette, bande de toile), et une tige rigide (un bâton de bois, une canne), sont les seuls instru-ments nécessaires à la confection de cet appareil. On noue le lien autour de la racine du membre ; on glisse le bâton entre ce lien et les téguments, et on le fait tourner sur lui-même en tordant le lien jusqu'à ce qu'on exerce une constriction suffisante pour arrêter l'hémorragie. Un tube de caoutchouc énergiquement serré peut remplir le même but. Il est mieux de placer sur le trajet de l'artère une pelote formée par un linge roulé, un caillou enveloppé d'un linge et de serrer la corde par-dessus, on peut de cette façon localiser mieux la compression au niveau de l'artère[1].

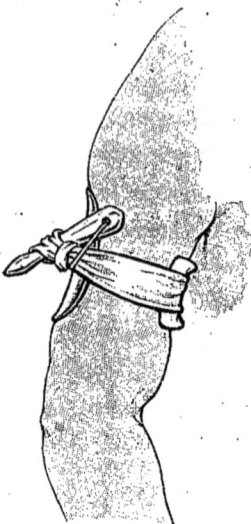

L'hémostase provisoire étant assurée, on peut attendre l'arrivée d'un médecin. Il faut savoir cependant qu'un lien circulaire très serré autour d'un membre ne peut guère être laissé en place plus de deux heures, une plus longue constriction amènerait presque sûrement la *gangrène* du membre.

Fig. 163. — Garrot du bras.

**Hémostase définitive.** — Quand l'*hémostase provisoire* est ainsi assurée, le médecin peut prendre le temps nécessaire et assurer l'*hémostase définitive* dans des conditions de propreté suffisantes.

Il faudra donc se munir d'instruments, de substances de pansement, de fils stérilisés. Avec de l'eau propre (stérilisée par ébullition ou par adjonction de sublimé) on détergera la plaie des caillots sanguins ou des corps étrangers qu'elle peut renfermer, on agrandira l'ouverture si elle est trop petite pour donner un champ suffisant. Si on voit les vaisseaux lésés, on les pince entre les mors d'une pince à forcipressure ; sinon, on fait cesser la compression et on pince le vaisseau qui saigne. A ce moment, on peut avoir recours à deux méthodes principales, la ligature ou la forcipressure à demeure.

---

1. La compression comme moyen d'hémostase est le procédé le plus ancien. On lit dans Dujardin (*Histoire de la Chirurgie*) l'anecdote suivante : « Alexandre le Grand, descendant de cheval, blessa par accident Lisimaque au front avec la pointe de sa lance. Voyant que rien ne pouvait arrêter le sang qui coulait de la plaie, il mit sur la tête de Lisimaque son diadème qui fit une compression si efficace que l'hémorragie cessa. »

de petits vaisseaux et que la pince à forcipressure est restée en place pendant quelques minutes, l'hémorragie est arrêtée d'une façon définitive, même après l'ablation de la pince. C'est ainsi, par exemple, qu'au cours d'une laparotomie, on place au début de l'opération des pinces à forcipressure sur les vaisseaux de la paroi abdominale ; quand à la fin de l'opération on enlève les pinces, l'hémorragie ne se renouvelle pas.

Quand il s'agit de vaisseaux de gros calibre, il est nécessaire, si on veut obtenir une hémostase définitive après l'ablation des pinces, de laisser les pinces à demeure pendant un temps assez long. C'est ainsi, par exemple, que pour des hystérectomies vaginales, on place de longues pinces à forcipressure (*pinces clamp*) sur les ligaments larges ; ces pinces sont retirées au bout de quarante-huit heures.

*Temporaire,* la forcipressure constitue l'*acte préparatoire* de la ligature, la fixation du vaisseau que l'on va entourer d'un fil ; — *prolongée,* la forcipressure devient elle-même un agent d'hémostase définitive.

C'est à Kœberlé, à Péan et à Verneuil qu'est due la vulgarisation de la forcipressure comme méthode d'hémostase.

**Ligature.** — La ligature est le procédé d'hémostase le plus simple, le meilleur.

RÈGLES A OBSERVER. — Tout fil, pourvu qu'il soit *aseptique* et assez solide, peut servir pour faire une ligature. On se sert généralement de catgut, fil le meilleur parce qu'il est résorbable, de tendons de rennes, de fil de soie, de fil ordinaire de couturière.

Quand on doit pratiquer la ligature d'un vaisseau dans une plaie accidentelle, il faut, autant que possible, *lier les deux bouts* du vaisseau. La ligature ne doit porter *que sur le vaisseau lié*, artère ou veine ; il est mauvais de comprendre un nerf dans une ligature, la ligature d'un nerf peut être cause de douleurs persistantes après cicatrisation.

Le lien constricteur de la ligature doit être *perpendiculaire à*

**Forcipressure.** — La compression d'un vaisseau entre le pouce et l'index ou entre les mors d'une pince arrête l'hémorragie.

On donne au pincement instrumental le nom de *forcipressure,* du nom de l'instrument utilisé (*forceps, pinces*). Quand il s'agit

*la direction* du vaisseau lésé et non pas oblique. *La grosseur* du fil doit être proportionnée à la grosseur du vaisseau, les fils fins sont préférables pourvu qu'ils soient assez résistants.

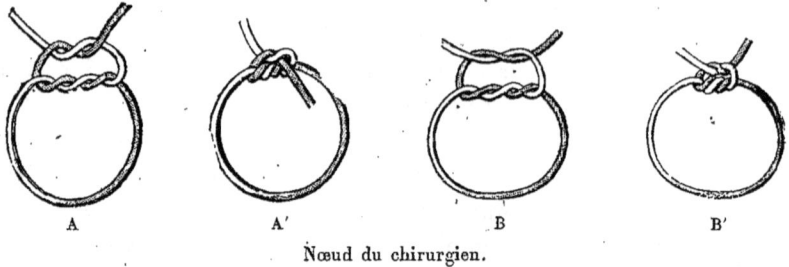

Nœud du chirurgien.

Fig. 164. — Nœud mal fait A non serré.      Fig. 165. — Nœud bien fait B non serré.
A' serré.                                  B' serré.

Le fil doit toujours être lié en deux nœuds superposés ; quand il s'agit de catgut, le premier nœud doit être un *nœud de chirurgien,* le second nœud un nœud simple et il est souvent sage de faire un troisième nœud simple ; le nœud bien fait doit être un nœud droit.

Les fils doivent être coupés près du nœud pour ne pas laisser de corps étrangers inutiles. Quand il s'agit de catgut, il est prudent de ne pas couper trop près du nœud, dans la crainte que le fil ne se desserre ; on laissera cinq millimètres environ.

Manuel opératoire. — Le vaisseau étant maintenu oblitéré par une pince à forcipressure, le fil à ligature est conduit de façon qu'il dépasse l'extrémité du mors de la pince et aille étreindre le pourtour même du vaisseau. Pour cela le fil est jeté par-dessus la pince, et pendant que le chirurgien conduit le fil, l'aide a

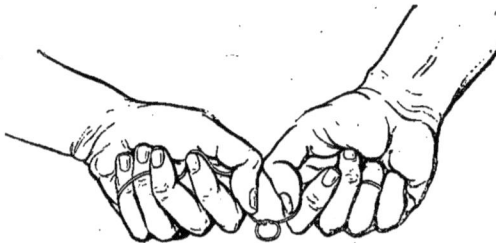

Fig. 166. — Manière de lier un vaisseau.

soin de faire saillir l'extrémité de la pince. Après qu'on a passé à deux reprises l'un sur l'autre les chefs du fil, les extrémités du fil sont enroulées autour des doigts de chaque main, puis les deux pouces réunis dos à dos s'enfoncent comme un coin dans la plaie entre ces chefs assujettis par les doigts. Il suffit alors, pour bien

serrer le nœud, d'écarter brusquement, par la flexion, les extrémités unguéales des pouces qui se touchent toujours et se fournissent réciproquement un
point d'appui par leurs articulations phalangiennes
(fig. 166). On a de la sorte
beaucoup de précision et
on serre d'un petit coup
sec, modéré, sans trembler,
car les deux mains sont en
contact (Farabeuf). Quand
on opère dans une plaie
*profonde* on se sert des index agissant comme les
pouces, mais on a ainsi
moins de précision et moins
de force (fig. 167).

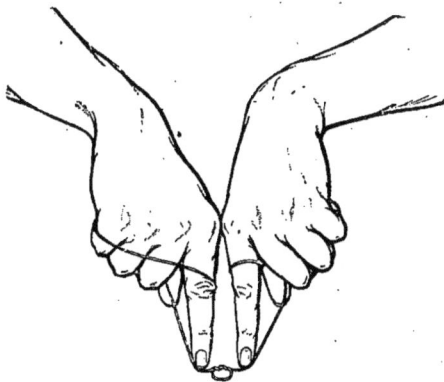

Fig. 167. — Manière de faire une ligature
dans une plaie profonde.

Lorsque l'on craint que le fil à ligature ne glisse, il est avantageux de passer le fil à l'aide d'une aiguille dans les tissus, au-
dessous de l'artère, et de nouer ensuite.

LIGATURE LATÉRALE. — Quand il s'agit d'une grosse veine qui présente une plaie latérale et dont il est important de conserver la
perméabilité on pourra avoir recours à la ligature latérale, le procédé n'est applicable que si la solution de continuité n'intéresse
pas plus du tiers de la circonférence du vaisseau.

La ligature latérale d'une veine s'exécute de deux façons, soit
en saisissant délicatement avec une pince fine les deux lèvres de
la plaie et en les serrant avec un fil, soit en les traversant avec une
aiguille fine sous laquelle on place la ligature. On devra employer
de la soie fine ou du fil de lin qui ne glisse pas. On serrera très
fortement.

**Torsion.** — La torsion des artères, comme moyen d'hémostase,
paraît très ancienne. Elle fut adoptée, abandonnée, remise en
faveur, puis délaissée à nouveau. Actuellement, la torsion des artères est assez peu employée, sauf pour les artérioles. Tillaux,
un des promoteurs de la torsion, conseillait la manœuvre suivante : saisir entre les mors de la pince, obliquement, toute la
la largeur de l'artère isolée, puis imprimer à la pince des mouve-

ments de circumduction de manière à tordre l'artère sur place sans exercer de traction, continuer le mouvement de torsion jusqu'à ce que l'extrémité saisie se détache.

**Angiotripsie.** — L'angiotripsie est un procédé d'hémostase qui consiste à écraser les tissus, d'une façon excessive, entre les mors d'une forte pince nommée angiotribe. Ces pinces à écrasement ne sont utilisables que pour les opérations chirurgicales proprement dites, on n'aura pas à s'en servir pour la petite chirurgie.

**Électro-hémostase.** — L'idée directrice de l'électro-hémostase est d'arrêter une hémorragie avec une pince et de comprimer entre les mors de l'instrument une partie du vaisseau voisin de la section, afin d'en expulser le sang autant que possible, puis d'arriver à la dessiccation complète des tissus saisis, par la chaleur développée par un courant électrique passant dans les mors de la pince. La température nécessaire à cette coction ou dessiccation est de 80 à 90°. L'électro-hémostase paraît avoir été imaginée par un chirurgien américain, Skene, de Brooklyn.

**Suture artérielle et suture veineuse.** — Les procédés que nous venons d'énumérer assurent l'hémostase en déterminant l'oblitération du vaisseau. Il existe cependant des cas où la conservation de la perméabilité du vaisseau est une condition indispensable pour la sauvegarde de la vie du malade ou pour l'intégrité d'un membre. Ces conditions se trouvent réunies dans les plaies produites par les gros vaisseaux. On peut dans ces cas avoir recours à la suture artérielle ou à la suture veineuse ; mais ce n'est pas un procédé de petite chirurgie courante.

\*
\* \*

*Hémorragie veineuse et hémorragie capillaire.* — L'*hémorragie par petits vaisseaux*, l'hémorragie capillaire, sera facilement arrêtée par la simple compression exercée par un pansement sec et une bande modérément serrée ; c'est à cette variété d'hémorragie que peuvent être opposés les hémostatiques chimiques. La plupart des hémorragies ordinaires provenant des capillaires, des veines et des petites artères superficielles sont arrêtées par un pansement compressif. Un excellent moyen que nous avons employé est la compression par une lame de caoutchouc pliée et faisant tampon.

**Hémostatiques chimiques.** — L'hémostase naturelle se produisant par la coagulation spontanée du sang au niveau des plaies vasculaires, on s'est efforcé de renforcer ce processus en employant comme hémostatique ou bien des substances vaso-constrictives qui rétrécissent la lumière du vaisseau béant et laissent à la coagulation spontanée le temps d'oblitérer l'ouverture, ergotine, par exemple ; ou bien des substances accélérant localement, au point lésé sur lequel on les met, la vitesse de la coagulation (perchlorure de fer, sels de calcium, gélatine, gélose).

VASO-CONSTRICTEURS. — L'emploi des hémostatiques vaso-constricteurs présente peu d'indications dans la petite chirurgie.

L'*antipyrine* $C^{11}H^{12}Az^2O$, en applications locales, est utilisable comme hémostatique dans l'épistaxis, les hémorragies capillaires en général. Elle agit en déterminant la constriction des vaisseaux et en même temps en produisant la coagulation du sang. La solution doit être au 1/5e.

L'*adrénaline*, produit extrait par Takamine des capsules surrénales, présente des propriétés vaso-constrictives énergiques qui en font un hémostatique de premier ordre. Une muqueuse badigeonnée par cette substance prend une coloration blanc jaunâtre et ne saigne pas quand on l'incise. Cette action se produit, suivant le titre de la solution employée, de quelques secondes à deux minutes après l'application en surface ou l'injection interstitielle, elle persiste longtemps après.

Cette propriété de l'adrénaline explique d'une part, les hémorragies secondaires qui peuvent survenir par suite de la vaso-dilatation qui succède à la constriction vasculaire ; d'autre part, la *gangrène* provoquée par une ischémie exagérée. Ce double accident sera évité par l'emploi des doses faibles. C'est d'ailleurs un médicament dangereux. L'adrénaline s'emploie ou bien dissous dans l'eau salée (eau 1 000 grammes, chlorure de sodium 9 grammes) ou sous forme de chlorhydrate, en solution aqueuse.

La solution à 1 pour 1 000 est la solution forte ou solution mère dont il est facile d'abaisser le titre au degré voulu, si besoin est.

Les solutions d'adrénaline supportent sans s'altérer la stérilisation par ébullition. Pour les applications locales on se sert habituellement soit de la solution à 1 pour 1 000, soit d'une solution à 1 pour 2 000.

COAGULANTS LOCAUX. — Le *perchlorure* de fer $Fe^3Cl^2$ est aujourd'hui à peu près complètement abandonné comme hémostatique local. La solution de perchlorure de fer employée en médecine est un liquide rouge fauve, d'odeur forte, de saveur astringente et faiblement acide. Sa densité est de 1,26 ; elle contient 27 pour 100 de chlorure ferrique anhydre.

La *ferripyrine* ou ferropyrine (combinaison d'antipyrine et de chlorure ferrique) s'emploie sous forme de poudre ou de solution en application sur les surfaces saignantes.

Le *sérum* frais, soit du sérum de cheval non préparé, soit, à son défaut, du sérum antidiphtérique récent facilite la coagulation du sang.

*La gélatine.* — Les propriétés coagulantes de la gélatine ont été découvertes par Dastre et Floresco. Au cours de recherches sur les transformations subies par la gélatine dans l'économie, ces auteurs notèrent une coagulabilité anormale du sang après injection intra-veineuse de gélatine. Paul Carnot, le premier, utilisa les propriétés coagulantes de la gélatine pour l'hémostase locale ou générale. La gélatine est d'une part un excellent coagulant, d'autre part elle constitue une substance nutritive pour les cellules conjonctives qui, très rapidement, envahissent le caillot passif et l'organisent. Pour l'hémostase on emploie une solution de gélatine dans l'eau ou mieux dans l'eau salée physiologique à 7 pour 1 000. On peut y joindre du chlorure de calcium (Carnot).

| | |
|---|---|
| Gélatine. | 50 grammes |
| Chlorure de calcium. | 10 — |
| Eau. | 1 000 — |

Ces solutions doivent être stérilisées par le passage deux fois à l'étuve à 100° pendant un quart d'heure, à deux jours d'intervalle.

La solution gélatinée sera employée tiède. Pour une plaie cutanée de la main par exemple, on verse simplement quelques gouttes de la solution sur la plaie ou bien on laisse quelques instants en contact avec la plaie un tampon imbibé de cette solution.

Dans les cas où l'on agit sur un milieu septique, fosses nasales, vagin, rectum, la gélatine très facilement putrescible doit être antiseptisée. Pour cela, on additionne les solutions de gélatine, de sublimé ou de quelques gouttes d'acide fluorhydrique, d'acide chlorhydrique. Avec ces précautions, on peut employer la gélatine dans les épistaxis, les métrorrhagies, les hémorragies venant du rectum (lavement d'eau gélatinée à 5 pour 100).

Dans certains cas on assure l'hémostase par des *corps poreux* augmentant la surface de contact du sang avec l'air et favorisant par suite la formation du caillot, c'est ainsi qu'on arrêtait autrefois le flux sanguin consécutif à la morsure de sangsue par une rondelle d'*amadou*. Dans les épistaxis, les hémorragies dentaires le *penghawar* donne de bons résultats.

*Penghawar.* — Le penghawar-djambi est une fougère dont les filaments possèdent un pouvoir hémostatique très accusé. Il suffit d'en appliquer avec une pince quelques touffes sur la surface cruentée.

**Hémostase par cautérisation.** — Dans le cas de plaie suintant en nappe on peut obtenir l'hémostase en attouchant la plaie avec le thermocautère porté au rouge rouge. Il se forme une escarre qui amène l'hémostase. Si une hémorragie capillaire persiste, c'est qu'il s'agit d'une hémophilie dont il faut chercher la variété.

En résumé, la compression digitale, la compression aseptique par la gaze ou le caoutchouc, puis la ligature, telles sont les meilleurs modes d'hémostase.

\*
\* \*

*Traitement de l'état général du blessé.* — Une fois l'hémorragie arrêtée on s'occupera de relever l'état général du malade et de faciliter la réparation sanguine.

Le sérum artificiel est un agent merveilleux qui rend les plus grands services et peut sauver des blessés désespérés en apparence. Le sérum est injecté en quantité variable suivant l'abondance de l'hémorragie : on injecte en moyenne de un à deux ou trois litres. Si l'hémorragie a été d'emblée très abondante, s'il faut, à tout prix, remonter rapidement la tension sanguine et activer la reproduction globulaire, il est utile d'injecter le sérum dans les veines (voir p. 306).

Si l'hémorragie n'a pas été trop brutale, il faut pousser l'injection dans le tissu cellulaire sous-cutané (voir p. 298).

S'il y a menace de collapsus par anémie suraiguë, on tentera, faute de sérum, l'auto-transfusion par compression des membres et refoulement de la faible masse sanguine persistante vers les centres nerveux (Fr. Moutier). Le malade sera placé la tête basse, les 4 membres comprimés par des bandes seront placés perpendiculairement au plan du lit.

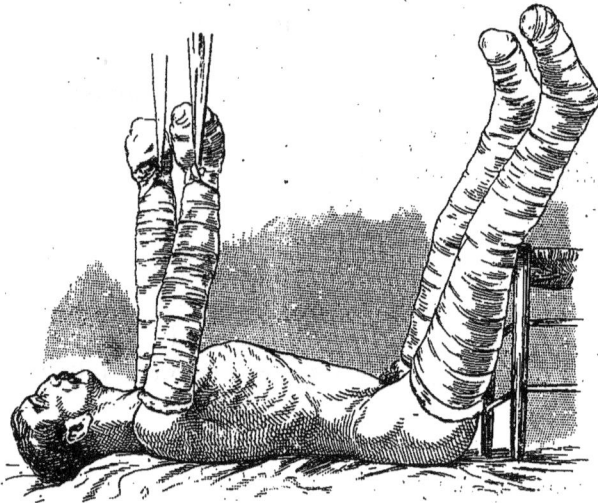

Fig. 168. — Attitude à donner à un malade atteint d'anémie aiguë post-hémorragique (P. M. C. Fr. Moutier).

Les injections de caféine, d'éther, d'huile camphrée permettront, le cas échéant, de faciliter et de soutenir le travail du myocarde.

Le malade sera maintenu au repos le temps nécessaire ; on veillera à ce qu'il évite tout refroidissement. On donnera une alimentation progressive, des toniques.

# CHAPITRE XVII

## CAUTÉRISATION IGNÉE

La cautérisation ignée, comme la saignée, est une des plus anciennes pratiques thérapeutiques. Dès Hippocrate, ses deux modes d'action, son action immédiate, *caustique*, destructive sur les tissus, et son action à distance, *révulsive*, sur les organes profonds, sont nettement distingués.

L'action *caustique* proprement dite est bien connue ; elle se confond avec l'étude de l'action du feu sur les tissus ; c'est une brûlure ; le fer rouge appliqué sur les tissus y produit, suivant la durée d'application, la rubéfaction, la vésication, ou la destruction. L'escarre produite est sèche, noirâtre ; son épaisseur varie suivant les cas de 2 à 4 millimètres ; elle est un peu plus large que la surface d'application du cautère (zone carbonisée), circonscrite d'ordinaire par une auréole blanche de 3 à 4 millimètres (zone exsangue), où le sang ne pénètre pas par suite de l'oblitération des vaisseaux par l'albumine coagulée, entourée elle même d'une auréole rouge (zone congestionnée) résultant de l'action de la chaleur rayonnante. L'escarre agit à la façon d'un corps étranger inclus dans la peau, elle détermine autour d'elle une inflammation dont le résultat est le détachement et l'élimination des parties mortifiées du cinquième au huitième jour. La petite plaie produite évolue ensuite comme une plaie ordinaire.

L'action caustique est un peu différente, suivant le cautère employé (thermo ou galvano-cautère), suivant la température à laquelle le cautère est porté.

Au rouge blanc, l'action est rapide et profonde ; le cautère n'adhère pas à la surface d'application, il agit à la façon d'un bistouri, il est surtout tranchant ; en sorte que les tissus sont divisés plus que carbonisés ; la coagulation des albumines, la formation d'une escarre est incomplète, l'action hémostatique est nulle. La douleur est moins vive que celle provoquée par l'application du rouge sombre.

Au rouge sombre, l'action est moins profonde et plus limitée ; le cautère adhère aux tissus qu'il carbonise, les albumines sont coagulées, une escarre est formée, en sorte que l'action hémostatique est puissante. La douleur est manifestement plus vive qu'avec le rouge blanc. Suivant la comparaison de Percy, « un cautère très rouge est à un cautère simplement chaud, pour la douleur de la cautérisation, ce qu'est un bistouri bien tranchant à un bistouri émoussé pour celle de l'incision ».

Le rayonnement dépend surtout du cautère employé ; il est surtout marqué avec les cautères actuels, il est à peu près nul avec le galvano-cautère, dont l'action est surtout pénétrante. Le thermocautère convient donc plutôt pour les applications en surface, le galvanocautère pour les applications en profondeur.

Ajoutons que dans les cautérisations profondes, au galvanocautère par exemple, la cicatrisation donne lieu à la production d'un tissu conjonctif dense, épais, tissu de sclérose relativement assez étendu et que cette action sclérosante est à rechercher en certains cas.

INDICATIONS. — Cette action caustique, destructive, de la cautérisation ignée est la source d'indications multiples. On l'a employée de tous temps dans le traitement des plaies réputées venimeuses, morsures de chien enragé, morsures de vipères, où on se propose de détruire le virus *in situ*; cette cautérisation, très douloureuse, n'a du reste qu'une efficacité bien douteuse.

On emploiera souvent la pointe rougie du thermocautère ou du galvanocautère pour ouvrir certaines collections purulentes, *acné phlegmoneuse, furoncles, anthrax, phlegmon du cou*.

La cautérisation ignée peut être employée dans un but d'hémostase.

La cautérisation ignée est employée journellement, dans le traitement des petites tumeurs de la peau, verrues, molluscum pendulum, papillome. Pour les *verrues*, avec la pointe fine du thermocautère ou mieux du galvanocautère, on brûle à petits coups le tissu néoplasique en allant assez profondément. Il se forme une croûte brunâtre qui se détache au bout de quelques jours ; à la chute de l'escarre la guérison est ordinairement complète; s'il persistait encore quelques vestiges de la tumeur on procéderait à une seconde séance de cautérisation. Cette cautérisation ignée des verrues est très peu douloureuse et toujours efficace.

Pour l'ablation d'une petite tumeur cutanée comme un *papillome pédiculé*, un *molluscum pendulum*, la main gauche de l'opérateur saisit la tumeur avec une pince à griffes tandis que sa main droite armée du cautère sectionne le pédicule de la tumeur. On termine en détruisant par la cautérisation le point d'implantation de la tumeur.

Le *lupus vulgaire* est une des principales indications de la galvanocaustie cutanée. Il faudra au préalable faire tomber les croûtes, s'il en existe, pour bien délimiter le lupus, et, la tête étant bien fixée pour éviter les échappées, si le lupus, est exubérant, turgescent, on le réprimera par quelques pointes superficielles, puis on pratiquera des cautérisations profondes pénétrant jusqu'aux limites mêmes du mal dans l'épaisseur des téguments. On circonscrira d'abord le mal par une série de cautérisations ponctuées empiétant de 2 à 3 millimètres sur les tissus sains, puis on couvrira de pointes de feu la surface ainsi circonscrite. Il est absolument nécessaire de pénétrer jusqu'au tissu sain, en pratique jusqu'au point où la pointe galvanique éprouve une résistance manifeste ; dans le tissu malade la pointe pénètre « comme dans du beurre ». Il faut espacer les pointes de 2 ou 3 millimètres pour éviter les mortifications étendues. La surface ainsi traitée peut à la rigueur rester sans pansement. Toutefois, s'il y a réaction vive, tuméfaction, congestion, il sera bon d'appliquer, au moins temporairement, des pansements appropriés ; il faudra surveiller la cicatrisation avec la plus grande sollicitude, et, dès qu'elle sera complète, c'est-à-dire en moyenne au bout de quinze à vingt jours, on procédera à une nouvelle séance de cautérisation. Le nombre de ces séances sera variable suivant les cas. Cette méthode conviendra surtout aux lupus peu étendus, aux tubercules isolés, dans les régions particulièrement dangereuses, à la face en particulier.

*L'action révulsive* de la cautérisation ignée n'est pas bien établie en ce qui concerne le mécanisme interne de la révulsion. On constate néanmoins que la cautérisation ignée superficielle exerce une action manifeste sur le cœur et la circulation, sur la respiration, les échanges nutritifs, les localisations microbiennes et la phagocytose.

La *circulation* est remarquablement impressionnée par la cautérisation ignée. La tension artérielle subit une élévation légère et passagère, suivie d'un abaissement notable avec élévation de la pression veineuse Il se produit un balancement remarquable entre les circulations superficielles et profondes, et c'est là probablement une des actions les plus remarquables et les plus puissantes de la révulsion : il y a congestion, hyperémie, vaso-dilatation des tissus superficiels révulsés, exonération, anémie relative, vaso-constriction des tissus et des organes profonds.

La *respiration* est modifiée quant à son rythme et à son ampleur : elle est plus lente et plus superficielle. La révulsion contribue donc à assurer aux poumons un repos relatif.

*L'action sur les localisations microbiennes et la phagocytose* a surtout été étudiée par Charrin. Il s'exprime ainsi dans ses leçons de pathologie de 1897 et au congrès de Lisbonne de 1906 : « La révulsion exonère les tissus profonds (par suite du balancement qui existe entre les réseaux externe et interne) d'une congestion qui accumule les germes dans ces tissus ; elle favorise la réunion de ces germes dans le derme, dans les mailles sous-cutanées, dans les parties d'une dignité physiologique médiocre. »

Quoi qu'il en soit, la cautérisation ignée au point de vue révulsif reconnaît trois grandes indications : la douleur, la congestion, l'inflammation.

Dans ces cas on fait ce qu'on appelle des pointes de feu superficielles. Pour cela avec le cautère chauffé au rouge vif on fait des attouchements rapides sur les téguments en prenant soin de laisser entre chaque cautérisation des intervalles de peau saine. On saupoudre ensuite la région de poudre d'amidon ou de poudre de talc.

L'élément douleur sera heureusement combattu par les pointes de feu dans les *névralgies*, en particulier dans les *névralgies intercostale* et *sciatique* dont la cautérisation ignée constitue souvent le remède héroïque. Les pointes de feu feront merveille dans les *névralgies a frigore* et dans les *névralgies hystériques*, dans les *névralgies intercostales post-pleurétiques*; elles pourront constituer un utile adjuvant du traitement général dans les *sciatiques syphilitiques* et dans les *névralgies sciatiques des tuberculeux*; encore conviendra-t-il, dans ce dernier cas, de ne les appliquer que chez des malades apyrétiques.

Dans les névralgies, les pointes de feu seront appliquées sur le trajet du nerf malade sur une ou plusieurs lignes et assez rapprochées; on en appliquera un plus grand nombre aux points d'émergence du nerf, qui coïncident généralement avec les points douloureux; c'est ainsi que, dans la névralgie intercostale, on les appliquera surtout près des vertèbres (point postérieur), au niveau de l'espace intercostal (point médian), près du sternum (point antérieur).

On tirera souvent grand profit de la cautérisation ignée à la période d'état des *myélites* évoluant d'une façon torpide, ainsi que l'enseignait Charcot, au déclin des myélites aiguës, alors que les phénomènes d'excitation de la phase aiguë tendent à disparaître, et, d'une façon systématique, dans les myélites chroniques. Toutes les semaines environ, plus fréquemment ou moins fréquemment, suivant l'évolution générale de la maladie, on ponctuera la région vertébrale, dans toute sa longueur, de pointes de feu disposées de chaque côté de la gouttière vertébrale sur une largeur de 3 à 4 centimètres; il faudra être circonspect dans la région sacrée sur laquelle repose, au lit, le malade dans la position normale et que le décubitus prolongé expose aux excoriations.

Les pointes de feu sont encore fréquemment employées, et en diverses circonstances, contre la *congestion pulmonaire*. Dans les *congestions pulmonaires* hypostatiques, dans les splénisations pulmonaires si fréquentes dans les *grippes prolongées*, elles peuvent rendre de très grands services grâce à leur action réflexe vaso-motrice.

L'indication de la cautérisation ignée dans les *phénomènes congestifs péri-tuberculeux* soulève un point de pratique des plus importants. Il faut avant toute chose se bien rappeler que les pointes de feu ne doivent être employées que dans les formes apyrétiques, torpides, et que la fièvre et les phénomènes d'excitation constituent une contre-indication presque absolue. La plupart des auteurs la conseillent en deux circonstances:

1° Contre ces congestions péri-tuberculeuses apyrétiques, relativement fugaces, qui apparaissent parfois brusquement autour d'une lésion bacillaire ancienne, quelquefois presque latente, et s'accusent à l'oreille par une extension plus ou moins considérable de la région soufflante et de la matité, avec tachycardie et dyspnée manifeste.

2° Contre les congestions péri-tuberculeuses, presque permanentes, que l'on rencontre chez beaucoup de tuberculeux apyrétiques, et qui constituent une lésion véritable : des séries répétées de pointes de feu en triomphent parfois.

Les pointes de feu constitueront encore un excellent adjuvant du régime, des cholagogues et des alcalins dans la *congestion hépatique*, quelle qu'en soit l'origine ; on les appliquera sur la partie débordante du foie, c'est-à-dire au-dessous des côtes et parallèlement à elles en une bande de quelques centimètres de largeur.

Les mêmes indications s'appliquent aux *pleurites*. Les pointes de feu conviennent surtout à la période de déclin, quand la fièvre est tombée, qu'il s'agisse de pleurésie sèche ou de pleurésie avec épanchement ; on les appliquera donc à ce moment de la résorption de l'épanchement, soit que celui-ci n'ait qu'un faible volume, soit qu'après une ou deux thoracentèses, le liquide ayant peu de tendance à se reproduire, il persiste de la dyspnée, de l'obscurité respiratoire ou des douleurs intercostales.

Les pointes de feu ont été employées, quoique plus rarement, dans les formes sèches, ou, au contraire, dans la forme ascitique de la *péritonite tuberculeuse*.

Contre l'héréthisme cardiaque du début des *péricardites*, M. Roger conseille l'application quotidienne des pointes de feu.

Enfin la cautérisation ignée de la région lombaire a été conseillée dans le traitement des *néphrites* ; elle est certainement inférieure aux ventouses, aux ventouses scarifiées en particulier.

La cautérisation ignée est employée dans le traitement des *arthrites chroniques*, des *tumeurs blanches* torpides.

CONTRE-INDICATIONS. — Il faut enfin bien se rappeler qu'en thérapeutique médicale, il existe à l'application révulsive de la cautérisation ignée deux contre-indications au moins relatives : la *fièvre*, en particulier chez les bacillaires, la *dégénérescence cardiaque*, en particulier chez les artério-scléreux.

La cautérisation ignée, les pointes de feu, chez les bacillaires pyrétiques, provoquent, en effet, souvent une exaspération des phénomènes aigus, principalement de la fièvre ; elle peut provoquer l'insomnie, l'agitation, l'excitation cardiaque, les palpitations, etc. D'une façon générale donc, on s'abstiendra des pointes de feu dans les états fébriles. De même, si le myocarde est quelque peu fléchissant, si le patient est un prédisposé à la syncope, qui peut être particulièrement grave chez les athéromateux, les artério-scléreux, les pointes de feu, par la douleur qu'elles occasionnent, en pourraient être la cause provocatrice ; on s'abstiendra donc également dans ces cas.

*Instrumentation.* — Nous possédons plusieurs excellents procédés de cautérisation ignée.

I. — *Cautères actuels.* — La cautérisation chez les anciens se pratiquait au moyen d'instruments appelés *cautères actuels*, composés d'une tige métallique supportée par un manche de bois et terminée par une partie affectant des formes variées. Ces cautères étaient chauffés dans des réchauds où brûlait du charbon de bois. On les chauffait au rouge blanc, au rouge cerise ou au rouge obscur. Le cautère actuel n'est plus de nos jours que d'un emploi absolument exceptionnel. La dernière application du cautère actuel dans les hôpitaux parisiens a résidé dans la volatilisation des hémorroïdes avec la pince spéciale.

*
* *

II. — *Thermocautère Paquelin.* — Le thermocautère Paquelin est d'un usage courant. Sa construction est basée sur ce fait

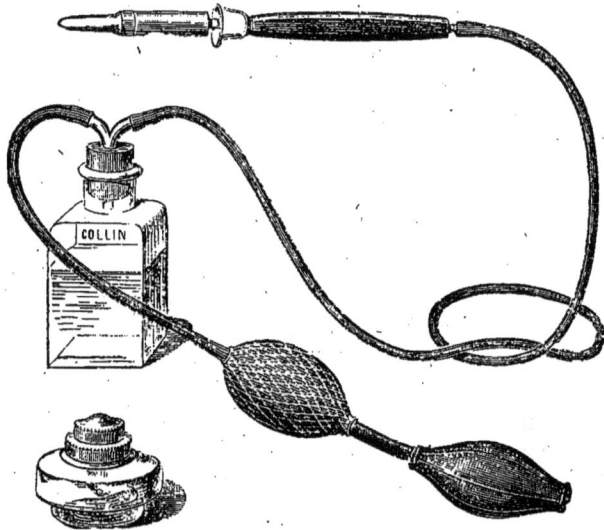

Fig. 169. — Thermocautère Paquelin.

que le platine porté au rouge se maintient incandescent au contact d'un mélange d'air et de vapeur inflammable.

Le thermocautère se compose : d'une lame creuse de platine

maintenue par un manche de bois ; d'un récipient pour l'essence, d'une soufflerie analogue à celle des vaporisateurs de flacon de toilette. Il y a plusieurs variétés de lames de platine, quelques-unes sont terminées en pointes plus ou moins fines.

Pour se servir du thermocautère, *on fait rougir la lame de platine en la maintenant quelques instants dans la partie supérieure d'une flamme de lampe à alcool* ; dès que le platine est rouge, on insuffle des vapeurs d'essence minérale ; l'appareil est prêt à fonctionner.

Suivant que l'on pressera avec plus ou moins d'énergie sur la poire en caoutchouc de la soufflerie, le platine sera porté à une température plus ou moins élevée. Quand la cautérisation est terminée, avant de laisser éteindre le thermocautère, il faut le porter au rouge vif pour brûler toutes les particules charbonneuses qui auraient pu se déposer soit à l'intérieur, soit à l'extérieur de la lame de platine, puis enlever brusquement le tube de caoutchouc. L'instrument une fois refroidi, on nettoiera l'extrémité.

PRÉCAUTIONS A PRENDRE. — Il faut ne remplir le réservoir à essence qu'au tiers ; ne faire jouer la soufflerie que lorsque le cautère est rouge ; ne pas souffler trop brusquement ; on doit éviter de porter la lame au blanc lumineux, car cette température pourrait fondre le tube intérieur de l'appareil. Si, pendant une opération, le cautère chauffe mal, il faut chercher par quelques insufflations rapides à activer son incandescence ; si cela ne suffit pas, il faut chauffer à nouveau le cautère dans la flamme de la lampe.

Il existe dans le commerce différents modèles de thermocautères basés sur le même principe que le thermocautère Paquelin : thermocautère avec carburateur, chalumeau de Chazol, thermocautère de poche de Wasseige.

**L'aphyso-cautère.** — L'*aphyso-cautère* (α privatif, φυση soufflerie), ou cautère sans soufflerie, a été présenté à l'Académie de médecine le 22 juin 1897 par M. Tillaux au nom de son inventeur M. Dechery.

Il se compose d'un *couteau* en platine, qui peut revêtir toutes les formes désirables ; d'un *manche* creux à l'intérieur, et qui sert de réservoir à de l'éther ; d'une *ouverture* fermée à l'aide d'un bouchon à vis, et par où l'on introduit le carburateur ; enfin d'une autre *vis* qui actionne du dehors l'orifice de communication du réservoir avec l'intérieur du couteau.

TUFFIER ET DESFOSSES. Chirurgie.     23

La boîte renferme, outre une pointe différente de forme, une petite clef pour l'écrou et une lampe à alcool en métal nickelé dont le bouchon, de métal également, se visse à fond et permet de poser la lampe dans toutes les positions sans crainte de fuite.

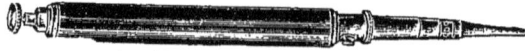

Fig. 170. — Aphyso-cautère Dechery.

Fonctionnement. — Pour se servir de l'aphyso-cautère, voici comment il faut procéder :

1° Fermer l'orifice qui fait communiquer le réservoir avec le cautère ;

2° Remplir le réservoir d'éther à 65° ou d'éther anesthésique.

3° Essuyer soigneusement si l'éther a débordé ;

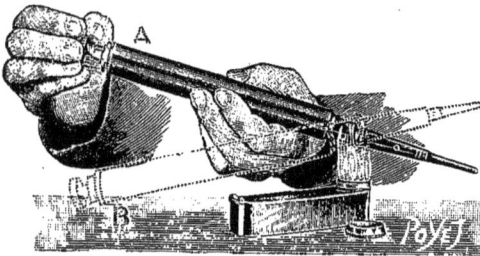

Fig. 171. — Chauffage de l'appareil.

4° Présenter l'appareil dans la position de la figure 171 à la flamme de la lampe, c'est-à-dire en position oblique, la pointe en bas, la flamme portant au niveau de l'extrémité inférieure du réservoir, précisément au point où se trouve la vis bouchon. On chauffe en tournant l'appareil entre les doigts, pour présenter à la flamme sa circonférence complète à ce niveau.

Rapidement apparaît sur le métal *où l'on chauffe* une buée qui servira de guide pour l'allumage. On doit, en effet, chauffer *jusqu'à ce que cette buée ait disparu*, c'est-à-dire environ une minute en été, deux minutes en hiver.

5° Quand la buée a disparu, il faut amener la *pointe* du cautère dans la flamme et chauffer dix à quinze secondes, jusqu'à ce que le cautère commence à rougir un peu ;

6° Ouvrir alors légèrement et graduellement le réservoir, en tournant à gauche le bouton qui ouvre le réservoir, et en laissant toujours le cautère dans la flamme. Le cautère devient incandescent ;

7° Chauffer alors à nouveau le réservoir en baissant et levant successivement la pointe du cautère jusqu'à ce que la pointe du cautère conserve son incandescence dans toutes les positions. Dès lors, l'instrument est prêt à être utilisé.

Pour l'*éteindre*, il suffit de fermer à droite la vis.

Pour *conserver allumé sans dépenser* de carburateur en attendant le moment de l'utilisation, il suffit de laisser la pointe dans la flamme, vis fermée, en faisant reposer l'instrument sur la lampe.

Pour s'en servir à nouveau, il suffit de rouvrir en tournant à gauche la vis. Le cautère se rallume aussitôt.

Pour obtenir le *rouge sombre,* il faut allumer l'instrument comme d'ordinaire jusqu'au maximum de chaleur, et fermer ensuite le réservoir en tournant à droite la vis. Pour rallumer le cautère, il suffit de tourner à gauche la vis.

*\*
\* \**

III. — *Le galvanocautère.* — Le galvanocautère se compose essentiellement d'un fil de platine en anse qu'on fait rougir à volonté par le passage d'un courant électrique.

L'ANSE de platine est la forme la plus simple ; les formes les plus variées sont données aux galvanocautères ; il y en a de spéciaux pour le larynx, le pharynx, les amygdales, les fosses nasales, etc. Généralement le médecin se contente de trois ou quatre modèles : une pointe fine, une plus grosse (fig. 172).

Le cautère ou anse galvanique est adapté à un *manche isolant* ; à l'extrémité postérieure de ce manche aboutissent les fils conducteurs ; à la partie antérieure s'adaptent les cautères ; le manche présente un *interrupteur* qui, au repos, empêche le fonctionnement du galvanocautère.

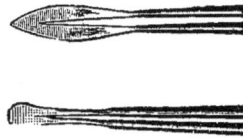

Fig. 172. — Lames pour galvanocautère.

COURANT ÉLECTRIQUE. — Pour rougir l'anse de platine, il faut un courant de grand débit, car la masse des cautères à chauffer est considérable. Un cautère de platine consomme 15 à 20 ampères.

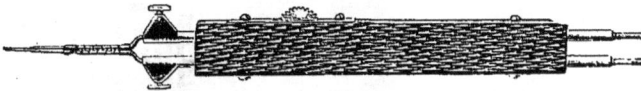

Fig. 173. — Manche de galvanocautère avec pointe fixe.

Sa résistance est de 0,02 ohm environ qui, jointe à la résistance des fils et du manche, donne une résistance extérieure totale de 0,06 ohm. Si nous employons la formule :

$$I = \frac{E}{R} \text{ en mettant } I = 20 \; R = 0,06 \text{ ohm,}$$

on voit qu'il suffira d'un courant de faible tension.

$$E = I \times R = 1 \text{ vol. } 20.$$

Le courant destiné à faire fonctionner un galvanocautère est

fourni soit par des piles, soit par des accumulateurs, soit directement par le courant urbain sous certaines conditions.

LES PILES. — Les piles destinées à l'électrocautère doivent présenter des éléments à
grande surface, capables
de donner un courant
très intense ; on emploie
généralement des cou-
ples au bichromate de
potasse, où les surfaces
actives sont très grandes
en raison du grand nom-
bre de zincs et de char-
bons baignant dans la
même solution. Les élé-
ments de la pile doivent
être disposés de telle
sorte : 1° que, la pile
étant au repos, les zincs
soient complètement en
dehors du liquide ; 2°
qu'on puisse, au moment

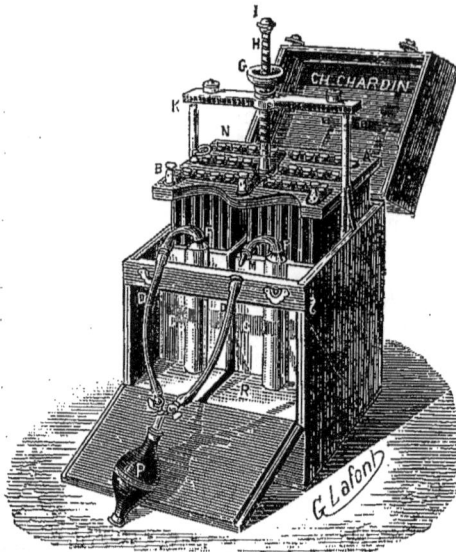

Fig. 174. — Appareil Chardin manœuvrant à l'aide
d'une poire.

d'utiliser la pile, immerger les zincs plus ou moins profondément, suivant l'inten-
sité du courant néces-
saire. Cette condition
est réalisée de diverses
façons, soit par une vis
ou une crémaillère qui
permet de faire monter
ou descendre les zincs,
soit par une poire en
caoutchouc qui fait
monter le liquide au
niveau voulu.

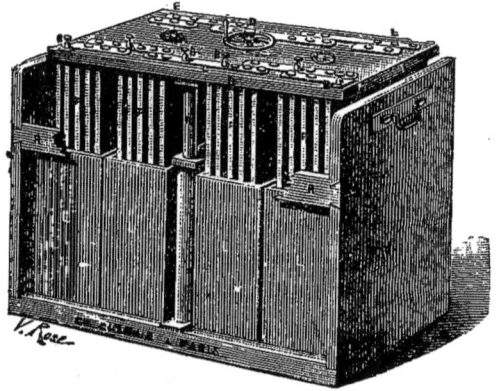

ACCUMULATEURS. —
On a souvent avantage

Fig. 175. — Appareil Chardin manœuvrant à l'aide
d'une vis.

à se servir d'*accumulateurs* ; les accumulateurs sont toujours
prêts à servir et donnent un courant très constant.

Courants urbains. — Les courants urbains sont fournis généralement sous une différence de potentiel de 110 volts à 120 volts. La canalisation ordinaire établie pour l'éclairage de l'appartement, qui suffit pour les moteurs électriques, pour l'électrolyse, est insuffisante pour rougir un instrument galvanocaustique : en intercalant un cautère sur une canalisation de lumière, on fait sauter les coupe-circuits. Pour amener au cautère les 15 ou 20 ampères qu'il consomme, il faut faire une canalisation spéciale à gros fil dont le diamètre est du reste imposé par le secteur, 1 millimètre carré par ampère.

Il faut également un RÉDUCTEUR DE POTENTIEL capable de diminuer considérablement le voltage : un courant de 110 volts avec une résistance de 0,06 ohm fournirait près de 2 000 ampères :

$$I = \frac{E}{R} = \frac{110}{0,06} = 1833,$$

et le galvanocautère n'en exige que 20.

Il faudra donc intercaler une résistance de 5 ohms environ.

$$I = \frac{E}{R} = \frac{110}{5 + 0,06}.$$

On peut encore se servir du courant continu du secteur comme moteur pour entraîner une *dynamo,* qui produit elle-même un courant continu de 50 volts et 15 ampères, par exemple, avec lequel on réalise toutes les applications médicales du courant continu depuis le cautère, la lumière électrique médicale, jusqu'au courant galvanique de 1 ou plusieurs milliampères, sans avoir à redouter un accident de tension pour le malade, puisque le courant du secteur est absolument en dehors du circuit actif.

Quand on est éclairé par un courant urbain *alternatif,* l'appareil permettant de réaliser la cautérisation est beaucoup plus simple. On emploie un TRANSFORMATEUR. Un transformateur n'est autre qu'une bobine d'induction dans laquelle le fil inducteur est très fin et très long, tandis que le fil induit est gros et court. L'usine génératrice fournissant dans le circuit inducteur des courants alternatifs de grande force électro-motrice et de faible intensité, il se développe dans le circuit induit des courants alternatifs secondaires, de même fréquence mais de force électro-motrice

beaucoup plus faible et d'intensité beaucoup plus grande. Ce
sont ces courants secondaires qu'on utilise pour le cautère.

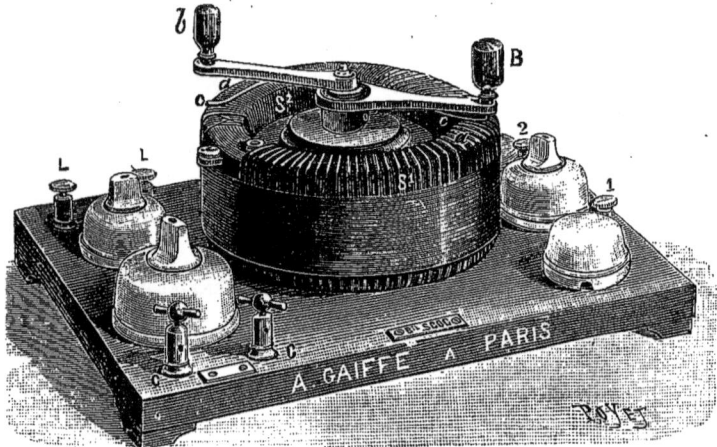

Fig. 176. — Transformateur à courant alternatif.

MODE D'EMPLOI D'UN GALVANOCAUTÈRE. — Au moment de se servir
du galvanocautère, on adapte aux bornes du manche le cautère
choisi, on fixe les fils conducteurs qui sont fixés par leur autre
extrémité aux bornes de la pile. En appuyant sur le bouton, on
fait passer le courant qui vient chauffer plus ou moins la lame de
platine ; on peut à ce moment agir sur les tissus à cautériser. Le
courant cesse de passer quand on laisse la pédale se relever.
Quand on veut obtenir une action continue d'une certaine durée,
on ferme le courant d'une manière fixe. Si le cautère est porté
au rouge blanc et qu'on désire seulement le rouge cerise, on règle
le courant au moyen du rhéostat. L'opération terminée, on détache les fils conducteurs, on enlève la lame de platine et on relève
le zinc des piles au-dessus du niveau du liquide.

Quelle que soit la source d'électricité employée, lorsqu'on se
sert du galvanocautère, il faut éviter avec soin de porter la température du cautère au delà du rouge vif ; l'incandescence au
blanc éblouissant indique que la fusion du platine est près de se
faire.

Il est utile, pour éviter tout accident de fusion, d'introduire
dans le circuit un *rhéostat* ou un réducteur de potentiel permettant de diminuer ou d'augmenter à volonté l'intensité du courant.
Le rhéostat est nécessaire quand on utilise les accumulateurs :

il n'est pas indispensable quand on emploie des piles, car on peut dans ce cas régler l'intensité du courant en plongeant plus ou moins les électrodes dans le liquide.

Le cautère de platine, se ramollissant par la chaleur, se déforme très facilement quand il est rouge ; l'opérateur qui se sert d'un électrocautère doit donc s'habituer à une grande légèreté de main.

INCIDENTS. — Il peut arriver qu'au moment d'utiliser un galvanocautère le cautère ne rougisse pas, ou que brusquement il s'éteigne ; il y a interruption de courant ; il faut rechercher la cause de cette interruption ; elle peut tenir, soit à un arrêt dans le débit de la force électro-motrice, soit à un court circuit ou à une interruption accidentelle sur le trajet du courant. Il faut donc passer en revue successivement toutes les pièces :

*Le cautère.* — Il peut se faire que la lame de platine se soit dessoudée de son support, ou bien que cette lame ait fondu ; il n'y a alors qu'à remplacer le cautère.

*Le manche.* — Il peut se faire qu'une couche d'oxyde de cuivre se soit amassée au niveau des sections de l'interrupteur ; il faut alors nettoyer ces surfaces.

*Les fils conducteurs.* — L'interruption peut être due : à la rupture d'un fil, il faut le raccorder ; à un mauvais contact au niveau de la lame, il faut dans ce cas vérifier le serrage ; à un court-circuit tenant à l'usure de la gaine isolante, on réparera les fils ou on les changera.

*La source électro-motrice.* — Si la source électro-motrice est constituée par une pile et qu'elle ne fonctionnne pas, il faut la nettoyer, changer les zincs ou renouveler le liquide suivant le cas. Si l'accumulateur est déchargé, on le vérifiera et on le fera charger à nouveau. L'interruption du courant urbain est due généralement à la fusion d'un coupe-circuit ; il faudra renouveler le fil fusible.

*\** 

AVANTAGES DU GALVANOCAUTÈRE. — Le galvanocautère est un appareil plus coûteux que les autres cautères ; mais il présente sur eux de précieux avantages : étant de faible masse le cautère électrique peut être porté à une très haute température sans qu'on ait à redouter les effets du rayonnement sur les tissus voisins de ceux qu'on veut détruire ; il présente par conséquent une grande supériorité sur les autres moyens pour des cautérisations exercées sur des surfaces peu étendues, dans le voisinage d'organes délicats ou dans la profondeur des cavités naturelles. Le galvanocautère peut être réglé facilement à la température que l'on veut ; enfin on peut donner à la partie active les formes les plus variées. Le galvanocautère a de nos jours sa place marquée dans l'arsenal du praticien. Il est indispensable à certaines spécialités médicales, à la *rhinologie* et à la *laryngologie* en particulier.

## VÉSICATION

Comme agent de révulsion et de dérivation, il faut signaler la vésication, très employée autrefois, aujourd'hui bien abandonnée. La vésication est une irritation de la peau assez intense pour déterminer l'apparition sous l'épiderme de phlyctènes, d'ampoules remplies de sérosité.

Le vésicatoire était très employé dans les pneumonies, les pleurésies, la tuberculose, les affections médullaires ou méningées, les névralgies.

Les vésicatoires étaient dits *volants* ou *permanents*.

Le vésicatoire volant ne devait avoir qu'une action passagère, le vésicatoire permanent devait être entretenu à l'aide de pommades irritantes.

Pour obtenir la vésication on peut utiliser : la *chaleur* (un marteau en métal chauffé dans l'eau bouillante pendant une minute puis appliqué sur la peau pendant 3 à 4 secondes produit une ampoule, marteau de Mayor) ; *l'ammoniaque*, pour s'en servir il suffit d'imbiber d'ammoniaque pure une compresse pliée en plusieurs épaisseurs et d'appliquer le linge sur la peau, l'effet est rapide ; on peut aussi imbiber un disque d'amadou de la grandeur du vésicatoire à poser, l'appliquer sur la peau et le recouvrir d'un morceau de diachylon ; au bout de quelques minutes l'effet vésicant est produit. En général on emploie *l'emplâtre vésicant*, formé de résine elemi, d'huile d'olive, d'onguent basilicum, de cire et surtout de poudre de cantharide, étalé sur une feuille de diachylon.

Avant d'appliquer un vésicatoire on nettoie à l'eau chaude et à l'alcool la région indiquée. L'emplâtre découpé suivant les dimensions indiquées, 4 à 5 centimètres, préalablement saupoudré de camphre est légèrement chauffé, on le maintient appuyé sur la peau par deux bandelettes de diachylon entre-croisées et recouvert par une serviette ou une bande, on le laisse en moyenne 2 heures chez l'enfant, 3 à 4 heures chez la femme, 6 à 8 heures chez l'homme. Quand la vésication paraît suffisante, l'emplâtre est retiré avec précaution en évitant de déchirer l'épiderme, on ouvre légèrement les ampoules au point le plus déclive avec des ciseaux stériles, on applique par-dessus une compresse sèche aseptique et du coton hydrophile qu'on laisse en place jusqu'à cicatrisation complète.

Le vésicatoire ainsi appliqué est un vésicatoire volant, il laisse souvent après lui une tache pigmentaire persistante.

La *mouche de Milan* est une rondelle de taffetas noir, de 4 centimètres de largeur, recouverte d'une pâte de cantharide légèrement différente de celle de l'emplâtre, on peut la laisser beaucoup plus longtemps que le vésicatoire ordinaire.

La cantharide, outre son action vésicante, possède une action très irritante sur les organes génito-urinaires, c'est pour éviter la cystite qu'on conseille de saupoudrer de camphre la surface active du vésicatoire. La néphrite, l'albuminurie, la glycosurie sont des contre-indications absolues à l'emploi du vésicatoire. Il faut être très circonspect dans l'emploi des vésicatoires chez les enfants dont la peau est très sensible et chez lesquels les vésicatoires peuvent entraîner des suppurations interminables.

## VENTOUSES

On donne le nom de ventouses à des vases destinés à être appliqués sur des téguments pour y déterminer de la congestion dans toute la zone qu'ils recouvrent ; pour que ce résultat soit obtenu, l'air doit être raréfié dans l'intérieur du vase[1].

Les vases à ventouses sont des sortes de cloches dont l'ouverture est plus étroite que le fond et où l'on fait un vide relatif par la combustion d'une substance inflammable. Ces vases sont en verre.

Quand la ventouse est appliquée directement sur les téguments sains, elle est dite *sèche* (ventouse sèche). Quand l'application des ventouses a été précédée d'incisions, de scarifications sur les parties destinées à recevoir cette application, la ventouse est dite *scarifiée*.

Pour raréfier l'air dans la ventouse, on peut placer l'ouverture du verre à ventouse sur la flamme d'une lampe à alcool, ou bien jeter au fond de la ventouse un petit morceau de papier, un

---

1. Les anciens employaient couramment les ventouses. Ils se servaient de cornes de bœuf et de certaines courges (cucurbita lagenaria). C'est même par le nom de ce végétal que les Latins et les Grecs désignaient les ventouses. La partie évasée était appliquée sur les téguments et par la pointe perforée l'opérateur aspirait l'air avec la bouche. Un nombre assez considérable de ventouses de verre des époques antiques sont parvenues jusqu'à nous.

flocon d'ouate, des filaments de charpie imbibés d'alcool et que l'on enflamme.

L'ingéniosité des médecins et des fabricants a multiplié singulièrement les appareils et les méthodes ; mais l'idée directrice est toujours la même : faire le vide dans un vase à embouchure relativement étroite que l'on applique sur les téguments.

*Technique de l'application des ventouses.* — Dans les hôpitaux de Paris, un grand nombre d'infirmiers emploient journellement une méthode d'application des ventouses très pratique et très simple. Cette méthode nécessite un nombre fort restreint de substances et d'objets ; une tige mince de bois ou de métal, quelques filaments d'étoupe, de linge ou d'ouate, quelques grammes d'alcool ou d'essence minérale, des verres à ventouses et « s'il advient qu'on ne trouvait des ventouses on se peut aider d'un verre ou gobelet, ou d'un petit pot de terre ». L'ouate ou l'étoupe, placée au bout de la baguette, trempée dans l'alcool et enflammée donne une sorte de torche minuscule. Cette torche sera coiffée pendant quelques secondes de la ventouse ou du récipient dans lequel on veut faire le vide. La combustion de l'alcool raréfie l'air du récipient. La ventouse aussitôt appliquée sur la peau détermine une élévation rapide des téguments dans l'intérieur du vase. Si le pinceau inflammable est de faible dimension, les bords du récipient ne seront pas échauffés ; le patient ne sera pas brûlé par eux comme il l'est parfois lorsque sont mis en usage des moyens plus compliqués et d'une application plus difficile.

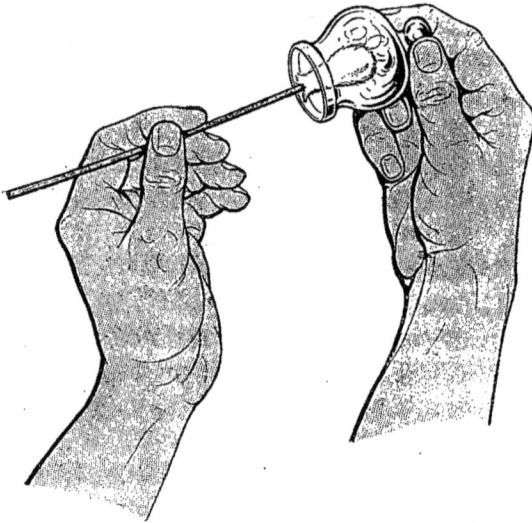

Fig. 177. — Manière de faire le vide dans une ventouse à l'aide d'un pinceau enflammé.

Dans l'intérieur du récipient la peau s'élève, se congestionne, prend une teinte violacée.

En général, la ventouse est laissée deux ou trois minutes en place. Pour enlever la ventouse on déprime les téguments sur un des côtés avec l'extrémité d'un doigt pendant que l'autre main bascule le vase et l'enlève.

La peau, après l'ablation des ventouses, reste congestionnée et violacée pendant plusieurs heures, elle ne reprend sa coloration normale que plusieurs jours après.

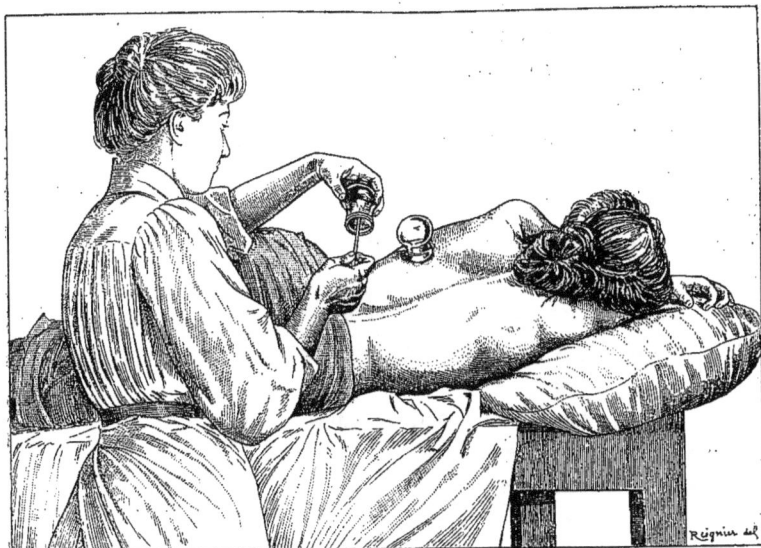

Fig. 178. — Application des ventouses.

*Position à donner au malade.* — Quand on veut appliquer des ventouses, il est bon en général de faire coucher le malade sur le côté opposé à celui où les ventouses doivent être appliquées (fig. 178). On peut se contenter de le faire asseoir, le corps penché en avant ; d'une façon générale, on disposera le malade de manière que, si la ventouse se détache spontanément, elle ne puisse tomber sur le sol et s'y briser.

## VENTOUSES SCARIFIÉES

On appelle ventouses scarifiées des ventouses appliquées sur des régions scarifiées. La ventouse scarifiée a pour but de faire une saignée locale.

*Technique.* — Pour appliquer une ventouse scarifiée on pose d'abord au point indiqué, une ventouse sèche ; la peau sous-jacente devient rouge, tuméfiée ; on scarifie cette calotte tuméfiée soit avec le scarificateur à ressort, soit avec un instrument tranchant quelconque, bistouri, rasoir. Le sang coule aussitôt, par gouttelette, en rosée ; on essuie le sang avec un tampon stérile, puis on applique à nouveau la ventouse au même point ; le sang coule en nappe avec plus ou moins de rapidité, et remplit partiellement le verre à ventouse. Dès que le sang cesse de couler, on retire la ventouse, on essuie la surface de la plaie avec une compresse stérilisée. Si on veut tirer une quantité plus considérable de sang, on applique une seconde fois le verre à ventouse ; si on juge la saignée locale suffisamment abondante, après avoir essuyé la région scarifiée, on se contente d'y maintenir pendant un jour une compresse stérilisée.

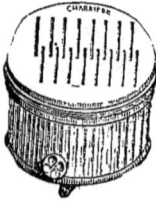

Fig. 179.
Scarificateur
moderne.

Les plaies linéaires succédant aux scarifications se cicatrisent très rapidement : elles laissent des *cicatrices persistantes*.

Le scarificateur à ressort journellement utilisé pour l'application des ventouses scarifiées n'est pas d'invention récente : on le trouve décrit dans Ambroise Paré ; il se compose d'une boîte de cuivre nickelé contenant seize à vingt-quatre lames tranchantes montées sur un axe ; à l'aide de cet axe on peut au moyen d'un ressort faire exécuter à ces lames un très rapide mouvement de demi-cercle. La face de la boîte destinée à être mise en contact avec les téguments présente des fentes dans lesquelles les lames passent à l'instant même où elles sont mises en mouvement.

Pour se servir du scarificateur on commence par *l'armer*, c'est-à-dire : on tend le ressort commandant le mouvement des lames. Une fois armé, le scarificateur est appliqué sur les téguments, et une simple pression sur le bouton spécial déclenche brusquement le ressort ; les lames passent rapidement dans les fentes qui leur sont ménagées sur le couvercle ; en passant elles incisent avec une rapidité telle que la douleur est à peine perçue.

Tout scarificateur doit être nettoyé après chaque séance de scarification : le nettoyage consiste, après avoir dévissé le couvercle, à faire bouillir, dans une solution de borate de soude, les lames, l'axe qui les maintient et le couvercle.

*<br>* *

*Indications des ventouses sèches et des ventouses scarifiées.* — L'emploi des ventouses sèches et des ventouses scarifiées a survécu à toutes les révolutions dans les théories médicales. La ventouse sèche détourne momentanément, la ventouse scarifiée soustrait, une certaine quantité de sang. L'une et l'autre sont employées avec avantage contre les phénomènes inflammatoires ou congestifs.

Elles agissent indubitablement contre certaines *douleurs névralgiques*.

Quatre ventouses scarifiées sont, dans les hôpitaux parisiens, le traitement classique du *lumbago*, « du tour de rein » des ouvriers.

On les emploie fréquemment dans le traitement de la *bronchite aiguë*, de la *bronchite chronique,* où elles ont fait merveille.

La *pneumonie* est souvent justiciable de l'emploi des ventouses scarifiées ; surtout quand la pneumonie survient chez des individus adultes, pléthoriques. Dans ces cas on posera six à douze ventouses scarifiées au niveau du poumon malade, plus particulièrement au siège du souffle et de la matité.

La *congestion pulmonaire* dans un grand nombre de ses formes, congestion d'origine grippale, congestion des artério-scléreux, congestion des brightiques, devra être traitée par l'emploi des ventouses sèches ou même des ventouses scarifiées.

La *pleurésie,* pleurésie diaphragmatique en particulier, sera souvent améliorée par ce moyen surtout quand il existe un point de côté très violent.

Les *péricardites,* les *myocardites,* les *endocardites aiguës,* donnent lieu à l'emploi des ventouses scarifiées toutes les fois que la tachycardie, la douleur précordiale, la dyspnée sont très marquées ; on appliquera 2, 3 ou 4 ventouses scarifiées au niveau de la région précordiale. On répétera cette application tous les 3 ou 4 jours.

La *congestion hépatique,* la *congestion splénique* sont quelquefois traitées par les ventouses scarifiées quand l'état général du sujet ne s'oppose pas à une déperdition sanguine et quand il existe de vives douleurs au niveau du viscère.

Les *néphrites aiguës* sont souvent traitées par les ventouses scarifiées, appliquées au niveau de la région lombaire, de chaque côté de la colonne vertébrale, dix environ de chaque côté. Dans ces cas, il est souvent avantageux de réappliquer les ventouses pour obtenir une quantité de sang assez considérable. On recommencera l'application aussi large le lendemain et pendant plusieurs jours, en combinant l'emploi des ventouses scarifiées avec les injections de sérum artificiel.

Les ventouses scarifiées outre l'effet dérivatif des ventouses sèches ont un effet spoliatif, elles déterminent une saignée locale; elles amènent une diminution de tension au niveau des veines sous-jacentes, et une décongestion plus ou moins accusée des organes voisins.

Les ventouses scarifiées sont contre-indiquées chez les individus très affaiblis, chez les jeunes enfants, chez les hémophiles.

### MÉTHODE DE BIER

L'application des ventouses constitue un des points principaux du traitement de certaines affections chirurgicales par l'hyperémie veineuse suivant la méthode de Bier.

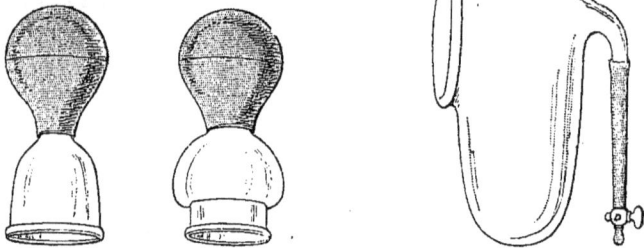

Fig. 180.

Ventouses munies de leur poire
de caoutchouc.

Ventouse spéciale pour
les seins.

La stase veineuse ou hyperémie passive s'obtient de deux façons : 1° par l'interposition d'un obstacle à la circulation veineuse superficielle entre le foyer inflammatoire et le cœur, en l'espèce une bande de caoutchouc ; 2° par l'application d'une ventouse appropriée dans la région malade ; ces deux procédés pouvant d'ailleurs être combinés.

Les *ventouses* employées par Bier sont de formes très variables et parfois de dimensions très considérables ; le vide y est fait au moyen de l'aspiration produite par de fortes poires en caoutchouc ou par une pompe aspirante. Certaines de ces ventouses peuvent contenir tout un membre ou tout un segment de membre ; dans ces cas l'adhérence au tissu se fait par l'intermédiaire d'une zone de caoutchouc (fig. 181, 182).

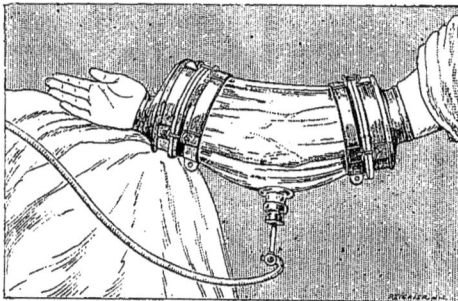

Fig. 181. — Ventouse pour l'hyperémie du coude.

Toutes les fois qu'il s'agit de traiter un furoncle, un anthrax, un panaris, une piqûre septique ou lymphangite circonscrite, Bier emploie la ventouse de la manière suivante.

Sur la région siège de l'inflammàtion et après nettoyage préalable, on applique une ou plusieurs ventouses suivant l'étendue des tissus envahis. Une légère couche de vaseline ou de lanoline sur le bord de la ventouse en assure la parfaite adhérence sur la peau. Dans la ventouse on fait le vide par aspiration. Le vide ne doit pas être poussé à l'extrême ; il doit être proportionnel à l'étendue de la région, à la souplesse des tissus et au degré de l'inflammation. Le contrôle de ce degré de vide réside dans la couleur de la

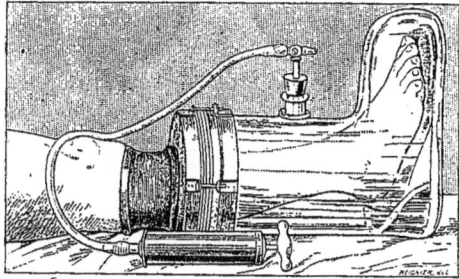

Fig.182. — Ventouse pour l'hyperémie de la jambe et du pied.

partie hyperémiée qui doit devenir rouge bleu, jamais bleu foncé ni livide. On laisse la ventouse en place pendant cinq minutes et on l'enlève. On laisse alors la région malade au repos pendant trois minutes. Au bout de ce temps, nouvelle application de la ventouse pendant cinq minutes, suivie de trois minutes de repos et ainsi de suite jusqu'à la fin de la séance, qui est de quarante-cinq à cinquante minutes. Une séance par jour suffit.

INDICATIONS. — On a essayé ce traitement dans un très grand nombre d'affections : *furoncles, anthrax, abcès tubéreux de l'aisselle, mastite puerpérale*, etc.

## APPLICATION DES SANGSUES

La *sangsue médicinale* (Hirudo medicinalis) est une annélide de l'ordre des Hirudinées, groupe des Arhynchobdelles.

Longue de 8 à 12 centimètres, large de 12 à 20 millimètres, elle habite les eaux douces de l'Europe et du nord de l'Afrique, particulièrement les fossés, les marais, les petites rivières peu rapides. Deux espèces sont surtout utilisées en France :

1º La *sangsue verte*, dont le corps garni de six bandes rousses longitudinales a une teinte verdâtre et un ventre sans taches ;

2º la *sangsue grise*, à corps olivâtre, à ventre tacheté de noir, garni également de six bandes rousses.

Les sangsues ont le corps allongé et formé d'anneaux ; l'appareil de succion est composé d'une ventouse un peu concave,

au fond de laquelle s'ouvre la bouche, celle-ci est munie de trois·
mâchoires égales, ayant chacune la forme d'une petite scie demi-
circulaire, fixée dans les tissus de l'animal, par un manche rac-
courci (fig. 183). Le bord convexe libre de la mâchoire est surmonté d'une rangée d'environ 90 denticules qui forme la scie.
C'est avec ce petit appareil que la sangsue entame les téguments;
ceux-ci une fois divisés, l'animal aspire le sang avec sa ventouse.

Il ne faut pas confondre la sangsue médicinale avec la sangsue

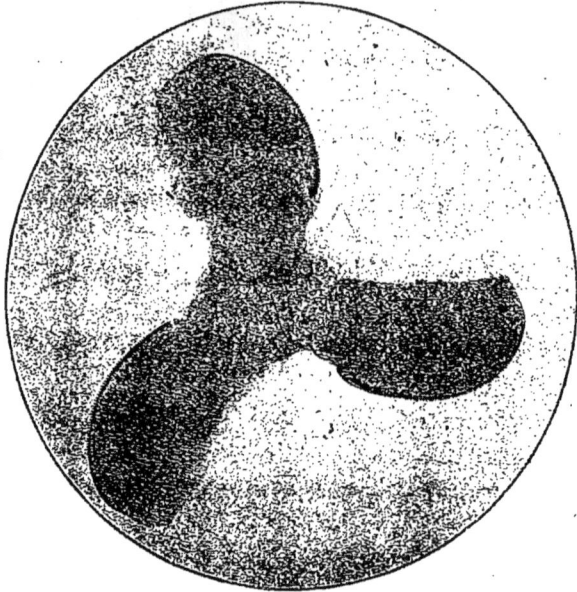

*H. Benoît-Bazille, prépar.*        *F. Monpillard, phot.*

Fig. 183. — Aspect des trois mâchoires de *Hirudo medicinalis*
(Grossissement : 15 fois).

de cheval (Haemopis sanguisuga ou mieux Hirudo sanguisuga);
elle ressemble aux précédentes, mais son appareil de succion est
incapable d'entamer la peau, les mâchoires en étant trop faibles;
cette sangsue se nourrit sur les membranes muqueuses faciles
à sectionner; elle s'introduit dans l'arrière-bouche, les fosses
nasales, le larynx des chevaux, bœufs et même de l'homme; on
l'a trouvé dans le vagin de femmes.

Il faut savoir distinguer la tête de la queue d'une sangsue de façon à pouvoir, en l'appliquant, présenter aux téguments la partie utile du ver, c'est-à-dire la tête. La queue est la partie la plus renflée de l'animal et porte une grosse ventouse qui sert à l'animal pour progresser ou se fixer ; la tête est l'extrémité la plus effilée.

Une bonne sangsue pèse environ deux grammes ; elle doit être *vierge*, c'est-à-dire ne pas avoir absorbé récemment du sang ; elle ne doit pas laisser échapper de sang lorsqu'on la comprime de l'extrémité anale vers la bouche.

Les sangsues doivent être conservées dans un grand bocal (7 à 8 litres) dont le fond sera garni de sable et rempli aux deux tiers d'eau et dans lequel on fera couler en permanence un robinet d'eau pour renouveler le liquide. Le bocal sera fermé par une gaze pour empêcher la fuite des animaux.

*Physiologie des applications de sangsues.* — Il est classique que chaque sangsue apposée se gorge d'une quantité de sang équivalente à 15 grammes environ, c'est à peu près ce que peut soutirer une ventouse scarifiée ; mais sitôt la ventouse enlevée, le sang s'arrête, tandis que, la sangsue tombée, le sang continue à sourdre de la plaie pendant un certain laps de temps qui varie entre quelques heures et plus d'une journée, si bien que l'hémorragie oscille d'une façon habituelle entre 100 et 200 grammes, aussi bien chez l'enfant que chez l'adulte.

Weil et Boyé ont constaté que l'hémorragie consécutive à l'application de sangsues présente tous les caractères de l'hémorragie hémolytique : le sang qui s'écoule en effet de la plaie, goutte à goutte, d'une façon continue, n'a aucune tendance à la coagulation ; quand le caillot se forme, il est mou, non adhérent, non rétractile et le sang peut continuer à sourdre au-dessous du caillot. Si l'hémostase est produite, on constate quelquefois, même au bout de 24 heures, que l'hémorragie recommence dès qu'on enlève le caillot.

Le sang recueilli *in vitro* à la plaie présente les caractères du sang hémolytique, c'est-à-dire que, d'une part, les globules rouges tombent au fond du tube en se séparant du plasma au bout de 15 à 20 minutes et en plus on observe un retard de coagulation qui ne se produit quelquefois qu'au bout de 40 minutes, 2, 3, 6 et même 20 heures. Dans un cas, Weil a constaté que le sang était liquide au bout de 20 jours. On observe aussi quelquefois de l'irrétraction du caillot et de sa redissolution précoce. Ce sang présente avec le sang hémolytique une ressemblance de plus, qui consiste en ce qu'il suffit dans les deux cas d'ajouter *in vitro* 2 gouttes de sérum humain ou animal pour voir la coagulation s'accélérer, souvent même devenir normale. Les sels de calcium se montrent sans action ; par contre, l'extrait d'hypophyse de bœuf ou de pancréas de porc agissent de la même façon.

L'application de sangsues détermine donc une véritable hémophilie locale ; il semble que les sangsues agissent en injectant dans la plaie une certaine quantité de la substance anticoagulante qui existe normalement dans les têtes de sangsues et qui est fabriquée par des petites glandes qui se trouvent dans l'épaisseur des parois de l'œsophage.

L'application des sangsues amène en outre des troubles de la coagulation du sang de la circulation générale, comme l'a montré Émile Weil. Le sang des individus présente, après la saignée par sangsue, une diminution très marquée de la coagulabilité sur ce qu'elle était avant la saignée.

*Indications des applications de sangsues.* — Les sangsues peuvent être employées comme agents de *saignée générale*, on appliquera dans ce cas 15 sangsues qui produiront une saignée de 300 à 400 grammes en tenant compte de l'écoulement de sang conventif à la chute du ver ; la saignée générale par sangsue demandera souvent plusieurs heures ; par conséquent on ne l'emploiera pas dans les cas où l'action thérapeutique de la saignée doit être immédiate et rapide.

La sangsue est un excellent agent de saignée locale ; elle présente sur la ventouse plusieurs avantages :

1° *Facilité d'application en toute région* du corps ; les sangsues prennent sur les régions les plus incommodes ; les ventouses sont inapplicables sur certains points.

2° *Facilité d'application sur les régions enflammées* ou douloureuses, où il serait impossible de mettre des ventouses.

3° *Importance plus considérable de l'émission sanguine* sur un point très limité.

On emploie les sangsues dans les péricardites, les néphrites, les névralgies lombaires, certaines affections de l'œil, de l'oreille, du cerveau.

Il est probable qu'une connaissance plus approfondie de l'effet de l'application de sangsues sur la coagulation du sang de la circulation générale déterminera un emploi plus fréquent des sangsues et amènera les cliniciens à poser des indications plus précises à leur application.

*Technique de l'application des sangsues.* — *Précautions à prendre.* On fera coucher le patient, car, chez certaines personnes impressionnables, la vue du sang, la vue des sangsues peut provoquer des syncopes.

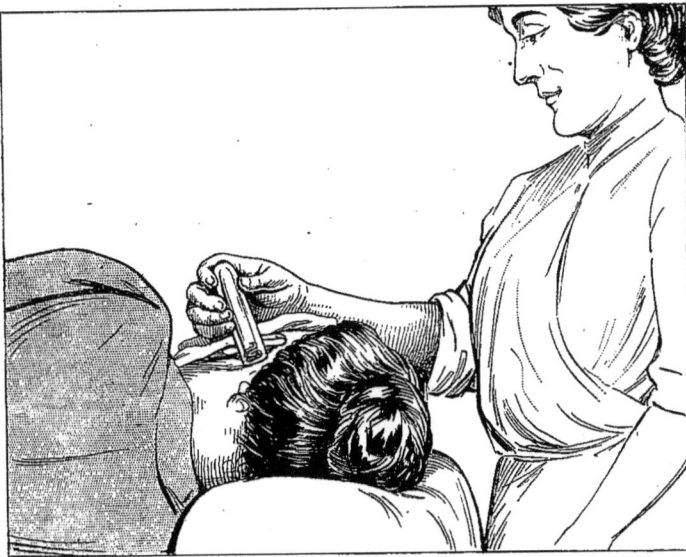

Fig. 184. — Application d'une sangsue à la région mastoïdienne, procédé du tube. La malade est couchée, un linge placé sur la figure lui a caché la vue de la sangsue.

On évitera d'appliquer les sangsues sur les régions du corps où la peau est très fine et où le tissu cellulaire est lâche (paupières, scrotum), il pourrait se produire de vastes infiltrations ecchymotiques ; on évitera les régions où existent de gros vaisseaux superficiels, veine jugulaire, artère temporale, les sangsues pourraient les ouvrir ; on évitera chez les femmes les régions exposées au regard, car les cicatrices résultant de la morsure des sangsues peuvent quelquefois être très visibles.

La région choisie est nettoyée au savon et à l'eau tiède, rasée au besoin, puis bien séchée en frottant un peu rudement la peau ; il ne doit pas rester de savon, ce qui empêcherait les sangsues de prendre ; la friction de la peau congestionne les petits vaisseaux ce qui incite le ver à mordre. On peut humecter la partie au besoin avec du lait ou de l'eau sucrée pour inciter la sangsue à mordre.

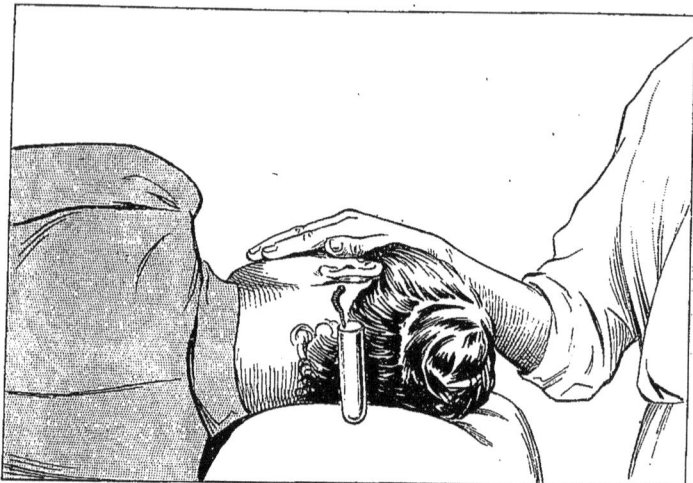

Fig. 185. — La sangsue a mordu, le tube est laissé en place pour recevoir la sangsue si elle se détache.

Quand on veut placer plusieurs sangsues à la fois on les met dans un verre à ventouses ou une tasse que l'on retourne vivement sur la région fixée ; mais avec ce procédé il arrive que la plupart des sangsues se fixent l'une près de l'autre et tout près du bord, de sorte qu'on a un espèce de cercle de morsures. Il vaut donc mieux les placer dans une compresse disposée en creux dans la paume de la main et qu'on renverse sur la peau.

Lorsqu'on veut poser une seule sangsue, on la prend entre le pouce et l'index, à nu ou garnis d'un linge, et on applique à la peau du malade l'extrémité buccale du ver ; ou bien on place la sangsue dans un tube de verre, tube à essai, une carte roulée, qu'on applique sur la partie (fig. 184 et 185).

On a conseillé de prendre une pomme que l'on coupe en deux parties, de l'une desquelles on enlève le parenchyme, et dont on fait ainsi une espèce de calotte. Celle-ci après qu'on y a placé les sangsues est renversée sur la partie où l'on veut les faire prendre.

On dit qu'elles prennent beaucoup plus vite, excitées sans doute par la répulsion qu'elles éprouvent pour le suc acide de la pomme. On

peut, d'ailleurs, tailler la calotte de manière à l'adapter à toutes les iné-
galités qui se présentent sur les diverses parties du corps ; et pour
faire prendre les sangsues dans un espace très peu étendu, on n'a qu'à
enlever une petite portion de la pomme au lieu de la couper par le
milieu, et faire aussi petite qu'il est nécessaire l'ouverture par laquelle
elles doivent sortir.

Un autre procédé consiste, après avoir nettoyé la partie avec de
l'eau chaude, mais sans savon, à mettre les sangsues dans un verre que
l'on remplit à moitié d'eau froide et que l'on retourne adroitement pour
l'appliquer sur la partie qui doit recevoir les sangsues. Elles s'attachent
alors à la peau avec une telle rapidité, qu'il semble au malade qu'il
n'a reçu qu'une seule morsure ; quand elles sont toutes attachées, on
soulève le verre avec précaution et l'on reçoit l'eau à la partie déclive
avec une éponge ou avec des linges.

Si l'on voulait faire prendre les sangsues sur un seul point, on ferait
un trou de la largeur voulue dans une feuille de papier, on l'appliquerait sur la partie malade, et l'on agirait comme précédemment
(Malgaigne).

Quand on applique une sangsue dans le voisinage d'un orifice naturel, de l'anus par exemple, il faut toujours surveiller le
ver, de crainte qu'il ne s'introduise par l'orifice dans la cavité
rectale où il déterminerait des hémorragies graves.

La sangsue appliquée sur la peau, après avoir quelques instants
tergiversé, se fixe et reste ainsi immobile pendant une demi-heure,
trois quarts d'heure, une heure, se gonflant à vue d'œil, du sang
dont elle se gorge ; si une sangsue se détache dès le début c'est
qu'elle est mauvaise.

Quand elle tarde à tomber ou qu'on juge la perte de sang
suffisante, pour la faire lâcher prise, il ne faut jamais tirer sur
elle avec force ce qui déterminerait la rupture des mâchoires
dans la peau, il faut verser sur elle du sel de cuisine, de la cendre
ou bien couper la queue avec des ciseaux.

[Les voyageurs qui traversent les forêts du Haut Tonkin et du Laos
sont assaillis par des sangsues des bois, sangsues filiformes qui gorgées
de sang prennent les dimensions d'un gros pruneau ; le soir à l'étape,
pour se débarrasser des parasites, les voyageurs se dévêtissent complètement et pour amener la chute du ver ils approchent de la sangsue
une allumette enflammée ; la sangsue lâche prise immédiatement.]

La perte de sang produite par une sangsue est de 15 à 16
grammes. Mais on peut augmenter la soustraction sanguine, en

laissant continuer l'écoulement sanglant pendant un temps plus long, à la faveur de l'incoagulabilité du sang.

Le *pansement* est très simple, on touche la petite plaie à la teinture d'iode. On recouvre d'une compresse, d'un peu d'ouate, et l'on maintient le tout avec une bande. Il faut souvent mettre une assez grande épaisseur d'ouate pour absorber le sang qui coule et pour éviter de souiller le lit ou les vêtements.

La cicatrisation des morsures est complète en quatre ou cinq jours, elle laisse de petites cicatrices blanches étoilées à trois branches, très caractéristiques.

*Accidents.* — Les accidents provoqués par les sangsues sont rares. La douleur de la morsure est à peu près nulle. Les nombreux accidents qui s'observaient autrefois, érysipèle, lymphangite, phlegmons, étaient dus, plus au mode de pansements des plaies qu'aux sangsues elles-mêmes.

L'*hémorragie* pourra, quelquefois, être difficile à arrêter. Il y a intérêt à ne pas la laisser se prolonger trop longtemps chez les jeunes sujets. On emploiera l'un quelconque des nombreux moyens hémostatiques que nous possédons aujourd'hui, le plus simple est la compression, un gant de caoutchouc, bouilli, maintenu chiffonné par une bande constitue un moyen excellent de compression ; on pourra encore recourir à l'application d'une compresse imbibée d'une solution d'antipyrine au $1/10$ ou à l'application de sérum de cheval ou encore à l'application de sérum antidiphtérique.

Si, par hasard, un gros vaisseau, veine superficielle ou même petite artère, a été ouvert par l'animal, il serait facile de passer un crin de Florence dans la peau, pour suturer les lèvres de la plaie ou plus simplement on se contentera d'appliquer une agrafe Michel.

## SAIGNÉE

La saignée est une opération qui a pour but de soustraire à la circulation générale une quantité plus ou moins considérable de sang.

La saignée est *locale* quand on veut diminuer la congestion sanguine d'un point donné en ouvrant les capillaires ou les petits vaisseaux des téguments (sangsues, ventouses scarifiées par exemple).

La saignée est *générale* quand on veut diminuer la masse du sang. Les anciens décrivaient deux variétés de saignée générale, l'*artériotomie* ou ouverture des artères ; la *phlébotomie* ouverture des veines ; l'artériotomie est abandonnée.

Dans les hôpitaux parisiens, on se sert beaucoup (surtout si on veut se servir de la prise du sang dans un but diagnostic) de la *ponction de la veine* avec une aiguille courte (3 centimètres), large (2 millimètres) à biseau court. L'opération se fait de cette façon beaucoup plus proprement. Pour la technique voir p. 302 injections intra-veineuses.

*Objets nécessaires.* — La saignée n'exige qu'un matériel instrumental peu compliqué. Il faut : une lancette ou un bistouri, un vase pour recevoir le sang, des bandes, des matériaux de pansement, des alèzes, etc.

Lancette. — Pour pratiquer la saignée on se servait, on se sert encore de lancettes. La *lancette* est une lame aiguë et tranchante sur les côtés.

Les lancettes ont deux parties, la lame et la châsse. La châsse ou le manche est composé de deux petites lames d'écailles assez minces, qui servent à conserver la lame. On distingue trois parties dans la lame : la pointe, le milieu et le talon.

Il y a trois espèces de lancettes. La première est appelée à grain d'orge : la lame de celle-ci ne commence à perdre sa largeur que vers la pointe. La seconde est à grain d'avoine ; la pointe de celle-ci est plus allongée. La troisième espèce s'appelle lancette à pyramide ou à langue de serpent ; elle a une pointe fort allongée, très fine et très aiguë, qui représente une pyramide (Lafaye, *Principes de Chirurgie*, Paris, 1750).

A défaut de lancettes, on peut parfaitement se servir d'un *bistouri* ordinaire.

Il sera bon de se munir de quelques *pinces à forcipressure*, de *ciseaux* qui devront être, au préalable, stérilisés comme la lancette et le bistouri.

Vase pour recevoir le sang. — Le vase classique pour recevoir le sang est la *palette*, une sorte de casserole plate en étain, assez

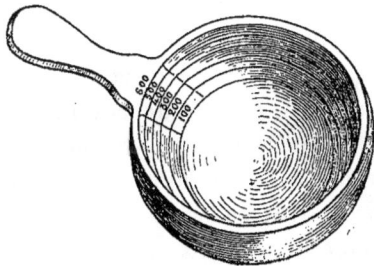
Fig. 186. — Une palette des hôpitaux de Paris.

grande pour recevoir 500 grammes de sang et graduée par des lignes circulaires permettant d'apprécier la quantité de sang épanché au dehors (fig. 186).

BANDE A LIGATURE. — Une bande à ligature excellente sera obtenue en coupant un morceau de bande de toile ou de gaze d'une longueur de 1ᵐ,50.

MATÉRIAUX DE PANSEMENT. — Les matériaux de pansement consisteront en quelques compresses de gaze stérilisée, de l'ouate hydrophile, une bande souple. On se munira d'eau stérilisée, de savon, d'alcool, pour le nettoyage des téguments du malade et des mains de l'opérateur, ou plus simplement de teinture d'iode dont on badigeonnera la région choisie.

ALÈZES. — Des alèzes ou des serviettes seront requises pour garantir le lit ou les vêtements du malade contre l'inondation sanguine possible.

*Choix de la veine.* — La saignée peut être pratiquée sur n'importe quelle veine du corps, pourvu que cette veine soit assez volumineuse pour donner issue à une quantité notable de sang.

Généralement, on choisit une *veine du pli du coude*. Les veines de cette région sont, en effet, superficielles, facilement dilatables sous l'influence de la contraction des muscles de l'avant-bras et en raison de la compression circulaire exercée au niveau du bras. La peau de la région est fine, et sa transparence laisse facilement apercevoir les veines qu'elle recouvre.

*Soins préliminaires.* — Au moment de saigner un malade, il faut s'assurer que sa digestion est terminée ; on le fait asseoir ou coucher, le dos et la tête reposant sur des oreillers.

Pour rendre les veines saillantes et forcer le sang à en jaillir au moment de l'ouverture, il faut arrêter la circulation veineuse au-dessus du lieu de la piqûre, tout en permettant au sang artériel d'arriver à l'avant bras. Dans ce but, on applique, à deux ou trois travers de doigt du point que l'on va saigner, un bandage circulaire ; ce bandage était fait autrefois avec une bande de laine rouge qui servait pour toutes les saignées ; on se sert actuellement d'une bande quelconque assez longue pour faire trois fois et demie environ le tour du bras.

Le chirurgien, saisissant cette bande entre ses mains écartées, applique à plat la partie moyenne sur le tiers inférieur du bras au niveau du biceps ; en exerçant une légère pression sur les

téguments, il va croiser les deux extrémités de la bande en arrière du bras, les ramène en avant et les fixe au côté externe du
bras par un nœud simple, en rosette, dont l'anse est en haut et
dont les extrémités, dirigées en bas, permettent à une simple
traction de relâcher la bande.

La striction doit être assez forte pour arrêter le sang veineux
et faire gonfler les veines ; elle ne
doit pas être exagérée au point
d'arrêter la circulation et de faire
manquer le pouls au poignet.

*Technique.* — Supposons qu'il
s'agisse d'une saignée sur le bras
gauche. Le chirurgien se place de
la façon qui lui est le plus commode, du côté interne ou du côté
externe du bras ; il maintient le
bras du malade dans l'extension,
il reconnaît la veine, fait sur le
vaisseau des frictions de bas en
haut pour faire remonter le sang.

De la main gauche il saisit le
membre dans le point correspondant aux veines du pli du bras,
de manière à tendre la peau du
coude et à maintenir, à l'aide du
pouce, le sang dans la veine qui
doit être saignée. De la main
droite il saisit le *talon de la lancette* entre le pouce et l'index fléchis, la lame de la lancette faisant
un angle droit ou un peu obtus
avec la châsse ; les autres doigts
prennent un point d'appui sur le
membre ; à ce moment la pointe
de la lancette est enfoncée dou-

Fig. 187. — Saignée au pli du coude.
Saignée de la veine médiane céphalique.

Le pouce gauche fixe la veine que va
ponctionner la lancette tenue entre le pouce
et l'index de la main droite.

cement jusqu'au vaisseau, *mouvement de ponction* ; si l'ouverture
n'est pas assez grande, la lancette est relevée et retirée en coupant, *mouvement d'élévation*.

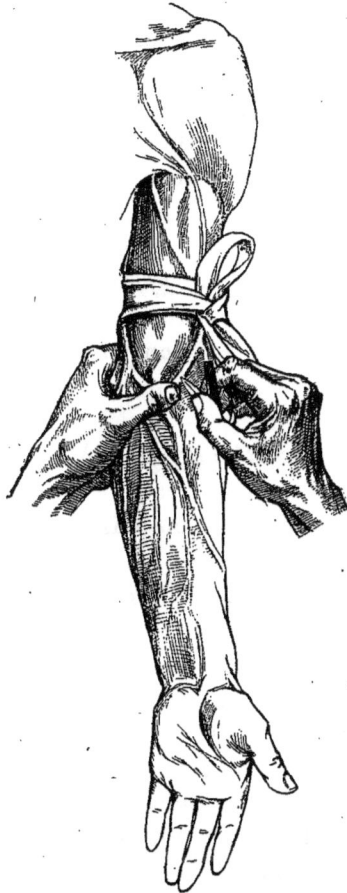

Quand la veine est superficielle et qu'on utilise la lancette à grain d'orge, la ponction suffit.

Faut-il ouvrir les veines en travers, en long ou obliquement? La question n'a pas grande importance; l'incision plus ou moins oblique est la plus simple et la meilleure.

De la veine ouverte le sang jaillit en arcade dans le bassin disposé à cet effet. Le sang est d'abord lancé avec force, mais bientôt le jet diminue au fur et à mesure que les veines se vident. On place alors un objet quelconque, une bande roulée, par exemple, dans la main du malade, et on lui recommande de la serrer par saccades. Cette manœuvre favorise la sortie du sang.

Quand on juge la quantité suffisante, on place une compresse stérilisée sur la plaie et on la maintient avec le pouce gauche pendant qu'un aide dénoue la bande qui suspendait la circulation veineuse; on ajoute d'autres compresses, une couche d'ouate hydrophile autour du bras, on ploie l'avant-bras à angle droit sur le bras, et on termine le pansement par des tours de bande légèrement compressifs.

*Quantité de sang à retirer.* — La quantité de sang à retirer varie, selon le cas, de 60 grammes à 1 000 grammes, qui est le maximum qu'on puisse tirer sans danger.

*Saignée au bistouri.* — On peut pratiquer la saignée d'une façon un peu plus lente mais certainement plus sûre en se servant du *bistouri*.

Ce second mode opératoire comprend deux temps : 1° incision de la peau et mise à nu de la veine ; 2° ouverture de la veine.

Après avoir, au besoin, anesthésié la région par l'injection de quelques gouttes de cocaïne ou une pulvérisation au chlorure d'éthyle, on incise la peau parallèlement à la veine. La peau étant incisée, et la veine découverte de quelques coups de sonde cannelée, on libère et on isole le vaisseau. La veine dénudée sera incisée directement sous les yeux.

Cette technique est à recommander quand on veut faire suivre la saignée d'une injection intra-veineuse de solution saline. Dans ce cas, on n'aurait, après la saignée, qu'à introduire dans la veine une aiguille reliée par un tube de caoutchouc à un bock rempli de solution saline physiologique.

*Difficultés de la saignée.* — Chez les adultes et les personnes âgées dont le tissu cellulaire superficiel n'est pas chargé de graisse, les veines sont très apparentes, très faciles à inciser ; chez les femmes et chez tous les individus dont l'embonpoint est considérable, il est quelquefois impossible d'apercevoir le trajet d'une veine. On prescrit au malade de rouler et de compresser dans sa main un objet arrondi pour que la contraction musculaire fasse refluer le sang des veines profondes dans les veines superficielles et on maintient la ligature appliquée longtemps, une demi-heure, une heure. On a conseillé de faire plonger le bras dans de l'eau chaude, ce qui a l'inconvénient de faire rougir la peau, rougeur qui masquerait les vaisseaux ; on a recommandé de pratiquer des frictions sur la face antérieure de l'avant-bras. On essaiéra également de constater par le toucher la présence des veines. Si ces moyens échouent, on cherchera une veine superficielle ailleurs qu'au pli du coude, à l'avant-bras ou au pied.

*Accidents de la saignée.* — Deux sortes d'accidents peuvent survenir au cours et après une saignée : des accidents locaux, des accidents généraux ; les uns et les autres ont perdu beaucoup de leur gravité, le médecin le moins au courant des choses de la chirurgie ne saurait à notre époque s'en émouvoir beaucoup.

ACCIDENTS GÉNÉRAUX. — Les accidents généraux sont la *syncope* et les *vomissements*. Les *vomissements* ne surviennent guère que chez les personnes pusillanimes, ils sont rares.

La *syncope* peut reconnaître deux causes principales : 1° au début de la saignée, c'est l'émotion, la vue du sang qui font pâlir la face du malade et peuvent lui faire perdre connaissance ; il ne faut pas s'en inquiéter, mettre le patient dans le décubitus horizontal, continuer la saignée et quand on aura obtenu la quantité de sang qu'on voulait tirer, on s'occupera de ranimer le patient par des flagellations d'eau froide, ou les excitant susuels ; — 2° au cours de la saignée, la syncope peut survenir par suite de l'issue d'une quantité de sang trop considérable, il faut arrêter l'hémorragie en plaçant sur la veine une pince à forcipressure, et ranimer le malade ; au besoin, on pourrait dans ce cas se servir de la veine ouverte pour faire une injection intra-veineuse de solutions salines.

ACCIDENTS LOCAUX. — *Saignée blanche.* — Quelquefois la veine n'est pas atteinte, l'instrument mal dirigé n'a pas ouvert la veine ;

la saignée est dite « blanche » ; il faut alors inciser de nouveau le vaisseau ou choisir une autre veine.

*Écoulement peu abondant.* — Dans certains cas, au moment de l'incision, il y a eu un écoulement de sang, et cet écoulement s'est arrêté. Le peu d'abondance de l'écoulement peut tenir à diverses causes, soit à ce que le bandage circulaire placé au-dessus de la saignée n'exerce pas une compression assez forte : il faut resserrer le bandage ; — soit à ce que la bande comprime l'artère : il faut desserrer la bande, — soit à ce que la plaie de la veine est trop étroite : il faut alors l'agrandir, — soit à ce que de petits lobules de graisse se sont interposés entre les lèvres de la plaie, et font obstacle à l'écoulement du sang : il faut enlever ces bourrelets graisseux avec une pince, — soit à ce que le parallélisme de la plaie de la peau et de la plaie de la veine est détruit : il faut alors avec le pouce attirer la peau en divers sens jusqu'à ce que le parallélisme soit rétabli.

*Thrombus.* — Le thrombus est une infiltration sanguine du tissu conjonctif résultant ordinairement du défaut de parallélisme entre l'ouverture de la veine et la plaie des téguments. Si ce thrombus gêne l'écoulement de sang, il faut placer une pince à forcipressure sur la veine et ouvrir mieux une autre veine. L'infiltration sanguine disparaîtra d'elle-même les jours suivants.

*Piqûre d'un nerf.* — La piqûre d'un nerf est un petit accident qui cause une douleur très vive au moment de l'opération, douleur qui peut persister après l'opération ; cette douleur sera calmée par une injection sous-cutanée de morphine.

*Blessure de l'artère humérale.* — La blessure de l'artère humérale survenait autrefois quand les saignées étaient confiées à des aides sans aucune expérience ; actuellement, cette faute est exceptionnelle. Si par hasard cet accident survenait, au moment où le bistouri atteindrait l'artère, un jet de sang rouge rutilant s'élancerait par saccades, contrastant avec la couleur noirâtre du sang veineux habituel. Sans s'émouvoir, le chirurgien n'aurait alors qu'à laisser couler la quantité de sang qu'il désire soustraire à la circulation, puis il appliquerait sur le vaisseau qui saigne une pince à forcipressure qu'il remplacerait par une ligature ; il terminerait par le pansement ordinaire. Cet accident n'aurait pas de suite fâcheuse.

*Phlébite, lymphangite.* — La phlébite, la lymphangite, les accidents inflammatoires étaient autrefois fréquents après les saignées. « A la suite de la saignée, disaient encore en 1870 Sédillot et Legouest, la phlébite ou l'inflammation des veines fait périr chaque année un assez grand nombre de malades. » De nos jours ces accidents n'existent plus, l'asepsie les a supprimés.

*
* *

Les anciens décrivaient encore la *saignée de la langue*, la *saignée de la main*, la *saignée de l'épaule*, la *saignée du cou*, la *saignée du pied*. De nos jours, ces différentes sortes de saignées sont tombées dans l'oubli.

Il n'y aurait du reste aucun inconvénient à pratiquer par exemple la saignée du pied et à ouvrir la veine saphène interne au niveau des malléoles, ou n'importe quelle autre veine superficielle du cou-de-pied. On emploierait les mêmes règles que pour la saignée du bras. Certains auteurs

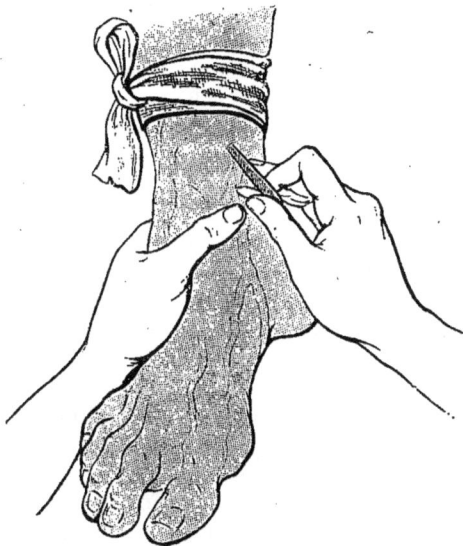

Fig. 188. — Saignée de la veine saphène interne.

conseillent la saignée du pied dans certaines affections rénales.

*Indications de la saignée.* — La saignée, jadis véritable panacée, tomba à un moment dans un tel discrédit, que récemment encore, des médecins, et des plus éminents, pouvaient se vanter de ne l'avoir jamais pratiquée ; elle semble aujourd'hui reprendre dans la thérapeutique la place méritée qui lui appartient.

Actuellement un certain nombre de faits physiologiques bien connus servent de base à une application thérapeutique rationnelle de la saignée.

1º La soustraction à l'organisme de quelques centaines de grammes de sang abaisse la tension artérielle qui se relève progressivement et au bout de 24 heures revient à un niveau un peu inférieur à ce qu'elle était avant la saignée ;

2º La saignée soustrait à l'organisme, et d'une façon rapide, une

quantité déterminée de sang, et peut, par conséquent, en cas de rétention dans l'organisme de toxines microbiennes ou organiques, soit du
fait d'une maladie infectieuse, soit du fait de l'insuffisance de l'élimination rénale, réaliser une élimination rapide d'un principe toxique nocif.
Le fait est unanimement admis ; il a été nettement admis par Landouzy ;

3º Tout en ne niant pas d'une façon formelle le mécanisme précédent, A. Robin propose de cette action antitoxique de la saignée l'ex-
plication suivante : la saignée aiderait l'organisme à se débarrasser des
toxines en les oxydant et en les tranformant par cette oxydation en
produits peu toxiques très solubles, facilement éliminables. Les phénomènes produits par la saignée ne seraient donc autre chose que le
résultat de la suractivité des phénomènes de la nutrition élémentaire ;

4º Il faut rapprocher de cette action stimulatrice de la nutrition élémentaire, l'hypothèse si suggestive de Lander Brunton, relative à la
saignée considérée comme une forme de la sérothérapie. « Je suis
tenté de croire, écrit-il, que la soustraction de sang, par les sangsues,
par scarification ou par phlébotomie, constitue jusqu'à un certain point
une forme de sérothérapie ; je crois qu'à la suite de la saignée, il se
produit une transsudation plus abondante des sucs, des tissus vers les
vaisseaux sanguins. Nous modifions donc ainsi la constitution du liquide
en circulation, et nous pratiquons par conséquent de cette manière une
sorte de sérothérapie ou d'organothérapie... »

Les notions physiologiques précédentes et l'empirisme clinique ont
amené les auteurs modernes à admettre à la saignée deux indications
primordiales :

1º La *pléthore sanguine,* dans laquelle la saignée agit à titre *d'agent de
déplétion ;*

2º La *toxémie,* dans laquelle la saignée agit comme *agent de dépuration.*

L'accord est fait sur ces points, et la saignée est, dans ce cas, admise
par tous à titre d'agent accidentel vraiment héroïque.

LA SAIGNÉE AGENT DE DÉPLÉTION. — La saignée est indiquée d'une façon
générale quand la compensation cardiaque est inuffisante, que le cœur
droit est distendu et défaillant : *la saignée est le plus puissant agent de
soulagement du cœur.*

A ce titre elle est indiquée en certains cas de *maladies du cœur,* dans
l'*insuffisance mitrale* non compliquée, en particulier *à la période d'asystolie*
avec distension du cœur droit, congestion pulmonaire et hémoptysies.
Une saignée de 200 à 500 grammes soulagera énormément le malade ;
et après cette opération, des drogues comme la digitale et les diurétiques, qui ont antérieurement échoué, compléteront la cure.

D'une façon générale, dans les *asystolies cardiectasiques,* suivant la
remarque de Huchard, une saignée générale faite à propos joue absolument le rôle de la digitale, et elle agit comme elle, comme toni-car-
diaque et diurétique ; à ce titre on la recommande d'une façon particulière dans certains cas d'*adipose cardiaque.*

D'autre part, en favorisant la circulation veineuse et la petite circulation, la saignée rend les plus grands services dans les cas de *stase* et

de *congestion passive* chez les malades dont le ventricule droit se vide difficilement : l'action déplétive est ici évidente et immédiate.

Au cours de la grossesse, la saignée est particulièrement indiquée pour certains *accidents gravido-cardiaques* qu'il faut bien connaître. Chez les femmes enceintes cardiaques, atteintes spécialement d'affections mitrales et surtout de rétrécissement, l'équilibre de la petite circulation peut se trouver brusquement rompu. La dégénérescence gravidique du myocarde, chez les cardiaques, entraîne une dilatation aiguë du cœur droit, en même temps qu'une congestion pulmonaire globale et subite. En quelques instants, la femme enceinte ou récemment accouchée peut succomber avec des accidents pulmonaires d'asystolie aiguë. Pareils accidents pneumo-cardiaques peuvent s'observer avec un point de départ pulmonaire chez des femmes enceintes dont le jeu thoracique est troublé par cyphose ou scoliose très accusées ; ces accidents sont occasionnés par le refoulement du diaphragme par le globe utérin. Contre ces états qui peuvent entraîner la mort en quelques heures, M. Bonnaire considère que la saignée *copieuse* est le traitement seul actif, héroïque.

L'action déplétive de la saignée est des plus évidente dans l'*œdème aigu du poumon* et dans certains cas de *bronchite capillaire* avec saignée de dilatation du cœur droit. C'est peut-être même dans ces cas que la saignée donne les résultats les plus décisifs. Rien n'est plus impressionnant que de voir de malheureux malades assis, sans parole, le regard angoissé, la face et le corps couverts de sueurs, la respiration haletante, les jugulaires distendues, les deux poumons pleins de râles fins et crépitants, le pouls petit, en imminence de mort, libérés et sauvés par une saignée de 4 à 500 grammes.

Certaines congestions actives de l'appareil respiratoire, la *pneumonie* entre autres, retireront un égal bénéfice d'une saignée opportune.

Pour Landouzy, la saignée est une des meilleures manières de secourir le pneumonique ; aucun procédé ne la vaut pour amener le désengouement du cœur, la décongestion du poumon, la déplétion de la circulation générale, la dépuration brusque.

Dans la *pleurésie diaphragmatique*, dans la *péricardite*, la saignée pourra être utile s'il y a orthopnée, irrégularité du pouls, distension des jugulaires et anémie artérielle.

De même dans certains troubles dus à l'hypertension artérielle, dans l'*anévrisme thoracique* et les *douleurs du médiastin*, la saignée est utile en ce qu'elle diminue la tension artérielle si pénible, soulage le cœur et complète l'action de l'iodure de potassium.

Au même titre déplétif, mais en ayant moins en vue le soulagement du cœur et la déplétion de la petite circulation que celle de la déplétion générale, la saignée a été employée de façon traditionnelle dans des congestions du système nerveux, en particulier dans les *congestions cérébrales* et les *hémorragies au début* chez les malades ayant de l'hypertension artérielle.

La saignée rend souvent les plus grands services dans les congestions causées par le froid.

LA SAIGNÉE AGENT DE DÉPURATION. — La saignée dans l'*urémie*, si efficace en bien des cas, est le type des saignées dépuratives, anti-toxiques, par opposition aux saignées déplétives, toni-cardiaques envisagées précédemment. Trois facteurs au moins entrent probablement en jeu :

1° La soustraction très rapide de l'économie d'une quantité appréciable de toxines, avec une déperdition de liquide vraiment minime. Landouzy l'a nettement déterminée. « La dépuration de 5o centigrammes de matières extractives, dit-il, ne coûte à notre organisme que 3o grammes par la saignée, 25o grammes par les sécrétions alvines, 1 5oo grammes par les urines, tandis que la même dépuration par la peau exige 1oo litres de sueur ! » Landouzy, les Sérothérapies, p. 455 ;

2° La décongestion du rein est le facteur fondamental pour Renaud, qui considère l'œdème aigu congestif rénal comme la cause anatomique provocatrice de l'urémie. La saignée générale y contribuerait en modifiant le régime circulatoire du moment.

3° Enfin l'élévation du coefficient d'oxydation consécutif à la saignée, signalée par A. Robin, est d'autant plus probable comme facteur antitoxique que la baisse de ce coefficient est un des meilleurs indices de l'urémie imminente ou actuelle.

Quel que soit le mécanisme intime de cette action, son efficacité clinique est indéniable dans les *accidents urémiques aigus* qui sont sous la dépendance des phénomènes congestifs, accidents convulsifs ou comateux de la néphrite scarlatineuse, des néphrites aiguës primitives, des poussées aiguës au cours du mal de Bright ; mais la pratique conformément à la théorie, trouve la saignée inefficace dans les accidents chroniques ou progressifs, non congestifs, du mal de Bright.

La saignée est indispensable dans le traitement d'urgence des *intoxications* par l'oxyde de carbone ou par un gaz toxique.

Dans l'*éclampsie puerpérale*, la saignée copieuse (au moins 8oo grammes) est indiquée pour extraire de l'organisme une certaine quantité de toxine. La soustraction d'une quantité de sang de 8oo grammes en une fois est plus active que la soustraction de 1 2oo grammes en deux fois. Dans ce cas, après l'émission sanguine, il pourra être utile d'injecter une quantité de sérum artificiel égale à celle du sang extrait ; c'est un complément de l'action antitoxique.

Cette pratique excellente dans l'éclampsie puerpérale peut se généraliser. Toutes les fois qu'il s'agit de saigner un malade pour l'aider à éliminer une partie des éléments toxiques contenus dans son sang, il est essentiel de retirer des quantités de sang assez considérables, de 5oo à 1 ooo grammes. Puis on combattra des oscillations de la pression vasculaire en pratiquant des injections sous-cutanées, voire intra-veineuses, de sérum artificiel, et l'on réalisera ainsi un véritable lavage du sang.

Lorsque l'hypertension ou l'intoxication s'accompagne de symptômes nerveux il peut être indiqué de remplacer ou de compléter la saignée par une *ponction lombaire* (V. p. 4o6).

# CHAPITRE XVIII

## GREFFES

On désigne sous le nom de greffes la transplantation en un point quelconque du corps de tissus complètement séparés de la partie où ils ont été pris.

En petite chirurgie on distingue deux espèces de greffes :

1° Les greffes à petits lambeaux (greffes épidermiques, greffes de Reverdin) ;

2° Les greffes à grands lambeaux minces (greffes dermo-épidermiques, greffes d'Ollier, greffes de Thiersch).

INDICATIONS. — Les greffes peuvent être employées chaque fois qu'une perte de substance de la peau tarde à se combler (ulcère de jambe, plaie résultant d'une brûlure, de la chute d'un escarre). Une plaie peut recevoir des greffes quand elle n'est pas infectée, qu'elle suinte peu, qu'elle n'émet plus de mauvaise odeur, quand elle est recouverte de bourgeons *petits, vivaces, non exubérants*.

PRÉPARATION DE LA PLAIE. — Avant de pratiquer des greffes, il faut préparer la plaie. Si les bourgeons sont atones, mollasses, pâles, il faut les exciter par des attouchements à la teinture d'iode, si les bourgeons sont exubérants on les cautérisera au nitrate d'argent.

*Greffes à petits lambeaux.* — Les greffes à petits lambeaux sont plus simples que les greffes de Thiersch ; elles ne nécessitent pas l'anesthésie générale ; elles ne produisent que des pertes de substances insignifiantes au niveau de la région où elles sont prises, elles réussissent plus facilement. Elles ont l'inconvénient de ne

TUFFIER ET DESFOSSES. Chirurgie.                                        23

pas amener la guérison immédiate ; elles activent simplement la cicatrisation ; elles constituent néanmoins un excellent procédé.

Le pourtour de la plaie à greffer sera nettoyé avec soin, à l'eau chaude, savon, alcool ; la plaie elle-même sera soigneusement lavée avec des tampons imbibés d'eau salée à 7 pour 1000.

On peut appliquer les greffes sur les bourgeons ou mieux abraser les bourgeons charnus avec un bistouri bien tranchant tenu horizontalement.

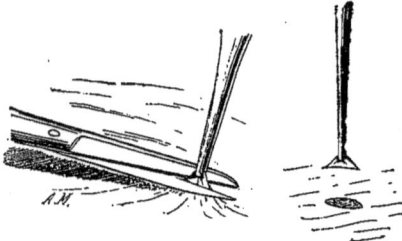

PRISE DES GREFFES. — Les greffes sont prises en un point quelconque des téguments (face externe et antérieure de la cuisse, face interne de la jambe, abdomen). La région est rasée, bien lavée sans employer d'antiseptiques.

Fig. 189. — Prise de petits lambeaux (V. Veau).

Pour enlever une greffe, le plus simple est de faire avec une pince un petit pli à la peau ; avec les ciseaux on tranche d'un coup sec l'extrémité de ce pli. Une autre méthode consiste à bien tendre la peau de la région choisie puis, en introduisant la pointe d'une lancette parallèlement au plan cutané, à détacher un petit fragment d'épiderme.

APPLICATION DE LA GREFFE. — Dès que la greffe est enlevée, on la porte immédiatement sur la surface que l'on désire recouvrir, puis on l'étale soigneusement de façon qu'aucun de ses bords ne soit enroulé. Les greffes minuscules de 3 ou 4 millimètres carrés seront placées à 15 millimètres environ les unes des autres. On en place ainsi de 15 à 20.

PANSEMENT. — La plaie sur laquelle on a semé ainsi les greffes peut être laissée à l'air protégée par une gaze sous un cerceau. Le membre tout entier sera maintenu immobilisé dans une gouttière. Le tout pour éviter l'enlèvement ou l'arrachement des greffes. Si on a fait un pansement de gaze aseptique il sera renouvelé 10 jours après. On défera lentement les compresses dans un bain d'eau tiède pour éviter de décoller les greffes.

Chaque greffe est le centre d'une prolifération active, elle s'entoure d'un liséré blanchâtre indice de la prolifération épidermique. En 15 jours les îlots sont devenus confluents.

Les greffes ne prennent pas toujours. Quelquefois après l'application des greffes il se produit un suintement abondant de la plaie, et quand on défait le pansement on constate que les lambeaux épidermiques ne sont pas soudés à la plaie. Cet incident est dû à une faute de technique, généralement à une insuffisance de préparation de la plaie.

**Greffes à grands lambeaux.** — Les greffes dermo-épidermiques consistent dans la transplantation de minces lambeaux dermo-épidermiques sur une plaie de la peau qui tarde trop à se cicatriser.

Conditions a remplir. — La première des conditions pour la réussite des greffes est que la plaie soit propre, dépourvue de toute partie sphacélée ou suppurée, qu'elle soit couverte d'une couche de bourgeons charnus petits et saignant difficilement.

La veille de l'opération, la plaie et ses alentours sont soigneusement lavés au savon ; puis recouverts de compresses aseptiques.

Bien qu'on puisse découper les greffes sur une région quelconque, il est préférable de choisir des parties du corps qui soient cachées par les vêtements et qui présentent, en même temps, la meilleure prise au rasoir. La face antérieure et externe des cuisses, la face postérieure et externe des mollets sont les meilleures. La section des greffes étant très douloureuse, l'anesthésie générale est nécessaire.

Instruments. — Un ou deux rasoirs, un bistouri, une pince à disséquer à dents, une paire de ciseaux, une sonde cannelée et une curette sont suffisants. On peut employer le rasoir ordinaire ; mais le rasoir d'histologiste, à lame longue et large, plat sur une des faces, convient mieux. Ces instruments doivent naturellement être stérilisés. Les instruments peuvent être employés à sec ou trempés dans une solution saline physiologique. L'emploi des antiseptiques doit être proscrit ; *l'asepsie pure est indispensable,* car il peut arriver que les solutions antiseptiques, en touchant les minces feuillets épidermiques, compromettent leur vitalité.

Sur la table d'opération, on procède de nouveau à la toilette de l'ulcération et de la région qui doit fournir les greffes. On protège ensuite le champ opératoire par des compresses stérilisées.

Opération. — I<sup>er</sup> Temps : *Avivement de la surface ulcérée.* —

On obtient un avivement régulier et total de la surface ulcérée en frictionnant vivement la couche granuleuse avec un tampon de gaze stérilisée. En procédant ainsi on n'enlève que la partie toute superficielle des bourgeons. En quelques minutes, la plaie est parfaitement avivée. Les bords peuvent être avivés, s'il est nécesssaire, avec la pince et le bistouri.

Lorsque la plaie est couverte de fongosités, il faut les enlever complètement avec une curette.

2ᵉ Temps : *Section des greffes.* — Supposons que l'on ait choisi la partie moyenne de la face antérieure de la cuisse droite pour fournir les greffes nécessaires à couvrir un ulcère situé sur la jambe du même côté. Avec la sonde cannelée, commencez à prendre la longueur de la plaie ; avec deux petites entailles faites

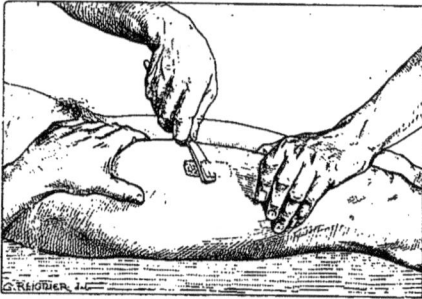

avec la pointe du bistouri, marquez cette longueur, augmentée d'un centimètre sur la face antérieure de la cuisse.

Pour sectionner facilement et rapidement les greffes, la peau doit être très bien tendue. Le chirurgien enserre, entre le pouce et les doigts de la main gauche, la demi-cir-

Fig. 190. — Section des greffes sur la cuisse.

conférence antérieure de la partie inférieure de la cuisse. Cette main est placée un peu au-dessous du signe qui marque l'extrémité inférieure de la greffe. A 10, 12, 15 ou 20 centimètres au-dessus, suivant la longueur de la greffe, l'aide place sa main gauche en tirant vers la racine de la cuisse la peau déjà fixée par le chirurgien (fig. 190).

La peau étant ainsi fixée et bien tendue, on l'humecte ainsi que la lame du rasoir. Puis le rasoir est appliqué à plat ; son dos largement appuyé déprime la peau en l'aplatissant au-devant du tranchant qui l'effleure juste au niveau de la petite entaille qui limite de ce côté la longueur de la greffe. En imprimant au rasoir de petits mouvements de scie, on mord la peau en en détachant une lanière extrêmement mince, presque transparente, qui se ramasse et se replisse sur la lame au fur et à mesure que celle-ci se rapproche de la main fixe de l'opérateur. Pour que le tranchant du rasoir reste constamment à fleur de peau, on doit le tenir d'une main ferme, et il faut suivre et guider le tranchant dans sa marche, celui-ci ne devant pas quitter la couche superficielle. Lorsqu'on est arrivé à l'entaille qui marque l'extrémité inférieure de la greffe, on achève sa séparation en soulevant légèrement le tranchant du rasoir. Avec un peu d'habileté et d'exercice, il est très facile de détacher une belle greffe. En moins d'une minute, on peut obtenir un lambeau de 10 à 20 centimètres de long sur 3 ou 4 centimètres de large. Plus on coupera vite, plus les greffes seront belles et uniformes.

Pour avoir des greffes *très larges*, il faut appuyer plus ou moins fortement le dos du rasoir. En procédant ainsi, les téguments s'aplatissent sur une largeur de 3 ou 4 centimètres au-devant du tranchant, en offrant à celui-ci plus de prise.

Les greffes ainsi obtenues sont des bandelettes minces, presque transparentes, limitées par des bouts dentelés ; elles sont formées de la couche épidermique et de la couche toute superficielle papillaire du derme. La surface de laquelle la greffe a été séparée se couvre aussitôt d'une rosée de gouttelettes de sang ; une légère compression suffit à arrêter cette hémorragie.

3ᵉ Temps : *Transport et étalement des greffes.* — La lame même du rasoir sert à transporter au niveau de la plaie avivée, la greffe découpée.

Ordinairement les premières greffes enlevées sur la partie la plus saillante de la cuisse sont les plus belles ; elles devront être placées sur la partie moyenne de l'ulcère. *Pour les étaler,* maintenez l'extrémité de la greffe avec le bout de la sonde cannelée sur le bord supérieur de l'ulcère, le tranchant du rasoir touche la surface ulcérée, retirez alors le rasoir, doucement, la greffe retenue par la sonde se déplisse et s'étale (fig. 191).

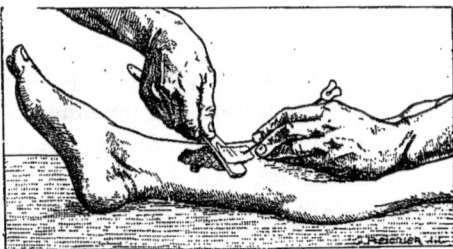

Fig. 191. — Transport et étalement des greffes.

En procédant avec attention on étale la greffe parfaitement du premier coup. Mais il peut arriver que les dentelures de ses bords se plissent ou s'enroulent, ou que la greffe entière se trouve mal placée par suite d'un mouvement brusque et irrégulier du rasoir; alors cherchez à l'étendre du mieux possible par une petite manœuvre : pour cela, *repassez* la greffe avec le dos d'une curette; procédez méthodiquement en allant de l'extrémité supérieure vers l'extrémité inférieure, la greffe étant fixée par le bout de la sonde cannelée, pendant qu'avec la curette on lui donne, en appuyant légèrement, de petits coups dirigés du milieu vers les bords. Il faut que la curette glisse facilement sur la greffe, qu'elle doit dérouler sans la déplacer. Par ce repassage, vous obtenez en quelques intants un étalement parfait.

Cette première bandelette étant étendue, on procède à la section d'une seconde greffe, à côté et parallèlement à la surface saignante qui a fourni la première; la place où est prise cette nouvelle bandelette doit être séparée de la première par une surface cutanée suffisamment large.

La seconde greffe est transportée, puis étalée à côté de la première avec les mêmes précautions; elle est placée de façon que son bord couvre le bord de la précédente sur une largeur de 2 à 3 millimètres. Les greffes s'imbriqueront les unes sur les autres comme s'imbriquent les tuiles d'un toit. L'imbrication des greffes est absolument indispensable, si l'on veut obtenir leur union sans cicatrice apparente. Si vous vous contentez de placer les greffes les unes à côté des autres, comme il est impossible d'obtenir l'affrontement régulier des bords dentelés, l'union des greffes se ferait par des cicatrices de vilain aspect; au contraire si les greffes sont imbriquées, la partie couvrante se mortifie, en suivant exactement les dentelures du bord couvert. Continuez ainsi à couper puis à étaler des bandelettes jusqu'à ce que toute la surface ulcérée soit tapissée de peau.

Lorsque l'opération est terminée, toute la surface ulcérée se trouve recouverte de bandelettes imbriquées par leurs bords, et dépassant les marges de l'ulcération. Ces bandelettes ont un aspect violacé si elles sont suffisamment minces, et elles sont presque aussitôt adhérentes.

4ᵉ Temps : *Pansement de la surface greffée.* — Le mieux est de n'en pas faire — nous plaçons au-dessus du membre une toile métallique couverte d'une gaze.

5ᵉ Temps : *Pansement des surfaces ayant fourni les greffes.* —

Les surfaces cruentées qui ont fourni les greffes sont pansées aseptiquement.

6e Temps : *Renouvellement du pansement.* — S'il ne survient aucune complication, c'est le septième ou le huitième jour que vous ferez un premier pansement ; vous enlèverez le pansement de la surface greffée, en procédant avec beaucoup de soins, car généralement les greffes collent au pansement, et on est exposé à les arracher en partie. Il faut imbiber largement les compresses s'il y a lieu ou mieux encore, si la région le permet, la baigner en entier.

Le pansement enlevé, trois cas peuvent se présenter : les greffes *sont entièrement prises* ; elles n'ont pris *qu'en partie* ; aucune des greffes n'a pris. Dans le premier cas, la région est nettoyée délicatement au savon, séchée, puis recouverte d'un pansement. Dans le second cas, et dans le troisième, l'échec peut être plus apparent que réel ; en effet, il peut arriver que la couche dermique ait seule pris, et que ce n'est que l'épiderme qui s'enlève sous la forme d'un très mince filet blanchâtre ; dans ce cas les surfaces dénudées ont un aspect lisse ; quelques jours plus tard, quand le pansement est de nouveau ouvert, ces mêmes surfaces sont complètement épidermisées. Si les greffes n'ont pas pris, on les trouve sphacélées, étendues sur une nappe de pus. Dans ce cas, si une partie des greffes a pris, on peut attendre la cicatrisation, mais si les greffes n'ont pris sur aucun des points, on tentera une nouvelle opération.

On doit enlever le septième ou le huitième jour le pansement recouvrant les régions d'où l'on a pris les greffes ; généralement on trouve ces surfaces cicatrisées.

Les surfaces cicatricielles sont d'abord peu solides et ont besoin au début d'un pansement légèrement compressif.

## SCARIFICATION

La scarification est une opération qui consiste à faire sur une surface donnée une série d'incisions n'intéressant que les couches superficielles de la peau.

Instruments nécessaires. — On peut faire des scarifications avec la pointe d'un bistouri, d'une lancette, le tranchant d'un rasoir. En dermatologie on se sert d'instruments spéciaux appelés scarificateurs ; le scarificateur le plus généralement employé est composé d'une lame étroite terminée en triangle (fig. 192).

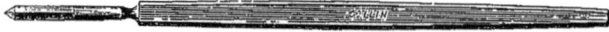

Fig. 192. — Scarificateur.

*Manuel opératoire.* — Pour pratiquer la scarification il faut de la main gauche tendre soigneusement la peau. La main droite prend point d'appui sur les téguments du malade par l'annulaire et le petit doigt, et tenant l'instrument comme une plume à écrire, d'un mouvement net et rapide, elle trace sur la peau une série d'incisions parallèles qu'on croise immédiatement d'une autre série. Le mouvement doit se passer tout entier dans la main sans participation ni du coude ni de l'épaule.

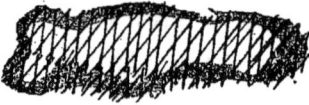

Fig. 193. — Schéma d'une scarification (Brocq). Quand la chéloïde est diminuée d'épaisseur, les scarifications sont plus rapprochées.

La scarification est suivie d'une hémorragie en nappe ordinairement insignifiante, le pansement le plus simple, un peu de gaze ou d'ouate hydrophile suffit pour arrêter ce suintement.

La scarification se cicatrise assez rapidement quoique d'une façon variable suivant les sujets et suivant les lésions traitées, elle est cicatrisée entre le quatrième et le cinquième jour.

*Nombre de séances.* — Les séances de scarifications doivent être répétées régulièrement tous les huit ou dix jours. La scarification pour être efficace exige une régularité absolue et une ténacité inlassable (Brocq).

*Indications de la scarification.* — En dermatologie, on emploie les scarifications, principalement dans le *lupus*, la *couperose*, les *chéloïdes*, dans certaines cicatrices vicieuses. Le principe de la scarification est de diviser ou dilacérer par de fines incisions un tissu pathologique pour favoriser sa cicatrisation normale.

La scarification comme *saignée locale* était très employée par les anciens ; cette méthode thérapeutique est aujourd'hui tombée en désuétude, sauf en ce qui concerne les ventouses scarifiées.

# CHAPITRE XIX

## PONCTION EXPLORATRICE

La ponction exploratrice est une petite opération qui consiste à enfoncer dans les tissus l'aiguille plus ou moins longue de la seringue de Pravaz et à faire l'aspiration pour constater la présence ou l'absence de liquide dans la région ponctionnée.

*Indications de la ponction exploratrice.* — La ponction exploratrice se pratique dans les cas suivants :

1° Une tumeur se présente dans une région quelconque, on hésite sur la nature solide ou liquide de son contenu ; on précise son diagnostic par une ponction exploratrice ;

2° On a constaté la présence d'une collection liquide ; on veut connaître la qualité du liquide ; la ponction exploratrice dira si ce liquide est du pus ou un liquide séreux ;

3° On n'hésite point sur le diagnostic, mais on veut prélever quelques gouttes de liquide pour en faire l'examen chimique, bactériologique ou cytologique ; on retire une certaine quantité de liquide par la ponction exploratrice, et on peut alors ensemencer ce liquide et l'étudier de toute façon.

Une ponction exploratrice faite avec une aiguille fine et stérilisée est sans danger ; elle est à peu près indolore.

Toute ponction exploratrice doit être précédée de soins d'asepsie : stérilisation de la seringue et de l'aiguille, lavage de la peau de la région ou badigeonnage à la teinture d'iode.

*Manuel opératoire.* — L'aiguille étant adaptée à la seringue, le fonctionnement de la seringue ayant été vérifié, on enfonce perpendiculairement l'aiguille dans les tissus. La sensation d'une résistance vaincue et de la liberté de la pointe de l'aiguille indique que l'on est dans la cavité du kyste. Avec le pouce et l'index gauches, on maintient l'aiguille en place tandis que la main droite tire sur le piston de la seringue.

Si la tumeur considérée contient du liquide, on voit ce liquide gagner la cavité de la seringue et bientôt la remplir. Sans enlever la seringue, on retire alors l'aiguille; la petite plaie produite se referme immédiatement. Il est, en général, inutile d'appliquer un pansement ou de mettre du collodion.

Quand le diagnostic est erroné et qu'il ne s'agit pas d'une collection liquide, l'aspiration ne retire rien ou, tout au plus, une gouttelette de sang.

*Causes d'erreur.* — Quand on ponctionne une collection suppurée, pleurésie purulente, par exemple, il se peut qu'on ne ramène pas de liquide, car, si le liquide est trop épais ou grumeleux, la lumière fine de l'aiguille peut être oblitérée. Il est bon de renouveler la ponction avec une aiguille un peu plus grosse, on doit alors prendre soin de ne pas faire d'aspiration pendant qu'on retire l'aiguille sous peine de voir un abcès succéder à la ponction, car on inoculerait ainsi le trajet sous-cutané en y aspirant le liquide du contenu septique de l'abcès.

## THORACENTÈSE

La thoracentèse est une opération qui consiste à ponctionner la cavité pleurale à l'aide d'un appareil aspirateur et à en retirer en totalité ou en partie le liquide qui peut y être contenu.

Trousseau, le premier, posa nettement les indications de la thoracentèse et vulgarisa cette opération. Il ponctionnait tout épanchement pleural dont l'abondance devenait menaçante pour la vie du malade, et se servait pour sa ponction du trocart de Reybard muni d'une baudruche.

Potain et Dieulafoy, en inventant leurs appareils aspirateurs, permirent à la thoracentèse d'entrer dans la pratique courante.

*Indications de la thoracentèse.* — En présence d'un épanchement pleural, on est amené à pratiquer la thoracentèse par deux considérations principales : *l'abondance de l'épanchement, la persistance de l'épanchement.* L'abondance de l'épanchement impose une thoracentèse d'urgence. On juge qu'un épanchement est très abondant (plus de 1 500 grammes), lorsque la matité remonte en arrière de l'omoplate, que le bruit de skoda tend à disparaître en avant de la clavicule, que le souffle prend un timbre bronchique et s'entend aux deux temps de la respiration, que les organes voisins, cœur et foie, sont refoulés. Quand un épanchement pleural persiste sans décroître au delà du quinzième ou du vingtième jour, la thoracentèse est indiquée.

La thoracentèse est surtout utile dans les pleurésies séreuses. Dans les pleurésies purulentes, l'ouverture de la plèvre au bistouri est préférable. Cependant dans les pleurésies purulentes des enfants, où l'examen bactériologique montre l'existence du pneumocoque seul, la thoracentèse simple peut amener des guérisons ; la thoracentèse diffère complètement de l'incision, car elle ramène au contact les deux feuillets pleuraux dans la limite de ce que permet l'épanchement, tandis qu'après l'incision l'air pénètre dans la plèvre, le poumon est rétracté et les deux feuillets s'écartent.

*Choix de l'appareil.* — Le choix de l'aspirateur a peu d'importance ; on peut se servir indifféremment de l'aspirateur Potain (fig. 194) ou de l'aspirateur Dieulafoy ; les deux sont excellents.

Fig. 194. — Appareil Potain.

*Choix de l'aiguille.* — On doit se servir d'une aiguille fine, aiguille n° 2 ou n° 3. La perméabilité de l'aiguille sera assurée au moyen d'un fil d'argent que l'on retirera au moment de se servir de l'aiguille. L'aiguille et le tube adjacent doivent être stérilisés par l'ébullition dans une solution alcaline.

*Lieu de la ponction.* — Trousseau pratiquait la ponction de la poitrine dans le sixième ou septième espace intercostal, en comptant de haut en bas, à 4 ou 5 centimètres du bord externe du muscle grand pectoral, c'est-à-dire dans la région axillaire

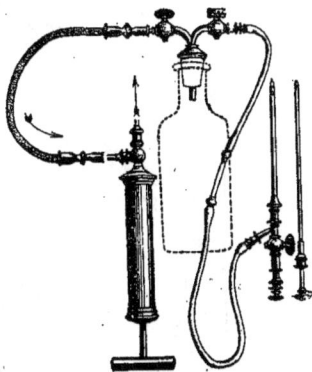

(G. Dieulafoy). Le plus souvent, on pratique la ponction en arrière, dans le *septième ou huitième espace intercostal*, sur le prolongement de l'angle inférieur de l'omoplate, en avant du bord externe du grand dorsal. L'angle de l'omoplate répond habituellement au sixième espace intercostal, de telle sorte que la première côte que l'on peut sentir *au-dessous de l'angle de l'omoplate est la septième côte.*

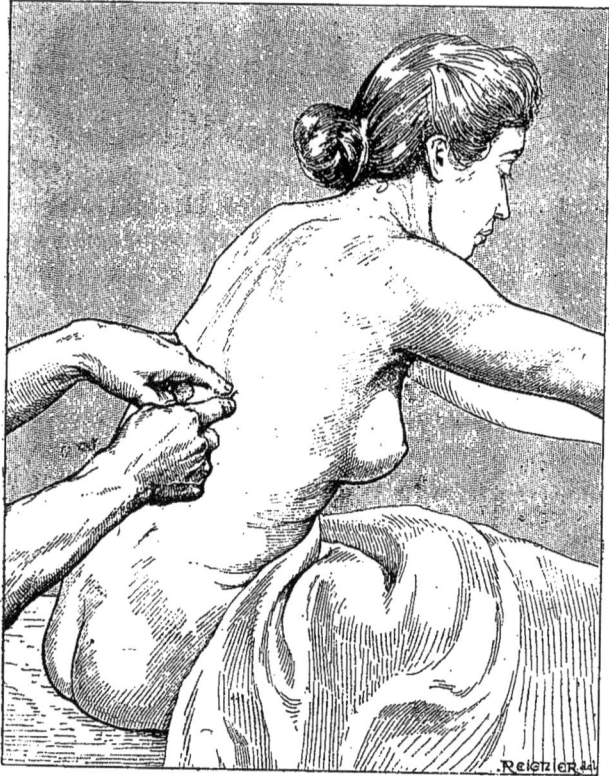

Fig. 195. — Manuel opératoire de la thoracentèse. Malade assis.

L'index gauche de l'opérateur repère les bords costaux, la main droite tenant solidement l'aiguille l'enfonce dans le liquide pleural à travers la paroi thoracique.

**Position du malade.** — Le malade peut être assis sur son lit, un aide placé au bout du lit maintient les deux bras du patient. Il est mieux de placer le malade dans le décubitus *latéral sur le côté sain,* au bord du lit. On placera sous l'aisselle du côté sain des couvertures ou alèzes, pour fournir à la poitrine un bon point d'appui et faire bomber le côté malade. On fera relever le bras du côté malade.

*Précautions préliminaires.* — On essaiera toujours l'appareil au préalable, on s'assurera du jeu du trocart, du fonctionnement des robinets, on aspirera dans une cuvette une solution stérilisée, de l'eau bouillie, pour bien constater son fonctionnement.

Un aide fait le vide dans l'appareil s'il s'agit de l'aspirateur Potain. La peau du malade est simplement badigeonnée avec de la teinture d'iode.

Généralement on fait précéder toute thoracentèse d'une ponction exploratrice de la plèvre avec la seringue de Pravaz.

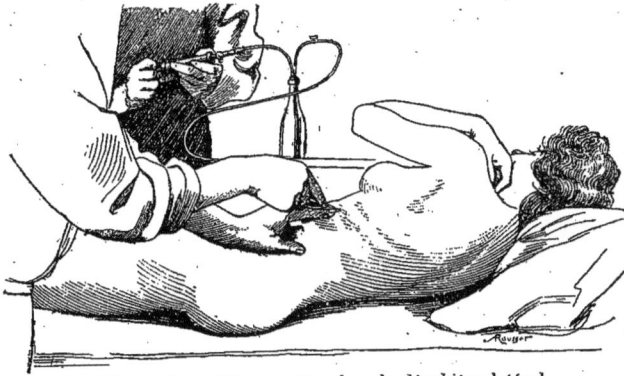

Fig. 196. — Thoracentèse dans le décubitus latéral.

*Manuel opératoire.* — Le vide est fait dans l'appareil ; l'aiguille est mise en communication avec l'aspirateur par l'intermédiaire du tube de caoutchouc.

L'opérateur place son index gauche dans l'espace intercostal, de manière que le bord supérieur de ce doigt marque le bord inférieur de la côte supérieure et le bord inférieur de ce doigt indique le bord supérieur de la côte sous-jacente (fig. 196).

A ce moment, la main droite tenant solidement l'aiguille, le talon du trocart bien calé dans la paume de la main, la pousse à travers les tissus immédiatement en avant de l'ongle de l'index gauche, la fait pénétrer à 2 ou 3 centimètres de profondeur. La sensation d'une résistance vaincue indique que la pénétration est suffisante ; le robinet de l'aspirateur est alors ouvert et le liquide jaillit dans l'appareil. Il ne faut pas retirer le liquide trop brusquement et à pleine vitesse du jet. Il est donc utile, aussitôt le premier jet jailli, de fermer à demi le robinet d'arrivée, de façon à modérer plus ou moins la force d'aspiration.

L'aspirateur une fois rempli, on ferme le robinet attenant à l'aiguille et on vide l'appareil. Puis on recommence à faire le vide et à aspirer. Cette manœuvre est recommencée plusieurs fois s'il le faut. Quand un litre de liquide a été extrait, on termine généralement l'aspiration ; il suffit de retirer l'aiguille en pinçant la peau entre le pouce et l'index gauche pendant que la main droite tire obliquement l'aiguille. Dès que l'aiguille est retirée, on malaxera avec le doigt l'orifice de pénétration afin de détruire le parallélisme des divers plans.

La plaie laissée par le passage d'une aiguille fine est insignifiante, il est inutile d'appliquer un pansement, on se contentera de badigeonner la petite plaie avec un peu de teinture d'iode.

QUANTITÉ DE LIQUIDE A RETIRER. — La quantité de liquide à retirer ne doit pas dépasser en général 1 000 à 1 200 grammes surtout dans les pleurésies anciennes et dans les cas où l'on peut soupçonner une gêne de l'ampliation pulmonaire compensatrice. Cependant quand on connaît son malade, qu'on a pu le ponctionner à plusieurs reprises sans inconvénients, on peut aller jusqu'à des quantités beaucoup plus élevées.

*Incidents de la thoracentèse.* — *Piqûre de la côte.* — Quand la paroi thoracique est épaisse, le doigt sent mal les reliefs osseux et l'aiguille mal dirigée vient piquer la côte supérieure ou la côte inférieure. Il faut dans ce cas retirer légèrement l'aiguille et la diriger plus haut ou plus bas.

*Ponction blanche.* — On a enfoncé l'aiguille, le liquide ne sort pas ; les causes de ces ponctions blanches peuvent être multiples : fausses membranes venant obstruer l'orifice, vide insuffisant, instrument insuffisamment enfoncé, ponction du poumon ; dans ces cas il faut retirer la canule et ponctionner à nouveau dans le voisinage, souvent plus haut, car la tendance générale est de *ponctionner trop bas.*

*Arrêt du jet.* — Parfois le jet s'arrête brusquement ; c'est qu'une fausse membrane en a obstrué la lumière. Il suffit d'ouvrir le robinet et de passer dans le trocart le mandrin mousse correspondant pour voir le jet sanguin s'élancer à nouveau.

*Toux.* — Parfois survient au cours de la ponction une toux

quinteuse, opiniâtre ; on la fait cesser en arrêtant momentanément ou définitivement l'écoulement. La cause de cette toux est
souvent une soustraction trop rapide du liquide. D'où le précepte
d'agir toujours avec modération.

*Douleurs*. — La douleur provoquée par la thoracentèse est
généralement minime ; il n'y a pas à s'en préoccuper ; on peut
la diminuer en pulvérisant du chlorure d'éthyle sur le point visé.

**Complications de la thoracentèse.** — Les complications directement imputables à la ponction exploratrice de la plèvre et à la thoracentèse sont exceptionnelles. Le travail le plus complet sur cette
question est dû à H. Dayton.

Les accidents qu'on peut observer sont les suivants :

1° *La brisure de l'aiguille* dans la paroi thoracique peut donner lieu,
par exemple, à une pleurésie circonscrite.

2° *Une pleurésie sèche localisée* peut être le résultat du traumatisme de
ponction.

3° *L'emphysème sous-cutané* n'est pas exceptionnel, qu'il existe seul
ou comme complications d'un pneumothorax (préexistant ou dû à la
ponction). Il semble plus fréquent dans les cas où celle-ci est restée
blanche (induration pulmonaire par hépatisation, tuberculose, etc.,
avec adhérence à la paroi). Il peut se localiser autour du point de
ponction, ou diffuser plus ou moins.

4° *Le pneumothorax* est, en général, un accident beaucoup plus sérieux.
Pourtant, dans trois cas de Parkinson, il est resté limité, n'a causé ni
grande gêne ni symptômes graves, et s'est rapidement résorbé ; mais
dans d'autres cas, il a amené ou exagéré la dyspnée et a abouti à une
issue fatale ; celle-ci peut survenir quelques heures seulement après la
ponction, au milieu des phénomènes de dyspnée et de cyanose ; on
trouve le poumon en complet état de collapsus, avec une perforation
souvent minime.

5° *L'infection de la plèvre ou de la paroi thoracique* peut provenir de
deux sources : une faute d'asepsie ; la traversée, par l'aiguille, de foyers
d'infection. Toutefois cette dernière origine est considérée comme
négligeable par certains auteurs. Il n'est pas suffisamment établi que la
ponction exploratrice d'un foyer pneumonique expose à la production
d'un empyème pneumococcique. Quant à l'infection de la paroi, elle a
été observée quelquefois. Elle s'observe surtout à la suite de la ponction de foyers gangreneux ou de collections putrides.

6° *La ponction d'un kyste hydatique du poumon* pris pour une pleurésie
peut donner lieu à des accidents sérieux. Lorsqu'on a lieu de songer
à un kyste hydatique du poumon, il faut chercher à confirmer le diagnostic par la radioscopie, et recourir à l'incision exploratrice plutôt
qu'à la ponction.

7° *La ponction du diaphragme*. — Quelques auteurs signalent des cas de péritonite par ponction exploratrice, l'agent infectieux ayant été transporté par l'aiguille de la cavité pleurale dans la cavité abdominale.

8° *La perforation d'un viscère thoracique ou abdominal.* — Stengel a observé un cas mortel par perforation de l'estomac et du foie. On conçoit que le péricarde puisse être infecté par la ponction exploratrice d'un empyème enkysté voisin.

9° *La perforation d'un anévrisme de l'aorte descendante.* — Dayton rapporte l'observation d'un malade atteint de pleurésie séro-fibrineuse chez qui la ponction exploratrice, pratiquée dans le neuvième espace, à peu près sur la ligne de l'angle de l'omoplate, remplit immédiatement la seringue de sang pur; il n'y eut aucun accident consécutif. Le malade ayant succombé quelques jours après, l'autopsie montra une ectasie diffuse de l'aorte thoracique, avec deux dilatations fusiformes surajoutées.

10° *L'hémorragie par blessure d'une artère intercostale ou du poumon.* — La première de ces deux origines est exceptionnelle. Cependant Naunyn a blessé une artère intercostale athéromateuse et dilatée; il en résulta un énorme hémothorax, avec mort en quelques minutes.

Si l'on voit succéder immédiatement à la ponction une augmentation très rapide de l'épanchement, avec signes d'hémorragie profuse par l'orifice de ponction, il faut recourir aussitôt à la ligature de l'artère.

Beaucoup plus commune est l'hémorragie par piqûre du poumon congestionné ou d'un de ses vaisseaux. Dans ces cas, l'hémoptysie peut être le seul symptôme, et il arrive que l'hémorragie s'arrête immédiatement; mais parfois aussi elle prend, par son abondance, un caractère alarmant. Sur vingt et un cas d'hémorragie pulmonaire consécutive à la ponction exploratrice, seize fois il y avait sclérose du poumon; le fait est très démonstratif. Sept de ces cas furent mortels, mais deux fois seulement la mort peut être attribuée exclusivement à l'hémorragie; celle-ci peut, en effet, être associée à d'autres accidents, notamment à des accidents réflexes d'origine pleurale.

11° *L'expectoration albumineuse*, très vraisemblablement produite par une congestion œdémateuse du poumon, sera évitée si on a soin de ne jamais extraire en une seule fois plus de 1 000 à 1 200 grammes de liquide.

12° *Les réflexes pleuraux : défaillance cardiaque ou respiratoire, convulsions, coma, paralysies*, etc. — Dayton en rapporte deux observations personnelles, auxquelles il joint vingt et une autres trouvées dans la littérature médicale, 52 pour 100 de ces cas concernaient des enfants. Dans les 17 cas où le diagnostic est indiqué, 13 fois il y avait induration pulmonaire, aiguë ou plus souvent chronique, et, sur les 9 cas autopsiés, 7 fois on trouva une induration pulmonaire, et une fois simple compression du poumon avec atélectasie. Parmi les 23 cas, il en est 12 dans lesquels une hémoptysie ou la mobilité respiratoire de l'aiguille attestaient la ponction du poumon, et celle-ci était bien probable dans la plupart des autres. Presque toujours, le début des symptômes fut immédiat; quant aux accidents, ce furent les suivants (au moins quant à leurs manifestations prédominantes) : trois fois mort subite, une fois syncope, cinq fois défaillance respiratoire, cinq fois défaillance à la fois cardiaque et respiratoire, quatre fois coma et convulsions, deux fois convulsions. Neuf de ces cas s'accompagnèrent d'hémoptysies. Sur les 16 cas à défaillance cardiaque ou respiratoire ou paralysie vaso-motrice, 10 se terminèrent par la mort, celle-ci survenant soit très rapidement, soit en quelques heures à trois jours.

Le travail de Dayton met nettement en relief deux points insuffisamment connus : dans les cas suivis d'accidents, presque toujours il y a eu piqûre du poumon, et presque toujours aussi il s'agissait d'un poumon en état d'induration.

Comme conclusion, Dayton recommande les précautions suivantes : chez les malades atteints de pneumonie ou de pleurésie avec épanchement éviter le passage rapide de la position couchée à la position assise, ainsi que le décubitus sur le côté sain ; employer une aiguille aussi fine que le permet la nécessité d'évacuer le liquide ; choisir attentivement le lieu de ponction, et n'enfoncer l'aiguille que juste assez profondément pour arriver au liquide ; empêcher dans la mesure du possible les mouvements du malade ; et éviter toute mobilisation non indispensable de l'aiguille ; ne jamais employer la ponction exploratrice comme moyen commode de se dispenser de la recherche soigneuse des signes physiques, là où celle-ci peut fournir des renseignements suffisants ; ne ponctionner les malades probablement atteints d'induration pulmonaire que si on a lieu d'attendre de cette ponction une indication d'un réelle importance pour le diagnostic ou le traitement.

## PARACENTÈSE DE L'ABDOMEN

La paracentèse de l'abdomen est une opération qui consiste à ponctionner la cavité abdominale pour évacuer une collection liquide, soit que ce liquide se trouve libre dans la cavité péritonéale, ascite, soit qu'il consiste en un kyste intra-abdominal, une collection enkystée.

*Indications et contre-indications.* — La paracentèse de l'abdomen est moins employée qu'autrefois ; l'ouverture chirurgicale de l'abdomen lui est préférée pour tous les kystes, collections enkystées. Il n'y a guère que les *ascites* des cirrhoses du foie ou les ascites des maladies de cœur qui soient justiciables de son emploi.

*Objets nécessaires.* — Pour ponctionner une ascite on se procurera : un *trocart* ordinaire (tout en métal) de moyennes dimensions, stérilisé. Ou mieux le *trocart n° 3 de l'appareil aspirateur Potain* muni de son tube en caoutchouc, le tout stérilisé. Avant d'utiliser l'instrument, on s'assurera qu'il est en bon état et qu'il fonctionne à souhait ;

*Deux bocaux de verre gradués* de contenance de 10 à 12 litres chacun ;

Un flacon de *teinture d'iode ;*

Un flacon d'*alcool* à 90° ;

Une boîte de *compresses* stérilisées, un paquet de *coton* ordinaire, un paquet de *coton hydrophile* aseptisé, un *bandage* de corps, douze *épingles* de sûreté.

**Préparatifs.** — L'opérateur doit préparer ses mains et la peau de l'abdomen, au lieu d'élection, avec le même soin que pour une opération chirurgicale.

**Points où l'on ponctionnera.** — A la rigueur on peut ponctionner une ascite par tous les points de l'abdomen ; le lieu d'élection classique correspond *au milieu de la ligne reliant l'ombilic à l'épine iliaque antéro-supérieure, de préférence à gauche* quand le foie paraît malade, et à droite quand la rate semble altérée ; on évitera les grosses ramifications variqueuses des veines sous-cutanées. Ce lieu d'élection classique peut être dangereux en raison de ses rapports vasculaires ; certains auteurs conseillent de ponctionner sur la ligne médiane après cathétérisme de la vessie à trois travers de doigt du pubis.

**Position du malade.** — Le malade sera à demi couché du côté à ponctionner (le liquide se porte au point déclive). On évitera de laisser la tête trop élevée (syncope à craindre).

**Position de l'opérateur.** — L'opérateur se placera du côté à ponctionner, bien en face de la saillie abdominale. Il percutera avec soin, une dernière fois, le point que va frapper le coup de trocart. La main gauche de l'opérateur maintient la région visée ; la droite, en pronation, tient l'instrument, le talon bien à fond dans la paume ; l'index en avant, à demi tendu sur la canule, limite la distance accordée à la pointe du trocart pour pénétrer dans les chairs.

**La ponction.** — Le « coup de trocart » doit être unique, net et ferme, et pénétrer bien perpendiculairement à la surface de la peau. Sitôt que la pointe a traversé les parties molles, la main droite s'arrête ; la gauche saisit la canule par son extrémité libre, tandis que la droite amène vivement le trocart. Le liquide s'écoule en jet. Par précaution la canule est aussitôt enfoncée avec douceur, des deux tiers de sa longueur. La main qui la soutient avec légèreté ne bougera plus tant que durera l'écoulement du liquide ascitique.

*Evacuation du liquide.* — Il faut évacuer lentement ; si l'écoulement s'arrête on modifiera, avec prudence, la direction, la pénétration de la canule ou l'attitude de l'abdomen, jusqu'à réapparition du liquide.

*Après évacuation.* — Retirez vite la canule, d'un seul coup, perpendiculairement à la surface du ventre, maintenez à cet effet les téguments en place à l'aide de la main gauche ; pincez aussitôt les lèvres de la plaie, séchez-les au moyen de tampons de coton hydrophile aseptique, et détruisez, autant que possible, le parallélisme des plans cutané, sous-cutané, musculaire et péritonéal (pour éviter la fistulation).

Pansement terminal. — On fera un pansement sec avec une compresse et de l'ouate aseptique (inutile de mettre du collodion sur la plaie). On recouvrira toute la paroi abdominale d'une couche épaisse de coton non hydrophile, maintenu à l'aide d'un bandage abdominal, large, souple et un peu serré.

*Suites.* — Après la ponction le malade gardera le repos complet au lit, dans le décubitus dorsal ; défense absolue de se lever et de faire le moindre effort pendant les quarante-huit heures consécutives à l'opération.

*Accidents et complications.* — Syncope. — La syncope est un accident rare ; elle peut survenir, soit au moment de la ponction (émotion, douleur) : l'éther et les frictions sur la face, au creux épigastrique calment le malaise ; soit à la fin de l'évacuation si elle a été abondante (12-15 litres). La syncope constitue un accident redoutable, pouvant devenir mortel : *il ne faut jamais évacuer trop vite les grandes ascites.*

Ponction blanche. — Le liquide ne vient pas ; soit à cause de l'œdème de la paroi, la pointe du trocart n'a pas traversé le péritoine

pariétal (piquez plus à fond) ; soit par la pénétration du trocart
dans un placard de péritonite chronique (tuberculeuse, cancé-
reuse ou autre), ou dans un amas de fausses membranes épaisses.

PONCTION A FAUX. — Par suite de la déformation de l'abdomen,
les distances ont été mal calculées ; le trocart s'arrête sur une
côte, sur la crête iliaque, dans le foie, dans la rate, dans l'intestin ; pour ce dernier cas une intervention chirurgicale immédiate
peut, seule, sauver la vie du blessé.

A l'heure actuelle, avec l'emploi de trocarts fins, les précautions d'asepsie opératoire et la position du malade en décubitus
dorsal, il n'est plus question du malade de ces *syncopes a vacuo*
et de ces infections *péritonéales aiguës* signalées par les anciens
auteurs ; mais la possibilité subsiste et subsistera toujours de *divers
accidents,* soit immédiats, soit plus ou moins tardifs qu'il est utile
de bien connaître ; même quand l'état organique du malade en
est le seul auteur responsable, la réputation de l'opérateur peut
avoir à en souffrir injustement.

Perrin groupe ces accidents en cinq catégories principales :
*l'anémie séreuse,* l'*ictère grave ou aggravé,* les *hémorragies de
la paroi abdominale,* les *hémorragies du tube digestif,* la *dilatation
cardiaque a vacuo.*

ANÉMIE SÉREUSE. — MM. A. Gilbert et Garnier ont constaté, après
la ponction de l'ascite, des modifications du sang caractérisées
par une élévation momentanée du nombre des globules, élévation
résultant d'une concentration sanguine par soustraction du
liquide qui transsude des vaisseaux vers la cavité péritonéale que
la ponction vient de vider ; le sang étant alors appauvri en sérosité (partie aqueuse et matières albuminoïdes du sérum), ce phénomène doit être appelé *anémie séreuse.*

Cet effet de la saignée séreuse que fait le vide péritonéal après
chaque ponction est habituellement de courte durée (trois à six
jours) mais parfois « les ponctions successives et rapprochées
déterminent un état particulier que l'on peut qualifier d'*anémie
séreuse chronique* qui se traduit par un tableau clinique spécial :
le visage est amaigri, le nez se pince, les traits sont tirés, le teint
est plombé, la peau sèche ; chaque paracentèse augmente la dépré-
ciation de l'état général, les forces baissent de plus en plus, et
cette déchéance progressive de l'organisme va conduire le malade
jusqu'à l'issue fatale. »

Ictère grave et ictère aggravé. — Perrin signale qu'il existe parfois une augmentation et une aggravation de l'ictère après la paracentèse.

Hémorragie de la paroi abdominale. — En même temps que le liquide d'ascite, un flot de sang s'échappe par la canule. Qu'il s'agisse de la blessure d'une veine sous-cutanée variqueuse ou d'une branche artérielle logée dans la paroi abdominale, la *recherche chirurgicale du vaisseau atteint s'impose* et, par suite, sa ligature. Naturellement il faudra différencier ces hémorragies (de cause pariétale) de l'« ascite hémorragique » (causée par une péritonite néo-membraneuse), dont le liquide brunâtre ne donne pas lieu, comme dans les cas précédents, à une émission de sang rapidement coagulable.

Dans une autre éventualité, l'hémorragie pariétale se produit très lentement, infiltrant la paroi et ne donnant à l'orifice qu'un suintement de sérosité sanguinolente.

Hémorragies du tube digestif. — Les hémorragies du tube digestif consécutives à la ponction de l'ascite peuvent ou bien être rapidement mortelles ou bien s'arrêter et être compatibles avec une survie plus ou moins longue.

Pour éviter de semblables accidents il faut non seulement instituer, le plus tôt possible, régime et thérapeutique convenables, mais aussi ne vider le ventre que lentement, à l'aide d'un trocart fin, si justifié à tous les points de vue, et mettre au malade un bandage de corps serré, immédiatement après la ponction, afin de diminuer les effets de la décompression.

Dilatation du cœur « *a vacuo* ». — La décompression brusque produite par l'évacuation du liquide ascitique a pour conséquence un abaissement du diaphragme qui était surélevé avant la ponction ; cet abaissement s'accompagne d'une augmentation du volume de la cage thoracique, et il se produit, chez les malades dont le cœur manque de tonicité, une *dilatation du cœur* a vacuo, avec stase sanguine dans le territoire de la petite circulation, état de collapsus. Ici encore le *bandage de corps serré*, appliqué autour de l'abdomen *immédiatement* après la ponction, s'oppose utilement à cet abaissement trop rapide du diaphragme (Maurice Perrin).

Fistulation. — L'écoulement de sérosité ascitique à travers le trajet tracé par le trocart peut persister plusieurs jours : il devient un danger réel en maculant les téguments et en menaçant d'infection la séreuse péritonéale. Dans ces cas il faudra, plusieurs fois par jour, et avec un soin méticuleux, renouveler les pansements aseptiques jusqu'à oblitération définitive du trajet.

Infection péritonéale aiguë. — Qu'elle soit déterminée par une paracentèse pratiquée d'une façon malpropre, ou par l'inflammation septique de la plaie tégumentaire (secondairement souillée) ou, accident des plus rares, par l'évacuation, à l'intérieur du péritoine, d'un foyer septique ouvert par le coup de trocart, la péritonite aiguë consécutive à la ponction est le plus souvent mortelle. Elle réclame un traitement chirurgical d'urgence.


## PONCTION LOMBAIRE

La technique opératoire de la ponction lombaire est aussi simple que la technique de la ponction d'ascite, ou de la thoracentèse. Aucun médecin ne doit hésiter à la pratiquer quand elle est indiquée.

La ponction lombaire permet de recueillir le liquide céphalo-rachidien dont les altérations ou les modifications établissent ou précisent le diagnostic ; elle permet encore d'injecter dans les espaces sous-arachnoïdiens, d'introduire dans le sac méningé céphalo-rachidien divers agents thérapeutiques ou anesthésiques. Les indications de la ponction lombaire répondent donc à trois besoins principaux d'*anesthésie*, de *diagnostic* et de *traitement*.

*Notions anatomiques.* — Le sac arachnoïdien, vide de moelle et ne contenant que les nerfs de la queue de cheval, s'étend normalement de la 2e vertèbre lombaire à la 2e vertèbre sacrée ; c'est dans toute la hauteur du canal rachidien comprise entre ces deux points extrêmes que peut se faire la ponction de ce sac ; aussi les différents espaces intervertébraux qui donnent accès dans la partie inférieure du canal lombaire ont-ils été abordés tour à tour. Il est préférable, pour éviter à coup sûr la blessure de la moelle, surtout chez les enfants où elle descend parfois assez bas, de ne pas ponctionner entre la 2e et la 3e lombaire. Les espaces sous-jacents sont tous également abordables. Nous préférons l'espace compris entre la 4e et la 5e vertèbre lombaire, « à cause du repérage plus facile et pour ainsi dire mathématique de cette région » ; la plupart des chirurgiens ont accepté notre manière de voir. Faisons remarquer que la détermination d'un seul espace intervertébral permet, toujours et à coup sûr, de trouver l'espace immédiatement sus ou sous-jacent. Il n'y a aucun inconvénient à changer d'espace si les premières tentatives ne réussissent pas.

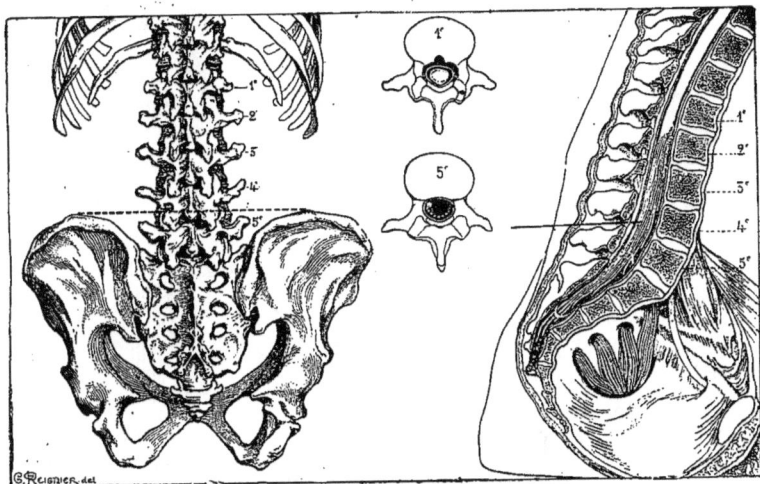

Fig. 197. — Schéma de la région lombaire.

Sur le schéma de gauche, on voit les repères osseux : une ligne horizontale, passant par les crêtes iliaques, coupe la colonne vertébrale au niveau de l'apophyse épineuse de la 4ᵉ vertèbre lombaire. — Le schéma de droite montre que le cône médullaire terminal s'arrête au niveau de la 2ᵉ vertèbre lombaire ; on voit l'étendue du cul-de-sac arachnoïdien : c'est entre ces points que doit se faire la ponction ; le trait noir indique son lieu d'élection.

Une ligne transversale réunissant le sommet des deux crêtes iliaques coupe la colonne vertébrale juste au niveau de l'apophyse de la 4ᵉ vertèbre lombaire. L'index gauche du chirurgien repère exactement cette apophyse, suit sa crête de haut en bas jusqu'à son angle inférieur : immédiatement au-dessous se trouve le 4ᵉ espace intervertébral lombaire ; c'est là qu'il faut ponctionner (fig. 197 et 198).

A ce niveau, une aiguille pénétrant horizontalement d'avant en arrière rencontre successivement la peau, le tissu cellulaire sous-cutané, l'aponévrose lombaire, les muscles de la masse sacro-lombaire, les ligaments jaunes intervertébraux, les méninges : dure-mère et arachnoïde (fig. 199).

L'épaisseur des parties molles est très variable suivant que le sujet est plus ou moins musclé ou plus ou moins gras.

*Instrumentation.* — L'AIGUILLE. — L'aiguille doit réunir des qualités toutes spéciales : elle doit être suffisamment *longue* pour traverser aisément les plans qui séparent la peau de l'espace sous-arachnoïdien et dont l'épaisseur est variable suivant les sujets ; assez *solide* et assez *malléable* à la fois pour ne pas se tordre ou se briser, si, par aventure, elle rencontre un os ; avoir enfin un *biseau assez court* pour qu'on soit sûr, au moment de la ponction, que l'orifice de l'aiguille se trouve tout entier dans le sac arachnoïdien. Notre aiguille, construite sur ces données, répond parfaitement à ces indications : c'est une aiguille en platine iridié, de 8 centimètres de long, de 1 millimètre de diamètre extérieur, de 6 dixièmes de millimètre de diamètre intérieur, à biseau à la fois court et très piquant (fig. 200).

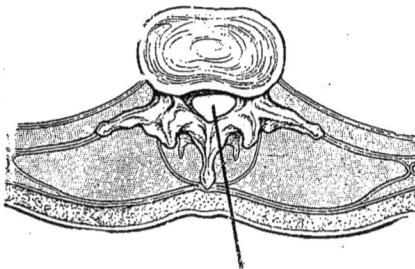

Fig. 198.

M en noir indique le cône médullaire ; N.Q.C. représentent les nerfs de la queue de cheval ; D.M. représentent les méninges. Les lignes pointillées en P indiquent les places où l'ou peut ponctionner.

Il est souvent utile d'adapter à cette aiguille, préalablement à l'opération, un tube en caoutchouc court et léger, facile à comprimer, et qui servira à modérer, à régler l'écoulement du liquide dès son échappée. Ce tube en caoutchouc, tout en permettant de ne pas prodiguer le liquide céphalo-rachidien, facilitera au cours des ensemencements bactériologiques une répartition dans les tubes.

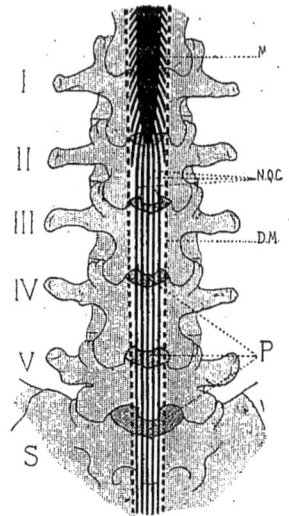

Fig. 199. — Coupe de la région lombaire passant par le 4° espace intervertébral. Le trait noir indique la direction que doit suivre l'aiguille.

(On pourrait utiliser une aiguille munie d'un robinet dans le genre de la canule de Krœnig) (fig. 201).

Chez les malades robustes, à muscles épais, il est bon d'avoir
une aiguille très so-
lide. Chez les enfants,
il suffira d'une aiguille
de 4 à 5 centimètres
de longueur.

Fig. 200. — Aiguille de Tuffier.

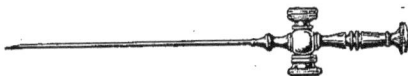

Fig. 201. — Aiguille de Krœnig.

L'aiguille devra na-
turellement être sté-
rilisée, soit par l'ébullition pendant 10 minutes, soit par le passage
à l'autoclave.

**Attitude du malade.** — Les chirurgiens, pour pratiquer
l'anesthésie par voie rachidienne, ponctionnent volontiers en pla-

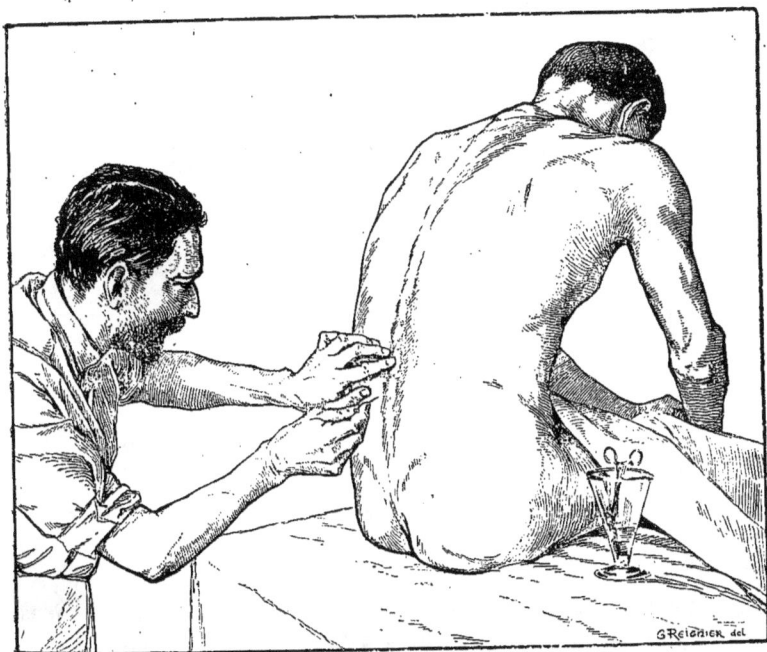

Fig. 202. — L'index gauche du chirurgien repère l'apophyse épineuse de la 4ᵉ vertèbre
lombaire ; la main droite, tenant l'aiguille comme une plume à écrire, s'apprête à ponctionner au lieu d'élection. — Sur la table, à côté du malade, est placé un verre contenant
du collodion et un tampon monté sur une pince.

çant leur malade en position assise, les cuisses légèrement écartées, les deux bras portés en avant, le sujet faisant le gros dos »
(fig. 202 et 203).

Les médecins préfèrent pratiquer la ponction dans le décubitus latéral. Dans ce cas, le malade, rapproché autant que possible du bord du lit, sera couché sur le côté droit ou sur le côté gauche, suivant l'éclairage de la salle et la position du lit, la tête légèrement soulevée par un coussin, les cuisses fortement fléchies sur le bassin et les jambes fléchies sur les cuisses, de façon à obtenir un écartement maximum des lames vertébrales (fig. 204).

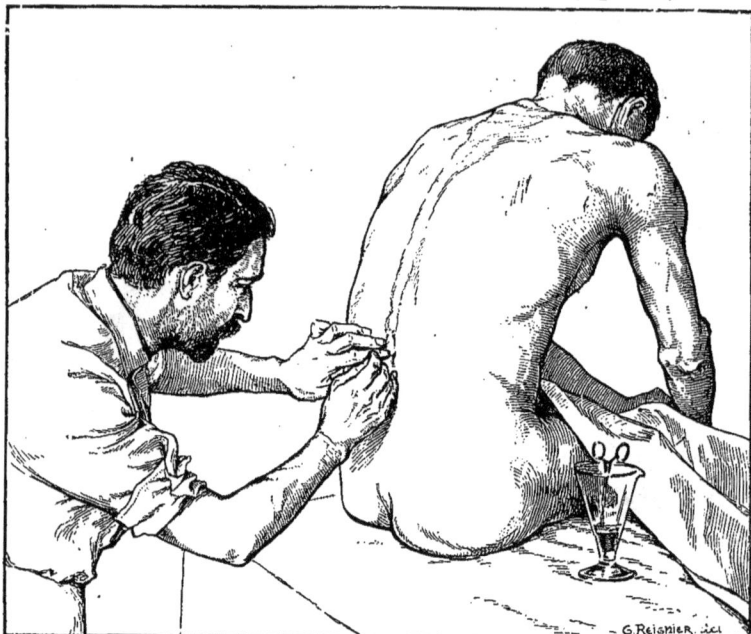

Fig. 2o3. — L'aiguille a traversé la peau ; la main droite du chirurgien, prenant point d'appui sur la région lombaire, enfonce progressivement l'aiguille.

***Manuel opératoire.*** — Quand toutes les précautions d'asepsie sont prises, que le dos du malade et les mains du médecin sont lavés, l'opérateur palpe et reconnaît une dernière fois, de son doigt stérile, l'espace à ponctionner. L'anesthésie locale n'est pas nécessaire ; néanmoins, chez les malades pusillanimes, on peut avoir recours à la projection d'un jet de chlorure d'éthyle.

A ce moment, l'opérateur saisit l'aiguille comme une plume à écrire, entre le pouce, l'index et le médius de la main droite : il commande au malade de faire « gros dos », pour obtenir le maximum d'écartement des lames vertébrales, de ne pas se redresser au moment de la piqûre, puis il enfonce son aiguille tout contre le bord radial de l'index qui repère l'apophyse épineuse.

La peau est piquée rapidement, mais ensuite l'aiguille est enfoncée lentement, progressivement, sans à-coups ; elle est dirigée horizontalement et légèrement en dedans.

Après avoir cheminé sans obstacle à travers la peau et la couche musculo-aponévrotique, surtout si le sujet ne se contracte pas, elle arrive au niveau des ligaments jaunes ; là, elle rencontre une certaine résistance qui se transmet aussitôt à la main de l'opérateur. Il suffit d'accentuer alors légèrement la pression pour sentir cette résistance faire défaut : l'aiguille a pénétré presque simultanément dans le canal rachidien et dans le sac arachnoïdien.

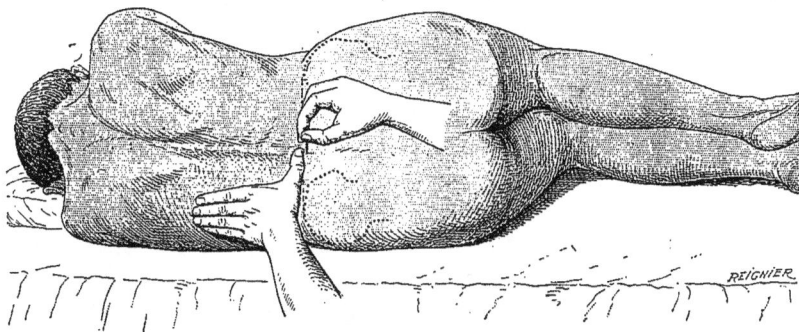

Fig. 204. — Ponction dans le décubitus latéral. Les points de repère sont les mêmes que pour la ponction en position assise.

Immédiatement, on voit sourdre à son extrémité libre un liquide clair, qui sort tantôt goutte à goutte, tantôt par saccades : c'est le liquide céphalo-rachidien. Cette issue du liquide céphalo-rachidien est le seul signe qui permette d'affirmer que la pointe de l'aiguille plonge dans l'espace sous arachnoïdien.

Quand la prise du liquide céphalo-rachidien est effectuée, on retire l'aiguille d'un mouvement brusque et l'on obture l'orifice cutané par un peu de collodion ou mieux on fait simplement un attouchement à la teinture d'iode.

*Quantité de liquide à évacuer.* — En général on ne doit pas enlever plus de 10 centimètres cubes de liquide chez l'adulte, plus de 5 chez les enfants. Néanmoins, dans les cas de méningite cérébro-spinale, il faut laisser écouler 20 ou 40 centimètres cubes de liquide céphalo-rachidien.

*Incidents de la ponction.* — Le plus ordinairement, la ponction, faite suivant les règles que nous venons d'indiquer, s'effectue sans incident, et est suivie d'un plein succès. Cependant, il n'en est pas toujours ainsi.

On a signalé des cas où la ponction a *échoué* sans qu'il ait été possible d'incriminer ni l'opérateur ni la méthode. Dans ces cas, ou bien l'aiguille s'est trouvée arrêtée par une *imbrication scoliotique des lames vertébrales,* une *exostose lamellaire,* ou une *ossification des ligaments jaunes,* qui a empêché sa pénétration dans le canal vertébral ; ou bien cette pénétration a pu se faire, les doigts ont nettement perçu le ressaut de la seconde étape, celle des ligaments jaunes, suivie d'un brusque manque de résistance ; mais malgré des tentatives répétées, la ponction est restée « blanche » : il s'agit peut-être alors *d'anomalies anatomiques* de la moelle ou de ses enveloppes, le cul-de-sac dural et avec lui le confluent sous-arachnoïdien pouvant se terminer beaucoup plus haut qu'à l'état normal.

La plupart des ponctions blanches ne sont qu'un incident transitoire dû à l'*obstruction de la lumière de l'aiguille* par des débris de tissu, ou même par les filets nerveux flottant dans le liquide céphalo-rachidien. Quelques légers mouvements, de rotation, de pénétration ou de retrait de l'aiguille, suffisent alors à libérer l'extrémité. En tout cas, il est toujours facile de pousser dans la lumière du tube un fin mandrin, un fil de platine stérilisé.

C'est pour prévenir ce petit incident de la ponction que certains opérateurs prennent le soin de laisser dans la lumière de l'aiguille le fil de métal qui y a été placé avant la stérilisation et que l'on retire seulement un peu pour dégager la pointe. Le fil est enlevé définitivement au moment où l'aiguille a pénétré dans le sac arachnoïdien.

Parfois, la ponction faite, au lieu de voir sourdre le liquide céphalo-rachidien, c'est du *sang pur* qui s'écoule goutte à goutte par l'embout de l'aiguille. Il ne faut pas s'effrayer de ce fait : il est rare qu'après quelques secondes le sang ne finisse par s'éclaircir pour faire place au liquide céphalo-rachidien qui apparaîtra d'abord teinté en rose pour reprendre ensuite sa limpidité normale. Ce n'est que dans le cas où la petite hémorragie persisterait qu'il faudrait retirer définitivement l'aiguille et tenter une nouvelle ponction. Ce petit contre-temps est dû fort probablement à la blessure de veinules intra-dure-mériennes.

Il est enfin un dernier incident auquel il faut s'attendre : au moment de la dernière étape de la ponction, certains malades accusent parfois des *crampes* plus ou moins douloureuses dans une cuisse ou dans les deux cuisses. Ces crampes ne doivent pas alarmer l'opérateur et l'engager à retirer l'aiguille : elles sont causées par le tiraillement ou la compression de quelque filet nerveux de la queue de cheval. La douleur ne persiste jamais après l'intervention.

*Accidents.* — La ponction lombaire est en général une opération absolument inoffensive.

On a signalé néanmoins des cas de *mort* survenue rapidement après la ponction lombaire. Minet et Lavoix ont réuni 34 observations publiées en France ou à l'étranger. Ces décès ont été surtout observés chez des sujets atteints de tumeur cérébrale et dans les cas où on avait enlevé beaucoup de liquide céphalo-rachidien.

La *céphalée* s'observe assez souvent. On a signalé aussi des *vertiges*, de la *rachialgie*, des *convulsions*, des *nausées*, des *vomissements*. Ces symptômes peuvent durer quelques heures, en moyenne dix à douze heures ; ils ne se produisent guère si on observe les précautions indiquées ci-dessous.

On a vu aussi la ponction lombaire suivie de *crampes* douloureuses, d'*engourdissements*, de *fourmillements* dans les membres inférieurs. Ces accidents seraient dus à la piqûre des nerfs de la queue de cheval ; ils n'ont aucune importance.

*Précautions à observer.* — Sicart et après lui Minet et Lavoix ont formulé les préceptes de prudence à observer pour la ponction lombaire.

1° Refuser la rachicentèse à tout malade soupçonné de néoplasie cérébrale, chez lequel les troubles fonctionnels, céphalée, nausées, vertiges, s'exagèrent notablement par le décubitus horizontal.

2° Avant toute ponction lombaire, laisser les malades au lit durant vingt-quatre heures.

3° Pour toute ponction lombaire, ne ponctionner qu'en décubitus latéral.

4° Après toute ponction lombaire, laisser les malades au lit, dans le décubitus dorsal, la tête non surélevée, pendant quarante-huit heures.

5° Sauf indications spéciales, ne retirer que 4 à 8 centimètres cubes de liquide, sans avoir recours à l'aspiration.

6° Employer une aiguille fine, de 8 à 9 dixièmes de millimètre, pour réduire au minimum la blessure méningée.

En cas de *néoplasie cérébrale*, ces principes seront encore plus strictement appliqués :

1" Avant la ponction, repos horizontal au lit, la tête non surélevée, pendant quarante-huit heures.

2° Ne ponctionner qu'en décubitus latéral, la tête légèrement abaissée, ce que l'on obtient facilement à l'aide de supports glissés sous les pieds du lit.

3° Après la ponction, garder cette position, avec tête légèrement plus basse, durant douze ou vingt-quatre heures ; puis repos horizontal absolu, toujours au lit, durant quarante-huit heures, la tête non surélevée.

# CHAPITRE XX

## TRAITEMENT DU FURONCLE

Le furoncle ne fut bien connu qu'à partir du jour où Pasteur (1880) démontra que cette inflammation est l'*infection aiguë d'un appareil pilo-sébacé par le staphylococcus pyogenes aureus.*

Cette idée pathogénique qui nous paraît aujourd'hui si lumineuse et si simple ne fut pas admise sans lutte ; des discussions mémorables eurent lieu à l'Académie de médecine sur la nature parasitaire du furoncle ; pour expliquer ces clous si fréquents chez les jeunes recrues, Hardy incriminait le frottement seul : « Je ne puis croire, disait-il, que les microbes aillent se loger dans les gros pantalons des soldats. » Cette assertion fait aujourd'hui sourire. Cependant tout n'était pas erreur dans les idées des anciens cliniciens : ils avaient su voir l'importance de la question du terrain.

Quand ils faisaient remarquer le rôle de la prédisposition individuelle, ils émettaient une idée qui aujourd'hui encore nous paraît juste. Que le furoncle soit le résultat d'une inoculation cutanée par le staphylocoque, cela ne fait aucun doute ; mais il est non moins certain que son éclosion est favorisée par une prédisposition morbide. Il y a longtemps qu'on a montré la relation qui existe entre l'anthraco-furonculose et la *glycosurie*. Il paraît certain que la multiplication des furoncles à la surface du corps humain se produit sous la double influence de la pullulation microbienne et d'une modification humorale ; tous les dermatologistes établissent une différence entre le *furoncle accidentel* et le *furoncle habituel, constitutionnel.*

Cette considération de deux facteurs étiologiques guidera la thérapeutique du furoncle. Le furoncle accidentel est justiciable du *traitement local*, le furoncle habituel est justiciable à la fois du traitement local et du *traitement général*; on doit considérer le *traitement du furoncle*, le *traitement de la furonculose*.

*Traitement local.* — Tout le monde connaît l'évolution clinique du furoncle. A l'avant-bras, à la nuque, par exemple, on voit apparaître une petite saillie acuminée, rouge, ordinairement centrée d'un poil. D'abord simplement prurigineuse cette saillie ne tarde pas à devenir très douloureuse. Elle progresse, augmente de volume, s'élève, sa pointe devient violacée et offre bientôt une pustulette d'un blanc jaunâtre. Le furoncle présente à ce moment la forme d'une montagne volcanique. La pustulette se rompt, le centre de la montagne se ramollit, s'ulcère franchement ; au fond du *cratère* on voit une masse jaunâtre, le *bourbillon*, qui n'est autre chose que l'appareil pilo-sébacé mortifié. A partir de l'élimination de l'escarre, les signes fonctionnels s'amendent, la douleur s'atténue, la montagne s'affaisse, tout ne tarde pas à rentrer dans l'ordre. En général il faut cinq à six jours pour que le furoncle arrive à son maximum.

Dans cette période de croissance, le médecin, s'il est appelé à temps, pourra très souvent faire avorter le furoncle.

Boinet, en 1865, affirmait les propriétés abortives des *applications de teinture d'iode* sur les inflammations furonculeuses récentes. Ce fait est actuellement hors de conteste ; la teinture d'iode employée à temps arrête vraiment les processus furonculeux. Tout furoncle isolé, au début de son évolution, devra être énergiquement badigeonné de teinture d'iode ; pour cela il suffit de mettre un peu d'ouate hydrophile à l'extrémité d'une pince, de la tremper dans la teinture d'iode et de l'appliquer pendant quelques instants, quelques secondes ou même une minute, sur la surface du bouton naissant. Cette cautérisation sera renouvelée le lendemain. Le furoncle isolé ainsi traité dès le début rétrocède presque à coup sûr. Quand le sommet du furoncle est déjà formé par une petite collection purulente, il faut, avant d'appliquer la teinture d'iode, ouvrir au moyen d'une aiguille flambée cette aréole jaunâtre pour rendre plus sûre la pénétration du médicament ; sous l'influence de l'iode, le pus se concrète, et plus tard, quand l'épiderme se détache, on trouve, adhérente à la face profonde, une petite masse caséiforme, bourbillon rudimentaire dont l'enlèvement laisse à la surface une dépression peu durable.

Cet effet abortif peut être obtenu également par l'emploi de *l'alcool à 90°* ; en recouvrant le furoncle de compresses de gaze imbibée d'alcool on voit souvent disparaître l'éruption.

Si le furoncle n'avorte pas, que les douleurs augmentent, le patient réclamera bientôt un pansement qui le soulage d'une façon plus efficace.

Verneuil recommandait les *pulvérisations d'eau phéniquée à 2 pour 100.*

Les *bains locaux prolongés*, lorsqu'ils sont compatibles avec le siège du mal (furoncle du bras, de la jambe), constituent un excellent moyen de calmer la douleur ; il paraît inutile d'adjoindre des substances antiseptiques ; l'eau bouillie tiède est suffisante. Malheureusement l'action sédative du bain local cesse dès que cesse l'immersion ; dès que le patient sort son bras ou sa jambe de la baignoire, les douleurs reprennent immédiatement leur intensité habituelle.

Aussi de tout temps a-t-on cherché un topique capable d'atténuer *in situ* les phénomènes douloureux. Nos pères n'auraient pas cru possible de se passer de la farine de lin ou de la fécule de pomme de terre ; le cataplasme soulage le malade, ce fait ne paraît pas niable ; mais d'autre part le cataplasme en se desséchant irrite la peau sur les bords et donne naissance parfois à l'infection des follicules voisins. On a remplacé les cataplasmes par les *compresses chaudes* ; des compresses de tarlatane bouillies sont arrosées de solution faible de sublimé ; 0,50 pour 1 000 ; on les applique sur le furoncle et on les recouvre d'un imperméable (taffetas gommé, taffetas chiffon, gutta-percha laminé, baudruche Thompson, etc.). Par-dessus le taffetas on place de l'ouate ordinaire. Le tout est maintenu par une bande souple exerçant une très légère compression. Ces compresses seront changées cinq à six fois dans les vingt-quatre heures, de manière à maintenir la région douloureuse dans une atmosphère tiède permanente.

Quand le furoncle est arrivé à la période de maturité, le meilleur traitement est l'*intervention chirurgicale*. L'emploi du thermocautère ou mieux du galvanocautère est généralement adopté. On enfonce hardiment la fine pointe rougie en plein tissu furonculeux.

Si l'incision au bistouri est jugée nécessaire elle sera profonde, on ne craindra pas de dépasser quelque peu les limites du mal ; quand le furoncle a des dimensions considérables, il ne faut pas hésiter à croiser la première incision d'une seconde incision libératrice.

Après cautérisation au galvanocautère ou l'incision, l'issue du bourbillon est d'ordinaire facile ; il est inutile de chercher à la rendre plus rapide en pressant sur le furoncle, manœuvre qui occasionnerait d'inutiles douleurs. La plaie laissée par l'incision sera pansée comme une plaie ordinaire avec un pansement absorbant à la gaze. Dès le jour même de l'incision, la douleur disparaît ; la cicatrisation ne tarde pas à se faire.

Cette incision chirurgicale sera précoce quand le furoncle siège à la face, à la lèvre supérieure ; on évitera ainsi les complications phlébitiques qui peuvent survenir et gagner les sinus crâniens. L'apparition de traînées de lymphangique au pourtour d'un furoncle est également, quel que soit le siège du mal, une indication de l'intervention d'urgence.

Dans plusieurs cas de gros furoncles à évolution lente nous avons obtenu de beaux résultats par l'application d'une ventouse après l'incision , elle est laissée 10 minutes en 3 séances.

*Traitement général.* — Doit-on soumettre le furonculeux à un régime alimentaire sévère, duquel sera banni tout stimulant ? doit-on lui interdire le gibier, les crustacés, la charcuterie, les truffes, les épices, le café, le thé, les vins généreux ? La sobriété est chose excellente, et le médecin sera bien inspiré quand il pourra la faire observer. Toute exagération de sévérité semble cependant inutile.

Il est classique de purger le furonculeux. L'administration d'un purgatif salin ne saurait en tout cas lui nuire ; elle lui est très souvent utile.

Beaucoup de médications ont été successivement employées contre le furoncle. Hardy avait recours aux *préparations goudronnées*, aux *alcalins*, à l'*arsenic*. Gingeot vantait beaucoup la *médication sulfurée*. Legendre préconisait l'*antisepsie intestinale* au moyen du naphtol B et du salicylate de bismuth.

Le traitement général indiqué par Albert Robin consiste à ingérer du miel soufré.

| | |
|---|---|
| Fleur de soufre. . . . . . . . . . . . | 10 grammes |
| Miel.. . . . . . . . . . . . . | 25 — |
| Camphre. . . . . . . . . . . . . | $0^{gr},25$ |

De 3 à 4 cuillerées à café avant le repas.

Après les repas, on prendra des poudres absorbantes où domine la magnésie pour saturer les acides de l'estomac :

| | |
|---|---|
| Hydrate de magnésie.. . . . . . . . . . | } 6 grammes |
| Lactose. . . . . . . . . . . . . . | |
| Bicarbonate de soude. . . . . . . . . | } 4 — |
| Carbonate de soude. . . . . . . . . . | |

En 12 paquets. — 1 après les repas.

On a recours également à la *levure de bière* qui semble être du reste une très ancienne médication. « Nous serions tentés de dire que la levure de bière fraîche est, pour la furonculose, un spécifique au même titre que le mercure pour la syphilis et que la quinine pour l'impaludisme » (L. Brocq). La levure livrée par les brasseurs se présente sous l'aspect d'une sorte de crème couleur marron clair ; laissée au repos dans un vase cette crème se divise en trois couches : Brocq conseille de mélanger les trois couches en les agitant, de prélever une cuillerée à café bien pleine de ce mélange et de la délayer dans un verre à bordeaux d'eau ordinaire ou d'eau minérale alcaline. Cette dose sera prise trois fois par jour, au commencement de chaque repas. La dose pourra du reste être augmentée ; le malade pourra sans danger prendre par jour jusqu'à six et même dix cuillerées à café. En cette question il faudra surtout tenir compte de la tolérance stomacale individuelle. Les *effets de l'absorption de la levure de bière* sont réellement remarquables ; la plupart des sujets voient, d'ordinaire, leurs accidents disparaître : le furoncle s'affaisse et se réduit à un petit noyau induré. La levure de bière aurait un effet préventif ; elle empêcherait, souvent, la production de nouveaux furoncles. Les effets de la levure de bière ne sont pas toujours constants ; quelques malades sont très heureusement influencés par ce traitement, d'autres n'en tirent aucun bénéfice appréciable.

De nos jours on emploie volontiers au lieu de thérapeutique médicamenteuse la vaccination antistaphylococcique d'après la technique de Wright. Mauté, qui s'est occupé beaucoup de cette question, emploie des vaccins staphylococciques préparés en utilisant comme souche vaccinifère le microbe prélevé sur le sujet lui-même. L'action de ces vaccins est curative et préventive, elle est curative en ce sens qu'elle raccourcit notablement l'évolution du furoncle. Au bout de vingt-quatre heures, il se produit généralement une réaction de foyer assez vive, et tel furoncle qui évoluait en huit à dix jours est en voie de suppuration en deux ou trois, le pus est plus fluide (A. Mauté, « Traitement des staphylococcies cutanées par le vaccin staphylococcique ». *La Presse Médicale,* n° 5o, 22 juin 1910. — Quelques remarques sur le traitement de la furonculose. *La Presse Médicale,* 1913, 6 septembre, n° 73).

*Traitement préventif.* — Le médecin ne ferait qu'une œuvre incomplète si dans le traitement du furoncle il ne s'occupait pas de prévenir le retour de l'infection. Toutes les fois que la furonculose est liée à la glycosurie, à une maladie constitutionnelle, le traitement médical s'impose. On le complètera heureusement par le traitement dermatologique ; les bains savonneux, les lotions alcooliques, les soins minutieux de la peau empêcheront souvent le retour du furoncle.

## ABCÈS CHAUDS

L'incision des abcès chauds est une opération de petite chirurgie que tout médecin doit être à même d'effectuer. Les règles de cette incision sont depuis fort longtemps posées, mais le praticien moderne qui les adopte peut les compléter d'une façon utile en s'inspirant des enseignements de la bactériologie et de l'anatomie pathologique qui rendront sa technique plus efficace, plus sûre. Il est bon, avant de prendre le bistouri pour donner issue à du pus, de savoir ce qu'est un abcès, quelles sont les conditions qui président à son évolution. C'est ce que nous avons tenté d'exposer ici, aussi succinctement que possible, en envisageant principalement les abcès du tissu cellulaire sous-cutané ou des ganglions lymphatiques et en négligeant l'étude des abcès viscéraux profonds qui relèvent d'interventions chirurgicales importantes.

*Définition.* — On peut définir l'abcès chaud : une collection purulente dont la formation s'accompagne de chaleur, de rougeur et de tuméfaction des tissus.

**Étiologie.** — La formation d'un abcès est un procédé par lequel l'organisme se débarrasse des substances nuisibles stagnantes en lui-même sur un point déterminé. Ces substances nocives sont, le plus habituellement, des germes pathogènes ou des produits septiques, toxines pyogènes résultant de la vie des microbes, rarement des substances chimiques phlogènes (térébenthine, nitrate d'argent, etc.) ou des corps étrangers septiques.

Les principaux microbes des abcès chauds sont : les divers staphylocoques, staphylocoque doré, staphylocoque blanc, staphylococcus tenuis ; le streptocoque, dans certaines conditions de virulence ou de terrain, le pneumocoque, le bactérium coli commun, le bacille d'Eberth, le bacille pyocyanique, le gonocoque. A côté de ces microbes qui sont aérobies ou anaérobies facultatifs, il faut mentionner tout un groupe de bacilles dont le rôle pathogénique, dans les abcès fétides, a été mis en lumière par Veillon et Zuber, et qui sont anaérobies stricts, bacillus ramosus, bacillus fusiformis, etc...

L'apport de ces éléments pyogènes dans les tissus se fait par trois grandes voies : l'effraction, la progression le long des conduits naturels, l'embolisation.

L'*effraction* se trouve réalisée lorsqu'un corps étranger, chargé de virus pyogène, pénètre dans les tissus à travers les membranes d'enveloppe de l'organisme, peau ou muqueuses. Les microbes implantés se développent sur place (abcès sous-cutané, panaris à la suite d'une plaie par un instrument piquant), ou bien le long des vaisseaux lymphatiques (adénite suppurative de l'aine à la suite d'une lymphangite du pied et de la jambe).

La *progression* le long des conduits naturels se produit quand une substance septique se trouve déposée à l'entrée d'un conduit naturel (abcès de la glande de Bartholin au cours d'une vaginite aiguë).

L'*embolisation* se produit par les voies sanguines ou lymphatiques. Le sang, au cours d'une infection, contient souvent des microbes pathogènes : streptocoque, pneumocoque ; mais ces microbes, dans le liquide sanguin, demeurent le plus souvent inertes jusqu'au moment où ils peuvent se fixer dans un point quelconque de l'économie (abcès du sein, de la fesse, secondaires à une broncho-pneumonie, à la grippe).

**Mode de formation des collections purulentes.** — Le foyer de suppuration au début est un nodule toxi-infectieux. Une colonie de microbes doués d'une virulence suffisante a pénétré dans les tissus, elle s'y développe d'une manière active ; par elle-même et par les substances chimiques qu'elle élabore, elle frappe de mort une certaine quantité de tissu conjonctivo-vasculaire. L'organisme réagit, les leucocytes accourent, en suivant les voies naturelles, le sang et la lymphe ; la diapédèse se multiplie, la phagocytisme s'exerce : leucocytes mononucléaires ou polynucléaires s'efforcent d'englober les germes pathogènes. *Cette lutte entre l'organisme et les envahisseurs constitue l'inflammation* qui se traduit par la rougeur, la chaleur, la tension des téguments. Cadavres de cellules, débris de tissus constituent la collection purulente. Dès le troisième jour après l'inoculation virulente, l'abcès commence à s'enkyster; le pus a augmenté de quantité par diapédèse de nouveaux leucocytes et par la multiplication des micro-organismes ; mais l'organisme a édifié autour de sa masse des travaux de protection, une zone de défense, la membrane pyogénique.

Le quatrième jour, en général, l'abcès est constitué ; il comprend une masse liquide séparée des tissus sains par la membrane pyogénique. La masse liquide porte le nom de pus. Nous envisagerons successivement le pus, la membrane pyogénique.

COMPOSITION DU PUS. — Le pus est un liquide plus ou moins épais renfermant une foule d'éléments cellulaires.

Le liquide est une solution d'albumine contenant, en outre, suivant les cas, une quantité variable de fibrine. Dans ce liquide sont dissous : des sels : chlorure de sodium, phosphate ammoniaco-magnésien, etc.; des leucomaïnes, des ptomaïnes ; des corps gras ; graisses et cholestérine.

Les éléments cellulaires disparates en suspension dans le liquide sont : les cellules blanches et leurs diverses variétés; nombre de petits éléments mononucléaires; lymphocytes et cellules de nouvelle formation provenant soit des leucocytes diapédésés, soit des cellules fixes de la région ; des cellules adipeuses, les endothéliums des espaces lymphatiques et des capillaires sanguins et lymphatiques rompus dans le foyer ; des globules rouges, des fragments de cellules ou de noyaux musculaires, les fibrilles connectives et fibres élastiques, etc., etc. ; des microbes libres ou englobés dans les cellules du pus. Dans ce magma informe, les cellules blanches prédominent de beaucoup.

Le pus peut présenter à l'œil nu différents caractères qui sont importants à connaître. Le pus crémeux, bien lié, le pus *louable* des auteurs anciens, correspond au liquide *riche en éléments blancs*, dans la formation duquel l'hyperdiapédèse a joué un rôle capital, et où les micro-organismes ont une virulence faible. Le pus *séreux*, mal lié, la sanie purulente des auteurs, est souvent lié à des lésions chroniques ou subaiguës, à des altérations osseuses tuberculeuses, à des néoplasmes cancéreux profonds. Le pus a-t-il une *couleur bleue*, il est causé par des cultures du bacille pyocyanique; *jaune*, il est produit par le staphylocoque doré.

MEMBRANE PYOGÉNIQUE. — Le pus est séparé du reste de l'organisme par une membrane fibro-plastique, très vasculaire ; le tissu conjonctif s'est réduit à des fibres grêles et les cellules du mésoderme ont proliféré en proportions extrêmes ; des vaisseaux de nouvelle formation sillonnent ce tissu fibro-plastique, dense, en pleine activité d'évolution, et qui ne se laisse plus désagréger par les poisons microbiens, comme le tissu conjonctif ordinaire. Les cellules immédiatement en contact avec le pus présentent seules des altérations dégénératives; plus en dehors, les cellules se multiplient de plus en plus, constituant une zone de réserve, tandis que la colonie microbienne perd graduellement de sa virulence par une sorte d'auto-intoxication.

La membrane pyogénique déverse sans cesse dans l'intérieur de l'abcès des quantités de globules blancs ; elle est le lieu d'incessants échanges endosmotiques et exosmotiques ; elle résorbe les poisons les plus divers contenus dans le liquide purulent, source de l'élévation de température et des divers troubles de l'état du malade[1].

*Quand l'abcès est ouvert*, spontanément ou par l'incision libératrice, brusquement est éliminée la masse de détritus et de leucocytes morts et la presque totalité des colonies microbiennes. Le tissu de granulation, soulagé d'une compression qui contrariait son développement et excité par le contact de l'air, bourgeonne avec une activité exubérante. Les cellules se multiplient. Si l'on examine, quelques jours après l'ouverture de l'abcès, la structure des bourgeons charnus, on voit qu'il n'existe plus un seul micro-organisme dans toute l'étendue de la préparation ; le tissu embryonnaire, tissu de granulation, élabore des bourgeons charnus, les pousse perpendiculairement aux surfaces vers les parois opposées, qui finissent par s'accoler en fusionnant les expansions néo-vasculaires et les coulées d'éléments embryonnaires qui les accompagnent. La cavité de l'abcès est donc comblée par réunion secondaire des bourgeons charnus ; il ne reste plus qu'une plaie plate sur laquelle s'avancent les éléments épidermiques partis des bords de l'incision. La guérison définitive ne va pas tarder.

La tâche du chirurgien doit être, quand la collection suppurée est

---

1. TRAITEMENT DES ABCÈS PAR LES FERMENTS PROTÉOLYTIQUES. — La conception théorique sur laquelle s'appuie le traitement des collections purulentes par des antiferments protéolytiques se rapporte à une des phases de la phagocytose dans les processus de suppuration. Les phagocytes agissent sur les pyogènes, d'abord en se les incorporant, ensuite en amenant la digestion — bactériolyse — par les ferments protéolytiques qu'ils sécrètent. Mais, lorsque ces ferments sont sécrétés en trop grande quantité, non seulement ils digèrent les bactéries, mais ils s'attaquent encore aux substances albuminoïdes des tissus envahis par les pyogènes. Là encore, ils opèrent une sorte de digestion, une protéolyse, dont le résultat est d'affaiblir ou d'annihiler la résistance des tissus et de favoriser, de cette façon, l'extension du processus de suppuration.

On a donc pensé qu'en introduisant dans le foyer de suppuration un liquide capable de neutraliser les ferments protéolytiques, on arriverait à renforcer la résistance des tissus, à les préserver de la nécrose et à limiter l'extension progressive de la suppuration. Au début le liquide qu'on employait pour ces injections ou pour les lavages, était un liquide naturel contenant des antiferments protéolytiques (liquide d'ascite, liquide d'hydrocèle). Mais, en Allemagne, on a préparé un sérum anti-ferment spécial, obtenu en traitant des chevaux par des injections répétées de trypsine.

Les effets du sérum ont été très remarquables dans les abcès chauds proprement dits, c'est-à-dire dans les collections purulentes circonscrites qui guérissent du reste très simplement par la seule incision.

Le sérum a presque complètement échoué dans le traitement des fistules avec suppuration par corps étrangers (foyers d'ostéomyélite, abcès appendiculaires après laparotomie), ainsi que dans celui des plaies granuleuses suppurantes et des infiltrations inflammatoires.

constituée, de *favoriser son évacuation au dehors* ; quand le pus est évacué, il devra *empêcher l'apport de nouveaux germes* dans la cavité de
l'abcès, germes qui pourraient raviver la virulence atténuée des anciennes cultures ou donner naissance à de nouvelles infections ; *veiller
à ce que la coalescence des bourgeons charnus se fasse d'une façon régulière,*
comble bien régulièrement la cavité, sans laisser derrière elle de
clapiers ni de décollements.

**Ouverture de l'abcès.** — On doit ouvrir un abcès chaud
aussitôt qu'on y constate, par la fluctuation, la présence du pus.

La ponction, suivie ou non d'injections modificatrices, doit être
réservée aux abcès froids.

**Objets nécessaires.** — Pour l'ouverture d'un abcès chaud, il
suffit de se préparer : un bistouri, une sonde cannelée, quelques
pinces à forcipressure, quelques drains de caoutchouc vulcanisé,
de la gaze stérilisée, de l'ouate hydrophile, de la teinture d'iode,
une bande, une solution aseptique ou antiseptique quelconque,
un bassin pour recueillir le pus. Dans des cuvettes seront disposés
les objets indispensables pour le lavage des mains : eau chaude,
savon, alcool. On se munira de gants de caoutchouc.

**Nettoyage de la région.** — La région, siège de l'abcès, doit
être lavée avec soin à l'eau chaude et au savon, puis à l'alcool ou
mieux badigeonnée à la teinture d'iode. S'il s'agit d'une région
couverte de poils, telle que l'aine ou l'aisselle, on rasera les téguments. Gênants au moment de l'incision, les poils seraient encore
plus gênants pendant la cicatrisation de la plaie, en venant s'interposer entre les lèvres de la plaie.

Le chirurgien doit se laver les mains ou de préférence revêtir
des gants de caoutchouc stérilisés. Les microbes des collections
purulentes ont, généralement, une virulence atténuée ; le chirurgien doit se garder d'apporter dans la plaie qu'il va créer des
germes nouveaux.

**Immobilisation du patient.** — Sauf des cas exceptionnels,
il est inutile d'anesthésier un malade pour lui ouvrir un abcès ;
on peut cependant recourir aux pulvérisations de chlorure
d'éthyle sur le trajet de la future incision ; dès que la peau deviendra blanche, on incisera. Au moment d'inciser l'abcès, le
chirurgien doit être sûr que son malade restera immobile ; il le

fait coucher, et, s'il s'agit d'un enfant ou d'un adulte névropathe,
il le fait solidement maintenir. Un mouvement brusque du patient, au moment de l'incision, pourrait faire dévier le bistouri ;
cette déviation pourrait avoir de l'importance quand l'incision
porte sur une région dangereuse, le cou par exemple.

*Règles générales de l'incision.* — L'ouverture d'un abcès
doit être large, pour assurer une libre évacuation du pus. Elle
doit, pour le même motif, être faite au point le plus déclive de
l'abcès. Sauf circonstances spéciales, la ligne d'incision doit avoir
une direction telle, qu'elle ménage le plus possible les filets nerveux de la peau et qu'elle donne une cicatrice le moins laide
possible ; on la fera donc parallèle aux plis de la peau ou parallèle
aux fibres musculaires de la région. Dans l'ouverture d'un abcès,
on évitera avec soin les gros vaisseaux et les nerfs importants, le
bon sens l'indique.

*Manuel opératoire.* — Après s'être assuré une dernière fois
de la fluctuation, le bistouri étant tenu bien en main et vertical,
enfoncez-le d'un seul coup jusque
dans la couche liquide (fig. 205),
rabaissez vivement le poignet, incisez
et terminez en relevant le poignet,
de façon que l'incision soit bien franche « sans queues ».

Le pus s'écoule, on le recueille
dans un bassin, on aide son écoulement en pressant de l'extérieur sur
les parois de la poche. Si un vaisseau
saigne, on le pince provisoirement
avec une pince à forcipressure.

Avec la sonde cannelée, plutôt
qu'avec les doigts, explorez la cavité
de l'abcès, assurez-vous qu'il n'y a
pas de clapiers secondaires ; si vous

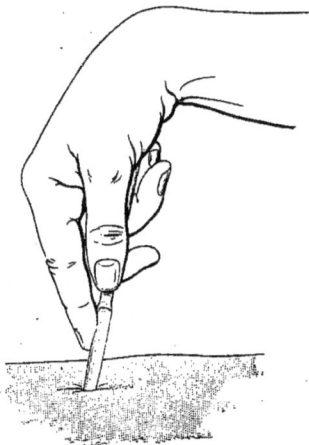

Fig. 205. — Incision de la peau.
Le bistouri est enfoncé d'un seul coup.

constatez des poches indépendantes de la première cavité ouvrez-
les de suite.

Quand le pus est écoulé, placez dans la poche un gros drain,
bien fenêtré, accompagné ou non d'une mèche de gaze stérilisée.
Couvrez la plaie de plusieurs compresses de gaze stérilisée, de la

ouate hydrophile, si vous croyez que le suintement sera abondant. On maintient le tout par une bande de gaze souple.

Une fois l'abcès ouvert, il est inutile de laver la poche avec une solution antiseptique quelconque. Si on a fait un bon drainage, le pus s'écoulera de lui-même. Le curettage de la poche avec la curette tranchante, qui détruit plus ou moins la membrane pyogénique, ne semble pas très rationnel quand on admet que cette membrane est la ligne de défense de l'organisme ; mais il est bon de nettoyer la cavité avec une compresse stérilisée. On doit *se garder* d'appliquer sur l'abcès ouvert un pansement humide recouvert d'un imperméable ; ce que l'on veut obtenir, c'est l'évacuation du pus et son absorption par des compresses absorbantes, un pansement humide gênerait cette absorption.

Immédiatement après l'incision, la température tombe, l'état général du malade s'améliore. Le pus s'écoule avec abondance dès la première journée, avec une abondance décroissante les jours suivants. Le pansement est changé toutes les fois qu'il est souillé, tous les jours d'abord, puis tous les deux jours. Quand l'écoulement devient minime, on retire drains et mèches et on panse à plat (pansements rares). Si le bourgeonnement de la plaie se fait mal, avec des bourgeons trop peu vivaces ou, au contraire, exubérants et mous, on touche la plaie avec la teinture d'iode, le crayon de nitrate d'argent ; voire même on abrase, avec les ciseaux ou une curette tranchante, les bourgeons charnus qui seraient trop volumineux.

On surveille avec soin la température du malade ; si au cours de la période de cicatrisation on voit la température s'élever, la rétention de pus est probable, il faut enlever le pansement et remédier au défaut de drainage.

*Accidents.* — Les accidents de l'ouverture d'un abcès sont exceptionnels, ils peuvent être *immédiats* ou *tardifs*. Les *accidents immédiats* sont la blessure d'un vaisseau ou d'un nerf ; l'hémorragie sera arrêtée par l'application temporaire d'une pince à forcipressure, la blessure d'un nerf est douloureuse, mais sans grande importance s'il s'agit d'un simple filet nerveux ; la présence de gros vaisseaux et de troncs nerveux volumineux nécessite des précautions spéciales (voir plus loin page 427).

Les *accidents tardifs* sont les rétractions cicatricielles vicieuses, les œdèmes chroniques de la région ; en général, on évitera ces lésions en incisant de bonne heure l'abcès ; consécutivement on les modifiera avec avantage par le massage.

*Cas particuliers.* — L'incision de l'abcès, d'une façon générale, doit être large ; cependant, pour de très petits abcès, les abcès tubéreux de l'aisselle, par exemple, il suffit de ponctionner avec la pointe du bistouri pour les vider et les guérir. De même pour les abcès de la face et du cou, réduit-on souvent au minimum la longueur de l'incision.

Quand un abcès affecte la disposition dite en bouton de chemise, c'est-à-dire quand une collection purulente sous-cutanée est réunie à une collection plus profonde par un simple pertuis, il ne faut pas se contenter de l'incision des téguments, mais il faut débrider l'aponévrose.

Dans certaines régions, la *présence de gros vaisseaux* et de nerfs dans le voisinage de l'abcès commande des précautions particulières. Chassaignac reconnaissait quinze régions dangereuses pour l'ouverture des abcès.

1° La région sous-occipitale profonde du cou ; 2° la région du fond de l'orbite ; 3° la base de la langue ; 4° la région sous-maxillaire ; 5° la région des parties latérales du cou quand la collection est un peu profonde ; 6° la région thyroïdienne et trachéale profonde ; 7° la région sus-claviculaire ; 8° la région axillaire profonde ; 9° la région du pli du coude ;

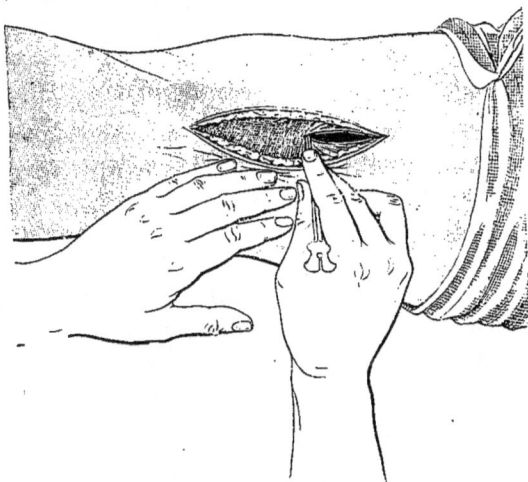

Fig. 206. — Débridement de l'aponévrose pour atteindre un abcès profond du creux poplité.

10° l'éminence thénar et la paume de la main ; 11° la région juxta-péritonéale ; 12° la fosse iliaque et l'intérieur du bassin ; 13° la partie supérieure et antérieure de la cuisse ; 14° le creux poplité ; 15° la plante du pied.

· Dans ces cas, on peut user de deux procédés : 1° ou bien on fait une première incision traversant *toute l'épaisseur de la peau* et rien que l'épaisseur de la peau, puis, avec une sonde cannelée, écartez les tissus, repoussez les vaisseaux et les nerfs, déchirez les brides du tissu cellulaire qui font obstacle à cet écartement, et arrivez ainsi au foyer purulent, ouvrez avec la sonde cannelée (fig. 206) ; 2° ou bien divisez couche par couche toutes les parties qui recouvrent l'abcès en vous assurant *de visu* de la situation des organes à éviter, et quand vous êtes arrivé sur la poche de l'abcès, incisez-la sous les yeux.

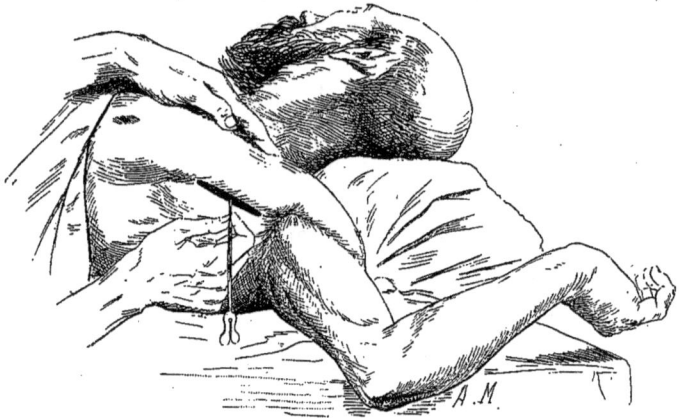

Fig. 207. — Incision d'un abcès profond de l'aisselle (Victor Veau).

Les deux procédés sont bons. C'est suivant l'un ou l'autre que l'on agira pour les abcès profonds ; si l'abcès siège dans le *voisinage de la trachée* sur la ligne médiane, on incise exactement comme pour une trachéotomie, et on va couche par couche jusqu'à la collection purulente, pénétrant au besoin jusqu'à la face postérieure de la trachée ou jusqu'à l'œsophage. Pour un abcès latéral du cou, l'incision est semblable à celle que l'on emploie pour la ligature même de la carotide.

Pour les *abcès de l'aisselle*, il faut également penser au paquet vasculo-nerveux, faire lever le bras autant que possible et inciser vers le thorax le long du bord inférieur du grand pectoral (fig. 207).

Pour les *abcès de l'aine*, certains chirurgiens incisent parallèlement au pli de l'aine, les autres perpendiculairement à ce pli, parallèlement aux vaisseaux. Quand les incisions sont parallèles au pli, les bords de la plaie ont, en effet, une certaine tendance à se recroqueviller en dehors, nous préférons l'incision parallèle à l'artère fémorale.

Pour les abcès *formés de plusieurs poches* communiquant entre elles, il faut recourir à une contre-ouverture ; on introduit une sonde cannelée ou une longue pince par la première ouverture et on incise sur l'extrémité soulevant la peau. On place ensuite un drain ou une mèche allant de l'une à l'autre ouverture.

C'est ainsi que l'on agit, par exemple, pour *certains phlegmons de la main* communiquant avec un second foyer situé à la partie inférieure de l'avant-bras ; on fait deux ouvertures, une palmaire, une anti-brachiale ; on fait communiquer ces deux brèches à l'aide d'un drain par-dessous le ligament annulaire du carpe. A l'avant-bras, sur le trajet du grand palmaire, on coupe la peau et l'aponévrose en incisant couche par couche ; on évite le nerf médian, on ouvre le foyer et on introduit dans la gaine une pince et un tube à drainage que l'on fait ressortir par l'ouverture de la paume de la main.

## COMMENT INCISER UN PANARIS

Tout panaris doit être incisé d'une façon précoce et large ; l'incision devra atteindre et ouvrir tous les foyers purulents ; le plus souvent l'anesthésie locale est nécessaire.

*Panaris sous-épidermique.* — Quand le panaris est tout à fait superficiel, que le pus transparaît sous l'épiderme blanchi, l'anesthésie est inutile, on commencera par badigeonner le doigt de teinture d'iode pour le désinfecter, puis on ouvrira la *phlyctène purulente* avec la pointe des ciseaux, on enlèvra tout l'épiderme dénudé et on appliquera un pansement à l'alcool.

*Panaris péri-unguéal.* — Quand le pus soulève l'ongle et le pourtour de l'ongle, il faut d'abord enlever l'épiderme comme ci-dessus puis introduire le bout pointu des ciseaux sous l'ongle et réséquer *toute la partie de l'ongle soulevée*. Cette résection est généralement très douloureuse, il est préférable dans ce cas de faire l'anesthésie locale.

*Panaris sous-cutané.* — Dès qu'on soupçonne la présence
du pus, il faut inciser sans attendre. Il n'y a aucun danger à
inciser trop tôt avant que le pus soit collecté, il y a de gros inconvénients à différer, même d'un jour, l'ouverture d'une collection
sous-cutanée. La temporisation permet à l'infection de se propa-
ger et de s'étendre.

PRÉCAUTIONS A PRENDRE. — Le malade sera dans le décubitus
horizontal, le doigt sera désinfecté par lavage ou par attouchement à la teinture d'iode, on préparera une solution de stovaïne
à 1 pour 100 ou de cocaïne à un demi pour 100, il faut de 8 à 10
centimètres cubes de solution.

ANESTHÉSIE DU DOIGT. — Pour rendre le doigt insensible, il faut
déposer à la base du doigt dans le tissu cellulaire sous-cutané
une traînée circonférencielle de stovaïne qui constituera une sorte
de « bague analgésique » (Reclus).

On plante délibérément d'un coup sec dans la peau de la face

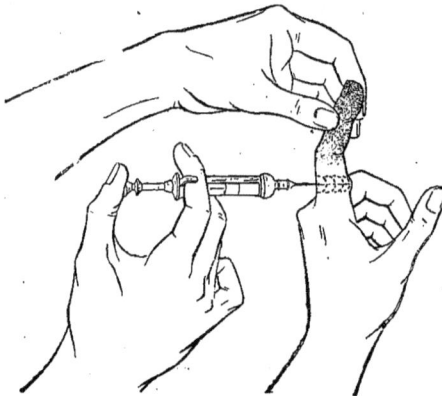

Fig. 208. — Analgésie régionale (Reclus).
Avant l'incision du panaris.

externe du doigt, l'ai-
guille fixée à la seringue
et on la fait pénétrer dans
le tissu cellulaire sous-
cutané (le malade une fois
cette piqûre faite ne doit
plus souffrir et s'il accuse
des douleurs c'est qu'on
a été trop vite). On pousse
le piston, la peau se soulève et blanchit, si elle
reste normale, on sépare
la seringue de l'aiguille
restée en place, on re-

charge la seringue et on la vide à nouveau à la même place, et
cette fois, la peau se soulève et blanchit. L'injection sera poussée
très lentement, une injection trop rapide provoquerait une sensation très douloureuse de tension, de battements. Après avoir
fait pénétrer dans le tissu cellulaire 2 ou 3 centimètres cubes de
solution, on a anesthésié cette face latérale du doigt.

A l'endroit où l'aiguille est arrivée au bout de sa course, son
extrémité s'est mise en contact avec la face profonde de la peau,
que la cocaïne anesthésiera de la profondeur vers la superficie.

Extérieurement, on voit à ce point une tache blanchâtre de la peau, produite par la cocaïne injectée sous elle, et indiquant que son anesthésie est parfaite. Il faut à cet endroit, après avoir retiré l'aiguille, pratiquer *une seconde piqûre*, qui ne produira de cette façon aucune douleur. Par cette dernière piqûre, on injecte dans le tissu cellulaire de la face palmaire du doigt deux nouveaux centimètres cubes, en conduisant bien l'aiguille jusque sous la face profonde de la peau, du point opposé à son point d'entrée. On retire de nouveau l'aiguille, on pique à l'endroit où l'on voit apparaître sur la peau la seconde tache blanchâtre, et on anesthésie encore avec deux autres centimètres cubes de solution, l'autre face latérale du doigt. Enfin, on termine l'anesthésie par la face dorsale, en agissant d'une façon identique.

Chaque piqûre a deux buts : celui d'anesthésier l'atmosphère celluleuse environnant les nerfs et ces nerfs eux-mêmes ; celui d'empêcher toute douleur au moment des nouvelles piqûres, suite de l'insensibilisation de la peau de la profondeur vers la superficie. En progressant ainsi de proche en proche, en 4 piqûres, on constitue une sorte de bague analgésique complète qui se traduit par un relief accentué et par la lividité de la peau. On n'a plus qu'à attendre quelques minutes et le doigt devient absolument insensible. On peut alors inciser le panaris tout à son aise ; sur le milieu de la face palmaire du doigt, en un point qui répond au maximum de douleur, on enfonce le bistouri et on fait une incision longue qui ouvre largement le foyer inflammatoire. Quand le pus est écoulé, on examine s'il n'existe pas de diverticules, de foyers secondaires qu'on ouvrirait séance tenante. Si l'abcès se vide mal, l'application d'une ventouse rendra de grands services.

On termine par un pansement de gaze chiffonnée, imbibée d'alcool et recouverte d'une couche d'ouate hydrophile.

On renouvelle le pansement tous les jours et quand la suppuration est tarie on applique un pansement sec.

## COMMENT ENLEVER UN FRAGMENT D'AIGUILLE IMPLANTÉ DANS UN DOIGT

Le médecin est souvent consulté pour un fragment d'aiguille implanté dans un doigt ou dans la main.

Cet accident se produit presque toujours de la même façon :

au cours d'un travail de couture ou d'astiquage d'un meuble, une aiguille vient s'implanter dans un doigt ou dans la paume de la main de l'ouvrier. L'aiguille se casse au ras de la peau, la partie de l'aiguille qui a pénétré disparaît sous le derme. Les points de pénétration sont généralement la pulpe des doigts, l'éminence hypothénar, l'éminence thénar.

Le patient, avant de consulter le médecin, se livre à des tentatives d'extraction qui consistent soit en des minuscules débridements avec la pointe d'une autre aiguille, soit en des malaxations plus ou moins énergiques de la région. Ces malaxations, faites dans l'espoir d'énucléer l'aiguille hors de la peau, n'ont d'autre effet que de la faire pénétrer plus profondément. Ces tentatives n'auraient pas grand inconvénient si, le plus souvent, elles n'étaient faites sans précautions de propreté. La lymphangite du doigt n'est pas rare à la suite d'une piqûre d'aiguille. Hors ces cas, une aiguille implantée dans un doigt est plus douloureuse que dangereuse. Son extraction s'impose néanmoins car la douleur qu'elle occasionne, gêne beaucoup tout travail de la main blessée.

Cette extraction est fort simple, nullement douloureuse si on suit rigoureusement quelques précautions. Il faut :

1° *Assurer l'asepsie* de son intervention pour obtenir une réunion immédiate.

2° *Assurer l'ischémie* du doigt pour voir clair.

3° *Assurer l'insensibilité* du doigt pour pouvoir effectuer les débridements nécessaires.

Prenons le cas d'une aiguille implantée dans la pulpe du médius.

*Objets nécessaires.* — On se munira des objets suivants : de l'eau chaude bouillie ou stérilisée, du savon, de l'alcool, de la teinture d'iode, un lien de caoutchouc, de la stovaïne à 1 ou 2 pour 100, une seringue de Pravaz, un bistouri, deux pinces à forcipressure, une pince à disséquer, une aiguille droite ou courbe mais très fine, du fil fin, de la gaze stérilisée, une bande souple.

*Manuel opératoire.* — Tout étant réuni, procédez alors au nettoyage de vos mains, puis du doigt du malade ; simplement pratiquez le badigeonnage iodé de votre champ opératoire.

L'asepsie faite le mieux possible, isolez votre champ opératoire en enveloppant le reste de la main et les autres doigts d'une compresse stérilisée ; le doigt blessé est seul laissé nu.

Prenez un morceau de drain de caoutchouc, de 10 à 20 centimètres de longueur, à défaut de drain, une sonde à urètre, du caoutchouc rouge ; avec ce lien, faites deux ou trois tours autour de la racine du doigt et fixez avec un pince à forcipressure les deux bouts de votre minuscule garrot.

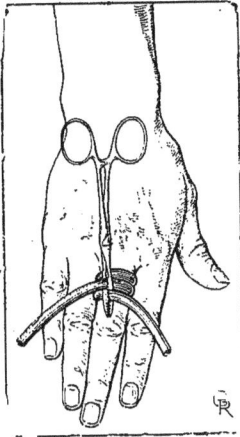
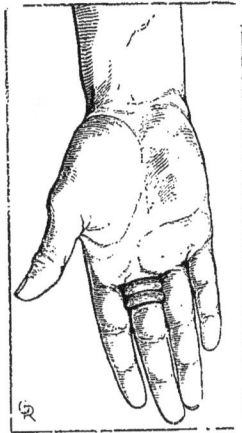

Fig. 209.                    Fig. 210.

Ligature de la racine du médius. On voit le double anneau constricteur, maintenu à la face dorsale par une pince à forcipressure.

Asseyez-vous en face de votre patient assis ; sur une table, à votre droite, vous avez fait disposer votre matériel stérilisé. Vous injectez, dans le derme ou sous le derme, un demi-centimètre cube ou un centimètre cube de votre solution de stovaïne, au niveau présumé de la piqûre, sur la ligne médiane du doigt (fig. 211) et vous attendez cinq minutes ou même huit à dix minutes. Il est bon de contrôler au cadran cette durée, car huit minutes d'attente paraissent longues et on est exposé à inciser trop tôt. On peut aussi faire un *bague analgésique* (p. 430).

Le temps écoulé, bien sur la ligne médiane, incisez délibérément la peau dans toute son épaisseur ; quelques gouttes de sang veineux suintent dans votre plaie, épongez-les ; le doigt va rester maintenant exsangue ; le sang ne vous gêne pas, votre patient ne souffrant pas ne cherche pas à remuer son doigt ; vous pouvez à votre aise explorer les deux lèvres de la plaie. Généralement, vous apercevez un point d'un bleu noir, votre pince à disséquer sent un corps dur, et vous attirez doucement le corps du délit.

Ceci fait, prenez votre aiguille enfilée, saisissez-la avec les doigts ou avec des pinces à forcipressure et faites rapidement, soit des points séparés, soit un surjet sur la peau. Un petit surjet bien fait avec une aiguille fine affronte parfaitement les téguments. Souvent contentez-vous de placer une agrafe Michel.

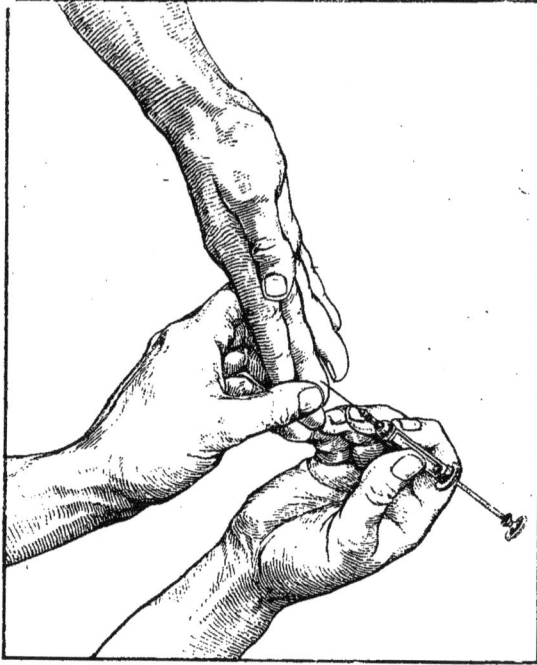

Fig. 211. — Avec une seringue de Pravaz on injecte la cocaïne à l'extrémité du doigt.

La suture faite, placez quelques couches de gaze stérilisée sur la plaie, commencez à fixer la gaze par quelques tours de bande étroite et souple, enlevez le garrot étreignant la base du doigt et finissez l'enroulement de votre bande.

L'intervention a duré à peine quelques minutes, les préparatifs sont plus longs que l'opération elle-même.

Cette petite intervention, ainsi méthodiquement pratiquée, ne cause aucune douleur au patient. L'opéré n'accuse que la gêne produite par la constriction du lien de caoutchouc, et, parfois, une sensation « d'onglée » quand le sang revient dans le doigt. Après l'intervention, aucune hémorragie ne se produit, si l'incision a été faite bien exactement, sur la ligne médiane. Le pan-

sement sera laissé en place pendant six jours ; le septième jour,
le fil sera enlevé, et on remettra, pour un jour ou deux, un pansement léger, maintenu par un doigt de gant.

**Aiguille dans la main.** — Cette intervention sera la même
si l'aiguille siège dans l'éminence hypothénar ou dans l'éminence

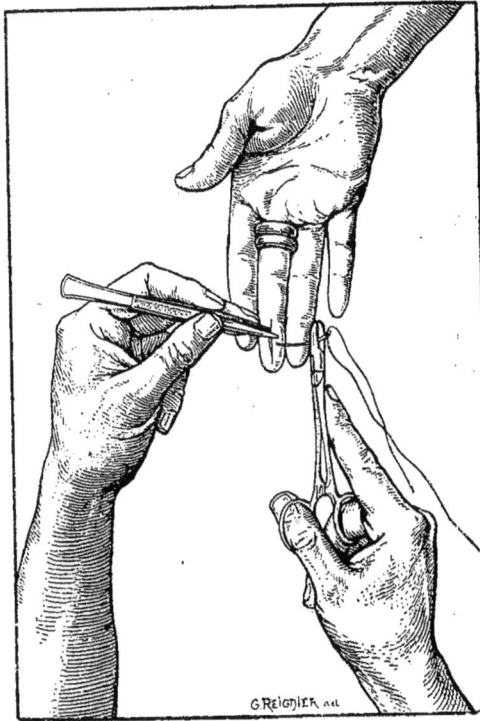

Fig. 212. — Avec une aiguille fine montée sur une pince, on suture les téguments.

thénar ; dans ce cas, le drain de caoutchouc devra être remplacé
par la bande d'Esmarch placée autour du poignet. L'anesthésie
par la stovaïne combinée avec la pression de la bande est suffisante. Si on a les rayons X à sa disposition, demandez une radiographie de la main, car la recherche est plus difficile encore
que pour les doigts ; mais si on intervient peu de temps après
l'accident, l'examen radiographique n'est pas indispensable ;
l'aiguille n'est pas loin du point piqué.

**Cas particuliers.** — Quand le blessé se présente avec un début de lymphangite autour du point piqué, il ne faut pas se presser d'intervenir ; il est préférable d'appliquer un pansement à l'alcool et d'attendre un jour ou deux. Si le blesssé ne se présente qu'une semaine après l'accident, la recherche de l'aiguille est plus délicate ; un examen radiographique est alors indispensable.

## TRAITEMENT DES KYSTES SYNOVIAUX DU POIGNET

On connaît ces petites tumeurs, arrondies, fluctuantes, présentant parfois une coloration bleuâtre vu la minceur de leur enveloppe, qui siègent si souvent sur la face dorsale du poignet ; ordinairement ces petits kystes sont développés aux dépens d'un prolongement d'une des synoviales articulaires du carpe ; on les rencontre surtout chez les femmes dont la profession exige de fréquents mouvements de la main et des doigts : pianistes, couturières, blanchisseuses. Ces kystes quand ils s'accroissent peuvent devenir gênants ; en tous cas la coquetterie des femmes s'habitue mal à leur présence.

Il existe beaucoup de procédés pour les faire disparaître ; d'abord *l'écrasement,* en pressant violemment sur le kyste avec les pouces prenant un point d'appui solide sur le poignet maintenu en demi-flexion, on arrive à le faire éclater et disparaître ; mais la collection se reforme ; le moyen est brutal, très douloureux : la *discission sous-cutanée* consiste à le dilacérer à l'aide d'une aiguille introduite sous la peau ; ordinairement ce procédé est suivi d'une récidive rapide : l'extirpation par dissection au bistouri est un procédé peu compliqué, mais elle laisse une cicatrice souvent inesthétique, parfois chéloïdienne, elle nécessite l'immobilisation de la main pendant plusieurs jours.

Le procédé le meilleur est très simple, il est ancien ; il consiste à vider le kyste, puis à injecter quelques gouttes de teinture d'iode dans sa cavité.

L'instrumentation comprend une seringue de Pravaz avec aiguille courte et pas trop fine, quelques petites compresses, quelques grammes de teinture d'iode, une bande de crépon velpeau.

Le chirurgien est assis devant son malade assis, dont la main repose à plat sur une table. La région fait saillie, le kyste est badigeonné à la teinture d'iode. Le chirurgien immobilise le kyste avec deux doigts de la main gauche, tandis que d'un coup il enfonce l'aiguille. Spontanément (c'est très rare, mais presque toujours si les doigts de la main gauche pressent la tumeur), on voit sortir par l'embout de l'aiguille une sorte de gélatine, de gelée, c'est le kyste qui se vide. Ceci fait on injecte dans la cavité kystique quelques gouttes de teinture d'iode ; on retire l'aiguille ; parfois à ce moment on voit sourdre spontanément quelques gouttelettes de gelée kystique, mélangées à la teinture d'iode ; on fait un léger pansement, un peu compressif, avec quelques

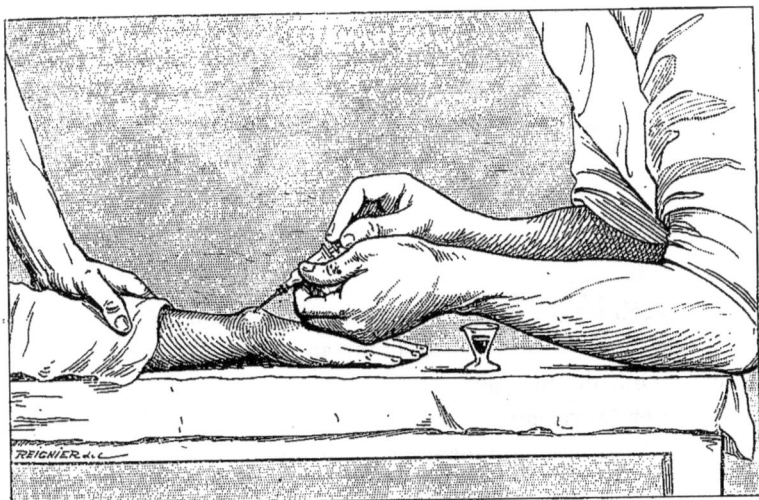

Fig. 213. — Ponction d'un kyste synovial du poignet.

compresses, maintenues par quelques tours de bande de crépon velpeau. Le pansement ne gêne en rien les mouvements de la main ou des doigts. Il est laissé en place quatre à cinq jours.

Au bout de ce temps le kyste est ramolli, très diminué de volume. On fait une nouvelle injection de teinture d'iode ; on applique le même pansement compressif, qui sera maintenu encore trois jours. Généralement au bout de ce temps le kyste a disparu, s'il est encore quelque peu apparent, on réinjecte quelques gouttes de teinture d'iode. La guérison sera complète.

Le procédé est peu douloureux, il ne laisse aucune cicatrice, il ne nécessite pas l'immobilisation de la main ; c'est le procédé de choix.

# CHAPITRE XXI

## IMMUNISATION

## VACCINATION

La vaccine (de *vacca*, vache) est l'infection déterminée chez l'homme par l'inoculation de la maladie connue chez les bovidés, sous le nom de cow-pox.

Inoculer la vaccine, c'est faire la vaccination. La vaccination consiste à introduire dans une petite plaie faite à la peau du virus de la vaccine nommé vaccin. Le vaccin est la sérosité des pustules vaccinales.

La vaccination jennerienne consistait à inoculer à un individu du vaccin provenant d'un autre individu. La méthode actuelle de vaccination emploie de préférence le vaccin, dit animal, provenant d'un bovidé.

La vaccine préserve de la variole. Ce fait d'observation a été vulgarisé par Jenner qui dota l'humanité de la vaccination (Jenner, 1749-1828). La vaccine immunise également contre la vaccine elle-même.

*Epoque de la vie où l'on doit vacciner.* — On peut vacciner les enfants à tout âge. Il est préférable d'attendre l'âge de deux mois ; cependant, en cas d'épidémie de variole, il est sage de vacciner l'enfant dès les premiers jours de sa naissance. Dans les maternités de l'Assistance publique de Paris, les enfants sont vaccinés avant leur sortie ; par conséquent avant le dixième jour, car ils ne restent que huit à dix jours dans les services.

***Vaccine jennerienne.*** — Autrefois, on pratiquait la vaccination de bras à bras. L'opération consistait à prendre le vaccin sur les pustules vaccinales d'un individu précédemment inoculé, et à le transporter directement sur un autre individu ; c'était la vaccination jennerienne.

On utilisait en général comme sujets vaccinifères les enfants, dont le recrutement était plus facile ; les classes pauvres de la société les fournissaient. Ces enfants laissaient souvent à désirer au point de vue de la propreté, de l'hygiène et même de la santé, malgré des apparences parfois satisfaisantes.

L'inoculation de la syphilis, les complications inflammatoires et septiques de tous·ordres n'étaient pas rares après la vaccination jennerienne.

***Vaccine animale.*** — La vaccination se pratique aujourd'hui avec du vaccin animal. C'est à Chambon que nous devons l'introduction en France de la vaccine animale qui était employée déjà à Naples depuis 1804. C'est en 1864 que Chambon fonda à Paris l'Institut de vaccine animale de la rue Ballu.

En France, on emploie pour la vaccine animale le vaccin de génisse.

On préfère les génisses aux taureaux, car elles ne souillent pas autant de leurs urines la litière, et par ce fait les parties de leur corps ensemencées de vaccin.

Les génisses vaccinifères sont âgées de six à huit mois, elles sont sevrées très jeunes et arrivent à Paris en pleine vigueur.

Pendant quelques jours, dans les instituts de vaccine, les animaux sont mis en observation avec des soins spéciaux de propreté et d'hygiène.

Inoculation. — L'inoculation de la vaccine à la génisse est une opération des plus simples. On couche et on fixe l'animal sur une table-bascule spéciale ; on choisit de préférence pour les inoculations la moitié inférieure de la région thoraco-abdominale. Cette région présente une grande étendue ; elle est très propice pour l'inoculation et la récolte.

La surface cutanée à ensemencer est lavée au savon, rasée et aseptisée.

La peau est parsemée de 100 à 150 scarifications faites à la lancette, hautes de 2 à 3 centimètres, parallèles à l'axe du corps, et disposées sur des rangées verticales superposées en quinconces, distantes les unes des autres de 4 à 5 centimètres. C'est au niveau de la scarification qu'on dépose la lymphe vaccinale.

Les pustules vaccinales se développent rapidement sur les veaux. Dès le quatrième jour, elles peuvent produire du vaccin ; on ne les utilise, en général, qu'au sixième jour (v. fig. 214).

La lymphe vaccinale ne s'écoule pas spontanément des pustules de la génisse ; il faut comprimer ces dernières assez fortement à l'aide d'une pince imaginée par Chambon.

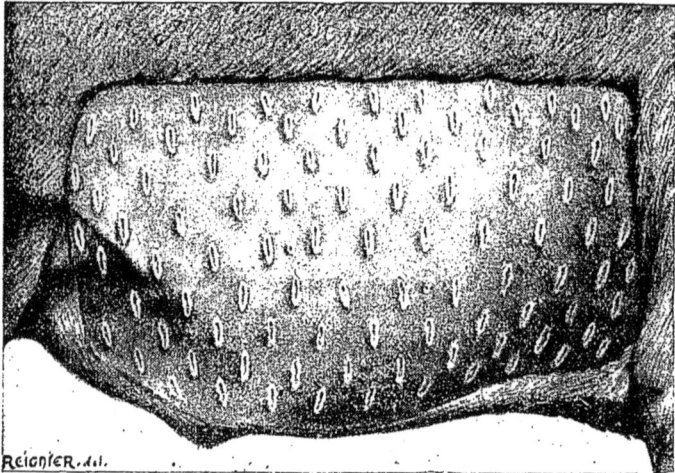

Fig. 214. — Pustules vaccinales chez la génisse le sixième jour.

VACCIN DE CONSERVE. — Le vaccin de conserve est récolté au moyen du curettage de la pustule après une antisepsie des plus minutieuses de toute la région : on employait jadis pour le vaccin de conserve des pustules vaccinales entières conservées et expédiées dans de gros tubes de verre. On conservait aussi le sérum vaccinal résultant de l'expression de la pustule, et desséché ensuite sur linges fins, sur fils, sur lames de verre ou pointes d'ivoire. On allait même jusqu'à le conserver sur lancettes, plumes, aiguilles droites, dont on se servait directement pour pratiquer la vaccination. Ces différents procédés ne donnèrent pas de résultats satisfaisants. Aujourd'hui, dans les instituts vaccinogènes, comme vaccin de conserve, on prépare la pulpe vaccinale glycérinée et le vaccin sec pulvérisé.

VACCIN SEC. — Le vaccin sec pulvérisé en tubes scellés peut se conserver pendant plus d'une année. Au moment de son emploi on le versera sur un verre de montre. Chaque dose de 10 centigrammes sera délayée dans 20 gouttes d'eau bouillie refroidie. On l'utilisera alors comme la pulpe glycérinée.

PULPE GLYCÉRINÉE. — Une fois recueilli sur la pustule sans grattage, le vaccin est transporté au laboratoire. Là, avec les précautions d'asepsie les plus rigoureuses, le vaccin est mélangé après broyage à parties égales avec de la glycérine chimiquement pure qui a la propriété de le rendre imputrescible, et de lui donner une consistance huileuse. Il est passé ensuite dans un broyeur mécanique en bronze, il est broyé à nouveau dans un mortier d'agate, et finalement tamisé.

Le vaccin, après sa préparation, est introduit sous forme de pulpe glycérinée avec une pipette d'aspiration dans des tubes de verre de calibres différents préalablement stérilisés à l'étuve.

Les tubes les plus petits renferment du vaccin en quantité suffisante pour quatre vaccinations, les plus gros pour vingt-cinq vaccinations.

La pulpe glycérinée ainsi préparée peut se conserver active pendant des mois. Elle doit être placée à l'abri de la lumière et à une température n'excédant pas 15° C.

Dans les pays tropicaux pour l'ensemencement du vaccin on se sert de femelles de buffle au lieu de génisse.

*Contre-indications momentanées de la vaccination.* — Dans les maternités on ne vaccine pas ceux des enfants qui présentent un développement insuffisant; on ne vaccine pas les enfants dont le poids est inférieur à 2 500 grammes. Saint-Yves Menard conseille de ne pas vacciner les enfants qui ont de l'eczéma gourmeux. D'une façon générale, toute affection aiguë est une contre-indication momentanée de la vaccine.

*Manuel opératoire de la vaccination.* — Objets nécessaires. — Au moment de pratiquer la vaccination, on devra disposer sur une table un peu d'eau bouillie, du coton hydrophile stérilisé; une petite quantité d'alcool, un verre de montre ou une cupule en porcelaine.

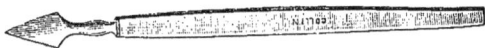

Fig. 215. — Lancette à vacciner.

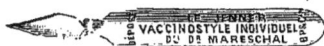

Fig. 216. — Vaccinostyle.

Les instruments les plus usités sont les lancettes, les épingles à vaccine, les vaccinostyles. Ces instruments devront être stérilisés par ébullition.

On prend un tube à vaccin, on en brise les extrémités et on souffle son contenu sur un verre de montre, une spatule, une cuillère[1].

---

1. Un procédé très ingénieux pour vider le tube de vaccin est le procédé « de l'allumette ». Il suffit de briser une seule extrémité du tube et d'approcher l'autre extrémité restée intacte d'une source de chaleur quelconque, une lampe à alcool par exemple. L'air resté dans la portion du tube en arrière du vaccin se dilate aussitôt, et repousse devant lui le vaccin qui est recueilli à l'extrémité préalablement ouverte du tube. Le vaccin n'est pas altéré. A défaut d'autre source de chaleur on utilisera une simple allumette enflammée.

Lieu d'élection. — En général, on vaccine au bras, au-dessous de l'insertion du deltoïde ; de nos jours, la vaccination chez les femmes se pratique le plus souvent à la face externe de la cuisse au-dessus du genou, ou au mollet.

Chez les petites filles, pour éviter les cicatrices trop apparentes, on opérera sur une ligne horizontale située à la hauteur du creux axillaire, et s'étendant de la face antéro-externe à la face postéro-externe du bras.

Dans les familles aisées, depuis quelques années, on demande aux médecins de vacciner les petites filles à la cuisse, pour qu'elles puissent présenter plus tard dans les soirées mondaines des bras tout à fait indemnes de cicatrices. Si l'on ne peut pas se soustraire à ce désir de coquetterie, on devra vivement recommander les soins de propreté les plus minutieux, pour que l'urine et les matières fécales dont les bébés sont toujours souillés dans leurs langes ne deviennent pas une cause d'irritation et d'infection pour les pustules vaccinales.

Technique. — Les règles à observer pour la vaccination sont : d'introduire le virus dans l'épaisseur de la peau, de ne pas dépasser le derme, de ne pas faire saigner. Chaque inoculation doit être faite à deux ou trois centimètres de distance de la précédente afin d'éviter que les pustules ne deviennent confluentes.

On doit veiller à la plus stricte propreté de la lancette ou des vaccinostyles.

On se bornera à laver la peau du sujet avec de l'eau et du savon, mais on se gardera d'employer pour ce lavage des substances antiseptiques, auxquelles le virus vaccinal est très sensible. On veillera également à ne pas charger le vaccin sur une lancette ou un vaccinostyle récemment flambé et encore chaud.

On vaccine par *scarification* ou par *piqûre*.

Pour vacciner par *piqûre* on charge l'extrémité du vaccinostyle avec du vaccin, la main gauche saisit le membre et tend la peau, la main droite enfonce la pointe du vaccinostyle obliquement sous l'épiderme, à 2 millimètres environ de profondeur. On laisse la pointe quelques secondes dans la plaie, puis on la retire. On fait ainsi plusieurs piqûres. Après chaque piqûre il faut recharger l'instrument de vaccin.

La *piqûre* présente l'avantage de la simplicité et de l'innocuité relative en raison de la petite étendue de la plaie vaccinale ; cependant si elle est faite sur des bras mal aseptisés, elle favorise l'infection et donne lieu à des lymphangites. Son principal inconvénient est son efficacité relative ; suffisante chez les primo-vaccinés, où elle donne un nombre très satisfaisant de succès, elle devient fort médiocre chez les revaccinés pour lesquels l'élément de la réussite consiste précisément dans une large inoculation qui permet l'insertion d'une quantité plus grande de pulpe vaccinale.

La *scarification* est certainement le procédé de choix, et lorsqu'il est bien employé, c'est celui qui donne la proportion la plus élevée de succès avec le minimum de risques. Beaucoup de praticiens font des scarifications ou trop étendues ou trop profondes ; pour être bien faite la scarification doit dépasser légèrement la couche cornée de l'épiderme et la pulpe doit être déposée dans la région papillaire ; dans ces conditions l'instrument éraille seulement les couches superficielles du derme, il n'y a pas d'hémorragie notable, les chances d'infection sont nulles et la réussite est assurée, si les bras sont bien propres et le médecin soigneux.

On trace les scarifications soit longitudinalement en ligne droite III, soit en croix +++. L'étendue d'une scarification vaccinale ne doit pas dépasser 4 à 5 millimètres de longueur.

Il faut avoir soin de bien faire pénétrer le vaccin entre les lèvres de chaque incision.

Quelques praticiens vaccinent par *grattage* : pour exécuter ce procédé on rase la peau avec un bistouri ou un vaccinostyle sur une étendue d'un centimètre carré environ, en grattant fortement l'épiderme jusqu'à ce qu'on ait mis à nu la couche papillaire, et sur cette partie ainsi dénudée, on étale la pulpe vaccinale comme sur une tartine.

On ordonne au patient d'attendre quelques minutes avant de remettre ses vêtements pour laisser à la sérosité vaccinale le temps de pénétrer.

*Soins à donner après la vaccination.* — On doit, après l'opération, laisser sécher la peau à l'air libre pendant quelques minutes, de façon à éviter le frottement des vêtements qui pourraient essuyer le vaccin.

En ville comme à la campagne, quand on a des doutes sur l'hygiène et la propreté, on pourra recouvrir les inoculations de fragments de baudruche gommée ou d'un petit pansement sec constitué par une compresse aseptique ; on évitera ainsi le frottement par les vêtements et le grattage qu'occasionnent souvent les démangeaisons. Pendant l'évolution vaccinale, l'hygiène de l'enfant ne doit absolument pas être modifiée ; la promenade, les bains quotidiens doivent être continués. Si la peau était le siège de vives démangeaisons, il serait bon d'appliquer sur la pustule de la poudre de talc stérilisée.

*Evolution de la vaccine.* — Les trois jours qui suivent l'inoculation constituent la période d'incubation, rien n'apparaît au point piqué, tout au plus *un petit cercle rose* annonce la prochaine apparition du bouton vaccinal.

A la fin du troisième jour, ou le quatrième jour, on voit une légère élevure, une *papule rougeâtre* transformée le lendemain en un bouton saillant.

A la fin du cinquième ou le sixième jour, l'élément a grossi et se présente sous l'aspect d'une *vésicule aplatie*, dont le centre est opaque et déprimé en ombilic, la périphérie est bleuâtre et nacrée. Le septième jour, le bourrelet se distend davantage, l'aréole inflammatoire s'étend. Le huitième jour, le bouton vaccinal arrive à maturité.

Le dixième jour, les phénomènes rationnels s'apaisent, le bourrelet inflammatoire diminue.

Le onzième jour, la dessiccation commence, elle marche du centre à la périphérie. La croûte ombilicale s'épaissit, devient brune et tombe vers le vingt-cinquième jour. A sa place, persiste une cicatrice gaufrée, rougeâtre d'abord qui blanchit avec le temps et persiste.

*Formes anormales.* — La vaccine peut présenter diverses anomalies dans son évolution. On a décrit une forme fruste, vaccine sans éruption mais conférant néanmoins l'immunité, une forme généralisée dans laquelle des pustules surnuméraires apparaissent en d'autres régions qu'aux points d'insertion du virus.

VACCINE GÉNÉRALISÉE. — Cette forme consiste dans l'apparition en d'autres régions qu'aux points d'inoculation de pustules surnuméraires en plus ou moins grande quantité, d'aspect et de nature absolument identique à la pustule vaccinale.

Fausse vaccine. — La vaccine qui survient à l'occasion d'une revaccination chez des individus ayant déjà subi des vaccinations antérieures prend le nom de fausse vaccine. Cette forme se traduit tantôt par une papule rosée, tantôt par une papule acuminée avec une petite vésicule au sommet, tantôt enfin par une vésicule plus large se rapprochant davantage de l'exanthème vaccinal type.

*Durée de l'immunité.* — L'immunité consécutive à la vaccine n'a pas une durée indéfinie. On admet qu'elle commence à décliner après sept ou huit ans ; en temps d'épidémie, il faut revacciner tout le monde.

*Accidents de la vaccine.* — Une élévation thermique très accentuée est la règle à la suite de la première vaccination chez un adulte ; en même temps, surviennent quelques malaises, lassitude générale, inappétence. Le maximum de l'élévation thermique de la vaccine apparaît le septième ou le huitième jour après l'inoculation. Chez les revaccinés la fièvre manque souvent ; mais elle peut être aussi forte qu'à la suite de la première inoculation.

Les accidents lymphangitiques, phlegmoneux, l'érysipèle seront évités par les soins de propreté.

Des éruptions s'observent quelquefois à la suite de la vaccine. Elles revêtent diverses formes, éruptions érythémateuses, scarlatiniformes, ortiées, papuleuses, vésiculeuses. Elles apparaissent généralement vers le neuvième jour ; elles sont sans gravité.

La vaccine peut revêtir la forme hémorragique : au moment de l'évolution des boutons de vaccin, des taches purpuriques ou ecchymotiques apparaissent sur le corps, en même temps les pustules deviennent noires.

La syphilis vaccinale n'existe plus depuis qu'on ne vaccine plus de bras à bras et qu'on prend des précautions d'asepsie. La tuberculose d'origine vaccinale est très contestée ; les précautions modernes l'éviteront.

*
* *

## INJECTION DE SÉRUM ANTIDIPHTÉRIQUE

L'injection de sérum antidiphtérique est la médication la plus sûre et la plus rapide qu'on puisse opposer à la diphtérie.

*Historique.* — La sérothérapie antidiphtérique est due à Behring et à Roux. Sa généralisation date de la communication de Roux en 1894 au Congrès de Budapest.

C'est le 1er février 1894 que commença vraiment le traitement des enfants diphtériques par le sérum de Roux ; les premiers essais eurent lieu à l'hôpital des Enfants-Malades, rue de Sèvres.

L'année 1894, dit Bayeux, divise la thérapeutique de la diphtérie en deux époques distinctes : une première où 55 pour 100 de diphtériques mouraient, — une seconde époque où cette mortalité est abaissée à 16 pour 100, grâce à l'emploi du sérum antidiphtérique. Ce chiffre de 16 pour 100 donné par Bayeux est basé sur une statistique de plus de 200 000 cas.

*Sérum antidiphtérique.* — Le sérum antidiphtérique est du sérum de cheval immunisé contre la diphtérie, c'est-à-dire accoutumé à la toxine diphtérique. Le sérum d'un animal immunisé rend inoffensive la toxine diphtérique.

Pour préparer ce sérum on commence par ensemencer un bouillon avec une culture diphtérique virulente. Au bout d'un mois cette culture est filtrée et on en retire la toxine diphtérique. Cette toxine est additionnée d'iode au moment même de son emploi.

On l'injecte chez le cheval à la dose de 1/4 de centimètre cube. Le lendemain on fait une nouvelle injection et on communique jusqu'à ce que l'animal ne réagisse plus à la toxine iodée. On injecte alors des doses progressivement croissantes de toxine pure.

Au bout de soixante-dix jours, terme moyen d'une bonne immunisation, on peut injecter à l'animal jusqu'à 300 centimètres cubes de toxine pure d'un seul coup.

Le cheval immunisé est bon pour la saignée, un trocart aseptique est introduit dans la veine jugulaire ; le sang est reçu dans un récipient stérilisé.

Le sang se sépare au repos en caillot et en sérum. Le sérum est recueilli avec une pipette Chamberland et distribué dans de petits flacons d'une contenance de 10 ou de 20 centimètres cubes et additionné d'un petit fragment de camphre pour empêcher le développement de microorganismes.

Le sérum ainsi obtenu est un liquide transparent de couleur jaunâtre, ambrée, de saveur légèrement salée.

L'action curative du sérum antidiphtérique est passagère, elle ne vaccine pas contre les récidives ; l'immunité que ce sérum confère ne paraît guère dépasser un mois.

Le sérum, au moment de son emploi, devra être limpide ; s'il est louche on choisira un autre flacon. Il n'est pas indispensable que le sérum soit fraîchement préparé, même avec du sérum datant d'un an on peut obtenir des résultats excellents.

*Dose.* — La question de dose est actuellement bien établie : chez un enfant de moins de deux ans on injecte généralement 10 centimètres cubes, chez un enfant de deux à quatre ans on injecte 20 centimètres cubes ; au-dessus de quatre ou cinq ans, on injecte 3o à 4o centimètres cubes.

Ces quantités constituent la dose du début ; généralement cette dose est suffisante. Si au bout de vingt-quatre heures la fièvre persiste on renouvelle l'injection.

Pour venir à bout de diphtéries toxiques et envahissantes, il est parfois nécessaire d'employer des doses de sérum répétées, atteignant jusqu'à 100 et 15o centimètres cubes au total.

*Quand faut-il faire l'injection.* — Dès qu'on soupçonne la diphtérie chez un malade, il faut immédiatement pratiquer une injection de sérum antidiphtérique. Si l'examen bactériologique démontre que le malade n'était pas diphérique, l'injection n'est pas renouvelée. S'il s'agit bien d'un cas de diphtérie, généralement on renouvelle l'injection.

Il est bon de pratiquer des injections *préventives* chaque fois qu'un cas de diphtérie se déclare dans une agglomération d'enfants : famille, école. On injecte du sérum aux personnes qui se trouvent en contact avec le petit malade. L'immunité conférée par l'inoculation préventive est de courte durée ; elle dure du deuxième au vingt-huitième jour. La dose du sérum à employer à titre préventif est de 5 à 10 centimètres cubes suivant l'âge.

*Point d'élection pour la piqûre.* — L'injection de sérum antidiphtérique se fait généralement dans le tissu cellulaire de la paroi abdominale, un peu au-dessous des fausses côtes. S'il y avait la moindre contre-indication à choisir cette région, toute autre région pourvue d'une abondante couche de tissu cellulaire serait parfaitement utilisable. Sevestre conseille de choisir un côté, toujours le même, pour la première injection ; à la seconde injection on choisira le côté opposé.

***Objets nécessaires.*** — Toute seringue stérilisable peut être utilisée, une des meilleures est la seringue de Roux. Cette seringue sera
munie d'un ajutage de. caoutchouc, ce qui donne de l'aisance à l'opérateur si l'enfant remue. On stérilise la seringue et l'aiguille en les faisant
bouillir dans un récipient quelconque : pour cela on met la seringue,
le couvercle dévissé, dans le récipient rempli d'eau froide et on chauffe
progressivement ; l'ébullition est maintenue pendant dix minutes.

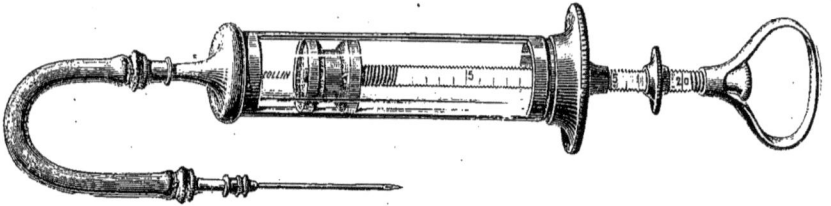

Fig. 217. — Seringue de Roux.

Il faut se munir également d'une ou deux serviettes propres, d'un
peu de coton hydrophile propre, d'une petite quantité d'alcool, de
teinture d'iode, d'une certaine quantité d'eau bouillie.

***Manuel opératoire.*** — La seringue est retirée de l'eau bouillante avec une pince, on la
laisse refroidir sur un linge
propre, on la remplit de
sérum en puisant directe-
ment dans le flacon au
moyen de l'ajutage de caoutchouc.

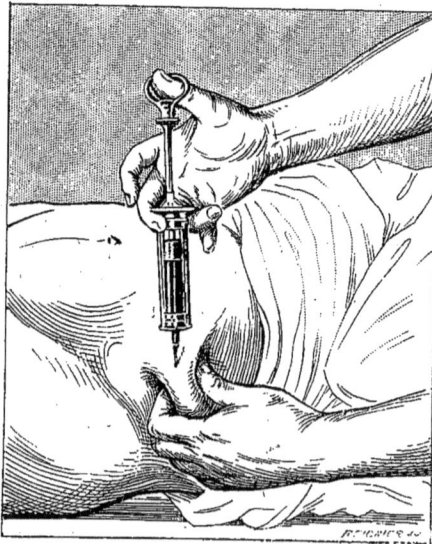

Fig. 218. — Injection de sérum antidiphtérique.

La région où doit porter
l'injection est badigeonnée
de teinture d'iode, on
chasse l'air de la seringue
et on saisit l'aiguille de la
main droite, le pouce et
l'index gauches font un
pli à la peau, la main droite
enfonce l'aiguille à la base
de ce pli et assez profondément, à 4 centimètres,
longueur de l'aiguille en
moyenne. Abandonnant alors le pli tégumentaire, on pousse l'in-

jection *lentement*, en s'arrêtant par instants. Une grosse boule d'œdème se forme ; dès que la quantité déterminée de sérum a été injectée, on retire l'aiguille d'un seul mouvement rapide. Il est inutile de malaxer la boule d'œdème formée par le sérum ; on se contente de placer sur la région une lamelle de coton hydrophile.

La douleur provoquée par ces injections est d'ordinaire insignifiante.

LAVAGE DE LA SERINGUE. — L'injection terminée, on lave la seringue d'abord à l'eau froide, puis à l'eau chaude, et on la replace dans sa boîte métallique.

Le sérum injecté se résorbe en moins d'une heure ; la boule d'œdème qu'il formait, disparaît sans laisser de traces appréciables.

*Effet produit*. — Quelques heures après l'injection de sérum, les fausses membranes se gonflent, blanchissent, prennent l'aspect du lait caillé.

Au bout de vingt-quatre heures les fausses membranes commencent à se décoller ; elles se détachent en général après trente-six ou quarante huit heures ; le troisième jour la gorge est nettoyée ; la muqueuse du voile restant simplement un peu excoriée.

Dans les cas de diphtérie associée, le détachement des fausses membranes est retardé ; il se fait non pas en bloc mais par fragments.

Les ganglions, sous l'influence du sérum, manifestent une diminution appréciable de leur volume.

La température s'abaisse promptement sous l'action du sérum ; cette défervescence se produit souvent dès le lendemain de l'injection ; elle ne se fait pas attendre au delà du second jour. Cet abaissement de température est parfois précédé d'une ascension qui se produit cinq à six heures après l'injection et qui peut monter jusqu'à 39° ou 40°. L'état général s'améliore très vite.

*Accidents dus aux piqûres de sérum*. — Souvent, quelques jours après l'injection, surviennent des éruptions généralement comparables à de l'urticaire et ne s'accompagnant d'aucune élévation de température ; ces éruptions sont dues au sérum. On trouve des éruptions analogues à la suite des injections des autres sérums médicamenteux.

TUFFIER ET DESFOSSES. Chirurgie. 29

L'albuminurie passagère n'est pas exceptionnelle après l'emploi du sérum ; elle ne paraît pas avoir d'importance.

Les abcès, au cours des injections de sérum antidiphtérique, sont absolument exceptionnels ; ils n'ont jamais été graves ; ils seront évités par des précautions d'asepsie.

Éruptions tardives. — Quelquefois, du dixième au dix-neuvième jour, on voit survenir des éruptions affectant des caractères très divers : tantôt elles revêtent l'aspect de la rougeole, tantôt de la scarlatine, ou bien elles affectent une modalité d'érythème polymorphe ; ces éruptions s'accompagnent parfois de taches hémorragiques. Ces exanthèmes sont souvent apyrétiques, souvent aussi ils sont accompagnés de fièvre, d'arthralgies ; de douleurs péri-articulaires ou de douleurs musculaires. L'étiologie de ces accidents n'est pas encore complètement élucidée, ils guérissent facilement sans paraître laisser de traces.


## INJECTION DE SÉRUM ANTIMÉNINGOCOCCIQUE

La méningite cérébro-spinale semble, depuis quelques années, plus commune en France qu'elle ne l'était autrefois.

Nous avons heureusement aujourd'hui un sérum véritablement actif pour lutter contre cette affection, dont le pronostic était autrefois toujours sombre, les complications souvent graves et les rechutes fréquentes. Avec la médication employée avant l'usage du sérum (bains chauds, ponctions lombaires répétées, collargol), la mortalité atteignait les chiffres de 50 à 80 pour 100 ; elle est tombée à 30 et même 18 pour 100, depuis que le sérum antiméningococcique est entré dans la pratique.

*Différents sérums.* — Le sérum antiméningococcique a été découvert en 1905 par Simon Flexner, de l'Institut Rockefeller de New-York. Des sérums analogues sont préparés en Allemagne par Kolle et Wassermann, et en France par Dopter à l'Institut Pasteur de Paris.

Tous ces sérums ont pour caractère commun d'agir directement sur le méningocoque qu'ils détruisent par action de présence ; aussi doivent-ils être amenés dans l'organisme au contact le plus immédiat du germe et les injections doivent-elles toujours être pratiquées dans le *canal rachidien*. Sous la peau ou dans les veines, leur action est faible ou nulle.

**Manuel opératoire de l'injection.** — L'injection intra-rachidienne de sérum n'offre aucune difficulté. Elle nécessite une seringue de Roux, une aiguille de Tuffier, une capsule en porcelaine, le tout stérilisé par ébullition.

Le sérum, qui est fourni dans des flacons de 10 ou 15 centimètres cubes, doit être conservé à la glacière ou dans un endroit frais, jusqu'au moment de l'usage ; on le réchauffe à 37° avant de l'injecter.

La ponction lombaire est pratiquée dans le 4ᵉ espace (voir p. 406 ponction lombaire).

On laisse écouler une certaine quantité de liquide, 20 à 30 centimètres cubes, qu'on recueille dans un tube stérilisé pour l'envoyer au laboratoire où sera fait le diagnostic bactériologique. Le sérum est alors versé dans la capsule, on remplit la seringue et, à l'aide du raccord en caoutchouc, on pratique très lentement l'injection : il faut plusieurs minutes pour faire pénétrer le contenu d'un flacon dans le canal rachidien.

Souvent le malade n'accuse aucune douleur ; parfois, à la fin de l'opération, il se plaint d'élancements très pénibles dans les jambes.

Dès que l'injection est terminée, on retire l'aiguille et on recouche le malade sur le dos, en lui mettant la tête plus bas que les pieds : il doit conserver cette position au moins 2 heures.

**Dose de sérum à injecter.** — Il y a avantage à employer dès le début des doses élevées : 20 à 30 centimètres cubes chez l'enfant, 30 à 45 centimètres cubes chez l'adulte dans les cas ordinaires ; on répète l'injection de la même quantité de sérum 3 ou 4 jours consécutivement. Dans les cas très graves d'emblée avec coma, paralysies, symptômes bulbaires, on peut dépasser de beaucoup ces doses et, chez l'homme par exemple, injecter le 1ᵉʳ jour, 80 à 90 centimètres cubes en deux fois (à 10 ou 12 heures d'intervalle), le 2ᵉ, 45 centimètres cubes, le 3ᵉ et le 4ᵉ, 30 centimètres cubes. Une fois la 1ʳᵉ série d'injections pratiquée, il faut attendre quelques jours et ne recommencer une nouvelle dose de sérum que si l'amélioration dans l'état du malade cesse nettement de se manifester. Les mêmes règles sont applicables en cas de rechutes.

Chaque nouvelle injection doit être précédée d'une évacuation de liquide céphalo-rachidien, mais ce n'est pas une indication absolue, et, même après une ponction blanche, on peut faire pénétrer sans danger 30 ou 45 centimètres cubes de sérum dans le canal rachidien.

*Effets de l'injection.* — L'effet du sérum est d'ordinaire rapide : la température tombe, l'intelligence du malade se réveille, la céphalée diminue. La raideur de la nuque et le signe de Kernig sont les symptômes qui persistent le plus longtemps. Parfois, mais cela est rare, on assiste à une guérison immédiate, en crise ; plus souvent l'amélioration se produit, très progressivement ; mais, dans tous les cas, la durée de la maladie est de beaucoup diminuée ; les rechutes, si souvent fatales autrefois, évoluent favorablement ; les séquelles graves, surdité, idiotie, deviennent l'exception.

*Moment où il faut faire l'injection.* — Ces effets si heureux du sérum antiméningococcique se produisent d'autant mieux et plus vite que le traitement a été commencé plus tôt après le début de la maladie. Flexner, dans une série de 328 cas, a relevé 85 pour 100 de guérisons quand la 1re injection avait été faite du 1er au 3e jour, 78 pour 100 quand elle avait été pratiquée du 4e au 7e jour, et 61 pour 100 seulement quand elle avait été postérieure au 7e jour. D'autre part, l'emploi du sérum n'est jamais dangereux.

En résumé, quand un malade présente des symptômes de méningite aiguë (début brusque, raideur de la nuque, signe de Kernig, éruption d'herpès, température élevée irrégulière, etc.), il faut lui faire une ponction lombaire, recueillir dans un tube stérile une quantité assez élevée de liquide, pour l'envoyer à un laboratoire. Avant même d'être fixé sur le diagnostic bactériologique, si le liquide est louche, il faut pratiquer une première injection d'un sérum antiméningococcique.

Si le diagnostic est confirmé, il faut, dès le lendemain et pendant 3 jours, refaire la même injection.

# CONDUITE A TENIR DANS LES CAS DE MORSURE PAR CHIEN ENRAGÉ

La rage est le plus souvent transmise par le chien.

La statistique de l'Institut Pasteur de 1887 à 1895 donnant le nombre total de cas de morsures fournit les chiffres suivants :

| | NOMBRE DES CAS DE MORSURE | POUR 100 | | NOMBRE DES CAS DE MORSURE | POUR 100 |
|---|---|---|---|---|---|
| Chiens.. . . . | 13315 | 93,13 | Bœufs, vaches, | | |
| Chats. . . . . | 823 | 5,75 | veaux. . . | 53 | 0,37 |
| Loups. . . . . | 17 | 0,12 | Moutons. . . | 4 | 0,02 |
| Chevaux.. . . | 32 | 0,22 | Porcs. . . . | 11 | 0,07 |
| Anes et mulets. . | 27 | 0,18 | Hommes.. . . | 7 | 0,04 |

Toute personne mordue par un chien enragé ne sera pas fatalement atteinte de rage. Tardieu, Thamhayn, Bouley ont réuni 855 cas de morsure pour lesquels la rage fut constatée chez les animaux mordeurs et où il ne fut établi aucun traitement ; sur ces 855 cas, 399 se terminèrent par la mort, soit 46,6 pour 100. Les écoles d'Alfort, de Toulouse, de Lyon, de Berlin évaluent à un quart ou même à un tiers le nombre des gens qui deviennent enragés après morsures infectées.

Depuis Pasteur, la science possède un traitement *préventif* de la rage. Lorsque la rage s'est déclarée la mort est inévitable.

Voici, pour quelques années, la statistique des personnes traitées à l'Institut Pasteur depuis 1886 :

| ANNÉES | PERSONNES TRAITÉES | MORTS | MORTALITÉ POUR 100 |
|---|---|---|---|
| 1886 | 2671 | 25 | 0,94 |
| 1887 | 1770 | 14 | 0,79 |
| 1897 | 1521 | 6 | 0,39 |
| 1907 | 786 | 3 | 0,38 |

Donc, après morsure par chien enragé, la proportion des morts est très forte si le blessé n'a pas été soigné, elle est extrêmement faible si le blessé a été traité. Il est indispensable, en cas de morsure par chien enragé, de recourir à la méthode pastorienne.

*Précautions concernant le chien.* — Une personne est mordue par un chien suspect, quelle conduite faut-il tenir ?

La première précaution à prendre est de s'assurer que le chien qui a mordu est bien atteint de rage.

Trois cas peuvent se présenter : ou le chien est resté à proximité, ou le chien s'est enfui, ou le chien a été tué.

LE CHIEN EST RESTÉ A PROXIMITÉ. — Si le chien est resté à proximité, il faut, à moins d'urgence absolue, se garder de le tuer, mais tâcher de l'enfermer pour l'observer. Cet emprisonnement du chien n'est pas toujours aussi difficile qu'il semble au premier abord ; les accès de rage, au début, sont interrompus par des périodes de calme pendant lesquelles le chien obéit encore à la voix de son maître.

Quand le chien est enfermé, et solidement enfermé, une surveillance attentive faite par un médecin ou un vétérinaire permettra de s'assurer que le chien est bien réellement enragé.

Les recherches de Roux et de Nocard ont démontré que la bave n'est virulente que vingt-quatre ou quarante-huit heures avant l'apparition des premiers symptômes rabiques ; par conséquent, *si, au bout de trois ou quatre jours, le chien mis en observation ne présente rien de spécial, le blessé n'a rien à craindre* : la bave du chien n'était pas virulente au moment de la morsure.

Le tableau clinique de la rage chez le chien est bien caractéristique : accès de fureur, diminution notable de la sensibilité, hurlement rabique, hallucinations, dépravation de l'appétit, manifestation de fureur à la vue d'un animal de même espèce, mort par paralysie.

Si, au moment de la morsure, le chien présente déjà des signes de rage, qu'on ne le tue pas ; l'évolution de la rage est extrêmement rapide et il suffira de un ou deux jours d'observation pour voir éclater les symptômes de paralysie suivis bientôt d'une mort fatale.

A partir du moment où le virus est dans la salive, le chien meurt fatalement de lui-même dans un espace de temps de huit ou dix jours. *Si au bout de dix jours, le chien n'est pas mort, ou ne présente pas les signes manifestes de la rage, la personne mordue n'a rien à craindre* : le chien n'était pas enragé au moment de la morsure.

LE CHIEN A DISPARU. — Si le chien a disparu, on se contentera des commémoratifs, on s'informera si le chien a mordu des animaux ou d'autres personnes ; la question de savoir si une personne a été mordue par son propre chien est très importante, le fait qu'un chien morde son maître sans provocation et quitte la maison est une présomption de rage.

Il est sage, en cas de morsure par un chien inconnu, d'avoir recours aux inoculations.

Le chien a été tué. — Si le chien a été tué, on devra faire l'autopsie du chien.

L'autopsie d'un chien peut donner des signes de probabilité en faveur de la rage, mais elle ne peut donner la certitude.

Les lésions microscopiques de la rage n'ont rien de spécifique. Chez le chien, on observe parfois à la face inférieure de la langue de petites vésico-pustules connues sous le nom de lysses, dues à l'accumulation de produits de sécrétion dans les canaux glandulaires obstrués ; l'estomac renferme parfois du bois, de la paille, des poils ; ces lésions grossières ne sont pas pathognomoniques.

Van Gehuchten a décrit les lésions microscopiques de la rage dans les ganglions cérébro-spinaux des animaux morts de la rage. Pour lui, l'examen des ganglions cérébro-spinaux d'un animal suffirait pour établir le diagnostic dans l'espace de quelques heures. Pour Nocard, l'absence des lésions décrites par Van Gehuchten ne saurait faire exclure l'existence de la rage. Rappelons que Noguchi semble avoir découvert le parasite, cause de la rage.

Le seul moyen de diagnostic sûr est l'*inoculation*. Par les inoculations intracérébrales chez les animaux de la substance cérébrale du chien enragé, on peut faire le diagnostic certain de la rage. La durée d'incubation chez les animaux inoculés est indéterminée ; elle varie généralement entre un minimum de quinze jours et un maximum de plusieurs mois (quatre à six mois) ; par conséquent, lorsque le diagnostic sera fait, il sera trop tard pour commencer le traitement : la rage pourra se déclarer chez la personne mordue avant de se déclarer chez l'animal inoculé.

De l'ensemble des statistiques on peut conclure que, chez l'homme, la longueur de la période écoulée entre la morsure et l'apparition des premiers symptômes varie entre vingt jours et soixante jours.

*Inutilité des cautérisations.* — Doit-on cautériser les morsures par chien enragé ou suspect de rage ? Une cautérisation ne peut présenter d'efficacité que si elle est faite immédiatement après la morsure, car la pénétration du virus paraît extrêmement rapide.

Il semble absolument inutile d'avoir recours aux moyens radicaux, tels que amputation d'un membre ou d'un segment de membre.

L. Perdrix a fait à ce sujet un relevé de 2 000 cas de personnes mordues du 18 octobre 1888 au 31 décembre 1889. Dans ce nombre, 892 personnes n'avaient pas été cautérisées.

Pour les autres, les traitements avaient été les suivants :

| | |
|---|---|
| Fer rouge ou thermocautère. . | 334 |
| Ammoniaque. . . . . . . | 225 |
| Nitrate d'argent. . . . . . | 190 |
| Acides forts. . . . . . . | 30 |
| Beurre d'antimoine. . . . . | 8 |
| Phénol concentré. . . . . . | 31 |
| Eau phéniquée.. . . . . . | 60 |
| Eau-de-vie et alcool camphrés. . | 80 |
| Arnica. . . . . . . . . | 46 |
| Vinaigre . . . . . . . . | 26 |
| Eau sédative. . . . . . . | 14 |
| Substances diverses (teinture d'iode, eau salée, eau blanche, vin aromatique, essence de térébenthine, pétrole, etc.). . . | 64 |

Sur les 2 000 personnes, il y a eu 17 cas de mort pendant le traitement ou dans la période qui a suivi, soit une mortalité de 0,85 pour 100.

Sur les 334 personnes cautérisées au fer rouge il y a eu 3 morts. Si on ne compte comme cautérisation vraiment efficace que la cautérisation au fer rouge, on voit que la proportion de morts pour les personnes cautérisées est de 0,90 pour 100, chiffre qui diffère peu de la mortalité totale : 0,85 pour 100.

Dans un de ces cas terminés par la mort, la cautérisation avait été faite énergiquement une heure après la morsure.

Perdrix cite encore 2 cas de mort par rage, malgré des cautérisations énergiques : une enfant mordue le 1er septembre 1887 à la joue et cautérisée fortement au fer rouge, trente à quarante minutes après l'accident, présenta le 7 octobre les premiers symptômes de la rage ; un homme mordu légèrement au mollet et sérieusement cautérisé au thermocautère par un médecin, un quart d'heure seulement après, se présenta le surlendemain aux inoculations et fut atteint de rage malgré la cautérisation et malgré le traitement, les premiers signes de la maladie furent des douleurs et de la paralysie du membre mordu. Il faut conclure que si la cautérisation est rationnelle, puisqu'elle a pour but de détruire *in situ* le germe contage, elle ne présente pas une sécurité absolue ; pratiquée quelques secondes après la morsure, elle peut être utile ; elle ne dispense pas d'un traitement efficace.

*Nécessité du traitement pastorien.* — Répétons-le, il est

indispensable en cas de morsure par chien enragé ou suspect de rage d'avoir recours à la méthode pastorienne.

Il est d'une importance extrême de commencer le traitement *le plus tôt possible,* surtout pour les personnes mordues à la tête. Presque toujours, dit Perdrix, les malades qui sont pris de rage pendant le traitement sont des personnes mordues à la tête.

Pour les malades qui se présentent aux inoculations dans les premiers huit jours, les chances d'insuccès sont des plus minimes. Il serait fort dangereux de reculer le début du traitement à trois semaines après l'accident. Dans ces cas on pourrait voir l'évolution de la maladie commencer avant le traitement et les premiers symptômes se montrer avant que les inoculations aient eu le temps d'agir.

Toute personne mordue par un chien enragé ou suspect de rage doit être dirigée sans délai vers l'institut Pasteur le plus proche.

En France et dans le domaine colonial français on compte actuellement les instituts antirabiques de Paris, de Bordeaux, de Lille, de Lyon, de Marseille, de Montpellier, d'Alger, de Madagascar, de Tunis, de Saïgon.

*Renseignements à fournir.* — Avant son départ pour l'institut Pasteur, toute personne mordue devra se munir des renseignements suivants qui lui seront demandés à l'institut :

Nom et prénom. — Age et professions. — Domicile. — Date des morsures. — Nombre et siège. — Habits déchirés. — Cautérisation au fer rouge. — Cautérisation par les agents chimiques. — Époque de la cautérisation.

### Renseignements vétérinaires.

Nom et adresse du vétérinaire.
Certificat.
Examen du chien avant la mort.
   —        —     après la mort.

### Renseignements particuliers.

A qui appartient le chien ?
Qu'est-il devenu ?
Avait-il été mordu par un autre chien ?
Combien de temps avant sa maladie ?
Changements de la voix ?
   —        du caractère ?
Le chien a-t-il mordu d'autres personnes ?
   --        —     des animaux ?

On fera bien, toutes les fois que la chose sera possible, d'apporter ou d'envoyer à l'institut Pasteur le cerveau et le bulbe du chien mordeur. Des inoculations seront faites, qui seront très utiles pour l'établissement de la statistique. En hiver, on peut envoyer la tête du chien entière ; en été, il faut avoir recours à la conservation des centres nerveux dans la glycérine. L'immersion dans la glycérine neutre à 30° est un excellent moyen de conservation pour les centres nerveux d'un animal mort de rage ; Roux a montré que des bulbes de lapins enragés, conservés pendant quatre semaines dans la glycérine, donnaient la maladie aussi rapidement que le virus frais. Il faut éviter de conserver les centres nerveux dans l'alcool ou un antiseptique quelconque.

A Paris, le blessé, dès son arrivée, devra se présenter à la consultation de la rage qui a lieu tous les matins avant 10 heures, Institut Pasteur, rue Dutot. Sur la présentation de ses certificats le traitement sera immédiatement appliqué.

L'Institut Pasteur traite gratuitement les malades, mais ne les hospitalise pas.

Le malade est traité suivant la gravité de ses blessures ; le traitement le plus souvent employé dure dix-huit jours ; les morsures à la tête sont l'objet d'un traitement intensif en vingt et un jours.


## TRAITEMENT DES MORSURES PAR REPTILES VENIMEUX

La morsure des reptiles venimeux est, dans les pays chauds, une cause de mort relativement fréquente. Dans les Indes, la morsure des serpents (*naja tripudians, naja bungarus*) fait, dit-on, de 16 000 à 22 000 victimes par an. En France, les morsures par reptiles venimeux (*vipère péliade*) ne sont qu'exceptionnellement suivies d'accidents mortels ; mais elles sont assez fréquentes pour que leur traitement mérite l'attention des praticiens exerçant à la campagne.

Le traitement des morsures de reptiles venimeux repose sur l'emploi du sérum antivenimeux dont les recherches de Calmette ont doté la thérapeutique scientifique.

A défaut de ce spécifique et avant son emploi, certaines précautions doivent être recommandées tout d'abord. Aussitôt que l'on est mordu par un reptile, il faut, sans perdre de temps, serrer le membre mordu à l'aide d'un lien quelconque, entre la morsure et la racine du membre, le plus près possible de la morsure, et faire saigner la plaie produite par les crochets du serpent. On arrosera ensuite cette plaie avec une solution récente d'hypochlorite de chaux

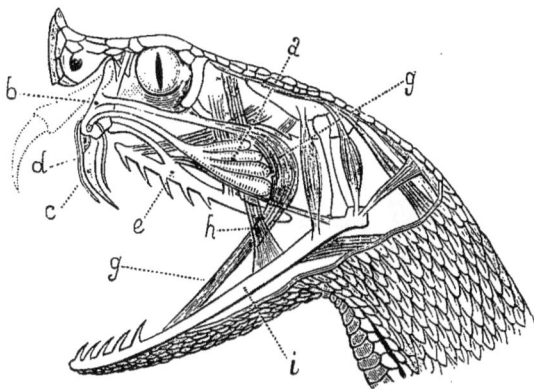

Fig. 219. — Appareil venimeux de la vipère (d'après C. Phisalix); *a*, glande; *b*, maxillaire supérieur; *c*, canal venimeux de la dent; *d*, gaine de la dent; *e*, os palatin; *g*, muscle compresseur courbe: *h*, muscle compresseur droit de la glande; *i*, maxillaire inférieur.

(2 grammes pour 100 d'eau) ou de chlorure d'or; on peut aussi employer soit de l'eau de javel diluée à 1 pour 10 d'eau tiède, soit une solution de permanganate de potasse à 1 pour 100 ; on fait ensuite un pansement avec des compresses imbibées d'hypochlorite de chaux ou d'alcool. Les cautérisations avec le fer rouge, l'ammoniaque ou une substance chimique quelconque ne sont pas à recommander. *Il faut le plus tôt possible recourir au sérum antivenimeux.*

**Sérum antivenimeux.** — Le sérum antivenimeux préparé à l'Institut Pasteur de Lille est du sérum de cheval immunisé contre le venin des serpents.

Calmette, pour préparer ce sérum, injecte au cheval, sous la peau de l'encolure, des doses progressivement croissantes du venin mélangé à une quantité très petite et graduellement décroissante d'hypochlorite de chaux à 1/60. Les injections sont répétées tous les quatre ou cinq jours au début ou espacées davantage si la réaction est trop accentuée. Calmette injecte d'abord du venin de cobra ; puis lorsque l'immunisation du cheval à l'égard du venin de cobra est assez avancée, il inocule des venins de plusieurs espèces de serpents. L'immunisation est jugée assez complète quand le cheval est capable de supporter sans malaise une dose de venin mortelle pour 500 kilogrammes de lapin.

Ce sérum empêche les effets des venins provenant de toutes les espèces de serpents de l'Europe, de l'Asie, de l'Afrique, de l'Océanie et de l'Amérique. Il peut être employé en injections hypodermiques dans tous les cas de morsures de serpents venimeux ou de scorpions. Son pouvoir antitoxique peut toujours être vérifié de la manière suivante : si on injecte 2 centimètres cubes dans les veines d'un lapin pesant environ 2 kilogrammes, ce lapin doit pouvoir résister, cinq minutes après, à la dose d'un venin quelconque calculée pour tuer en vingt minutes les lapins témoins pesant un poids égal à celui du lapin immunisé.

Le sérum antivenimeux conserve ses propriétés presque indéfiniment, si on prend soin de ne jamais déboucher le flacon qui le renferme et de le maintenir à l'abri de la lumière. Il n'est altéré par la chaleur qu'au-dessus de 60 degrés centigrades. Un léger précipité albumineux dans les flacons n'est pas un indice d'altération ; mais si le sérum est trouble, d'apparence laiteuse, il faut le rejeter.

L'Institut Pasteur, de Lille, a réalisé la fabrication de l'antivenin sec ; en poudre, à l'état sec le sérum antivenimeux se conserve indéfiniment même dans les pays chauds ; inclus dans les tubes scellés à la lampe il garde toujours la même activité ; la chaleur ne l'altère pas. Son emploi ne présente d'ailleurs aucune difficulté, puisqu'il suffit d'en dissoudre une ou deux doses de 1 gramme dans 10 ou 20 centimètres cubes d'eau bouillie ou d'eau distillée stérilisée. Cette dissolution s'effectue en quelques minutes et on l'injecte alors comme s'il s'agissait du sérum liquide. Ce sérum sec est également précieux pour le pansement local des plaies produites par les morsures de serpents. En saupoudrant la surface et la profondeur de ces plaies avec une petite quantité de sérum, on détruit sur place le venin qui n'a pas encore été absorbé.

*Dose.* — La dose à injecter est de 10 centimètres cubes, c'est-à-dire un flacon entier pour les enfants et pour les adultes, lorsqu'il s'agit d'une vipère d'Europe ou d'un serpent de petite espèce des pays chauds. Cette dose doit être augmentée, c'est-à-dire que l'on injectera, en une seule fois, 20 ou même 30 centimètres cubes, lorsqu'il s'agira de morsures par serpents de grande taille, tels que les najas de l'Inde, le naja haje d'Égypte, les bothrops de la Martinique et de l'Amérique du Sud, les crotales de l'Amérique. Il n'y a aucun danger à en injecter de grandes quantités ; le sérum ne renferme aucune substance toxique et ne cause jamais d'accidents.

Il faut pratiquer l'injection le plus tôt possible après la morsure, car certains serpents, dans les pays chauds, tuent l'homme en quelques heures. Même dans les cas les plus graves, il est possible d'arrêter l' « envenimation » et d'empêcher la mort si on injecte le sérum dans un délai de quatre heures après la morsure.

Dans les cas où les phénomènes d'intoxication grave se sont déjà manifestés et lorsque l'asphyxie devient menaçante, on ne doit pas hésiter à injecter 10 ou même 20 centimètres cubes de sérum directement dans une veine.

*Technique de l'injection.* — Les injections sous-cutanées de sérum antivenimeux seront faites d'après la technique habituelle des injections de sérum. Voir plus haut pour le manuel opératoire : *Injection de sérum antidiphtérique,* p. 448. Le sérum est très rapidement résorbé.

**Résultats.** — Le plus ordinairement, quelques minutes après l'opération, la douleur locale, l'excitation, les crampes et les nausées ne tardent pas à se dissiper. L'amélioration progresse très vite et le lendemain tout rentre dans l'ordre.

[Lire A. Calmette, *Les Venins, Les Animaux venimeux et sérothérapie antivenimeuse.* Paris, 1907. Masson, éditeur.]

Le sérum antivenimeux réussit aussi bien sur les animaux domestiques que sur l'homme. Dans certains pays, beaucoup de bœufs, moutons, chevaux, chiens, sont tués chaque année par des reptiles venimeux et occasionnent ainsi des pertes notables aux agriculteurs. L'emploi du sérum antivenimeux permet d'éviter ces pertes.

Chez les animaux, on injectera le sérum de la même manière que chez l'homme et à des doses analogues. Les injections seront faites de préférence sous la peau du dos, entre les deux épaules. Enfin, lorsque les animaux seront dans un état très alarmant, il conviendra de faire l'injection du sérum par voie intraveineuse.

# CHAPITRE XXII

## AUTOUR D'UNE OPÉRATION

Une opération chirurgicale est de nos jours un problème scientifique qu'on doit résoudre avec une rigueur scientifique. Toute opération chirurgicale, quelque minime qu'elle paraisse, est un acte grave qu'on ne doit aborder qu'après s'être entouré de toutes les précautions utiles.

Le malade doit être examiné avec le plus grand soin.

Le chirurgien qui veut, en opérant, obtenir des succès constants doit de toute nécessité imposer, non pas seulement à lui-même ou à son assistant direct, mais aux infirmières, à tout ce qui entoure l'opéré, les règles d'une propreté absolue. C'est cette nécessité de la propreté ambiante qui incite tant d'entre nous à pratiquer leurs opérations dans des maisons de santé où ils trouvent des salles d'opération aseptiques, des chambres de malade, chirurgicalement parlant, propres.

## SOINS PRÉOPÉRATOIRES

Un malade doit subir une *intervention*, on s'assurera que rien dans son passé pathologique n'indique une lésion, quelle qu'elle soit, d'un viscère quelconque ; le cœur sera particulièrement examiné. S'il s'agit d'une femme, elle sera en dehors de son époque menstruelle. Un nettoyage soigneux des dents et de la bouche, une analyse d'urine et un purgatif sont les principaux soins préopératoires. Les résultats de l'analyse d'urine devront être négatifs : ni sucre, ni albumine.

Le *purgatif* a le double but de débarrasser l'intestin, de faire sécréter ses émonctoires et permettre pendant les deux ou trois jours suivants de le laisser au repos pour ne pas mobiliser l'opéré. *Quand doit-on administrer ce purgatif?* On choisit en général la veille de l'opération. Il est beaucoup plus logique de le donner deux jours avant, car le purgatif agit en somme en déterminant une *entérite toxique* passagère. La déshydratation provoquée par la spoliation aqueuse du médicament trouble les échanges cellulaires et modifie notablement la formule sanguine. Mieux vaut que cette intoxication et ses troubles physiologiques soient complètement terminés au moment de l'opération. Un purgatif l'avant-veille, un lavement le soir qui précède l'intervention paraissent la formule à adopter.

La *nature du purgatif et sa dose* sont éminemment variables suivant la tolérance individuelle. En général un purgatif salin à dose modérée est nécessaire, il agit efficacement sur les glandes accessoires du tube digestif ; mais il ne doit pas provoquer une spoliation aqueuse trop considérable.

Le veille de l'opération le malade prendra une alimentation légère, de préférence hydrocarbonée et lactée, des boissons abondantes, — et douze heures avant l'intervention, il restera à jeun.

*Préparation locale.* — La veille de l'opération le malade prend un grand bain savonneux ; le soir de ce jour on rase avec soin la région sur laquelle doit porter l'opération et on applique un pansement aseptique sur cette région. Le pansement ne sera enlevé qu'au moment précis de l'intervention.

# PRÉPARATION D'UNE SALLE D'OPÉRATION EN VILLE

*On ne doit tenter, au domicile du malade, une opération quelque peu importante que si on peut entourer son opéré de toutes les précautions qu'on trouve à l'hôpital ou dans une maison de santé bien tenue. Cela est relativement facile.*

## LA VEILLE DE L'OPÉRATION.

Autant que possible on disposera la salle d'opération, la veille de l'opération, avec tout le calme et tout le soin nécessaire ; il faut deux heures pour faire cet aménagement.

**Local.** — La pièce où l'opération doit avoir lieu a été désignée, en général, par le chirurgien ; sinon, l'aide, qui est chargé de l'aménager, choisit dans l'appartement du malade, une salle aussi spacieuse et aussi bien éclairée que possible.

De préférence on ne choisira ni la cuisine, ni la chambre à coucher, car c'est dans ces pièces que l'atmosphère est le plus chargé en micro-organisme (J. et R. Villette).

On enlève, s'il se peut, tous les meubles ; pourtant certains meubles très lourds, adossés au mur — une bibliothèque par exemple — peuvent être laissés en place. Il n'est pas utile de se débarrasser des objets suspendus aux parois, tels que les cadres, les tableaux.

Étant donnée une pièce de grandeur moyenne, une dizaine *d'alèzes*, de la dimension des draps de lit, vont être nécessaires pour recouvrir complètement le plancher et les murs ; ces alèzes ont été préalablement stérilisées à l'autoclave.

On commence par en recouvrir le *parquet*, dans toute son étendue. Il est inutile d'ôter les tapis, dont la dépose risquerait parfois de soulever beaucoup de poussière. Les draps étalés sur le parquet sont fixés, de distance en distance, par des clous forts et courts, surtout s'il n'y a pas de tapis (autrement, dans ce dernier cas surtout, ils risqueraient de glisser sous les pieds du chirurgien et de ses aides). On *revêt ensuite complètement les murs* et les embrasures des fenêtres avec ces draps que l'on suspend à des tringles ou que l'on fixe au moyen de petites pointes dites de tapissier. Il faut que les draps recouvrent toute la hauteur du mur, dépassant en haut la corniche, et atteignant en bas le plancher. On n'aperçoit plus alors, dans l'intérieur de la pièce, aucun pan de mur, aucune parcelle de parquet, aucun meuble. S'il y a un lustre, on l'habille complètement d'un drap aseptique. Quelques chaises recouvertes de serviettes propres sont laissées dans la pièce pour les besoins de l'opérateur ou du chloroformisateur.

**Tables.** — Dans la pièce ainsi aménagée, on installe la *table d'opération*, démontable et transportable, près d'une fenêtre, en pleine lumière.

Deux tables métalliques, démontables, sont ensuite disposées de part et d'autre de la table d'opération ; l'une devra être à

la portée du chirurgien opérateur, la deuxième à la portée de
son aide. Deux autres tables sont nécessaires ; elles sont fournies
par la famille ; on les revêt soigneusement d'alèzes stérilisées.
Sur l'une seront disposés tous les objets de pansement ; l'autre
servira de lavabo.

*Seaux et cuvettes.* — Il faut enfin avoir deux seaux de toilette,
pour y jeter les pansements et les eaux sales au moment de
l'opération, et encore deux autres seaux ou cuves métalliques
où l'on mettra à tiédir au bain-marie, une demi-heure avant l'opération, les liquides qui devront être utilisés.

*Matériel et objets de pansement.* — La pièce étant prête pour
l'opération, il faut disposer tout ce dont auront besoin le chirurgien et ses aides.

Sur une des tables de la maison, on place ce qui doit servir au
lavage et à l'asepsie des mains et du champ opératoire :

Un porte-savon, trois savons, un cure-ongle stérilisé dans un
tube, une boîte contenant trois brosses à ongles stérilisées, des
cuvettes stérilisées, de l'eau distillée stérilisée, un litre d'alcool
à 90°, un flacon d'éther, un flacon de teinture d'iode, un rasoir,
une pince stérilisée pour saisir le nombril, un bassin en verre
réniforme.

Sur l'autre table, on dispose la toile caoutchoutée destinée à
recouvrir la table d'opération, des jambières en flanelles, les boîtes
stérilisées contenant les plateaux (qui serviront au cours de l'opération pour déposer les instruments), et deux cuvettes rondes
que l'on remplira au début de l'opération, d'eau stérilisée ou de
sublimé pour le lavage des mains du chirurgien et de son aide
pendant l'opération : la boîte renfermant les blouses, tabliers,
plastrons, calottes stérilisées, les boîtes renfermant les gants de
fil ou les gants de caoutchouc stérilisés (les boîtes disparaîtront
dès que l'opération sera commencée) ; des boîtes contenant des
champs opératoires, grandes compresses, compresses moyennes,
petites compresses, des mèches, de la gaze hydrophile : une boîte
contenant des drains de diverses grosseurs et des sondes, les fils
à suture (catgut, tendons de renne, fil d'argent, etc., etc.), un
thermocautère, un flacon de teinture d'iode, de l'eau oxygénée,
une ampoule de sérum de 500 grammes ; des boîtes renfermant
du coton hydrophile stérilisé en grands carrés, du coton à panse-

ment en nappe de même taille que le bandage de corps, un bandage de corps, des sous-cuisses et bretelles en flanelle, des bandes de crêpe élastique, des épingles de sûreté, du collodion et un pinceau stérilisé.

A portée de l'aide chargé de l'anesthésie on place : quelques serviettes, une boîte contenant des compresses, deux ampoules de chloroforme ou deux flacons d'éther, un pot de vaseline stérilisée, un masque à éther, une pince à langue stérilisée, une seringue stérilisée, une boîte d'ampoules de caféine, une boîte d'ampoules d'éther ou d'huile camphrée.

La salle étant une fois aménagée, l'infirmière, avant de partir, aura soin de faire fermer la porte à clef pour éviter des visites de curiosité intempestive ; il va de soi que personne ne devra y pénétrer jusqu'au lendemain.

### LE MATIN DE L'OPÉRATION.

Le matin de très bonne heure, l'infirmière viendra elle-même veiller au *chauffage* de la pièce, elle allumera un bon feu de bois ou de coke, en évitant de faire de la poussière. Le feu devra être protégé par un écran métallique ou éteint avant l'opération ; car il est dangereux d'utiliser de l'éther ou même du chloroforme dans une pièce où flambe un foyer.

La température de la pièce devra s'élever à 25 ou 26° avant l'opération, car cette température décroîtra si le feu est moins vif ou s'il est éteint. Pendant que la pièce s'échauffe, l'infirmière veille aux derniers préparatifs, s'assure que rien ne manque, que tous les objets sont à leur place.

Les instruments stérilisés sont apportés par le chirurgien ou par son assistant.

Une heure environ avant l'opération, il importe *de rendre humides toutes les parois de la salle* ; on arrose assez copieusement, avec de l'eau stérilisée ou une solution de sublimé, les draps qui recouvrent le parquet ; avec le *pulvérisateur* à vapeur, chargé d'eau stérilisée ou d'eau oxygénée, on humecte les draps qui revêtent les parois latérales, et le plafond lui-même est rendu fortement humide. De cette façon, aucune poussière ne voltigera, aucune poussière ne pourra se produire, l'atmosphère opératoire restera pure.

L'opération peut commencer.

### APRÈS L'OPÉRATION.

L'opération terminée, et le malade transporté dans sa chambre, on débarrasse aussitôt la pièce transformée momentanément en salle d'opération et tout est remis en place.

On laisse simplement à la disposition de la garde les objets nécessaires au pansement :

Des compresses grandes, moyennes et petites ; des mèches de gaze ; des drains, des bandages de corps, des sous-cuisses et bretelles en flanelle ; des épingles de nourrice ; du coton hydrophile ; du coton à pansement ; une boîte d'ampoules de morphine ; une boîte de caféine ; une seringue stérilisée, une ampoule de sérum de 500 centimètres cubes ; une blouse et un tablier ; deux cuvettes rondes ; de l'alcool ; de l'eau stérilisée ; de la teinture d'iode ; une sonde urétrale ; de l'huile de vaseline ; un thermomètre ; une feuille de température.

\*
\* \*

Tous ces préparatifs peuvent paraître compliqués. En réalité quand le chirurgien a su former un personnel habile et adroit, tout se passe sans bruit, sans complications, pour ainsi dire mécaniquement, et l'opération peut être pratiquée aussi soigneusement qu'à l'hôpital.

### SOINS POSTOPÉRATOIRES

L'infirmière, l'élève placé auprès d'un opéré a un rôle des plus importants à remplir et il doit bien connaître les soins postopératoires. Nous prendrons comme type une opération, telle que l'ablation de l'appendice à froid, ayant nécessité l'ouverture de l'abdomen.

L'opération terminée, la paroi abdominale suturée, complètement ou incomplètement si on a drainé, un pansement aseptique est appliqué : une série de compresses de gaze stérilisée recouvre la plaie, par-dessus une couche d'ouate hydrophile, le tout maintenu par un bandage de corps en flanelle ou une bande de gaze moyennement serrés, qui rétablissent la pression intra-abdominale, immobilisent l'intestin et favorisent la résorption des produits épanchés. L'ouate a un rôle multiple : la compression élastique qu'elle exerce immobilise la plaie ; elle protège cette plaie contre les chocs extérieurs et entretient à son niveau une température constante.

Ainsi pansé, l'opéré est placé, *lentement et avec douceur*, sur un brancart, tête déclive, pour être transporté dans son lit rapidement, mais sans brusquerie, sans secousses ; l'anesthésieur l'accompagne, et ne doit l'abandonner qu'après le réveil. Pendant le transport et dans son lit, le malade doit être soigneusement couvert ; le lit aura du reste été préalablement chauffé, ou mieux, garni de boules d'eau chaude entourées de flanelle, et *placées en dehors des couvertures*, afin d'empêcher les brûlures toujours à craindre chez les sujets encore insensibles du fait de la narcose persistante. La chambre doit être « spacieuse, haute, tranquille, bien aérée, ni trop chaude ni trop froide » ; il faut également autour de l'opéré une obscurité relative ; nous exigeons que la température soit de 18° à 20°, afin que le malade ne respire pas un air trop froid, ni trop chaud pour qu'il n'ait pas à lutter par la sudation ; nous veillons à ce que le silence le plus complet soit fait autour de lui, du moins pendant les premiers jours.

Nous plaçons généralement le malade en position horizontale, les jambes mi-fléchies, tête basse, afin d'éviter la syncope par anémie bulbaire, et nous ne relevons la tête que lorsque la face a retrouvé sa coloration normale ; c'est alors seulement que nous songeons à surélever, à l'aide d'oreillers, la partie supérieure du corps, dans les cas où un drainage ayant été établi par en bas, cette position est nécessaire à l'écoulement facile des sécrétions. On surveillera le facies, la respiration et le pouls, et on inclinera la tête en cas de vomissements. On laissera le réveil se faire spontanément ; s'il tardait trop à se produire, on flagellerait doucement la face avec un linge mouillé.

Tels sont les soins à donner au malade depuis la fin de l'acte opératoire jusqu'à l'installation au lit définitive.

Les suites de l'intervention vont se dérouler d'une façon différente suivant les cas.

I. — *Suites opératoires normales.* — Il est difficile de décrire d'une façon très complète les mille petits soins qu'une bonne infirmière doit donner à un opéré. Il est nécessaire, pour que ces soins soient appliqués avec à-propos, que la garde-malade soit depuis longtemps en contact avec des malades opérés. En effet une bonne infirmière arrive par l'observation à connaître l'état des malades ; tout pour elle est un indice : leur façon de regarder, de parler, de respirer, leur calme ou leur agitation ; elle sait distinguer par exemple si cette agitation est due aux suites opératoires, ou n'est qu'une manifestation nerveuse.

Certains malades ont besoin d'être stimulés (*remontés*) par quelques bonnes paroles ou des petites attentions, arranger un oreiller, faire boire, rincer la bouche, passer un peu d'eau fraîche sur la figure ou sur les mains, au besoin faire une friction à l'alcool sur les bras, les jambes et les parties du corps laissées libres par le pansement. Tout cela doit être fait avec légèreté et adresse, sans brusquer le malade et en ne lui laissant faire aucun effort.

L'infirmière par ses paroles et surtout son attitude, la façon de regarder et d'aborder son malade, doit le persuader qu'il va aussi bien que possible, elle entretiendra ainsi en même temps son bon état moral ; la confiance en la guérison peut beaucoup pour cette guérison. Il est bien entendu que les malades plus confiants dans leur prompte guérison, plus énergiques n'ont pas besoin d'attention aussi soutenue, mais il est indispensable cependant de veiller à ce qu'ils aient une bonne position dans leur lit, que leurs oreillers soient bien placés.

Sonde rectale. — En général, vers le deuxième jour, les opérés sont tourmentés par les gaz intestinaux ; quelques-uns même sont très fatigués et en souffrent beaucoup. On aide à l'évacuation en introduisant une sonde rectale ; cependant le deuxième jour, au début des premiers malaises, la sonde ne suffit pas toujours à calmer le malade, cela tient à ce que les gaz sont encore dans une portion élevée de l'intestin et la sonde ne peut aller jusque-là. Une vessie de glace appliquée quelques heures au creux de l'estomac suffit souvent pour soulager beaucoup le malade ; les gaz descendant plus facilement dans l'intestin.

Si la sonde ne fonctionne pas et qu'on ait recours à la glace, il est bon d'enlever la sonde et de ne la replacer que quelques heures après, sans cette précaution la muqueuse rectale s'irrite inutilement, et quand l'usage de la sonde s'impose, c'est-à-dire le troisième jour, les malades ont beaucoup de peine à la supporter. Donc le second jour on ne laisse pas la sonde à demeure, mais on l'introduit à 2 ou 3 reprises dans les 24 heures pour voir si elle fonctionne. Si son utilité est constatée on peut la laisser. Si un malade rend des gaz par la sonde le 2ᵉ jour, il les rendra seul le 3ᵉ jour.

Les meilleures sondes sont celles en caoutchouc moulé nᵒ 30, filière Collin, avec œil terminal et œil latéral. La sonde doit avoir bouilli cinq à dix minutes et être bien vaselinée.

PURGATION. — Le 3ᵉ ou le 4ᵉ jour, l'infirmière doit, selon l'indication du chirurgien, donner à son malade un purgatif ou un lavement. C'est encore un jour pénible pour l'opéré surtout si l'intestin est naturellement paresseux.

On obtient les meilleurs résultats en donnant, quand il est possible, d'abord un lavement (un litre d'eau légèrement glycérinée) sans trop de pression en se servant de la sonde en gomme pour l'introduire plus profondément.

Souvent le malade ne rend que de l'eau sale et presque pas de matières, on le purge alors le lendemain ; l'action du purgatif est ainsi plus rapide et le malade est moins fatigué que s'il a été purgé tout d'abord. Parfois, malgré ces précautions, le malade n'a pas une selle abondante et ne rend toujours que de l'eau sale ; dans ce cas on donnera utilement un petit lavement que le malade ne cherchera pas à garder ; souvent son expulsion excite l'intestin et peu après on obtient une bonne selle.

Vers le soir, on replace la sonde par laquelle sort l'excédent de liquide et quelques sécrétions intestinales qui sans cette précaution redonneraient des coliques au malade. La partie extérieure de la sonde est placée dans un urinal en verre qui tient très bien entre les jambes du malade : de cette façon le lit n'est pas souillé.

Le malade a besoin après cette journée d'avoir presque tout son linge renouvelé ; même s'il n'est pas souillé, ce linge est imprégné d'une mauvaise odeur.

SACS DE GLACE. — Si l'opéré a des nausées, s'il est agité, si son pouls dépasse 100, on doit le surveiller attentivement et au moindre ballonnement lui appliquer sans tarder des vessies de glace.

Les vessies de glace appliquées à temps peuvent arrêter une complication du côté du péritoine, mais il faut en appliquer au moindre symptôme et ne pas attendre que le pouls marque 110 ou 120 ou que les vomissements aient commencé. La garde-malade doit être capable de prendre cette décision sans attendre la visite du chirurgien.

BOISSONS. — Depuis longtemps nous ne donnons plus à nos

opérés pendant les trois premiers jours que de l'eau de Vichy, de l'eau d'Évian, ou simplement de l'eau bouillie sucrée ou non. Les malades se rincent souvent la bouche et boivent presque à leur soif sans être incommodés. L'eau simple paraît mieux supportée que l'eau de Vichy. Autrefois nous donnions à nos malades les premiers jours du champagne ou des grogs glacés ; les opérés se fatiguent vite de ces boissons qui ne suppriment pas la soif, *empâtent* la bouche et finissent souvent par donner un dégoût de tout liquide.

Dès qu'on a pu obtenir une bonne selle on donne une alimentation progressive ; l'opéré mange à sa faim.

Au cas de drainage, et suivant l'abondance des sécrétions, nous enlevons le drain de trente-six heures à plusieurs jours après l'intervention. Au cinquième jour nous enlevons les agrafes, et badigeonnons à l'iode la cicatrice. Les jours suivants, jusqu'au lever, nous faisons faire au malade des frictions sèches sur tout le corps, des mouvements passifs de flexion et d'extension des membres, et nous l'autorisons ensuite à s'asseoir dans son lit, à fléchir et à étendre spontanément ses jambes, à se tourner sur le côté. Ce « repos au lit actif » est un temps préparatoire indispensable au lever définitif. Les laparotomisés dont les tissus sont résistants, l'opération aseptique et l'état général excellent peuvent se lever dès le septième ou huitième jour ; à ce moment la cicatrice est organiquement solide. Chez les affaiblis, les cachectiques, les ptosiques, les obèses ou chez un malade dont la paroi abdominale a été fatiguée par une longue distension, il est sage de prescrire un repos plus prolongé.

*<br>* *

Tout ne se passe pas toujours aussi bien et on peut voir survenir des complications :

**Complications.** — Les complications sont immédiates, consécutives ou tardives.

*a)* **Complications immédiates** : examinons diverses éventualités. Asphyxie. — L'opéré, encore à moitié endormi, vient d'être transporté dans son lit, et placé en position horizontale, tête basse ; soudain, sa face se congestionne et devient bleuâtre ; ses yeux s'injectent et deviennent saillants ; ses lèvres sont gonflées et violacées : il respire mal ; il a des ronchus ; le pouls est rapide : le malade *axphyxie* parce qu'il avale sa langue qui tombe sur l'épiglotte ; il suffit d'attirer la langue hors de la bouche ou de relever le maxillaire et tout rentre dans l'ordre.

Cet accident est d'un diagnostic facile ; il en est d'autres, de gravité fort variable, et qu'il importe, *malgré la ressemblance de leur physionomie clinique,* de différencier rapidement les uns des autres, car le salut est à ce prix.

Syncope. — Brusquement, l'opéré qui vient de s'éveiller et a déjà prononcé quelques paroles, perd connaissance ; on le voit pâlir ; une sueur froide apparaît sur son visage ; son pouls disparaît ; les battements du cœur deviennent imperceptibles ; la respiration s'arrête ou est à peine appréciable ; les pupilles sont largement dilatées, et tous ces phénomènes se produisent en un instant ! C'est la *syncope tertiaire,* due à l'intoxication du bulbe par l'anesthésique. L'indication est nette, et découle de la pathogénie connue de l'accident : il faut, sans perdre une minute, placer le malade en *tête basse,* où s'il y est déjà, exagérer cette position ; et rapidement, l'opéré revient à lui.

Shock. — Après une opération laborieuse et longue, durant laquelle l'anesthésie a dû être poussée à fond, l'opéré transporté dans son lit ne se réveille pas ; il ne dort plus cependant, mais il ne reprend pas ses sens ; ses yeux sont ouverts, fixes et immobiles, ses pupilles dilatées ; ses extrémités sont glacées ; sa respiration, superficielle et courte, est fréquente et irrégulière : son pouls est petit, rapide, fuyant, misérable ; la tension vasculaire est abaissée ; la température est au-dessous de la normale : l'expression de la physionomie reflète une indifférence absolue, un calme profond ; l'intelligence est conservée, et, parfois pressé de questions, le malade répond ; mais sa parole est brève et saccadée, sa voix éteinte. Et cette apathie toute spéciale, cette torpeur cérébrale particulière, caractérisent bien l'*état de shock,* dans lequel est plongé l'opéré.

Il faut *réchauffer l'opéré* par tous les moyens (bouillottes, enveloppements ouatés, couvertures...), ranimer le cœur par des injections sous-cutanées, de caféine, de spartéine, d'huile camphrée, stimuler la respiration par des inhalations d'oxygène, des flagellations de la face, des tractions rythmées de la langue, enfin et surtout combattre l'hypotension vasculaire post-anesthésique, et stimuler les centres nerveux par les injections sous-cutanées ou mieux, dans les cas urgents, intraveineuses de sérum artificiel... Le plus souvent alors, et dans un délai variable avec la gravité des circonstances, le pouls et le cœur se relèvent, la respiration s'améliore jusqu'à la normale, le visage se colore, et l'opéré sort de sa torpeur.

Et cependant il arrive que, malgré ce traitement, l'opéré ne sort pas du shock, dont les signes, loin de disparaître, persistent et s'aggravent. Toutes les chances sont alors en faveur de l'existence d'une *hémorragie interne* qui commande l'intervention immédiate.

HÉMORRAGIE INTERNE. — L'opéré a été transporté dans son lit dans un état satisfaisant; il n'est *nullement shocké*; il s'est réveillé spontanément: son faciès est bon; sa respiration normale, et, si sa tension vasculaire apparaît diminuée comme après toute anesthésie, son pouls est régulier, bien frappé. Cependant, dans les quelques heures qui suivent l'intervention, certaines modifications se produisent dans son état, progressives et d'autant plus rapides que l'hémorragie est plus abondante; parfois, une *douleur* brusque, suivie d'une profonde angoisse, en marque le début; le malade *pâlit,* ses extrémités se refroidissent; son pouls faiblit de plus en plus, et devient petit, rapide, fuyant, insensible; sa respiration, de plus en plus superficielle, se précipite, l'hypothermie va croissant... La mort est imminente si l'hémostase du vaisseau qui donne n'est pas faite sur-le-champ. L'infirmière devra donc prévenir au plus tôt le chirurgien qui fera sauter les points de suture, cherchera et tarira par une bonne ligature la source de l'hémorragie. Dès que l'hémostase sera faite, on s'occupera par tous les moyens de réchauffer le malade, de stimuler son cœur, et de relever sa tension sanguine par des injections massives de sérum.

VOMISSEMENTS. — Les vomissements post-chloroformiques peuvent dans certains cas, par leur *fréquence* et leur *ténacité,* constituer une véritable complication. Il est de règle, après toute anesthésie, que l'opéré vomisse peu ou prou : sous l'impression de la nausée, ses traits se décomposent; il pâlit; son pouls devient filiforme, misérable; une sueur froide et visqueuse perle sur son visage... Va-t-il vomir ou présenter une syncope? Faut-il agir ou faut-il ne rien faire ? L'apparition du vomissement vient bien vite lever les doutes.

Ces vomissements post-anesthésiques, modérés et discrets, ·disparaissent le plus souvent à la fin du premier jour ou dans le cours du deuxième. Les moyens prophylactiques préconisés échouent presque toujours. La compresse imbibée de vinaigre, placée sur la bouche et le nez de l'opéré, dès que cesse l'administration du chloroforme, est certainement un des meilleurs ; elle ne supprime pas les vomissements, mais elle les atténue.

Dans certains cas les vomissements sont *très violents, incoercibles* même, durant la ·première et la seconde journée. Si le faciès reste bon, le pouls bien frappé sans accélération, la température et les urines normales, on ne doit pas s'effrayer ; mais on doit chercher à les arrêter, car il est nuisible pour l'opéré, auquel le repos local et général est nécessaire, d'être constamment secoué par des efforts incessants ; le lavage de l'estomac rend à cet égard les plus grands services.

DOULEURS. — En règle générale *les opérés ne souffrent pas* de la région qui a été le siège d'un traumatisme opératoire souvent étendu, prolongé et même violent. Ils se plaignent de l'endolorissement de la région lombaire bien plus que de l'abdomen. Quelques coussins judicieusement placés et changés sont un excellent palliatif. Quelques-uns souffrent de l'abdomen ; ces *douleurs,* d'intensité très variable, ne se prolongent guère au delà du premier jour ; la nature de l'opération subie n'est pas indifférente : les sections et ligatures portant sur des tissus enflammés, l'extirpation d'annexites non totalement refroidies, paraissent surtout les provoquer; on doit faire une large part dans les productions et l'intensité plus ou moins vive des douleurs, à la susceptibilité individuelle ; les femmes jeunes et nerveuses y sont particulièrement sujettes. Une piqûre de morphine les calme vite ; mais on ne doit user de ce moyen qu'avec beaucoup de parcimonie de peur de produire des morphinomanies.

RÉTENTION D'URINE. — Une complication fréquente est la rétention d'urine post-opératoire. Il arrive souvent que le soir de l'intervention, l'opéré n'a pas encore uriné; il faut rassurer le malade, souvent inquiet de cette complication en le prévenant qu'elle est fréquente, passagère. Cette complication ne doit pas passer inaperçue. La rétention d'urine, si elle ne cède pas spontanément, sera combattue par des cathétérismes aseptiques. Le lendemain le malade pourra comme d'habitude uriner seul, mais parfois on est obligé de recommencer le cathétérisme plusieurs jours de suite matin et soir.

*
* *

Après toute intervention abdominale, le *pouls* est l'élément capital au point de vue du pronostic. C'est lui qui indiquera l'apparition des *infections*. On étudiera ses transformations au triple point de vue du *nombre*, de la *force,* de la *régularité* ; on comparera la courbe du pouls à celle de la température, une élévation considérable du pouls coïncidant avec un abaissement de la température est un signe de mauvais pronostic. L'infirmière notera avec soin la quantité et la qualité des urines ; l'émission ou la non-émission des gaz par l'anus. Elle suivra les changements qui se passent dans la physionomie de l'opéré, pour fournir au chirurgien le maximum de renseignements utiles.

*
* *

*b)* **Complications consécutives.** — Les accidents qui peuvent venir compliquer les suites opératoires se produisent : *au niveau* de la cicatrice abdominale, ce sont les accidents locaux ; ou en *dehors* d'elle, ce sont pour la plupart des accidents généraux, nous ne citerons que les principaux :

COMPLICATIONS LOCALES. — Un épanchement de sang peut se faire dans l'épaisseur de la paroi ; si l'hémorragie a été peu abondante. aucun signe n'attire l'attention et la résorption s'opère vite ; dans le cas contraire, un *hématome* se constitue, il faut l'évacuer et réunir aseptiquement les lèvres de la plaie.

Deux ou trois jours après l'intervention, la température jusque-là normale s'élève plus ou moins ; l'opéré, non drainé, se plaint de souffrir et localise exactement ses douleurs au niveau de la plaie. Enlevons le pansement, désunissons les parties tendues et rouges, badigeonnons-les à la teinture d'iode et pansons à plat. Agissons de même en cas de *suppurations tardives*.

INFECTIONS LÉGÈRES. — Le soir même de l'intervention ou le lendemain, le thermomètre marque 38°,5 ou 39°, le pouls, du reste bien frappé et régulier, s'accélère ; il bat 110 ; le faciès est d'ailleurs excellent ; le ventre insensible et plat (les urines à 500 grammes ; un *purgatif*, administré sans retard, produit l'effet cherché et rapidement la fièvre tombe, le pouls reprend sa fréquence normale ; tout rentre dans l'ordre.

INFECTIONS GRAVES. — Il peut arriver que malgré les lavements, les purgatifs, les phénomènes persistent et s'aggravent, le pouls augmente de fréquence, le faciès devient moins bon, le ventre se ballonne, bref on se trouve en présence d'une infection grave, d'une péritonite.

Comment agir? Si lors de la première intervention qui vient compliquer la péritonite, le péritoine a été drainé, nous pratiquons, par le drain, l'aspiration des liquides septiques ; si le drainage établi paraît insuffisant, il faut enlever le drain et le remplacer par un tube plus volumineux ; le drainage abdominal sera avantageusement complété chez la femme, par le drainage vaginal. S'il n'existe pas de drainage, sans tarder, il faut rouvrir le ventre en faisant sauter les sutures. On appliquera de larges vessies de glace. On emploiera en même temps les injections de sérum artificiel, les injections de caféine, d'huile camphrée, de strychnine.

DILATATION AIGUË DE L'ESTOMAC. — Le lendemain ou le surlendemain de l'intervention, l'opéré, qui jusque-là n'avait présenté aucun vomissement, se met à vomir, ses vomissements discrets d'abord, puis très fréquents, sont noirâtres, marc de café, hémorragiques ; ils se font sans nausées préalables, sans efforts ; les traits s'altèrent ; le faciès se grippe ; le pouls s'accélère et devient petit ; l'hypotension artérielle va croissant, la température reste normale ; il y a de l'anxiété, de la dypsnée ; le ventre, qui au début conserve sa souplesse, ne tarde pas à se ballonner ; mais ce ballonnement est d'abord nettement limité à la région épigastrique, puis il peut se généraliser. Au premier signe de dilatation aiguë de l'estomac, il faut laver cet organe à l'eau alcaline tiède et mettre le malade en position ventrale, pour s'opposer à la compression éventuelle du duodénum par le mésentère ; on conseille également de mettre le malade en position déclive en surélevant les pieds du lit.

PAROTIDITES. — Dans le cours de la première semaine qui suit l'intervention, en général vers le troisième ou quatrième jour, l'opéré, jusque-là parfaitement apyrétique, présente brusquement une ascension thermique à 38°, 39° ; il se plaint de sécheresse de la bouche ; il éprouve une certaine peine à déglutir sa salive, dont la sécrétion est fort diminuée ; il mastique avec difficulté, et ne tarde pas à accuser un endolorissement pénible au niveau d'une ou de ses deux régions parotidiennes ; et, de fait on constate un certain gonflement qui va s'accentuant les jours suivants, et est douloureux à la pression ; rapidement la peau rougit : elle est luisante et tendue, et souvent un œdème se montre, parfois même il y a de la fluctuation ; c'est qu'alors la parotide suppure ; c'est là un mode de terminaison heureusement rare des parotidites postopératoires ; la terminaison se fait en général par résolution au bout de 4 à 5 jours ; plus rarement la gangrène apparaît et c'est là une éventualité redoutable. Dès le début d'une parotidite il faut recouvrir la région tuméfiée et douloureuse de larges *compresses humides et chaudes* et prescrire en même temps des gargarismes antiseptiques, des lavages fréquents de la bouche.

ÉVISCÉRATION. — L'éviscération est une complication des laparotomies. Les fils ont été enlevés, le malade, au moment d'un effort, ressent une sensation de déchirure et dès qu'on enlève le pansement, on trouve les viscères hors de l'abdomen. Sans perdre son sang-froid, le chirurgien doit immédiatement replacer les viscères dans la cavité abdominale et suturer la paroi en un seul plan avec du fil d'argent. Très souvent ces éviscérations qui semblaient devoir être rapidement mortelles guérissent assez simplement.

COMPLICATIONS PULMONAIRES. — La congestion pulmonaire, la pneumonie peuvent être observées à la suite des opérations, surtout quand il y a eu narcose à l'éther. La thérapeutique de ces complications consiste, quelle que soit la forme anatomo-clinique de ces complications, dans l'emploi d'applications répétées de ventouses, des toniques du cœur et de tous les moyens susceptibles de soutenir et de relever l'état général. Il faut accorder grande importance à la position assise au lit.

\* \*
\*

c) **Complications tardives.** — INSOMNIE. — Il n'est pas rare de voir, en dehors de toute complication, des opérés frappés d'insomnie pendant la première semaine qui suit l'intervention ; mais l'insomnie peut se prolonger au delà de cette limite et devenir une vraie complication ; il ne faut pas recourir aux *piqûres de morphine* à cause de l'habitude facilement prise alors de ce médicament particulièrement chez les *femmes nerveuses* qui forment la grande majorité des malades atteintes de cette insomnie prolongée ; des consolations journalières, des exhortations à la patience, l'assurance maintes fois donnée que le sommeil ne peut tarder à revenir, quelquefois une alimentation plus abondante les soirs suffiront le plus souvent. En cas d'insuccès, on emploiera des cachets contenant 0$^g$,5o de veronal administrés un peu tard dans la nuit.

TROUBLES CÉRÉBRAUX. — Les troubles mentaux peuvent se développer à la suite des opérations surtout chez les prédisposés, d'où le précepte d'examiner, avant toute intervention chirurgicale, l'état psychique des malades.

PHLÉBITES. — Le traitement des phlébites, qui surviennent à la suite des opérations, consistera surtout dans l'immobilisation et l'enveloppement du membre. Après trois semaines d'apyrexie complète on pratiquera la mobilisation prudente et progressive et le massage bien réglé.

CICATRICES DOULOUREUSES. — Les cicatrices postopératoires quand l'opération a eu lieu aseptiquement sur terrain aseptique sont en général régulières, linéaires, non douloureuses.

Quand l'opération a eu lieu en terrain septique, surtout sur des régions riches en filets nerveux comme l'extrémité des doigts il se forme parfois de minuscules névromes qui donnent lieu à des douleurs très vives, se manifestant par crises. Dans ces cas il faut intervenir chirurgicalement et enlever la portion de la cicatrice qui est douloureuse.

CICATRICES CHÉLOÏDIENNES. — Les chéloïdes sont des altérations de la cicatrice qui surviennent quelquefois plusieurs mois après la cicatrisation : la réunion de la plaie s'est effectuée normalement et au bout de quelques semaines on voit la cicatrice rougir, devenir saillante, puis blanchir, durcir et donner lieu à un bourrelet très disgracieux.

Les chéloïdes se développent surtout chez les enfants lymphatiques, chez les individus scrofuleux, et dans certaines races humaines, les nègres sont très sujets aux chéloïdes.

Les chéloïdes disparaissent parfois spontanément en 2 ou 3 ans. Si on les enlève chirurgicalement, elles récidivent d'habitude très rapidement. Le traitement par le radium a donné de beaux résultats.

# CINQUIÈME PARTIE

## PETITE CHIRURGIE SPÉCIALE

---

### CHAPITRE XXIII[1]

PANSEMENTS OCULAIRES. — CONSERVATION ET APPLICATION DES COLLYRES. — LAVAGES DE L'ŒIL. — CONDUITE A TENIR EN PRÉSENCE D'UN TRAUMATISME DE L'ŒIL EN ATTENDANT LE MÉDECIN OU L'OPHTALMOLOGISTE. — ABLATION DES CORPS ÉTRANGERS SUPERFICIELS DE L'ŒIL.

## PANSEMENTS OCULAIRES

Les pansements oculaires peuvent être *secs* ou *humides*. Tout pansement sec devra comporter une rondelle de gaze hydrophile stérilisée, ou encore bouillie, puis desséchée, le contact *direct* de l'ouate prise dans les cils étant désagréable ; ensuite une ou plusieurs rondelles d'ouate hydrophile sont placées au-dessus de la gaze. Il est quelquefois bon, comme le faisait Panas, de combler avec une boulette d'ouate le creux, le coin, oculo-nasal. On pratique ensuite l'enroulement de la bande.

BANDAGE. — Pour le pansement d'un œil on commence par un jet oblique que l'on fixe par un circulaire du front ; on passe ensuite sous le lobule de l'oreille et on fait successivement des

---

1. Nous remercions notre excellent confrère A. Terson des conseils qu'il a bien voulu nous donner pour la rédaction de ce chapitre.

obliques analogues et les mêmes circulaires contentifs. On termine par un circulaire (fig. 220).

Pour maintenir un pansement sur les deux yeux, on agit de même, on fait des tours circulaires autour de la tête et des jets obliques passant sous chaque lobule de l'oreille pour recouvrir les yeux (fig. 221).

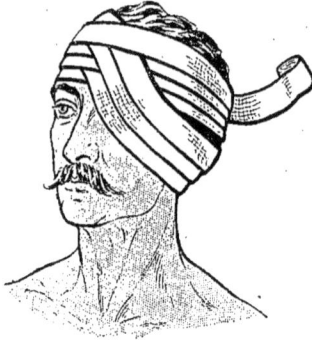

Fig. 220. — Pansement d'un œil.        Fig. 221. — Pansement des deux yeux.

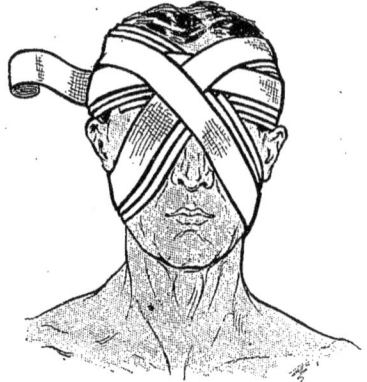

Pour maintenir un pansement léger sur l'œil, on peut se contenter d'un simple mouchoir ou d'un large ruban plat noués sur le côté de la tête (fig. 222).

Parfois on se trouvera bien d'employer, au lieu de bandes, d'autres bandeaux n'exerçant pas une compression qui éventuellement serait dangereuse. Ces bandeaux, de nature variable, sont retenus par de simples liens qu'on peut nouer et dénouer à volonté. Les plus légers sont en soie, en satin, en satinette. Les liens sont des rubans de soie ou de fil qui doivent, en règle générale, être assez longs pour faire deux fois le tour de la tête, si l'on ne veut pas voir le bandeau glisser sur la nuque. Les formes de ces bandeaux sont diverses : les uns sont ovalaires, d'autres triangulaires (droit et gauche) ; d'autres en U, en forme de scapulaire, constituent des bandeaux flottants, sorte de visière protectrice, mais n'appuyant pas sur l'œil. Les

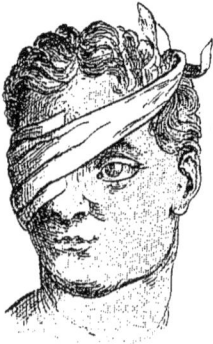

Fig. 222. — Pansement d'un œil à l'aide d'un mouchoir (Grande Encyclopédie du xviiie siècle).

bandeaux de soie ou de satin étant parfois insuffisamment protecteurs et, d'autre part, les coques en celluloïd, en grillage, en aluminium perforé, étant souvent lourdes ou blessantes, M. A. Terson en a fait fabriquer en *feutre* léger qui a l'avantage de pouvoir conserver une concavité retenant très bien les rondelles d'ouate et de gaze. Des rubans de fil plats, de 1 centimètre de large et de $0^m,75$ de long pour chaque bout, maintiennent ces divers bandeaux, amovibles et bien tolérés, vu leur légèreté. Ils ne doivent pas supprimer les bandes, indispensables dans certains cas, mais les remplacer dans maintes circonstances où le pansement, simplement *contentif,* doit être *non compressif* et *changé souvent,* surtout par le malade lui-même.

Les pansements *humides* se composeront de rondelles de gaze et d'ouate, imbibées de liquides chauds, tièdes ou froids. Un imperméable empêche l'évaporation et le refroidissement rapides.

Le pouvoir sédatif des *cataplasmes* sur certaines douleurs oculaires est bien plus intense et bien plus prolongé que celle des compresses chaudes. On aura toujours soin d'appliquer d'abord sur les paupières une ou deux larges rondelles de gaze *humide* qui s'opposent au contact direct du cataplasme. Les cataplasmes de farine de lin sont préférables à ceux de fécule, trop vite refroidis. Les cataplasmes qu'on trouve dans le commerce, cataplasmes extemporanés, rendent quelques services, mais sont souvent imbibés de substances gélatineuses et gluantes inutiles ou nuisibles.

Les applications chaudes par divers procédés (tubes de Leiter, termophores, etc.) nécessitent des appareils spéciaux, souvent pesants, pénibles à tolérer, et dont la chaleur est difficile à régler. Les *pulvérisations* chaudes se feront avec le pulvérisateur habituel muni d'un long tube pour conduire la vapeur exactement sur les paupières.

Les applications *froides* ou même *glacées* sont également employées, mais on n'emploiera la glace qu'avec une grande circonspection et suivant des indications formelles. La glace pourrait en effet créer de graves désordres ou retarder la guérison, si elle était appliquée inconsidérément, surtout sous la forme d'une vessie de glace, comme on le faisait autrefois.

## CONSERVATION ET APPLICATION DES COLLYRES

On donne le nom de collyres à des médicaments destinés au traitement local des affections oculaires.

Pour conserver et appliquer aseptiquement un collyre, il existe plusieurs procédés.

On peut avoir des *ampoules stérilisées,* à briser chaque fois, ce qui est une complication, mais les ampoules ont l'avantage d'être facilement transportables et toujours prêtes.

On peut encore maintenir le liquide dans des flacons compte-gouttes stérilisés une fois pour toutes et qui sont une réduction des ballons-pipettes de Chamberland usités dans tous les laboratoires de bactériologie. Tel est le ballon compte-gouttes de Morax, tel est aussi le flacon compte-gouttes de A. Terson (fig. 223), moins fragile. Ils sont stérilisables à l'autoclave et une boulette de coton bouchant leur entonnoir de remplissage empêche leur contamination.

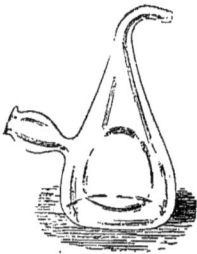

Quant aux divers flacons compte-gouttes ordinaires, ils peuvent être fréquemment utilisés sans des précautions spéciales, lorsque l'œil ne présente aucune solution de continuité, plaie ou érosion, traumatique ou spontanée. Mais, lorsqu'il existe une plaie de l'œil, l'obligation d'installer un collyre stérilisé s'impose absolument.

Fig. 223. — Flacon compte-gouttes de Terson.

En cas d'urgence, le praticien pourra toujours *faire bouillir* un instant, fût-ce dans une cuiller à café, le *collyre douteux* qu'il aura sous la main, et l'instiller avec une pipette ordinaire passée à l'eau bouillante. Il aura soin, en instillant le collyre, de ne point toucher les paupières avec le bout du compte-gouttes, mais de faire tomber les gouttes d'un peu haut dans la poche formée par la paupière inférieure fortement attirée en avant et en bas, le malade regardant en haut.

Les collyres *huileux* bien préparés et stérilisés conservent fort longtemps leur état aseptique. Il est préférable de les appliquer avec une spatule bouillie ou flambée, ou avec un flacon compte-gouttes sans caoutchouc, car l'huile ramollit et dissout le caoutchouc des pipettes.

Les *pommades* ne seront prélevées dans leur pot qu'avec une spatule flambée. On a quelquefois conservé les pommades dans des tubes d'étain semblables à ceux usités pour la conservation des couleurs à l'huile. On évitera de laisser les malades appliquer ces pommades avec un papier roulé, un pinceau ou même le doigt. Un cure-oreille en ivoire, passé à l'eau bouillante, est encore ce qui convient le mieux pour le malade se soignant lui-même.

Pour les *poudres,* un pinceau sec dont une chiquenaude enverra le contenu dans l'œil, ou les instruments précédents, sont les agents d'administration.

## LAVAGES DE L'ŒIL

*Lavage par affusion.* — Le patient est assis, des précautions sont prises pour que le liquide des lavages ne viennent pas mouiller ses vêtements; il renverse la tête en arrière. Le chirurgien écarte les deux paupières avec le pouce et l'index de la main gauche, fait couler entre elles, au niveau de l'angle interne, un long filet de liquide obtenu en pressant de la main droite un tampon d'ouate hydrophile largement imbibé. Le liquide, après avoir balayé la conjonctive et le globe oculaire, s'écoulera par l'angle

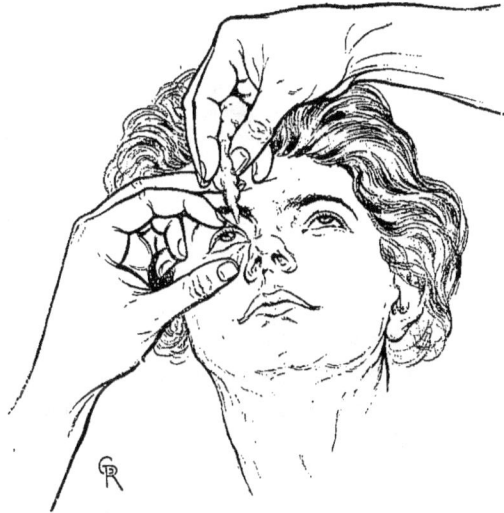

Fig. 224. — Lavage de l'œil par affusion.

externe de l'œil et sera reçu dans un bassin approprié maintenu par le patient lui-même ou par un aide (fig. 224).

**Lavage par irrigation.** — On introduit sous les paupières l'extrémité du laveur. L'autre bout du laveur est relié par un tube de caoutchouc au bock à irrigation de la capacité de un ou deux litres. Le bock ayant été rempli de liquide, il suffira que le niveau du·liquide dépasse de *3o centimètres* le niveau de l'œil pour qu'un énergique courant d'eau se précipite entre le globe et les paupières, déplisse et distende en forme de boudin le cul-de-sac postérieur, puis s'échappe par la fente palpébrale en entraînant toutes les sécrétions.

Un enfant sera tenu sur les genoux d'un aide, les pieds un peu plus élevés que la tête et la face tournée en haut ; sur le parquet on disposera un vase à bords larges, un seau ou une cuvette.

La principale *indication* du lavage par irrigation est l'ophtalmie purulente.

L'œil est bien loin de pouvoir, sans de *très graves* et *persistantes altérations cornéennes*, supporter l'application *en irrigations* (il en est tout autrement en simples instillations de 2 ou 3 gouttes) des *an-*

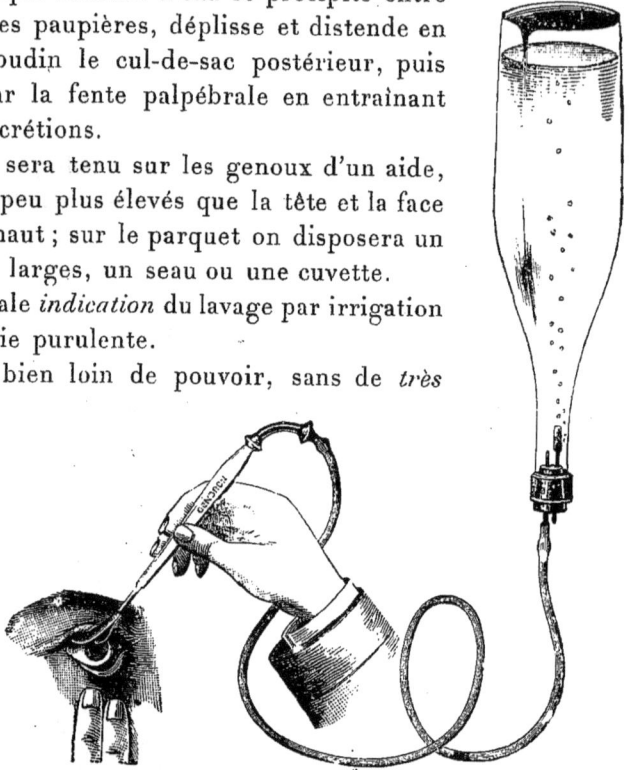

Fig. 225. — Lavage à l'aide d'un vide-bouteille.

*tiseptiques* énergiques que d'autres muqueuses (bouche, vagin, etc.) supportent assez aisément. On s'abstiendra des irrigations au sublimé (qui ont donné plusieurs fois des taies définitives), à l'acide phénique, au formol, etc., tandis que des *gouttes* de diverses solutions assez fortes du même genre sont utilisables, le cas échéant.

Les irrigations se feront ordinairement avec l'eau bouillie, le sérum physiologique ou des solutions faiblement antiseptiques et alcalines, telles que le bicarbonate et le borate de soude. L'eau boriquée, si banalement, si automatiquement prescrite, est très souvent irritante pour l'œil et la peau des paupières. Dans certains cas d'infections, le cyanure de mercure à 1/5000, 1/10000, le permanganate de potasse ou de chaux à 1 pour 2000 jusqu'à 1 pour 5000, seront utilisables.

Les irrigations se feront donc sous les paupières, en général avec un bock-laveur ou un vide-bouteille (fig. 225).

Un certain nombre de laveurs ont été préconisés. Les uns ont l'inconvénient de se vider directement sur la cornée. La grande majorité des autres ayant un calibre presque filiforme, a le grave défaut de s'encrasser et de se boucher si vite que le jet sort en bavant. De larges canules (fig. 226) absolument

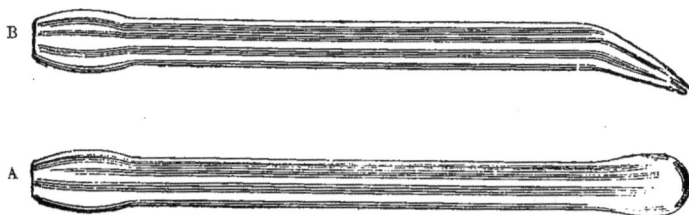

Fig. 226. — Canules à lavages oculaires.

mousses, et s'introduisant dans les culs-de-sac sans lésion aucune, sont préférables (A. Terson) et ne s'obturent jamais. M. Terson a même fait adapter ces canules à un ballon-pipette, ce qui permet, dans certains cas, de supprimer le bock-laveur ou le vide-bouteille.

Il ne faut pas croire que l'œil supporte sans dégâts des irrigations profuses faites avec des litres de liquide, même simplement aseptique. La hauteur du récipient, la température du liquide, la force du jet sont déjà fort à considérer. Quant à la quantité, il est préférable de laisser reposer l'œil et le malade, après avoir fait passer sous les paupières 250 à 300 centimètres cubes, au plus, de liquide.

Les irrigations, si utiles qu'elles puissent être, doivent conserver des indications spéciales. Les simples affusions sur les paupières, retournées ou non, les nettoyages externes avec de simples tampons hydrophiles, sont souvent suffisants ou préférables. Quant aux bains d'œillère, parfois fort irritants pour la cornée, ils sont ordinairement inférieurs aux moyens précédents.

## CONDUITE A TENIR EN PRÉSENCE D'UN TRAUMATISME DE L'ŒIL, EN ATTENDANT LE MÉDECIN OU L'OPHTAL-MOLOGISTE.

Nous ne devons pas entrer ici dans les indications et la technique de la thérapeutique oculaire : c'est dire que nous ne décrirons pas même les manœuvres d'urgence (sutures, extraction de corps étrangers intra-oculaires ou intra-orbitaires, réduction ou excision des enclavements de l'iris, etc.), qui s'imposent parfois, mais qui nécessitent une compétence spéciale. Nous nous bornerons à dire ici ce qu'en tant qu'applications topiques, il faut éviter, ou exécuter, en présence d'un traumatisme du globe, *avant une intervention ou même un examen qualifiés.*

En ce qui concerne les blessures par instruments piquants ou tranchants, la suture des paupières s'imposera très souvent, de même que la recherche des grands corps étrangers. Auparavant, un pansement composé de rondelles de gaze et d'ouate bouillis, imbibés d'eau bouillie tiède et recouverts d'un taffetas chiffon, avec une bande de crépon exerçant une *légère* compression, suffit souvent à arrêter l'hémorragie ; telle est l'unique chose à faire. C'est dire qu'on évitera toute application de perchlorure de fer, d'arnica et d'une foule d'autres agents dangereux.

Toute ablation extemporanée d'un corps étranger ne sera faite, avec un instrument bouilli et mousse, que si ce corps étranger repose, sans y être fixé, à la surface de l'œil ou de la conjonctive palpébrale. On évitera en général les irrigations qui ne devront être faites par le médecin que s'il les juge utiles et qui très souvent ne serviraient qu'à irriter l'œil, en cas de plaie simple, ou à provoquer des mouvements évacuateurs des humeurs intra-oculaires.

Les cas les plus inquiétants sont ceux où une vaste plaie, comprenant *à la fois* l'œil et les paupières, résulte d'un grand et très malpropre traumatisme (accident d'automobile, de chemin de fer, coup de pied de cheval, etc.). Dans ces cas on voit souvent de la terre, des excréments de cheval, du cambouis, des corps étrangers pulvérulents, sur la plaie, pour ces cas, des lavages à l'eau bouillie très chaude, sous forme d'affusions avec des tampons, seront pratiqués dans le but d'éloigner tous les corps étrangers peu adhérents. Une petite curette ou un cure-oreille bouillis élimineront aussi les fragments encastrés peu profondément. Certaines plaies avec cambouis, huile de machines, etc., pourront être très prudemment nettoyées peu à peu avec de l'eau savonneuse, ou quelquefois glycérinée à 1/20, lavages dégraissants alternant avec des affusions d'eau bouillie simple qui en atténueront la légère causticité. Les lavages *alcalins* (bicarbonate, borate) sont bien supportés et ont aussi un effet décapant très utile.

En cas de *brûlure*, s'il s'agit d'une brûlure par un corps solide en ignition, après ablation, s'il y a lieu, des corps étrangers, des pansements humides de compresses bouillies seront indiqués.

Les *brûlures chimiques* sont autrement graves et nécessitent toujours des soins répétés, *avant* même que le médecin mandé puisse être arrivé. S'il s'agit d'un acide, les lavages immédiats et très abondants à l'eau froide, même non stérilisée, ou mieux avec une eau *alcaline* (eau bicarbonatée, eau de Vichy, etc.), seront institués tout de suite. S'il s'agit d'une base (ammoniaque), des lavages à l'eau bouillie ou *légèrement acidifiée* (jus de citron), sont à conseiller.

Quand il y a des corps étrangers corrodants, tels que la chaux, il semble dangereux d'y ajouter de l'eau qu'on a accusé d'exagérer l'effervescence. En réalité il vaut encore mieux inonder d'eau froide la région si l'on n'a pas autre chose sous la main. Cependant le lait, parfois même le blanc d'œuf cru, ont une action onctueuse et neutralisante appréciables. Gosselin avait conseillé d'instiller de l'eau sucrée pour former un saccharate de chaux non caustique ; il n'y aurait aucun inconvénient à essayer, avec de l'eau bouillie, ce moyen qui est peut-être plus théorique que pratique. Il faut avoir vu en effet, comme les voient trop souvent les ophtalmologistes, ces brûlures par la chaux et le mortier non éteint, où les tissus conjonctivaux et les culs-de-sac sont *infiltrés* de chaux dont on retire pendant plusieurs jours des fragments, pour se rendre bien compte qu'à peine quelques minutes après l'accident, les tissus sont déjà totalement envahis et que la neutralisation est bien difficile. La meilleure technique à suivre, après les affusions enlevant tout le possible, sera, avec l'aide de la cocaïne, l'extraction patiente des fragments profonds.

L'intromission d'huile, qui semblerait très logique, est extrêmement irritante en général, car on n'a pas sous la main une huile privée chimiquement de ses acides et stérilisée. Une pommade la remplacera avec avantage. On évitera le liniment oléo-calcaire. Le pansement sera humide au début.

Nous ne pouvons insister ici sur les suites et la conduite à tenir, en présence des innombrables variétés des plaies de l'œil, et des annexes, avec ou sans corps étrangers, survenant dans les circonstances les plus diverses et les plus imprévues.

Sans entrer dans aucun détail de thérapeutique oculaire, bornons-nous à signaler que le praticien aura tout intérêt à s'abstenir de prescrire ou d'appliquer l'*extrait de Saturn*e (eau blanche) qui donne sur les érosions cornéennes des incrustations blanchâtres si marquées et si indélébiles qu'on est obligé de les enlever par une opération.

Rappelons encore que la *cocaïne* et surtout l'*adrénaline* gênent la cicatrisation des plaies cornéennes, et qu'enfin l'*atropine* peut, sur certains yeux prédisposés, provoquer rapidement l'éclosion d'un accès de glaucome aigu. C'est dire qu'il ne faudra utiliser ces remèdes qu'à bon escient, et que toute prescription de ce genre ne devra jamais être en quelque sorte machinale, dans la hâte d'un cas d'urgence, mais motivée par des indications particulières à chaque traumatisme.

## ABLATION DES CORPS ÉTRANGERS SUPERFICIELS DE L'ŒIL

La précocité de l'intervention a, dans le cas de blessures, même superficielles, du globe oculaire, une importance extrême ; l'intégrité totale ou partielle d'un œil dépend très souvent de la conduite du médecin dans les premiers moments qui suivent un traumatisme.

S'il n'est aucunement versé dans la chirurgie oculaire, le médecin *ne doit pas* entreprendre le traitement des corps étrangers de la chambre antérieure, des corps étrangers de l'iris, du corps vitré ou des membranes profondes de l'œil ; mais il peut parfaitement et rapidement traiter et guérir un malade présentant un corps étranger de la conjonctive ou de la cornée.

**Corps étrangers de la conjonctive.** — Les corps étrangers de la conjonctive sont libres à la surface ou implantés dans l'épaisseur.

Les *corps étrangers libres* sont des corps étrangers tombés sans grande violence sur la surface de l'œil et que le larmoiement et les mouvements palpébraux ont repoussés dans les culs-de-sac conjonctivaux. Le type de ces corps étrangers est

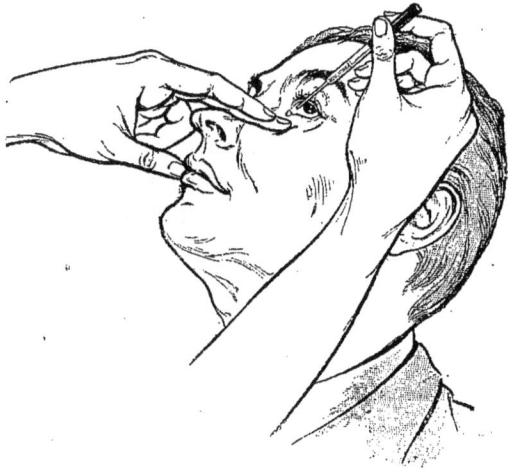

Fig. 227. — Manière d'instiller quelques gouttes de cocaïne dans le cul-de-sac inférieur de la conjonctive gauche, le patient incline la tête en arrière et à droite.

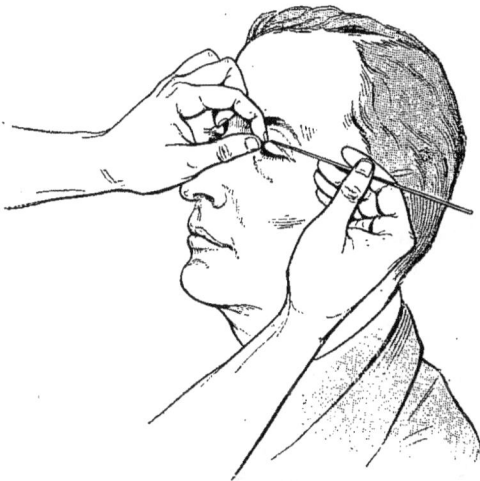

la poussière de charbon qui vient par la portière du wagon se jeter dans l'œil d'un voyageur et qui souvent se place sur la face conjonctivale du tarse, raclant ainsi la cornée à chaque battement de paupières ; la présence de ce corps incommode détermine une sensation de picotement qui porte à se frotter l'œil, et au bout de peu de temps surviennent des phénomènes pénibles : larmoiement, rougeur de la conjonctive, spasme des paupières, photophobie.

Fig. 228. — *Retournement de la paupière supérieure.* — Premier temps : la main gauche attire la paupière supérieure en bas ; la main droite maintient un stylet longitudinalement sur le milieu de la paupière.

La première chose à faire en présence d'un accident de ce genre devrait être de s'abstenir de porter les mains aux yeux ;

le larmoiement suffit quelquefois à chasser le corps étranger ; le frottement des paupières n'a d'autre effet que de déterminer l'adhérence du corps étranger en un point quelconque de la conjonctive et de rendre impossible son élimination spontanée. On est, la plupart du temps, obligé de l'enlever.

L'extraction du corps vulnérant sera précédée par l'anesthésie de la surface de la conjonctive par quelques gouttes de solution de stovaïne ou de cocaïne à 1/50. Pour cela on fait asseoir le malade ; de l'index gauche, on abaisse la paupière inférieure et, avec un compte-gouttes, on verse 4 à 5 gouttes de la solution dans le cul-de-sac inférieur (fig. 227). L'anesthésie déterminée par la cocaïne facilite déjà singulièrement les manœuvres de recherches du corps étranger.

Tout d'abord on attire en avant la paupière inférieure et on regarde si la particule charbonneuse ou poussiéreuse n'est pas logée dans le repli inférieur de la conjonctive. Ce cas est relativement rare ; souvent le corps étranger a été se fixer dans le cul-de-sac conjonctival supérieur, plus souvent sur le tarse même. Pour le déloger, il faut avoir recours au *retournement de la paupière supérieure*. Rien n'est plus facile que de renverser avec l'index la paupière *inférieure,* en priant le patient de regarder fortement *en haut,* ce qui permet d'explorer en entier le cul-de-sac conjonctival *inférieur.* Il en est tout autrement pour le cul-de-sac conjonctival *supérieur.* Aussi devons-nous examiner les moyens de retourner la *paupière supérieure.*

Il suffit pour cela, après avoir dit au malade de *regarder fortement en bas,* condition absolument nécessaire, de saisir les cils entre le pouce et l'index de la main gauche et, avec le bout de l'index de la main droite, de faire basculer le tarse qui s'offre ainsi à nu. Ce procédé, facile avec des doigts délicats et un index mince, sera modifié dans le cas contraire : on emploiera un stylet plat, une sonde lacrymale un peu forte, une sonde cannelée ou tout autre objet de dimensions analogues pour remplacer un index trop gros pour s'insinuer convenablement à l'endroit désiré.

Quand la paupière n'a pas de cils, on pourra quelquefois en saisir le bord entre le pouce et l'index gauche et la faire basculer comme précédemment, sinon on la saisira avec une pince.

Généralement, on évitera de retourner avec une seule main (v.

page 494) la paupière supérieure, tour de main parfois pénible pour le malade.

Toutefois par les procédés précédents, seule la partie tarsienne de la paupière supérieure est en vue. Il reste *derrière elle* un *cul-de-sac* au moins aussi développé et où se cachent souvent d'énormes corps étrangers passant ainsi inaperçus. Il faut savoir le déplisser, en pratiquer l'inversion, le voir *à ciel ouvert*. Plusieurs procédés sont utilisables dans ce but. On peut introduire, *du côté de la peau*, un releveur de Desmarres, qui se coiffe de la paupière retournée et qui permet, en l'écartant du globe, de voir la région du cul-de-sac supérieur.

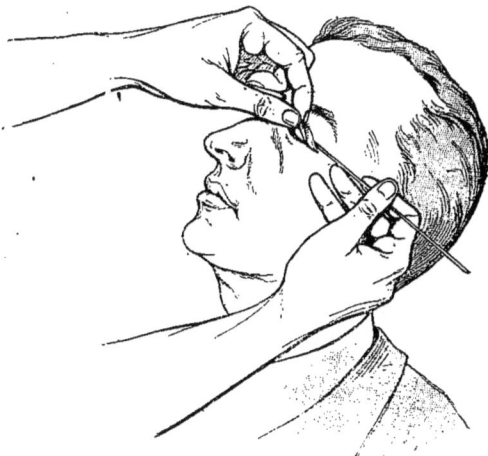

Fig. 229. — *Retournement de la paupière supérieure.* — Deuxième temps : la pression du stylet fait basculer le cartilage tarse.

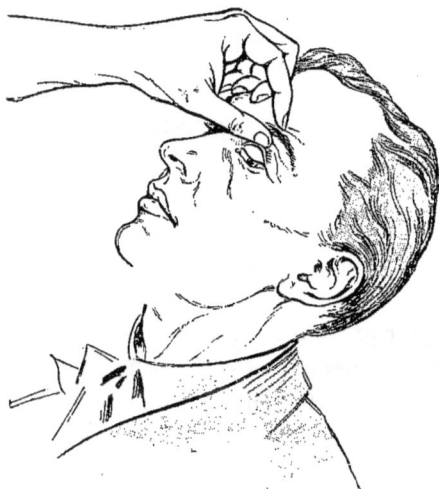

On peut encore, *après avoir renversé la paupière supérieure* de la façon banale, écarter du globe le bord du tarse renversé, en le soulevant avec un corps mousse (cure-oreille, stylet, crochet à strabisme, etc.) : on visite ainsi la région *rétro-tarsienne*.

Fig. 230. — *Retournement de la paupière supérieure.* — Troisième temps : le cartilage du tarse a basculé, on voit la face profonde de la paupière supérieure.

On peut enfin, procédé plus douloureux, nécessitant, outre une instillation de cocaïne à 1/20, une injection de cocaïne à 1 pour 100 sous la *peau* de la paupière, saisir en

travers, horizontalement avec une pince hémostatique dont on
pourra coiffer les mors avec du caoutchouc (morceaux de drains par
exemple) et enrouler totalement la paupière sur la pince. Le cul-
de-sac supérieur est alors entièrement déroulé, déplissé, mis à nu.

De très grands *corps étrangers* (barbes d'épi de blé, fragments
de bois, épines, etc.) peuvent en effet se loger dans le *cul-de-sac
conjonctival supérieur* et y être *méconnus* pendant des semaines
et des mois. C'est avec le procédé d'enroulement de la paupière
à la pince qu'on sera parfois obligé de se rendre compte *de visu*
de l'état du cul-de-sac (A. Terson).

Les procédés anciens qui consistent à passer, à l'aveuglette,
un curette mousse ou un cure-oreille, dans ce cul-de-sac, pour
« ramener » le corps étranger possible, ne réussissent pas toujours et, ce qui est pis, enfoncent parfois le corps du délit, s'il
est pointu, dans la conjonctive et le tissu sous-conjonctival.

*Les corps étrangers implantés sous la conjonctive* seront enlevés à l'aide d'une pince, et parfois il peut être nécessaire de donner un léger coup de ciseau pour sectionner un mince repli de
la conjonctive enserrant la parcelle recherchée.

### Corps étrangers de la cornée.

**Corps étrangers de la cornée.** — Les corps étrangers de la
cornée sont peut-être plus fréquents que les corps étrangers de
la conjonctive ; ils se rencontrent surtout chez les ouvriers qui
travaillent le fer ou la pierre, remouleurs, serruriers, ajusteurs,
mécaniciens, etc.

Des particules métalliques projetées par le choc des outils
viennent s'implanter dans la cornée. Si elles ne sont pas immédiatement extraites, par leur oxydation ou leur désagrégation
superficielle elles produisent autour d'elles une espèce de ciment
qui les incruste. Rapidement leur présence occasionne une inflammation intense, une injection périkératique plus ou moins prononcée, en même temps que se manifestent des douleurs vives
exaspérées par chaque clignement des paupières.

L'ablation immédiate du corps étranger est la seule façon de
parer à ces phénomènes douloureux et inflammatoires et de prévenir
l'opacité de la cornée, et quelquefois l'iritis qui succéderaient à
la petite ulcération produite par le corps étranger. Quand le corps
étranger est rapidement extrait, la plaie de la cornée ne laisse
après elle qu'une cicatrice transparente, absolument invisible.

Généralement le corps étranger s'aperçoit facilement sous forme d'une minime tache noire qui incruste la surface de la cornée. Dans les cas difficiles, il faut placer le patient en face d'une fenêtre et examiner la cornée sous diverses incidences. On peut même se servir de l'éclairage oblique à la loupe.

Dès qu'on a constaté la présence d'un corpuscule vulnérant, on instille quelques gouttes de solution de cocaïne, puis on attaque le corps étranger avec une pointe effilée, aiguille spéciale à corps étranger, bien préférable à la pointe fine du bistouri ; on cherche à insinuer la pointe de l'instrument entre le corps étranger et la cornée pour le soulever et le faire sauter hors de la logette qu'il occupe (fig. 231).

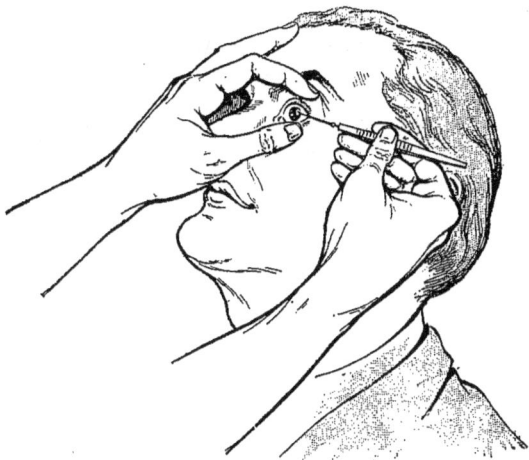

Fig. 231. — *Ablation d'un corps étranger de la cornée.* — La main gauche maintient les paupières écartées, la main droite attaque le corps étranger.

Quelquefois le corps étranger irrégulier résiste aux premiers efforts ; il est solidement implanté dans l'épaisseur de la cornée ; pour le déraciner il ne faut pas hésiter à creuser, tout autour, le sol cornéen, à enlever les lames cornéennes superficielles que le corpuscule, par sa présence, a pu altérer ou teinter de rouille. Une plaie de la cornée se répare très rapidement si elle est nette et propre ; laisser des taches de rouille, c'est s'exposer à laisser continuer l'inflammation.

Une fois isolé de la loge qu'il s'est creusé, le corpuscule vulnérant est facilement extrait ; mais, quand il est volumineux, taillé en forme de flèche ou de coin, on est obligé, dès qu'on l'a rendu un peu saillant, d'avoir recours à une pince fine pour le saisir et l'enlever.

Il peut arriver que le corps étranger ait pénétré très profondément dans l'épaisseur de la cornée et fasse saillie du côté de la chambre antérieure. On conseille généralement dans ce cas d'inciser hardiment le limbe cornéen, de pénétrer délibérément dans la chambre antérieure pour atteindre le corps étranger par sa face profonde, mais c'est là, tactique délicate d'ophtalmologiste exercé, plutôt que manœuvre de praticien.

Le corps étranger une fois enlevé, il est utile d'appliquer, pour quelques heures, un pansement simple des yeux, c'est-à-dire quelques lames de gaze stérilisée, taillées en rondelles, et un peu d'ouate hydrophile, le tout maintenu par une bande de crêpon.

*
* *

Lorsqu'on veut, exceptionnellement, retourner les paupières avec une seule main, il faut distinguer deux cas : 1° ou bien le malade a des cils bien fournis ;

2° ou bien il n'en a que peu ou pas.

1° *Le malade a des cils bien fournis.* Le sujet doit être assis en face du médecin. La première chose à lui demander, c'est de regarder en bas, de fermer les yeux comme s'il dormait. On se servira de la main gauche pour l'œil droit ; de la main droite pour l'œil gauche ; donc la main du sens contraire et toujours d'une seule main.

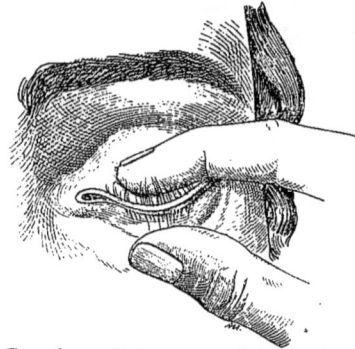

Fig. 232. — Retournement de la paupière supérieure gauche, application de l'index droit.

Il faut : 1° Appliquer le bord cubital de l'index droit sur la partie moyenne de la paupière, à égale distance des angles interne et externe, immédiatement au-dessus du point d'implantation des cils (fig. 232) ;

2° Faire exécuter à l'index un mouvement d'ascension tout en le maintenant appuyé sur la paupière ;

3° Appuyer la face pulpaire de la dernière phalange du pouce à la face inférieure des cils aussi près que possible du rebord palpébral.

4° Prendre les cils entre le pouce et la face pulpaire de l'index, celui-ci gardant toujours le contact palpébral (fig. 233) ;

5° Abaisser la paupière tout entière de 3 à 4 millimètres ;

6° Faire basculer le tarse pour amener sa face cutanée en arrière, sa face conjonctivale en avant (fig. 234) ;

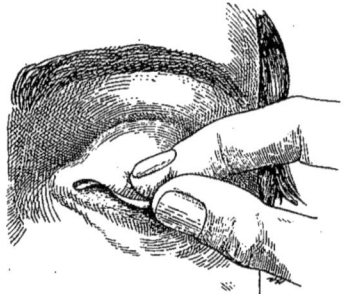

Fig. 233. — Retournement de la paupière supérieure : saisie des cils.

7° Maintenir le tarse ainsi luxé. Pour cela il faut que l'index s'efface rapidement ; en même temps, le pouce, par un mouvement rapide, se porte d'avant en arrière et colle, pour ainsi dire, les cils sur la peau de la partie supérieure de la paupière au-dessous du rebord orbitaire supérieur. Le retournement est fait et on peut examiner à loisir la conjonctive palpébrale tarsienne (fig. 234).

2° *Le malade n'a que peu ou pas de cils.*

Il faut :

1° Appliquer la face palmaire du pouce droit sur la partie moyenne de la paupière inférieure, pousser cette paupière en arrière et légèrement en haut comme si on voulait la faire glisser en arrière de la paupière supérieure, entre elle et le globe oculaire ;

2° Appliquer le bord cubital

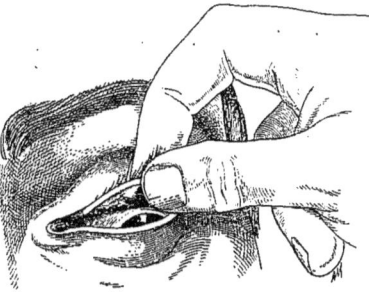

Fig. 234. — Retournement de la paupière supérieure, bascule du tarse.

de l'index droit sur la face cutanée de la paupière supérieure à égale distance des deux angles, à 3 ou 4 millimètres au-dessus du bord palpébral, sur le même plan sagittal que le pouce appliqué sur la paupière inférieure.

L'index ainsi placé appuie fortement sur la paupière et cherche à lui imprimer un mouvement en bas et légèrement en avant, en somme exactement opposé à celui que suit la paupière inférieure ;

3° Porter le pouce, tout en le gardant au contact de la paupière inférieure, un peu en avant et en haut

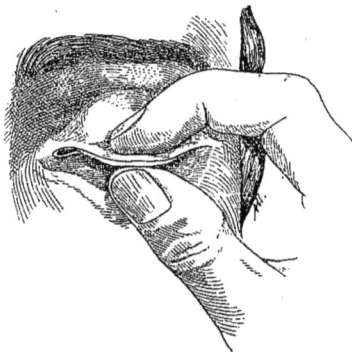

Fig. 235. — Retournement de la paupière supérieure sans cils, application du pouce et de l'index.

de façon à appliquer le bord cubital de sa face palmaire sur la paupière supérieure, au niveau de la partie de la face conjonctivale qui déborde en bas le niveau du rebord palpébral inférieur (fig. 235) ;

4° Faire subir un mouvement de bascule au tarse. Ce mouvement est absolument le même que dans le premier cas. La seule différence est dans le point d'appui. Quand il y a des cils, on prend un point d'appui sur eux. Quand il n'y en a pas, on prend ce point d'appui sur la face conjonctivale du rebord palpébral (fig. 236).

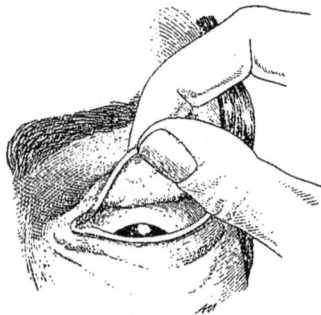

Fig. 236. — Retournement de la paupière supérieure sans cils, bascule du tarse.

5° Maintenir le tarse luxé à l'aide du pouce appuyant sur la face conjonctivale du rebord palpébral (Raymond BEAL).

# CHAPITRE XXIV

## INHALATIONS

*Indications des inhalations.* — Les inhalations ont pour but de décongestionner les muqueuses des fosses nasales et de leurs annexes par des vapeurs chaudes qui pénètrent dans toutes les anfractuosités. On les emploie avec avantage contre les coryzas aigus et au début de sinusites frontales et maxillaires.

*Instruments.* — Il existe un certain nombre d'inhalateurs très pratiques qui canalisent les vapeurs exclusivement vers le nez et la bouche ; on ne se contentera pas de se pencher simplement au-dessus d'une casserole d'eau bouillante en se couvrant la tête d'une serviette. On emploiera un bol recouvert d'un cornet de carton coupé à sa pointe, ce bol devra être assez large ; un récipient droit ne dégage que peu de vapeur ; il faut que les yeux et le haut de la tête soient libres.

On utilise d'habitude comme médicaments à inhaler les solutions de menthol.

| | |
|---|---|
| Alcool à 90°.. . . . . . . . . . . | 100 grammes |
| Menthol. . . . . . . . . . . . | 4 — |

Georges Laurens recommande la formule suivante :

| | |
|---|---|
| Teinture de benjoin. . . . . . . . | |
| Teinture d'Eucalyptus.. . . . . . } | ãã 60 grammes |
| Essence de pin sylvestre. . . . . . | 2 grammes |

On remplit le récipient d'eau très chaude et on ajoute une cuillerée à café du médicament.

On aura soin de ne pas prendre une inhalation trop chaude la première fois, car les inhalations brûlantes déterminent des quintes de toux chez les personnes non habituées.

*Position du malade.* — Le malade s'assied devant la table où est placé l'inhalateur, ferme la bouche et respire dans l'embouchure de l'inhalateur pendant 4 à 5 minutes.

Pour que l'action de l'inhalation ne perde pas son efficacité on évitera le froid pendant le quart d'heure qui suivra l'inhalation.

On fait 4 ou 5 inhalations par jour.

## LAVAGE D'UN CONDUIT AUDITIF

*Indications du lavage.* — Les principales indications du lavage du conduit auditif sont les écoulements de l'otorrhée chronique et les corps étrangers de l'oreille, bouchons de cérumen et corps étrangers proprement dits.

*Position du malade.* — Le malade doit être assis ; une serviette passée autour du cou recouvre l'épaule du côté malade ; de la main, de ce côté, le patient maintient lui-même un bassin sous son oreille, la tête étant inclinée du côté de la lésion (fig. 237).

S'il s'agit d'un enfant indocile, on le fera maintenir sur les genoux d'un aide qui lui emprisonnera les jambes en croisant les siennes par-dessus. D'une main l'aide maintiendra la tête de l'enfant en l'appliquant solidement contre sa poitrine, de l'autre main il lui maintiendra les bras.

*Instruments.* — Pour laver une oreille on peut se servir d'une seringue (seringue dite à hydrocèle).

Un des appareils les meilleurs est le simple bock à injection, dont le tuyau de caoutchouc sera armé à son extrémité libre d'une canule de verre. Pour les enfants en bas âge on emploiera de préférence une poire toute en caoutchouc.

*Précautions à prendre.* — Laurens fait diverses recommandations pour le lavage d'un conduit auditif.

TUFFIER ET DESFOSSES. Chirurgie. 32

1° *Absence de pression*; le récipient ne devra pas être placé trop haut, l'eau arrivant dans le fond du conduit avec une pression trop élevée déterminerait de la douleur et du vertige.

2° *La canule doit être très petite* à son extrémité libre, de manière qu'elle puisse être placée à l'orifice du conduit auditif sans l'obstruer. L'instrument de choix est la canule conique en caoutchouc rouge souple.

3° *L'eau doit être tiède*, l'eau chaude déterminerait de la douleur, l'eau froide occasionnerait du vertige.

4° Si on se sert d'une seringue on évitera de laisser de l'air dans la seringue; car le mélange d'air produit un bruit désagréable de gargouillement et occasionne même de la douleur.

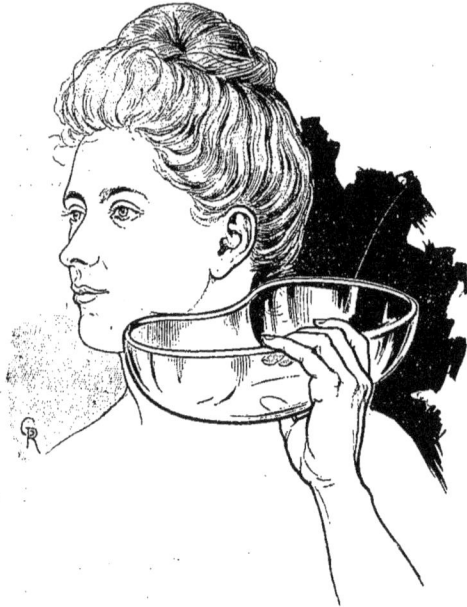

Fig. 237. — Attitude d'une malade au moment du lavage d'un conduit auditif.

*Technique du lavage.* — Le bock sera rempli d'un litre d'eau tiède, bouillie ou stérilisée, et placé à une hauteur de 20 à 30 centimètres au-dessus de l'oreille.

D'une main on attirera le pavillon en haut et en arrière, de manière à redresser la courbure du conduit et à la rendre rectiligne, de l'autre main on introduira la canule à l'entrée seulement sans l'y faire pénétrer.

L'eau s'écoule, lave le conduit et retombe dans le bassin.

A la fin du lavage il faut dire au malade de pencher fortement la tête du côté atteint, de manière que le conduit se vide des dernières gouttes de liquide qu'il contient.

On termine en séchant le méat avec un peu d'ouate hydrophile.

On peut aussi avec avantage employer l'enema ou seringue anglaise. L'eau bouillie tiède est contenue dans une boîte à lait en porcelaine ou en fer émaillé, dont l'anse est portée sur le poignet droit de l'infirmière. L'ampoule de la seringue est saisie et pressée par la main droite, tandis que la main gauche tient et dirige le tube injecteur muni de l'embout auriculaire. On a ainsi la facilité de faire passer dans l'oreille une notable quantité d'eau avec une pression que l'on règle à chaque instant suivant le but à atteindre ou suivant la susceptibilité du sujet (fig. 238).

## ABLATION DES CORPS ÉTRANGERS DU CONDUIT AUDITIF

*Insectes vivants*. — Il arrive parfois que des insectes pénètrent dans l'oreille de gens dormant sur l'herbe ; la présence d'un insecte remuant et s'agitant dans le conduit auditif est absolument intolérable, les corps étrangers de cette nature doivent être extraits de suite ; avant de chercher à extraire un insecte il faut le tuer ; pour cela, il suffit de remplir l'oreille d'huile d'olive : l'insect meurt asphyxié et devient un corps étranger inerte que l'on extrait par les moyens usités pour le bouchon de cérumen.

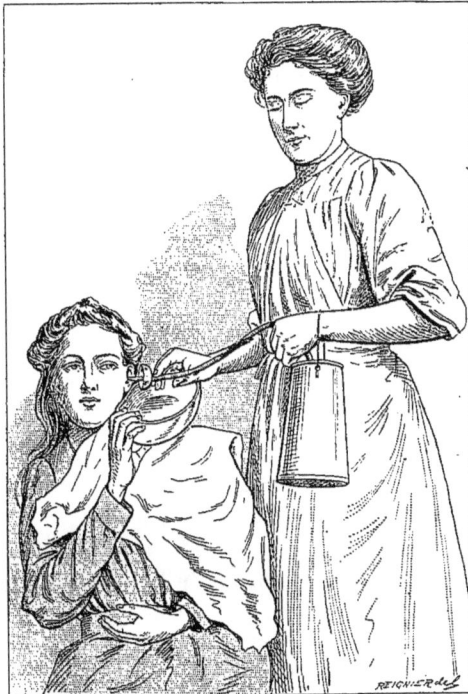

Fig. 238. — Lavage de l'oreille à la seringue.

*Corps étrangers*. — Les corps étrangers se trouvent le plus souvent chez l'enfant : petits cailloux, grains de plomb, perles de verre, noyaux de cerises, pois secs. Le meilleur moyen pour faire tomber un corps étranger du conduit auditif où il est logé est le seringuage avec de l'eau tiède : pour ce seringuage il faut avoir soin de faire immobiliser la tête du patient, et de ne pas enfoncer trop profondément le bout de la canule ; il faut que le courant d'eau aille ricocher sur le tympan et ramène par ricochet le corps étranger, qui tombe dans le bassin. La seringue suffit toujours pour ramener un corps étranger qui n'aura pas été au préalable l'objet de tentatives maladroites d'extraction.

L'emploi des instruments : crochets, leviers, doit être réservé aux médecins familiarisés avec la technique otoscopique.

Il ne faut *jamais se servir de pinces,* car une pince ne saisit jamais suffisamment l'objet, qui dérape et fuit vers le tympan.

Un corps étranger livré à lui-même (exception faite pour les insectes) n'est nullement dangereux : des tentatives maladroites d'extraction peuvent amener la mort du malade.

Pour sauver des centaines de vies, dit Lermoyez, il suffirait de persuader les praticiens de cette chose pourtant bien simple : *étant donné un corps étranger de l'oreille, prenez pour l'enlever une seringue et non pas une pince.*

## ABLATION D'UN BOUCHON DE CÉRUMEN OBSTRUANT LE CONDUIT

L'extraction des bouchons cérumineux du conduit auditif n'exige pas une somme bien considérable de connaissances spéciales en otologie. Tout médecin doit pouvoir rapidement guérir cette catégorie de sourds qui ne sont autres que des porteurs de bouchons de cérumen ; point n'est besoin de les adresser à un spécialiste.

*Symptomatologie du bouchon de cérumen.* — L'allure clinique de la surdité par bouchon de cérumen a des caractères faciles à distinguer. Georges Laurens l'a bien décrite. Le praticien voit arriver un malade effaré, désolé, devenu sourd tout d'un coup, et qui croit avoir une lésion grave de l'oreille. Cette apparition rapide, presque instantanée, de la surdité, doit rassurer le médecin et lui faire soupçonner immédiatement la présence d'un bouchon de cérumen obstruant le conduit auditif.

Si on interroge le malade, on apprend qu'il n'a eu aucun symptôme antérieur. Il est devenu sourd brusquement, et à la suite des circonstances les plus diverses : tantôt, pendant sa toilette, en se nettoyant l'oreille ; ou bien, après avoir pris un bain ; ailleurs, c'est au cours d'un mouvement, d'un saut, par exemple. Pourquoi ce début brusque ? Le bouchon cérumineux ne s'est pas formé tout d'un coup ; il existait dans le conduit à l'état d'une masse qui, peu à peu, se développait concentriquement, n'empêchant pas encore le passage des ondes sonores. Mais à un moment donné, sous l'influence du gonflement du cérumen par l'eau ou de son déplacement pendant une secousse, l'obstruction du conduit s'est achevée ; et, par suite, a disparu la perméabilité de la lumière du conduit qui permettait encore la transmission aérienne du son.

Le médecin doit, en présence de ces commémoratifs, examiner la surdité. Qu'il applique sa montre contre l'orifice du conduit, le tic-tac ne sera pas perçu, ou à peine, par le malade, car le bouchon s'oppose à la transmission du son par la voie aérienne ; mais, qu'il place la montre directement sur l'apophyse mastoïde, le son sera très distinctement entendu, c'est qu'en effet le son se propage directement à l'appareil récepteur (oreille interne, nerf acoustique) par la voie osseuse, les os du crâne. Le diapason, au besoin, pourra confirmer l'origine externe de la surdité : si on le place sur le milieu de la tête, la vibration sera mieux perçue du côté de l'oreille sourde.

Le malade se plaint, en même temps que de la surdité, de bourdonnements dans l'oreille, bourdonnements à un timbre grave et ressemblant à un bruit de coquillage. Quelquefois le malade éprouve du vertige ; rarement, il ressent une douleur véritable ; souvent, il accuse une sensation de corps étranger qui bouche le conduit et parfois se déplace pendant les mouvements de la mâchoire.

A cet interrogatoire, le médecin soupçonne un bouchon de cérumen, *reste à le voir* :

*a)* Le jour est-il favorable, le malade sera placé l'oreille bien en face d'une fenêtre.

*b)* Si la lumière est insuffisante, une bougie avec une cuiller formant réflecteur sera maintenue par un aide vis-à-vis de l'oreille à examiner.

Alors, avec le pouce d'une main, le médecin porte le tragus en avant, avec le pouce et l'index de l'autre main il tire le pavillon en haut et en arrière, s'il s'agit d'un adulte, directement en arrière chez un enfant, à cause de l'inclinaison différente des conduits auditifs. Il aperçoit alors, au milieu du conduit, une masse brunâtre ou brun noirâtre, d'aspect onctueux, parfois jaune et sèche.

Le diagnostic est donc fait. Quelle va être la conduite du médecin ? Tout d'abord, il rassurera le malade, lui dira qu'il a un bouchon de cérumen, qu'il va tacher de le lui enlever. Mais : *a)* il le préviendra que l'extraction ne se fera peut-être pas dès la première séance (il peut avoir affaire à un bouchon dur, de consistance pierreuse ; *b)* il ne promettra pas la *restitutio ad integrum* de l'audition, car il ignore si derrière le bouchon il n'existe pas de lésion de l'oreille moyenne.

*Précautions à prendre.* — Avant de commencer le traitement, le médecin devra se renseigner sur l'état antérieur de l'audition et demander s'il existait on s'il n'existait pas d'otorrhée ancienne, car une perforation ancienne du tympan imposerait un redoublement de prudence.

Pour le traitement, il faut proscrire d'une façon absolue l'emploi d'instruments quelconques, pinces, stylets, etc. Vouloir harponner un bouchon de cérumen avec une pince, un crochet, c'est s'exposer à des blessures des parois du conduit auditif ou de la membrane du tympan.

*Objets et substances nécessaires.* — De l'eau et une seringue, un bassin pour recevoir le liquide d'injection, tel est le matériel succinct, nécessaire mais suffisant.

L'eau sera tiède à 37 ou 38° ; elle sera stérilisée ou bouillie.

La seringue aura une capacité de 110 grammes environ, elle sera bien en main, propre, et armée à son extrémité d'un court morceau de drain ou de tube en caoutchouc qui la rendra inoffensive pour le conduit auditif.

*Manuel opératoire.* — Faites asseoir votre malade, garnissez son épaule d'une serviette protectrice, mettez-lui en main un bassin qui sera tenu au-dessous de l'oreille malade, la tête étant maintenue inclinée de ce côté. A ce moment, de la main gauche, tirez en haut le pavillon de l'oreille ; de la main droite, dirigez votre seringue de façon que son bec aille lancer le jet d'eau le long du plafond du conduit auditif, pour que l'eau passe au delà du bouchon cérumineux et le chasse de dedans en dehors. Cette injection sera conduite avec douceur ; souvent dès la troisième ou quatrième seringue de liquide vous aurez le plaisir de voir tomber le corps du délit dans le bassin. Souvent sept ou huit seringues de liquide ne suffisent pas à ramener le bouchon. Dans ce cas de bouchon récalcitrant, ne vous obstinez pas, ne cherchez pas à seringuer avec plus de violence, vous risqueriez de blesser le conduit auditif ou le tympan ; cherchez à ramollir le bouchon. Pour ramollir le bouchon, Laurens préconise la solution suivante :

| | |
|---|---|
| Carbonate de soude. . . . . . . . . | 1 gramme |
| Glycérine. . . . . . . . . . . } | ãã 20   — |
| Eau. . . . . . . . . . . . } | |

Trois fois par jour le malade fait chauffer dans une cuiller à café dix gouttes de cette solution, penche sa tête du côté sain, verse dans l'oreille malade la cuillerée du mélange tiédi, et après être resté quelques minutes la tête inclinée dans cette position, il place un tampon d'ouate à l'entrée du conduit.

Au bout de quarante-huit heures, de nouvelles injections sont tentées, le bouchon sort — le plus souvent, — ou ne sort pas, — rarement : dans cette dernière hypothèse on reprend les instillations glycérinées et on arrive avec de la patience à ramener le bouchon en globe ou par fragments.

Une fois la masse cérumineuse enlevée, on assèche le conduit et le pavillon de l'oreille avec un peu d'ouate hydrophile, et on termine le pansement en mettant dans l'oreille, à l'entrée du conduit, un petit tampon d'ouate hydrophile qui restera en place pendant deux ou trois jours.

*Accidents.* — L'emploi systématique de la méthode des injections d'eau bouillie n'est guère suivi d'accidents. On peut voir cependant survenir du vertige, le malade dès l'entrée des premières gouttes de liquide éprouve une douleur plus ou moins vive et voit les objets se mouvoir autour de lui ; il suffit d'arrêter l'injection et d'étendre le malade quelques instants dans le décubitus dorsal pour voir les accidents cesser.

L'emploi des instillations glycérinées peut s'accompagner de bourdonnements dus au gonflement du bouchon cérumineux, ces accidents disparaissent par la sortie du cérumen.

Après l'enlèvement du bouchon, le malade peut éprouver de l'hyperesthésie auditive ; généralement la présence d'un peu de coton à l'entrée du conduit fait disparaître ces troubles.

La récidive du bouchon cérumineux sera évitée par les injections tièdes que le malade devra pratiquer de temps à autre, tous les quinze jours ou tous les mois.

## PERFORATION DU LOBULE DE L'OREILLE

La perforation du lobule de l'oreille est une petite opération pratiquée encore sur un très grand nombre de femmes.

Tous les traités anciens de médecine opératoire donnent la description de cette petite opération.

Les objets nécessaires généralement recommandés sont simplement une *aiguille de seringue de Pravaz* ou un *trocart*, un *bouchon*, un *fil métallique*.

On applique à plat le bouchon contre une des faces du lobule
et on traverse le milieu du lobule auriculaire avec l'aiguille creuse
dont la pointe s'implante dans
l'épaisseur du bouchon (fig.
239). On retire le bouchon ;
par la canule de l'aiguille
restée en place on fait pénétrer le fil métallique, puis la
canule est retirée à son tour,
laissant le fil seul. Au troisième ou quatrième jour la
guérison est effectuée.

On peut piquer le lobule
aussi bien d'avant en arrière
que d'arrière en avant.

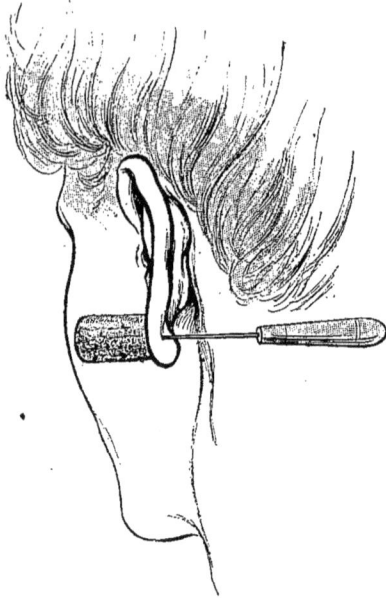

Fig. 239. — Perforation du lobule de l'oreille
avec un trocart.

## TRAITEMENT DE
## L'ÉPISTAXIS

Le nombre des moyens pro-
posés pour arrêter les saigne-
ments de nez est extrêmement
considérable, beaucoup de ces moyens ne sont en aucune façon
efficaces. Quelques-uns sont dangereux.

*Moyens inefficaces*. — L'élévation des bras, l'application de
corps froids sur la nuque (clef dans le dos), l'administration de
perchlorure de fer à l'intérieur sont notoirement incapables
d'arrêter une hémorragie nasale.

*Moyens dangereux*. — L'aspiration par le nez de solutions
astringentes froides, solution d'alun, par exemple ; l'introduction dans les narines d'un tampon imbibé de perchlorure de fer
liquide, le tamponnement postérieur des fosses nasales sont con-
sidérés par les rhinologistes comme des moyens dangereux.

« *Procédé brutal, douloureux, entraînant souvent des accidents graves ; le tamponnement postérieur devrait être définitivement abandonné* » (Lermoyez).

**Moyens efficaces.** — Quand l'épistaxis paraît être d'origine congestive survenant après les repas, dans une pièce surchauffée, il suffit souvent de *se reposer* quelque temps dans une pièce fraîche en détachant les vêtements qui enserrent le cou, pour que l'hémorragie s'arrête spontanément.

Un bon moyen d'arrêter une épistaxis consiste à *presser les ailes du nez contre la cloison* entre le pouce et l'index et de maintenir cette compression pendant une dizaine de minutes, la tête étant penchée en avant pour empêcher la chute du sang dans l'arrière-gorge.

Un autre moyen plus efficace consiste à introduire, à maintenir à l'entrée de la narine un petit tampon d'ouate imprégné d'une *solution d'antipyrine à* 1/10.

On utilise volontiers le *penghavar djambi* qui provient d'une fougère de l'Inde et se présente en filaments bruns, soyeux. Le penghavar possède une action hémostatique incontestable ; on en prend quelques touffes avec une pince et on les applique dans la narine à la façon d'un tampon; bien souvent le saignement s'arrête. Pour retirer le penghavar, 24 ou 48 heures après, on fait moucher le malade. Il est utile dans les jours qui suivent d'examiner le nez et de retirer les filaments qui adhéreraient encore à la muqueuse.

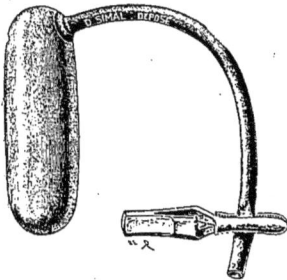

Fig. 240. — Ballon de Laurens.

Si ces petits moyens échouent, on aura recours au *tamponnement antérieur*. Après avoir placé un spéculum nasi on introduit à l'aide d'une pince à mors minces des bandelettes de gaze stérilisée que l'on tasse doucement à la partie antérieure des fosses nasales. Ce tamponnement peut rester dans les narines pendant deux ou trois jours ; il sera enlevé doucement.

Un excellent moyen à employer dans les hémorragies un peu diffuses des artério-scléreux consiste à introduire à vide dans la fosse nasale un petit ballon en caoutchouc de forme allongée que l'on gonfle ensuite au moyen d'une poire ou plus simplement en soufflant ; la paroi du ballon va s'appliquer exactement sur toute la muqueuse et réalise un tamponnement parfait. Pour retirer l'appareil il suffit d'enlever la pince qui serre le tube (Laurens).

*Traitement curatif.* — Ces moyens palliatifs sont généralement suffisants pour arrêter une hémorragie nasale, mais il est préférable de la guérir définitivement, d'en prévenir le retour. Pour cela, il faut, dit Lermoyez, transformer en tissu cicatriciel la région hémorragipare.

« Si nous faisons abstraction, d'une part, des hémorragies qu'entretiennent les lésions grossières du nez, tumeurs malignes ou ulcérations profondes et d'autre part des épistaxis profuses dues aux maladies hémorragipares telles que l'hémophilie, le scorbut, etc... dans lesquelles la pituitaire saigne dans toute son étendue sans présenter d'altérations limitées, nous pouvons rattacher toutes les autres épistaxis dites mécaniques, idiopathiques, supplémentaires, à une lésion constante et nettement déterminée : l'érosion variqueuse de la cloison.

Rien n'est plus facile que de la découvrir quand on a quelque habitude de la rhinoscopie antérieure. A la partie antéro-inférieure de la muqueuse qui revêt la cloison, un peu au-dessus et en arrière de l'épine nasale antérieure, en se servant de la lumière réfléchie et en ayant soin d'enfoncer peu à peu le spéculum pour que ses valves ne la masquent pas (il suffit même parfois de relever fortement le lobule du nez avec le pouce) on voit une érosion de la dimension d'un grain de mil, souvent artificiellement agrandie par les grattages du malade : tantôt elle montre une gouttelette de sang, tantôt elle est recouverte d'une croûtelle noirâtre qu'il suffit de soulever avec un stylet pour ramener l'hémorragie ; autour d'elle rayonnent des vaisseaux apparents, dilatés ou variqueux. Exceptionnellement, l'érosion hémorragipare se trouve sur le plancher ou sur la partie antérieure du cornet inférieur. Systématiquement on doit la rechercher, car elle est, à vrai dire, la clef de l'épistaxis.

Si l'hémorragie n'est pas abondante et qu'il n'y ait pas de tendance syncopale, on peut tenter de l'arrêter définitivement séance tenante. On déterge la narine avec un lavage antiseptique un peu chaud et l'on pratique une hémostase provisoire en la tamponnant avec de l'ouate hydrophile ; puis le porte-nitrate étant prêt, on écarte lentement les tampons pour explorer successivemet les différents points de la cloison ; dès qu'on a découvert l'érosion qui saigne on y porte immédiatement la perle caustique et on l'y maintient jusqu'à hémostase » (Lermoyez, *loc. cit.*).

Comme caustique M. Lermoyez se sert d'une perle de nitrate d'argent fondu sur un stylet, et après la cautérisation il commande au malade de humer un peu de vaseline boriquée ou de priser un peu de poudre d'aristol[1].

*Epistaxis à respecter.* — Les épistaxis peuvent constituer chez certains malades des saignées salutaires ; le médecin doit dans certains cas laisser l'épistaxis à lui-même tant que la perte de sang n'est pas excessive.

On doit respecter : les épistaxis des malades atteints de *néphrite interstitielle* ; les épistaxis des cardiaques arrivés à la période d'*asystolie*, les épistaxis de certains *artério-scléreux*, les épistaxis survenant chez des femmes dont la *menstruation est supprimée.*

---

1. ARISTOL $C^{20}H^{24}I^2O^2$. — L'*aristol* ou dithymol biiodé se forme quand on traite une solution aqueuse d'iode dans l'iodure de potassium par le thymol en solution alcaline ; c'est une poudre de couleur chamois clair, sans saveur, insoluble dans l'eau, l'alcool et la glycérine, très soluble dans l'éther et dans les huiles grasses.

# CHAPITRE XXV [1]

## CHIRURGIE DENTAIRE DES MÉDECINS PRATICIENS

HYGIÈNE DE LA BOUCHE. — NETTOYAGE DE LA BOUCHE ET DES DENTS. — EXTRACTIONS. — EXTRACTION DES DENTS DE LA MACHOIRE SUPÉRIEURE. — EXTRACTION DES DENTS DE LA MACHOIRE INFÉRIEURE. — SOINS A DONNER AUX DENTS.

Les médecins de province, les médecins de campagne sont dans la nécessité de s'occuper de la bouche et des dents de leurs malades. Ils ne doivent pas se borner aux extractions dentaires, ils peuvent et doivent connaître les points principaux de la petite chirurgie dentaire. Cette connaissance leur permettra d'être des plus utiles à leurs malades et leur procurera des avantages fort appréciables.

## HYGIÈNE DE LA BOUCHE, NETTOYAGE DE LA BOUCHE ET DES DENTS

Il n'est pas besoin de dire que nombre d'individus négligent leur bouche, et qu'il y aurait grand intérêt pour eux à la tenir en meilleur état; mais il est des cas où la propreté de la bouche est la condition indispensable à la réussite et à la poursuite de certains traitements, le traitement mercuriel, par exemple. Dans ce cas le médecin, qui n'a pas à côté de lui un confrère stomatologiste, doit pratiquer le nettoyage de la bouche, *avant d'aborder tout traitement*, c'est-à-dire, enlever le tartre, soigner les gencives hypertrophiées, congestionnées, saignantes; à ce nettoyage, naturellement, il ajoutera l'extraction des dents ou chicots, foyers d'infection.

---

1. Nous remercions ici notre excellent confrère M. Neveu d'avoir bien voulu rédiger pour nous ce chapitre.

Le tartre se dépose au niveau du collet des dents, puis, en s'accumulant, il remonte le long de la racine, détruisant l'alvéole, s'insinuant sous la gencive ramollie à son niveau.

Sans avoir besoin de recourir à tous les instruments dont se servent les dentistes, le médecin peut se contenter, pour l'ablation du tartre, des deux instruments figurés ci-contre (fig. 241 et 242).

L'instrument (fig. 241) est engagé aussi loin que possible sous le tartre, entre ce dernier et la gencive qui saigne presque fatalement, parce que congestionnée, quelque précaution que l'on

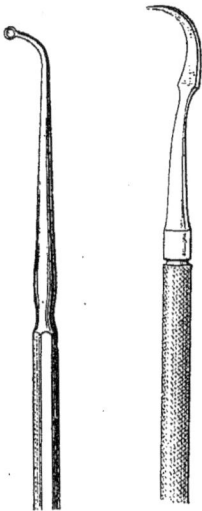

Fig. 241 et 242. — Instruments
pour enlever le tartre.

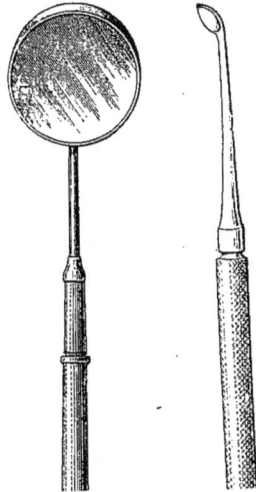

Fig. 243 et 244. — Miroir
et curette.

prenne : puis remontant le long de la racine, l'instrument fait sauter en grande partie le bloc de tartre déposé sur la dent ; ce mouvement répété deux ou trois fois, débarrasse la dent de son dépôt de tartre. Il est procédé ainsi pour chaque dent : pour arriver à débarrasser les molaires, il est nécessaire d'écarter la joue à l'aide du miroir (fig. 243).

L'opération a commencé par la face vestibulaire de l'arcade ; elle continue par sa face interne ou buccale ; il convient de rappeler que le tartre se dépose de préférence, aux points d'arrivée de la salive dans la bouche ; c'est-à-dire, sur la face externe des grosses molaires supérieures (canaux de Sténon), et sur la face

postérieure des incisives inférieures (canaux de Warton); c'est
même en ce point qu'on le trouve en plus grande abondance, et
c'est là aussi qu'il est le plus difficile à déloger, mais on y par-
viendra assez aisément en plaçant
le malade aussi bas que possible,
de façon que le regard plonge
dans la bouche, découvrant la
face postérieure des incisives.
L'opérateur est placé derrière le
malade; un miroir de bouche,
disposé convenablement en arrière des dents, projette sur elles
un faisceau de lumière et achève d'éclairer le champ opératoire.

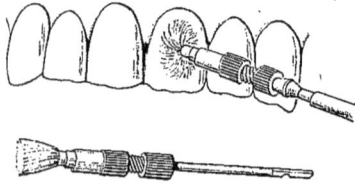

Fig. 245. — Brosses-pinceaux pour le
nettoyage des dents.

Avec l'instrument (fig. 241) on enlève de chaque dent presque
tout le tartre qui la recouvrait : ce qui reste de tartre, se trouve
sur les bords de la dent, au niveau des espaces interdentaires et
peut être enlevé facilement avec l'instrument représenté (fig. 242),
en procédant toujours de la même façon, c'est-à-dire en partant
de la gencive, en
glissant l'instru-
ment entre la gen-
cive et le tartre et
remontant le long
des bords de la dent
et dans les espaces
interdentaires.

A cause du sang
que donnent en
abondance les gen-
cives congestion-
nées, il est presque toujours impossible d'enlever, dans une
seule et première séance, tout le tartre qui recouvre les dents:
ce n'est que le lendemain ou quelques jours plus tard, quand
les gencives sont décongestionnées et moins saillantes que l'on
peut achever l'ablation du tartre, précisément de celui qui se
trouve déposé loin, sur la racine de la dent et qu'on ne pouvait apercevoir le premier jour.

Il est intéressant de noter avec quelle rapidité l'état des gencives s'améliore, une fois que le tartre a été enlevé ; mais elles

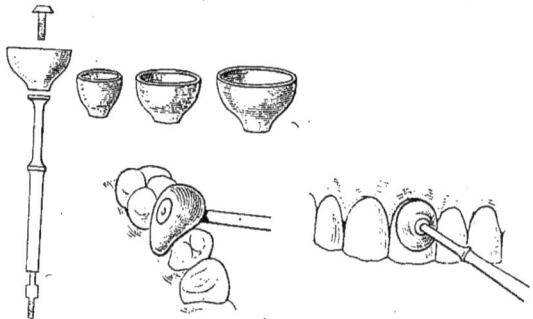

Fig. 246. — Capsules en caoutchouc pour le nettoyage
des dents.

reviendront plus sûrement à leur état normal, elles se décongestionneront et se durciront beaucoup plus vite par des badigeonnages de teinture d'iode, par des applications de pointes de feu.

Les dents étant débarrassées de leur tartre, les gencives revenues à leur état normal, le médecin n'a plus à craindre les poussées de stomatite que provoque, par exemple, le traitement mercuriel et qui nécessitent l'interruption du traitement.

Cependant, le nettoyage de la bouche comporte un temps complémentaire qui comprend le brossage et le polissage des dents ; un malade soigneux pourra s'occuper du nettoyage et de l'entretien de ses dents ;

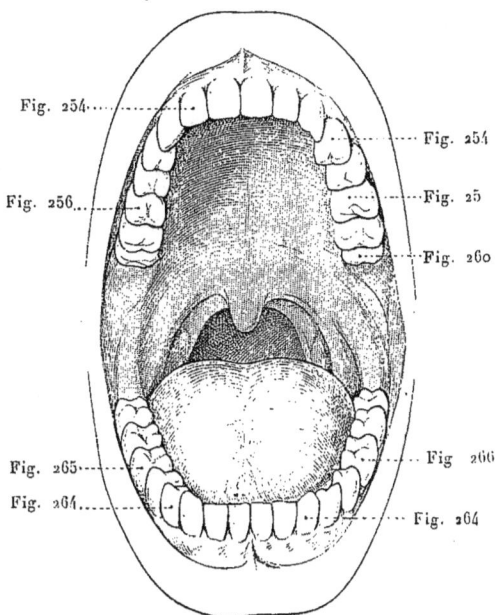

Fig. 247. — Schéma des diverses dents à enlever.

mais il vaut évidemment mieux que ce nettoyage soit fait par le médecin à l'aide de petites brosses-pinceaux (fig. 245), ou de cupules en caoutchouc (fig. 246), montées sur le tour, et qui, chargées d'une poudre ou d'une pâte dentifrice assurent un nettoyage minutieux des dents, autant sur leur face vestibulaire que sur leur face buccale, sur les points dissimulés sous les culs-de-sac gingivaux, au niveau des collets, que sur la partie apparente de leur couronne.

# EXTRACTIONS

L'extraction dentaire constitue probablement l'opération que le médecin pratique le plus souvent et pour laquelle il est le plus mal outillé. Une clef de Garengeot (fig. 248) suffisait autrefois pour extraire les dents, et fracturer le maxillaire, à l'occasion.

Aujourd'hui le médecin avec 8 daviers, peut pratiquer couramment toutes les extractions, en suivant la technique indiquée ici.

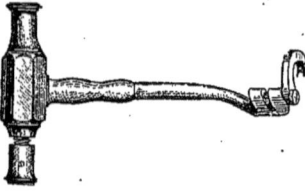

Fig. 248. — Clef de Garengeot.

**Précautions.** — Une extraction dentaire comporte comme toute opération des mesures de propreté et d'asepsie.

Il est évident que l'asepsie parfaite du champ opératoire ne peut être obtenue : les lavages de bouche, si fréquents soient-ils, ne sauraient l'assurer ; mais pour cette raison précisément, convient-il de diminuer et même de supprimer, par ailleurs, les chances d'infection.

Un davier doit être stérilisé et conservé tel jusqu'au moment où il doit être utilisé. Il est bon de se servir pour ses daviers de tubes en verre (fig. 249), bouchés avec un bouchon en caoutchouc, semblables à ceux que l'on emploie pour les sondes en gomme. Le tube n'est ouvert qu'au moment de l'extraction.

Le médecin connaît les autres mesures d'asepsie, lavage des mains, par exemple, sur lesquelles il est inutile d'insister ici.

Dans les cas d'anesthésie locale, la seringue à injection doit subir la même stérilisation que les daviers.

Il existe en art dentaire une *seringue à injection spéciale* dont l'usage est pleinement justifié ; chacun sait les inconvénients de la seringue de Pravaz ; quand l'injection passe difficilement dans les tissus, et c'est le cas pour le tissu gingival, le liquide reflue en grande partie pardessus le piston, ou fuit entre l'embout de la seringue et le talon de l'aiguille : enfin, la seringue est mal tenue entre les doigts et il est impossible de développer un effort appréciable.

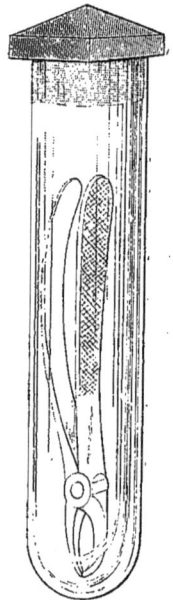

Fig. 249. — Tube en verre pour stériliser les daviers.

La seringue employée en art dentaire et qui figure ci-après (fig. 250) pare à tous ces inconvénients. Elle est en métal ; ce qui assure sa solidité et rend facile sa stérilisation, le corps de pompe présente deux ailettes, sur lesquelles l'index et le médius prennent point d'appui, tandis que l'extrémité du piston

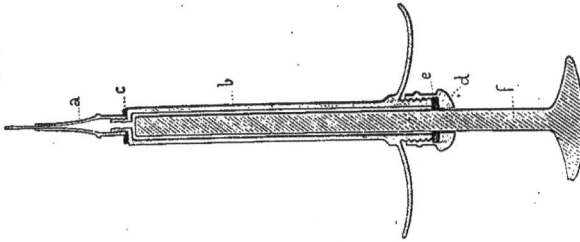

Fig. 250. — Seringue de dentiste.

élargi repose dans le creux de la main : on peut ainsi développer une force considérable. Le piston et sa tige ne font qu'un, et présentent le même ca- libre, c'est ce qui a lieu aussi dans la seringue de Luer ; dans cette dernière, le piston glisse à frotte- ment contre les parois du corps de la seringue, ren- dant impossible le reflux du liquide. Dans la serin- gue de dentiste, le résultat est obtenu par le dispositif suivant : en arrière des ailettes, la seringue se pro- longe sur une longueur de 1 centimètre environ, et sur ce prolongement est disposé à l'extérieur un pas de vis, sur lequel s'adapte une sorte de capot, et dans ce dernier existe une ron- delle de cuir. En vissant le capot, la rondelle de cuir se trouve écrasée, et vient

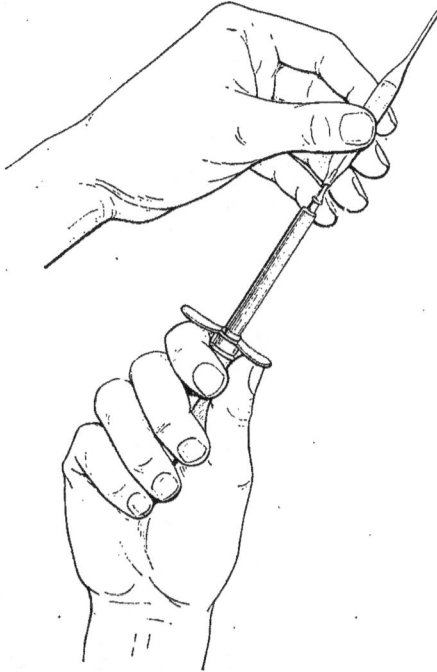

Fig. 251. — Manière de charger la seringue à injection.

faire hernie dans la lumière de la seringue étranglant le piston, d'autant plus étroitement que l'on visse plus à fond ; le reflux devient impossible, et le liquide reste forcément dans le corps

de la seringue. Enfin l'aiguille se visse sur la seringue ce qui vaut
mieux que le simple ajustage de la seringue de Pravaz : une petite
rondelle de cuir, portée par l'embout de la seringue, et sur laquelle vient s'appliquer le talon de l'aiguille rend encore impossible de ce côté la fuite du liquide à injecter.

Le liquide employé est généralement une solution de cocaïne
au 100° ou au 200°. Depuis quelque temps, on emploie aussi la
stovaïne, au même titre. Pour être sûr de la stérilité du liquide,
il suffit de le conserver en ampoules : le liquide est injecté, moitié
dans la gencive externe ou vestibulaire, moitié dans la gencive
interne ou buccale : il faut autant que possible ne pratiquer
qu'une seule piqûre sur chaque face gingivale ; cette piqûre est
faite près du bord libre de la gencive, et il suffit d'enfoncer l'aiguille sur une profondeur de quelques millimètres : d'ailleurs il
convient de remarquer que l'aiguille de la seringue spéciale est
particulièrement courte. Poussé dans l'épaisseur même du derme
gingival, le liquide diffuse assez facilement ; en même temps que
la gencive se tend et se soulève, elle blanchit. L'injection, faite
lentement, n'est pas douloureuse.

Après trois à cinq minutes, l'anesthésie est suffisante, et l'extraction peut être tentée.

## EXTRACTION DES DENTS DE LA MACHOIRE SUPÉRIEURE

Pour les incisives centrales et latérales, pour les canines et
les petites molaires, un seul davier suffit, il est figuré ci-contre
(fig. 252).

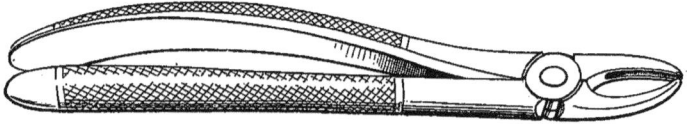

Fig. 252. — Davier pour incisives, canines, prémolaires supérieures.

Il est à noter que ses mors forment avec ses branches un angle
obtus très ouvert ; en réalité c'est le davier qui convient aux petites
molaires : mais il est bon aussi pour les canines et les incisives.

Inversement le davier à mors semblables mais tout droit ne saurait remplir le même but.
Il serait bon pour les incisives, et à la rigueur pour
les canines, mais il ne
vaudrait rien pour les petites molaires. Toutefois
certains praticiens em-
ploient le davier droit, et

Fig. 253. — Davier pour les racines.

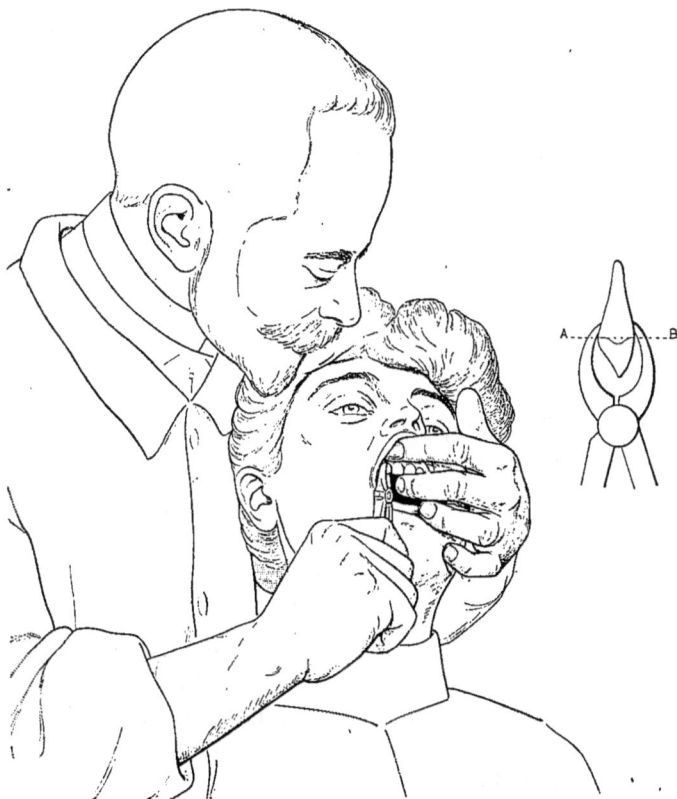

avec le même succès pour les 10 dents antérieures. Ce choix n'a
d'ailleurs pas une grosse importance : tel praticien réussira une

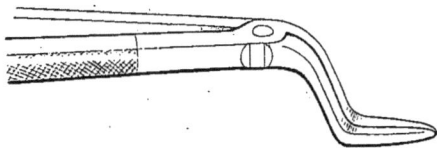

Fig. 254. — Extraction d'une canine supérieure,

extraction avec le davier auquel il est accoutumé, tel autre la fera
avec la même dextérité, en employant un autre davier, peu diffé-

rent du reste, qu'il emploie couramment; c'est là une simple affaire d'habitude.

Un davier de forme semblable, mais à mors moins forts, plus fins, plus pénétrants, suffit pour les racines. Le médecin, pour ne pas compliquer sa collection de daviers, pourra se contenter du davier baïonnette représenté ci-contre (fig. 253) et qui lui servira en même temps pour l'extraction des racines des grosses molaires.

Pour réussir une extraction, la première condition pour l'opérateur est de bien placer son malade et de se bien placer lui-même. Quand il s'agit d'extractions portant sur les dents de la mâchoire supérieure, le malade doit avoir la tête fortement relevée, regardant le plafond; tandis que pour les dents du bas, le patient a le corps droit, et regarde directement devant lui.

La position de l'opérateur et de l'opéré ne sera pas décrite à propos de chaque extraction. Il suffit au lecteur de regarder attentivement chaque figure.

A côté de chaque figure d'ensemble, sont reproduits le davier, la dent, et la façon dont le davier doit saisir la dent, à seule fin d'éclairer le texte et même de le remplacer.

L'opérateur, avant d'appliquer le davier, immobilise son malade, et pour cela maintient solidement la tête dans le cercle que forme son bras gauche, le bras est légèrement relevé, de façon que le sommet de la tête réponde au pli du coude, au moment de l'application du davier, le malade a la tête si solidement maintenue qu'il est dans l'impossibilité absolue de fuir, de porter la tête en arrière et en haut, mouvement qu'il est instinctivement porté à faire. Le bras gauche embrassant ainsi la tête du malade, la main se trouve placée au-devant de la bouche : les doigts relèvent la lèvre supérieure ; l'opérateur suit ainsi facilement du regard le davier que va manœuvrer sa main droite.

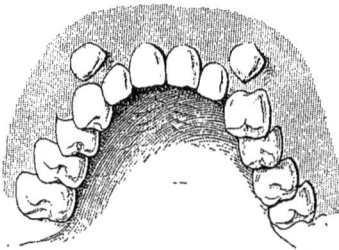

Fig. 255. — Canines vicieusement implantées *en hétéropie*.

Une dent, la canine par exemple (v. fig. 254), peut être ainsi schématisée : elle se compose de deux cônes opposés par leur

base, au niveau du collet. Pour que l'extraction soit possible, et
que le davier ne glisse pas, ses mors doivent saisir la dent *au
delà de la ligne cervicale* AB. Pour cela le davier doit être saisi
de telle façon que les extrémités de ses branches reposent dans
le creux de la main ; de cette façon, il peut être *vigoureusement*

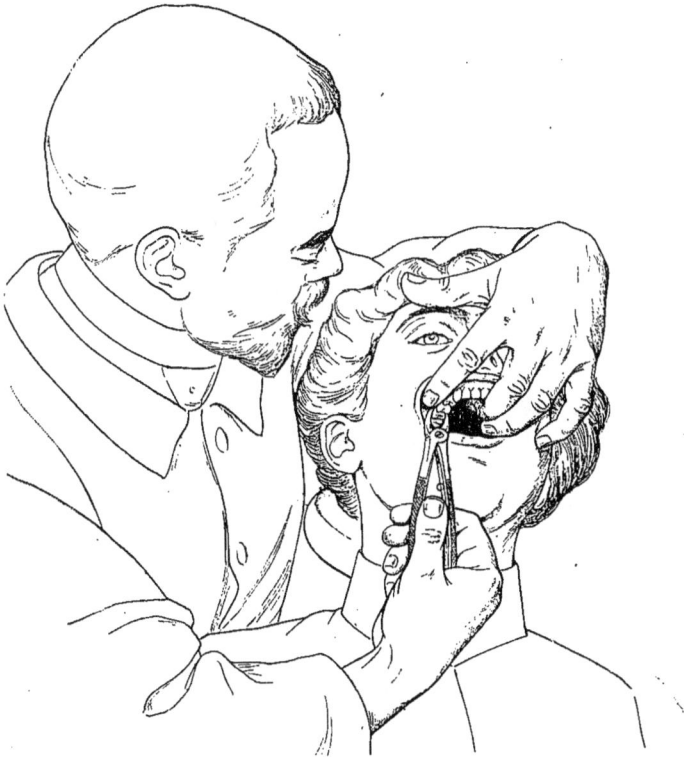

Fig. 256. — Extraction des deux premières grosses molaires supérieures droites.
Mise en place du davier.

*enfoncé.* Ses mors glissent facilement, disparaissent sous les gencives, vont saisir la *racine de la dent,* et n'embrassent pas seulement la couronne. Tandis que le davier s'enfonce, appuyant par
les extrémités de ses branches dans la paume de la main, reposant
sur les quatre derniers doigts qui sont en arrière, le pouce,
placé en regard des autres doigts, se loge entre les deux branches,
graduant l'ouverture des mors de l'instrument, position qu'il
conservera jusqu'à la fin, empêchant ainsi les mors de se refermer avec trop de force sur la dent et de la briser.

Quand le davier est suffisamment enfoncé, les doigts se referment et l'extraction proprement dite commence.

§ a. **Extraction des incisives supérieures.** — La dent étant saisie on lui imprime de *légers mouvements de luxation en avant et en arrière*, en même temps que l'on exerce une traction de haut en bas, dans le sens de l'axe de la dent. Les mouvements brusques et accentués de luxation sont inutiles et même dangereux. Ils ne peuvent que déterminer la fracture de l'alvéole ou celle des racines.

§ b. **Extraction des canines supérieures.** — Leur racine étant un cône à peu près parfait, les canines seront luxées par un *mouvement de rotation sur l'axe*, ce mouvement suffit; et il est seul à employer surtout lorsque la dent est en hétéropie, appliquée simplement sur l'arcade dentaire (v. fig. 255), n'ayant pu occuper leur place normale, prise par la petite molaire qui a évolué avant elle. On évite ainsi la fracture de la partie antérieure de l'alvéole, mince et peu développé dans ces cas, d'ailleurs, l'extraction se fait facilement et sans effort.

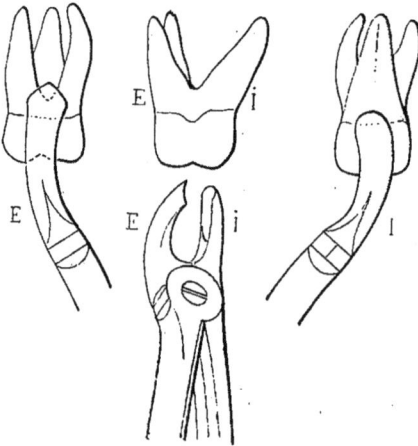

Fig. 257. — Davier pour grosses molaires supérieures droites.

**Extraction des prémolaires supérieures.** — La technique indiquée pour les incisives est applicable aux prémolaires.

Il importe de ne jamais luxer ces dents par un mouvement de rotation qui amènerait presque fatalement la fracture de l'une de leurs racines. De légers mouvements de luxation en dehors et en dedans suffisent, combinés à la traction dans le sens de l'axe de la dent.

**Extraction des deux premières grosses molaires supérieures.** — Cette extraction est particulièrement délicate et non difficile si le davier est convenablement choisi et bien appliqué.

Une dent antérieure, nous avions pris la canine comme exemple, peut être comparée à un ovoïde allongé, dont le renflement se trouve à la ligne cervicale. Il n'en est plus ainsi pour la première grosse

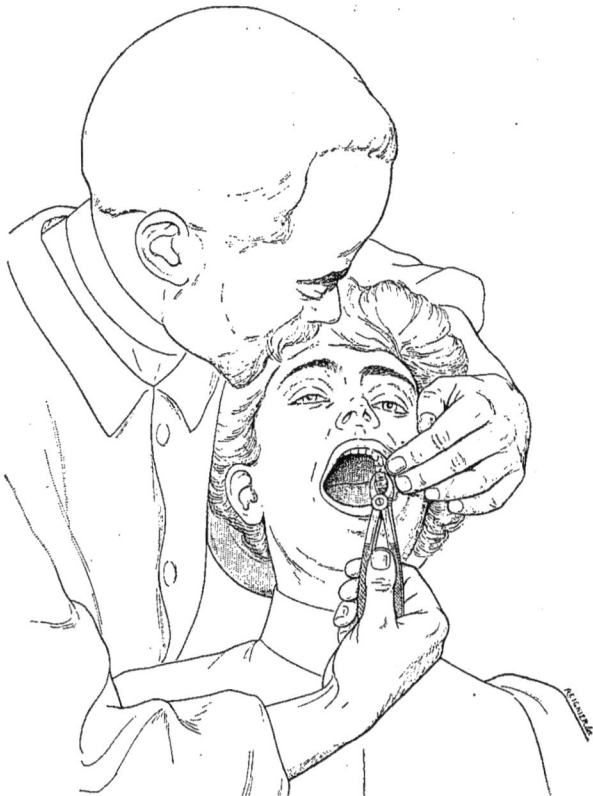

Fig. 258. — Extraction des deux premières grosses molaires supérieures gauches. Mise en place du davier.

molaire supérieure (fig. 257); ses racines sont fortement divergentes, si bien que, dans son ensemble, cette dent, schématiquement, peut être comparée à un cône unique à base supérieure, à sommet représenté par la couronne; sur elle un davier analogue au précédent n'aurait comme point d'appui que l'étranglement à peine appréciable du collet et déraperait fatalement ; de plus, il ne pourrait aller au delà du collet, saisir cette dent dont les racines sont fortement divergentes ; enfin cette dent est asymétrique.

En effet, tandis qu'elle possède deux racines externes séparées par un intervalle, elle ne présente qu'une seule racine interne.

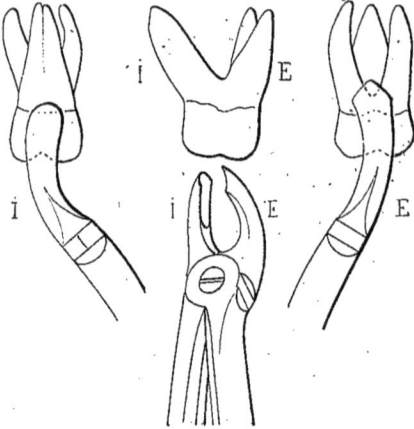

Ces mêmes daviers peuvent servir pour les secondes grosses molaires supérieures, dont la forme rappelle celle des premières. Pour l'extraire, il nous faudra un davier dont le mors externe présente une pointe qui se logera entre les racines externes, et dont le mors interne concave, embrassera la saillie de la racine palatine (fig. 257).

Fig. 259. — Davier pour grosses molaires gauches.

On conçoit aisément qu'il faudra deux daviers différents, l'un pour le côté droit, l'autre pour le côté gauche.

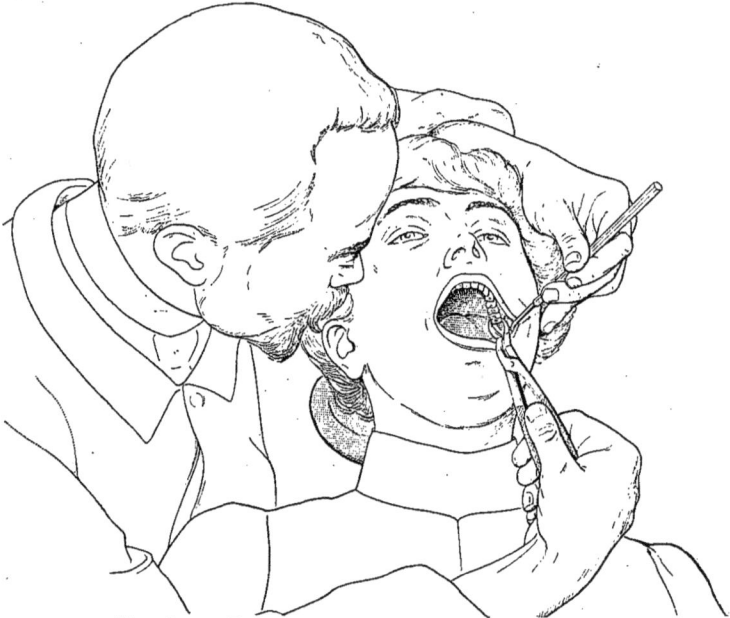

Fig. 260. — Extraction d'une dent de sagesse supérieure.
Mise en place du davier, écartement des joues.

Grâce au développement qui précède il n'est pas besoin de décrire en détail la technique de l'extraction des grosses molaires supérieures. Les figures 256-258 indiquent au lecteur la position qu'il doit occuper par rapport à son patient et lui montrent amplement la manière d'appliquer convenablement le davier pour arriver à un résultat heureux.

Répétons seulement qu'il faut éviter tout mouvement de rotation ou de luxation brusque en dehors ou en dedans, mouvements qui aboutiraient fatalement à la fracture d'une ou de plusieurs racines. La dent doit être luxée par de petits mouvements de latéralité en dehors et en dedans, en même temps que l'on exerce une traction dans le sens de l'axe de la dent.

**Extraction des dents de sagesse de la mâchoire supérieure.** — Ces dents sont en général faciles à extraire : il importe de bien les voir pour les bien saisir et ne pas aller les chercher à l'aveugle. La figure 260 nous montre la façon d'écarter les joues pour les rendre apparentes.

Autant que possible, il ne faut pas dans cette extraction exercer aucune violence : la dent est logée dans la tubérosité maxillaire, une intervention maladroite pourrait déterminer la fracture de cette dernière.

Le davier à employer est figuré ci-contre (fig. 261). Il sert pour les deux côtés.

Il est des cas où l'application du davier est particulièrement difficile, sinon impossible à cause de la faible saillie de la couronne, ou de sa fragilité ou encore par suite de la direction très accentuée de la dent en de-

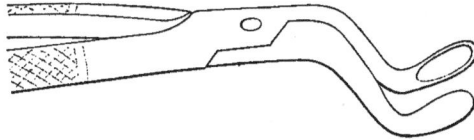

Fig. 261. — Davier pour grosse molaire supérieure.

hors, vers la joue ou en dedans, dans le palais.

L'application de la langue de carpe ou d'un élévateur a raison de ces cas spéciaux, application qui se fait en dehors ou en dedans, suivant que la dent offre plus de prise d'un côté ou de l'autre.

# EXTRACTION DES DENTS DE LA MACHOIRE INFÉRIEURE

Tandis que la tête était fortement relevée dans l'extension, pour les extractions portant sur la mâchoire supérieure, pour l'extraction des dents de la mâchoire inférieure le malade doit avoir le corps droit, et regarder directement devant lui.

*Extraction des incisives, des canines et des prémolaires.* — Un seul davier (fig. 262) va nous servir, de même qu'un seul avait suffi pour l'extraction des dents correspondantes de la mâchoire supérieure.

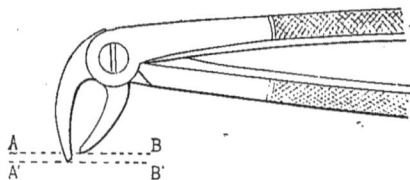

Ce davier, à cause de l'inclinaison de ses mors sur ses branches est dit « bec de faucon ». L'extrémité des mors est légèrement concave, semblable à celle des mors du davier supérieur correspondant : elle est moins développée, moins large.

Fig. 262. — Davier pour incisives, canines, prémolaires inférieures.

Les deux mors doivent, comme nous l'avons déjà dit pour le haut, aller saisir la dent au delà du collet, et s'appliquer sur la racine ; or le mors interne se place plus difficilement et il est nécessaire de relever les branches de l'instrument pour faire doubler à ce mors la ligne cervicale de la dent. Si l'on ne fait pas cette petite manœuvre, la main ayant toujours tendance à rester abaissée, les pointes des deux mors entr'ouverts ne se trouvent pas sur le même plan horizontal (fig. 263), la dent mal saisie (le mors interne n'ayant pas dépassé le collet) risque d'être fracturée au premier mouvement de luxation en avant. Pour parer à cet

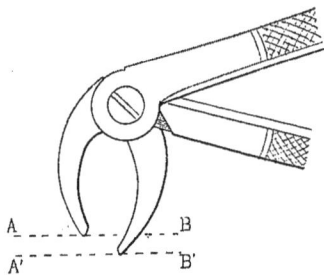

Fig. 263.

inconvénient, il convient de se servir d'un davier dont le mors interne est légèrement allongé. Un davier semblable, à mors se refermant davantage, en même temps qu'ils sont plus fins, plus pénétrants, sert à l'extraction des racines des mêmes dents, ainsi qu'à celle des racines isolées des grosses molaires.

La technique de l'extraction est toujours la même : 1° prise de la dent au delà du collet ; 2° légers mouvements de luxation en avant et en arrière, légers pour éviter toute fracture, soit de l'alvéole, soit de la dent ; 3° traction hors de l'alvéole.

Les mouvements de rotation, pour la luxation, sont dangereux pour ces dents cependant à racine unique. Les racines en effet sont aplaties transversalement et de plus, un mouvement de rotation, en plaçant dans un plan frontal le grand axe antéro-postérieur de la racine, pourrait ébranler les dents voisines.

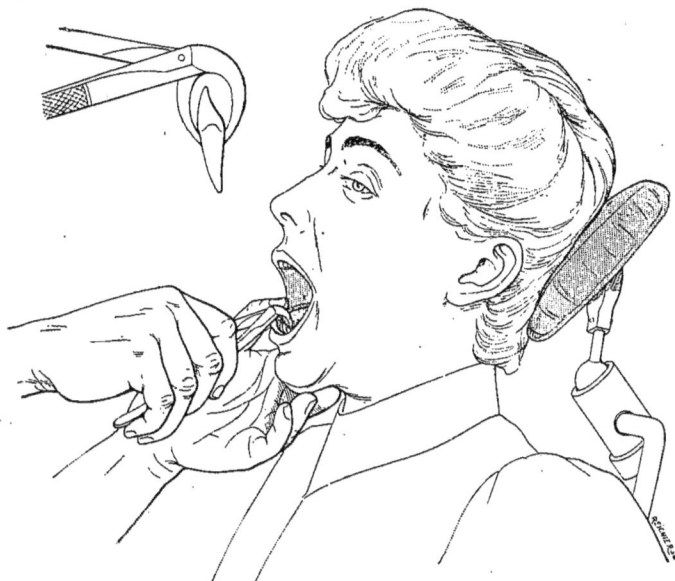

Fig. 264. — Extraction d'une incisive inférieure.

A la rigueur on peut exercer ces mouvements de rotation sur la canine, qui, à cause de la longueur de sa racine, est parfois difficile à extraire. Les mouvements de luxation en avant et en arrière n'ont pas suffi ; en faisant pivoter la dent sur son axe de gauche à droite et de droite à gauche, alternativement, on parvient à l'extraire : la racine de la canine étant très légèrement aplatie, les mouvements de rotation qu'on lui imprime n'offrent pas de danger pour les dents voisines.

*Extraction des grosses molaires inférieures.* — Le davier a toujours la forme du bec de faucon ; ses mors sont plus développés, et présentent une pointe qui va se loger entre les racines de la dent. Une grosse molaire inférieure (fig. 265) présente, en effet, une grosse racine postérieure, et deux racines antérieures, le plus souvent : les deux mors de l'instrument sont donc semblables, contrairement à ce qui existait pour le davier à

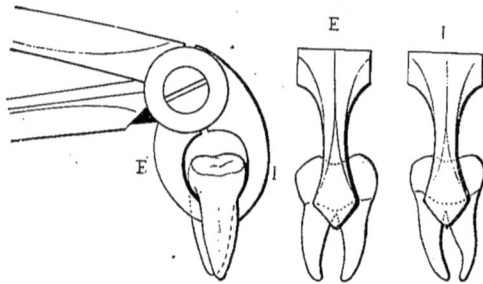

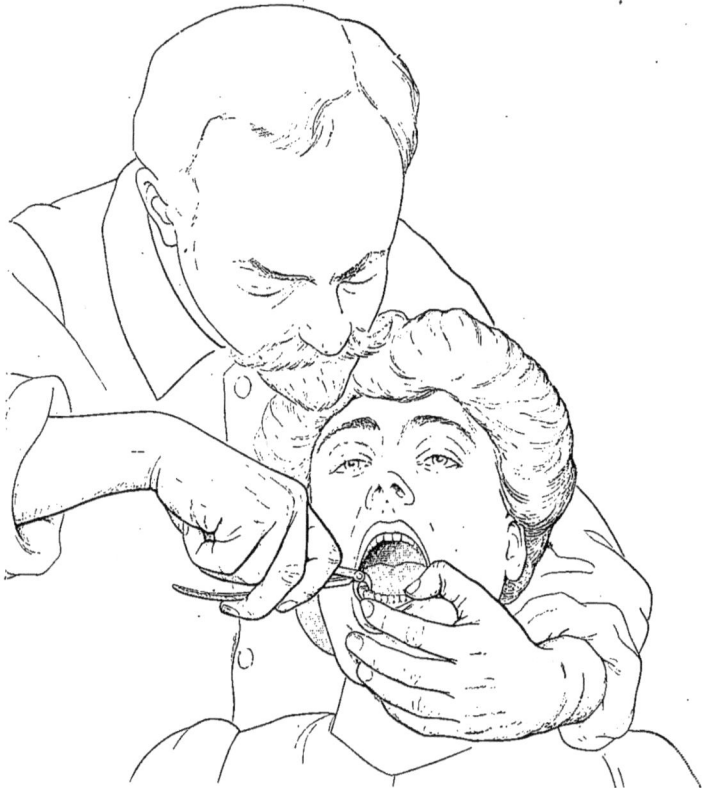

Fig. 265. — Extraction d'une grosse molaire inférieure droite.

grosses molaires du haut. Conséquemment, le même davier peut servir pour le côté droit et le côté gauche de la mâchoire : et les dents de sagesse peuvent être extraites avec ce même davier qui sert ainsi pour toutes les grosses molaires du bas.

Pour extraire les grosses molaires inférieures du côté droit, il est préférable de se placer derrière le malade aussi haut que possible ; afin que le regard plonge directement dans la bouche (v. fig. 265).

Pour l'extraction des grosses molaires inférieures du côté gauche, on se place directement devant le malade ou légèrement à sa gauche (v. fig. 266).

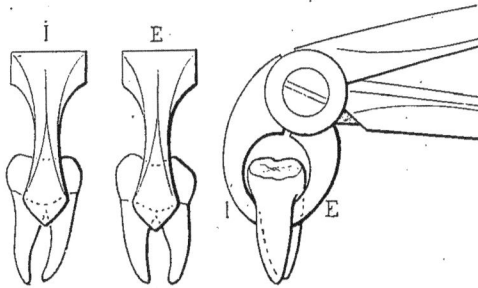

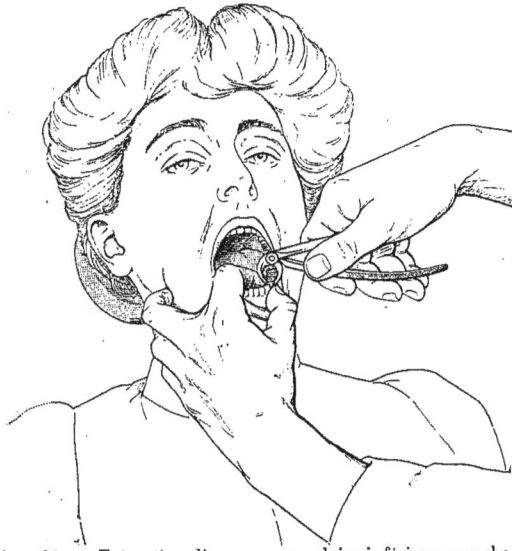

DENT DE SAGESSE. — Il existe un davier spécial pour l'extraction des dents de sagesse, c'est la pince coupante, patte de homard (fig. 267). Ses mors, à bords coupants, sont légèrement inclinés

Fig. 266. — Extraction d'une grosse molaire inférieure gauche.

sur les branches, presque dans le prolongement de ces dernières.

Cet instrument ne peut être employé que si la deuxième grosse molaire existe, car il prend point d'appui sur elle ; on peut cependant à la rigueur appliquer à la place de cette dent absente un coin en bois, enveloppé de coton, sur lequel reposera le davier, au moment de la luxation de la dent de sagesse.

La deuxième grosse molaire doit être solide, sinon elle risque fort d'être fracturée, car elle doit supporter une forte pression de la part de la pince « patte de homard » ; cet instrument ne doit être employé que dans des conditions bien déterminées.

La pince de homard est saisie à pleines mains, le pouce, comme toujours, placé entre les branches, pour graduer l'ouverture des mors. Ceux-ci sont placés en regard du dernier espace interdentaire, les pointes descendues au niveau du collet des dents. Puis l'instrument est fermé : les mors s'engagent entre les deux dernières dents,

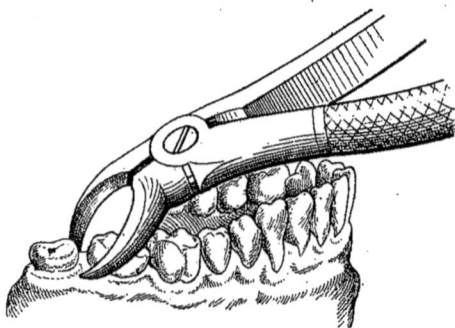

Fig. 267. — Pince « patte de homard ».

et comme ils sont en forme de coin, ils repoussent la dent de

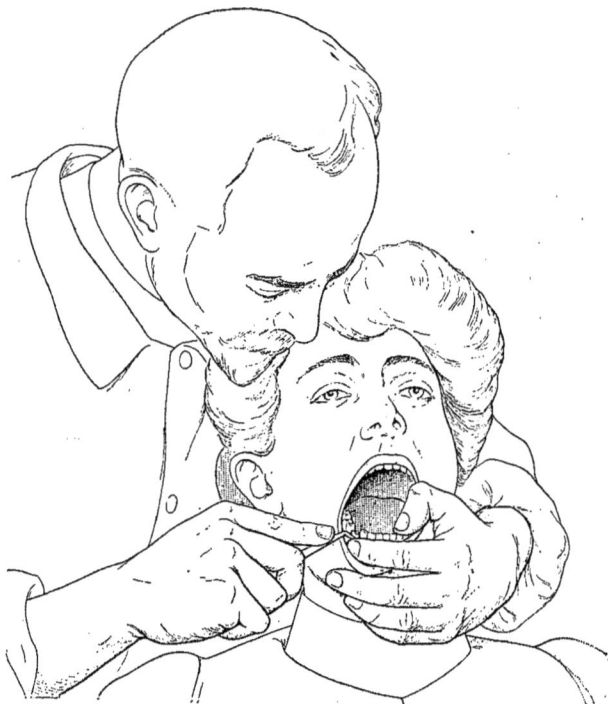

Fig. 268. — Emploi d'un élévateur.

sagesse ; ils la luxent ; pour compléter cette luxation, et en même temps, on fait levier en abaissant les branches de l'instrument ;

la dent se trouve soulevée, et il ne reste plus qu'à aller la saisir avec un davier ordinaire ou même avec une pince.

*
* *

*Emploi de l'élevateur.* — Il reste à parler enfin d'un instrument employé pour les extractions: l'*élévateur*. L'élévateur peut servir à l'extraction des dents ayant encore leur couronne, mais c'est surtout dans les cas de dents découronnées qu'il trouve son application.

Cependant, l'usage des élévateurs n'est pas à conseiller; leur application est trop souvent brutale, douloureuse, et nécessite le développement d'un effort musculaire que tout praticien ne peut donner; il vaut certainement mieux employer les daviers

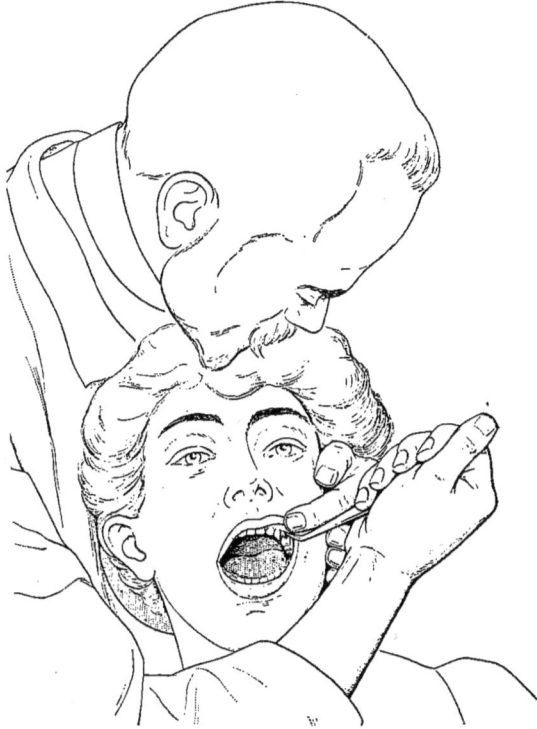

Fig. 269. — Emploi d'uu élévateur. La meilleure technique.

à mors fins, mors qui peuvent pénétrer facilement entre l'alvéole et la racine, et aller saisir cette dernière aussi loin que possible.

L'extraction d'une racine à l'aide d'un élévateur comprend deux temps : premier temps, glissement de l'extrémité de l'élévateur entre la racine et l'alvéole ; deuxième temps, après avoir fait décrire au manche de l'instrument un arc de cercle, en le relevant ou en l'abaissant, suivant qu'on agit sur le maxillaire supérieur ou sur l'inférieur, on opère la luxation de la racine.

On peut procéder à cette luxation de deux façons : la première façon représentée figure 268 n'est pas la meilleure.

Il vaut mieux, comme dans la figure 269, immobiliser d'une façon absolue la tête de son patient ; en effet, si l'on examine de près cette figure, on remarquera que la tête du malade est appliquée sur la poitrine de l'opérateur ; le bras gauche placé derrière assure cette immobilisation ; puis quand l'élévateur a été convenablement appliqué sur la racine, la main gauche vient embrasser la droite, et des deux mains l'opérateur exerce une poussée sur la racine à extraire, développant ainsi une force considérable.

## SOINS A DONNER AUX DENTS

Il est évident qu'on ne peut exiger du médecin comme soins dentaires, que les soins d'urgence. Le traitement complet des dents demanderait au confrère, d'abord un long apprentissage, puis un outillage très compliqué, enfin un temps assez long dont il ne peut disposer.

On peut dire que le rôle du médecin se ramène à supprimer la douleur, à donner au malade quelques heures de repos et de soulagement, lui laissant le temps d'aller trouver le spécialiste qui fera le nécessaire.

Or, dans la majorité des cas, la douleur est due à l'inflammation de la pulpe dentaire ou à la présence d'un abcès.

*Pulpite dentaire.* — La pulpe est à nu : carie du troisième degré. L'inflammation de la pulpe est caractérisée non seulement par une vive douleur au niveau de la dent malade, mais encore par des irridiations névralgiques. Ces irridiations se font vers les dents voisines et la partie correspondante du nerf maxillaire ; très fréquemment aussi, elles se font vers l'oreille et toute la moitié de la face et de la tête ; plus rarement, vers le cou et même vers le thorax.

L'existence de ces irridiations est une des raisons pour lesquelles la découverte de la dent malade est parfois difficile. Il arrive même qu'une dent atteinte de pulpite détermine de la douleur du côté opposé, ou encore qu'une lésion dentaire de la mâchoire supérieure s'accompagnera d'élancements sur le trajet du nerf maxillaire inférieur. Le patient, non seulement aura de la difficulté à indiquer la dent atteinte, mais il pourra aussi en désigner une autre, située à quelque distance, sur le même maxillaire, et même sur le maxillaire supérieur, alors qu'il s'agit d'une dent du bas, et inversement.

Il est donc *indispensable d'avoir vu la pulpe*, avant d'y appliquer un pansement calmant. Pour cela la cavité de la carie est débarrassée de tous les débris qu'elle contient avec une infinie précaution, car il convient d'éviter toute pression au niveau de la pulpe.

Au fond de la cavité ainsi nettoyée et irriguée, à la rigueur, avec des antiseptiques tièdes, on aperçoit, directement ou à l'aide du miroir de bouche, lorsqu'il s'agit d'une molaire, un point rouge vif, qui donne parfois un léger suintement sanguin : c'est la pulpe qu'il s'agit maintemant de calmer.

Un petit tampon d'ouate hydrophile, de la grosseur d'une tête d'épingle, d'un grain de mil, chargé de créosote de houille, porté sur la pulpe et recouvert d'un autre tampon de coton, qui remplira la cavité dentaire, sans être comprimé, amènera, au bout de quelques instants, la cessation de la douleur.

La créosote peut être remplacée, comme calmant, par le mélange d'un peu de chlorhydrate de morphine dans l'acide phénique. On peut aussi charger le tampon d'ouate hydrophile d'une pâte faite d'acide phénique, de chlorhydrate de cocaïne et d'acide arsénieux, le contact de ce dernier agent amenant la dévitalisation de la pulpe en quelques heures : dans ce dernier cas, il faut avoir soin de bien obturer sa cavité de carie, pour éviter la nécrose de la gencive et même de la partie voisine du maxillaire par l'acide arsénieux qui se serait échappé de la dent. Le lendemain, la pulpe peut être enlevée : si par hasard elle n'est pas complètement dévitalisée, on fait une seconde et même une troisième application d'acide arsénieux.

La pulpe et ses prolongements radiculaires sont enlevés : les canaux dentaires et la chambre pulpaire oblitérés avec une pâte antiseptique : une obturation provisoire à la gutta est laissée en place pendant dix à quinze jours, et remplacée à ce moment par une obturation permanente appropriée.

**Abcès dentaire.** — La pulpe est détruite et la chambre pulpaire infectée : quatrième degré.

La présence d'un abcès dentaire ne nécessite pas fatalement l'extraction de la dent qui a été le point de départ de l'abcès.

Souvent le malade exigera du médecin l'extraction de la dent : c'est ce qui arrive couramment dans la clientèle ordinaire ; mais si le malade peut consacrer quelques séances au dentiste, le médecin, allant au plus pressé, ouvrira l'abcès et nettoiera soigneusement la dent.

L'ouverture de l'abcès dans le vestibule de la bouche, le plus souvent, est ordinairement facile ; elle se fait à l'aide d'un bistouri dont on enveloppe la lame de gaze ou d'ouate, ne laissant dépasser que la pointe, pour éviter les échappées. Il faut faire cette incision, sur une longueur de 2 à 3 centimètres, d'un seul coup, on n'a rien à craindre, il n'y a aucun organe important à blesser ; le blessé laisserait difficilement revenir pour agrandir l'incision.

Le malade devra se rincer la bouche au moins toutes les demi-heures.

L'ouverture de l'abcès au galvanocautère ou thermocautère est préférable ; mais il faut avoir soin de protéger les joues et les gencives contre le rayonnement à l'aide d'un tampon humide de gaze ou de coton hydrophile.

Quant à la dent malade, elle est soigneusement débarrassée de tous les débris alimentaires et autres qu'elle renferme, à l'aide de petites curettes spéciales (v. fig. 244). Puis, ce nettoyage est complété à l'aide de petites boulettes de coton, et la cavité est comblée par un tampon de coton, doucement pressé, chargé d'un antiseptique, créosote, par exemple ; quand tout phénomène inflammatoire a disparu, le dentiste pourra s'occuper directement de la dent : nettoyage de la cavité des canaux, obturation provisoire à la gutta ; après quelques jours d'observation, il pourra faire l'obturation définitive.

# CHAPITRE XXVI

## CATHÉTÉRISME DE L'URÈTRE

Le cathétérisme de l'urètre consiste dans l'introduction, par l'urètre dans la vessie, d'une sonde destinée à évacuer l'urine.

Les principes directeurs dans le cathétérisme de l'urètre sont les suivants :

L'urine contenue dans une vessie saine est une urine *aseptique*, une urine exempte de germes.

L'urètre sain contient normalement des micro-organismes abondants, surtout dans sa partie antérieure.

Toute infection, toute fermentation de l'urine, est due à des micro-organismes; beaucoup d'infections vésicales sont dues à des cathétérismes malpropres; l'asepsie la plus rigoureuse est donc indispensable pour tout cathétérisme; sauf raisons majeures il faut éviter de sonder un malade qui a une infection aiguë des voies génito-urinaires, surtout si cette infection est blennorrhagique.

Les instruments rigides métalliques sont inutiles pour la pratique courante du cathétérisme de l'urètre; ils peuvent être dangereux dans des mains inhabiles ; ils doivent être réservés aux chirurgiens. Les sondes à employer sont les *sondes molles en caoutchouc rouge* ou à leur défaut des sondes en gomme.

**Sondes nécessaires.** — On se procurera des sondes en caoutchouc rouge nos 15, 16, 17 ou 18 ou encore :

Sondes en gomme à bout olivaire de même calibre.

Sondes en gomme à béquille.

Chez la femme, on peut se servir de sondes en verre.

SONDES EN CAOUTCHOUC ROUGE. — Les sondes en caoutchouc rouge
dites encore sondes de Nélaton, sont souples, solides, inaltérables,
faciles à désinfecter. Elles sont fabriquées au moyen de longues lanières
de caoutchouc que l'on fait passer dans une filière, la filière rapproche
et accole les bords des lanières et les convertit en un long cylindre
creux que l'on coupe en segments de longueur voulue ; ce cylindre
est fermé à une de ses extrémités, puis introduit dans un moule en
verre qui porte en un point une dépression répondant à l'œil futur de
la sonde ; quelques gouttes d'eau sont versées à l'intérieur de la
sonde, le tube est bouché et porté à l'autoclave ; sous l'influence de la
pression, le cylindre de caoutchouc épouse la forme du moule ; au
bout d'un certain temps, on le retire ; la sonde est faite ; on la perce
au niveau de l'œil avec un emporte-pièce, on en lisse et on en polit la
surface.

SONDE EN GOMME. — La sonde en gomme joint la souplesse à une
certaine rigidité qui la rend plus facile à introduire dans certains urè-
tres, mais plus dangereuse que la sonde en caoutchouc rouge. Cette

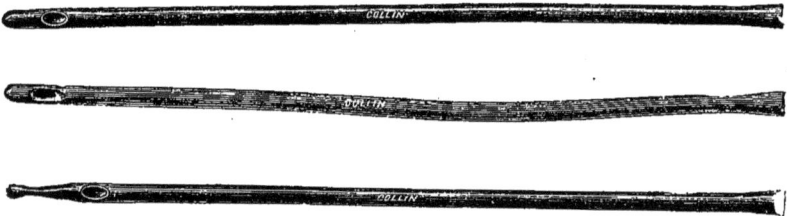

Fig. 270. — Divers modèles de sondes en gomme.

Ces sondes ne diffèrent que par leur extrémité destinée à être introduite dans la vessie ;
cette extrémité est plus ou moins pointue.

sonde, dite en gomme, est formée d'un tout autre produit que la gomme ;
on pourrait la comparer à un bas de tricot minuscule recouvert d'un
vernis ; l'âme du cathéter est un tube en fils de coton, tissé sur un
mandrin en fer, de grosseur donnée ; ce tube de coton est plongé dans
ce qu'on appelle la gomme et qui est un mélange d'huile de lin et de
litharge ; cette première couche donnée, l'instrument est porté à
l'étuve, puis poli avec la pierre ponce ; une seconde couche de gomme
est appliquée, puis des couches successives jusqu'à cinquante et
soixante couches ; le dernier polissage se fait d'abord avec un morceau
de drap imbibé de poudre de ponce humide, puis avec un drap saupoudré de tripoli. Certaines sondes sont faites avec un tissu de soie
au lieu d'un tissu de coton et le vitrage est fait à basse température ;
la sonde est ainsi d'un jaune ambré, translucide.

L'industrie des sondes de gomme est d'origine essentiellement fran-

çaise ; l'invention est attribuée à un orfèvre parisien nommé Bernard
(1768). Cette industrie donne annuellement un chiffre d'affaires assez
élevé, 1 000 000 de francs environ pour Paris ; la supériorité de la production française des instruments en gomme est universellement reconnue.

Chez les prostatiques, on emploie volontiers des sondes dites
à béquilles, c'est-à-dire des sondes dont l'extrémité vésicale est
coudée à angle obtus.

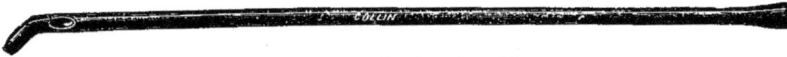

Fig. 271. — Sonde à béquille.

STÉRILISATION DES SONDES. — I. *Sondes en caoutchouc rouge.* —
Les sondes de Nélaton sont très faciles à stériliser, il suffit de les
faire bouillir pendant 10 minutes dans de l'eau additionnée de
carbonate de soude.

II. *Sondes en gomme.* — Les sondes en gomme supportent
assez mal l'ébullition. La chaleur sèche, à une température élevée, les altère également. La désinfection par les solutions antiseptiques est considérée comme inefficace.

On peut stériliser assez facilement les sondes à l'autoclave
à 120 sans les détériorer d'une façon sensible, surtout si l'on a
soin de les enduire de glycérine ou de les mettre dans une solution de chlorure de sodium.

La stérilisation des sondes *en gomme* peut être obtenue par
l'utilisation des vapeurs d'aldéhyde formique ou formol. Il existe
divers modèles d'étuves à désinfection par le formol : étuve ther-
mo-formogène de J. Albarran, stérilisateur de P. Hamonic, stérilisateur à froid de Gentil, stérilisateur Desnos, etc.

AUTRES OBJETS NÉCESSAIRES. — On se procurera également :
Une seringue Guyon ou un bock laveur avec canule de verre
(seringue ou bock sera stérilisé).
Un bassin pour recueillir les urines.
Du coton hydrophile stérilisé.
Eau bouillie ou eau stérilisée.
Huile d'olive stérilisée ou huile de vaseline stérilisée, ou vase-
line stérilisée, pour lubréfier la sonde.

## CATHÉTÉRISME DE L'URÈTRE CHEZ L'HOMME

*Précautions à prendre.* — L'opérateur avant de procéder au cathétérisme devra se laver les mains, il procédera ensuite à la désinfection du gland et de l'orifice urétral par un lavage à l'eau chaude et au savon, puis au lavage à l'aide d'une seringue ou d'un bock laveur de la partie antérieure de l'urètre : il poussera

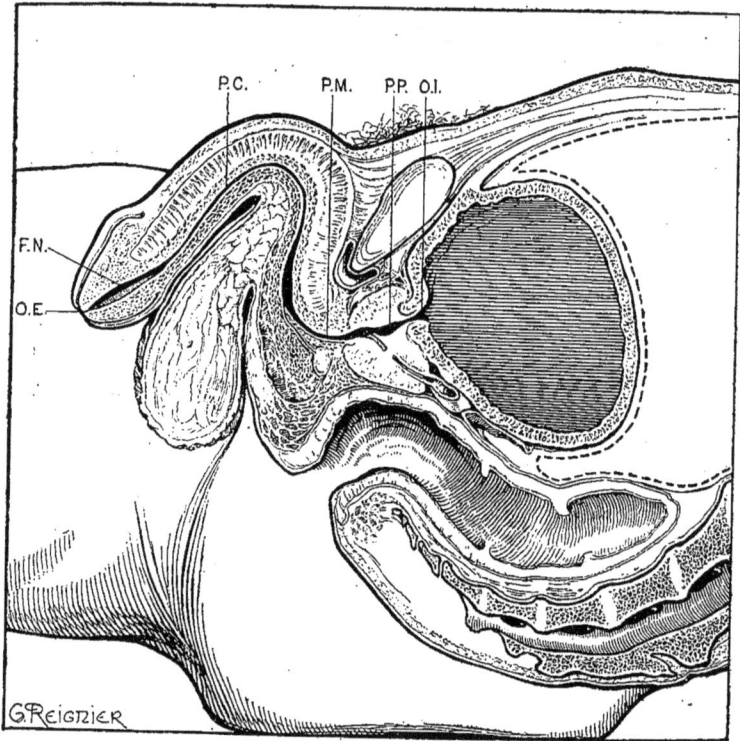

Fig. 272. — Coupe médiane du corps d'un homme.

OE, orifice externe de l'urètre ; FN, fossette naviculaire ; PC, portion pénienne ; PM, portion membraneuse ; PP, portion prostatique ; OI, orifice interne.

doucement quelques grammes de liquide, laissera sortir puis recommencera 8 à 10 fois cette manœuvre ; s'il s'agit d'un bock, on le mettra à 0^m,50 au-dessus du plan du lit et on laissera le lavage se faire à canal plus ou moins ouvert, ce qui s'obtient facilement en obturant plus ou moins le méat par la canule.

**Position du malade.** — Le malade sera couché horizontalement sur le dos, la tête légèrement relevée, la bouche ouverte, les jambes demi-fléchies et écartées, un coussin sous le siège ne dépassant pas en bas le pli cruro-fessier, un bassin entre les jambes.

**Lubréfaction de la sonde.** — La sonde stérilisée sera enduite d'une substance lubréfiante stérile (huile stérilisée).

**Manuel opératoire.** — INTRODUCTION. — L'opérateur, tenant de la main gauche la verge *tendue*, écarte les lèvres du méat, introduit doucement, lentement la sonde tenue vers la partie moyenne. L'instrument pénètre d'abord facilement d'une douzaine de centimètres, puis il s'arrête brusquement sur la portion membraneuse, maintenez la sonde au contact de l'obstacle et attendez, l'obstacle cédera brusquement ; l'extrémité de la sonde suit la paroi supérieure du canal et arrive dans la vessie.

ÉCOULEMENT DE L'URINE. — Dès que la sonde a pénétré dans la vessie, l'urine coule ; pendant cet écoulement on doit maintenir le pavillon de la sonde à un niveau inférieur à celui du bas-fond vésical : il faut abaisser autant que possible le bassin en déprimant le plan du lit.

Si le bassin est rempli avant que la vessie ne soit vide, il faut appliquer un doigt sur le pavillon de la sonde si on se sert d'une sonde en gomme, serrer la sonde entre deux doigts s'il s'agit d'une sonde en caoutchouc rouge, pendant qu'on vide et qu'on remplace le bassin.

ABLATION DE LA SONDE. — Lorsque l'urine est évacuée, on retire la sonde sans brusquerie, en obstruant par le doigt la lumière d'une sonde en gomme, en serrant la sonde de caoutchouc, pour éviter de souiller le canal ou le scrotum et on essore l'orifice du méat. On lavera ensuite la sonde intus et extra à l'eau savonneuse tiède.

**Incidents ; accidents ; leurs remèdes.** — A l'entrée du canal, la sonde s'arrête dans la fosse naviculaire ; il faut retirer légèrement la sonde, la pousser à nouveau, en suivant la paroi opposée.

*Spasme du canal.* — Une introduction trop rapide ou trop brusque peut déterminer un spasme de la région membraneuse du canal urétral qui s'oppose à la pénétration plus profonde ; il faut maintenir sans effort l'instrument immobile appuyé contre l'obstacle ; le passage deviendra bientôt libre. Quand on se sert d'une sonde en caoutchouc, la sonde peut se *fléchir* à ce niveau et simuler une introduction vésicale. Vous éviterez cette méprise en enfonçant et retirant la sonde de quelques centimètres, ce mouvement doit se faire librement. De plus, quand vous pénétrez dans la vessie la sonde légèrement conduite entrera jusqu'à la garde.

Lorsque la prostate est hypertrophiée, il est souvent nécessaire d'enfoncer la sonde tout entière avant que l'urine s'écoule.

Parfois, après quelques instants de libre écoulement de l'urine, le jet s'arrête brusquement ; l'œil de la sonde doit être oblitéré par la paroi postérieure de la vessie, retirez-la de quelques 2 centimètres, ou poussez par la sonde quelques grammes d'eau bouillie tiède, puis laissez de nouveau l'urine s'écouler.

Si la vessie est très distendue, une déplétion trop rapide et trop brusque de la vessie peut causer des hémorragies ; on évitera cet accident en vidant lentement et incomplètement la vessie.

**Sondes à demeure.** — Dans un certain nombre de circonstances, où il est nécessaire de maintenir la vessie vide, ou d'empêcher l'urine de couler par l'urètre, on laisse une sonde à demeure dans la vessie. Cette sonde à demeure sera une sonde en caoutchouc rouge, ou exceptionnellement une sonde de gomme élastique. En tous cas elle ne devra pénétrer dans la vessie que de 1 à 2 centimètres au delà du col, on a toujours tendance à l'introduire trop profondément. Dès que l'urine jaillit, arrêtez-vous.

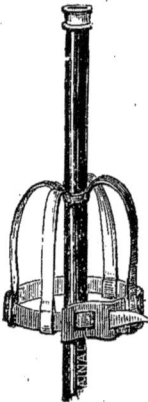

Fig. 273. — Appareil pour fixer une sonde.

Le mode de fixation d'une sonde à demeure est assez délicat. Souvent une érection intempestive détruit l'édifice fixateur le mieux construit. Il existe dans le commerce un petit appareil pour fixer les sondes à demeure, il se compose d'une bague élastique dont on entoure la base du gland et qui sert à maintenir la sonde par des sortes d'arceaux (fig. 273).

SONDES SE FIXANT D'ELLE-MÊME A DEMEURE DANS LA VESSIE. — A. Malécot et de Pezzer ont imaginé des sondes en caoutchouc rouge se fixant d'elles-mêmes dans la vessie.

Dans la *sonde de Malécot*, la fixation se fait par deux ailerons qui sont maintenus redressés par un mandrin au cours de l'introduction de la sonde et qui, une fois arrivés dans la vessie et débarrassés du mandrin, s'appuient contre les parois vésicales. Le mandrin recommandé par Malécot est une simple tige de baleine, à la fois souple et d'un petit diamètre. La sonde est tendue sur ce mandrin, on l'introduit dans la vessie, puis on retire le mandrin redresseur dès qu'on a franchi le col vésical. On peut laisser cette sonde à demeure pendant plusieurs jours ; pour la retirer il n'y a qu'à exercer sur elle une traction douce ; la sonde s'allonge, les ailerons s'effacent ; la sortie est peu douloureuse.

La sonde de Pezzer est fondée sur le même principe que la sonde de Malécot.

FIXATION PAR DES FILS. — Le procédé de fixation de Guyon consiste à fixer deux fils à la sonde, et à les attacher aux poils du pubis après les avoir réunis en arrière du gland.

Les fils (généralement coton à repriser) ont 50 centimètres de longueur. On commence par fixer, par un nœud serré, la partie médiane de l'un d'eux à la sonde au niveau du méat. A la base du gland, les deux chefs sont réunis par un nœud puis on les fait passer l'un au-devant de l'autre, en arrière de la verge et on les réunit de nouveau par un nœud. De là le

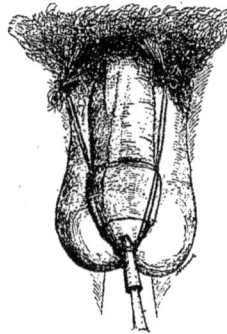

Fig. 274. — Procédé de Guyon.

fil est conduit au pubis et noué à une touffe de poils suffisamment épaisse, prise près de la racine de la verge.

Le second fil est alors fixé par un nœud serré à sa partie médiane, à la sonde au niveau du méat : à la base du gland les deux chefs de ce fil sont réunis au nœud du premier fil, puis on les fait passer l'un au-devant de l'autre en arrière de la verge et on les réunit de nouveau aux deux chefs du premier fil et on les conduit au pubis où ils sont noués à une touffe de poils prise symétriquement à celle du côté opposé.

Pour bien fixer les fils à la touffe de poils on fait maintenir la touffe par un aide pendant que le chirurgien entoure la base des poils et l'enserre fortement dans un nœud. Au delà du point fixé aux poils les extémités des fils sont laissées flottantes.

*Fixation des sondes à demeure au moyen des agrafes Michel.* — Un moyen très simple pour fixer à demeure une sonde urétrale consiste dans l'emploi d'une ou deux agrafes Michel, appliquées sur le prépuce et auxquelles on attache des fils noués sur la sonde.

## CATHÉTÉRISME DE L'URÈTRE CHEZ LA FEMME

En raison de *la brièveté de l'urètre féminin*, le cathétérisme urétral est, chez la femme, ordinairement très facile, mais doit être particulièrement aseptique. La sonde en dehors de la

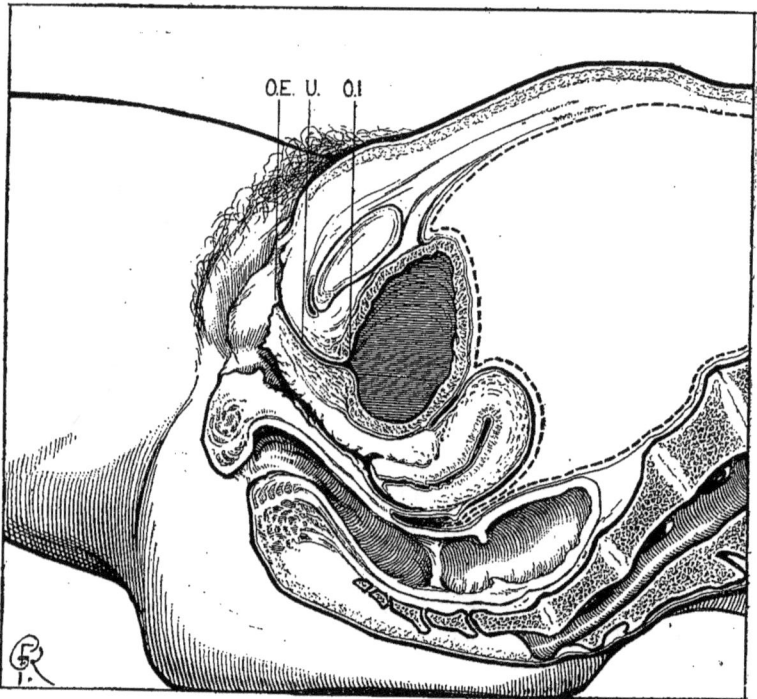

Fig. 275. — Coupe médiane du corps d'une femme. On voit la direction de l'urètre. OE, orifice externe de l'urètre ; U, urètre ; OI, orifice interne de l'urètre.

flore microbienne urétrale peut être souillée par les sécrétions vaginales, il est donc nécessaire de laver soigneusement la région.

**Instruments.** — On se sert généralement d'une sonde de 15 centimètres de longueur, *en verre* ou en métal, presque droite, l'extrémité ou bec est très légèrement incurvée. Le pavillon est ordinairement muni d'une petite anse autrefois destinée à fixer les fils lorsqu'on voulait maintenir à demeure la sonde dans la vessie.

Toute sonde molle peut également cathétériser la vessie chez la femme.

**Manuel opératoire.** — Autrefois on conseillait de sonder une femme à couvert sous les draps.

Il est de beaucoup préférable de sonder *la femme à découvert,* la pudeur y perd peu de chose ; la propreté y gagne beaucoup ; l'opérateur inhabile évite des tâtonnements ridicules et les chances d'infection.

La femme sera couchée sur le dos, le siège reposant sur un bassin plat, qu'on maintiendra très propre si l'urine doit être examinée

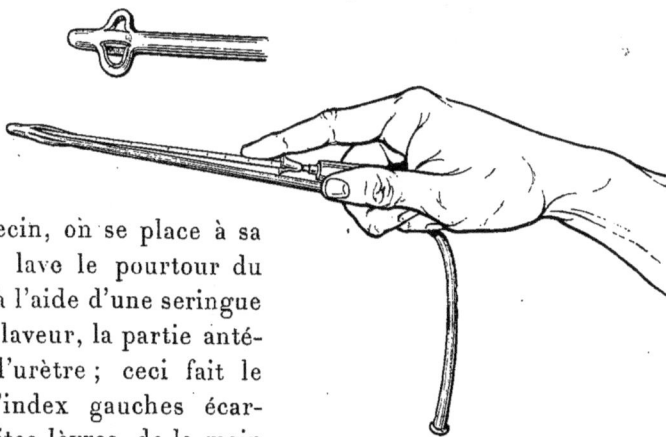

Fig. 276. — Manière d'introduire une sonde de Malécot.

par le médecin, on se place à sa droite ; on lave le pourtour du méat, puis, à l'aide d'une seringue ou du bock laveur, la partie antérieure de l'urètre ; ceci fait le pouce et l'index gauches écartant les petites lèvres, de la main droite on tient la sonde préalablement lubréfiée. On engage la sonde dans le méat urinaire la partie concave de l'instrument tournée en haut, et par une pression légère on la fait pénétrer dans la vessie pendant qu'avec la pulpe de l'index on oblitère le pavillon.

Si la malade n'a pas été placée préalablement sur un bassin plat, la main gauche devenue libre approche le récipient, on laisse couler le liquide urinaire en abaissant légèrement le pavillon de la sonde.

Quand la vessie est vidée, on retire tout doucement la sonde en refermant le pavillon. Le bassin est enlevé et la quantité d'urine mesurée.

*Difficultés.* — Le cathétérisme chez la femme est en général extrêmement facile. Cependant chez la femme enceinte, l'urètre est appliqué contre la symphyse du pubis, le méat urinaire attiré en haut est moins facile à voir ; il faut dans ces cas proscrire l'emploi de la sonde en verre qui pourrait se briser et recourir à une sonde molle en caoutchouc rouge ou à une sonde en gomme.

*Sonde à demeure.* — Quand on veut maintenir une sonde à demeure chez la femme il est préférable d'employer la sonde de Pezzer ou de Malécot.

On tend cette sonde sur une sonde cannelée, un stylet ou un hystéromètre ; on introduit par l'urètre la sonde et son tuteur ; dès que l'extrémité de la sonde est entrée dans la vessie, on retire la tige métallique, pendant que la main gauche maintient la sonde et l'empêche de sortir. L'écoulement d'urine indique que la sonde est bien en place.

## LAVAGE DE LA VESSIE

Les lavages de la vessie consistent à introduire dans sa cavité un liquide destiné soit à chasser les produits de sécrétion qui peuvent y être contenus, soit à modifier la muqueuse elle-même. Lorsque le lavage consiste dans l'évacuation des produits retenus dans la vessie son action est *mécanique,* si, au contraire, le liquide injecté doit agir sur la muqueuse par sa composition chimique il est dit *modificateur.* Le lavage à l'eau stérilisée ou à l'eau boriquée est le type du lavage mécanique, l'emploi de la solution de nitrate d'argent est au contraire le type du lavage modificateur.

*Indications.* — Le lavage de la vessie est indiqué dans les cas d'infection de la muqueuse vésicale surtout quand il existe de la rétention des produits septiques. Ces accidents se rencontrent dans les cystites chroniques des prostatiques surtout à la période de rétention urinaire. Les cystites dites catarrhales aiguës exigent souvent des lavages vésicaux très longtemps prolongés. Il est moins fréquent d'avoir recours aux lavages dans les infections blennorrhagiques ou dans les cystites qui accompagnent certains néoplasmes vésicaux.

*Objets nécessaires.* — Pour pratiquer un lavage de la vessie il faut : 1° des sondes ; 2° des appareils à injection.

SONDES. — Les sondes ne sont pas absolument nécessaires ; il est démontré depuis longtemps que le lavage sans sonde est possible. Avec une simple canule introduite dans le méat en donnant au liquide une pression suffisante on pourra le faire pénétrer dans la vessie. L'inconvénient de cette méthode réside dans la difficulté de la sortie du liquide ; pour que le liquide ainsi injecté soit expulsé il faut une vessie parfaitement contractile. *Le lavage sans sonde* ne sera donc appliqué que dans les cas exceptionnels.

La sonde de choix est la sonde en caoutchouc rouge, dite de Nélaton, du calibre autant que possible 16 à 18 ; elle est inoffensive et facilement maintenue aseptique. Si sa rigidité est insuffisante pour vaincre l'obstacle urétral, on emploiera une sonde en gomme noire, cette sonde est toujours dangereuse et capable de fausse route ; l'extrémité présentera deux larges yeux.

APPAREILS INJECTEURS. — Les appareils injecteurs sont au nombre de deux : la seringue ou le bock.

*Seringue.* — La seringue sera en verre, à monture métallique et aura une capacité de 100 à 200 grammes. Elle devra pouvoir supporter l'ébullition ou stérilisation à l'autoclave.

*Bock.* — Le bock doit être en verre, à monture extérieure métallique, d'une contenance de 1 litre au moins ; il doit présenter une graduation permettant d'apprécier la quantité de liquide pénétrant dans la vessie. On ajuste au bock un tube en caoutchouc rouge de 1ᵐ,5o environ. L'autre extrémité du tube est munie d'un embout en verre pouvant pénétrer dans l'embouchure des sondes ; sur le trajet du tube est interposé un mécanisme d'interruption.

Si l'on fait les lavages de la vessie avec une solution de nitrate d'argent, il vaut mieux employer une seringue, car une partie du nitrate d'argent est précipitée au contact du caoutchouc.

Pour tous les autres antiseptiques, le bock est préférable, car il permet d'exécuter les lavages plus rapidement et plus facilement. Il sera placé à une hauteur variant de 0^m,50 à 1 mètre audessus du plan de la vessie suivant la tolérance vésicale et la nécessité de l'action mécanique du lavage.

LIQUIDES A EMPLOYER. — Les liquides les plus fréquemment employés sont: pour le lavage *mécanique,* l'eau stérilisée ou l'eau boriquée répondant à la formule suivante :

| | |
|---|---|
| Borate de soude. . . . . . . . . . | 5 grammes |
| Acide borique. . . . . . . . . . . | 40 — |
| Eau tiède. . . . . . . . . . . | 1 000 — |

Pour les lavages *modificateurs* :

| | |
|---|---|
| Nitrate d'argent. . . . . . . . . . | 1 gramme |
| Eau distillée. . . . . . . . . . | 1 000 — |

Toutes ces solutions doivent être employées tièdes.

*Technique.* — *Position du malade.* — Le malade est placé dans le décubitus horizontal, le siège soulevé par un coussin résistant, le lit a été garni contre toute inondation possible, un bassin plat est placé entre les jambes du patient, et si le lavage doit demander un certain temps, les jambes du malade seront de chaque côté recouvertes d'un molleton ou mieux, on lui mettra de larges et longs bas de flanelle. L'opérateur est placé à droite et ses mains ont été soigneusement lavées. La *perméabilité du canal* et *son diamètre* ont été évalués avec des bougies à boules exploratrices ou sont assurés par des cathétérismes antécédents.

Supposons qu'il s'agisse d'un lavage avec le bock gradué et l'eau boriquée tiède : le récipient est placé environ 1 mètre audessus de la vessie du malade, une désinfection de toute la région du méat lui-même est pratiquée avec un peu de coton stérilisé et trempé dans la solution aseptique ou bien le nettoyage est fait par projections de l'eau de la canule sur la région sous-préputiale et sur le méat.

La sonde, lubréfiée, est introduite suivant les règles du cathétérisme, c'est-à-dire que l'urètre est lavé, que la verge est tenue et tendue de la main gauche pendant que la sonde est introduite lentement et progressivement jusqu'à ce qu'elle rencontre un premier obstacle normal constitué par le sphincter de la portion membraneuse. Et maintenant la sonde appuyée sur cet obstacle, on le sent brusquement céder et l'instrument pénètre jusque dans la vessie, la sensation de ce ressaut est très nette quand on opère avec une sonde en gomme ; elle est moins nette, elle peut manquer, si on se sert d'une sonde en caoutchouc. Dès que le liquide vésical s'écoule, la sonde ne doit plus être enfoncée, il suffit que son œil affleure simplement le col de la vessie : c'est en effet au niveau du col et du trigone que le liquide doit être projeté. La sonde étant introduite dans la vessie, si cette cavité contient de l'urine on l'épanche ; puis l'ajutage en verre du tube évacuateur du bock est adapté à la sonde, et le liquide s'écoule dans la vessie. La quantité nécessaire de liquide étant injectée, on enlève l'ajutage, on baisse le pavillon de la sonde du côté du bassin et on évacue le liquide injecté. Cette évacuation terminée, on injecte du nouveau liquide qui est évacué de la même façon et cela 8, 10-15 fois suivant les difficultés d'évacuation des mucosités.

*La quantité de liquide* nécessaire au lavage est très variable suivant les cas. Elle ne doit *jamais provoquer* de douleurs vives, elle ne doit jamais être assez considérable pour amener *un besoin violent* d'uriner, elle ne doit *jamais distendre la vessie*. En général on injecte 40 à 50 grammes de liquide et on laisse de suite sortir le liquide injecté, puis on injecte une nouvelle dose de 40 à 50 grammes, qui est de même évacuée, et on continue ainsi les alternatives de remplissage et de déplétion jusqu'à ce que le liquide évacué soit absolument clair ; pour arriver à ce résultat, il est parfois nécessaire de faire passer un ou deux litres de liquide.

A la fin, on retire la sonde avant que la vessie ne soit complètement vide. On laisse dans la cavité vésicale quelques grammes de liquide.

\*
\* \*

La même technique doit être mise en usage pour tous les lavages ; mais quand il s'agit de *nitrate d'argent* il est indispensable de se servir d'une seringue. On remplit cette seringue de la solution de nitrate et quand la sonde a pénétré dans la vessie, on adapte le bout de la seringue au pavillon de la sonde et on pousse doucement le piston. *Quand le besoin d'uriner se fait sentir* ou quand le contenu de la seringue a été injecté, on retire la seringue, on laisse s'écouler le contenu de la vessie et avant que la vessie ne soit vide,.on adapte de nouveau à la sonde la seringue nouvellement remplie et on pousse dans la vessie la même quantité de solution de nitrate d'argent.

Ces opérations alternatives sont renouvelées jusqu'à ce qu'on ait fait passer dans la vessie de 300 à 1 000 grammes de solution ; on termine en laissant s'écouler au dehors tout le nitrate d'argent, ou mieux en complétant ce lavage au nitrate par un lavage rapide à l'eau stérilisée simple.

En cas de lavage au nitrate d'argent, au moment où l'on retire la sonde, pour éviter que quelques gouttes de liquide caustique coulent dans le canal de l'urètre, il faut avoir soin *d'oblitérer* avec la pulpe du doigt l'orifice de la sonde. Quand on fait des lavages au nitrate d'argent on doit prendre des précautions pour que le nitrate d'argent ne tache pas les vêtements ou les linges ; les taches de nitrate d'argent sont indélébiles.

*Complications.* — Quand toutes ces précautions ont été prises, les lavages de la vessie sont absolument inoffensifs, la douleur est généralement nulle ou minime.

Laissant de côté les difficultés du cathétérisme qui sont ici communes à tous les actes de pénétration dans la vessie, nous voyons qu'une fois la sonde introduite on peut assister aux incidents suivants : 1° Le liquide de la vessie *ne s'écoule pas* ; 2° le liquide du lavage entre bien dans la vessie, mais il ne peut pas sortir ; 3° le lavage est douloureux ; 4° la vessie saigne après l'injection.

Dans le premier cas, il est probable que des mucosités vésicales obstruent la sonde ou que la sonde est trop profondément enfoncée et se coiffe de la paroi postérieure de la vessie ; retirez-la de deux centimètres ou injectez quelques grammes de liquide pour les dissocier ou les écarter.

Si le liquide *injecté ne ressort pas*, la sonde peut ne pas être suffisamment enfoncée, elle reste dans la région prostatique ou bien elle est trop enfoncée, l'œil touche le plafond vésical. Faites légèrement osciller en avant ou en arrière le corps de la sonde et le liquide s'écoulera ; cette *manœuvre d'oscillation* est même indispensable dans tous les lavages pour bien essorer le bas-fond vésical avant de retirer définitivement la sonde. Si la manœuvre échoue, c'est que le contenu vésical est épais et obstrue l'œil de la sonde. Injectez vivement avec la seringue *quelques grammes de liquide*, et cela à plusieurs reprises et le liquide s'écoulera. Dans les cas rebelles, il faudrait aspirer le liquide à travers la sonde, en plaçant et en adaptant exactement la canule de la seringue dans l'embouchure de la sonde et en faisant un violent mouvement d'aspiration du piston. Si vous échouez, enlevez la sonde, vous la trouverez oblitérée, et vous en introduirez une autre.

L'introduction du liquide *ne doit pas être douloureuse* si le liquide est indifférent — eau, solution boriquée ; — si le lavage est douloureux, c'est que la vessie est distendue. Vous devez diminuer la dose injectée, et la réduire à 10 grammes et 5 grammes même dans quelques cas. Si la solution caustique provoque de vives douleurs, diminuez le titre de la solution, et ne la laissez pas séjourner dans la vessie.

Enfin, la *vessie saigne* : les mêmes causes qui déterminent des douleurs peuvent déterminer des hémorragies, et vous y remédierez par les mêmes moyens ; mais, en général, une vessie qui saigne par le lavage n'est guère améliorée par cette médication, et il faut rapidement y renoncer, à moins que les autres symptômes de la maladie ne soient profondément améliorés par ce moyen.

Les *accidents généraux fébriles* qui suivent un lavage tiennent en général à une insuffisance des moyens aseptiques employés par le chirurgien ; cependant quelques malades ont dans le canal ou la vessie un poison tellement virulent que les accès de fièvre sont assez fréquents malgré toutes les précautions prises pour les éviter, c'est alors aux antiseptiques urinaires internes — salol, balsamiques, uraseptine — qu'il faut s'adresser concurremment avec les lavages ; mais si les accès fébriles se répètent, ils deviennent une contre-indication au lavage vésical.

*Fréquence des lavages.* — Suivant l'effet obtenu, les lavages de la vessie seront répétés chaque semaine, chaque jour ou deux fois par jour ; c'est l'abondance de la sécrétion ou l'état douloureux qui donnent la mesure du nombre et de la répétition de ces lavages.

## PONCTION DE LA VESSIE

La ponction de la vessie est une opération qui consiste à vider la vessie de l'urine qu'elle contient, en y enfonçant un trocart ou une aiguille d'aspirateur.

La ponction de la vessie n'est pas une opération nouvelle, puisque un chirurgien italien, Herculanus, aurait eu, dès l'année 1460, l'idée de vider la vessie par ce moyen.

Les anciens chirurgiens décrivaient trois manières de procéder à la ponction de la vessie : 1° en traversant les parties molles du périnée ; 2° en perforant la cloison recto-vésicale ; 3° en passant par la voie hypogastrique.

La ponction périnéale et la ponction par le rectum sont abandonnées, et maintenant, quand on parle de ponction de la vessie, on entend la ponction par la voie sus-pubienne.

**Notions anatomiques.** — La ponction de la vessie est une opération facile, et en général sans danger. On peut la pratiquer sans crainte de léser un organe important, et il est rare de blesser la séreuse péritonéale.

On sait que la vessie, immédiatement au-dessus de la symphyse, est en rapport direct avec la paroi abdominale. Le péritoine forme, au-devant de la partie supérieure, un cul-de-sac, cul-de-sac péritonéal antérieur, qui est éloigné au moins de 1 cm,5 à 2 cm,5 de la symphyse pubienne lorsque la vessie contient 300 grammes de liquide. Cette distance ne varie guère quand la vessie se distend davantage ;

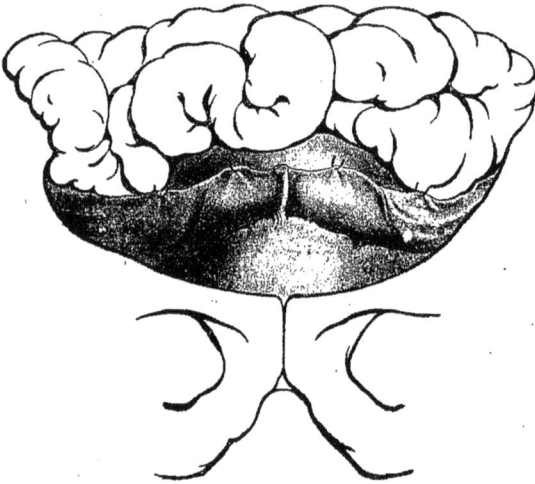

Fig. 277. — Vue antérieure de la vessie : on voit le cul-de-sac du péritoine soulevé par des fils ; des anses intestinales surplombent le sommet de la vessie. (L'espace qui sépare la symphyse de la ligne de réflexion du péritoine n'est pas toujours aussi grand.)

elle est suffisante pour permettre au trocart d'aborder facilement le réservoir urinaire. Le cul-de-sac décrit, sur la face antérieure de la vessie demi-pleine, une courbe à concavité inférieure (fig. 277), et c'est exactement sur la ligne médiane que le péritoine est situé le plus haut. C'est donc sur la ligne médiane que l'on devra ponctionner la vessie. Un trocart, enfoncé à 1 centimètre au-dessus de la symphyse, ne traversera pas la séreuse péritonéale.

Il faut savoir cependant qu'il existe des cas où le cul-de-sac péritonéal adhère à la symphyse pubienne, ce qui expose à la blessure de la séreuse. Ces cas sont rares. Du reste, la blessure de la séreuse péritonéale n'a pas l'importance qu'on y attachait autrefois.

*Préparatifs.* — Avant de ponctionner, on s'assurera par le palper et la percussion de la région hypogastrique que le réservoir urinaire est réellement distendu,

Pour pratiquer la ponction vésicale, il faut se munir d'un aspirateur Potain, dont on prendra une aiguille assez fine, l'aiguille n° 2 par exemple ; à défaut d'aspirateur, on se contentera de se servir d'un trocart ordinaire. Le frère Côme avait imaginé pour la ponction de la vessie un trocart courbe qui est resté en usage jusqu'à nos jours ; maintenant on se sert plus volontiers d'un trocart droit.

On aura soin de raser les téguments de l'hypogastre, de les nettoyer en les passant successivement à l'eau chaude et au savon, à l'alcool ou plus simplement on badigeonnera la peau avec de la teinture d'iode. Les mains du chirurgien et les instruments seront aseptiques.

*Manuel opératoire.* — Le malade étant couché bien à plat, les jambes allongées, le chirurgien saisit de la main droite son trocart ou son aiguille de telle sorte que l'instrument prenne un bon point d'appui sur la paume de la main et que l'index limite une longueur de 4 à 7 centimètres à partir de la pointe, suivant que l'on présumera la paroi abdominale plus ou moins épaisse (fig. 278).

De l'index gauche, le chirurgien repère la symphyse du pubis, puis place cet index de façon que l'extrémité de l'ongle soit à 1 centimètre ou 1 centimètre et demi au-dessus de la symphyse. C'est juste en avant de cet ongle que sera enfoncé hardiment le trocart tenu bien perpendiculaire.

La sensation d'une résistance vaincue, l'impression que l'extrémité de l'aiguille est libre, indique que l'on est dans la vessie. On n'a donc qu'à laisser couler le liquide, en retirant l'aiguille du trocart ou en adaptant l'aspirateur.

Si on est en présence d'une vessie très distendue, il vaut mieux ne pas vider complètement la vessie de peur de voir se produire une hémorragie intra-vésicale ; s'il est besoin on aura recours à une seconde ponction quelques heures après la première.

La ponction ainsi conduite est une opération très peu douloureuse et absolument inoffensive. C'est une opération beaucoup moins grave qu'un cathétérisme imprudemment exécuté. On pourra la répéter aussi fréquemment qu'il sera nécessaire.

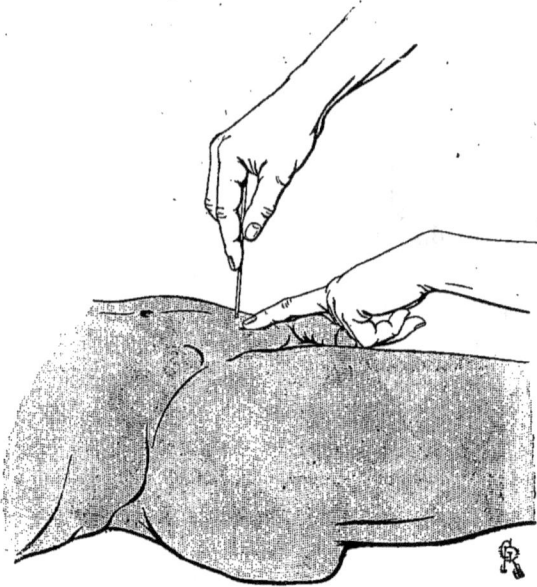

Fig. 278. — Ponction de la vessie. L'index gauche repère la symphyse ; le trocart, prenant un solide point d'appui dans la paume de la main, va être enfoncé immédiatement en avant de l'extrémité de l'ongle.

**Accidents.** — Certains accidents peuvent cependant survenir. Avant l'ère antiseptique, on trouve mentionnés de nombreux cas d'infections consécutives à la ponction. Ces accidents sont maintenant exceptionnels. Guyon signale un cas de rupture de l'aiguille aspiratrice qui se perdit dans la vessie. La blessure du péritoine, autrefois si redoutée, n'a pas, nous l'avons dit, grande importance.

Au moment où l'on retire l'aiguille, l'aspiration pourrait amener quelques gouttes d'urine dans le tissu cellulaire prévésical, ce qui aurait de la gravité, si on était en présence d'urines septiques. Cet accident peut être évité si on prend soin de laisser pénétrer l'air dans l'aspirateur avant d'enlever l'aiguille ou bien d'injecter une petite quantité de liquide aseptique dans la lumière du trocart.

**Indications.** — La ponction vésicale est indiquée dans tous les cas de rétention urinaire aiguë où il est impossible d'évacuer la vessie par un cathétérisme prudent. Ces conditions se trouvent réalisées dans le cas d'hypertrophie de la prostate, de déchirure de l'urètre, de fractures du bassin, et dans certains faits de rétrécissement de l'urètre.

Dans la rétention consécutive à un rétrécissement, on n'hésitera pas à ponctionner la vessie lorsqu'on ne pourra pas passer une bougie filiforme (ce qui est exceptionnel pour les mains exercées). Le plus souvent, dans ces cas, une seule ponction suffit pour décongestionner la région de l'urètre et pour permettre ou au malade d'uriner seul ou au chirurgien de passer facilement une bougie.

Dans les rétentions survenant à la suite d'un traumatisme du périnée ou du pénis, la ponction vésicale s'oppose efficacement au danger d'infiltration d'urine par la plaie urétrale et permet d'attendre le moment où l'on pourra faire une intervention chirurgicale complète.

Dans les rétentions aiguës des prostatiques, la ponction de la vessie est très souvent indiquée. Elle s'impose quand on est appelé auprès d'un malade qui a subi déjà des tentatives infructueuses de cathétérisme, et quand on craint qu'il y ait déjà une *fausse route* de produite. Comme chez les rétrécis, souvent une seule ponction suffit pour décongestionner la prostate et permettre l'urination normale ou le cathétérisme facile.

Quand on est en présence d'un vieil urinaire dont les urines sont troubles, il est souvent préférable, au lieu de ponctionner, de recourir d'emblée à l'incision franche du réservoir urinaire par la voie hypogastrique.

Les cas de ce genre mis à part, la ponction capillaire s'impose toutes les fois que des tentatives méthodiques et régulières du cathétérisme montrent qu'il existe de sérieuses difficultés à vaincre. Comme le dit excellemment F. Guyon, « nous ne saurions mettre en parallèle les lésions si graves que peuvent déterminer des essais trop prolongés de cathétérisme et l'emploi aventureux de manœuvres irrégulières avec le petit et insignifiant traumatisme d'une fine aiguille aspiratrice ».

# SIXIÈME PARTIE

## APPAREILS POUR FRACTURES
## APPAREILS PLATRÉS ORTHOPÉDIQUES

---

### CHAPITRE XXVII

### SOINS A DONNER A UN BLESSÉ ATTEINT DE FRACTURE.

*Relèvement du blessé.* — Une personne tombe dans la rue ; de suite l'impotence du membre ou la déformation, la déviation de sa direction pourront faire voir à un œil inexpérimenté qu'il existe une fracture ; en tous cas il faut en relevant le blessé prendre de grandes précautions pour ne pas aggraver le trau-matisme par une mobilisation intempestive des fragments osseux. Quand on n'est pas sûr de l'existence d'une fracture il faut agir comme si elle existait.

Deux cas principaux peuvent se présenter :

1er *Cas.* — Une chute a lieu sur le membre supérieur, un homme se fracture le bras ou l'avant-bras, dans ce cas, il peut se relever seul, et l'aide à apporter consistera surtout à maintenir doucement le membre blessé.

2e *Cas.* — Il s'agit d'une fracture d'un membre inférieur, le blessé est incapable de se relever. Dans ce cas il ne faut pas se presser de relever le blessé, il faut envoyer chercher soit un

brancard, soit simplement une planche, un volet, une échelle
pour transporter le blessé couché.

Pendant ce temps on s'occupe de *consolider* le membre brisé
au moyen de tuteurs que l'on fixe de chaque côté du membre
lésé. On prend ce qu'on trouve, planchettes, couvercles de boîtes,
cannes, parapluies, entre ces objets et la partie malade on interpose des coussinets, linge, ouate, laine, mousse, sans enlever
les vêtements : puis on lie le
tout en embrassant le membre
avec des bandes, mouchoirs,
serviettes, ficelles, etc., sans
trop serrer. Les attelles pour
les fractures de la jambe iront
du pied jusqu'au genou ; pour
la cuisse, elles s'étendront
dans toute la longueur du

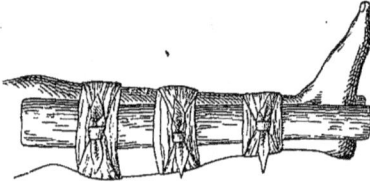

Fig. 279. — Attelle de fortune pour fracture
de jambe.

membre, du pied à la hanche. Il est bon de fixer la jambe
blessée contre la jambe saine qui forme ainsi une attelle naturelle. On peut également prendre un oreiller, le plier en deux,
et dans son milieu placer la jambe, puis serrer au moyen de serviettes.

Pour *soulever le blessé*, l'aide le plus habile se consacre au
membre fracturé, il saisit le membre à pleines mains, au-dessus
et au-dessous du siège présumé de la fracture, de telle sorte qu'il
peut soulever le membre tout d'une pièce. Pendant ce temps,
d'autres personnes saisissent le blessé par les épaules, le tronc,
et le posent sur le brancard ou la planche.


**Premiers soins.** — Le blessé transporté à son domicile ou à
l'hôpital, on le déshabille en coupant au besoin les vêtements,
on le place sur un lit, on choisit de préférence un lit étroit; on
défait l'appareil improvisé ; il faut, en attendant la décision du
chirurgien, placer le membre atteint dans une de ces *gouttières*
en fil de fer que l'on trouve chez tous les marchands d'instruments de chirurgie.

Parmi ces gouttières, les plus utilisées sont la gouttière coudée
pour le membre supérieur, la gouttière de jambe, la gouttière
du membre inférieur dont il existe un modèle pour la cuisse
droite, et un modèle pour la cuisse gauche. Avant de s'en servir

on doit garnir la gouttière d'une ou plusieurs couches d'ouate.
Pour la jambe un tampon cylindrique d'ouate sera placé à quelque distance, *au-dessus du
talon*, sous le tendon
d'Achille, de façon que le
talon soit soulevé et ne porte
pas sur la gouttière, ce qui
amènerait des douleurs into-
lérables et pourrait même
déterminer des escarres. Le
membre atteint est lavé et
pansé s'il y a lieu.

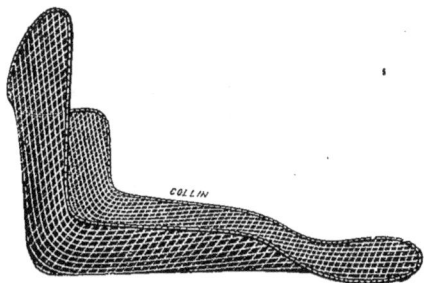

Fig. 280. — Gouttière du coude.

Pour le déposer dans la
gouttière, il faut *saisir solidement et à pleines mains* les deux
segments du membre, une main au-dessous, une main au-dessus

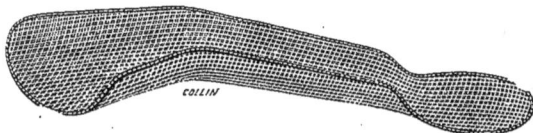

Fig. 281. — Gouttière du bras.

du foyer de la frac-
ture, faire évoluer
les deux mains bien
parallèlement, et
simultanément de
façon à n'imprimer
aucun mouvement au niveau du point lésé. Si on doit auparavant placer le malade dans son lit, deux aides sont nécessaires ;
l'un, le plus expéri-
menté, saisira comme
ci-dessus le membre
fracturé, tandis que
l'autre soulèvera le
corps du malade, le
tout manœuvrant avec
ensemble de façon que
le membre malade ne
subisse aucun heurt.
Une fois le membre lésé

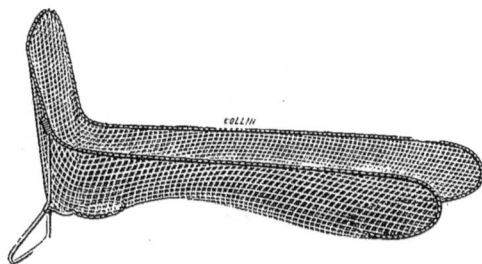

Fig. 282. — Gouttière de jambe en treillis métallique.

placé dans la gouttière, un aide relevant la gouttière on enroule
tout autour une bande de tarlatane ou de toile. On soulève ensuite
l'extrémité distale de la gouttière par un coussin placé sur le
plan du lit, de façon que le pied soit plus élevé que la racine de
la cuisse. La gouttière doit toujours embrasser le segment du

membre au-dessus de la fracture et cela le plus haut possible.

A défaut de gouttière en cas de fracture, dit Mayor, un oreiller assez long est ce qu'il y a de plus commode, « le membre s'y repose mollement et il s'y creuse une espèce de coulisse ou de gouttière qui l'appuie assez bien sur les côtés ».

Il est habituellement nécessaire de mettre au-dessus de la gouttière un *cerceau en fil de fer* pour éviter que le poids des couvertures ne pèse sur la gouttière qu'il ferait

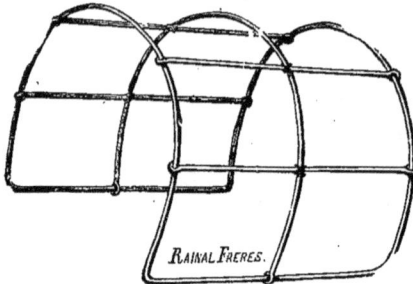

Fig. 283. — Cerceau en fil de fer.

basculer ; ou ce qui serait plus grave sur le pied qu'il dévierait en dehors ; des douleurs vives au niveau de la fracture seraient la conséquence de ce manque de précautions. D'une façon générale une fracture bien immobilisée n'est pas douloureuse.

**Gouttière de Bonnet.** — Pour les fractures du bassin ou de la racine de la cuisse, il est souvent commode de placer les malades dans une gouttière, dite de Bonnet. Cette gouttière pré-

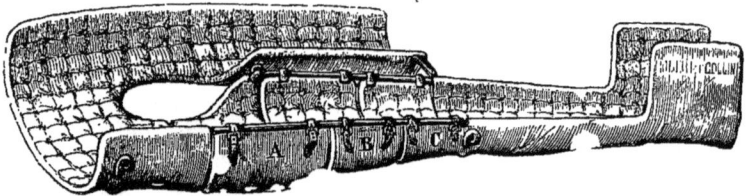

Fig. 284. — Gouttière de Bonnet.

sente de nombreux avantages. Construite de façon à recevoir le bassin et la jambe blessée, elle présente une échancrure au niveau de l'anus pour permettre la défécation ; le long de la gouttière sont disposées des boucles et des courroies destinées à assurer l'immobilité du membre ; elle permet de soulever avec facilité le malade pour changer les alèzes ou les draps, pour les soins de propreté, sans risquer d'imprimer des mouvements à la partie fracturée.

***Appareil de Scultet.*** — L'appareil dit de Scultet est un des meilleurs appareils provisoires qu'on puisse appliquer sur un membre fracturé. Il ne semble pas que l'appareil dont se servait Scultet (v. fig. 285) fût identiquement le même que celui qu'on a appliqué sous ce nom pendant toute la durée du XIXᵉ siècle.

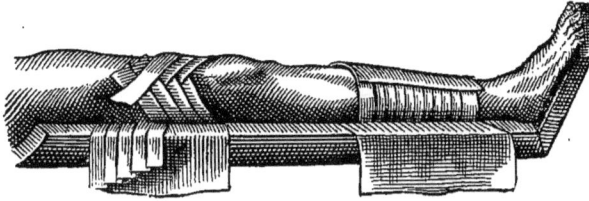

Fig. 285. — Figure extraite de l'Arsenal de chirurgie de Jean Scultet.

La disposition des bandelettes ou compresses seule est identique ; mais Scultet se servait de gouttières pour y placer le membre. L'appareil de Scultet était appliqué au bras, à la cuisse, à la jambe. On ne l'emploie plus guère de nos jours que pour les fractures de jambe, et à défaut de gouttières ou d'appareils plâtrés. Son but principal est la compression douce et méthodique jointe à l'immobilisation.

Objets nécessaires. — 1° Des lacs ou rubans de fil, 3 ou 5.

2° Une pièce de toile ou drap fanon, large d'un mètre, un peu plus longue que le membre.

3° Des attelles de bois, épaisses d'un centimètre environ et larges de trois travers de doigt.

4° Des coussins remplis de son ou de balle d'avoine.

5° Des bandelettes larges de cinq centimètres, assez longues pour faire une fois et demie au moins le tour du membre, assez nombreuses (deux douzaines environ) pour le couvrir dans toute sa longueur, tout en s'imbriquant les unes les autres, à la manière des tuiles d'un toit. Les bandelettes destinées à recouvrir la cuisse ou le mollet doivent être plus longues que les bandelettes destinées au cou-de-pied et au genou.

Préparation. — Pour préparer cet appareil, on met parallèlement et en travers sur une table les liens convenablement espacés, on étend sur eux le drap fanon. A 8 ou 10 centimètres du bord supérieur de ce drap fanon, on place la première bandelette ; puis successivement de haut en bas on superpose les autres bandelettes jusqu'à quelque distance du bord inférieur du drap. Chaque bandelette doit recouvrir la précédente dans la moitié de sa largeur.

Les attelles de bois sont placées sur les bords longitudinaux du drap fanon. En dedans des attelles sont placés les coussins. On roule ensuite les bords longitudinaux des draps fanons ainsi que les extrémités des bandelettes autour des attelles, pour transporter plus facilement l'appareil.

APPLICATION DE L'APPAREIL. — Le malade étant dans son lit, deux aides saisissent la jambe fracturée et procèdent à l'extension et à la contre-extension ; pendant ce temps, le chirurgien engage l'appareil de Scultet sous la jambe et en déroule les diverses pièces ; l'axe du membre doit être perpendiculaire à la direction des bandelettes.

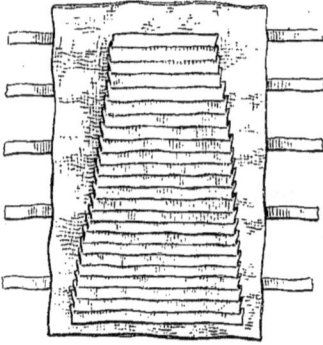

Fig. 286. — Préparation d'un appareil.

L'extension et la contre-extension seront continuées pendant toute la durée de l'application de l'appareil; un troisième aide secondera le chirurgien dans l'arrangement des pièces de l'appareil.

On mouille légèrement les bandelettes; l'appareil est disposé de façon que les bandelettes soient posées des extrémités du membre vers sa racine. Le chirurgien saisit le chef externe de la bandelette la plus inférieure ; un aide saisit le chef interne de la même bandelette et la tend ; le chirurgien enroule obliquement cette bandelette en contournant le membre et vient l'arrêter sur le côté interne de la jambe en relevant soigneusement le bout excédent de la bandelette, de façon à ne pas faire de plis ; l'aide applique le chef interne de la même façon et vient l'arrêter sur le bord externe de la jambe. Par-dessus cette première bandelette est appliquée la seconde de la même manière, et ainsi de suite des autres ; toutes ces bandelettes s'imbriquent comme les tuiles d'un toit. Si on a procédé avec régularité, tous les bords des bandelettes sont parallèles et forment avec l'axe du membre un angle de 45°, la compression exercée par ces bandelettes est aussi forte et aussi régulière que celle que donne un bandage roulé.

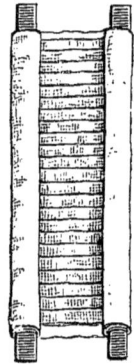

Fig. 287.
Appareil roulé.

Les bandelettes étant disposées, on s'occupe alors de l'application des attelles. Le chirurgien et l'aide roulent chacun une attelle dans le bord du drap fanon qui leur correspond, jusqu'à ce qu'ils se soient rapprochés de deux travers de doigt du membre. Pour y arriver plus sûrement, on prend la mesure en plaçant d'abord l'attelle parallèlement au membre et à deux travers de doigt de distance, puis on la fait tourner jusqu'au bord du drap fanon, et on la ramène en la comprenant dans les plis successifs de l'étoffe. Entre les attelles et le membre, on place des coussins de balle d'avoine, la balle doit être chassée dans les points où l'attelle est le plus éloignée du membre, afin de rendre la compression uniforme. On met un troisième coussin sur la face antérieure de la jambe et par-dessus on place l'attelle correspondante. On cesse alors l'extension et la contre-extension.

Ceci fait, on fixe les attelles par un certain nombre de rubans ou de liens entourant tout l'appareil. On soutient le pied avec une compresse longuette dont les chefs se croisent sur la face dorsale et viennent s'arrêter sur les côtés de l'appareil où on les fixe avec des épingles.

On place enfin par-dessus le membre un cerceau pour soutenir les couvertures, et par-dessous un coussin assez épais.

\*
\* \*

Le séjour d'un membre fracturé dans une gouttière ne saurait être que provisoire, il faut sans tarder procéder à un examen radiographique, puis appliquer s'il y a lieu un appareil définitif.

\*
\* \*

*Application de l'appareil définitif.* — Le traitement d'une fracture comprend : 1° La réduction de la fracture, 2° la contention de la fracture, 3° la restauration des fonctions du membre.

Bien soigner et bien guérir une fracture est un problème chirurgical des plus difficiles ; nous n'avons pas l'intention de l'aborder ici dans toute sa complexité, nous voulons simplement poser les principes généraux et tracer la description des principaux appareils, renvoyant aux traités complets de chirurgie pour plus amples détails.

Réduction de la fracture. — Presque toujours en cas de fracture on constate une déviation d'un segment du membre, il est nécessaire, il est indispensable de remettre le membre en bonne attitude, faute de cette précaution le résultat sera déplorable.

Cette réduction est toujours très douloureuse, la contracture des muscles crée un obstacle souvent insurmontable. Aussi pour obtenir une bonne réduction il est le plus souvent nécessaire d'*endormir* le sujet.

En principe il faut réduire et immobiliser le plus tôt possible dans l'appareil définitif.

Avant de réduire une fracture et d'appliquer un appareil qui doit rester en place une à 4 semaines, il faut laver soigneusement le membre, le frictionner à l'alcool ou à l'eau de Cologne, le saupoudrer de poudre de talc. S'il existe des phlyctènes, il faut, après nettoyage du membre, les crever avec une pointe flambée, appliquer une compresse stérilisée.

En tout cas, il est préférable de ne pas appliquer le plâtre à même sur la peau, car les poils s'incorporeraient à l'appareil, et au moment de l'ablation du plâtre l'arrachement des poils serait extrêmement douloureux , il est bon d'envelopper le membre tout entier avec une bande de crêpe Velpeau, en prenant soin de ne pas faire de plis. Avant la réduction, il est utile de se procurer une radiographie du membre lésé pour se rendre compte de la direction des fragments osseux.

Pour pratiquer la réduction deux aides, le plus souvent, sont nécessaires, l'un fait l'extension, l'autre la contre-extension, leur traction doit être, en général, dirigée dans l'axe du membre, de façon à détruire le chevauchement, et à cette traction dans l'axe, s'ajoutent des mouvements imprimés par le chirurgien, dont les deux mains, appliquées au niveau du siège de la fracture, suivent et dirigent le travail de réduction.

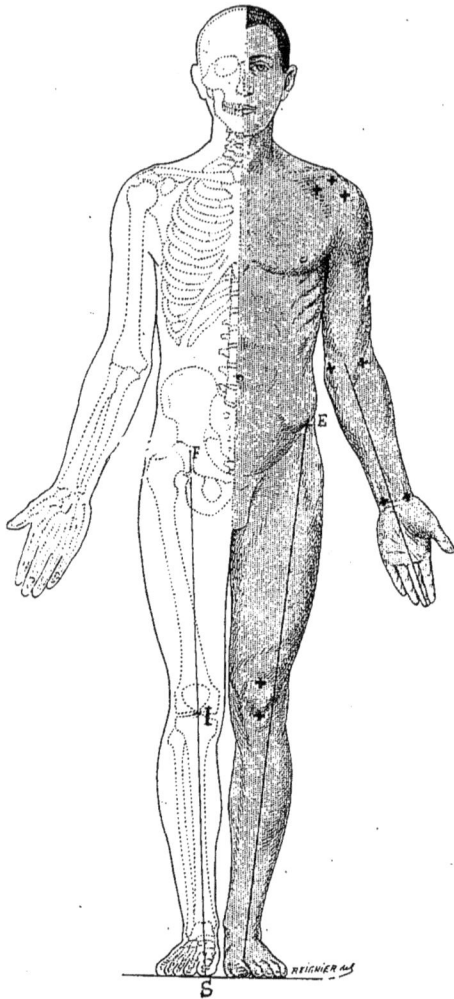

Fig. 288. — Points de repère du squelette et axes des membres.

Pour apprécier les déviations d'un membre fracturé et pour bien le placer, soit dans une gouttière soit dans un appareil plâtré il est nécessaire de connaître l'axe des membres.

L'axe de l'avant-bras est une ligne droite prolongeant l'axe du médius, passant au milieu de l'articulation radio-carpienne et aboutissant un peu en dedans du milieu du pli du coude.

L'axe du membre inférieur est une ligne droite partant du centre articulaire coxofémoral qui, sur le devant, répond au milieu du pli de l'aine passant au genou, un peu en dehors du milieu de la rotule, finissant au milieu de l'articulation du cou-de-pied (V. fig. 288 F. I. S). Une autre ligne très importante à connaître est la suivante : en regardant le membre inférieur tout entier on doit voir, sur une même ligne, l'épine iliaque antéro-supérieure, le bord externe de la rotule, l'espace compris entre le premier et le deuxième orteil (V. fig. 288 E).

CONTENTION DE LA FRACTURE. — Pendant les manœuvres de réduction, un aide prépare l'appareil, dès que la réduction est obtenue on applique l'appareil, et on le fixe dans la situation qu'il doit occuper ; s'il s'agit d'un appareil plâtré on enroule sur lui une bande de toile qui absorbe l'excès d'humidité. Généralement le chirurgien, confiant à l'aide le soin de rouler la bande, s'attache surtout à maintenir le membre dans une bonne position tant que le plâtre n'est pas pris.

SURVEILLANCE DE L'APPAREIL. — Quand la prise du plâtre est effectuée, on déroule la bande de toile, on régularise les bords du plâtre, on coupe la bande de crêpe au ras, on maintient l'appareil en place par des circulaires de bandes appliquées en 2, 3 ou 4 endroits différents.

On fait faire la *radiographie* du membre pour voir si la coaptation des fragments est suffisante : les rayons X sont à l'heure actuelle indispensables au traitement d'une fracture.

Il faut surveiller le malade, rectifier chaque jour ce qui peut être défectueux dans l'appareil.

ABLATION DE L'APPAREIL. — A une date variable suivant l'os fracturé on enlève l'appareil ; puis on pratique du massage et on fait exécuter une gymnastique raisonnée pour amener la restauration intégrale des fonctions du membre (voir plus loin, septième partie).

## APPAREILS PLATRÉS

Les appareils plâtrés sont fondés sur les propriétés que présente le plâtre de durcir après hydratation.

*Indications.* — Les appareils plâtrés sont indiqués toutes les fois qu'il s'agit d'immobiliser un membre ou un segment de membre. Pour les fractures on emploie les attelles plâtrées. Dans leur application une des questions principales est de modeler le plâtre sur les saillies osseuses, seuls points fixes capables de maintenir indéfiniment les rapports exacts de l'appareil et du membre.

*Objets nécessaires.* — Pour construire un appareil plâtré, il faut se munir d'une certaine quantité de plâtre, de la tarlatane, des bandes de toile, des attelles.

Le *plâtre* sera du plâtre de modeleur, frais, non éventé.

La *tarlatane* devra être pliée de façon à présenter de douze à seize épaisseurs, et sera taillée suivant le membre à recouvrir.

Pour découper la tarlatane on fait d'abord un *patron*, c'est-à-dire on enveloppe le membre sain d'une feuille de tarlatane, on la modèle sur le membre et on coupe tout ce qui dépasse les régions à envelopper par l'appareil. Il faut tenir compte dans ce découpage du retrait du plâtre : il faut donner aux diverses dimensions un travers de doigt en plus. Ce patron est reporté sur la pièce de tarlatane pliée en douze ou quatorze épaisseurs, qui sera découpée sur ses dimensions. L'attelle une fois découpée, on en coud les diverses épaisseurs par un surjet rapide fait, à grands points, le long des bords.

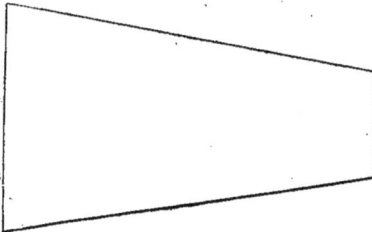

Fig. 289. — Taille d'un appareil plâtré pour immobiliser le genou.

*Les bandes de toile* devront être assez nombreuses. Quatre bandes de 10 mètres ne sont pas de trop pour un appareil de jambe.

*Les attelles* sont des lames de bois assez fortes, larges d'environ deux travers de doigt, arrondies à leurs extrémités. A défaut d'attelles spéciales, il est facile d'en confectionner.

*Précautions à prendre.* — Le sol de la *chambre du malade* sera, autour du lit, protégé par des alèzes, des toiles placées par terre. De même le *lit* sera protégé par une alèze placée sous le membre à plâtrer.

Le membre blessé sera lavé, rasé ; s'il y a lieu le pansement sera appliqué.

On aura soin de réunir un certain nombre d'*aides*, deux aides au moins sont indispensables.

Pour notre description de l'application d'un appareil plâtré, nous considérons l'appareil plâtré le plus simple, l'appareil destiné à immobiliser le genou : cet appareil se compose d'une gouttière postérieure recouvrant les trois quarts postérieurs de la cuisse et de la jambe, remontant jusqu'au tiers supérieur de la cuisse. Les seize épaisseurs de tarlatane seront taillées en conséquence en forme de trapèze.

*Application de l'appareil.* — Tous les préparatifs étant faits, pendant qu'un aide gâche le plâtre, le chirurgien enduit le membre blessé d'huile ou de vaseline ou enroule une bande de

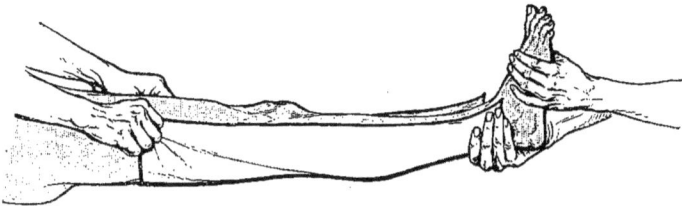

Fig. 290. — La lame de tarlatane est appliquée sous la jambe.

crépon pour empêcher l'adhérence des poils au plâtre, ce qui serait une cause de douleur au moment de l'ablation. Il fait la réduction de la fracture et la maintient réduite.

Le plâtre est mélangé avec de l'eau dans un vase. On met en général parties égales d'eau et de plâtre ; mais l'habitude rend inutiles les mesures ; on met la quantité d'eau nécessaire et on ajoute du plâtre jusqu'à ce que l'on ait par le mélange une bouillie de consistance crémeuse.

On plonge dans la cuvette la lame de tarlatane ; on la roule dans la bouillie ; on la malaxe ; on l'imprègne bien ; au sortir, on la presse entre les deux mains pour enlever l'excès de plâtre ; on l'applique sur une table où on la lisse avec le plat de la main de façon qu'elle soit bien unie. Si la pâte est trop claire, on ajoute un peu de plâtre en poudre sur la surface de l'attelle.

On porte au-dessous du membre la lame de tarlatane, on l'ap-

plique à la face postérieure du membre, un aide la tient au niveau de la cuisse, on enroule la bande de toile, en commençant
par le pied, et on remonte jusqu'à la partie supérieure en faisant
des renversés. Quand on a enroulé deux couches de bandes sur

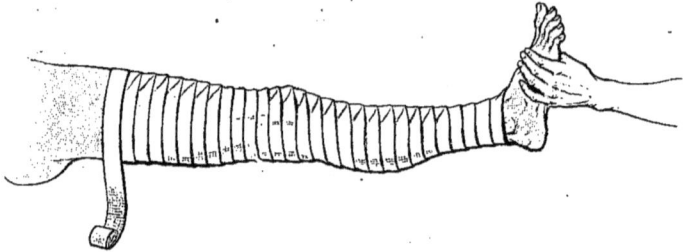

Fig. 291. — Enroulement de la bande de toile.

toute la longueur de l'appareil, on met une *attelle de bois* en arrière pour éviter que le malade ne plie la jambe ; par-dessus cette
attelle on enroule une autre bande. L'appareil est alors terminé ;
il faut mettre le membre du malade sur un coussin, de façon
que le pied soit plus élevé que la racine de la cuisse, le coussin
devra s'arrêter au-dessus du talon.

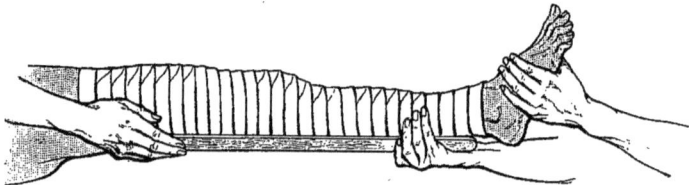

Fig. 292. — Application d'une attelle de bois à la partie postérieure du membre.

Au bout d'un quart d'heure environ le plâtre est pris, cette
*prise* du plâtre se traduit par la chaleur.

On déroule les bandes de toile, on enlève l'attelle de bois.
Avec des ciseaux on arrondit les angles du plâtre, on enlève ce
qui pourrait être excédent.

Il ne reste plus qu'à mettre des lacs, ou des tours de bande de
gaze sèche en certains points pour empêcher le plâtre de se desserrer ; on met un tour de bande au-dessus des malléoles, un
autre au niveau de la partie supérieure du tibia, un troisième
au niveau de la cuisse, et l'on maintient le pied élevé par un
coussin placé sous la région du mollet.

*Soins consécutifs.* — Les appareils plâtrés peuvent être la cause de sphacèle : 1° ou bien par les angles, les bords plus ou moins coupants de l'appareil, particulièrement aux points où les parties molles sont peu épaisses, sur les os, les tendons ; 2° ou bien par étranglement circulaire arrêtant la circulation veineuse. Une surveillance attentive fera éviter sans peine ces accidents.

Cette surveillance sera journalière ; tous les matins le chirurgien vérifiera l'état du membre ; il veillera à ce que le pied soit maintenu élevé au-dessus du plan du lit, ou que les couvertures ne pèsent pas sur le pied et soient maintenues par un cerceau ; si le plâtre blesse par ses bords, le chirurgien avec des pinces coupera les parties blessantes, les garnira de coton ; si l'appareil est devenu trop lâche par suite de la disparition de l'œdème du membre, le

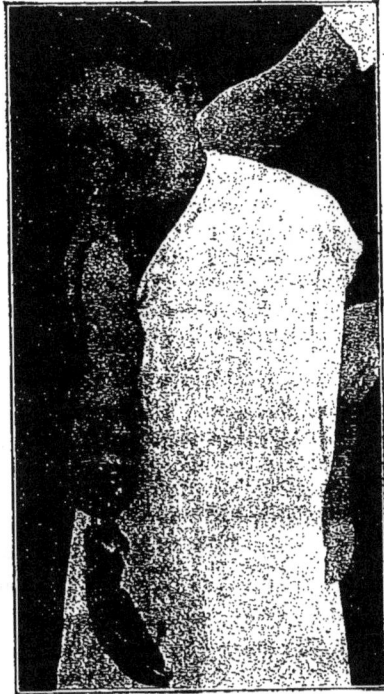

Fig. 293. — Gangrène de la main à la suite de l'application par un rebouteur d'un appareil trop serré.

chirurgien le resserrera par quelques tours de bande et au besoin le remplacera.

\*
\* \*

*Gouttière pour le pied, la jambe.* — La gouttière pour le pied et la jambe doit remonter au-dessus du genou, jusqu'à mi-cuisse : on peut la faire de deux façons : 1° gouttière postérieure à incisions malléolaires ; 2° attelle postérieure avec étrier.

Les attelles seront faites avec quatorze épaisseurs de tarlatane.

La *gouttière postérieure avec incisions malléolaires* devra envelopper les trois quarts de la circonférence du membre,

elle aura une forme de trapèze, et au point qui doit correspondre
au cou de-pied deux incisions seront faites. Pour l'appliquer, on
l'étale d'abord sous le membre; un aide maintient l'extrémité
supérieure, le chirurgien fait tenir le pied à angle droit ; il
applique soigneusement la portion plantaire de façon qu'elle
vienne recouvrir l'extrémité inférieure de la gouttière et que les
deux portions se soudent solidement.

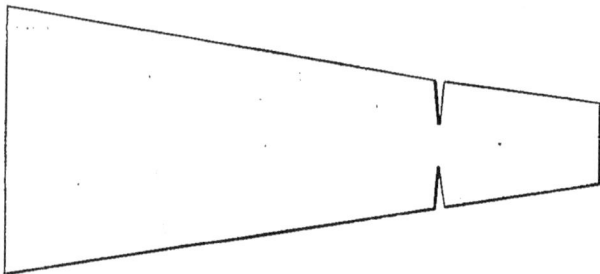

Fig. 294. — Modèle de gouttière postérieure à incisions malléolaires.

Pour que le membre soit en bonne position, il faut que le pied
soit à angle droit sur la jambe, et que l'épine iliaque antéro-supérieure, le bord externe de la rotule, l'espace compris entre le premier et le deuxième orteil, soient sur la même ligne (fig. 288).

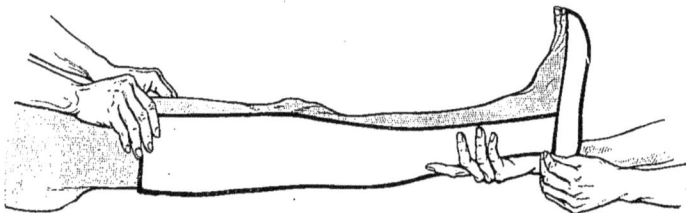

Fig. 295. — Application de la gouttière.

Dès que l'on a appliqué deux épaisseurs de bande fixatrice, on
place une attelle de bois à la partie postérieure du membre, de
façon que le plâtre ne soit pas exposé à être cassé au niveau
du pli du genou si le malade fait des mouvements. Dès que le
plâtre est pris on peut enlever les bandes de toile; on s'assure
que la peau n'est blessée en aucun point, et on enroule autour
du membre une bande de gaze souple, très peu serrée, pour
maintenir le plâtre absolument appliqué.

On peut mettre une attelle de Dupuytren pendant que le plâtre
sèche (voir p. 569).

*L'attelle postérieure avec étrier* se compose de deux parties :
une attelle postérieure analogue à la précédente, mais moins
large et sans incisures ; une attelle latérale de la largeur d'une
paume de main environ, assez longue pour partir de la partie
moyenne de la cuisse, passer sous la plante du pied et revenir de
l'autre côté au niveau de départ.

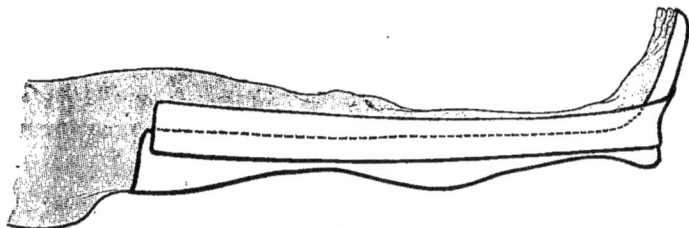

Fig. 296. — Attelle postérieure avec étrier.

Cet appareil s'applique d'une façon analogue à celle du précédent. On place d'abord l'attelle postérieure, puis on installe
l'étrier de façon qu'il s'applique bien sur l'attelle postérieure,
qu'il la recouvre, et fasse corps avec elle.

La même règle d'application d'une attelle de bois, en manière
de soutien, doit être observée.

**Attelle du coude.** — Pour être convenablement immobilisé, un
coude doit être maintenu fléchi, de façon que l'avant-bras forme
avec le bras un angle droit, le pouce étant dirigé en haut.

L'attelle du coude sera appliquée à la face postérieure du bras
et de l'avant-bras ; elle devra aller de la région deltoïdienne jusqu'au niveau du poignet qu'elle laissera libre ; elle devra embrasser les trois quarts postérieurs de la circonférence du membre.

Une attelle du coude est taillée en forme de trapèze : au niveau du pli de flexion elle présente deux incisions dessinant de
chaque côté un triangle : les triangles, au moment où l'avant-bras
sera mis à angle droit sur le bras, seront appliqués sur les deux
parties principales qu'elles renforceront en ce point.

La longueur du trapèze devra être celle du bras et de l'avant-
bras ; la grande base du trapèze mesurera la circonférence du
bras, la petite base mesurera la circonférence de l'avant-bras au
poignet.

Pour l'appliquer, le coude étant fléchi, on étale la gouttière à la face postérieure du membre, on rabat les petites surfaces triangulaires sur les autres parties et on enroule la bande de toile en commençant par le poignet. Au niveau du coude, pour assurer la bonne position de l'avant-bras sur le bras, il est bon de faire passer quelques tours de bande en huit de chiffre allant directement du bras sur l'avant-bras.

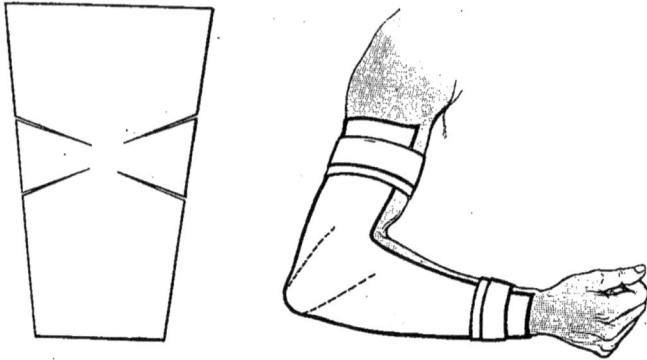

Fig. 297. — Attelle de coude.

Taille de l'appareil.　　　　　　　　Appareil appliqué.

Pendant que le plâtre sèche, l'avant-bras est maintenu par une écharpe.

Dès que le plâtre est pris, on déroule la bande de toile et on la remplace par quelques tours de bande moyennement serrés à l'avant-bras et au bras.

*Appareil pour l'avant-bras.* — Pour immobiliser l'avant-bras fracturé, on se sert le plus souvent d'une gouttière plâtrée appliquée soit à la face antérieure, soit à la face postérieure de l'avant-bras. Hennequin préconise un appareil engainant presque complètement le segment de membre.

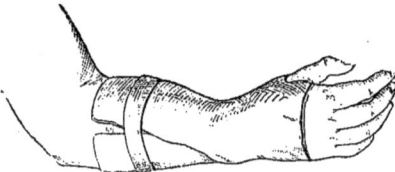

Fig. 298. — Attelle de Hennequin pour les fractures de l'avant-bras.

Cet appareil est constitué par douze à quinze épaisseurs de tarlatane taillées en forme de quadrilatère irrégulier (fig. 298). La longueur mesure la distance

qui sépare le pli du coude du pli palmaire transversal, la grande
largeur égale la circonférence de l'avant-bras vers le pli du coude,
la petite largeur est un peu supérieure à la longueur du pourtour
de la main. Sur la ligne médiane de ce quadrilatère, à 2 centimètres du bord, est pratiquée une ouverture ovalaire destinée à
donner passage au pouce.

L'*attelle plâtrée palmaire* va également du pli du coude au pli
transversal palmaire, pli de flexion des articulations métacarpo-
phalangiennes ; elle doit embrasser un peu plus de la demi-circonférence de l'avant-bras : elle est donc taillée en forme de
trapèze allongé, une encoche est faite pour livrer place au pouce.
On applique cette attelle sur l'avant-bras fléchi à angle droit sur
le bras et placé dans une attitude intermédiaire entre la pronation et la supination, la main légèrement inclinée du côté du
cubitus. Cette position doit être maintenue pendant toute la durée
de dessiccation du plâtre.

## APPAREIL DE HENNEQUIN POUR FRACTURES
## DU BRAS

Pour les fractures de l'humérus, quel que soit le niveau de la
fracture, l'appareil classique est l'appareil de Hennequin.

Cet appareil, embrassant le moignon de l'épaule et l'avant-bras,
représente un cylindre creux dans lequel on aurait pratiqué une
fenêtre ovalaire allant du milieu de la face antérieure du deltoïde
à la face postéro-supérieure de l'avant-bras. L'extrémité supérieure du cylindre à section oblique représente une sorte d'anneau embrassant tout le moignon de l'épaule, son extrémité inférieure à section également oblique embrasse la partie supérieure
de l'avant-bras.

La technique de l'application de l'appareil est la suivante :

1° On fait asseoir le blessé sur le bord de son lit ou sur une
chaise.

2° Il faut alors appliquer sur la main, l'avant-bras et l'extrémité inférieure du bras, un bandage ouaté compressif, fléchir
l'avant-bras à angle droit et le maintenir dans cette position à
l'aide d'une bande allant du poignet à la nuque.

3° La contre-extension est faite par une bande allant de l'aisselle à un point fixe ; l'extension est faite à l'aide d'une bande embrassant l'extrémité inférieure du bras et se croisant sur l'extrémité antéro-supérieure de l'avant-bras ; un poids de 2 kilogrammes est attaché à l'extrémité pendante des deux chefs.

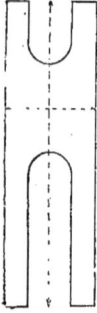

Fig. 299.

4° On fait une attelle composée de seize feuilles de tarlatane de 1 mètre de longueur, ayant pour largeur la circonférence du bras prise à sa partie moyenne, on pratique deux échancrures, l'une supérieure, profonde de 15 à 20 centimètres, l'autre inférieure, profonde de 45 à 50 centimètres séparée de la première par un espace plein d'une hauteur de 22 à 26 centimètres (fig. 299). On réunit les feuilles de tarlatane par quelques points de gros fil et on les plonge dans le plâtre gâché.

5° Pour appliquer l'appareil on passe l'attelle déployée et tenue par les chefs supérieurs entre le bras-fracturé et le thorax, on engage l'échancrure supérieure dans l'aisselle, les chefs supérieurs sont ramenés sur le moignon de l'épaule où ils se croisent en X, la partie pleine de l'appareil embrasse le bras ; l'échancrure inférieure est amenée sur la face antéro-supérieure de l'avant-bras fléchi, autour duquel s'enroulent en sens contraire les chefs inférieurs qui se réunissent au niveau de l'apophyse styloïde du cubitus après s'être croisés deux fois.

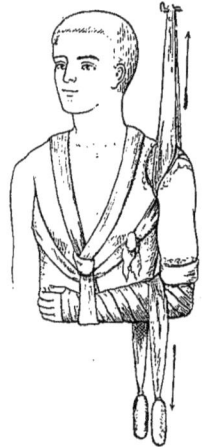

Fig. 300. — Suspension de Hennequin.

6° On enroule une bande sèche de bas en haut pour mouler l'appareil sur le membre.

Après 15 ou 20 minutes d'attente, on enlève l'extension, la contre-extension et la bande roulée ; on soutient le bras par une écharpe ordinaire (v. fig. 300).

Cet appareil peut être utilisé non seulement dans les fractures du tiers inférieur de l'humérus, mais aussi dans les fractures du tiers moyen et du tiers inférieur. Il n'oblige pas les malades à garder le lit ou la chambre.

Il doit être laissé en place jusqu'au moment où on juge le cal assez résistant. D'ordinaire 35 jours suffisent pour la consolidation.

## APPAREIL DE DUPUYTREN

L'appareil de Dupuytren était destiné aux fractures du péroné compliquées de luxation du pied en dehors ; il avait pour but de refouler le pied en dedans.

Pour l'appliquer il faut un coussin, une attelle de bois, des bandes. Le coussin, en balle d'avoine, doit avoir environ 70 centimètres de longueur sur 9 centimètres d'épaisseur ; l'attelle doit mesurer 50 centimètres de longueur et doit être faite de bois peu flexible.

Le coussin, replié sur lui-même en forme de coin, est appliqué sur le côté interne du membre fracturé, sa base dirigée en bas appuie sur

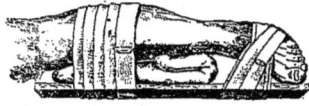

Fig. 3o1. — Appareil de Dupuytren.

la malléole tibiale. L'attelle longe le coussin, le dépasse, et se prolonge à 10 ou 12 centimètres au-dessous du bord interne du pied. Attelle et coussin sont fixés par une bande à la partie supérieure de la jambe.

L'attelle laisse ainsi entre elle et le pied un intervalle de 8 à 10 centimètres. Il s'agit de ramener le pied contre l'attelle. « Pour cela, on y fixe le chef d'une deuxième bande, et ensuite celle-ci est dirigée successivement de l'attelle sur la face supérieure du pied, sur son bord externe, sur sa plante, sur l'attelle, puis de celle-ci sur le cou-de-pied et sous le talon, pour revenir encore sur l'attelle et continuer de la même manière jusqu'à ce que toute la bande soit employée. En embrassant ainsi dans les mêmes cercles, que l'on raccourcit à volonté, l'attelle et le cou-de-pied, l'attelle et le talon alternativement, le pied se trouve dans une adduction telle que son bord externe devient inférieur, sa plante est dirigée en dedans et son bord interne en haut. Or, à mesure que le pied cède à l'action de cet appareil, le tibia, pressé par la base du coin que représente le coussin et sur laquelle tout l'appareil prend un appui, est repoussé en dehors ainsi que l'astragale. Le fragment inférieur du péroné, chassé supérieurement par le tibia, attiré inférieurement par les ligaments latéraux externes, exécute sur le bord externe de l'astragale un mouvement de bascule, par lequel il est ramené à la situation naturelle. »

Cet appareil de Dupuytren est rarement employé seul, car il se relâche trop facilement. On l'applique quelquefois sur une gouttière plâtrée pendant que le plâtre sèche.

## APPAREIL DE TILLAUX POUR FRACTURES DE CUISSE

L'appareil à extension[1] de Tillaux, pour fractures de cuisse est un appareil simple, d'une application facile, et donnant de bons résultats.

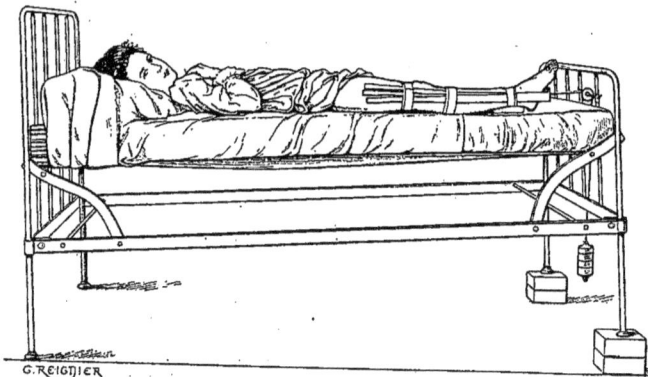

Fig. 302. — Appareil de Tillaux appliqué. Sous le tendon d'Achille on a mis un petit coussin d'ouate; les pieds du lit sont soulevés.

*Objets nécessaires*. — Pour l'appliquer, il suffit de se procurer une corde, des poids, une poulie, des bandelettes de diachylon[2], 7 ou 8 bandelettes de 3 centimètres de largeur environ. Les

---

1. L'idée de l'extension continue pour le traitement des fractures des membres inférieurs est du reste fort ancienne; elle paraît remonter à Hippocrate.

« J'attache au pied un poids de plomb passant la corde sur une petite poulie, de sorte qu'il tiendra la jambe en sa longueur » (GUY DE CHAULIAC).

2. DIACHYLON. — Le diachylon résulte de l'application sur des toiles d'un emplâtre formé ainsi qu'il suit :

| | | |
|---|---|---|
| Litharge pulvérisée. | 620 | grammes |
| Axonge. | 620 | — |
| Huile d'olive. | 620 | — |
| Eau. | 1 250 | — |
| Cire jaune. | 120 | — |
| Poix blanche. | 120 | — |
| Térébenthine de mélèze. | 120 | — |
| Gomme ammoniaque. | 100 | — |
| Galbanum. | 50 | — |
| Essence de térébenthine. | 50 | — |

bandelettes auront les unes le double de la longueur du membre, les autres, plus courtes, seront destinées à faire des circulaires autour de la jambe et de la cuisse. La poulie peut être remplacée par un segment de manche à balai.

Le malade, couché sur un lit de fer de préférence, devra reposer sur un plan un peu résistant. En cas de nécessité, à la campagne, un lit de bois peut suffire, mais il faut alors pratiquer un trou au bois de lit, à la hauteur du matelas, pour donner passage à la corde.

*Application de l'appareil.* — Pour appliquer l'appareil, on commence par coller directement sur la peau du membre blessé une bandelette de diachylon qui suivra la face externe du membre, passera en étrier sous le talon, remontera sur la face interne jusqu'à un niveau un peu inférieur à celui de la fracture. Cette bandelette sera fixée en divers points du membre : au-dessus du cou-de-pied, au niveau de l'extrémité supérieure du tibia, au-dessus du genou, par un ou plusieurs circulaires de bande de diachylon. On applique à ce moment une autre bandelette longitudinale suivant un trajet parallèle au trajet de la première, on la fixe comme la précédente par des circulaires de la bande de diachylon, et on continue ainsi jusqu'à ce que 4 ou 5 bandelettes longitudinales soient collées sur les côtés du membre, parallèlement à sa longueur, et soient maintenues par trois zones de circulaires. Ces bandelettes longitudinales ne *doivent pas remonter au-dessus du niveau de la fracture.*

Ceci fait, on engage transversalement sous les bandelettes, au niveau de la plante du pied, une petite planchette destinée à empêcher le frottement des bandelettes sur les malléoles ; à cette planchette, collée contre des bandelettes, est fixée une corde qui vient se réfléchir sur la poulie, un peu au-dessus du niveau du matelas, et qui supporte un poids de 3 kilogrammes environ.

Pour avoir une contre-extension par le poids du corps, on élève les pieds du lit à l'aide de deux briques et on ne laisse au malade qu'un seul oreiller.

Le blessé, muni de cet appareil, peut mouvoir librement son membre sain, soulever le siège pour satisfaire ses besoins.

*Précautions à prendre.* — Le pied, dans les cas de fracture de cuisse, est toujours en *rotation externe* exagérée, il faudra veiller à le placer et à le maintenir dans la rectitude.

Le frottement du talon sur le plan du lit est une cause de douleur ; il sera bon de placer un très petit coussinet d'ouate au niveau du tendon d'Achille, de manière que le talon porte à faux.

On vérifiera chaque jour l'état du blessé, on redressera le pied qui tend toujours à revenir en rotation externe, on veillera à ce que les couvertures n'entravent point la traction de la corde, et que les bandelettes de diachylon ne se décollent point.

Si le sujet est très musclé, le poids de traction sera augmenté de 1 ou 2 kilogrammes.

Vers le quarantième jour, le blessé peut se lever et marcher avec des béquilles.

## APPAREIL DE HENNEQUIN POUR FRACTURES DE CUISSE

L'appareil de Hennequin est le plus employé de tous les appareils pour fractures de cuisse.

Pour appliquer une extension continue dans de bonnes conditions, il faut, dit Hennequin, que la traction 1° prenne ses points d'appui sur le squelette du segment mobile ; 2° soit dirigée dans l'axe du membre ; 3° soit assez puissante pour vaincre toutes les résistances actives et passives ; 4° soit tolérable et inoffensive, par conséquent réduite à son minimum ; 5° ne prenne ses points d'appui que sur des régions abondamment pourvues de tissus mous.

*Objets nécessaires.* — Pour réaliser ses indications, Hennequin se sert d'un appareil qui se compose :

1° D'une petite gouttière métallique pour la cuisse, et dont il existe divers modèles de tailles différentes. Cette gouttière est inutile dans les cas de fracture du col fémoral ;

2° De serviettes cylindrées ou en toile roide, deux serviettes si on se sert de la gouttière ;

3° De deux bandes, en toile neuve autant que possible, de 10 à 12 mètres de longueur sur 5 centimètres de largeur ;

4° D'une livre d'ouate, divisée en rouleaux de 20 centimètres de largeur;

5° D'une corde de 1ᵐ,50 de longueur, se réfléchissant sur une poulie ou tout autre corps (bobine, bâton arrondi et poli);

6° De corps pesants d'un poids connu.

On emploie dans les hôpitaux un poids de forme olivaire composé de disques de 1 kilogramme et de 1/2 kilogramme, traversés par la cordelette. Sa forme allongée cylindro-conique lui permet de descendre et de monter sans frotter, sans buter contre les barres du lit et sans s'y accrocher.

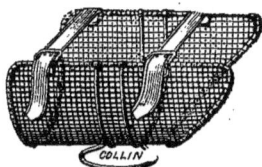

Fig. 303. — Gouttière pour cuisse.

Hennequin utilise de préférence une poulie-bobine à longues branches qui maintiennent le poids à une certaine distance du dossier du lit, évitant ainsi les frottements, les secousses et les arrêts. La largeur et la profondeur de la gorge de la poulie donne la possibilité d'une traction oblique sans que la cordelette grippe sur les crêtes de la gorge et sur les angles aigus des branches qui la supportent.

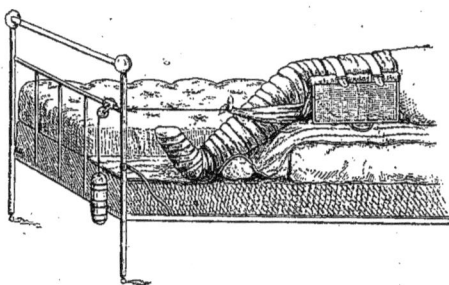

Fig. 304. — Appareil de Hennequin appliqué.

Une des serviettes est pliée en cravate, de façon à former un lais extenseur large de 4 travers de doigts et long de 1 mètre environ.

L'autre serviette, pliée en double, est étalée dans l'intérieur de la gouttière; elle dépasse cette gouttière en haut et en bas et se moule sur elle; après l'avoir dédoublée, on dispose sur la partie qui correspond au fond de la gouttière une couche d'ouate assez épaisse. Ramenant alors par-dessus la ouate le côté dédoublé de la serviette, on a une sorte de matelas qui tapisse tout le fond de la gouttière; sur les bords de la gouttière pendent les côtés de la serviette.

On mesure le membre, puis, après avoir dégagé le drap de dessous du lit, on *découd le bord du matelas* depuis son angle inférieur jusqu'à un travers de doigt au-dessous du niveau répondant au creux poplité du membre lésé. La bourre du matelas est enlevée dans cette étendue sur une largeur de 25 à 30 centimètres. La bourre qui dépasse cette ligne transversale est refoulée en haut de façon à donner plus d'épaisseur et de rigidité à la portion du matelas sus-jacente destinée à supporter la cuisse malade dans la gouttière. Les deux toiles du matelas sont réunies par une couture ou à l'aide d'épingles de nourrice ; il en résulte un espace vide quadrilatère où se logera la jambe fléchie.

*Application de l'appareil.* — Un aide placé au pied du lit saisit par le pied le membre blessé et le soulève en exerçant une traction modérée. Le chirurgien applique sur le pied, la jambe et la partie inférieure de la cuisse, un pansement ouaté maintenu par une bande de tarlatane ; un bandage compressif bien fait a une épaisseur de 2 travers de doigt et conserve la forme du membre ; la pression exercée par les bandes sera modérée : trop forte, elle déterminerait un engourdissement douloureux, blesserait les téguments au niveau des saillies osseuses ; trop faible, elle n'empêcherait pas l'œdème des parties déclives.

A ce moment on place le lacs extenseur. Pour cela on applique la partie médiane sur la face antérieure de la cuisse, au-dessus de la rotule, on en croise les chefs en arrière, au niveau du mollet, et on les ramène en avant où on les noue l'un à l'autre. La serviette-cravate décrit ainsi un 8 de chiffre dont l'anneau supérieur embrasse l'extrémité inférieure de la cuisse, dont l'anneau inférieur embrassant la partie inférieure de la jambe transmet la traction au squelette de la jambe, à travers le bandage ouaté et les muscles du mollet.

La gouttière garnie est glissée sous la cuisse ; la jambe est fléchie, le talon vient dans l'échancrure du matelas reposer sur le plan du sommier.

Au niveau des nœuds de la serviette-cravate est fixée par une de ses extrémités la corde à traction, qui vient se réfléchir sur la poulie, au niveau du pied du lit, descend verticalement et reçoit à son extrémité un poids de 2 ou 3 kilogrammes.

La traction est établie. Il suffit de disposer de l'ouate dans la gouttière pour bien entourer la cuisse et bien remplir la gouttière, puis on ramène par-dessus l'ouate un des bords de la serviette, on place une attelle de 35 centimètres de longueur, par-dessus l'ouate, au-devant de la cuisse, on étale l'autre bord de la serviette et on boucle les lais de la gouttière. L'appareil est terminé. Le malade peut s'asseoir et rester assis, les mouvements du tronc sont faciles et ne gênent nullement la fracture.

Si le talon frotte sur le sommier, on place un rouleau d'ouate ou un coussinet sous le tendon d'Achille.

*Surveillance de l'appareil.* — Tout appareil pour fractures doit être surveillé. Après avoir placé un appareil de Hennequin il faut s'assurer : 1° que la traction s'exerce d'une façon efficace, que les poids de la corde ne s'embarrassent pas dans les couvertures ;

2° Que le membre soit dans une bonne attitude ; si le membre se place en rotation externe il faut fixer la corde en dehors du nœud de la serviette faisant lacs extenseur ; si le membre se place en rotation interne, il faut fixer la corde en dedans du nœud de la serviette.

3° Tous les deux jours on ajoutera 1 kilogramme au poids initial, de façon que le poids de traction soit continué par un poids de 4 kilogrammes chez les adolescents et les femmes, de 5 kilogrammes chez les adultes de force moyenne, de 6 kilogrammes chez les hommes fortement musclés.

*Ablation de l'appareil.* — La durée moyenne du traitement est de cinquante jours ; au bout de ce temps, et même à partir du quarantième jour, on peut enlever l'appareil et permettre au malade de se mouvoir librement dans son lit, entre le cinquantième et le soixantième jour le malade peut se lever.

## EXTENSION CONTINUE CHEZ LES ENFANTS

L'extension continue est employée assez souvent chez les enfants : dans les cas de fracture du fémur, comme premier temps du traitement de la luxation congénitale, surtout dans le traitement de la coxalgie. Dans la coxalgie, l'appareil à extension continue amène, dans bon nombre de cas, une cessation rapide des douleurs et répond, au moins en partie, à la grande indication de mettre le membre dans une bonne position et de faire disparaître la contracture musculaire.

*Desiderata à remplir.* — La traction continue doit porter sur tout le membre inférieur et *spécialement sur l'extrémité inférieure du fémur*. Des tractions exercées uniquement sur la jambe ou le pied pourraient amener, si elles étaient très prolongées, une laxité ulté- rieure des articulations du cou-de-pied, du genou, ou des deux à la fois.

Si l'on fait l'extension continue au moyen de bandes de diachylon, il ne faut pas appliquer ces bandes directement sur la peau ; le contact de l'emplâtre de diachylon pourrait causer des excoriations sur les téguments sensibles de l'enfant.

*Objets nécessaires.* — Pour appliquer un appareil à traction con- tinue il faut se procurer les objets suivants :

Des poids. — Les poids les plus commodes sont des sacs de toile forte remplis de sable ou mieux de grains de plomb. Ces poids seront gradués suivant l'âge et la vigueur de l'enfant ; au-dessous de dix ans, on commence par un poids de 1 kilogramme, pour arriver à un poids de 2 kilogrammes en moyenne ; si l'enfant a plus de dix ans, le poids est augmenté et peut aller jusqu'à 3, 4 kilogrammes.

Une bande de diachylon. — La bande de diachylon doit avoir une longueur telle que, repliée sur elle-même, elle dépasse légèrement l'extrémité du membre. Cette bande est doublée suivant sa longueur et à ses deux extrémités elle est fendue d'un coup de ciseau, de ma- nière à former deux chefs.

Une petite planchette rectangulaire, échancrée légèrement à ses extrémités et munie d'un crochet fixé à son centre ; l'ouverture de la boucle du crochet regardera en bas. Cette planchette appliquée au milieu de l'étrier formé par la bande de diachylon, et sous le pied, a pour but de tenir éloignés les deux chefs de la bande.

Une poulie pouvant s'adapter aux barreaux du lit (s'il s'agit d'un lit de fer). A défaut de poulie on se servira d'une simple bobine de fil que l'on fixera sur une tige résistante destinée à s'assujétir aux barreaux du lit. Une poulie commode est celle qui est fixée au milieu d'une planchette perforée et surmontée de deux crochets qui permettent de la suspendre à tous les lits.

Un corset présentant des sangles à fixation au niveau des épaulettes et au niveau de la partie externe du bord inférieur. Ce corset est des- tiné à maintenir l'enfant rigoureusement couché à plat et à produire par conséquent la contre-extension.

Le lit sera de préférence un lit en fer, et d'une largeur assez faible pour qu'il soit possible de donner à l'enfant les soins nécessaires. Ce lit sera garni d'une planche sur laquelle sera étendu un matelas mince recouvert d'un drap. Sous le siège de l'enfant, le drap sera pro- tégé par un morceau de tissu imperméable recouvert d'une alèze pliée, disposition qui permettra de changer l'enfant toutes les fois qu'il sera souillé ; il suffira de rouler l'alèze salie, de la faire passer sous le siège de l'enfant et de la remplacer par une alèze propre. A la tête de la planche sont fixées deux courtes sangles, terminées par des boucles de courroie ; deux autres sangles semblables sont disposées au niveau du bassin de l'enfant. Ces quatre sangles se relient aux sangles du corset et servent à le maintenir appliqué contre la planche (fig. 310).

Un PETIT COUSSIN de la dimension d'un in-octavo, destiné à être placé au niveau du tendon d'Achille.

Un CERCEAU pour soulever les couvertures.

PLUSIEURS ROULEAUX D'OUATE.

DES BANDES DE TOILE OU DE CRÉPON.

Un MORCEAU DE TISSU IMPERMÉABLE de la dimension d'un mouchoir et destiné à défendre la racine de la cuisse contre les inondations urinaires possibles.

*Application de l'appareil.* — Avant l'application de l'appareil à extension continue, un lavage soigneux du membre est utile ; ce lavage sera pratiqué à l'eau chaude et au savon et sera suivi d'une friction à l'alcool, sur les saillies osseuses on mettra une bonne couche de pâte d'oxyde de zinc. La toilette minutieuse du membre est une mesure de propreté et en même temps une mesure de défense contre les ulcérations.

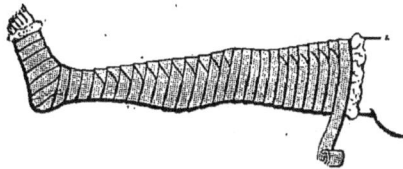

Fig. 305. — Le pied, la jambe et la cuisse sont recouverts d'ouate maintenue par une bande roulée ; l'ensemble forme une véritable botte.

L'enfant est muni de son corset par-dessus sa chemise et couché sur le matelas.

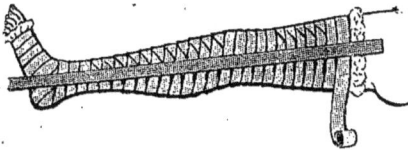

Fig. 306. — Sur la botte on applique un étrier de diachylon.

L'application de l'appareil commence par l'enroulement d'une légère couche d'ouate sur toute la longueur du membre jusqu'à la racine de la cuisse ; cette ouate est fixée par des tours de bande de toile ou de bande de crépon ; l'application de la bande sur le cou-de-pied terminée, on recouvrira la jambe, le genou et la cuisse au moyen de circulaires et de renversés (fig. 305).

La ouate recouverte par la bande forme une sorte de botte remontant jusqu'au tiers supérieur de la cuisse. Sur cette botte on applique un étrier formé de la bande

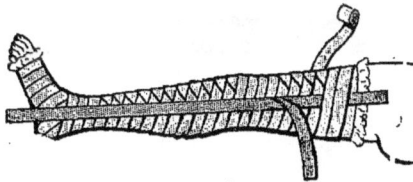

Fig. 307. — Les extrémités supérieures dédoublées de la bande de diachylon sont fixées par des tours de bande passant d'abord sur le chef interne.

de diachylon portant en son milieu la planchette (fig. 306). Les extré-

TUFFIER ET DESFOSSES. Chirurgie. 37

mités supérieures dédoublées, les chefs de la bandelette de diachylon devront dépasser le niveau supérieur de la botte ouatée. On les fixera par des tours de bande passant d'abord sur le chef interne, puis sur le second, enfin sur les deux chefs réunis et rabattus en crochet (fig. 307 et 308).

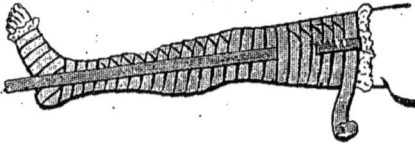

Fig. 308. — On rabat en crochet l'extrémité de la bande de diachylon et on termine l'enroulement de la bande.

A la planchette-étrier est fixée, à ce moment, la corde qui va se réfléchir sur la poulie placée de telle sorte que la traction sur le membre se fasse bien horizontalement. A la corde on suspend le sac de plomb formant poids.

L'appareil à extension continue est maintenant terminé (fig. 310). Il ne reste qu'à garnir la partie supérieure de l'appareil d'un tissu imperméable protecteur, à fixer à la planche les sangles du corset et à placer l'étroit coussin sous la partie inférieure de la jambe, de manière à éviter le frottement du talon sur le plan du lit.

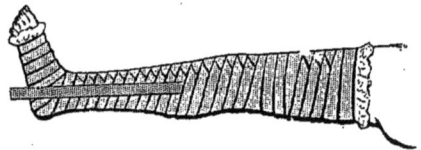

Fig. 309. — L'enroulement de la bande est terminé.

**Soins consécutifs.** — De la surveillance de l'appareil dépendent tous les résultats qu'on peut en attendre : mal surveillé, l'appareil à extension le mieux appliqué ne tarde pas à ne plus remplir son office.

Le membre a toujours une tendance à se placer en rotation externe. Pour éviter cette mauvaise attitude du pied, on peut placer l'extrémité

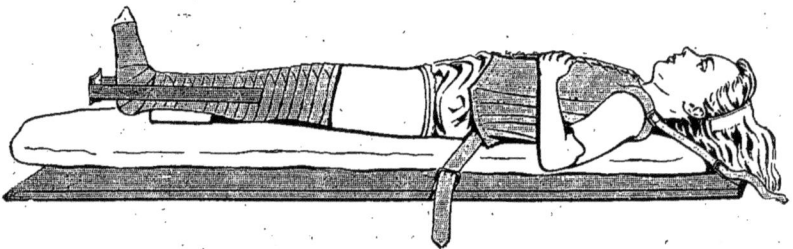

Fig. 310. — Appareil à extension terminé. La planche où viennent se fixer les courroies du corset est recouverte d'un matelas sur lequel est couché l'enfant. La partie supérieure du bandage roulé de la cuisse est recouverte d'un imperméable.

inférieure du membre dans une sorte de boîte destinée à maintenir le pied, tout en permettant l'extension continue.

Il faut veiller à ce que la traction se fasse bien dans le sens désiré, que ni la corde ni les poids ne s'embarrassent dans les couvertures, que l'enfant reste bien dans la situation horizontale. On ne défera les boucles qui fixent le corset que pour permettre à l'enfant de prendre ses repas, ou pour lui permettre d'aller à la garde-robe. Si l'enfant accuse une douleur en un point quelconque, il ne faut pas hésiter à défaire l'appareil et à vérifier s'il n'y a pas d'escarres, ce qui n'est pas exceptionnel, au niveau de la rotule ou du cou-de-pied.

Cette surveillance doit être minutieuse et de tous les instants ; elle exige beaucoup de dévouement de la part de la mère ou de la garde de l'enfant, et la difficulté des soins constitue une des raisons principales pour lesquelles les chirurgiens d'enfants restreignent de plus en plus l'emploi de l'appareil à traction continue.

# CHAPITRE XXVIII

## INDICATIONS ET TECHNIQUE GÉNÉRALE DES APPAREILS PLATRÉS ORTHOPÉDIQUES

On pourrait définir l'appareil plâtré orthopédique un appareil plâtré très solide assurant une immobilisation rigoureuse d'un membre tout en laissant la latitude de déplacer aisément le malade. Ces appareils s'adressent aux *affections chroniques* des membres.

*Indications.* — Leurs indications sont fréquentes dans la cure des difformités de l'enfance.

Si on intervient de bonne heure, dans les cas de *pied bot* congénital, on peut assez aisément arriver au redressement du pied par des manipulations, sans anesthésie, manipulations modelantes qu'on complète, s'il y a lieu, par une ténotomie du tendon d'Achille. Après le redressement, il faut placer la jambe et le pied intéressé dans un appareil plâtré orthopédique qui maintient et consolide le degré de correction obtenu.

De même, dans la *luxation congénitale* du fémur, quand on a replacé la tête fémorale dans la cavité cotyloïde déshabitée, que l'on a contrôlé le résultat par les rayons X, on s'empresse d'immobiliser la cuisse en abduction par un bon appareil circulaire. On emploie également ce mode de contention après le redressement d'un *genu valgum* ou d'un *genu varum*.

La grande indication de l'appareil plâtré orthopédique est la TUBERCULOSE OSSEUSE.

L'APPAREIL PLATRÉ DANS LA TUBERCULOSE OSSEUSE. — En matière de tuberculose osseuse, la majorité des chirurgiens orthopédistes français se rallient à l'appareil plâtré, comme étant le meilleur moyen d'assurer l'immobilisation d'une jointure.

Le traitement d'une tuberculose osseuse doit être compris de la façon suivante :

Dans une première période d'activité de la maladie, on assure l'immobilisation du membre dans une position telle que sa fonction se trouve gênée au minimum si l'ankylose survient. Pour chaque articulation il y a une position de choix : le genou sera en extension, la hanche également, le pied à angle droit sur la jambe, le coude en demi-flexion, etc. Cette position une fois adoptée devra être rigoureusement maintenue, non seulement l'articulation ne doit faire aucun mouvement, mais elle ne doit supporter aucun poids, transmettre aucune force. L'enfant restera couché ; mais l'appareil plâtré permettra de déplacer le petit malade, de lui assurer les soins de propreté et les conditions d'hygiène nécessaires au rétablissement de sa santé ; grâce au plâtre, on pourra sans inconvénient porter l'enfant sur une chaise longue, ou le promener dans une voiture allongée. Cette première période dure six mois, un an et même davantage.

Dès qu'on supposera que le processus bacillaire est définitivement éteint, si le malade ne souffre plus, si on ne constate pas de tendance à la déviation, le malade pourra bénéficier d'un certain exercice, l'articulation lésée pourra, sans faire de grands mouvements, reprendre peu à peu son rôle de transmission du poids du corps.

Dans la dernière période, but et conclusion de tout le traitement, le membre reprendra peu à peu sa fonction, si l'ankylose n'est pas absolue, les mouvements articulaires sont récupérés d'une façon très prudente et très progressive.

Donc, en résumé, la thérapeutique des tuberculoses osseuses comporte trois étapes successives :

1° Période de repos absolu avec immobilisation rigoureuse de l'articulation dans le décubitus horizontal ;

2° Période où la marche est permise, l'immobilisation de l'articulation étant conservée ;

3° Période de récupération progressive des mouvements, suppression progressive de l'appareil.

Pendant les deux premières périodes il faut maintenir un appareil plâtré.

*Technique générale*. — Comment doit-on faire un appareil plâtré ?

Pour assurer l'immobilisation d'une articulation malade, il ne suffit pas de mettre du plâtre autour du membre atteint, il faut connaître les conditions d'une bonne immobilisation et les appliquer d'une façon convenable, si on veut obtenir un appareil à la fois solide, léger, exactement moulé sur le corps.

*Matériaux nécessaires*. — Le meilleur *plâtre* à employer est le plâtre de Paris, le plâtre à mouler, il doit être bien tamisé, non éventé ; un bon plâtre doit prendre en 10 à 15 minutes.

La TARLATANE, la meilleure pour la préparation des bandes plâtrées, est celle dont les mailles sont assez serrées (10 mailles par centimètre carré) et dont l'empesage assez léger ne supprime pas la souplesse. Si les mailles de la gaze étaient trop larges, elles ne retiendraient pas suffisamment la poudre de plâtre ; trop serrées elles en retiendraient trop.

On trouve la gaze dans le commerce sous forme de pièce de 60 à 70 centimètres de largeur et de 10 à 30 mètres de longueur. La première préparation consistera à rouler ce tissu sur une longueur de 4 à 5 mètres, on fera ainsi un cylindre qu'on découpera en segments au moyen d'un couteau bien tranchant, la section devra être très nette pour que les bords ne s'effilochent point. Chaque segment devra avoir 6, 8 ou 10 centimètres de largeur, suivant la région du corps que l'on veut recouvrir d'un appareil. Pour certaines régions, la tête, le cou, le pied, la bande devra être plus étroite (4 ou 5 centimètres de largeur), il faudra dans ce cas lui donner moins de longueur, un rouleau de bande trop volumineux laisse son centre s'énucléer lors du déroulement.

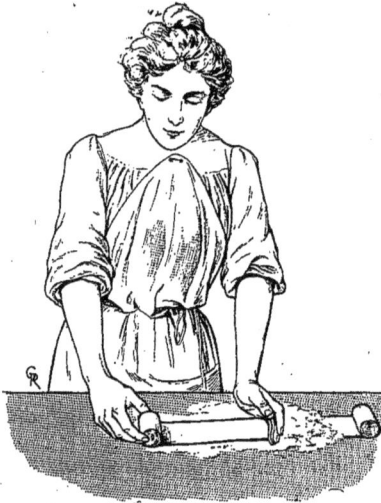

Fig. 311. — Manière de préparer des bandes plâtrées. La main droite de l'infirmière enroule la bande ; la main gauche fait pénétrer le plâtre dans les mailles du tissu.

Certains chirurgiens conseillent de préparer les bandes plâtrées en les déroulant et les enroulant dans un lait de plâtre au moment de les utiliser ; d'autres se contentent d'appliquer la bande à sec sur le membre pendant qu'un aide les recouvre au fur et à mesure d'un lait de plâtre, à la façon d'un maçon qui plâtre un mur. Ces procédés sont défectueux, surtout le dernier ; ils donnent des appareils trop lourds, sans élégance, sans solidité. Nous préfé-rons préparer les bandes à l'avance en les saupoudrant de plâtre sec ; on n'humectera la bande qu'au moment de son emploi.

Pour cette préparation on dispose une couche de plâtre sur une table recouverte d'une alèze bien sèche. On déroule une certaine longueur de bande, d'une main on en-roule à nouveau le tissu, pendant que l'autre main, par son bord cubital, répartit le plâtre à sa surface, l'éga-lise et le fait péné-trer dans les mail-les de la gaze. La tarlatane se trouve de cette façon im-prégnée de plâtre,

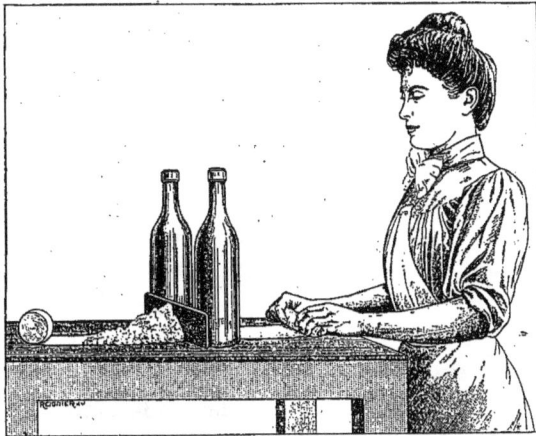

Fig. 312. — Plâtrage des bandes. Procédé des deux bouteilles.

tant par sa face in-férieure qui se déroule sur l'alèze que par la face supérieure où la main étale la poudre (V. fig. 311). On peut également placer sur la bande qui se déroule un tas de plâtre, une planchette maintenue par deux bouteilles égalise la couche de plâtre pen-dant que de l'autre côté l'infirmière enroule la bande plâtrée (V. fig. 312). L'enroulement doit être fait avec soin ; si les tours sont trop serrés, le tissu ne s'humecte pas assez facilement, si les tours sont trop lâches, le centre du globe s'énucléerait trop aisément.

Chaque bande préparée à l'avance doit être enveloppée dans un morceau de papier et conservée dans une boîte de fer-blanc, bien close, placée à l'abri de l'humidité ; elle sera utilisée dans la huitaine si on veut que le plâtre prenne bien.

*Préparatifs*. — Le plâtre ne *devra pas être appliqué directement sur le corps*, car ses innombrables aspérités produiraient infailliblement des écorchures, des escarres. On recouvrira le corps de l'enfant d'un *maillot*, fait sur place avec de la ouatine, tissu de coton dont une face est plucheuse, ou constitué par un tricot fin exactement moulé sur le corps ; ce tricot se trouve dans les grands magasins de nouveautés, c'est un tissu de coton, un jersey. Pour mieux protéger les téguments, il est bon, surtout pour les appareils inamovibles, de mettre deux jerseys superposés : le superficiel adhérera au plâtre, le profond restera en contact avec la peau et la protégera, on constitue ainsi, par la superposition des deux tricots, un dispositif comparable à celui d'une séreuse.

Éviter les escarres doit être une des grandes préoccupations quand on édifie un corset orthopédique ; pour mieux protéger les saillies osseuses telles que épine iliaque, apophyses épineuses, il est bon de les recouvrir, avant de mettre le tricot, d'une bonne couche de pâte de zinc.

Au moment d'être employées, les bandes plâtrées seront placées dans une cuvette d'eau. Il est préférable d'employer de l'eau tiède pour éviter au patient une impression de froid. Dès que le tissu est dans l'eau, un dégagement de bulles d'air se produit, au bout d'un instant les bulles cessent, on sort la bande de l'eau, on l'exprime légèrement pour faire sortir l'excès de liquide ; il ne faut jamais toucher à la bande tant que *le dégagement de bulles d'air n'est pas terminé*, car le centre de la bande ne serait pas humecté ; pour faire sortir l'excès d'eau, il faut presser simplement la bande entre les deux mains et non pas la tordre à la façon des blanchisseuses.

Il est bon, quand on doit employer cinq ou six bandes, de ne les mettre dans l'eau que *deux par deux* successivement, dès qu'une bande est retirée, une autre vient prendre sa place. Un bain trop prolongé de la bande retarde la prise du plâtre.

*Règles générales de l'application*. — L'application de la bande ainsi préparée doit être faite *sans serrer*, en déroulant simplement la bande. Le déroulement s'effectue à l'endroit, c'est-à-dire que le globe de la bande doit être au-dessus de la partie déroulée, on ne doit qu'exceptionnellement dérouler une bande à revers.

Pour commencer, on prend le globe entre le pouce et les

autres doigts de la main droite, la main gauche applique la bande, *la lisse*, efface les irrégularités pendant que la droite déroule. Une fois l'enroulement commencé, la main droite doit simplement *pousser* la bande comme on roule un rouleau de pâtisserie. Quand on fait un corset plâtré, la main droite ne peut pousser le globe que durant une demi-circonférence, il arrive un moment où la main gauche doit venir remplacer la droite dans la manœuvre de déroulement, la bande passe alternativement d'une main dans l'autre.

Si le corps humain représentait un cylindre parfait, rien ne serait plus aisé que d'appliquer une bande sur sa surface, il suffirait de faire une série de circulaires ou plutôt une série de spires dont les tours se superposeraient sur une partie de leur largeur ; il n'en est pas ainsi : le corps humain est composé d'un certain nombre de segments qui représentent presque toujours *des troncs de cône;* la cuisse, le thorax sont des troncs de cône à base supérieure. Si nous voulons appliquer une bande sur la surface d'un tronc de cône, le bord de la bande qui est le plus près de la petite base, n'ayant sous lui qu'une circonférence plus petite, ne s'appliquera pas exactement, il fera un godet. Dans les anciennes méthodes de pansement, lorsqu'on utilisait des bandes de toile, on était obligé, pour faire un pansement de jambe et de cuisse, de faire des renversés ; la bande était pliée obliquement sur elle-même. Ce renversé classique ne doit pas être utilisé dans la confection des appareils plâtrés, le pli de la bande formerait une sorte de corde qui, une fois durcie, produirait certainement des escarres. Ducroquet décrit une manœuvre extrêmement utile pour la confection des appareils plâtrés, il la nomme le *retourné*; il décrit plusieurs variétés de retourné :

Le *retourné simple* ;

Le *double retourné en deux temps* ;

Le *double retourné en un temps.*

*Retourné simple.* Le retourné simple est une manœuvre qui consiste essentiellement à faire revenir la bande dans la direction déjà parcourue. La bande qui était déroulée à l'endroit se trouve par conséquent à l'envers. Ce retourné est employé : 1° pour faire une attelle plâtrée au moyen d'une seule bande ; 2° pour recouvrir des régions comme la région des épaules où les circulaires sont impossibles.

*Double retourné en deux temps.* Dans le double retourné en deux temps, la bande, après avoir été ramenée en arrière, est reconduite dans sa direction primitive, mais en lui faisant prendre une certaine obliquité. On peut ainsi recouvrir aisément un tronc de cône à base supérieure placé en position verticale, le thorax, dans la confection du corset.

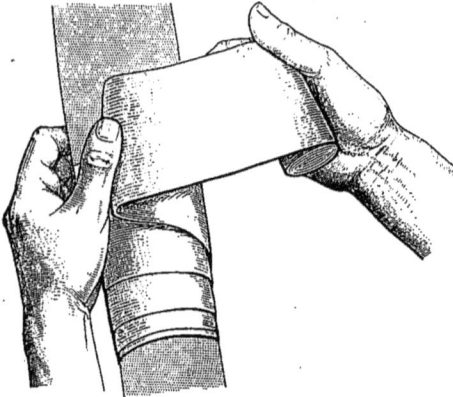

Fig. 3⒔ — Retourné simple.

*Double retourné en un temps.* Le double retourné en un temps consiste à faire avec l'index de la main gauche un pli plus ou moins considérable, à le rabattre ensuite en bas et à gauche en le lissant dans la direction inverse du déroulement de la bande. De cette manière on imprime à la bande un changement de direction sans que la main déroulante ait lâché le globe. Le double retourné convient aux troncs de cône à grande base inférieure, le bassin par exemple.

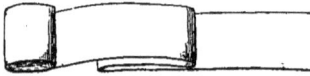

Fig. 3⒕ — Double retourné en deux temps.

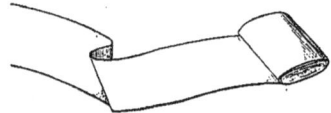

Fig. 3⒖ — Double retourné en un temps.

Les retournés doivent prendre contact, au moins par une partie, sur une bande plâtrée sous-jacente, ce qui permet leur adhésion ; ils constituent une pratique excellente qui permet à la bande d'épouser toutes les formes, tout en restant étroitement appliquée sur les surfaces sous-jacentes.

L'*épaisseur* de l'appareil se juge par le nombre de superpositions des jets de bande ; ils doivent être d'environ 15 pour les parties de l'appareil qui ne fatiguent pas, près du double dans les plis de flexion.

*
* *

# CORSETS PLATRÉS

La *tuberculose vertébrale* constitue la grande indication du corset plâtré, elle se présente sous deux formes principales, la forme limitée *caverneuse* et la forme *ulcéreuse*. Dans la première forme, la maladie se développe dans l'épaisseur du corps vertébral qui se trouve contenir une masse caséeuse au sein de laquelle on rencontre fréquemment des parcelles osseuses ou parfois des séquestres assez volumineux.

Dans la forme ulcéreuse superficielle, la lésion se diffuse en surface, atteint souvent un grand nombre de vertèbres, les os sont recouverts de fongosités caséeuses, leur surface est ulcérée, c'est la carie des anciens auteurs.

Miné par le bacille de Koch, le corps vertébral perd peu à peu sa solidité, il s'affaisse et c'est cet affaissement qui détermine la déformation caractéristique du côté des apophyses épineuses, la gibbosité. Exceptionnellement, la lésion peut être limitée à un seul corps vertébral ; dans la majorité des cas, elle atteint plusieurs vertèbres, chez certains malades la difformité peut devenir énorme et il n'est pas rare de voir des bossus dont les fausses côtes se trouvent en contact immédiat avec le bassin.

Pendant que le corps vertébral disparaît, le *rachis postérieur* est soumis à une pression verticale qui tend à produire le tassement et le refoulement en arrière ; les articulations intervertébrales s'altèrent, leurs cartilages s'amincissent, et les surfaces articulaires se soudent entre elles par un cal. Comme les lames et les apophyses épineuses correspondantes sont étroitement appliquées les unes sur les autres, la soudure s'étend d'avant

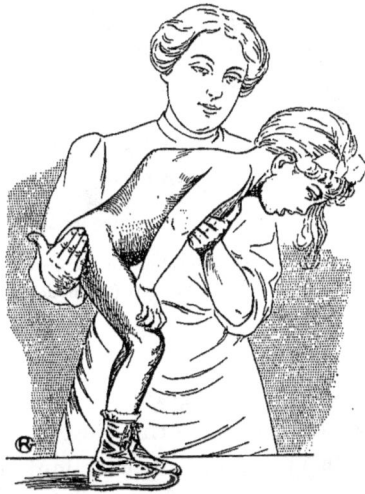

Fig. 316. — Attitude d'un enfant atteint de tuberculose vertébrale au début qui n'est pas maintenue par un corset plâtré ; l'enfant ne peut se tenir debout, instinctivement il s'aide des mains pour maintenir sa colonne dorsale.

en arrière aux lames d'abord, aux apophyses épineuses ensuite. D'ordinaire tous les arcs vertébraux correspondant aux vertèbres détruites s'ankylosent et se soudent en un seul bloc.

*En avant,* la réunion des deux segments vertébraux se fait par du tissu fibreux, souvent par une soudure osseuse lorsque les deux segments viennent en contact.

*Points d'appui du corset.* — Le corset plâtré est destiné à empêcher la flexion du tronc en avant, en rapprochant les apophyses épineuses, en maintenant en place les divers segments du tronc, le thorax éloigné du bassin, la tête éloignée du thorax.

Ses points d'appui et de support sont les hanches, le gril costal, la base de la tête.

Les *hanches* avec leur large surface osseuse évasée, leur fixité, constituent un fondement solide pour l'édifice plâtré. La *base de la tête,* surtout par sa région occipitale, constitue un butoir absolument rigide et très efficace ; on l'utilisera avec grand soin dans la confection des minerves. Le *thorax,* par sa forme de cône à grande base supérieure, représente également un excellent soutien dont la très large surface compense les défauts inhérents à sa mobilité. *Bassin, thorax, occiput* constituent les points principaux sur lesquels on doit appuyer un corset et on ne doit compter que sur les saillies osseuses pour assurer la fixité du corset et son rôle de transmission de poids.

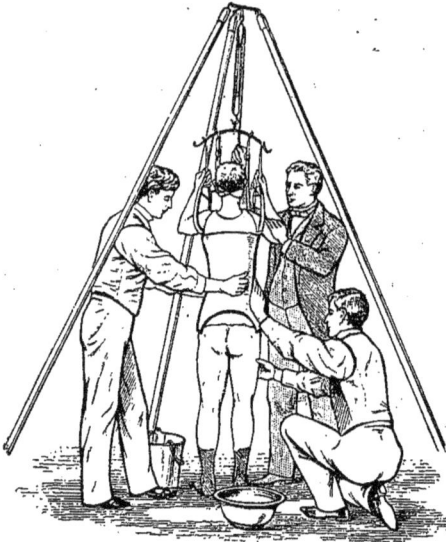

Fig. 317. — Application de l'appareil de Sayre. Leçons de Lewis A. Sayre (traduction Thorens).

*Technique du corset.* — Supposons que nous ayons à construire un corset complet allant du bassin à la tête. Avant de commencer le plâtre, on aura eu soin de baigner, de laver avec soin l'enfant. Sur les apophyses épineuses saillantes, on appliquera une compresse de gaze sur laquelle on aura étalé une bonne couche de pâte de zinc. On revêtira le sujet de deux jerseys de

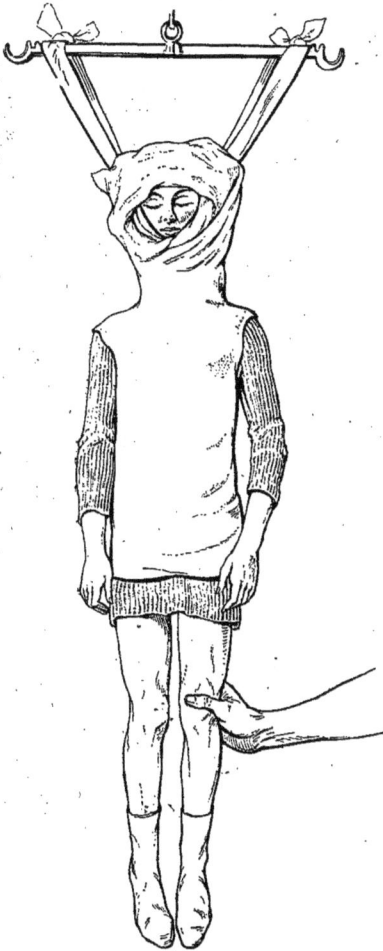

Fig. 318.
Suspension pour corset céphalo-thoracique.

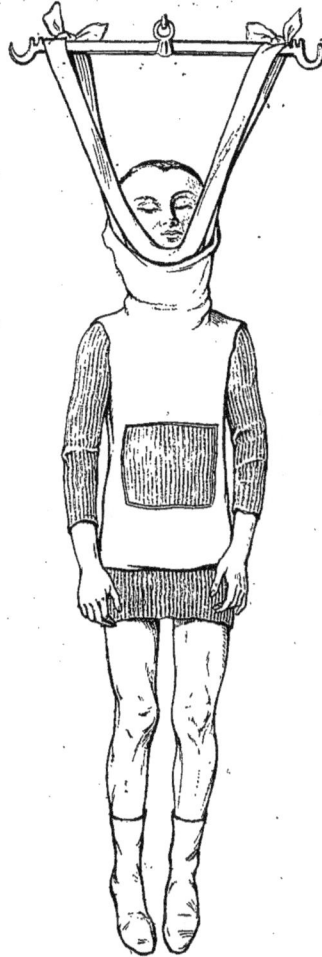

Fig. 319.
Appareil céphalo-thoracique dégrossi.

coton superposés dont les bords inférieurs antérieurs et postérieurs seront reliés au-dessus du périnée par des épingles de nourrice. Pour faciliter la respiration, on placera par-dessus le premier jersey, avant de mettre le second, une couche d'ouate,

un coussinet, au niveau du larynx, pour permettre les mouvements verticaux de la pomme d'Adam, un autre coussinet au niveau du sternum et des fausses côtes ; car, il faut se le rappeler,
l'ampliation thoracique se fait surtout suivant le diamètre antéro-
postérieur. Pour la tête, on coudra au col du jersey, une sorte de
capuchon fait avec de la ouatine ou avec des bandes de crépon
Velpeau.

Suspension. — Pendant toute la durée de l'application du corset,
l'enfant devra être maintenu en *suspension* qui fait disparaître
ou atténue considérablement la déviation du rachis.

L'appareil à suspension de Sayre, origine de tous les appareils
similaires, consistait en une tige d'acier en forme d'arc suspendu
par son milieu à un moufle et auquel le patient était rattaché par
une sorte de collier de cuir embrassant le menton et l'occiput
et par deux bracelets passant sous les aisselles (fig. 317). De nos
jours on ne suspend plus par les aisselles, on suspend uniquement
par la tête.

Surtout quand il s'agit d'un mal de Pott cervical, le collier
suspenseur en cuir peut être remplacé avantageusement par une
simple bande de toile des hôpitaux. On prend un mètre au moins
de cette bande, on la ferme sur elle-même par un double nœud,
de façon à déterminer un anneau souple qu'on subdivise au moyen
d'épingles de nourrices ou par couture, en trois compartiments,
dont les latéraux seront passés sur la tige transversale et dont le
médian est destiné à recevoir la tête ; la partie antérieure de la
bande enlace le menton, la partie postérieure enlace la nuque ;
si on veut que la tête ne soit pas trop inclinée en avant, on fait
le chef antérieur de la mentonnière plus court que le chef de
la nuque. Ce lien suspenseur, en raison de sa souplesse, se
modèle sur les surfaces en contact ; on peut le comprendre
dans l'appareil, il suffira, l'appareil une fois sec, de couper
ce qui dépasse. La tête étant fixée, les *bras* du malade doivent
être maintenus *symétriquement* en avant et en dehors, soit par
un support, soit par les mains d'un aide.

On tire alors la corde du moufle de manière à *soulever le
malade jusqu'au moment où seule la pointe des pieds touche le
sol et le touche suffisamment.* La suspension doit être suffisante
pour permettre l'allongement de la colonne vertébrale, pas trop
forte, car si la pointe des pieds ne touchait plus le sol, la suspen-

sion prolongée deviendrait un supplice intolérable. Ducroquet
fait remarquer que, pour décomprimer les vertèbres lombaires, il
faut augmenter la lordose lombaire physiologique, pour décomprimer les vertèbres de la région dorsale, il faut en diminuer la

courbure ; si on a à traiter un
mal de Pott dorsal moyen, on
placera pendant la suspension
les pieds du sujet un peu en
avant de l'axe vertical du tronc
de façon à diminuer la lordose
lombaire. S'il s'agit d'un mal
de Pott lombaire, le sujet aura
ses pieds reportés en arrière
de l'axe du tronc de façon à
exagérer cette courbure.

Ducroquet a établi pour la
construction des corsets plâtrés un bâtis extrêmement
commode qui se compose d'un
cadre solide en bois de 2$^m$,50
de hauteur ; à l'intérieur de ce
premier cadre sont placés deux
demi-cadres mobiles reliés à
une plaque tournante sur laquelle reposent les pieds du
malade. Le crochet à suspension est placé sur la ligne
médiane verticale. Le sujet
suspendu tient en main les
montants verticaux des demi-
cadres mobiles, de cette façon
les deux bras sont immobilisés

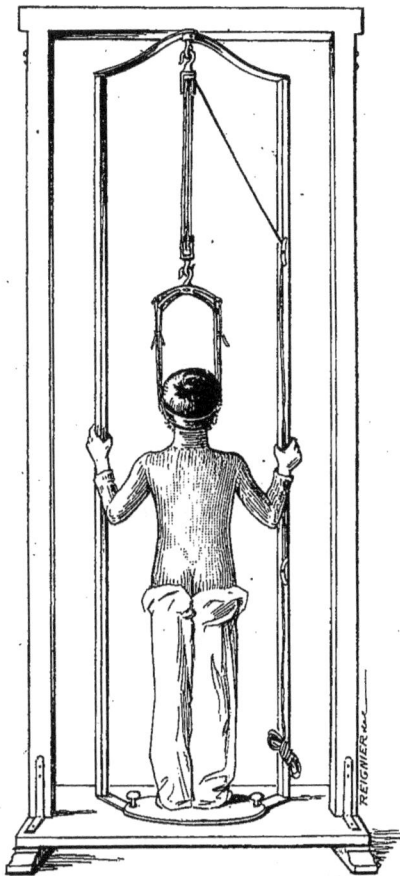

Fig. 320. — Bâtis de Ducroquet pour la
construction des corsets plâtrés.

en position symétrique et assez éloignés du torse pour qu'on
puisse passer facilement les bandes. L'opérateur se place derrière le sujet et commence le déroulement de ses bandes, dès
qu'il veut avoir sous les yeux la partie antérieure du patient il le
fait pivoter sans le déplacer grâce à la plaque tournante (fig. 320).

Les jambes du patient sont protégées à l'aide d'une alèze ou
au moyen de bottes de toile.

L'opérateur se place en arrière du malade, à genoux, assis ou debout, suivant qu'il travaille à telle ou telle partie du corset.

ARCHITECTURE DU CORSET PLATRÉ. — Schématiquement parlant, le corps humain peut être divisé en segments qui ressemblent grossièrement à des *troncs de cône,* tronc de cône des hanches à grande base inférieure, tronc de cône du thorax à grande base supérieure, tronc de cône du cou à grande base inférieure. Le tronc de cône des hanches repose sur une portion sus-trochantérienne qui représente un cylindre légèrement aplati. De même, entre le tronc de cône thoracique et le cou existe une zone aplatie qui mérite une technique spéciale.

Le chirurgien pose le chef initial de la bande un peu au-dessus du trochanter gauche, il fait décrire au globe de la bande un certain nombre de circulaires. Cette première assise étant posée, il aborde le tronc de cône des hanches, la bande remonte obliquement vers la crête iliaque droite, passe en avant de l'abdomen, revient par l'iliaque gauche vers la ligne médiane

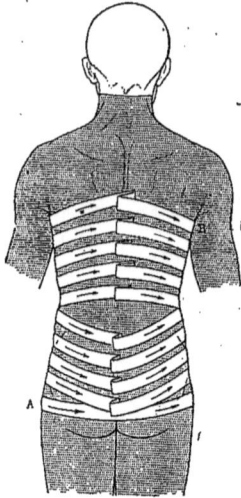

Fig. 321. — Architecture d'un corset plâtré.

postérieure ; là on pratique un double retourné en un temps et la bande remonte vers la crête iliaque droite. Cette manœuvre est répétée jusqu'à ce qu'on ait obtenu un enveloppement complet de la région des hanches ; chaque jet de bande recouvre le

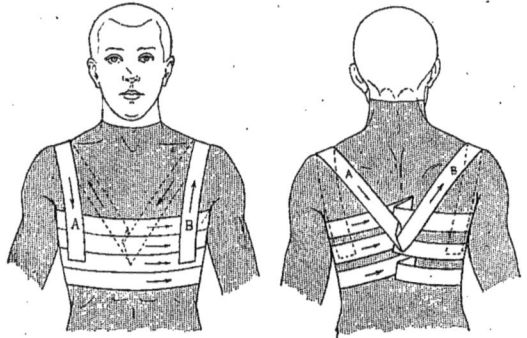

Fig. 322. — Jet de bande par-dessus les épaules, vue antérieure, vue postérieure.

précédent à la manière des tuiles d'un toit. Cette première assise une fois posée, on place de la même manière plusieurs assises semblables. On remonte ensuite sur le thorax, là on pratique sur la ligne médiane postérieure, des doubles retournés en deux temps. L'ensemble de la direction du jet de bande, vu de dos, représente un angle dont l'ouverture regarde en bas (v. fig. 321):

Au niveau des épaules, la présence des bras complique l'application des ban-des. Il sera bon de recourir au procédé suivant : on recouvrira séparément la partie antérieure pectorale et la partie postérieure dorsale, on posera comme assises des jets de bandes verticaux, à droite et à gauche, par-dessus

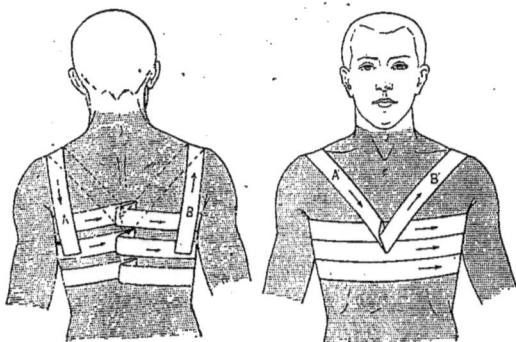

Fig. 323. — Deuxième jet de bande par-dessus les épaules ; vue postérieure, vue antérieure.

les épaules, s'appliquant sur les jets circulaires déjà posés. Perpendiculairement à ces bandes bretelles et se reliant à elles, on établira une série de bandes récurrentes par des retournés simples. La même manœuvre est faite sur la poitrine et sur le dos.

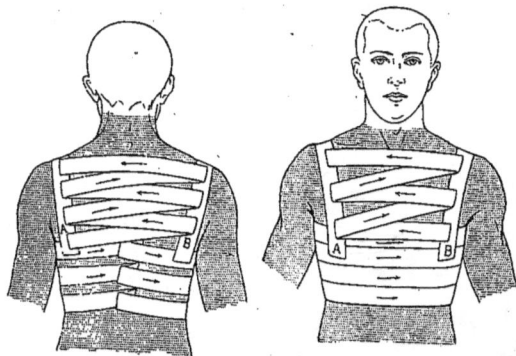

Fig. 324. — Bandes récurrentes réunissant les jets verticaux passant par les épaules (Ducroquet).

Ceci fait, il restera un vide entre les *bandes bretelles* et la base du cou, on comblera cette lacune par des jets récurrents réunissant par-dessus l'épaule la portion dorsale à la portion thoracique.

En pratique, on n'édifie pas ces cou-ches de bandes successivement, mais au contraire, on travaille alternativement, en avant et en arrière, de manière que ces diverses couches soient imbriquées les unes dans les autres.

*Le cou.* — Pour recouvrir le cou, on fait passer la bande en cravate autour de la région cervicale, et quand on revient sur la ligne médiane antérieure, on pratique un double retourné en un temps qui permet de faire un second jet de bande plus haut que le précédent. La même manœuvre sera continuée jusqu'à ce qu'on ait recouvert toute la région (fig. 325).

Pour le cou et la tête, il faut employer des bandes étroites de 3 à 4 centimètres de largeur.

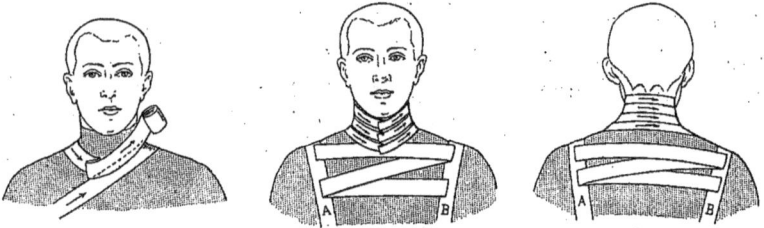

Fig. 325.

Double retourné en un temps.　　Assises du cou ; vue antérieure.　　Assises du cou ; vue postérieure.

*La tête.* — Pour recouvrir la tête, il faut établir d'abord une première assise formée par des jets de bande passant par le sommet de la tête et le menton et par d'autres jets passant par l'occiput et le front. On reliera ces premières assises par des jets de bandes récurrentes allant de gauche à droite (v. fig. 326).

MODELAGE. — Il est difficile de préciser le nombre de bandes qu'il faut employer pour la confection d'un appareil plâtré, ce nombre variera avec les dimensions du corset. Il faut naturellement un corset plus épais pour maintenir un adulte que pour un jeune enfant. Pendant que le plâtre sèche, on s'occupe de *modeler exactement* l'appareil sur les parties osseuses. Ce modelage portera : 1° sur le bassin ; 2° sur la partie antéro-supérieure du thorax ; 3° sur la tête ; ce sont, nous l'avons vu, les points d'appui principaux de l'appareil.

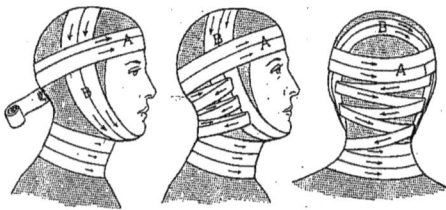

Fig. A.　　Fig. B.　　Fig. C.

Fig. 326.

A, assise occipito-frontale. B, assise passant sur le sommet de la tête et le menton. Ces diverses assises sont réunies par des jets de bandes récurrentes.

Pour modeler le bassin, l'opérateur placé d'abord debout en

arrière du patient suit entre le bord interne du pouce et la face radiale de l'index le bord *supérieur de l'os coxal*, puis, passant en avant, il glisse la pulpe du pouce sur le contour du bassin, descend le long de l'aile iliaque. Au *niveau du pubis* le bord cubital de la main rase le bord supérieur de la symphyse, comme s'il voulait s'enfoncer dans l'abdomen et déterminer une dépression horizontale qui relie l'une à l'autre les deux rigoles obliques descendant des épines iliaques antéro-supérieures. Au niveau de la partie *antéro-supérieure du thorax*, l'opérateur, placé devant son malade, modèle avec la pulpe du pouce, le moignon de l'épaule et applique le plâtre contre les premiers arcs costaux. Au niveau de *la tête*, le chirurgien étreint avec le bord cubital de sa main, la partie postérieure de la nuque et vient suivre ensuite le contour du maxillaire supérieur.

Ce *modelage doit être fait avec soin*, il constitue un des temps principaux de la confection d'un appareil plâtré. Dès que le plâtre a pris, ce qui se reconnaît à l'échauffement qui s'y manifeste, à sa dureté, on abaisse le moufle, on décroche ou on coupe les liens.

L'appareil plâtré une fois construit, *avant que le plâtre soit absolument dur*, il faut avec un bistouri bien tranchant régulariser les contours et enlever toutes les parties inutiles.

* *<br>*

*Variétés de corset.* — Nous venons de décrire la technique d'un appareil plâtré allant du bassin à la tête, cet appareil peut être beaucoup allégé suivant que la tuberculose intéresse tel ou tel point du rachis et suivant que l'affection est à la première ou à la seconde période. Au point de vue de la région, nous avons à considérer : 1° le mal de Pott lombaire ; 2° le mal de Pott dorsal moyen ; 3° le mal de Pott dorsal supérieur ; 4° le mal de Pott cervico-dorsal ; 5° le mal de Pott cervical.

Aux quatre premières localisations conviennent les corsets plâtrés. Au mal de Pott cervical convient la minerve.

Au point de vue de la période de l'affection pour les régions lombaires et dorsales, l'immobilisation sera différente suivant que l'enfant reste couché (première période) ou que la marche est permise (seconde période).

A la première période appartiennent les appareils largement échancrés en avant, ce sont les *lits plâtrés*.

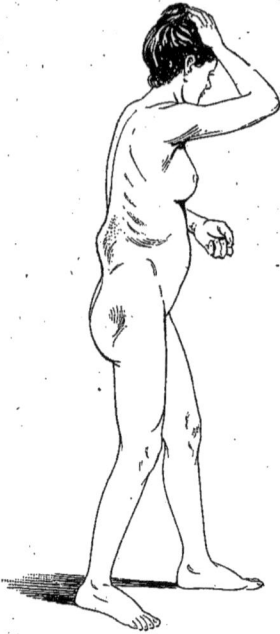

A la seconde période appartiennent les *corsets proprement dits*.

Pour le rachis cervical, la minerve sera toujours de mise pendant l'une ou l'autre des périodes.

Pour tous les corsets plâtrés la partie inférieure prendra *point d'appui sur le bassin* et variera très peu ; le bord inférieur des plâtres passera sur la ligne médiane au-dessous du bord supérieur de la symphyse juste au-dessus des organes génitaux, passera à un grand travers de doigt au-dessous de l'épine iliaque antérieure et à la partie postérieure suivra une ligne horizontale réunissant les deux trochanters.

Fig. 327. — Jeune fille atteinte de mal de Pott lombaire.

Dans le cas de *localisation lombaire* de la tuberculose, il y a à craindre non seulement la flexion du tronc en avant, ce qui est le plus fréquent,

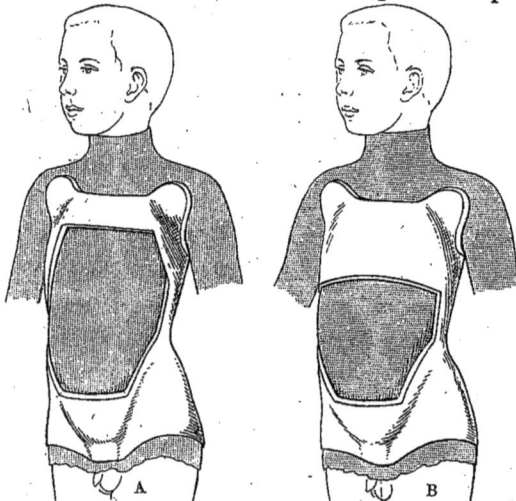

Fig. 328. — Appareil pour mal de Pott lombaire.
A, appareil pour malade couché. B, appareil de marche.

mais aussi l'affaissement latéral du rachis, un corset s'arrêtant

plus haut que le trochanter ne saurait empêcher suffisamment
une déviation latérale, en effet, le bord inférieur du corset viendrait s'enfoncer dans les
parties molles jusqu'à ce qu'il soit arrêté par
son contact avec l'aile iliaque. Il faut prendre
point d'appui latéral sur le trochanter. Dès
que le mal de Pott siège dans la région dorsale, les côtes font office d'attelles et empêchent
la déviation latérale.

La partie supérieure du corset est susceptible de grandes variations.

Pour le *mal de Pott lombaire*, le bord supérieur de l'appareil passera à deux travers de
doigt au-dessous de la poignée du sternum
en avant, se prolongera latéralement sous

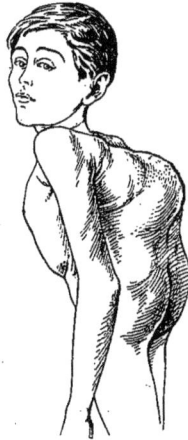

Fig. 329. — Mal de Pott
dorsal inférieur.

forme d'ailerons, passera sous l'aisselle et suivra à la partie postérieure une ligne horizontale reliant l'une à l'autre les parties

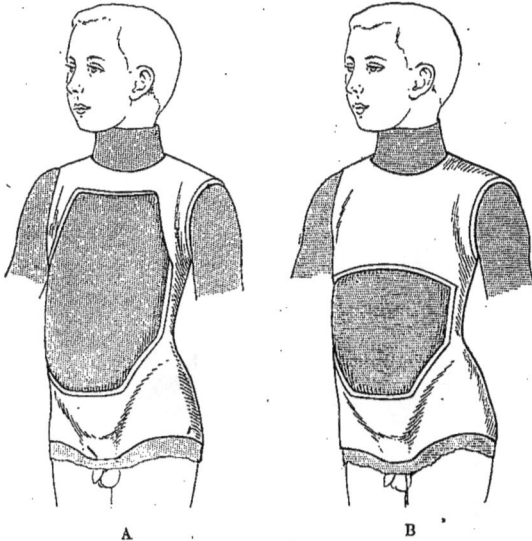

A B

Fig. 33o. — Appareil pour mal de Pott dorsal inférieur.
A, appareil pour malade couché. B, appareil de marche.

moyennes des scapulums. S'il s'agit d'un appareil pour la première période, d'un *lit plâtré*, presque toute la partie abdominale
et thoracique inférieure pourra être enlevée sans inconvénient

pour faciliter la respiration et la digestion. S'il s'agit d'un corset permettant la marche, la fenêtre sera plus
restreinte, le bord supérieur de cette fenêtre
se trouvera au niveau de l'appendice xiphoïde
(v. fig. 328).

Pour le *mal de Pott dorsal inférieur*, le bord
supérieur décrira une courbe à concavité supérieure qui, en avant, s'appuiera sur la fourchette sternale, sur les côtés passera sous
les aisselles, et en arrière, sur la dernière
vertèbre cervicale. La fenêtre aura des dimensions longitudinales plus grandes que dans
l'appareil pour mal de Pott lombaire; mais
de même elle sera plus restreinte, purement
abdominale, pour le corset de marche (v.
fig. 330).

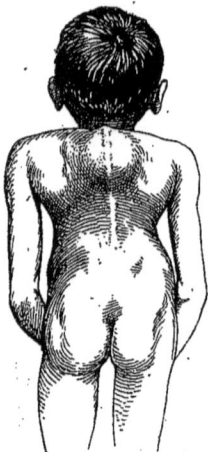

Fig. 331. — Garçon at-
teint de mal de Pott
dorsal supérieur. Vue
de dos.

Pour le *mal de Pott dorsal supérieur*, l'appareil remontera jusque sur la région cervi-
cale ; le cou sera enserré dans une sorte de col d'officier. La

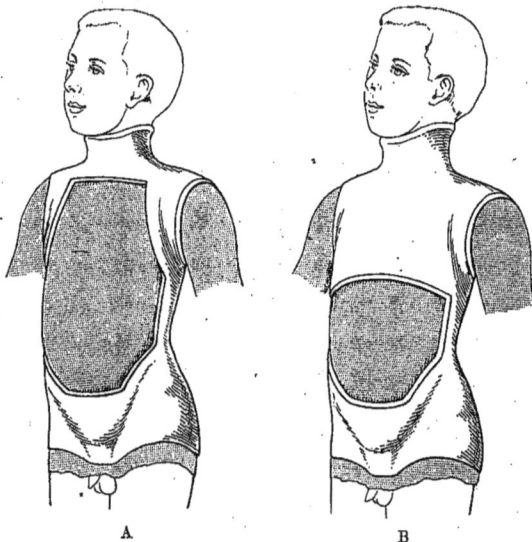

A      B

Fig. 332. — Appareil pour mal de Pott dorsal supérieur.
A, appareil pour malade couché. B, appareil de marche.

fenêtre pour le lit plâtré pourra remonter jusqu'à la fourchette
sternale (v. fig. 332).

Pour le *mal de Pott cervico-dorsal,* le corset partant du bassin s'élèvera jusqu'à la tête, son bord supérieur maintiendra le menton, suivra le bord supérieur du maxillaire inférieur, contournera le lobule de l'oreille pour remonter le long de l'occiput jusqu'à la ligne occipitale externe. Pour les malades couchés la fenêtre pourra être très grande et dégager toute la partie inférieure du cou (v. fig. 333).

Pour tous les appareils de marche, la fenêtre aura sen

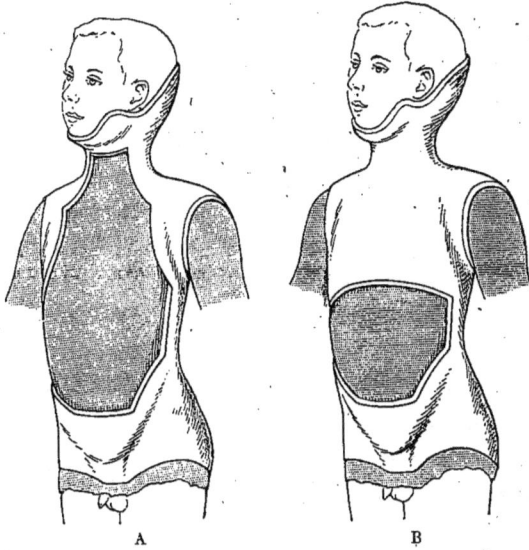

Fig. 333. — Appareil pour mal de Pott cervico-dorsal.
A, appareil pour malade couché. B, appareil de marche.

siblement les mêmes dimensions, quel que soit le siège de la lésion ; elle s'arrêtera au niveau de l'appendice xiphoïde ; pendant la marche on pourra maintenir l'abdomen au moyen d'une bande Velpeau.

MINERVE. — La minerve est un appareil orthopédique destiné au maintien de l'extrémité céphalique. Dans le *mal de Pott cervical,* la minerve n'a guère à

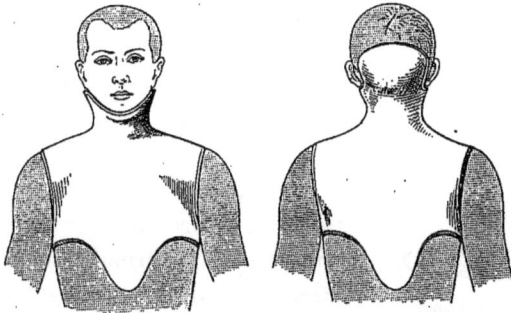

Fig. 334. — Minerve. Vue antérieure et vue postérieure.

remplir qu'une seule indication, empêcher la flexion de la tête qui se traduit par une diminution de la distance entre le menton et le sternum et par la disparition de la lordose physiologique de la colonne vertébrale.

Pour l'application d'une minerve la suspension totale n'est pas indispensable, on peut sans inconvénient faire asseoir le patient.

Pour la construction d'une minerve, il sera suffisant de commencer l'application des bandes plâtrées au niveau du thorax. Quand on *suspend le malade*, la nécessité où l'on se trouve de prendre la tête, oblige à rapprocher les deux chefs de la bande suspensatrice qui deviennent verticaux et ne gênent pas lors de l'application du plâtre. La minerve est constituée par une partie céphalique et une partie thoracique. L'extrémité céphalique comprend le menton, remonte parallèlement au bord du maxillaire inférieur, contourne le lobule de l'oreille et remonte jusqu'à la protubérance occipitale externe.

La partie thoracique est formée de deux ailerons, un antérieur, un postérieur qui ont pour but d'empêcher absolument tout mouvement de flexion et d'extension exagérée.

Si on supprimait le butoir sternal, la flexion de la tête redeviendrait possible, aussi faut-il prolonger le plastron jusqu'au niveau de l'appendice xiphoïde.

## APPAREIL POUR LE PIED

Pour immobiliser le pied dans un appareil plâtré, il faut s'opposer aux mouvements d'extension et de flexion, aux mouvements de latéralité et aux mouvements de rotation du pied en varus et en valgus.

Les conditions à remplir sont en général de mettre le pied à angle droit sur la jambe et en position normale; on sait que l'axe du membre inférieur doit tomber entre le premier et le deuxième orteil en regardant le membre inférieur tout entier, on doit voir, sur une même ligne,

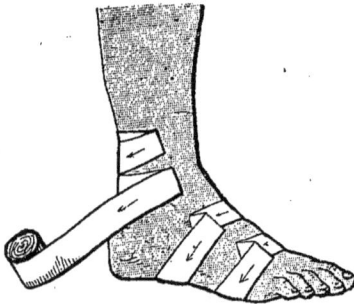
Fig. 335. — Jets de bande engainant le tendon d'Achille.

l'épine iliaque antéro-supérieure, le bord externe de la rotule, l'espace compris entre le premier et le deuxième orteil.

Dans certains cas le pied doit être maintenu en *hyperflexion*, par exemple après ténotomie du tendon d'Achille quand il y avait

de l'équinisme, dans d'autres cas on doit le mettre en *hyperflexion*
*avec valgus* comme après le
redressement d'un pied bot
varus par exemple.

L'appareil contentif du
pied doit partir de la racine
des orteils, engainer toute
la jambe et remonter jus-
qu'aux plateaux du tibia. Il
doit s'appliquer exactement
sur les parties qu'il recouvre, épouser la forme triangulaire du pied, bien soutenir la voûte plantaire.

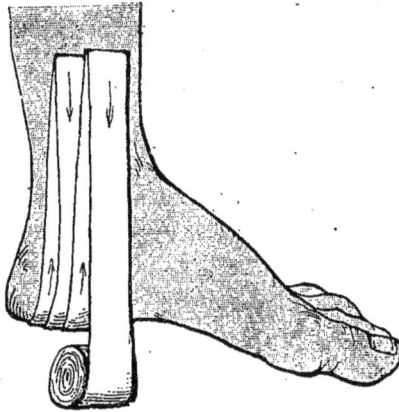

Fig. 336. — Étrier passant sous le talon.

On ne devra pas inter-
poser d'ouate entre les téguments et le plâtre ; il suffira de comprendre le pied et la jambe dans un maillot
étroitement collant ; ce maillot sera tendu par
en haut par les mains du malade ou d'un aide ;
un aide maintiendra le pied en bonne position.

Le sujet sera couché ou assis, la jambe du
côté malade dépassant complètement l'extrémité de la table.

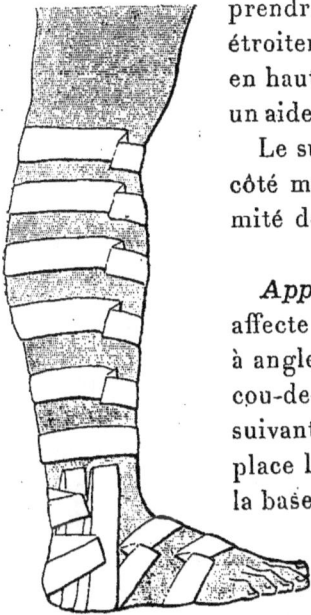

Fig. 337. — Technique de l'enroulement de la bande pour confection
d'un appareil plâtré pour le pied.

*Application de la bande.* — Le pied
affecte dans son ensemble la forme d'un coin
à angles arrondis dont la base correspond au
cou-de-pied. Ducroquet conseille la technique
suivante pour l'enroulement de la bande : on
place le premier jet de bande parallèlement à
la base des orteils, sur la face dorsale du pied ;
on lui fait parcourir à la face plantaire un trajet perpendiculaire à l'axe
du pied. Arrivé à la face dorsale, la
bande, si on continuait à la dérouler,
prendrait une direction telle qu'elle
serait ramenée vers la base du coin,
c'est-à-dire vers le cou-de-pied ; aussi faut-il faire un double
retourné dont l'angle regarde les orteils. A la partie plantaire,

le trajet de la bande reste parallèle à la base des orteils, et chaque fois que la bande revient sur la face dorsale du pied, on recommence le même double retourné. On recouvre ainsi le pied tout entier (fig. 335).

Au niveau des malléoles on peut faire deux ou trois circulaires, et on remonte sur la jambe. La jambe représente un cône à base supérieure ; on la recouvre en faisant des retournés en deux temps qui déterminent la bande à former un angle ouvert vers le bas. Pour consolider l'union de la jambe avec le pied, on fait un étrier inférieur constitué par des tours de bandes qui passent sous le talon, remontent jusqu'au-dessus des malléoles et redescendent par des retournés simples (v. fig. 336).

On place de même des jets de bandes en retournés simples engainant le tendon d'Achille (fig. 335 et 337).

On s'arrange de manière que ces divers retournés soient imbriqués dans les circulaires qui constituent l'enveloppement du pied et de la jambe. On s'arrête quand l'épaisseur de la couche est jugée suffisante.

*Modelage.* — Quand le plâtre commence à prendre, il faut modeler avec soin la voûte plantaire, les malléoles interne et externe, la partie inférieure des plateaux tibiaux. Pour la *voûte plantaire,* on déprime le plâtre sur le bord interne du pied, de façon à déterminer une concavité. La voûte plantaire sera ainsi exactement maintenue. Pour *les malléoles,* à l'aide du pouce ou du bord cubital de la main, le chirurgien déprime progressivement le plâtre tout autour de l'éminence osseuse ; il dessine ainsi deux gouttières verticales, correspondant au bord antérieur et au bord postérieur des malléoles et se réunissant par une ligne courbe à la partie inférieure. Pour les *plateaux du tibia,* le chirurgien, avec le bord cubital de la main, suit la courbure des plateaux dans leurs parties postérieures et latérale ; en avant, la face palmaire des pouces suit les contours du tendon rotulien et la tête du péroné.

Ce modelage doit être fait avec grand soin et *continué pendant toute la durée de la dessiccation du plâtre.* Quand il est bien fait, il empêche tout mouvement de l'appareil ; c'est la meilleure façon d'éviter les escarres.

Un appareil ainsi moulé exactement est admirablement toléré

et ne détermine aucune gêne, aucun gonflement des orteils. On l'échancre à la partie postérieure du genou de façon à laisser à l'enfant la liberté des mouvements de flexion et d'extension du genou.

## APPAREIL POUR LE GENOU

A l'état normal, l'articulation du genou ne possède que les mouvements de flexion et d'extension, mais les lésions tuberculeuses font souvent apparaître des mouvements anormaux d'adduction, d'abduction et même de rotation. Pour bien immobiliser l'articulation fémoro-tibiale l'appareil devra s'opposer à tous ces mouvements, et principalement aux mouvements de flexion.

L'appareil contentif du genou sera un appareil circulaire, il partira de la racine des orteils, engainera la jambe, le genou, remontera jusqu'à la racine de la cuisse ou même englobera toute la fesse. Cet appareil devra être exactement modelé sur les parties osseuses, principalement sur les condyles fémoraux et la rotule. Les médecins inexpérimentés se bornent trop souvent à faire des appareils remontant jusqu'au milieu de la cuisse et descendant jusqu'à mi-jambe. Ces appareils sont absolument insuffisants ; que le genou se fléchisse ou que la jambe se porte en valgum ou en varum et le bord supérieur de l'appareil ou le bord inférieur viendra s'enfoncer dans les parties molles, les déprimer, et le mouvement pourra s'effectuer. Si au contraire le plâtre descend jusqu'au talon et qu'une plaque de contreflexion vienne mouler une partie de la fesse, le mouvement de flexion sera impossible.

La déviation de la jambe en *valgum* est assez fréquente dans les tumeurs blanches du genou abandonnées à elles-mêmes. Une genouillère trop courte ne s'oppose pas à ce mouve-

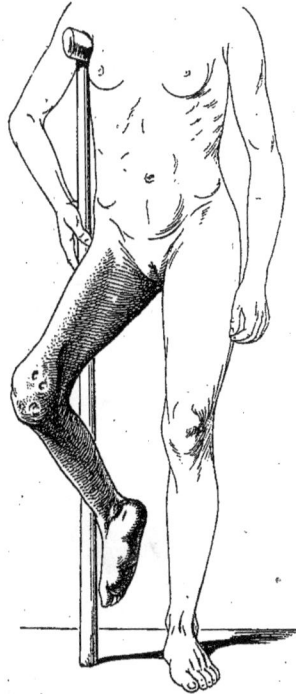

Fig. 338. — Attitude et état d'une tumeur blanche du genou, *non traitée* : on voit l'ankylose du genou à angle droit, trajets fistuleux, mauvaise attitude du pied.

ment, tandis que si le plâtre prend point d'appui à la fois sur le grand trochanter et la malléole péronière, cette déformation ne pourra pas s'effectuer.

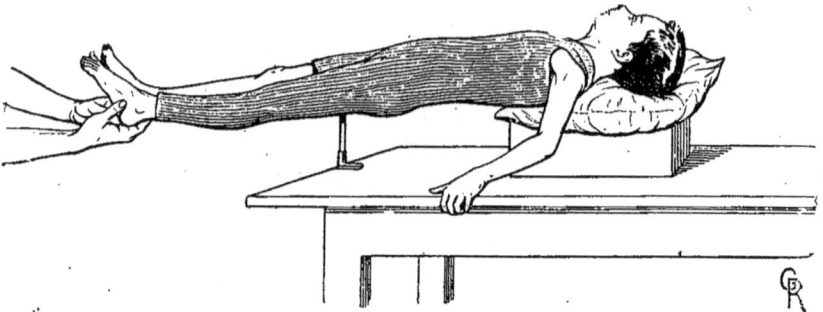

Fig. 339. — Attitude de l'enfant au moment de l'application de l'appareil ; les épaules et la tête reposent sur un coussin, le siège est maintenu par un pelvi-support ; un aide maintient les membres inférieurs dans la rectitude.

Les mouvements de rotation seront empêchés si on modèle bien exactement les condyles fémoraux et la rotule, et surtout si on englobe le pied dans l'appareil.

Très souvent, quand le malade est présenté pour la première fois au médecin, la jambe est en flexion (fig. 338), l'application de l'appareil plâtré doit donc être précédée du redressement de la jointure en position correcte, de la réduction des attitudes vicieuses.

La nécessité de remonter l'appareil jusqu'à la racine de la cuisse force à revêtir le sujet de deux jerseys superposés enveloppant le bassin pendant que les manches viennent entourer la cuisse et une partie de la jambe ; on recouvrira le reste de la jambe avec l'autre manche, dont la jambe saine n'a que faire.

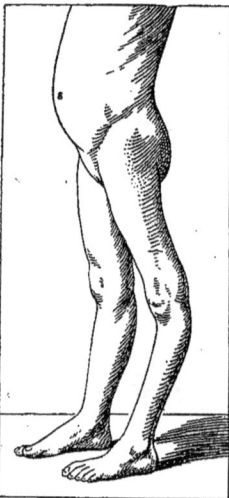

Fig. 340. — Genu recurvatum. Pour éviter le Genu recurvatum on évitera avec soin de placer un genou en hyperextension.

Le sujet est placé sur le pelvi-support de façon que le membre inférieur soit complètement libre ; un aide maintient le pied. Il faut éviter avec soin de placer le genou en extension exagérée, ce qui amènerait l'apparition d'un genu recurvatum ; la position la meilleure est un très léger degré de flexion. Ce très

léger degré de flexion devra être maintenu pendant tout le temps
où l'appareil sèchera:

**Technique de l'application des bandes plâtrées.** — Le
pied et la jambe sont recouverts comme nous l'avons indiqué
pour l'appareil plâtré pour le pied ; au niveau du genou la bande
passera au-devant de la rotule, puis successivement à la face
interne, postérieure et externe de la cuisse pour revenir croiser
en avant le premier jet, décrivant ainsi un croisé antérieur du
genou.

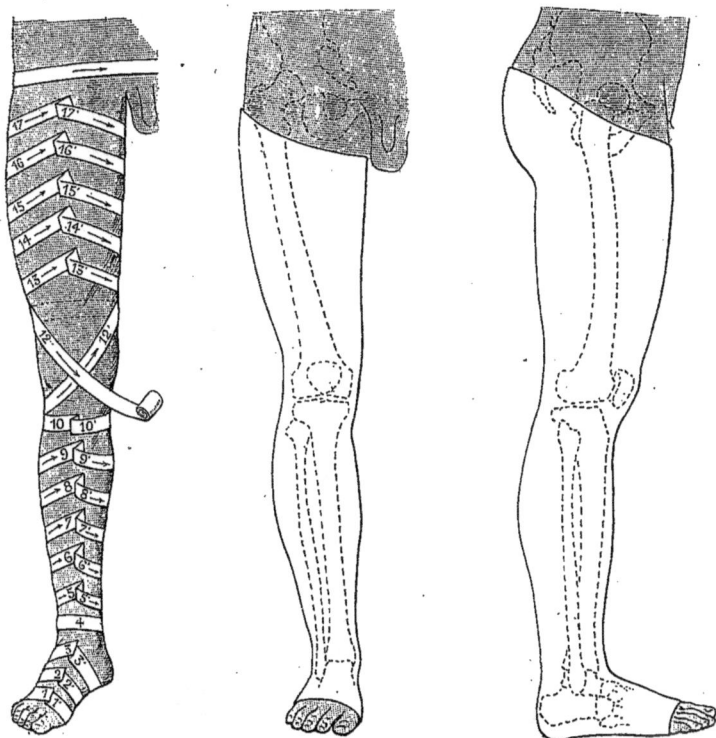

Fig. 341. — Grand appareil pour le genou.

La cuisse sera recouverte au moyen de doubles retournés. Le
petit malade est en position horizontale. Le double retourné se
fait avec la plus grande facilité par une petite manœuvre spéciale
qui met en jeu le poids de la bande. La main déroulante saisissant le globe entre le pouce et les autres doigts, le soulève en
même temps qu'elle dirige la bande d'une façon rétrograde, puis

revient au sens direct en rapprochant le globe de la cuisse. Ainsi sont effectués très rapidement les deux plis du double retourné. Cette manœuvre qu'on nomme *retourné de main libre* ou *à la volée* donne un bénéfice notable au point de vue de la rapidité. Pour qu'on puisse l'effectuer aisément, il faut que l'opérateur soit notablement plus haut que son patient.

**Modelage.** — Quand l'épaisseur du plâtre sera jugée suffisante, on procédera au modelage de l'appareil. Nous avons vu comment on modèle le pied et les malléoles. Les points de modelage du genou sont au nombre de *trois* : la *partie inférieure des plateaux tibiaux* et la *tête du péroné*, la *rotule*, les *condyles fémoraux*.

Pour modeler la rotule, le bord cubital d'une main et le pouce de l'autre décrivent une circonférence et creusent une dépression autour de la

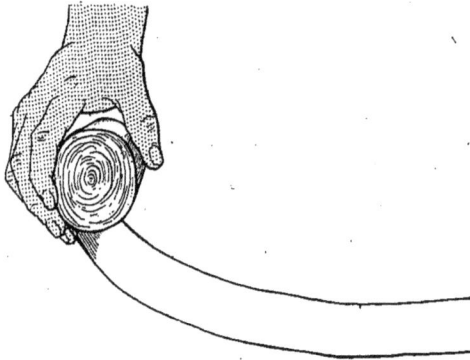

Fig. 342. — Retourné de main libre.
Premier temps.

saillie osseuse. Pour mouler les plateaux tibiaux, l'opérateur, placé en face du genou, l'étreint de ses deux mains, dont les bords cubitaux, partis du creux poplité, redescendent sur la partie antérieure de la jambe en suivant la courbe des plateaux tibiaux, puis la pulpe des pouces vient longer de chaque côté et dessiner le tendon rotulien. Pour mouler les condyles fémoraux, il faut décrire à la partie inférieure du fémur, de chaque côté un croissant

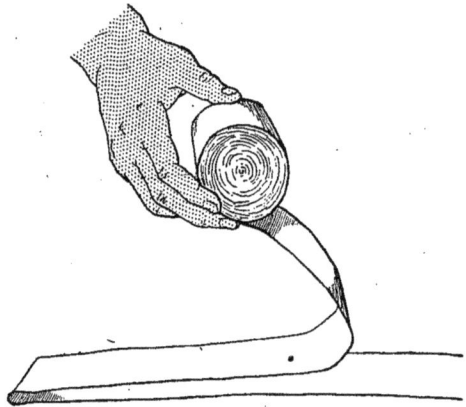

Fig. 343. — Retourné de main libre.
Commencement du deuxième temps.

à concavité inférieure dont la courbe continue la courbe décrite sur les plateaux tibiaux. Le plâtre une fois-terminé, on attendra avant de changer l'enfant de place que la prise du plâtre se soit effectuée. Sans cette précaution le plâtre risquerait de se briser au niveau du genou ou de la hanche.

## APPAREIL POUR COXALGIE

La tuberculose de l'articulation coxo-fémorale ou coxalgie constitue avec le mal de Pott la localisation la plus fréquente de la tuberculose osseuse. C'est surtout une maladie de la seconde enfance entre 3 et 12 ans.

*Notions d'anatomie pathologique à se rappeler.* — Au point de vue anatomie pathologique, il faut noter que le début se fait le plus souvent par l'extrémité supérieure du fémur dans le voisinage de la tête. Néanmoins les lésions primitives de la cavité cotyloïde ne sont pas rares. Le plus souvent, les tubercules se développent dans les régions superficielles de la tête du fémur. Lorsqu'ils sont profondément situés, ils peuvent, pendant longtemps, rester silencieux ; mais, le plus souvent, ils retentissent par voisinage sur l'articulation, déterminent un épanchement de sérosité inter-articulaire, la congestion de la séreuse. Parfois ils s'ouvrent dans l'intérieur même de la jointure et déterminent une suppuration froide de cette séreuse.

Un processus qu'il faut bien se rappeler, car il constitue un des modes principaux de destruction de la jointure, c'est le *processus ulcéreux* : comme le membre d'une coxalgie abandonnée à elle-même se place en adduction forcée, la partie supérieure de la tête du fémur vient presser contre la cavité cotyloïde ; cette pression détermine à la fois une destruction de la tête du fémur, une destruction de la cavité cotyloïde qui s'agrandit par usure du rebord postérieur et supérieur du sourcil cotyloïdien. De cette double *destruction du cotyle et de la tête du fémur* résulte l'ascension du fémur qui se luxe en haut et en arrière.

Un autre phénomène très important qui se produit dans la coxalgie c'est l'*atrophie à distance des divers tissus du membre inférieur*.

Très souvent *tout le membre inférieur* a subi un ralentissement de nutrition et de développement, il paraît atrophié, les muscles

sont moins volumineux, moins fermes ; d'ordinaire la peau a
pris un aspect moins rose, moins vivant ; il y.a un véritable arrêt
de développement qui produit entre les deux membres une différence de longueur d'autant plus prononcée que la maladie dure
depuis plus longtemps ; cet arrêt de développement peut produire une différence de longueur de 3 à 4 centimètres. Il faut
bien prévenir les parents de l'enfant de ce phénomène d'atrophie,
pour qu'ils ne soient pas tentés d'attribuer à l'appareil plâtré ce
qui est le fait de la tuberculose elle-même.

*Points d'appui.* — Nous venons de voir que la grande cause
des déformations dans la coxalgie est l'ulcération compressive
résultant de la pression de la tête du fémur contre le rebord
supérieur de la cavité cotyloïde. Il faudra donc en construisant
l'appareil plâtré veiller avec soin que ce mouvement d'*ascension*
ne puisse se produire, que le membre ne puisse se mettre en
adduction.

Il faudra donc également s'opposer à la *flexion* de la cuisse sur
le bassin et au mouvement de *rotation*.

Les points de contre-ascension de l'appareil seront représentés
par les ischions. L'appareil devra maintenir les condyles fémoraux à la distance normale des ischions.

Le mouvement d'*adduction* sera empêché si le plâtre descend
jusqu'au condyle interne du fémur d'une part, et d'autre part s'il est
exactement moulé sur le bassin et si la portion pelvienne remonte
assez haut le long des côtes du côté opposé à l'articulation malade.
On a ainsi une plaque latérale qui vient buter contre le thorax
toutes les fois que la cuisse malade tend à se porter en dedans.

Les mouvements de *flexion* de la cuisse sur le bassin ne pourront s'effectuer, si d'une part l'appareil s'appuie sur la face antérieure des condyles fémoraux et de la rotule, si d'autre part
l'appareil est exactement moulé sur l'os iliaque en avant et sur la
partie inférieure du sacrum en arrière. Quand il s'agit d'un sujet
dont le pannicule adipeux présente un grand développement, le
modelage des points osseux ne peut plus être pratiqué d'une façon
suffisamment précise, le pannicule adipeux peut se laisser déprimer et l'appareil peut s'enfoncer dans les parties molles de l'abdomen et permettre un certain degré de flexion ; dans ces cas si
nous prolongeons la partie antérieure de l'appareil de telle façon

qu'elle vienne prendre point d'appui sur la région sternale, une telle bascule sera impossible.

Les mouvements d'*hyperextension* de la cuisse sont exceptionnels dans la coxalgie, ils seront impossibles si la partie pelvienne de l'appareil est bien moulée sur le sacrum et sur les épines iliaques postérieures, et si en bas il prend un bon point d'appui sur les condyles du fémur.

Il est nécessaire d'empêcher la *rotation externe* pour deux raisons : 1° quand le pied se trouve en rotation externe la marche est disgracieuse ; 2° la rotation externe prédispose à la luxation du fémur, à sa sortie du cotyle en avant et en haut.

Pour empêcher les mouvements de rotation du membre inférieur, il faut prendre un bon point d'appui :

1° sur la ceinture pelvienne ;

2° sur les condyles fémoraux.

Du côté de la ceinture pelvienne si l'on se contente de faire un appareil sans modelage, les mouvements de rotation se produiront, le bassin se déplacera en masse dans l'appareil, si au contraire les épines iliaques sont étroitement moulées, toute rotation du bassin sera arrêtée.

Un appareil s'arrêtant au-dessus du genou est tout à fait inefficace pour empêcher les mouvements de rotation ; la cuisse étant cylindrique, l'appareil et la cuisse formeront deux cylindres concentriques capables de tourner l'un dans l'autre.

Si au contraire nous enveloppons dans l'appareil la rotule et les contours des condyles fémoraux, le membre sera tout à fait immobilisé.

Chez les tout jeunes enfants et chez ceux qui offrent un panicule très développé, on n'arrive pas à modeler les saillies osseuses du genou, la coupe de l'appareil au niveau de la rotule sera à peu près cylindrique et par conséquent incapable de mettre obstacle à la rotation du segment osseux. Dans ces cas, pour empêcher la rotation, il faut absolument englober le pied dans l'appareil plâtré.

*Préparatifs.* — On mettra à l'enfant deux maillots superposés ; les jambes s'enfilent dans les manches ; le premier jersey est mis à l'envers, les coutures tournées vers l'extérieur ; le second jersey est mis à l'endroit. La partie du jersey munie d'une coulisse et normalement destinée au cou se trouve sous le périnée : on ferme la

coulisse ; l'appareil une fois terminé et le plâtre entré on échan-
crera convenablement pour dégager les organes génitaux. Quand
l'appareil doit descendre jusqu'au pied, il est nécessaire de couper
les manches de jersey, inutiles de l'autre côté, pour les rap-
porter sur la moitié de la jambe et le pied à envelopper.

Il faut faire grande attention aux *dernières vertèbres lombaires*, il n'est pas rare de constater des escarres au niveau de
ces points pour peu que l'on ait affaire à des sujets amaigris ou
de peau délicate. Il est bon d'interposer sous le jersey, un carré
de gaze recouvert de pâte de zinc.

**Position de l'enfant.** — On place l'enfant sur la table orthopédique de Ducroquet.

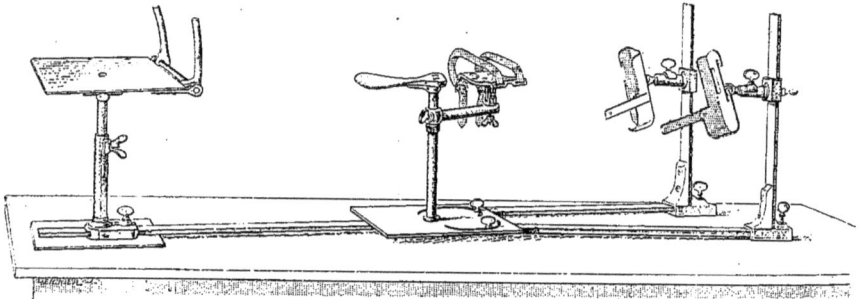

Fig. 344. — Table orthopédique de Ducroquet pour la confection des appareils plâtrés
pour le genou et pour la hanche.

Cette table se compose : d'un banc pour les épaules muni de
deux béquillons, pour maintenir le thorax latéralement, d'un
pelvi-support sur lequel repose le sacrum du patient, de deux
tiges fixées à la plaque qui supportent le pelvi et sur lesquelles cou-
lissent des barres verticales munies de pédales destinées à la
fixation des pieds. Les pédales permettent de donner au membre
le degré de rotation désiré ; pour empêcher le bassin de suivre
le mouvement de rotation que l'on imprime au pied, on fixe la
cuisse saine à l'aide de courroies se rattachant à une petite plate-
forme supportée par une tige mobile. Pour obvier à la possibilité de placer le genou en hyperextension ce qui déterminerait
l'apparition d'un genu recurvatum, une autre tige, munie à son
extrémité d'une rondelle de feutre, est placée sous le genou ; quand
l'appareil plâtré est terminé la rondelle reste dans l'appareil. La

cuisse doit être placée en *légère abduction sur le bassin* et le membre
inférieur tout entier dans la *rectitude*. Cette position d'abduction
est avantageuse : 1° par ce qu'elle donne au membre une position
favorable à la marche si l'ankylose survient ; 2° parce qu'elle
relâche la partie supérieure de la capsule fémorale et éloigne la
tête du fémur du bord supérieur de la cavité cotyloïde.

**Application des bandes plâtrées.** — Pour obtenir une immobilisation de tous les mouvements de la hanche; il est indispensable d'englober le bassin, la cuisse, le genou, le thorax et parfois le pied. Nous avons vu précédemment comment on recouvrait
le pied, la jambe et la cuisse.

Le cuissard, cône à grande base supérieure, est recouvert par
des retournés dont l'angle est ouvert en bas ; ces retournés sont
faits de main libre à la volée.

Supposons qu'il s'agisse de *la hanche droite* ; quand la cuisse a
été recouverte tout entière,
l'émergence du dernier jet de
bande à la partie supérieure de
la cuisse se fait du côté externe
à peu près au niveau du grand
trochanter ; à ce moment l'opérateur pratique un double retourné de main libre de façon à
imposer à la bande un trajet
sensiblement horizontal, passant au-devant du pubis et
venant recouvrir le trochanter
du côté opposé ; en arrière le
trajet de la bande se trouve
sensiblement horizontal; il revient à droite un peu plus haut
que le jet précédent, on le redresse par un autre retourné
et on continue ainsi par des
doubles retournés qui font décrire à la bande un angle ou-

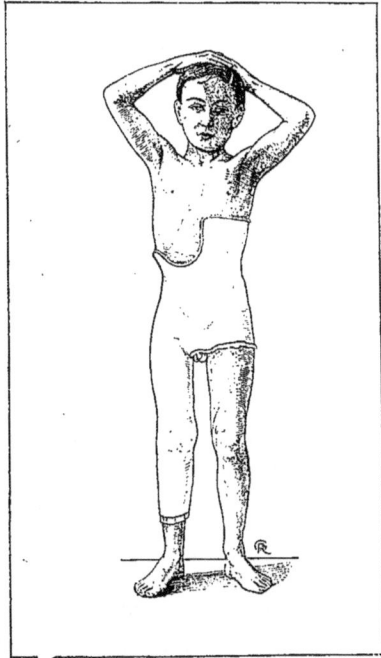

Fig. 345. — Appareil pour coxalgie terminé.

vert en haut, c'est-à-dire en sens inverse de l'angle déterminé par
le retourné pratiqué sur la cuisse elle-même.

On continue sur la partie thoracique, cône à grande base supérieure, par des circulaires dont la direction est corrigée au moyen de doubles retournés faisant décrire à la bande un angle ouvert en bas.

L'union du cuissard et de la ceinture pelvienne sera renforcée par des jets de spica que l'on intercale entre les tours de bandes destinées à l'enveloppement de la ceinture pelvienne et du cuissard. La bande, par exemple, émerge au niveau de l'épine iliaque droite ; si elle était laissée à elle-même elle irait vers la cuisse gauche : pour la ramener sur la partie interne de la cuisse droite, on pratique un doublé retourné qui la dirige en bas; elle passe à la face interne de la cuisse puis à la face postérieure ; émergeant de la partie externe de la cuisse droite, elle se dirige franchement vers l'épine iliaque gauche d'où elle revient à l'épine iliaque droite en suivant la partie postérieure du tronc et se trouve ramenée vers son point de départ; on pratique un second retourné et on la conduit absolument comme tout à l'heure, on renouvelle ce trajet autant de fois qu'on le trouve nécessaire. Ce jet de bande assure en outre une bonne prise de toute la fesse et de l'ischion.

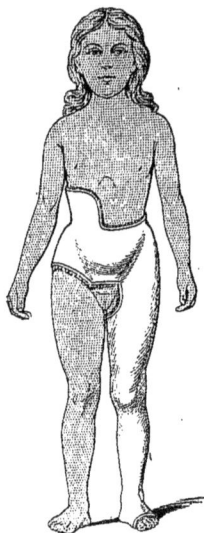

Fig. 346. — Appareil à coxalgie prenant le pied.

Le point où *tend à se fracturer un appareil de coxalgie* est *l'union de la cuisse et du bassin*. Pour parfaire la solidité des deux segments de l'appareil, cuissard et ceinture pelvienne, on peut pratiquer une réunion supplémentaire par le moyen d'une série de bandes récurrentes qui vont de l'épine iliaque à la pointe du sacrum ; Ducroquet les nomme attelles externes de renforcement.

**Modelage.** — Au moment où le plâtre commence à prendre on pratique l'opération très importante du modelage des points d'appui. Ce modelage comporte :

Le *bassin ;*

Le *genou.*

L'opérateur avec le pouce et le bord externe de l'index modèle l'aile iliaque, la coiffe exactement. En dedans de l'os se trouve une dépression qui suit l'aile iliaque, descend de chaque côté vers le pubis. Puis le bord cubital de la main, rasant le bord supérieur de la symphyse pelvienne comme s'il voulait s'enfoncer dans l'abdomen, détermine une dépression horizontale qui relie l'une à l'autre les deux rigoles obliques descendant des épines iliaques antéro-supérieures. Au niveau de l'ischion on modèle avec le bord cubital de la main le sillon qui existe entre cette partie osseuse et la partie supérieure de la cuisse. Cette prise de l'ischion est très importante : on obvie ainsi à l'ascension de l'appareil.

*Genou.* — Deux cas peuvent se présenter, si l'enfant possède un genou dont les *saillies osseuses sont suffisamment caractérisées,* on se contente de modeler les condyles et la rotule comme nous l'avons indiqué pour l'appareil du genou (fig. 345); ou bien l'enfant adipeux présente un genou arrondi, dans ce cas il faut immobiliser le pied pour empêcher la rotation de la hanche (fig. 346).

*Régularisation.* — Le *modelage étant fait* et le plâtre sec, avec un bistouri bien tranchant, on dégage les organes génitaux, on régularise les contours, on enlève toutes les parties inutiles. Le bord inférieur de l'appareil passe parallèlement au bord *inférieur de la symphyse pelvienne,* puis décrit une courbe à concavité inférieure et vient coiffer la partie supérieure du grand trochanter du côté sain ; en arrière, l'appareil suit une direction sensiblement horizontale croisant dans son parcours la pointe du coccyx.

Du côté de la hanche malade l'appareil remonte à quelques travers de doigt au-dessus de l'aile iliaque qu'il coiffe, tandis que du côté de la hanche saine l'appareil se prolonge vers le haut en une large plaque de contre-abduction qui vient buter contre la partie latérale des dernières côtes empêchant ainsi toute bascule possible de l'appareil et par conséquent tout mouvement d'adduction de la cuisse malade. Le bord supérieur de cette plaque se trouve sensiblement au niveau de l'appendice xiphoïde.

Un appareil pour coxalgie bien construit peut durer 3 et 4 mois.

# SEPTIÈME PARTIE

## ÉLÉMENTS DE MASSAGE ET DE KINÉSITHÉRAPIE CHIRURGICALE

---

## CHAPITRE XXIX

### DÉFINITION, INDICATIONS DE LA KINÉSITHÉRAPIE

Le massage n'est qu'une partie d'un tout, d'une technique, qui s'appelle emploi thérapeutique du mouvement « kinésithérapie ». Le massage, la mobilisation passive et active, la rééducation fonctionnelle ne doivent pas être séparés, car presque toujours ils unissent leurs effets et se complètent.

Le massage et la mobilisation passive sont basés sur l'inter-vention du médecin ou du gymnaste médical, qui imprime au corps du malade différents mouvements.

Les mouvements actifs se divisent en mouvements actifs libres exécutés par le sujet seul et en mouvements actifs avec résistance exécutés avec le concours d'un aide qui saisit les parties du corps soumises à l'exercice, les déplace dans la direction voulue et oppose une résistance calculée. Aux mouvements actifs se ratta-che la rééducation fonctionnelle.

La mécanothérapie ne représente pas une méthode à part, elle consiste simplement à remplacer par des machines la main du gymnaste médical pour provoquer les mouvements pas-

sifs ou actifs et pratiquer le massage. Pour la pratique courante
on peut aisément s'en passer.

*Indications.* — Les principales lésions dans lesquelles le massage est indiqué sont les entorses, les fractures, les luxations, les
épanchements articulaires, les contusions musculaires, les phlébites à une certaine période : les raideurs articulaires et tendineuses, les atrophies musculaires post-traumatiques.

 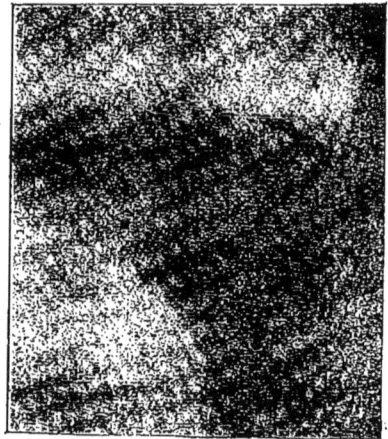

A                                              B

Fig. 347. — Un type de fracture qu'il est inutile d'immobiliser. A, fracture du col de l'humérus
chez une fillette. La figure B montre l'état du membre un mois après l'accident. Guérison
complète sans appareil.

Le massage constitue le traitement de choix des *entorses* : il
réalise les fins thérapeutiques suivantes : disparition de la contracture musculaire provoquée par la douleur, disparition rapide
des épanchements séreux ou hématiques qui infiltrent la région.
La cicatrisation des ligaments déchirés peut ainsi se faire dans
de meilleures conditions.

En ce qui concerne les *fractures,* le massage peut être employé
seul, ou intervenir comme adjuvant du port d'un appareil, être
employé dès les premiers jours de l'accident ou intervenir à la
période de consolidation, de convalescence.

Dans les fractures récentes, le massage n'est possible que si
on n'est pas obligé de mettre le membre fracturé dans un appareil inamovible. Si les fragments sont mobiles, qu'il y ait tendance

au déplacement, ce qui est le cas dans les grosses fractures de jambe, de cuisse, de la diaphyse humérale, des deux os de l'avant-bras, quels que puissent être les avantages du massage, on ne peut les mettre en balance avec les inconvénients résultant de la non-immobilisation ; le massage dans ces cas ne sera appliqué qu'après consolidation. Mais il est toute une série de fractures où les conditions sont différentes, où le déplacement est négligeable, telles sont les fractures de certaines extrémités osseuses, les fractures des malléoles ; de même dans les segments de membre où la charpente osseuse est double, s'il n'y a de fracture que d'un os, l'os non fracturé joue le rôle d'attelle, c'est le cas pour les fractures de la partie inférieure et de la tête du péroné, fracture du tibia seul, fracture du radius sans déplacement ; ici l'appareil inamovible n'est plus une nécessité, souvent il est tout à fait inutile dans les fractures d'un métatarsien ou d'un métacarpien par exemple ; ces fractures sans déplacement relèvent du massage quotidien, et, étant donnés les avantages rapides qu'on en retire, étant donné qu'il n'y a point d'inconvénient, on *peut et on doit masser les fractures ayant peu de déplacement primitif et pas de tendance au déplacement secondaire.*

Enfin, il est une classe de fractures où le massage s'impose : ce sont les fractures para-articulaires ; dans ces cas, le massage seul permet d'éviter l'ankylose.

De même pour les *luxations* : quand vous avez immobilisé une luxation réduite, vous constatez des lésions qui, moins accentuées en général que dans les fractures, sont de tout point comparables, et, pour les mêmes raisons, il faut appliquer le massage.

Après la guérison des *arthrites aiguës*, des gros *épanchements articulaires, hémarthroses* ou *hydarthroses,* en cas d'hydarthrose du genou en particulier, vous aurez à soigner, non plus une affection articulaire, mais une affection musculaire ; votre malade n'utilise pas ou utilise difficilement son membre pour une seule raison : ses muscles sont atrophiés, et ce n'est ni le repos ni la compression qui leur rendront la tonicité. Si une arthrite aiguë laisse derrière elle une *ankylose,* que vous êtes obligé de rompre sous le chloroforme, sans le massage vous êtes exposé à perdre tout le bénéfice de votre intervention.

Il est une affection dont la gravité, une fois passée la période dangereuse, est due non à la lésion primitive, mais aux lésions secondaires : c'est la *phlébite*. On peut voir des femmes qui, cinq ou six mois après le début d'une phlegmatia, sont encore de véritables infirmes ; sur leurs jambes on peut sentir encore quelques noyaux indurés de périphlébite, on constate de la périarthrite douloureuse et de l'atrophie musculaire. Le massage est tout indiqué contre ces reliquats.

Dans un autre ordre d'idées, les malades chez lesquels un instrument tranchant aura produit une *plaie des tendons*, une *plaie des muscles* retireront, après la suture et la cicatrisation, un grand bénéfice du massage. Et enfin, après les *grands traumatismes*, les *brûlures*, les *phlegmons*, les *suppurations* en général, c'est encore par le massage qu'on arrivera le plus vite et dans la mesure du possible à assouplir les cicatrices cutanées, à rétablir le glissement de la peau sur les parties profondes, à assouplir les tendons et les muscles ou ce qui en subsiste, à permettre aux muscles conservés de donner toute l'énergie de contractilité dont ils sont capables ; en un mot, si l'on ne peut guérir parfaitement ces malades, c'est par le massage qu'on leur rendra le maximum de capacité fonctionnelle.

Dans les *contusions articulaires et musculaires*, les *ruptures musculaires*, le massage précoce permettra une disparition rapide de la douleur et une résorption complète de l'épanchement sanguin.

## PRINCIPES DE LA KINÉSITHÉRAPIE CHIRURGICALE

Pour bien faire comprendre quels doivent être les principes de la kinésithérapie chirurgicale, nous prendrons comme exemple une fracture de jambe.

Une fracture est un traumatisme toujours grave qui retentit sur tout le membre atteint ; les phlyctènes qui apparaissent sur la peau, les épanchements réactionnels qui surviennent dans les articulations voisines et dans les gaines tendineuses, les œdèmes, l'atrophie musculaire réflexe, tout indique que la vitalité du membre a été atteinte d'une façon sérieuse.

L'immobilité nécessaire à la bonne consolidation des fragments osseux, le maintien du membre dans un appareil plâtré, contribuent à accentuer ces troubles trophiques ; aussi, quand on retire de l'appareil immobilisateur le membre fracturé, on constate un certain nombre de modifications portant non seulement sur les muscles, mais aussi sur les os, sur les téguments. En général le membre lésé a diminué de volume ; les téguments sont rugueux, blafards. Dans certains cas, le volume du membre semble normal, mais cette apparence tient à une hypertrophie du pannicule adipeux sous-cutané, à une sorte d'infiltration du tissu cellulaire ; au-dessous de cette couche lardacée, les muscles sont diminués, l'os lui-même est atteint et la radiographie montre souvent qu'au-dessous du trait de fracture les os paraissent plus perméables aux rayons X ; les articulations sus-jacentes et sous-jacentes sont enraidies.

Rien de plus simple que de dire au malade, toujours un peu anxieux de sa jambe : « tout cela passera avec l'exercice, servez-vous de votre jambe, levez-vous et marchez ». Oui sans doute, mais le blessé est incapable de marcher. Pour que le membre récupère ses fonctions de nombreuses difficultés se présentent, la rétraction ligamentaire est souvent tellement prononcée que le blessé serait incapable de mouvoir ses articulations même avec des muscles normaux, or l'atrophie musculaire a précisément affaibli les muscles dans une proportion extrêmement considérable ; d'autre part la contraction musculaire est douloureuse. En fait le blessé abandonné à lui-même est incapable d'utiliser son membre ; pusillanime il n'ose se confier à sa jambe lésée ; il essaie de se traîner avec des béquilles, il laisse l'atrophie musculaire et les raideurs articulaires s'accentuer ; aussi il n'est pas rare de voir, après les fractures de jambes, des boiteries persister pendant des mois et des années alors que la consolidation osseuse ne laisse rien à désirer.

La crainte instinctive qui inhibe la volonté de tout blessé, au moment d'utiliser un membre fracturé, se trouve doublée chez les ouvriers justiciables de la loi sur les accidents du travail, du désir d'obtenir le maximum d'indemnité ; aussi chez ces ouvriers atteints de fracture, la durée de l'incapacité au travail est prolongée dans des limites excessives.

Il ne faut donc pas laisser à la seule nature et à la bonne volonté du blessé le soin de rendre à la jambe fracturée les mouvements nécessaires et utiles. Le chirurgien a un rôle important à remplir, rôle double : *rôle d'agent de mobilisation,* et *rôle de rééducateur.* Ce rôle physique de rééducateur est trop souvent négligé ; il est de première importance. Au début de l'application de la loi sur les accidents du travail les compagnies d'assurance crurent qu'au lieu de confier les blessés atteints de fracture aux soins continus de chirurgiens expérimentés, il serait moins coûteux et plus efficace de les faire mettre d'abord dans un appareil plâtré et au sortir de l'appareil de les envoyer aux établissements de mécanothérapie. Les résultats ne répondirent pas à l'attente ; l'appareil de mécanothérapie est un agent puissant de mobilisation mais c'est un agent aveugle et muet, incapable de remplir ce rôle psychique si important de rééducation de la volonté ; aussi à Paris tout au moins, les établissements de mécanothérapie fondés exclusivement pour les victimes d'accidents du travail ont été obligés de fermer leurs portes.

Tout médecin peut sans avoir besoin d'engins coûteux remplir avec la plus grande efficacité le rôle de kinésithérapeute chirurgical. Voici le résumé de la conduite à tenir : on a mis pour une fracture de jambe le membre dans un appareil plâtré et on le maintient le temps nécessaire à la fixation des fragments, trois semaines par exemple ; pendant que l'appareil est en place, on peut avec avantage faire exécuter des mouvements passifs des orteils, du genou, si possible. Dès que le plâtre est enlevé, le retour des fonctions nécessite trois stades de traitement : 1° massage ; 2° mobilisation passive ; 3° mobilisation active et rééducation fonctionnelle.

## MASSAGE

On comprend, sous le nom de massage, l'ensemble des manipulations réglées qui s'exécutent sur une région du corps dans le but de modifier l'état de ses tissus ou les rapports de ses parties.

*Technique du massage.* — La technique du massage peut se ramener à six manœuvres fondamentales :

*Pression.* — *Effleurage.* — *Friction.* — *Pétrissage.* — *Percussion.* — *Vibration.*

Pression. — La pression est la mise en contact de la main avec une région du corps. Suivant l'étendue de la région à masser, la main entière, ou seulement une partie prend contact avec les téguments, puis graduellement appuie sur eux comme pour les déprimer.

Lorsqu'il s'agit d'une région douloureuse (foyer de fracture) la pression se réduit à un simple attouchement ; elle doit au contraire être très énergique quand on veut atteindre certains organes abrités sous des masses musculaires épaisses comme le nerf sciatique. La pression peut être brève et fréquemment répétée, ou longue avec des intervalles de repos bien marqués suivant que l'on cherche à obtenir dans le premier cas une légère stimulation, dans le second la sédation des phénomènes douloureux. Elle s'exerce avec toute la main ou seulement avec une partie ; la main s'étale sur une surface plane, et se creuse en gouttière sur les régions cylindriques, on peut aussi en d'autres cas employer la pulpe d'un doigt (pouce, index), ou de plusieurs accolés.

*Emploi.* — La pression faible et moyenne s'emploie comme l'effleurage et lui est préférable dans certains cas d'hyperesthésie cutanée pour habituer les régions douloureuses au contact de la main. La pression forte sert à provoquer des modifications de la sensibilité dans les vaisseaux, et de la conductibilité dans les troncs nerveux.

EFFLEURAGE. — L'effleurage est une manœuvre lente qui consiste à passer la main entière ou l'extrémité des doigts à la surface du membre ou de toute autre partie du corps que l'on veut masser ; l'effleurage profond a pour but de refouler dans les veines et dans les vaisseaux lymphatiques le liquide épanché dans le tissu cellulaire sous-cutané ; l'effleurage superficiel a pour but de calmer les douleurs. L'effleurage s'exécute généralement avec toute la main mise à plat, quand il s'agit de masser une surface plane, et moulée sur le membre, quand il s'agit de masser des régions cylindriques ; la condition essentielle est en tous les cas la *souplesse*, sans laquelle on ne peut jamais faire un bon effleurage. On peut aussi employer l'extrémité des doigts, plus exactement, la pulpe des phalangettes. On applique donc la main à l'extrémité libre du membre et on remonte lentement vers la racine en appuyant très légèrement. L'effleurage doit toujours aller dans le sens du courant veineux. L'effleurage doit être fait *largement,* c'est-à-dire être commencé loin en deçà et remonté bien au delà des limites du mal. Doit-on masser une lésion du poignet? il faut aller jusqu'au coude. S'agit-il d'une lésion du cou-de-pied? effleurage jusqu'au genou et même un peu au-dessus. La raison de ceci est facile à saisir : au niveau des lésions, les capillaires sont gorgés de sang, il est de toute nécessité de refouler les exsudats jusqu'au point où les voies de dérivation seront plus nombreuses et plus libres.

La pression exercée par la main qui pratique l'effleurage doit être si légère au début que même dans les lésions les plus douloureuses le malade ne ressente, de ce fait, aucune douleur. Progressivement, très lentement on augmente cette pression et, on peut toujours le faire, car l'effleurage a une action analgésique. On arrive ainsi à faire l'effleurage soutenu qui comprime les muscles et refoule les exsudats profonds.

Il faut prendre garde à ne pas accrocher les muscles, et à ne pas les masser de travers, on évite ces deux défauts, en faisant pénétrer l'extrémité des doigts, dans les interstices musculaires, et en suivant la direction des muscles et des interstices.

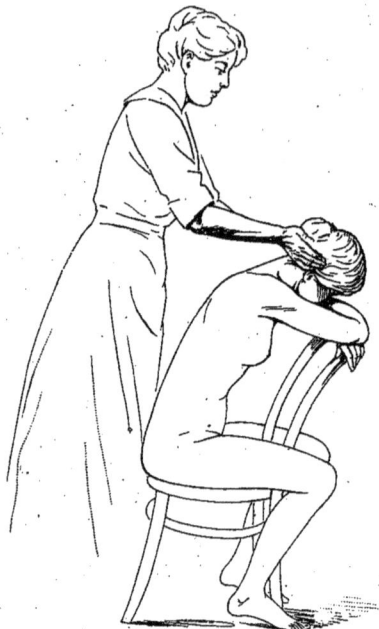

Fig. 348. — Effleurage de la nuque.

*Emploi.* — L'effleurage représente un temps très important dans les séances de massage. Il peut même être la seule manœuvre supportée par le malade dans une affection très douloureuse.

Friction. La friction est une manœuvre dans laquelle la main prend contact avec les téguments d'une façon suffisamment énergique pour pouvoir les rendre solidaires de ses mouvements; elle se déplace ensuite en les entraînant de façon que les plans sous-jacents soient en quelque sorte massés par la face profonde

des téguments. Les deux mains agissent simultanément ou successivement. La pression s'exécute avec une certaine énergie ; on
emploie le pouce, qui convient fort bien, ce doigt étant très
adroit et bien capitonné. On peut se servir aussi de l'éminence
thénar ou du talon de la main ou frictionner à la fois avec le pouce
et le bord externe de l'index.

*Emploi*. — La pression a pour but de fragmenter, de désor-
ganiser les produc-
tions pathologiques,
elle joue un rôle
important dans le
traitement des affec-
tions articulaires ou
péri-articulaires.

PÉTRISSAGE. — Le
pétrissage est une
manœuvre qui con-
siste à soulever la
peau et les muscles
et à les déplacer
transversalement
tout en leur faisant
subir le même genre
de pression qu'à
une éponge dont on
veut exprimer le
liquide. Ce but com-
plexe peut s'obtenir
par deux méthodes.

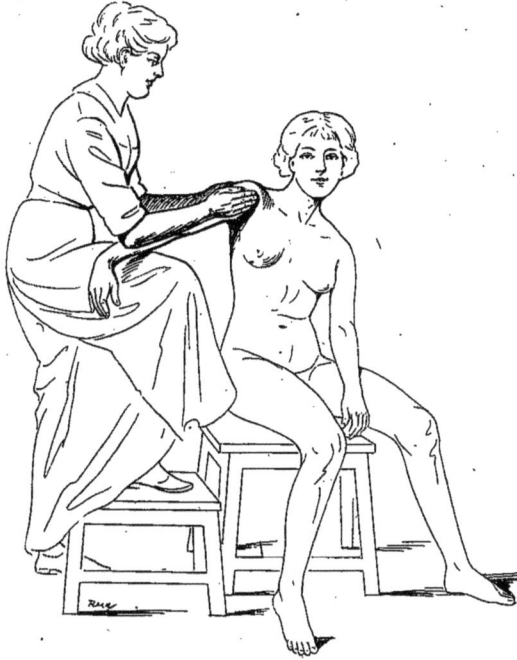

Fig. 349. — Frictions au niveau de l'épaule.

1° On saisit avec une main entre le pouce et les quatre
autres doigts la partie à pétrir, on la soulève verticalement en la
comprimant et on l'attire en masse dans une direction donnée sans
cesser l'expression ; puis arrivé à la limite de ce déplacement
on l'abandonne à elle-même et on la laisse revenir en place
par son élasticité propre. On roule les muscles entre les doigts,
comme on fait rouler un crayon en augmentant, en diminuant la
pression.

2° On place les deux mains, l'une en face de l'autre, et se
regardant par leur bord radial. Chacune des deux mains enserre,

entre le pouce et les quatre autres doigts, les muscles à pétrir, les exprime, les soulève puis simultanément, sans quitter leur prise, les deux mains se dirigent en sens opposé ; l'une de dedans en dehors, l'autre de dehors en dedans, puis comme dans l'autre cas, les *parties* déplacées reviennent à leur situation normale par la simple élasticité musculaire.

Lorsqu'on a affaire à des surfaces de peu d'étendue on se sert seulement de la pulpe du pouce opposée à la pulpe de l'index seul, ou de l'index et du médius associés, c'est la manœuvre communément désignée sous le nom de *pincement*. — Le pincement des tendons entre les deux pouces, s'exécute en saisissant un point du tendon entre l'extrémité des deux pouces, on le pince alors, on le soulève et on cherche à le décoller.

*Emploi.* — Le pétrissage est une manœuvre énergique qui s'adresse aux muscles.

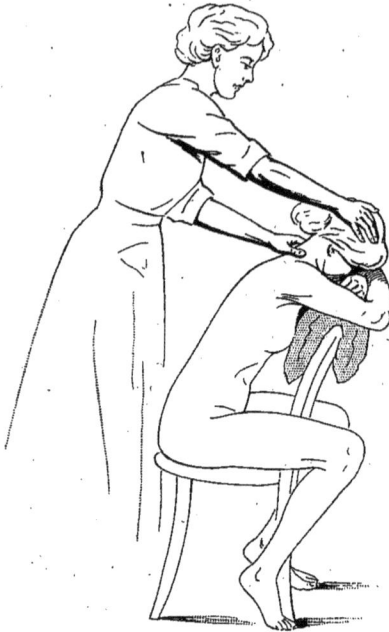

Fig. 350. — Frictions au niveau de la nuque.

Il agit sur les exsudats intra-musculaires qu'il chasse, et stimule au maximum les échanges organiques de la partie traitée. C'est la manœuvre importante contre les atrophies.

PERCUSSION. — La percussion est une manœuvre qui consiste à produire un choc brusque de la main sur une région du tégument. On emploie des procédés différents suivant qu'il est nécessaire de modifier l'intensité, la rapidité et l'étendue des chocs.

La main employée à plat donne des claques peu agréables et dont l'action est à la fois diffuse en surface et peu pénétrante en profondeur. Il est préférable d'employer la main lâchement fermée frappant par sa face palmaire : c'est le *tapotement*.

On obtient une action plus vive et moins généralisée avec les *hachures*. La main ouverte est placée perpendiculairement à la surface du membre les doigts modérément écartés, et le choc est produit par le petit doigt sur lequel tous les autres doigts viennent claquer par suite de l'impulsion donnée par le poignet. Dans cette manœuvre les deux mains travaillent toujours alternativement, elles sont distantes l'une de l'autre d'un ou deux centimètres et se regardent par leur paume, l'une frappe tandis que l'autre se relève. Quel que soit le procédé choisi tout le mouvement se passe dans le poignet qui ne doit jamais être raidi, sous peine de produire un mouvement brutal.

*Emploi.* — La percussion provoque superficiellement de l'hyperémie et profondément les contractions musculaires. C'est le procédé de choix pour provoquer les réflexes des organes profonds : tels que : réflexes respiratoires par stimulation des nerfs sensitifs du dos, réflexes cardiaques par stimulation de la région précordiale.

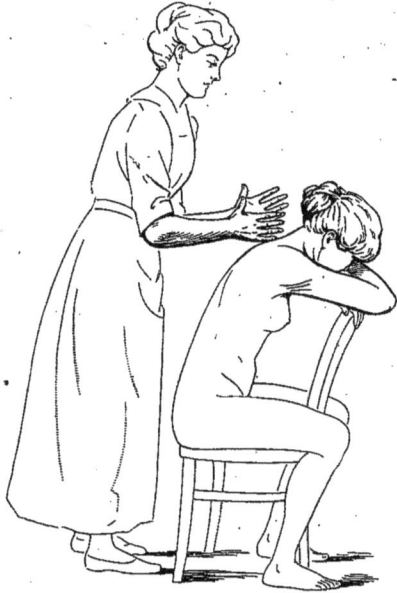

Vibration. — La vibration consiste en une série d'ébranlements rapides que la main détermine en une région du corps, par une suite de pressions et de relâchements sans qu'il y ait, à aucun moment, cessation de contact. C'est une des manipulations les plus difficiles à exécuter. On appuie légèrement un, deux ou quatre doigts, ou la main entière sur la région du corps indiquée, et on imprime aux muscles de l'avant-bras (quelque peu du bras aussi) des alternatives de flexion et d'extension qui se transmettent à la main, atténuées et assouplies par leur passage à travers les articulations du coude, du poignet et des métacarpiens maintenus souples.

Il faut éviter de raidir le coude et le poignet, car dans ce cas la vibration est dure, les muscles du masseur se contractent et l'obligent à s'arrêter. La rapidité des vibrations doit être

Fig. 351. — Percussion par hachures des muscles du dos.

TUFFIER ET DESFOSSES. Chirurgie. 40

assez considérable, le maximum de leur efficacité se trouve dans les fréquences de 5 à 12 par seconde. Leur amplitude de un à six millimètres.

*Emploi.* — Les vibrations ont, comme effet le plus marqué, la sédation de l'hyperexcitabilité des nerfs tant moteurs que sensitifs. Dans les cas très douloureux elles constituent une excellente préparation au massage. C'est la manipulation qui s'adresse, par excellence, aux troncs et fibres nerveux.

*Agent de glissement.* — Sur une peau fine de sujet jeune, lorsque la main du masseur est douce, aucun agent de glissement n'est nécessaire en général. On emploie ordinairement la poudre de *talc*, non pas répandue à flot sur le membre à masser, mais en petite quantité dans la main du masseur. Un corps gras n'est vraiment indispensable que si le massage exige des manipulations énergiques ; en ce cas il faut employer, soit de l'huile, du glycérolé d'amidon, soit de la vaseline, neutre, pure, telle que la vaseline vendue en tube d'étain. Quel que soit le corps gras, il faut n'en mettre qu'une faible quantité dans la main : employée avec trop d'abondance la graisse rendrait la peau si glissante que les prises n'auraient ni énergie, ni précision. A la fin de la séance, on se contente d'essuyer le membre avec une serviette sèche.

*La main du masseur.* — La main du masseur doit être souple, sans durillons, ni gerçures : les ongles doivent être taillés aussi courts que possible comme le sont ceux des pianistes. Tout masseur doit donc prendre beaucoup de soins de ses mains, les laver avec du savon neutre dont le meilleur type est le savon de Marseille, il évitera les savons antiseptiques et parfumés ; après le lavage, il devra s'essuyer les mains avec beaucoup de minutie, et dans les temps frais et humides il les tiendra gantées le plus possible.

Au moment du massage, la main du masseur ne devra pas être froide pour éviter au patient une sensation désagréable.

*Préparation du malade.* — LAVAGE DE LA RÉGION. — La région à masser doit être propre et le revêtement épidermique intact. On ne peut masser un membre couvert de phlyctènes et d'ulcé-

rations, il faut soigner d'abord les lésions cutanées ; on massera
après la guérison.

Pour laver la région à masser on peut employer une excellente
préparation : eau, alcool et glycérine mélangées en partieségales.

INSTALLATION DU MALADE. — Pour obtenir d'un massage le meilleur résultat possible, il faut placer le malade de façon :

1° Qu'il soit confortablement installé pour n'éprouver aucune
fatigue pendant la séance.

2° Que la région à masser soit facilement accessible et en état
de résolution musculaire.

La réalisation de ces conditions est d'ailleurs simple, on
emploie en général : soit le plint, soit des tabourets ou des tables
légères. Des coussins sont très utiles pour appuyer un membre,
caler le dos, etc...

POSITION A DONNER. — Pour le massage de la main et de l'avant-
bras, le malade assis pose sa main en pronation sur une table
garnie d'un coussin ou d'une alèze ; on peut ainsi opérer sur la

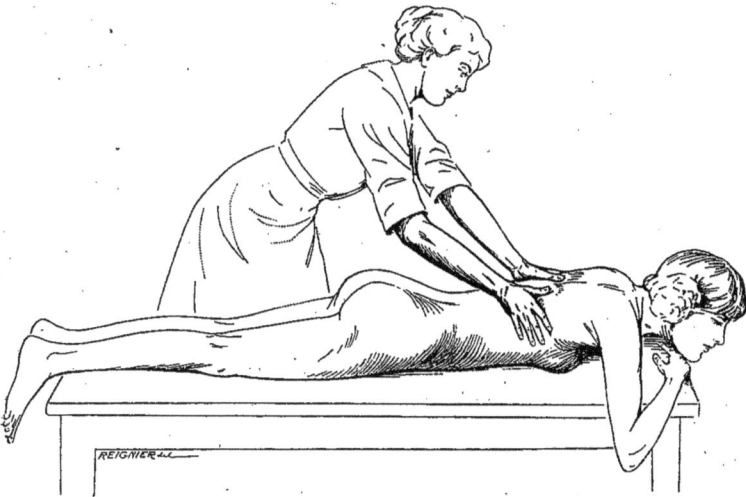

Fig. 352. — Position à donner pour le massage du dos.

face dorsale de la main et la face postérieure de l'avant-bras. Si
l'on veut masser la paume de la main et la face antérieure de
l'avant-bras on relève la main et on place le membre en demi-
pronation reposant sur le plan résistant par le bord cubital.

S'agit-il du coude ? Faites asseoir votre malade et asseyez-vous vous-même de manière à le voir de profil, dites-lui de laisser pendre son bras et appuyez sa main sur votre genou. Vous pourrez ainsi masser des deux mains. Si l'affection à masser est très douloureuse et si le moindre déplacement réveille des douleurs, ne massez que d'une seule main, l'autre fixant le coude en s'appliquant à sa partie postérieure.

Pour le massage du tronc ou du dos on fait étendre le malade sur le plint ; de même pour le massage de la cuisse et du genou.

Dans les lésions du pied et du cou-de-pied on peut pratiquer le massage en étant assis bien appuyé au dossier de la chaise, le malade posera son pied sur le genou du masseur.

*Succession des manœuvres.* — Une séance de massage doit constituer un tout homogène, il importe donc au plus haut degré que les diverses manipulations qui la composent se fondent, le plus possible, les unes dans les autres sans interruption et sans transition brusque. Il y a un autre avantage à procéder ainsi, au bout de deux à trois séances le malade sachant ce qui va se passer est tranquille et s'abandonne avec confiance, et, instinctivement, aide au massage. Puis, il a l'impression d'être traité d'une façon méthodique et ceci n'est pas négligeable pour le succès final.

Pour éviter une sensation douloureuse qui se traduirait par une contraction musculaire de défense, il faut toujours commencer par les manœuvres les plus douces et les moins pénibles. Afin que le malade éprouve une sensation de bien-être après la séance, il faut la terminer par les mêmes manœuvres qu'au début et même si le traitement a nécessité quelque rudesse, on doit employer pour finir les manipulations anesthésiantes. En général toute séance de massage commence et finit par un effleurage léger.

*Durée de la séance.* — La durée de la séance est essentiellement variable. Une fatigue persistant jusqu'au lendemain, une sensibilité augmentée des muscles en état de défense sont autant de signes indiquant que l'on a dépassé la bonne mesure. En général il faut compter un quart d'heure pour une séance de massage.

*Répétition des séances.* — La répétition des séances varie avec la nature des lésions auxquelles le massage s'adresse.

Pour les traumatismes on peut faire des séances journalières, d'autres fois, on ne pratique le massage que tous les deux jours.

D'une façon générale il n'est pas bon de finir brusquement le traitement.

On peut adopter, par exemple, la ligne de conduite suivante :

Faire, pendant 15 jours, un massage quotidien.

Faire la troisième semaine, trois séances.

Faire la quatrième et la cinquième semaines, deux séances hebdomadaires.

Au besoin, recommencer plus tard une nouvelle séance de massages.

## MOBILISATION PASSIVE ET MOBILISATION ACTIVE

*Principes de la mobilisation passive.* — On désigne, sous le nom de mouvements passifs, les mouvements déterminés dans les articulations d'un malade par une intervention extérieure sans qu'interviennent la contraction musculaire ni l'influx nerveux du sujet. Le rôle des mouvements passifs en gymnastique est considérable ; ils entretiennent la mobilité des articulations, par conséquent la nutrition et le poli des cartilages, la souplesse des ligaments et des tendons. La flexion et l'extension, tous les mouvements imprimés à une articulation, font glisser les tendons dans leurs gaines, produisent des allongements et des raccourcissements des muscles, par conséquent les mouvements passifs entretiennent le poli des gaines tendineuses, étirent les adhérences qui ont pu se produire, combattent la tendance des muscles à la rétraction si fréquente à la suite de l'immobilisation. Les mouvements passifs facilitent la circulation du sang, le seul fait d'élever un membre favorise la circulation en retour du membre : qu'on porte par exemple dans l'attitude relevée un membre atteint de gonflement œdémateux, qu'on maintienne son extrémité plus haut que son point d'attache au tronc et on verra presque toujours cesser ou diminuer l'œdème ; les mouvements de flexion et d'extension activent notablement la circulation du sang et par conséquent ces mouvements ont la plus heureuse influence sur la nutrition de la région.

L'impulsion donnée au sang ne se limite pas à la région, elle gagne de proche en proche les vaisseaux voisins et finit par se communiquer à toute la masse sanguine ; c'est ainsi que les mouvements passifs imprimés à la jambe et à la cuisse ne facilitent pas seulement la circulation du sang dans le membre inférieur, mais tendent aussi à faire cesser les stases dans les vaisseaux du petit bassin et de l'abdomen.

Fait important, les mouvements passifs préparent le réveil et le retour des mouvements actifs.

*Principes de la mobilisation active.* — La réfection d'un muscle exige des mouvements actifs, des mouvements volontaires, il sera nécessaire au début que le chirurgien fournisse une aide convenable aux muscles impuissants à mobiliser l'articulation, plus tard quand les muscles commenceront à reprendre leur force, le chirurgien au lieu d'aider le mouvement cherchera à le contrarier de manière à faire effectuer aux muscles un travail progressivement croissant.

Le mouvement exécuté par le sujet exigera un déploiement de force d'autant plus grand que la résistance du chirurgien sera plus considérable, le chirurgien s'il sait bien calculer sa résistance, pourra augmenter ou diminuer à volonté la dépense de force du premier. Le mouvement peut aussi s'exécuter tout à fait différemment, le sujet résiste tandis que le gymnaste exécute le mouvement ; c'est alors le sujet même qui peut dans ce cas modifier la force de la résistance.

L'expérience a montré qu'en cas d'atrophie musculaire il est préférable de commencer par faire des mouvements auxquels le sujet résiste. Au bout de peu de temps, on emploiera des mouvements actifs du sujet auxquels le gymnaste résiste.

Certains muscles se fatiguent plus vite que d'autres, on ne doit pas exiger de tous les muscles le même travail : le biceps par exemple possède un énergie spécifique très grande, on peut le maintenir en état de contraction pendant un temps très long, le deltoïde au contraire se fatigue très vite. Tous les muscles voisins d'une articulation lésée sont plus ou moins atteints, il faut les exercer tous, mais il faut faire porter la plus grande partie des efforts sur un seul muscle ou sur un groupe musculaire, ou bien parce que ce muscle ou ce groupe musculaire joue un rôle prépondérant dans le mécanisme du membre, ou bien parce que l'atrophie l'a particulièrement touché et ces deux raisons se confondent toujours.

Dans les lésions du pied et du cou-de-pied, il faut s'occuper surtout du *triceps sural*; les affections du genou amènent rapidement l'atrophie du *triceps crural*.

S'agit-il de la main et du poignet ? Exercez surtout les fléchisseurs ; les lésions du coude retentissent sur le *triceps*, enfin à la partie supérieure du bras et dans les affections de l'épaule, il faut avoir pour le *deltoïde* des soins tout particuliers. ·

**Technique générale de la mobilisation active et passive.** — Pour le mouvement passif le patient doit laisser le membre inerte, mort comme si on voulait chercher l'état des réflexes, le chirurgien saisit le membre de telle sorte que le sujet soit bien soutenu et n'ait aucune velléité de contracter ses muscles, et sans heurt, sans à-coup, très lentement il fait exécuter à l'articulation des mouvements de la plus grande amplitude possible.

En dehors des cas d'ankylose où on est obligé de déployer de la force, de forcer un peu et par conséquent de provoquer de la douleur, les mouvements passifs doivent être indolores ; on doit s'arrêter dès que le malade accuse des souffrances vives.

Pour les mouvements passifs de même que pour s'opposer aux mouvements actifs, il est nécessaire d'effectuer une bonne « prise » du membre lésé.

Pour obtenir les meilleurs résultats possibles, le malade doit porter toute son attention sur le mouvement qu'il exécute et toute la force dont il dispose doit être appliquée à ce mouvement, c'est-à-dire, que le sujet doit être placé de telle sorte qu'il n'ait pas à s'occuper de conserver son équilibre ni de maintenir le membre à exercer dans une position donnée.

C'est là un des principes de la gymnastique médicale ; le groupe musculaire à exercer travaille seul, le reste du corps étant au repos.

Le nombre de fois qu'on peut faire exécuter le même mouvement à un sujet variera suivant la puissance musculaire qu'il peut fournir ; mais les mouvements ne doivent pas être répétés trop souvent sans repos.

**Précautions à prendre.** — Il faut bien savoir que l'usage des méthodes kinésithérapiques doit s'entourer d'infinies précautions aussi bien en orthopédie qu'en médecine générale.

Si on a affaire à une articulation enflammée, il faut se méfier de la mobilisation ; faire fonctionner d'une façon inconsidérée un membre atteint d'une tumeur blanche amènerait un désastre.

De même s'il s'agit d'une phlébite mal éteinte, d'une arthrite blennorrhagique mal refroidie les méthodes de mobilisation peuvent être détestables ; elles peuvent réveiller l'inflammation, mobiliser des micro-organismes qui ne demandaient qu'à se localiser et à s'atténuer.

Quand on veut faire de la mobilisation passive et surtout active on doit bien se rappeler, quand il s'agit d'enfants, la fragilité des os immobilisés ; après une immobilisation de quelque durée chez les enfants, il suffit parfois d'un mouvement un peu brusque pour déterminer une fracture. Chez les enfants qui ont été immobilisés dans un appareil plâtré, mouvements passifs et mouvements actifs doivent être exécutés avec beaucoup de circonspection. L'exercice doit être repris avec infiniment de prudence chez tous les convalescents : la facilité avec laquelle la courbature fébrile se produit chez eux doit faire surveiller attentivement leurs actes musculaires les plus simples.

## MANIÈRE DE MOBILISER LES MEMBRES

Nous allons simplement passer maintenant en revue le façon de faire exécuter les mouvements passifs et actifs de chacune des grandes articulations des membres. Pour chaque segment des membres, il y a une manière de saisir et de mobiliser, manière basée sur l'anatomie et la physiologie de la région, et qu'il importe de bien connaître.

Voyons tout d'abord le membre supérieur.

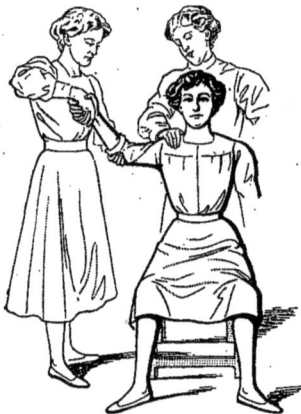

Fig. 353. — Mouvements d'abduction et d'adduction du bras.

***Mouvements d'abduction et d'adduction du bras.*** — Le sujet est assis, le bras en flexion rectangulaire. Le gymnaste saisit le bras avec une main au niveau du coude, l'autre main maintenant la main du patient; avec cette prise, il peut exécuter le mouvement passif ou le mouvement avec résistance.

**Mouvements de pronation et de supination du bras.** — Le sujet et le gymnaste se saisissent par la main, la main droite contre la main droite, et vice versa. Le sujet exé-cute les mouvements de supination (rotation du bras en dehors) et de pronation (rotation du bras en dedans), tandis que le gymnaste fait résistance. Pour bien localiser le mou-vement, on fixera l'é-paule avec la main libre ou on la fera fixer par un aide. Au lieu de la

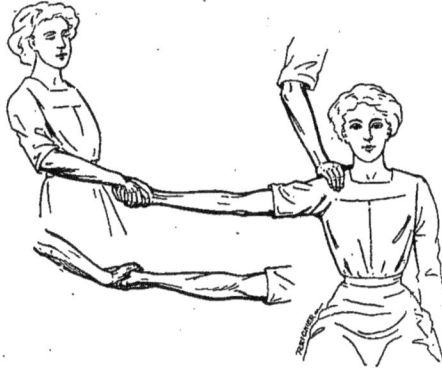

Fig. 354. — Mouvements de pronation et de supination du bras.

prise de la main, on peut employer un bâton court; le sujet le saisit par le milieu et le gymnaste par les extrémités. Au commencement le mouvement s'exé-cute passivement.

**Mouvements de circumduc-tion passive du bras.** — Le sujet est assis sur un tabouret, le gym-naste se place à côté de lui. Si le mouvement s'exécute avec le bras droit, le gymnaste saisit la main du sujet avec sa main droite, et, avec sa main gauche il saisit le bras au niveau de l'articulation du coude. Puis il fait le mouve-ment de circumduction en haut,

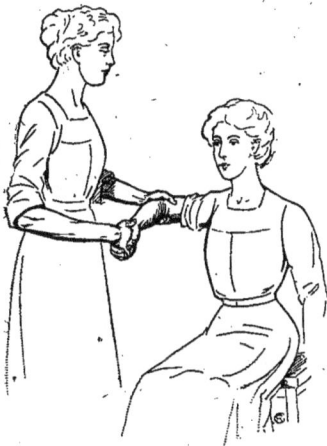

Fig. 355. — Circumduction passive du bras.

en arrière, en bas, en avant. Le bras du sujet est en flexion rect-angulaire pendant tout le mouvement. Une aide doit fixer l'épaule; elle se place derrière le sujet en mettant ses deux mains sur l'épaule en appuyant.

D'autres mouvements très utiles pour mobiliser l'épaule sont des *tractions du bras dans les différentes directions.*

*Traction du bras en avant en dedans :* le gymnaste fixe avec une main l'épaule ; avec l'autre, il tient le bras du sujet en le portant devant la poitrine vers l'épaule opposée ; le mouvement doit être exécuté avec toute l'amplitude possible.

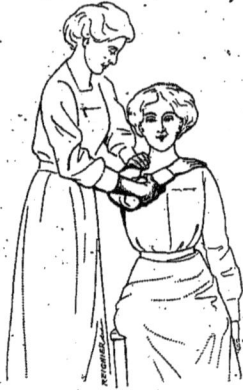

Fig. 356. — Traction du bras en avant et en dedans.

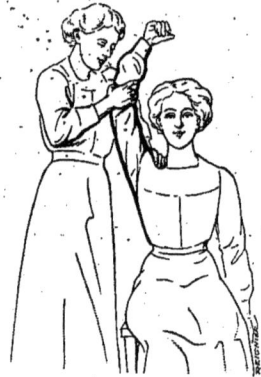

Fig. 357. — Traction du bras en avant vers le haut.

*Traction du bras en avant vers le haut :* le gymnaste, avec une main sur l'épaule du sujet, l'autre autour du coude, exécute une élévation du bras en avant en haut en tirant le bras dans l'axe longitudinal. Le mouvement sera moins pénible pour le sujet si, en exécutant ce mouvement, le gymnaste détermine une sorte de tremblement.

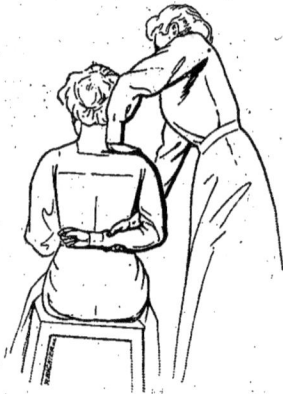

Fig. 358. — Traction du bras en arrière.

*Traction du bras en arrière :* le gymnaste saisit le bras du sujet, bras en pronation, et le porte en arrière derrière le dos.

*Mouvements de flexion et d'extension, de pronation et de supination du coude.* — Pour la

flexion et l'extension le sujet s'assied sur un tabouret, en appuyant le coude sur une table ou sur
le genou du gymnaste ; le gymnaste se
place de côté en saisissant le bras avec
une main au-dessus de l'articulation du
coude, l'autre autour du poignet ; le
gymnaste exécute ensuite le mouvement
passif, ou plus tard il résiste pendant
le mouvement qu'exécute le sujet. *Pour
la pronation et la supination,* le gymnaste
et le sujet se saisissent par la main, le
coude du sujet reposé sur une table ;
avec cette prise le mouvement peut
s'exécuter d'une façon passive ou avec
résistance.

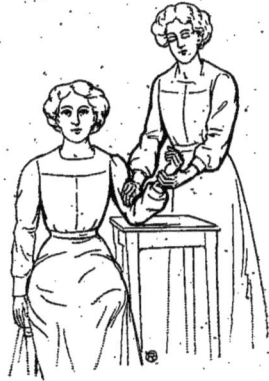

Fig. 359. — Mouvements de flexion
et d'extension du coude.

*Mouvements de flexion et d'extension, d'abduction et
d'adduction et de circumduction du
poignet.* — Le malade est assis ; l'avant-
bras tourné en pronation repose sur le
bord d'une table, la main pendante ; le
gymnaste, assis, saisit la main avec sa
main droite, et, avec l'autre main, il
maintient l'avant-bras contre la table.
Il peut de cette façon, sans déplacer
la prise, imprimer au poignet tous les
mouvements de flexion et d'extension,
d'adduction et d'abduction et de circumduction.

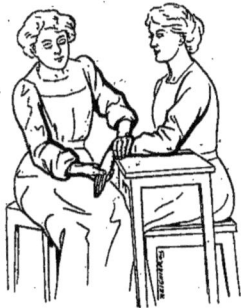

Fig. 360. — Mouvements
du poignet.

\* \*

La mobilisation de la hanche est malaisée à cause du volume
des muscles et de la difficulté que l'on a de fixer le bassin ; c'est
pour cette articulation surtout que la mécanothérapie peut être
très utile.

*Mouvements de flexion du membre inférieur tendu.* — Le
sujet est couché sur le dos ; le gymnaste saisit d'une main le
talon du membre à exercer, et, de l'autre main, il appuie sur la

crête iliaque pour maintenir le bassin. En tirant sur le membre comme pour l'écarter du bassin, il lève le membre de manière à fléchir la cuisse sur le tronc (mouvement passif). Si on veut que le mouvement soit actif, le sujet lève seul la jambe. Si on veut obtenir un mouvement avec résistance, le gymnaste doit résister pendant la flexion, et, lorsque la flexion est arrivée au maximum, le mouvement inverse est exécuté par le chirurgien avec résistance de la part du sujet.

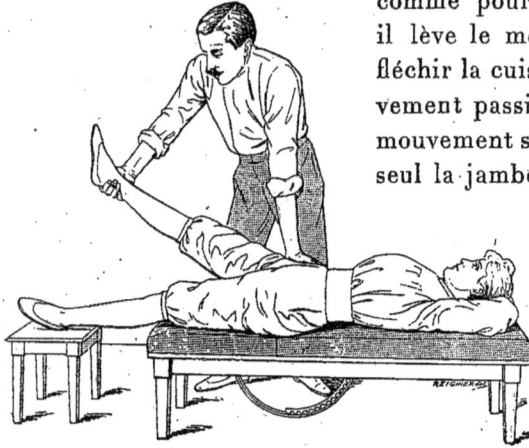

Fig. 361. — Mouvements de flexion du membre inférieur tendu.

*Mouvements d'extension du membre inférieur tendu.* — Le sujet est couché à plat ventre; d'une main, le gymnaste élève et étend le membre inférieur, tandis que son autre main appuie sur l'ischion; c'est un mouvement passif. Pour exercer activement les extenseurs de la cuisse sur le bassin, le sujet doit effectuer lui-même ce mouvement d'extension; si, dans ce mouvement, le gymnaste oppose résistance, il s'agit d'une extension active contre résistance.

Fig. 362. — Mouvements d'extension du membre inférieur tendu.

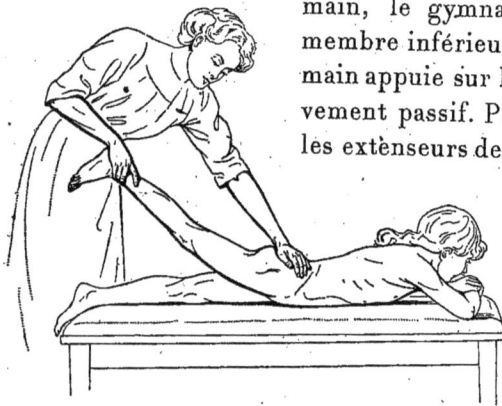

Ce même mouvement d'extension peut être exécuté dans la position debout.

*Mouvements de flexion de la cuisse contre une résistance. Résistance du sujet à l'extension faite par le gymnaste.* —

Le sujet est couché, le dos sur un plint, les bras tendus, les mains tenant l'extrémité du plint ; le gymnaste se place à côté de lui en mettant une main sur le genou, l'autre sur l'épaule du sujet comme appui ; puis le sujet fléchit le genou et la cuisse tandis que le gymnaste fait résistance ; ensuite le sujet résiste et le gymnaste étend la cuisse fig. 363.

AUTRE PRISE. — Le sujet est couché ; le gymnaste se place devant lui, une de ses mains saisit la jambe

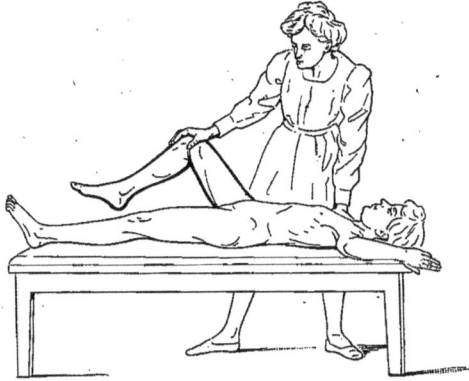

Fig. 363. — Mouvements de flexion de la cuisse contre une résistance.

autour de la cheville ; l'autre main est appliquée sur le genou. Le sujet exécute la flexion de la cuisse contre la résistance du gymnaste, puis le sujet fait résistance tandis que le gymnaste étend le membre).

*Mouvements de flexion des deux membres simultanément contre une résistance.* — Le sujet est couché ; le gymnaste se place à l'extrémité du plint. Il saisit alors les deux jambes au-dessus de l'articulation tibio - tarsienne en faisant résistance pendant la flexion, pendant l'extension c'est

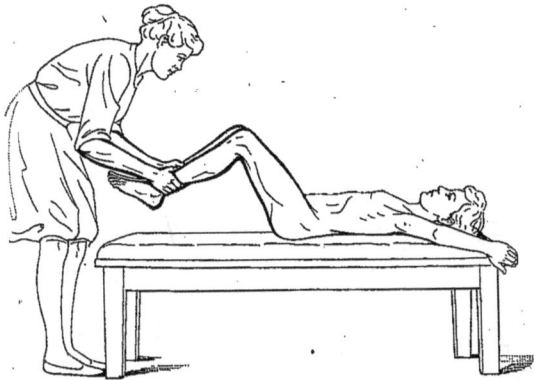

Fig. 364. — Mouvements de flexion des deux membres inférieurs simultanément contre une résistance.

le sujet qui résiste. Ce mouvement exerce les fléchisseurs de la cuisse et de la jambe (fig. 364).

**Mouvement d'abduction et d'adduction du membre infé-rieur.** — Le sujet se couche sur le côté sain ; le gymnaste saisit d'une main, au cou-de-pied, le membre à exercer, qui est en haut ; de l'autre main, il fixe l'os iliaque et fait exécuter des mouvements d'abduction et d'adduction sans résistance du sujet (mouvements passifs), ou bien avec résistance (mouvements actifs contre résistance) (fig. 365).

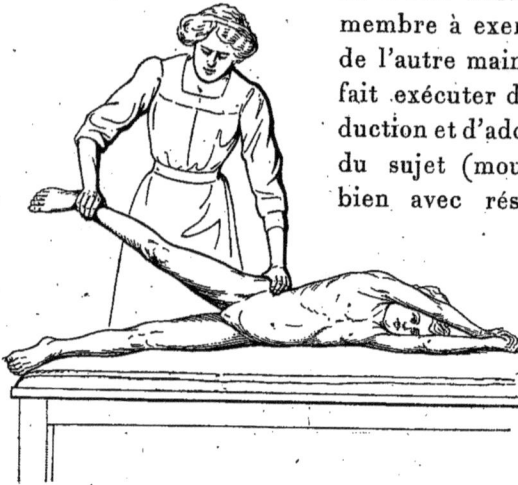

Ces mouvements d'abduction et d'adduction peuvent être exécutés simultanément avec les deux membres inférieurs.

Fig. 365. — Abduction et adduction du membre inférieur tendu.

Dans ce cas, le sujet se couche sur le dos, exécute un mouvement de flexion des cuisses sur le bassin jusqu'à 30° environ, et, tout en maintenant ce degré de flexion, il sépare les jambes le plus possible pendant que le gymnaste résiste, et, de cette façon, il exerce l'action des muscles abducteurs de la cuisse. On exécute ensuite le mouvement d'adduction avec résistance du gymnaste pour mettre en jeu des adducteurs.

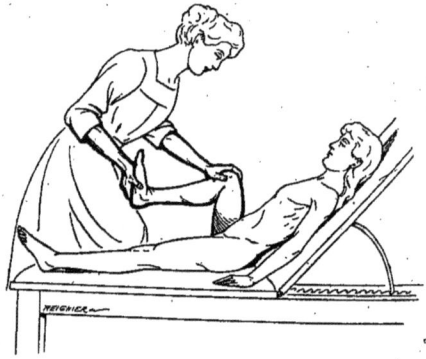

**Mouvements de circumduction de la hanche.** — Le sujet est demi-couché sur un plint bas ; le gymnaste se place à côté et se tourne vers lui ; il saisit la jambe libre avec une main sous le pied, le pouce en dedans, les doigts en dehors (pied gauche avec la main gauche et vice versa) ; l'autre main est appliquée sur le genou, les doigts dirigés en haut, le

Fig. 366. — Mouvements de circumduction de la hanche.

genou fléchi. Le gymnaste exécute ensuite le mouvement de circumduction de la cuisse en faisant des cercles aussi grands que possible ; le pied doit être tenu un peu plus bas que le genou, décrivant de petits mouvements dans le plan sagittal (fig. 366).

La circumduction peut s'exécuter en dehors ou en dedans, généralement en dehors dans le sens des aiguilles d'une montre.

*Mouvements de flexion et d'extension du genou.* — Le sujet est demi couché sur un plint bas, ou assis sur une chaise, le gymnaste est assis à côté sur un tabouret, genoux bien écartés ; il place, par exemple, le genou gauche sous la cuisse droite du sujet, la main gauche sur le genou du sujet, les doigts placés sur le côté interne, et il saisit la cheville avec sa main droite, les doigts sur le côté interne, le pouce sur le côté externe.

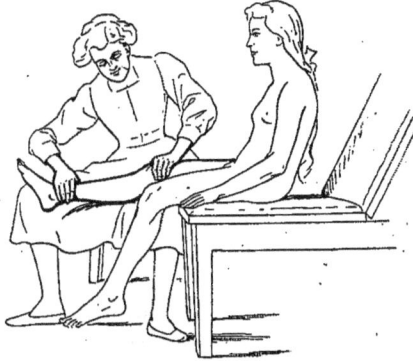

Fig. 367. — Mouvements de flexion et d'extension du genou.

Puis le gymnaste exécute d'abord la flexion et l'extension passives, et ensuite le sujet exécute le mouvement contre une résistance du gymnaste.

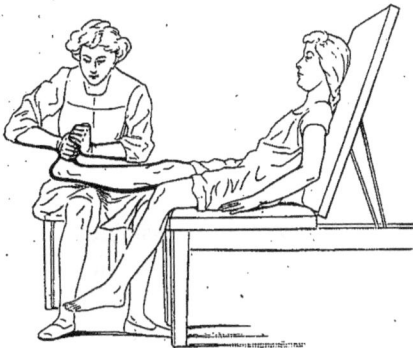

Fig. 368. — Mouvements de flexion et d'extension du pied.

*Mouvements de flexion et d'extension du pied.* — Le sujet est assis sur une chaise ; il place l'une des jambes sur le genou du gymnaste, qui est assis en avant à côté de lui. Le gymnaste saisit le pied entre ses deux mains, et, avec cette prise, le mouvement peut s'exécuter passivement ou avec résistance (fig. 368).

*Mouvements de supination du pied.* — Le sujet assis met sa jambe sur le genou du gymnaste ; celui-ci fixe avec une main

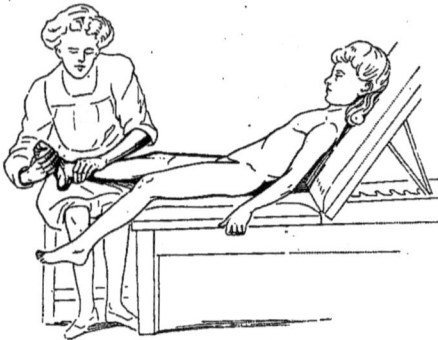

Fig. 369. — Mouvements de supination du pied.

la jambe au niveau de la cheville, avec l'autre main il saisit la partie antérieure du pied entre le pouce et les doigts. D'abord le mouvement s'exécute passivement, le gymnaste tourne le pied en dedans, aussi loin que possible ; plus tard, le mouvement s'exécute contre une résistance ; le sujet tourne le pied en dedans, et le gymnaste résiste ; pour ramener le pied, c'est le sujet qui résiste.

*Mouvements de pronation du pied.* — La position et la prise sont les mêmes que pour le mouvement de supination du pied. Le gymnaste tourne le pied en dehors ; le mouvement doit être exécuté avec toute l'amplitude possible. Plus tard, le sujet exécute le mouvement, tandis que le gymnaste résiste ; ensuite, le gymnaste ramène le pied, tandis que le sujet fait résistance.

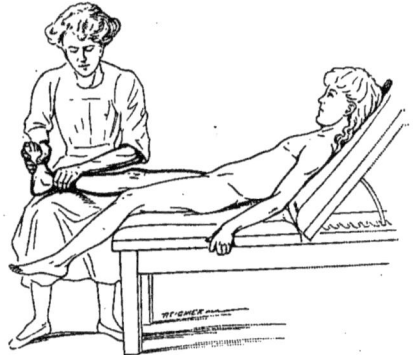

Fig. 370. — Mouvements de pronation du pied.

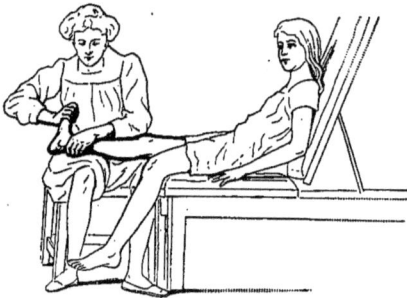

Fig. 371. — Mouvements de circumduction du pied.

*Mouvements de circumduction du pied.* — Le sujet met sa jambe droite, par exemple, sur le genou gauche du gymnaste, qui est assis à côté. Le gymnaste saisit la jambe par la cheville avec sa main gauche, la main droite saisit le pied au niveau du métatarse ; puis le gymnaste exécute la circumduction (fig. 371).

# CHAPITRE XXX

## KINÉSITHÉRAPIE DES FRACTURES DE L'EXTRÉMITÉ SUPÉRIEURE DE L'HUMÉRUS

Un grand nombre de fractures de l'extrémité supérieure de l'humérus n'ont nul besoin, pour guérir dans de bonnes conditions, des appareils classiques d'immobilisation ; le seul traitement à leur appliquer doit consister en des manœuvres de massage et de mobilisation méthodique.

Les modalités de fractures justiciables de la kinésithérapie sont d'abord un très grand nombre de fractures du col chirurgical chez l'enfant (fractures sous-périostées sans déplacement, fractures avec pénétration régulière des fragments sans déformations notables) ; ces fractures évoluent d'une façon très simple : il suffit de mettre le bras en écharpe pour voir la guérison complète survenir en trois semaines. Chez les enfants, il faut se méfier du massage de crainte de voir survenir, par irritation du périoste, un cal exubérant ; il faudra donc se borner à un effleurage très léger et à des manœuvres très douces de mobilisation passive et active ; *il ne faut jamais faire souffrir les enfants* : la moindre souffrance amenant chez eux de la contracture musculaire ; mieux vaudrait pas de massage qu'un massage brutal.

Chez les adultes, sont également justiciables du massage et de la mobilisation : 1° les fractures sans déplacement, les fractures avec pénétration régulière des fragments, sans grande déformation.

Si les enfants peuvent se passer de massage, les adultes par contre ne peuvent arriver seuls à la guérison ; abandonnées à elles-mêmes ou traitées par l'immunisation prolongée, ces fractures aboutissent invariablement à un enraidissement de l'épaule qui dure des mois et qui persiste parfois indéfiniment. Le pronostic de ces fractures s'est sensiblement amélioré depuis que les chirurgiens ont cessé de les immobiliser dans un appareil plâtré.

La première chose à faire en présence d'une fracture de l'extrémité supérieure de l'humérus est de pratiquer l'examen aux rayons X, qui permet de juger l'état de la tête humérale.

Prenons par exemple un cas de fracture de l'extrémité supérieure de l'humérus de gravité moyenne et voyons le traitement appliqué.

\*
\* \*

Une femme grande et lourde, âgée de 41 ans, glisse dans la rue et tombe, l'épaule gauche contre une palissade de bois ; le choc est violent au point qu'une planche se casse. L'examen est pratiqué quelques instants après l'accident. L'impotence fonctionnelle est complète ; la blessée maintient de sa main droite la main gauche et l'avant-bras gauche ; une grande ecchymose s'étend de la partie supérieure de l'humérus jusqu'au coude, envahit même la partie antéro-interne de l'avant-bras ; la palpation décèle une douleur très vive, très nette, au-dessous de l'acromion ;

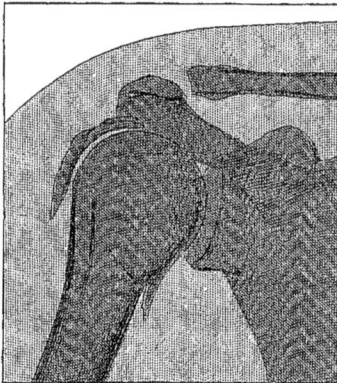

Fig. 372. — M<sup>lle</sup> P..., 41 ans. — Fracture de l'extrémité supérieure de l'humérus gauche.

on perçoit de la crépitation osseuse. La radiographie montre une fracture du col huméral ; l'extrémité supérieure de la diaphyse a pénétré dans le fragment supérieur ; une partie de la tête humérale a été détachée à la partie supéro-externe (fig. 372).

Dans les cas de ce genre le traitement se résume en massage

et mobilisation progressive. Il serait inutile, il serait dangereux pour le fonctionnement ultérieur du membre d'appliquer un appareil plâtré.

Dès que la radiographie est terminée, on place une écharpe triangulaire, maintenant l'humérus appliqué contre le thorax, le coude plié à angle droit. La malade, ainsi maintenue, souffre peu ; elle est laissée trois jours *pleins* dans cette position.

Le quatrième jour après l'accident, on pratique la première séance de massage. Ce massage est précédé d'un nettoyage soigneux de l'épaule et de l'aisselle avec un tampon de coton imbibé d'alcool.

La malade est assise sur un siège bas ; le masseur se place à gauche de la malade; appuie son pied droit sur un petit tabouret, place l'avant-bras de la malade sur son genou, poudre largement la région avec du talc. La conduite à tenir est la suivante : faire de l'effleurage, un peu de pétrissage musculaire, sans faire souffrir la malade, sans déplacer l'humérus ce qui pourrait détruire l'engrènement des fragments. Le masseur saisit donc le bras avec la main gauche et avec l'autre main il exécute l'effleurage, en commençant au coude et remontant sur tout le bras et sur le moignon de l'épaule, en suivant successivement dans le sens du cours du sang veineux les diverses faces du membre. Après cet effleurage qui a été très léger au niveau du point fracturé et qui n'a éveillé aucune douleur, on pratique du pétrissage prudent du biceps et de la partie supérieure du trapèze : on termine par l'effleurage et on replace le membre dans l'écharpe. La séance a duré dix minutes. Elle est répétée les jours suivants en augmentant chaque fois l'intensité des manœuvres. La région est devenue beaucoup moins sensible, on a pu insinuer la main gauche dans le creux de l'aisselle de manière à mieux soutenir le bras. A cette période, il est excellent de mobiliser les doigts du membre blessé, de les faire fléchir et étendre passivement, activement ou avec résistance ; cette mobilisation des tendons et des muscles de l'avant-bras a une excellente influence pour faire disparaître cette partie de l'épanchement sanguin, qui a fusé à l'avant-bras.

On se préoccupera également de la mobilisation du coude, qui peut s'effectuer sans déplacer l'humérus ; on aura donc soin de bien reposer cette articulation du coude sur le genou du masseur; on exécutera d'abord le mouvement de flexion et d'extension de l'avant-bras; pour le mouvement de pronation et de supination, le gymnaste saisit la main de la malade avec sa main gauche, fixant avec l'autre main l'humérus. Cette mobilisation doit être indolore.

Le dixième jour on peut commencer la mobilisation passive de l'épaule et exécuter une séance complète du massage. Cette séance commence comme précédemment par l'*effleurage* ; puis viennent les *frictions* exécutées avec les trois doigts du milieu autour de l'articulation de l'épaule. Pour la face antérieure de l'épaule, les frictions sont faites dans le sens des aiguilles d'une montre ; sur la face postérieure, elles sont faites dans le sens opposé à la direction que suivent les aiguilles d'une montre. On passe ensuite à la *grande prise* : le masseur place les mains l'une d'un côté du bras malade, l'autre de l'autre côté, en moulant les mains sur la rondeur du membre ; avec cette prise il exécute de grandes frictions, il fait rouler les muscles entre ses deux mains.

Cette manœuvre est répétée 3 ou 4 fois en commençant à l'extrémité supérieure du bras et descendant jusqu'au poignet. On exécute ensuite légèrement le *tapotement*, le *hachement* de l'épaule et du bras ; les deux mains avec les doigts un peu écartés et légèrement fléchis travaillent toujours alternativement l'une frappant, tandis que l'autre se lève ; le tapotement, répété 3 fois de haut en bas, est exécuté très doucement au niveau du point fracturé. Puis on exécute légèrement le *pétrissage* du deltoïde, du biceps et de la partie supérieure du trapèze et on termine par un *effleurage* plus énergique que les premiers jours.

On fait exécuter à la patiente des mouvements actifs des doigts, du poignet et de l'avant-bras et des mouvements passifs de circumduction, d'abduction et d'adduction de l'humérus. On remplace l'écharpe triangulaire par l'écharpe simple, qui dans la journée permet une mobilisation spontanée de l'articulation.

Après trois semaines on commence à faire des mouvements actifs du bras avec résistance. La première résistance à employer sera le poids même du bras ; un mouvement passif sera arrêté dans une position bien choisie que l'on prie le malade de garder ; par exemple le gymnaste lève le bras de la malade, coude fléchi jusqu'à l'horizontale, et l'abandonne dans cette position que la malade doit garder quelques secondes par ses propres forces. On emploie ensuite la résistance du gymnaste ; le gymnaste prend la main gauche de la patiente avec sa main gauche et tend le bras malade en haut; la main droite est placée sur l'omoplate de la malade pour la fixer. La malade tire le bras en bas pendant que le gymnaste fait un peu de résistance. Cette manœuvre est répétée trois ou quatre fois. Puis le gymnaste saisit la main gauche de la malade avec sa main gauche et la malade exécute une rotation en dehors et en dedans contre résistance du gymnaste (fig. 354, p. 633). On porte également le bras en avant et en dedans

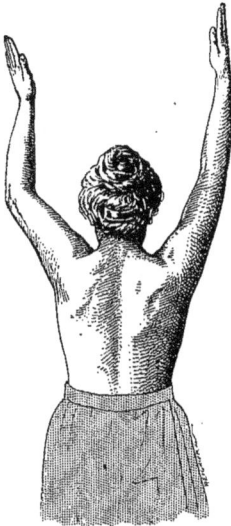 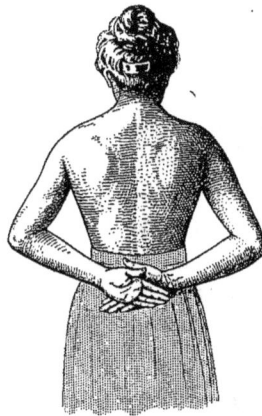

Fig. 373.       Fig. 374.

M^lle P..., 4r ans, cinq semaines après l'accident.

(fig. 356, p. 634). On le porte en arrière (fig. 358). Quand ces mouvements sont exécutés d'une façon suffisamment énergique on augmente le programme ; on place le malade devant un espalier suédois, une échelle ou un meuble à tiroir quelconque, on lui commande de déplacer les mains aussi haut que possible, d'échelon en échelon et ensuite de déplacer les mains en bas, sans laisser tomber le bras malade. Cette manœuvre est répétée 2 ou 3 fois chaque jour par la malade.

Dans la cinquième semaine, la malade peut lever le bras tendu jusqu'au plan horizontal, l'amener presque jusqu'à la verticale (fig. 373); elle peut placer la main derrière son dos (fig. 374) et la mettre sur la tête ; elle fait des exercices de suspension par les bras à une barre horizontale.

La septième semaine on termine le traitement et la malade se remet à son travail.


## KINÉSITHÉRAPIE DE L'HYDARTHROSE DU GENOU

L'hydarthrose du genou est un syndrome clinique caractérisé par la présence d'un liquide fluide dans l'articulation sans réaction inflammatoire vive. Il est rare, sauf à la suite de traumatisme, d'assister au début d'une hydarthrose du genou. Quand le malade se présente, les symptômes accusés remontent généralement à plusieurs jours, vous vous trouvez en présence d'un malade qui éprouve une douleur vague, une sensation de gêne dans le genou au moment de la marche. A l'examen vous constatez un genou globuleux ; des saillies se dessinent de chaque côté du tendon quadricipital, un peu au-dessus de la rotule, deux autres saillies se remarquent au-dessous, de chaque côté du ligament rotulien. La palpation décèle de la fluctuation, ou permet de constater le choc rotulien.

Fait très important, on constate une atrophie plus ou moins considérable du quadriceps ; la cuisse au-dessus de la rotule est diminuée de volume, déprimée ; si on regarde le haut de la cuisse on voit que la masse charnue crurale est en haut à peu près normale ; c'est surtout la partie inférieure du vaste interne et du vaste externe qui sont atrophiés. A la palpation, la mensuration confirme les données de l'inspection ; les corps charnus sont mous, se contractent sans énergie, présentent des contractions fibrillaires, dès que l'effort se prolonge.

Non traitée, l'hydarthrose du genou a une tendance à la chronicité ; petit à petit l'articulation se distend parfois jusqu'au point d'amener la possibilité de mouvements anormaux de latéralité, cette laxité articulaire prédispose à des entorses ou même à des luxations.

Le traitement de l'hydarthrose comprend trois périodes : dans la première période on a recours à l'immobilité de l'article avec compression ; dans la seconde période on emploie le massage tout en imposant un repos relatif; dans la troisième période le massage se complète par la mobilisation du genou et la rééducation de la marche.

*1re période. Repos.* — On applique un grand appareil ouaté compressif depuis les orteils jusqu'à la racine de la cuisse ; le malade garde le lit, le pied étant maintenu plus élevé que la racine de la cuisse (Bandage ouaté compressif, voir page 213). On doit surveiller chaque jour cette compression ; si l'ouate s'est tassé ou que la bande s'est relâchée, il faut ajouter de l'ouate par-dessus le premier appareil et ajouter une bande plus serrée.

Cet appareil est enlevé le septième jour, on pratique un bon massage du muscle triceps; si l'épanchement n'a pas entièrement disparu, si le choc rotulien est encore perceptible, on replace une nouvelle compression ouatée, pour une période de cinq à six jours ; si au contraire l'épanchement a disparu, on passe à la seconde période.

Dans la classe ouvrière il est souvent impossible d'imposer l'immobilisation au lit avec appareil compressif. Dans ces cas on peut appliquer un grand appareil plâtré circulaire allant de la racine de la cuisse jusqu'à deux travers de doigts des malléoles. Avec cet appareil maintenant la jambe en extension le malade peut marcher. On laisse le plâtre dix jours en place ; quand on le retire, l'épanchement articulaire a considérablement diminué et on peut passer à la seconde période du traitement. Cet appareil permettant la marche diffère de l'ancienne technique qui préconisait l'immobilisation dans une gouttière plâtrée pendant vingt jours.

Quand l'épanchement est extrêmement considérable on peut avoir intérêt à pratiquer d'emblée une *ponction* qui sera suivie d'une compression ouatée.

*2e période. Massage et repos relatif.* — Dans la seconde période il faut pratiquer le massage journalier et dans l'intervalle des séances on permet la marche en extension, en remplaçant la compression par une simple bande de crêpe Velpeau qui maintiendra une attelle postérieure destinée à empêcher les mouvements de flexion. Suivant les cas cette attelle postérieure pourra être constituée par une gouttière plâtrée courte, une attelle métallique de 3 doigts de largeur ou une simple feuille de carton. Le massage consistera dans les premiers jours dans un léger effleurage autour du genou, des vibrations avec l'extrémité des doigts, des frictions et des pétrissages sur les muscles de la cuisse en terminant par l'effleurage. Après la séance on remet une bande de crêpe Velpeau.

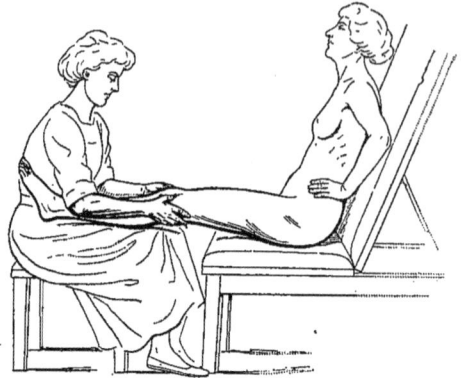

Au bout de quelques jours on passe à un massage plus énergique, c'est d'abord l'effleurage,

Fig. 375. — Massage du genou.
Frictions autour de la rotule, les pouces seuls travaillent.

des frictions autour du genou (fig. 375), puis des frictions, des pétrissages sur les muscles de la cuisse (fig. 376), on termine par l'effleurage. Ce massage a pour but : 1° de modifier l'état physiologique de la séreuse et de faciliter la résorption du liquide, 2° de renforcer la tonicité des muscles et de fortifier des ligaments.

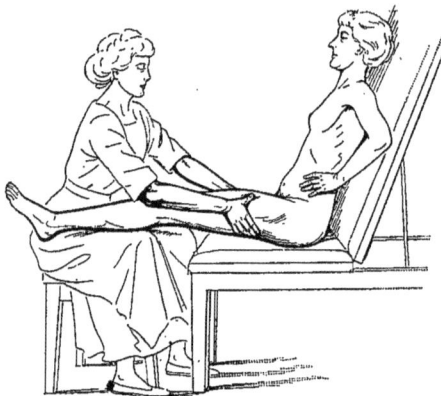

Fig. 376. — Massage de la cuisse.
Frictions au niveau des muscles de la cuisse, les deux mains travaillent d'une façon simultanée.

Chaque jour on recherche l'existence ou l'absence de liquide, on pratique des mensurations pour juger de l'état des muscles. Si on constate que le liquide ne se renouvelle pas on passe à la troisième période.

*3ᵉ période. Massage, mobilisation, rééducation de la marche.* — A cette période on complète le massage par de la mobilisation, d'abord passive, puis active.

Le gymnaste peut commencer par exemple par lever la jambe tendue du sujet jusqu'à la verticale ; après 2 ou 3 fois le malade exécute seul ce mouvement ; cet exercice doit se faire d'une façon lente et continue, la jambe restant bien tendue. Le gymnaste essaie aussi de fléchir et d'étendre passivement le genou ; il soulève le membre un peu au-dessus du plan du lit, saisit la jambe au niveau du cou-de-pied avec une main tandis que l'autre est appliquée sur le genou, avec cette prise il exécute des petits mouvements répétés de flexion et d'extension. Plus tard le sujet essaie seul de faire. quelques mouvements, de lever la jambe fléchie, de lever la jambe tendue, de faire la flexion et l'extension. C'est surtout le mouvement d'élévation de la jambe tendue qui est à recommander, on rendra l'exercice plus efficace en ajoutant une résistance à vaincre par le malade (poids léger placé sur le pied). A cette période le massage visera surtout les muscles de la cuisse. La bande de soutien sera replacée après chaque séance mais sans attelle postérieure. Peu à peu le gymnaste commence des mouvements avec résistance, les mouvements ne doivent être exécutés ni avec brusquerie ni avec trop de force. Maintenant le malade peut essàyer de se tenir debout, il s'appuie, au besoin, sur une chaise. On aide aussi le malade à marcher et, quand il peut marcher seul, il doit le faire plusieurs fois pendant la journée, en augmentant chaque jour le nombre des pas, en veillant à ne pas se surmener. Plus tard le malade exécute différents pas de marche. Le malade, les premiers jours, pourra se servir d'une canne mais la béquille doit être proscrite.

La durée du traitement d'une hydarthrose du genou est très variable. Quelquefois un peu de liquide se produit sous l'influence d'une fatigue quelconque, il faut alors laisser deux ou trois jours de repos. En général il ne faut pas faire durer la période de massage plus de quatre semaines ; mais il faut surveiller pendant longtemps le genou et empêcher que le malade ne fasse des excès de marche et de mobilisation du genou. Une rééducation musculaire bien faite et longtemps prolongée est.le meilleur moyen d'éviter ces reproductions d'épanchement que l'on voit si souvent revenir chez les malades qui ont été atteints d'une hydarthrose du genou.


## TRAITEMENT DE L'ENTORSE DU COU-DE-PIED

Pour soigner correctement une entorse tibio-tarsienne, il faut se rappeler ce qui caractérise l'entorse au point de vue anatomique et au point de vue clinique. Anatomiquement, la lésion primitive est l'arrachement du ligament péronéo-astragalien antérieur [l'entorse par déchirure du ligament latéral interne (entorse par abduction) est exceptionnelle] ; suivant que cet arrachement s'accompagne de déchirures plus ou moins importantes des tendons, gaines synoviales, muscles du voisinage, on a affaire à la variété *légère, sérieuse* ou *grave*. Il y a toujours dans le tissu cellulaire sous-cutané une diffusion de sang provenant de vaisseaux déchirés ;

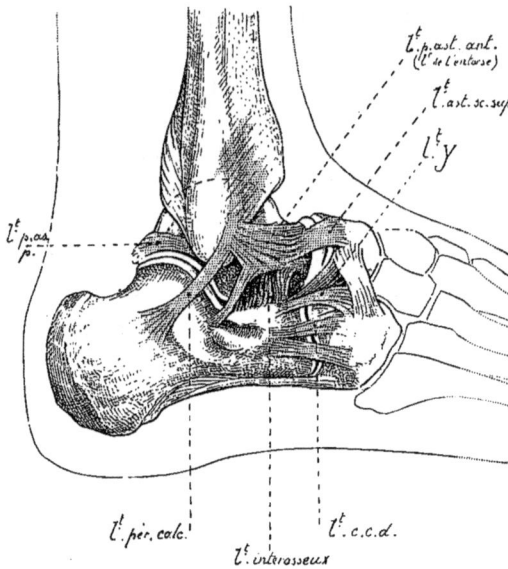

Fig. 377.

il existe des épanchements séro-sanguinolents dans l'articulation et dans les gaines synoviales voisines. Cliniquement, on se trouve en présence d'un malade qui souffre ; chez lequel la souffrance seule détermine l'impotence fonctionnelle ; chez lequel la douleur à la pression et la crainte de la douleur reproduisent et augmentent la contracture musculaire cause d'une douleur plus grande.

Ces deux ordres de considérations doivent régler la façon de procéder ; le but à atteindre est de faire résorber les exsudats lymphatiques, les épanchements hématiques ou séreux, de faire disparaître la contracture musculaire, secondairement de rendre sa souplesse à l'articulation et d'assurer la cicatrisation du ligament déchiré.

**Entorse sérieuse.** — Prenons tout d'abord comme type de notre description le traitement d'une entorse *sérieuse*.

Vous êtes appelé auprès d'un blessé dont le pied, à l'occasion d'un faux pas, a été fortement porté en dedans (entorse par adduction forcée). Le blessé a ressenti une douleur extrêmement vive au niveau du côté antéro-externe de la cheville ; il est incapable de marcher. La première précaution à prendre est de retirer avec prudence la chaussure, puis de laver soigneusement le pied lésé à l'eau chaude et au savon, lavage qui sera complété avec un peu d'alcool ou d'eau de Cologne et suivi d'un saupoudrage avec la poudre de talc ; ce lavage devra être fait d'une main légère, surtout à la partie externe qui est le siège d'une ecchymose s'étendant sur le trajet des péroniers.

Il ne faut pas immobiliser le pied blessé dans un appareil ; mais il sera très utile d'appliquer immédiatement une compression légère avec une bande de crépon Velpeau recouvrant une légère couche d'ouate ; il est bon de mettre un peu d'ouate entre chaque orteil ; la bande devra envelopper le membre depuis les orteils laissés libres jusqu'à la partie supérieure du mollet. La bande ne doit pas être *serrée*, elle doit être *tendue* pendant qu'on l'enroule autour du membre avec douceur et régularité ; une bande bien mise prévient l'œdème, et tend à chasser le sang épanché.

Dans le lit, le membre blessé sera maintenu élevé par un coussin placé de façon que l'extrémité du talon porte à faux.

Le lendemain, on devra faire enlever la bande et faire prendre un bain de pied chaud ; puis on remettra la bande.

Cette balnéation chaude sera recommencée le troisième jour.

Si on voit que l'épanchement a diminué, on commencera dès ce jour le massage, qui se bornera pour la première fois à de l'*effleurage*. Il faut commencer par placer son malade confortablement ; faites-le asseoir, prenez son pied sur votre genou, ou bien appuyez-le sur une table basse garnie d'un coussin. Dites-lui que vous ne ferez aucun mal, et prouvez-le tout de suite en respectant tout d'abord la région contuse ; pratiquez de l'effleurage léger, très doux, puis plus soutenu, des jumeaux, d'abord de la partie charnue, puis en commençant de plus en plus bas, du tendon d'Achille ; cela fait, passez à la face dorsale du pied et à la face antérieure de la jambe. A aucun moment, vous ne devez réveiller les douleurs, dussiez-vous pour cela relâcher vos doigts au moment où vous passez au niveau des ligaments déchirés. Cet effleurage sera fait avec les deux mains travaillant successivement avec assez de lenteur et une parfaite régularité. Alors, le pied, tout à fait inerte et placé à angle droit sur la jambe sera maintenu par l'une de vos mains, pendant que de l'autre main dont vous appuyez la paume sur l'extrémité des orteils, vous faites exécuter aux orteils des mouvements de flexion et d'extension ; cette manœuvre a pour but de mobiliser tous les tendons de la face dorsale du pied et par conséquent de masser profondément et indirectement le cou-de-pied. Prenez garde que votre malade ne cherche ni à vous aider ni à vous résister ; la participation du malade rendrait la manœuvre douloureuse. On termine la séance par un peu d'effleurage. Cette première séance demandera dix à quinze minutes. On remettra la bande compressive.

Si ce massage a été bien supporté, on recommencera une seconde fois dans la journée. On pourra alors dans cette seconde séance essayer de faire exécuter au niveau de l'articulation tibio-tarsienne quelques mouvements passifs de flexion, d'extension et de circumduction.

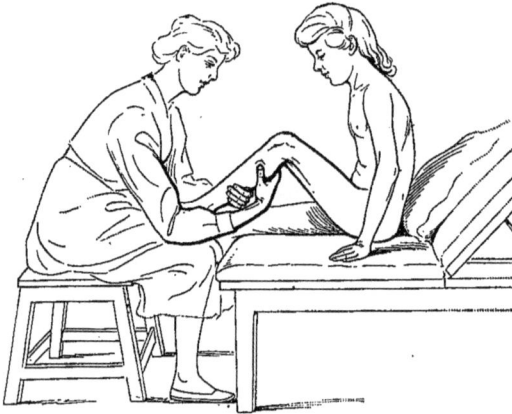

Fig. 378. — Massage de la jambe.
Frictions au niveau des muscles du mollet.

Pendant deux ou trois jours, on fera deux séances par jour ; dans l'intervalle des séances, on remettra la bande.

Naturellement, si le malade ne souffre pas, s'il supporte bien le massage, on emploiera des manœuvres progressivement plus énergiques. On fera des *frictions* longitudinales avec les deux pouces le long des tendons de la face dorsale, de la racine des orteils au quart inférieur de la jambe en commençant par l'extenseur du gros orteil ; ces frictions seront faites également au niveau des ligaments péronéo-astragaliens et tout autour de l'articulation. Insistez sur les endroits où le gonflement est considérable, tendez légèrement le tendon d'Achille en relevant quelque peu le bout du pied, et faites des frictions sur les muscles du mollet et entre le tendon d'Achille et les malléoles ; n'oubliez pas les gaines antérieures, ni celles du court péronier antérieur et des péroniers, pensez au triceps sural. Reprenez ensuite l'effleurage du tendon d'Achille et des muscles de la région postérieure ; mobilisez de plus en plus l'articulation tibio-tarsienne ; les mouvements passifs, d'abord peu étendus comme amplitude, devront être faits avec régularité jusqu'à ce qu'ils atteignent leur amplitude normale. Il faut bien veiller à ce que le blessé ne se défende pas contre les mouvements imprimés.

La mobilisation demande deux à trois minutes, le reste de la séance, quinze minutes environ ; le tout ne doit jamais passer vingt minutes.

Nous sommes maintenant au sixième jour, à partir de ce moment on peut supprimer la bande ; on laissera le pied libre d'exécuter dans le lit ces petits mouvements mi-inconscients, mi-volontaires que nous faisons souvent dans le lit ; la séance du massage n'aura lieu qu'une seule fois par jour.

Il y a intérêt à permettre un libre jeu aux muscles et aux tendons ; à chaque séance de massage on doit faire exécuter des mouvements actifs, mouvements libres et mouvements avec résistance. Si ces mouvements ne déterminent aucune douleur, on fait lever le malade, et, quand il est debout, la main appuyée sur une chaise, on lui dit de porter tout le poids du corps sur la jambe saine, de se tenir en équilibre sur cette jambe. Il lui est donc loisible, le pied lésé étant posé à plat sur le sol, de faire porter à sa volonté une plus ou moins grande partie de son poids sur ce pied. Dans cette position, par un balancement qu'il règle lui-même, il fait fonctionner son articulation tibio-tarsienne et, progressivement, il arrive à s'appuyer sur ce pied sans ressentir de douleur jusqu'au moment où il se juge assez fort pour faire quelques pas.

Quand nous sommes arrivés à ce stade, où le blessé peut se tenir debout sans souffrir, l'aspect du pied est très différent de ce qu'il était le jour de l'accident : au lieu de cette voussure bleuâtre qui recouvrait toute la partie dorsale externe du cou-de-pied, on voit que la peau a presque repris son aspect normal ; tout au plus une légère teinte jaunâtre indique-t-elle la place de l'ecchymose qui a disparu ; les saillies des malléoles ne sont plus noyées dans la tuméfaction, elles se détachent nettement ainsi que les tendons ; les doigts du masseur en repassant de bas en haut, en frictionnant, ont fait disparaître l'épanchement séro-sanguin des interstices musculaires et des gaines tendineuses. Les ligaments déchirés sont cicatrisés. Rien ne s'oppose plus à ce que le blessé fasse de petits pas, puis des marches de trois à cinq minutes, puis l'ascension et la descente de quelques marches ; presque chaque jour amène quelques progrès, jusqu'à ce que le blessé reprenne progressivement sa vie ordinaire. Le blessé devra de suite reprendre les chaussures dont il a l'habitude : il marchera avec elles beaucoup plus facilement qu'avec les pieds en simples pantoufles.

Le temps nécessaire à la guérison d'une entorse de moyenne gravité est de six à quinze jours.

*Entorse légère*. — Nous avons envisagé une entorse de moyenne gravité ; le traitement des cas légers sera beaucoup plus simple : dans ces entorses, les ligaments ont été tiraillés mais n'ont pas été rompus ; il n'y a pas d'ecchymose, pas d'épanchement sanguin. Ici, inutile d'immobiliser ; pratiquez immédiatement le massage, effleurage, friction, voire même une mobilisation prudente, et, au bout de dix, quinze minutes, le blessé, qui tout à l'heure criait et ne pouvait bouger, constate avec surprise qu'il peut se tenir debout, marcher même ; en peu d'instants il a cessé de souffrir et s'en retourne valide. Des entorses de ce genre sont le triomphe du massage. Une seule séance a permis la reprise de la marche ; quelques séances (6 à 7) suffiront pour la guérison complète.

*Entorse grave*. — Par contre, il est d'autres entorses dont la gravité est considérable, dont le pronostic est souvent plus sérieux que celui d'une fracture. La rupture des ligaments, au lieu de se faire à la partie moyenne, se produit au niveau de la surface d'implantation amenant l'ouverture d'alvéoles spongieuses qui saignent facilement parfois, c'est le faisceau péronéo-calcanéen qui arrache 1/2 centimètre ou 1 centimètre de la malléole péronière. D'autres fois la rupture du ligament latéral externe de l'articulation tibio-tarsienne s'accompagne d'arrachements des ligaments dorsaux qui unissent l'astragale au scaphoïde, le calcanéum au cuboïde. C'est l'entorse médio-tarsienne qui donne lieu à une tuméfaction localisée d'abord au niveau de l'attache du muscle pédieux. Ce sont ces entorses graves qui, mal soignées, laissent après elles de la faiblesse des muscles de la jambe, de la contracture musculaire, de la raideur articulaire ; le blessé reste maladroit de son pied : pour des causes insignifiantes, il fait des entorses légères et boite.

A ces entorses compliquées où l'ecchymose est considérable, où les infiltrations séreuses et séro-sanguines s'étendent au loin, à ces entorses extrêmement douloureuses, conviendra une immobilisation un peu plus prolongée ; c'est dans ces cas qu'il sera très utile d'employer la réfrigération sous forme de vessies de glace placées en permanence autour du cou-de-pied. Néanmoins, l'immobilisation ne devra pas durer plus de quatre à cinq jours ; elle devra être entrecoupée de manœuvres de massage. On ne permettra la marche que si l'énergie avec laquelle le blessé exécute les mouvements actifs contre résistance montre que la tonicité musculaire est suffisante pour permettre au pied de porter le poids du corps. La durée du traitement de ces entorses graves est souvent d'un mois.

\*
\* \*

En résumé, le traitement de l'entorse repose essentiellement sur le *massage* ; pour les cas graves, on lui adjoindra l'immobilité pendant quelques jours, la réfrigération, la balnéation chaude, l'application d'une bande compressive. Le massage constitue la seule thérapeutique de l'entorse légère.

## LES MANIPULATIONS SIMPLES DANS LE TRAITEMENT DU PIED BOT CONGÉNITAL

Le pied bot varus équin est, de beaucoup, la variété de pied bot congénital qu'on rencontre le plus fréquemment. Ce pied bot, pris à temps, c'est-à-dire chez le nourrisson, peut être guéri par un traitement simple à la portée de tous les médecins soigneux.

Pour bien comprendre quel doit être le traitement du pied bot varus équin congénital il faut bien comprendre l'anatomie pathologique de cette déformation.

Le pied bot varus équin congénital est caractérisé par une attitude en *équinisme* (hyperextension de tout le pied sur la jambe) compliquée d'une attitude en varus (enroulement du pied sur lui-même autour de son axe longitudinal) et cassure du pied, produite par un mouvement d'adduction que l'avant-pied exécute sur l'arrière-pied (avec les articulations scaphoïdo-astragalienne et cuboïdo-calcanéenne, comme centre).

Équinisme, varus, flexion de l'avant-pied sur l'arrière-pied, telles sont les caractéristiques du pied bot varus équin.

Comme son nom l'indique, ce pied bot est visible à la naissance. Le pied de l'enfant qui vient de naître apparaît immobilisé dans une position d'adduction forcée sur la jambe telle que la pointe du pied est tournée en dedans, tandis que son bord externe est dirigé plus ou moins en avant. L'axe de l'avant-pied forme avec l'axe de la jambe un angle plus ou moins aigu (fig. 379).

A l'adduction s'ajoute un mouvement d'enroulement du pied tel que la face plantaire du pied regarde en dedans et en arrière, la face dorsale en avant et en dehors. En même temps existe de l'équinisme : le talon est élevé ; le tendon d'Achille rétracté forme à la partie postérieure du cou-de-pied une corde plus ou moins fortement tendue.

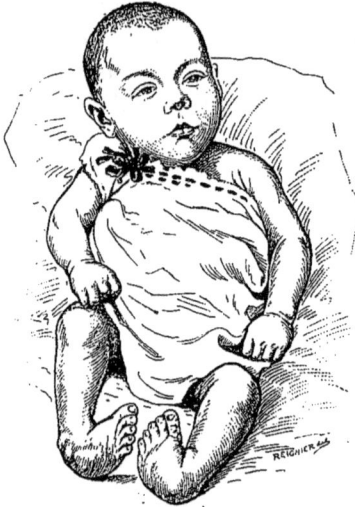

Fig. 379. — Double pied bot varus équin congénital (Charles E..., dix mois).

Tel est le pied bot du petit enfant ; le pied bot de l'enfant qui a marché et le pied bot de l'adulte surtout est beaucoup plus accusé. Sur la face dorsale externe du pied se dessinent les saillies osseuses formées par la tête de l'astragale au dos du pied et l'extrémité antérieure du calcanéum près du bord externe. La face plantaire est divisée dans le sens de la longueur par un sillon très profond résultant de l'enroulement dont nous parlerons tout à l'heure (fig. 380).

Ce pied est déformé, en outre, par des durillons, des bourses séreuses plus ou moins enflammées développées par le frottement des chaussures sur des points du pied qui ne sont pas destinés normalement à supporter le poids du corps.

Dans les cas anciens, le pied, complètement renversé, repose sur le sol par sa face dorsale ; tout mouvement de flexion du pied sur la jambe est aboli, le pied ne fonctionne plus que comme un pilon. La démarche est mal assurée, souvent douloureuse. C'est alors, surtout, que s'accusent les lésions à distance, conséquences de la difformité ; les muscles du membre inférieur sont atrophiés et on voit souvent apparaître un genu valgum, occasionné par les efforts continuels du malade pour lutter contre l'adduction du pied.

Les enfants atteints d'un double pied bot varus équin marchent en entrecroisant les pieds, qu'ils portent successivement l'un au-devant de l'autre.

Le pied bot constitue une infirmité grave.

L'anatomie pathologique du pied bot varus équin est très claire si on se rappelle sommairement la physiologie du pied.

Les mouvements du pied sur la jambe sont au nombre de quatre: l'extension, la flexion, l'adduction et l'abduction.

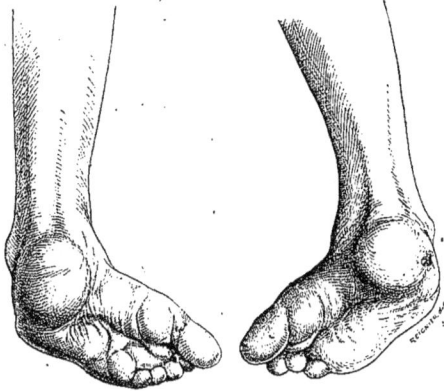

Fig. 380. — Pieds bots d'adulte vus par la face plantaire.

Des quatre mouvements simples, la flexion et l'extension seules se passent entre l'astragale et les os de la jambe, dans l'articulation tibio-tarsienne. Dans les autres mouvements, adduction et abduction, l'astragale est immobile et tout le pied pivote autour de cet os.

Le siège des mouvements d'adduction et d'abduction réside dans l'articulation astragalo-calcanéenne et dans l'articulation médio-tarsienne, composée de l'articulation du scaphoïde avec la tête de l'astragale, du cuboïde avec la grande apophyse du calcanéum, scaphoïde et cuboïde étant solidement unis.

Les trois articulations astragalo-scaphoïdienne, astragalo-calcanéenne et calcanéo-cuboïdienne, morphologiquement distinctes, sont physiologiquement solidaires et constituent une seule articulation. L'axe unique de cette articulation présente une triple obliquité ; il est oblique en bas, en arrière et en dehors. C'est autour de cet axe que s'enroulent les surfaces articulaires (fig. 381).

Supposons l'astragale fixé et tordons le pied en dedans, portons-le en varus.

Le scaphoïde glisse sur la tête astragalienne en se portant en bas, en dedans et un peu en arrière. Mais ce déplacement du scaphoïde sur l'astragale ne peut s'accomplir sans que le cuboïde auquel il est solidement fixé ne suive ; tout mouvement dans l'astragalo-scaphoïdienne a pour corollaire un mouvement de même ordre et de même sens se passant dans l'articulation calcanéo-cuboïdienne.

Lorsque l'articulation calcanéo-cuboïdienne a donné tout ce qu'elle peut donner, le scaphoïde et le cuboïde unis entraînent le calcanéum dans leur course. L'extrémité antérieure du calcanéum se porte en avant, en bas et un peu en dehors. Pendant ce temps, l'extrémité postérieure subit un déplacement en sens inverse ; le calcanéum tangue, vire et roule, pour employer l'expression pittoresque de Farabeuf.

En somme, dans l'adduction, le bord externe du pied tend à se porter sur le bord interne, à enrouler le pied comme on enroule une feuille de papier pour en faire un cornet (fig. 381).

Hippocrate définissait le pied bot varus équin congénital : subluxation congénitale de l'articulation médio-tarsienne.

Donc :

Premier fait à retenir : le pied bot congénital est une *subluxation de l'articulation médio-tarsienne* ;

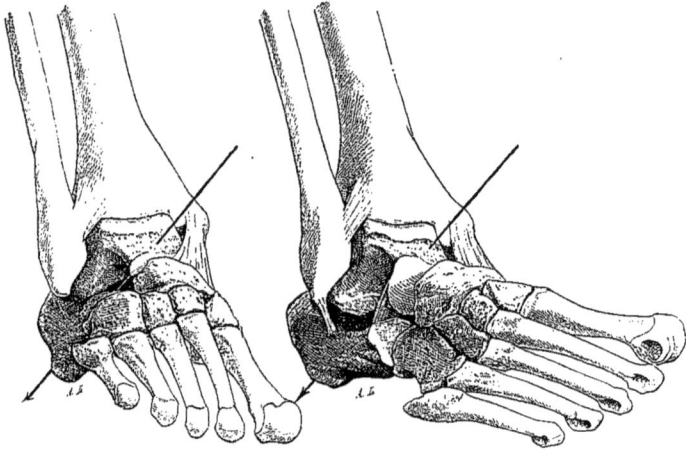

Fig. 381. — Axe des articulations sous-astragalienne, astragalo-scaphoïdienne et calcanéo-cuboïdienne, d'après Henke. Cet axe se dirige en bas, en arrière et un peu en dehors.

Deuxième fait à retenir, car il est d'une importance capitale en toute chirurgie orthopédique : *tout ligament relâché se rétracte, tout ligament distendu se laisse distendre davantage.*

Au début, à la naissance, le pied, étant en position d'extension et d'adduction, laisse les parties molles, tendons et ligaments du côté interne, dans le relâchement ; par conséquent ces parties se rétractent. L'interligne médio-tarsien est ouvert du côté dorsal externe, il est extrêmement serré du côté plantaire interne. Du côté interne, par conséquent, les ligaments tendront à se rétracter de plus en plus, de ce côté interne la croissance des cartilages est ralentie par la pression réciproque. Du côté externe, les tendons et les ligaments sont distendus ; ils se laisseront donc distendre davantage ; de ce même côté, le cartilage et les os, libres de toute pression, croissent et prolifèrent : Le scaphoïde et le cuboïde, dès la naissance subluxés, subissent une luxation progressive ; ils se transportent en dedans et se créent une néarthrose définitive.

Il s'établit dans cette articulation un changement très important des rapports articulaires. Le changement est surtout remarquable dans le scaphoïde ; le grand diamètre de cet os, de transversal qu'il est normalement, est devenu antéro-postérieur ; sa facette articulaire concave est tournée en dehors ; celle qui porte les os cunéiformes est en dedans. La plus grande partie de la tête astragalienne est ainsi mise à nu sous les parties molles. Le cuboïde suit ce mouvement, il abandonne presque entièrement la facette du calcanéum pour se porter en bas et en dedans (fig. 383, 384).

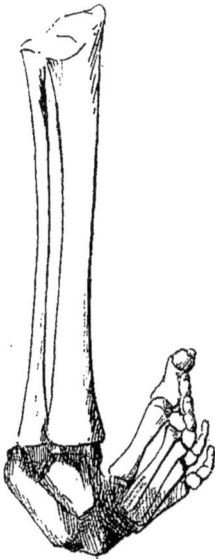

Fig. 382. — Pied bot d'enfant à la naissance. La déformation est très prononcée (Musée Dupuytren, n° 548 B [M. Guersant]).

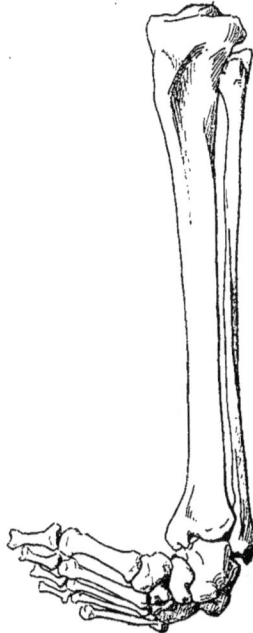

Fig. 383. — Squelette d'un pied bot varus très prononcé, l'individu marchait sur le dos du pied, il existait une torsion considérable du tibia sur son axe longitudinal (Musée Dupuytren, n° 544 [M. Broca]).

On arrive alors à ces déformations énormes, qui caractérisent le pied bot de l'adulte.

Dans l'articulation tibio-tarsienne, il s'est produit également une subluxation. Du fait de l'équinisme, l'articulation tibio-tarsienne s'étend : la partie antérieure de l'astragale sort de la mortaise ; au-devant de cette mortaise, elle se développe à la fois, en hauteur et en largeur, pour former une barre transversale ; le tibia repose alors en arrière sur la face postérieure de l'astragale, le talon ne porte plus sur le sol, le pied se tourne sens dessus dessous, c'est la face dorsale du pied qui repose sur le sol.

Dans ce degré extrême du pied bot, l'astragale est complètement déformée. La facette de la tête de l'astragale destinée au scaphoïde est alors entièrement située au côté interne du col. La partie externe de la tête astragalienne, abandonnée par le scaphoïde, devient une sorte de tubérosité saillante et raboteuse.

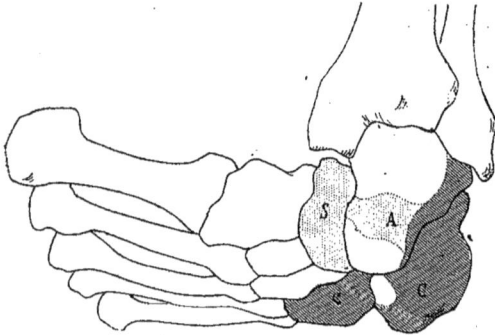

Fig. 384. — Pied bot gauche.
Schéma de la situation respective des os du tarse.

Le calcanéum, quoi- que moins déformé que l'astragale, pré- sente cependant des déformations mani- festes, il se *courbe* dans le sens de la courbure du pied. La facette cuboïdienne est en partie convertie en tubérosité rugueuse, comme la tête de l'as- tragale. Le calcanéum peut parfois s'arti- culer en dedans par sa petite apophyse avec la malléole interne.

Du côté interne les ligaments articulaires, les muscles de la plante du pied, l'aponévrose plantaire se rétractent secondairement par le seul fait du rapprochement de leurs attaches. Les tendons du jambier antérieur et du jambier postérieur sont également rétractés à la fois par le fait de la contracture musculaire et par le fait de la rétraction proprement dite. Le tendon d'Achille est également rétracté.

Du côté externe, les muscles sont distendus. Parfois ils réagissent comme des ressorts par leur tonicité, contre la distension qu'ils éprouvent. C'est ainsi que les orteils peuvent être entraînés par leur longs extenseurs distendus et se replier en forme d'S.

Nous venons de le dire, l'équin est le fait de l'articulation tibio-tar- sienne, le varus est le fait des articulations médio-tarsiennes. Quels seront donc les obstacles à la réduction ?

A la naissance : la croissance du pied n'étant qu'à peine commencée, les sections, les ruptures ligamentaires permettent le redressement du pied. Si, à ces élongations des parties rétractées, on joint l'emploi d'un appareil qui maintient le redressement du pied, les ligaments et ten- dons qui auront été allongés et que par des manipulations on rend à leur longueur normale, peuvent reprendre leur tension habituelle. D'autre part, ce redressement produit sur le squelette un double effet rectificateur, en entravant l'ossification sur la face dorsale externe et la favorisant sur la face plantaire interne.

Mais, si on abandonne ce pied à lui-même, si on laisse l'enfant grandir et marcher, on voit bientôt les lésions s'accuser et devenir incurables par les simples tractions manuelles.

Connaissant l'anatomie pathologique du pied bot, nous pouvons aborder facilement le traitement.

**Traitement du pied bot à la naissance.** — Premier point : le traitement du pied bot congénital doit commencer le jour de la naissance.

Chez le nouveau-né les os sont peu déformés, encore cartilagineux et, par suite, plus malléables. Ils ne sont que subluxés légèrement ; les articulations, à l'inverse de ce que l'on voit dans le pied bot ancien sont faciles à mobiliser. Les muscles, les tendons, les ligaments, les aponévroses ne sont encore ni épaissis, ni rétractés et cèdent aux efforts de redressement.

Suivez le conseil de Sayre : dès que vous aurez délivré la parturiente, qu'elle sera bien installée dans son lit, ne sortez pas de la chambre sans avoir commencé le traitement du pied bot de l'enfant qui vient de naître. Une semaine, un mois de retard, diminuent d'autant les chances de guérison.

Toutes les fois que vous visiterez votre accouchée, vous vous occuperez de redresser le pied bot et vous enseignerez à la mère, à la nourrice, des manœuvres de redressement qui seront renouvelées toutes les fois qu'on démaillotera l'enfant, de façon à entretenir tout au moins le bénéfice des manœuvres de l'opérateur, qui seront répétées deux ou trois fois par semaine. Dans un cas de pied bot congénital, traité dès la naissance on peut parfaitement espérer qu'au moment où l'enfant commencera à marcher, le pied aura déjà à peu près repris sa forme normale, la marche contribuera alors à son amélioration, tandis que sur un pied laissé en position vicieuse, la marche aggrave la difformité.

Dans les premiers mois après la naissance, l'activité formatrice des os du pied est très grande, et vite on voit augmenter la résistance des obstacles tendineux, aponévrotiques, osseux surtout. Dès que l'enfant commence à marcher, le poids du corps devient le principal facteur d'aggravation. Aussi, a-t-on raison de diviser les pieds bots en deux catégories : avant la marche et après la marche.

La main du chirurgien est le meilleur instrument pour la réduction du pied bot ; c'est un instrument puissant, malléable et doux, qui épouse les formes, et qui peut toujours proportionner sa force au degré de résistance.

Le but à obtenir est de porter le pied dans le sens opposé à celui de la difformité et de le placer dans l'attitude qu'il devrait occuper normalement.

Voici comment il faut procéder : supposons qu'il s'agisse d'un pied bot varus équin gauche. On prend le pied de l'enfant, on pratique un massage léger. On doit combattre successivement *le varus* et *l'équinisme*. Le chirurgien saisit de sa main droite l'extrémité inférieure de la jambe, de telle sorte que la partie

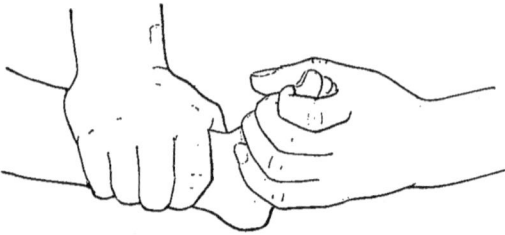

Fig. 385. — Manipulations simples. Redressement du varus.

inférieure soit bien maintenue au niveau des malléoles. De sa main gauche, dont la paume embrasse la région plantaire, et les doigts recourbés embrassent le bord interne, l'opérateur saisit l'avant-pied. Le pouce répond à la face dorsale. Les mains étant ainsi placées, le chirurgien combine un mouvement dans lequel la main gauche fait exécuter à l'avant-pied une rotation en dehors et en haut. Le pouce de la main droite appuie sur la tête de l'estragale, pour la repousser en dedans.

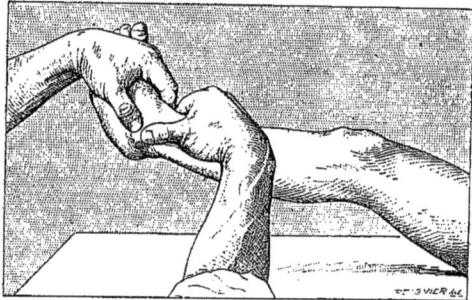

Fig. 386. — Redressement du pied bot par manœuvres modelantes. Correction de la flexion de l'avant-pied sur l'arrière-pied.

Par cette manœuvre, les tendons, les ligaments, les aponévroses qui sont rétractés à la partie interne du pied, se distendent et s'allongent (fig. 385).

Une manipulation analogue consiste à saisir d'une main l'avant-pied, de l'autre main l'arrière-pied, et à repousser avec les pouces la saillie de l'estragale pendant qu'on cherche à ramener en dehors la pointe du pied (fig. 386).

Pour combattre l'équinisme, la main droite doit maintenir solidement l'articulation tibio-tarsienne, tandis que la main gauche,
appuyant de la paume
contre la face plantaire
du pied, imprime à ce-
lui-ci des mouvements
étendus de flexion et
d'extension dans l'arti_
culation tibio-tarsien-
ne, tout en s'efforçant
de lui faire exécuter en
même temps un mou-
vement de rotation de
dedans en dehors (fig.
387).

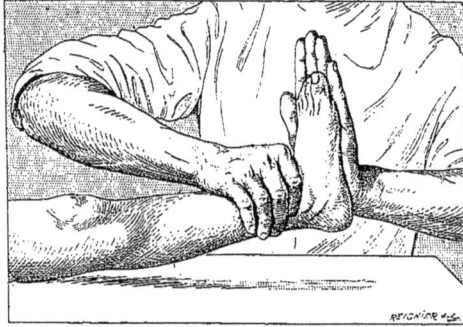

Fig. 387. — Redressement du pied bot par manœuvres
modelantes. Correction de l'équinisme.

Entre les séances on maintient le pied avec une bande roulée
dans le sens voulu, pour porter le pied en valgus. Quand cette
méthode est bien exactement suivie, les résultats que l'on obtient
sont parfaits, et les pieds bots peu accentués sont au bout de
quelques mois complètement redressés.

Quand les pieds bots sont très accentués, il est exceptionnel
d'obtenir par ces moyens simples un résultat absolument parfait ; il faudra, pour faire disparaître tout équinisme, avoir recours
à la section du tendon d'Achille et mettre le pied pendant quelques semaines dans un appareil plâtré, mais pour cela il est
nécessaire d'attendre que l'enfant soit propre. On doit attendre
jusqu'à ce que l'enfant ait 1 an ou 18 mois.

ENFANT DE DEUX ANS. — Quand on est appelé pour un enfant de
deux ans, les manœuvres simples sont insuffisantes, on pratiquera ce que Lorenz a dénommé le *redressement modelant*.

Plus tard on aura recours à l'emploi de *leviers* ou *d'ostéoclas-
tes*, au *modelage par évidement*; plus tard enfin aux opérations
plus actives entre autres à la *tarsectomie cunéiforme externe de
Farabeuf*.

# INDEX BILIOGRAPHIQUE

Agents physiques usuels, par les Drs A. Martinet, A. Mougeot. P. Desfosses, L. Durey, Ch. Ducroquet, L. Delherm, H. Dominici. Paris, 1909. Masson et Cie, éditeurs.

Anselme (J.). — Contribution à l'étude des pansements absorbants (Du sphagnum ou feutre végétal). Thèse, Montpellier, 1885, n° 58.

Auché et Chavannaz. — Nouvelles recherches sur les infections péritéonales bénignes d'origine opératoire. Comptes rendus de la Société de Biologie. Paris, 1899, 17 mars, n° 9, p. 204.

Bailly. — Sur un nouveau procédé de réfrigération locale par le chlorure de méthyle. Bulletin de l'Académie de Médecine. Paris, 1898, 31 janvier, p. 139.

Baudouin (M.). — Un nouveau mode d'anesthésie, de la chloroformisation à doses faibles et continues. Gazette des Hôpitaux, 1890, nos 65 et 68.

Bayeux (R.). — La diphtérie depuis Arétée le Cappadocien jusqu'en 1894 avec les résultats statistiques de la sérumthérapie sur 230 000 cas. Paris, 1899.

Beal-Raymond. — Le retournement de la paupière supérieure. La Presse Médicale, 1906, 11 avril, n° 29, p. 226.

Benoit-Bazille. — Sur l'anatomie des sangsues. La Presse Médicale. 1911, 24 juin.

Blanche. — Cathétérisme œsophagien chez les aliénés. Thèse, Paris, 1848.

Boye, voir Émile Weill et Boye.

Boureau. — Les anesthésies générales

de longue durée au chlorure d'éthyle. La Presse Médicale, 1910, 4 juin, n° 45, p. 494.

Brinon (H. de). — Recherches sur l'anesthésie chirurgicale obtenue par l'action combinée de la morphine et du chloroforme. Thèse, Paris, 1878.

Brissaud, Pinard, Reclus, P.M.C. — Nouvelle pratique médico-chirurgicale illustrée. Paris, 1911. Masson et Cie, éditeurs.

Brocq (L.). — Traitement des dermatoses par la petite chirurgie et les agents physiques. Paris, 1898.

Brun (F.). — Des accidents imputables aux antiseptiques. Thèse d'agrégation, Paris, 1886.

Bujwid. — Sur les bactéries trouvées dans la grêle. Annales de l'Institut Pasteur, 1887, n° 12.

Cabanesco. — Contribution à l'étude de l'auto-purification microbienne du vagin. Expériences sur les animaux. Annales de l'Institut Pasteur, 1901, 25 novembre, p. 841.

Calmette. — Les Venins. Les Animaux venimeux et la Sérothérapie antivenimeuse. Paris, 1907. Masson, éditeur.

Camus (L.). — Appareil pour anesthésie générale de courte durée par le chlorure d'éthyle et les corps analogues. Bulletin de l'Académie de Médecine, 1906, 8 mai, t. IV, 3e série, p. 542-545.

Cerné (A.). — De la fabrication des cathéters souples. La Presse Médicale, 1899, 26 juillet, n° 59, p. 44.

Chaillou (A.). — La sérumthérapie et

le tubage du larynx dans les croups diphtériques. Paris, 1895.

CHAPUT (H.). Technique de l'anesthésie lombaire à la novocaïne. *Journal de Chirurgie*, t. IX, n° 2, août 1912, p. 134.

CHOQUET (E.). — De l'emploi du chloral comme agent d'anesthésie chirurgicale. *Thèse*, Paris, 1880.

COMBEMALE. — Consultations médico-chirurgicales, 1 vol. in-8. Paris, 1904. O. Doin, éditeur.

DASTRE (A.). — Cocaïne in Ch. Richet. *Dictionnaire de Physiologie*. Paris, 1900, t. IV.

DAYTON (H.). — Accidents and deaths from exploratory puncture of the pleura. *New-York Academy of Medicine*, section medicine, 17 octobre 1911, analysée par Gouget. *In Presse Médicale*, 1912, n° 41, 18 mai, p. 437.

B. — Traitement de la phtiriase et de l'impetigo du cuir chevelu chez l'enfant. *La Presse Médicale*, 1913, 6 août, n° 64, p. 648.

DEBOVE. — Du traitement de la névralgie sciatique par la congélation. *Bulletin et mémoires de la Société médicale des hôpitaux*. Paris, 1884, 8 août, p. 315.

DEROCQUE. — Le chlorure d'éthyle, anesthésique générale. *La Revue Médicale de Normandie*, 1902, 25 février, n° 4, p. 63.

DESFOSSES et LAGANE. — Prophylaxie des maladies contagieuses. Désinfection. *La Presse Médicale*, 1910, 12 février, n° 13, p. 105.

DESFOSSES et MARTINET. — La cautérisation ignée. *La Presse Médicale*, 1907, 9 février, n° 12, p. 92.

DESFOSSES. — La stérilisation des objets des pansements. *La Presse Médicale*, 1912, 11 septembre, n° 74, p. 753, d'après Grimbert *Journal de Pharmacie et de Chimie*, 1912, 1er juillet.

DIEULAFOY (G.). — Manuel de pathologie interne, 10e édition, 1897, t. I, p. 426.

DUBOIS (R.). — Anesthésie physiologique et ses applications. Paris, 1894.

DUCLAUX. — Traité de Microbiologie. Paris, 1898.

DUCLERT et KIENNER. — Sur le mode de formation et de guérison des abcès. *Archives de Médecine expérimentale et d'anatomie pathologique*, 1893, t. V, p. 705.

DUCROQUET. — Traité de thérapeutique orthopédique. Les tuberculoses osseuses : technique et principe des appareils. Paris, 1907. Jules Rousset, éditeur.

DUJARIER. — Voir TUFFIER et DUJARIER.

DUPUYTREN. — Les leçons orales de clinique chirurgicale. Paris, 1832, t. I, p. 226.

DUREY (L.). — L'air chaud en thérapeutique. *La Presse Médicale*, 1908, 15 février, n° 14, p. 112.

FAUCHER (H.). — Du lavage de l'estomac. Procédés opératoires. Indications. Résultats. Paris, 1881.

GALIPE (V.) — Note sur une nouvelle application du chlorure de méthyle liquéfié, comme anesthésique local. *Comptes rendus hebdomadaires des séances et mémoires de la Société de Biologie*, 1888, 4 février, p. 115.

GUIBÉ. — L'antisepsie de la peau par la teinture d'iode. *La Presse Médicale*, 1909, 26 mai, n° 42, p. 379.

GUYON (F.). — Leçons cliniques sur les maladies des voies urinaires. Paris, 1885.

HARTENBERG (P.). — La strychnine à doses intensives. Méthode et indications. *La Presse Médicale*, 1913, 25 janvier.

HALLÉ (J.). — Recherches sur la bactériologie du canal génital de la femme (état normal et pathologique). *Thèse*, Paris, 1898.

JAYLE (F.). — De la septicémie péritonéale post-opératoire. *Thèse*, Paris, 1895.

JUVARA. — De la suture intra-dermique. *Presse Médicale*, 1900, 3 octobre, n° 82, p. 240.

KENDIRDJY (L.). — Novocaïne, état actuel de l'anesthésie locale. *Journal de Médecine et de Chirurgie pratiques*, 1912, 10 juin.

LABORDE (J.-V.). — Les tractions rythmées de la langue. Moyen rationnel et le plus puissant de ranimer la fonction respiratoire et la vie. Paris, 1897, 11e édition, p. 181.

LAGANE. — Voir DESFOSSES et LAGANE.

LAMBERT (P.). — Étude sur un nouveau procédé de chloroformisation par les solutions titrées. *Thèse*, Paris, 1884.

LANDOUZY (L.). — Les Sérothérapies. Paris, 1898.

LAURENS (G.). — Extraction des bouchons cérumineux du conduit auditif. *La Presse Médicale*, 1896, 19 février, n° 15, p. 90.

LEGRAND. — L'anesthésie locale en chirurgie générale. *Thèse*, Paris, 1899.

LEJARS (F.). — Chirurgie d'urgence. Paris, 1901.

LEMAITRE (F.). — Du chlorure d'éthyle comme anesthésique général dans la pratique chirurgicale journalière. *La Presse Médicale*, 1908, 6 juin, n° 46, p. 363.

LERMOYEZ (M.). — Extraction des corps étrangers du conduit auditif. *La Presse Médicale*, 1900, 10 novembre, n° 93, p. 328.

LERMOYEZ (M.). — Traitement de l'épistaxis. *La Presse Médicale*, 1894, 8 décembre, n° 49, p. 331.

LETULLE (M.). — L'inflammation. Paris, 1893.

LYON (Gaston). — Traité élémentaire de clinique thérapeutique. Paris, 1905. Masson et Cie, éditeurs.

LUCAS-CHAMPIONNIÈRE. — Valeur antiseptique de l'eau oxygénée. Son emploi dans les cas de chirurgie septique. Emploi pour la désinfection du champ opératoire surtout en gynécologie. Son emploi en obstétrique. Son emploi dans la chirurgie qui n'a été précédée d'aucun accident septique. *Journal de Médecine et de Chirurgie pratiques*, 1898, 25 décembre, p. 929.

LUCKES (Miss Eva). — Manuel de la garde-malade. Soins généraux à donner aux malades. Traduit sur la troisième édition anglaise par Me J.-H. Caruchet et le Dr Félix Regnault: Paris, Vigot frères, éditeurs, 1904.

MAGON (L.). — De la torsion des artères. *Thèse*, Paris, 1875, n° 218.

MALGAIGNE (J.-F.). — Manuel de Médecine opératoire, neuvième édition, par Léon le Fort. Paris, 1888.

MALHERBE. — Nouveau procédé pour l'anesthésie générale par le chlorure d'éthyle. *Le Bulletin Médical*, 1901, 26 octobre, n° 75, p. 912.

MANQUAT. — Traité élémentaire de thérapeutique de matière médicale et de pharmacologie. Paris. Baillière et fils éditeurs.

MAUTÉ. — Voir TUFFIER et MAUTÉ.

MINET (J.) et LAVOIX (F.). — La mort, suite de ponction lombaire. *L'Écho Médical du Nord*, 25 avril 1909, n° 17, p. 193-201.

MICHAUX. — Sur un nouveau procédé de suture cutanée, par agrafe métallique. *Bulletins et Mémoires de la Société de Chirurgie de Paris*, 1900, mai, p. 561.

MOREUW. — De l'alimentation forcée des aliénés. *Thèse*, Paris, 1880.

NOGUCHI (Hideyo). — Études culturales sur le virus de la rage. *La Presse Médicale*, 1913, 6 septembre, n° 73, p. 729.

PERDRIX. — Les vaccinations antirabiques à l'Institut Pasteur. Résultats statistiques. Paris et Sceaux, 1890.

PERREGAUX. — Étude sur 249 cas de diphtérie traités par le sérum antidiphtérique à l'hôpital Trousseau, octobre-novembre 1894. *Thèse*, Paris, 1895.

PERRIN (Maurice). — La mort des ascitiques après la paracentèse. *La Presse Médicale*, 1908, 23 septembre, n° 77, p. 609.

PHILIPPE (H.). — Les premiers soins et secours d'urgence aux victimes d'accidents, de malaises subits ou d'empoisonnements. Paris, 1908. Maloine, éditeur.

PICART (P.). — Étude pratique de l'extension continue et de ses résultats. *Thèse*, Paris, 1901.

P. M. C., voir BRISSAUD.

PRÉOBAJENSKY (M.-J.). — Les bases physiques du traitement antiparasitaire des plaies. *Annales de l'Institut Pasteur*, 1897, 25 septembre, n° 9, p. 699.

Quénu. — De l'asepsie opératoire. Statistique de deux ans au pavillon Pasteur à l'hôpital Cochin. *Bulletins et Mémoires de la Société de Chirurgie de Paris*, 1899, 28 mars, n° 12, p. 307.

Renault (Jules). — Technique des injections intra-veineuses. *Archives générales de Médecine*, 1903, 5 mai, 80e année, n° 18, p. 1118.

Repin. — Un procédé sûr de stérilisation du catgut. *Annales de l'Institut Pasteur*, 1894, mars n° 3, p. 170.

Rigal (A.). — Séméiotique du Pouls. *Nouveau Dictionnaire de Médecine et Chirurgie pratiques*. Paris, 1889.

Roux (E.), Martin (L.) et Chaillou (A.). — Trois cents cas de diphtérie traités par le sérum antidiphtérique. *Annales de l'Institut Pasteur*, 1894, septembre, n° 9, p. 640.

Roux (J.). — Étude sur l'embrasement des vapeurs d'éther et sur les dangers de l'anesthésie par cet agent. *Thèse*, Lyon, 1879.

Schimmelbusch (G.). — L'asepsie en chirurgie, Traduction de Debersaques. Gand et Paris, 1893.

Scultet (Jean) ou Scultetes. — Arcenal de chirurgie. Mis en françois par messire François Deboze à Lyon, chez Antoine Cellier, 1675, n° 5 283 du catalogue de la Bibliothèque de la Faculté de Médecine de Paris.

Sicard (A.). — Le liquide céphalorachidien. Masson et Cie, éditeurs, Paris, 1902.

Strauss et Dubarry. — Recherches sur la durée de la vie des microbes pathogènes dans l'eau. *Archives de Médecine expérimentale et d'anatomie pathologique*. Paris, 1889, t. I, p. 5.

Terson (A.). — Chirurgie oculaire, Paris, 1901. J. B. Baillière.

Tillaux (P.). — De la torsion des artères. *Bulletin et Mémoires de la Société de Chirurgie de Paris*, 1876, t. II, p. 231.

Tillaux (P.). — Traité de chirurgie clinique. Paris, 1900, 5e édition, t. II, p. 771.

Thiriar. — De l'emploi de l'oxygène en chirurgie (Eau oxygénée et gaz oxygène). *Bulletin de l'Académie de médecine de Bruxelles*, 1899, t. XIII.

Troisfontaines (P.). — La strychnine. Doses, modes d'emploi. *La Presse Médicale*, 1913, n° 28, p. 252.

Tuffier (Th.) et Rouville (G. de). — Soins anté et post-opératoires en chirurgie abdominale. *Rapport au 22 Congrès français de Chirurgie*. Paris, 1909.

Tuffier et Dujarier. — Des injections intra-veineuses de solutions physiologiques. *Gazette hebdomadaire de Médecine et de Chirurgie*, 1896, 22 novembre, p. 1119.

Tuffier et Mauté. — La mort tardive par le chloroforme. *Presse Médicale*, 1906, 16 mai, p. 309.

Veillon et Zuber. — Recherches sur quelques microbes strictement anaérobies et leur rôle en pathologie. *Archives de Médecine expérimentale et d'anatomie pathologique*, 1898, n° 4, p. 517.

Verneuil (A.). — De la forcipressure (Mémoire lu à la Société de chirurgie). *Bulletins et Mémoires de la Société de Chirurgie de Paris*, 1875, p. 17, 108, 273, 522, 646.

Vidal. — Nouvelles applications des serres-fines. *Bulletin de la Société de Chirurgie de Paris*, 1849, p. 467.

Villette (J.-M.). — Comment utiliser la faradisation dans les syncopes chloroformiques. *La Presse Médicale*, 1905, 13 septembre, n° 73, p. 581.

Weill et Barjon (F.). — Épidémie de vulvite blennorrhagique, observée à la clinique des enfants (contagion par le thermomètre). *Archives de Médecine expérimentale et d'anatomie pathologique*, 1895, p. 418.

Weill (Emile) et Boye. — Recherches physiologiques sur les applications de sangsues en clinique humaine. *Semaine médicale*, n° 36, 8 septembre 1909.

Wickham (H.). — Le bandage anglais. Paris, 1900. Octave Doin, éditeur.

# INDEX ALPHABÉTIQUE

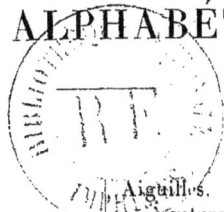

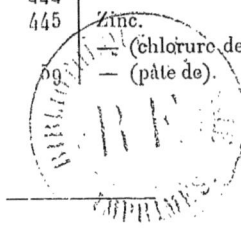

CHARTRES. — IMPRIMERIE DURAND, RUE FULBERT.

# MASSON ET C^{IE}, EDITEURS

## LIBRAIRES DE L'ACADÉMIE DE MÉDECINE

### 120, BOULEVARD SAINT-GERMAIN, PARIS

N° 766          Avril 1914.

**RÉCENTES PUBLICATIONS MÉDICALES**

# Nouvelle Pratique Médico Chirurgicale illustrée

DIRECTEURS :

## E. BRISSAUD, A. PINARD, P. RECLUS

Secrétaire Général : **Henry MEIGE**

CHIRURGIE — OBSTÉTRIQUE — THÉRAPEUTIQUE — DERMATOLOGIE — PSYCHIATRIE — OCULISTIQUE — OTO-RHINO-LARYNGOLOGIE — ODONTOLOGIE — MÉDECINE MILITAIRE — MÉDECINE LÉGALE — ACCIDENTS DU TRAVAIL — BACTÉRIOLOGIE — HYGIÈNE — MÉDICATIONS — RÉGIMES — FORMULAIRE, ETC.

### *Vient de paraître :*

# Premier Supplément (Année 1911-1912)

Publié par **A. COUVELAIRE, Ch. LENORMAND, Henry MEIGE.**

1 volume grand in-8° de 1888 pages, avec nombreuses figures

*Relié maroquin rouge, tête dorée, dos plat, fers spéciaux. Prix.* **30** fr.

Le même, relié en deux volumes : **35** fr.

**L'Ouvrage complet :** *avec le Supplément*, grand in-8°, reliés
    **9 volumes**    maroquin rouge, tête dorée, dos plat, fers
                         spéciaux, comprenant un ensemble des
9870 pages, 2400 figures et 75 planches hors texte . . . . **206** fr.

*Avec le Supplément relié en 2 volumes.* **211** fr.

*La librairie envoie gratuitement et franco de port les catalogues suivants à toutes les personnes qui en font la demande : —*Catalogue général avec table générale analytique.— Catalogue des ouvrages d'enseignement.
*Les livres de plus de* **5** *francs sont expédiés franco au prix du Catalogue.*
*Les volumes de 5 francs et au-dessous sont augmentés de 10 o/o pour le port.*
**Toute commande doit être accompagnée de son montant.**

===== MASSON ET C⁰, ÉDITEURS =====

## COLLECTION DE PRÉCIS MÉDICAUX

(VOLUMES IN-8°, CARTONNÉS TOILE ANGLAISE SOUPLE)

**Hygiène,** par J. COURMONT, professeur à la Faculté de Lyon, avec la collaboration de Ch. LESIEUR et A ROCHAIX. (802 pages. 227 figures en noir et en couleurs) . . . . . . . . **12** fr.

## Déontologie et Médecine professionnelle,

par Et. MARTIN, professeur à la Faculté de Lyon . . (*Sous presse*)

## Introduction à l'étude de la Médecine,

par G.-H. ROGER, professeur à la Faculté de Paris. 5ᵉ *édition*. **10** fr.

**Anatomie et Dissection,** par H. ROUVIÈRE, chef des travaux anatomiques et professeur agrégé à la Faculté de Médecine de Paris. — TOME I. — **Tête, Cou, Membre supérieur.** (*197 fig., presque toutes en couleurs*). . . . . . . . . . . . . . . . . . . . . . . . . . . . . **12** fr.
TOME II (*et dernier*): **Thorax, Abdomen, Bassin, Membre inférieur** (259 *figures*) . . . . . . . . . . . . . . . . . . . . . **12** fr.

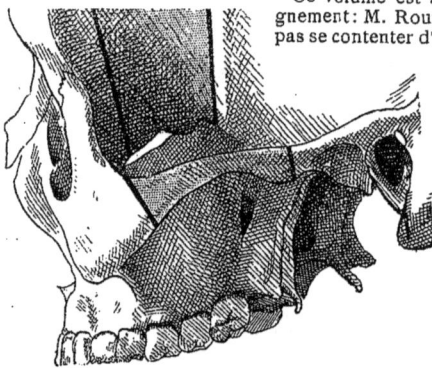

Ce volume est avant tout un livre d'enseignement: M. Rouvière a pensé qu'il ne fallait pas se contenter d'indiquer à l'étudiant, par une énumération forcément aride, ce qu'il va rencontrer, mais qu'il était nécessaire de l'avertir au préalable des principaux détails d'ordre systématique concernant le segment considéré, et de les lui montrer clairement par des figures. De cette manière, l'élève prendra d'abord une connaissance de la région, puis pourra entreprendre la dissection en suivant les indications du paragraphe de technique.

Fig. 112. — Section de la paroi externe de l'orbite.

**Dissection,** par le professeur P. POIRIER et A. BAUMGARTNER, ancien prosecteur, 2ᵉ *édition* (*241 figures*) . **8** fr.

**Physique biologique,** par G. WEISS, prof. à la Faculté de Paris. 3ᵉ *édition* (575 *figures*). **7** fr.

## COLLECTION DE PRÉCIS MÉDICAUX *(Suite)*

**Anatomie Pathologique,** par **M. LETULLE**, professeur à la Faculté de Paris, et **L. NATTAN-LARRIER**, ancien chef de Laboratoire à la Faculté.

TOME I. *Histologie pathologique générale ; Anatomie pathologique spéciale (App. circulatoire, respir.; Plèvre; Médiastin)*, 248 fig. **16** fr.

TOME II (et dernier)
*en préparation*.

Les auteurs ont rejeté les notions schématiques et les théories pour donner une description exacte des lésions. C'est donc, au sens propre du mot, un *Précis*. Leur ouvrage est brillamment illustré : ses 248 figures sont *toutes* originales.

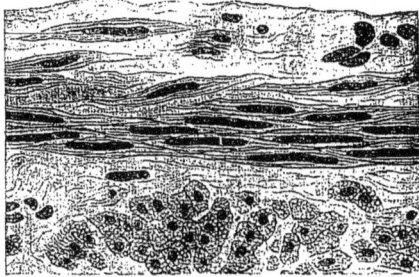

Fig. 29. — Muscles lisses dans un leiomyome utérin.

**Physiologie,** par **Maurice ARTHUS**, professeur à l'Université de Lausanne. 4ᵉ *édition* (320 fig.) . . . . **12** fr.

**Chimie physiologique,** par **M. ARTHUS**. 7ᵉ *édit* (130 fig., 5 planches en couleurs). **7** fr.

**Examens de Laboratoire** *employés en clinique,* par **L. BARD**, professeur à l'Université de Genève, avec la collaboration de MM. **G. MALLET** et **H. HUMBERT**. 2ᵉ *édition* (*162 figures en noir et en couleurs*). **10** fr.

**Parasitologie,** par **E. BRUMPT**, professeur agrégé à la Faculté de Paris. 2ᵉ *édition entièrement remaniée et complétée* ( 1011 pages, 698 figures, dont 251 orginales et 4 planches hors texte en couleurs).

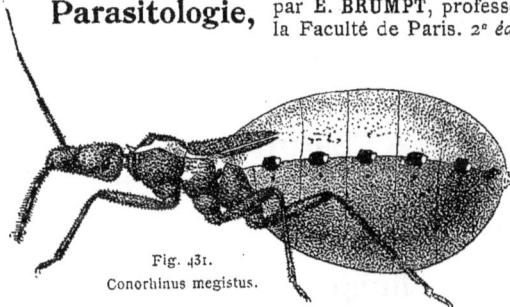

Fig. 431.
Conorhinus megistus.

**14** fr.

MASSON ET Cⁱᵉ, ÉDITEURS

# COLLECTION DE PRÉCIS MÉDICAUX *(Suite)*

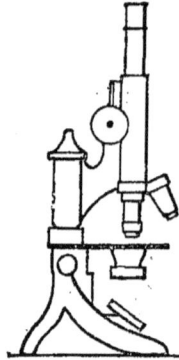

**Microscopie** *Technique, Expérimentation, Diagnostic,*
par M. LANGERON, préparateur à la Faculté de Médecine de Paris, chef des travaux de parasitologie à l'Institut de Médecine Coloniale ; Préface du professeur R. Blanchard.
1 vol., 751 pages (270 *figures*) . . . . . **10** fr.

Ce nouvel ouvrage contient condensé pour les étudiants et tous ceux qui travaillent au laboratoire ce qu'il faut savoir du Microscope, de sa technique, des procédés de préparation, de conservation et de récolte des objets d'examen.

---

**Diagnostic médical** et **Exploration clinique**, par P. SPILLMANN, P. HAUSHALTER, professrs, et L. SPILLMANN, agrégé à la Fac. de Nancy, 2ᵉ éd. **8** fr.

**Médecine infantile,** par P. NOBÉCOURT, agrégé à la Faculté de Paris. 2ᵉ éd. (*136 fig.*, 2 planches). . . . . . . . . . . . . . . . . . . . . **14** fr.

**Chirurgie infantile,** par KIRMISSON, prof. à la Fac. de Paris, 2ᵉ éd. (*475 fig.*). **12** fr.

**Médecine légale,** par LACASSAGNE, Pʳ à l'Université de Lyon, 2ᵉ édition (*112 fig. et 2 pl.*). **10** fr.

**Ophtalmologie,** par V. MORAX, ophtalmologiste de l'hôpital Lariboisière, 2ᵉ édition (*427 figures*). **14** fr.

**Dermatologie,** par J. DARIER, médecin de l'hôpital Broca (*122 figures*). . . . . . . . . . . . . **12** fr.

**Pathologie exotique,** par E. JEANSELME, Pʳ agrégé, et E. RIST, méd. des hôpitaux **12** fr.

**Thérapeutique et Pharmacologie,** par A. RICHAUD, professeur agrégé à la Faculté de Paris, 2ᵉ édition . . . . . . . . . **12** fr.

**Biochimie,** par E. LAMBLING, professeur à la Faculté de Médecine de Lille 2ᵉ édition. . . . . (*sous presse*).

**Microbiologie clinique,** par F. BEZANÇON, agrégé à la Fac. de Paris. 3ᵉ édit.(*sous presse*).

## COLLECTION DE PRÉCIS MÉDICAUX *(Suite)*

### Précis de Pathologie Chirurgicale

par MM. BEGOUIN, BOURGEOIS, PIERRE DUVAL, A. GOSSET,
JEANBRAU, LECÈNE, LENORMANT, R. PROUST, TIXIER.
4 volumes in-8°, cartonnés toile anglaise.

TOME I. — **Pathologie chirurgicale générale, Maladies générales des Tissus,
Crâne et Rachis,** par MM. P. LECÈNE,
R. PROUST, Prof. agrégés
à la Faculté de Paris et **L. TIXIER**, Professeur
à la Faculté de Lyon (*349 figures*) . . . **10** fr.

TOME II.— **Tête, Cou, Thorax,** Par MM.
H. BOURGEOIS,
Oto-rhino-laryngologiste des Hôpitaux de Paris,
et **CH. LENORMANT**, Professeur agrégé à la
Faculté de Paris (*312 figures*). . . . . **10** fr.

TOME III. — **Glandes mammaires, abdo-
men,** par MM. P. DUVAL, GOSSET, LECÈNE,
LENORMANT, Professeurs agrégés à la
Faculté de Paris (*352 figures*) . . . . . **10** fr.

TOME IV. — **Organes génito-urinaires,
Fractures et Luxations, Affections des
Membres,** par MM. P. BÉGOUIN, professeur à
la Faculté de Bordeaux, **E. JEANBRAU, R. PROUST,
L. TIXIER**, professeurs aux Facultés de Montpellier, Paris et
Lyon (429 *figures*) . . . . . . . . . . . . . . . . . . **10** fr.

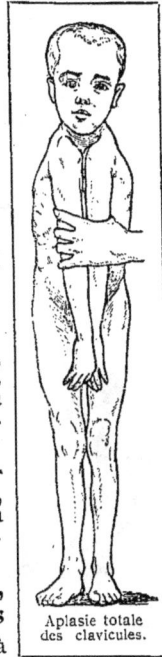

Aplasie totale
des clavicules.

---

### CHARCOT — BOUCHARD — BRISSAUD
# Traité de Médecine

PUBLIÉ SOUS LA DIRECTION DE MM.

**BOUCHARD** | **BRISSAUD**
Prof. à la Fac. de Paris, Membre de l'Institut. | Prof. à la Faculté de Médecine de Paris.

**10** volumes grand in-8°, avec figures dans le texte (2° *édition*) . **160** fr.

*Vendus séparément* : Tomes *I, II, III et IV, chacun* **16** fr.; *T. V*,
**18** fr; *T. VI, VII, VIII, chacun* **14** fr.; *T. IX et X, chacun* **18** fr.

## Nouveau Traité de
# PATHOLOGIE GÉNÉRALE

PUBLIÉ PAR

| CH. BOUCHARD | G.-H. ROGER |
|---|---|
| Professeur honoraire de pathologie générale à la Faculté de Paris, Membre de l'Académie des Sciences et de l'Académie de Médecine. | Professeur de pathologie expérimentale à la Faculté de Paris, Membre de l'Académie de Médecine. Médecin de l'Hôtel-Dieu. |

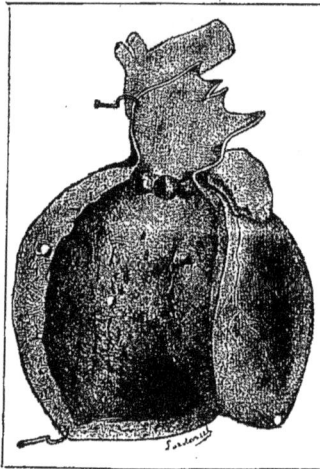

*Tome I.* 1 *vol. gr. in-8° de* 909 *p.,* *relié toile* . . . . . . **22** fr.

COLLABORATEURS DU TOMÉ I :

CH. ACHARD ; J. BERGONIÉ. ; P.-J. CADIOT et H. ROGER ; P. COURMONT ; M. DUVAL et P. MULON ; A. IMBERT ; J.-P. LANGLOIS ; P. LE GENDRE ; F. LEJARS ; P. LENOIR ; TH. NOGIER ; H. ROGER ; P. VUILLEMIN.

CONDITIONS DE PUBLICATION

*Le* **Nouveau Traité** *sera publié en* **quatre volumes élégamment reliés.** *Chaque tome sera vendu séparément et le prix en sera fixé selon l'étendue des matières. Jusqu'à la publication du tome II, il est accepté des* **souscriptions à l'ouvrage complet** *au prix de* . . . . . . . . . . . . . . . **88** fr.

# Traité
# de l'examen des Crachats

*Étude Histochimique, Cytologique, Bactériologique et Chimique*

PAR

| F. BEZANÇON | S. I. DE JONG |
|---|---|
| Professeur agrégé à la Faculté de Paris, Médecin des Hôpitaux. | Ancien chef de Clinique à la Faculté de Paris. |

1 *vol. in-8° de* 411 *pages, avec 8 planches en couleurs* . . . . . **10** *fr.*

*Vient de paraître :*

## Leçons sur la

# Lithiase Biliaire

**Par A. CHAUFFARD**

Professeur de Clinique médicale
à la Faculté de Médecine de Paris.

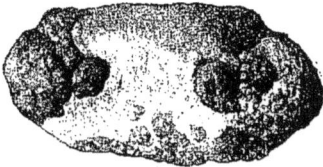

*1 vol. in-8° de 242 pages
avec 20 planches hors texte,
relié toile.* **9 fr.**

Calcul éliminé par voie intestinale.

*Vient de paraître :*

## Conférences pratiques

# sur l'Alimentation

## des Nourrissons

**Par P. NOBÉCOURT**

Professeur agrégé à la Faculté de Médecine de Paris,
Médecin des Hôpitaux.

**DEUXIÈME ÉDITION**

1 vol. in-8° de 373 pages, avec figures dans le texte . . . . . . **5 fr.**

MASSON ET Cⁱᵉ, ÉDITEURS

**G.-M. DEBOVE**

Doyen de là Faculté de Médecine, Membre de l'Académie de Médecine.

| **Ch. ACHARD** | **J. CASTAIGNE** |
|---|---|
| Professeur agrégé à la Faculté, Médecin des hôpitaux. | Professeur agrégé à la Faculté, Médecin des hôpitaux. |

# Manuel des
# Maladies du Foie ❧ ❧ ❧
## ❧ ❧ ❧ et des Voies Biliaires

Par J. CASTAIGNE et M. CHIRAY

1 vol. de 884 pages, avec 300 figures dans le texte . . . . . . **20 fr.**

# Manuel des
# Maladies du Tube digestif

**Tome I** : *BOUCHE, PHARYNX, OESOPHAGE, ESTOMAC*

par G. PAISSEAU, F. RATHERY, J.-Ch. ROUX

1 vol. grand in-8º de 725 pages, avec figures dans le texte . . **14 fr.**

**Tome II** : *INTESTIN, PÉRITOINE, GLANDES SALIVAIRES PANCRÉAS*

par M. LOEPER, Ch. ESMONET, X. GOURAUD, L.-G. SIMON, L. BOIDIN et F. RATHERY

1 vol. grand in-8º de 810 pages, avec 116 figures dans le texte. **14 fr.**

# Traité Élémentaire
# de Clinique Médicale

PAR

**G.-M. DEBOVE**

Doyen honoraire de la Faculté de Médecine, membre de l'Académie de Médecine.

ET

**A. SALLARD**

Ancien interne des Hôpitaux de Paris.

1 vol. grand in-8º de 1296 pages, avec 275 figures, relié toile. **25 fr.**

## G.-M. DEBOVE
Doyen de la Faculté de Médecine, Membre de l'Académie de Médecine.

**Ch. ACHARD**
Professeur agrégé à la Faculté,
Médecin des hôpitaux

**J. CASTAIGNE**
Professeur agrégé à la Faculté.
Médecin des hôpitaux.

# Manuel des
# Maladies de la Nutrition
## et Intoxications

**par L. BABONNEIX, J. CASTAIGNE, Abel GY, F. RATHERY**
I vol. grand in-8° de 1082 pages, avec 119 figures dans le texte. **20 fr.**

Ce livre est la mise au point, par les auteurs les plus compétents, de nos connaissances sur les *Troubles de la Nutrition* et les diverses *Intoxications*. On y trouvera l'exposé de l'anatomie pathologique, de l'étiologie, des symptômes, de l'examen clinique, du diagnostic et du traitement de ces maladies. La première partie est consacrée aux *Rhumatismes*. La seconde aux *maladies de la nutrition : obésité, maigreur, goutte, etc.* La troisième traite des *Intoxications : alcoolisme, saturnisme, hydrargyrisme, etc.*

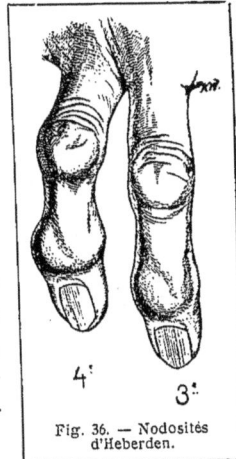

Fig. 36. — Nodosités d'Heberden.

# Aide-Mémoire de
# Thérapeutique,

par **G.-M. DEBOVE**, Doyen honoraire de la Faculté de Médecine, membre de l'Académie de Médecine, **G. POUCHET**, professeur de Pharmacologie et Matière médicale à la Faculté de Médecine, Membre de l'Académie de Médecine, et **A. SALLARD**, Ancien interne des Hôpitaux de Paris.

**2° ÉDITION CONFORME AU CODEX DE 1908**
I vol. in-8° de VIII-911 pages, imprimé sur 2 colonnes, relié toile. **18 fr.**

MASSON ET Cⁱᵉ, ÉDITEURS

# Anatomie
## ET
# Physiologie Médicales

PAR

**L. LANDOUZY**
Professeur de la Clinique Laënnec,
Doyen de la Faculté de Médecine,
Membre de l'Institut.

**Léon BERNARD**
Agrégé à la Faculté
de Médecine de Paris,
Médecin de l'Hôpital Laënnec.

AVEC LA COLLABORATION DE

MM. les Dʳˢ Léon BERNARD, GOUGEROT, HALBRON, S. I. DE JONG,
LÆDERICH, LORTAT-JACOB, SALOMON, SÉZARY, VITRY

1 vol. gr. in-8° de 650 pages, avec 336 figures en noir et en couleurs,
6 planches hors texte, relié toile. . . . . . . . . . . . . . . **20 fr.**

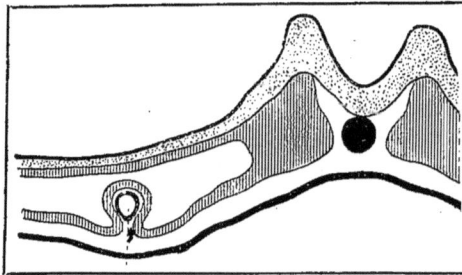

Fig. 64. — Schéma d'un embryon montrant la formation
des tubes vasculaires cardiaques.

Original dans sa conception et son exécution, cet ouvrage présente sur un plan nouveau un ensemble de connaissances jusqu'ici éparses dans des manuels distincts. — Étude à la fois *morphologique et physiologique* (c'est ce qui fait son originalité), ce volume comporte dans le texte et en planches hors texte de nombreuses figures.

# Manuel
# de Pathologie Interne

## Par G. DIEULAFOY

Professeur de clinique médicale à la Faculté de Médecine de Paris,
Médecin de l'Hôtel-Dieu, Membre de l'Académie de Médecine.

16ᵉ édition. 4 vol. in-16, avec fig. en noir et en couleurs, cart. **32 fr.**

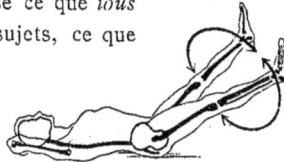

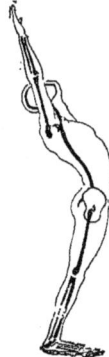

# BIBLIOTHÈQUE DE THÉRAPEUTIQUE CLINIQUE
### à l'usage des Médecins praticiens

## Thérapeutique Usuelle
# des Maladies de
# la Nutrition

PAR LES DOCTEURS

| P. LE GENDRE | A. MARTINET |
|---|---|
| Médecin de l'Hôpital Lariboisière. | Ancien interne des Hôpitaux de Paris. |

1 vol. in-8° de 429 pages . . . . . . . . . . . . . . . . . . **5** *fr.*

## Thérapeutique Usuelle
# des Maladies de
# l'Appareil Respiratoire
### Par Alfred MARTINET

1 vol. in-8° de IV-295 pages, avec figures, broché . . . . . **3** *fr.* **50**

# Les Régimes usuels
### Par les docteurs P. LE GENDRE et A. MARTINET

1 vol. in-8° de IV-434 pages, broché . . . . . . . . . . . . . **5** *fr.*

Régimes : à l'état normal; systématiques; dans les maladies.
Alimentation artificielle.

# Clinique Hydrologique

Par les Dʳˢ F. BARADUC, Félix BERNARD, M. E. BINET, J. COTTET,
L. FURET, A. PIATOT. G. SERSIRON, A. SIMON, E. TARDIF.
1 volume in-8° de X-636 pages . . . . . . . . . . . . . . . . . **7** *fr.*

## BIBLIOTHÈQUE DE THÉRAPEUTIQUE CLINIQUE
### à l'usage des Médecins praticiens (*suite*)

LES

# Médicaments usuels

### Par le D⁽ʳ⁾ Alfred MARTINET

**QUATRIÈME ÉDITION, ENTIÈREMENT REVUE**

*1 vol. in-8° de 609 pages, avec figures dans le texte* . . . . . **6 *fr.***

# Les Aliments usuels

### Composition — Préparation

### Par le D⁽ʳ⁾ Alfred MARTINET

**DEUXIÈME ÉDITION, ENTIÈREMENT REVUE**

*1 volume in-8° de VIII-352 pages, avec figures* . . . . . . . . . **4 *fr.***

# Les
# Agents physiques
# usuels

*(Climatothérapie — Hydrothérapie*
*Crénothérapie — Thermothérapie*
*Méthode de Bier — Kinésithérapie*
*Électrothérapie — Radiumthérapie)*

Par les D⁽ʳˢ⁾ A. MARTINET, A. MOUGEOT,
P. DESFOSSES, L. DUREY, Ch. DUCROC-
QUET, L. DELHERM, H. DOMINICI.

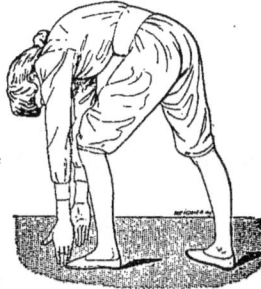

*1 vol. in-8° de XVI-633 pages, avec 170 fig. et 3 planches hors texte.* **8 *fr.***

= 14 =

MASSON ET Cⁱᵉ, ÉDITEURS

# Traité Médico-Chirurgical

## DES

# Maladies de l'Estomac

## et de l'Œsophage

### PAR MM.

| A. MATHIEU | L. SENCERT | TH. TUFFIER |
|---|---|---|
| Médecin | Professeur agrégé | Professeur agrégé, |
| de l'Hôpital St Antoine. | à la Faculté de Nancy. | Chirurgien |
| | | de l'Hôpital Beaujon. |

AVEC LA COLLABORATION DE :

| J.-CH. ROUX | ROUX-BERGER |
|---|---|
| Ancien interne | Prosecteur |
| des Hôpitaux de Paris. | à l'Amphithéâtre |
| | des Hôpitaux. |

### F. MOUTIER

Ancien interne des hôpitaux de Paris.

1 *vol. gr. in-8° de* 934 *pages*
*avec* 300 *figures dans le texte.* **20** fr.

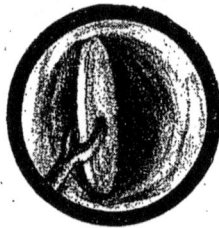

Fig. 43
Extraction œsophagoscopique
d'une pièce de monnaie.

# Pressions artérielles ❧ ❧ ❧ ❧

# ❧ ❧ ❧ ❧ et Viscosité sanguine

## CIRCULATION — NUTRITION — DIURÈSE

### Par le Docteur **Alfred MARTINET**

1 *vol. in-8° de* 273 *pages, avec* 102 *fig. en noir et en couleurs* . . **7** fr.

# Trypanosomes
## et Trypanosomiases

PAR

**A. LAVERAN**
Professeur à l'Institut Pasteur,
membre de l'Institut et de l'Académie
de Médecine.

**F. MESNIL**
Professeur
à l'Institut Pasteur.

### DEUXIÈME ÉDITION ENTIÈREMENT REFONDUE

1 *vol. gr. in-8°, de* VIII-1000 *pages, avec* 198 *figures dans le texte
et une planche hors texte en couleurs.* **25** fr.

Cette seconde édition est en réalité un nouvel ouvrage. Pour tenir
compte des nombreux travaux parus, les auteurs ont dû élargir leur cadre
primitif et leur volume a plus que doublé.

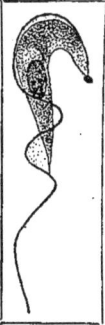

Les dix premiers chapitres de cette édition
sont consacrés à l'exposé des questions suivantes: *Historique; Répartition géographique ;
— Technique pour l'étude ; — Trypanosome des
vertébrés ; des invertébrés ; propagation des
trypanosomiases ; — Les tryp. hors des êtres
vivants: Conservation. Culture ; — Les tryp.
dans la classification ; — Pouvoir infectieux et
virulence ; — Défense de l'organisme ; — Séméio-
logie et anatomie pathologique des trypanosomiases. Pathogénie ; — Thérapeutique et prophylaxie, etc.*

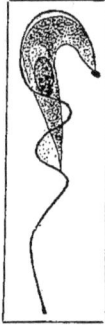

Le reste de l'ouvrage étudie séparément
chaque espèce animale au point de vue de sa
réceptivité et des maladies qu'elle doit redouter. Un très long chapitre a
été consacré à la maladie du sommeil.

*Vient de paraître :*

# Clinique et Thérapeutique
## Circulatoires

### Par le Dr Alfred MARTINET

1 *vol. in-8° de* 584 *pages, avec* 222 *figures dans le texte.* . . . **12** fr.

MASSON ET Cⁱᵉ, ÉDITEURS

# Guide pour l'Évaluation

# des Incapacités

## DANS LES ACCIDENTS DU TRAVAIL

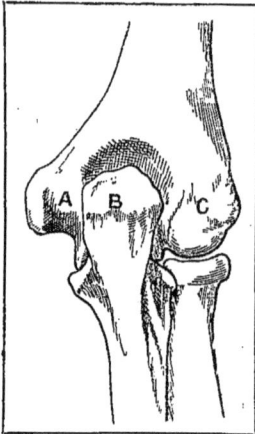

PAR

### L. IMBERT

Agrégé des Facultés,
Professeur à l'Ecole de Médecine de Marseille,
Médecin expert près les Tribunaux.

### C. ODDO

Professeur à l'Ecole de Médecine de Marseille,
Médecin expert près les Tribunaux.

### P. CHAVERNAC
Médecin expert près les Tribunaux.

Préface de M. R. VIVIANI

1 vol. in-8° de 946 pages, avec figures,
cartonné toile . . . . . . . . . **12 fr.**

Tout accident doit être exprimé en chiffres, puisqu'il se réduit en dernière analyse à une indemnité. Au milieu des incertitudes de la jurisprudence, ce livre guide le médecin, en s'appuyant à la fois sur l'expérience médicale et les connaissances juridiques des auteurs.

# Le Vade-Mecum ✦ ✦ ✦ ✦ ✦ ✦

# ✦ ✦ ✦ ✦ ✦ du Médecin Expert

PAR

### A. LACASSAGNE
Professeur de Médecine légale
à l'Université de Lyon.

### L. THOINOT
Professeur de Médecine légale
à la Faculté de Paris.

1 volume in-18, de XII-265 pages, relié peau. . . . . . . . . **6 fr.**

*Vient de paraître :*

# Guide pratique du Médecin

## dans les

# Accidents du Travail

## LEURS SUITES MÉDICALES ET JUDICIAIRES

PAR

### E. FORGUE
Professeur de Clinique chirurgicale
à la Faculté
de Médecine de Montpellier.

### E. JEANBRAU
Professeur agrégé
à la Faculté de Médecine
de Montpellier.

### TROISIÈME ÉDITION AUGMENTÉE

ET MISE AU COURANT DE LA JURISPRUDENCE PAR M. MOURRAL
Conseiller à la Cour de Rouen.

1 *vol. in*-8°, *de* 684 *pages, avec figures, cartonné toile* . . . **9** *fr.*

Cet ouvrage est un livre *pratique*, adapté aux besoins des praticiens, et destiné à répondre à *toutes* les questions que posent les rencontres fortuites de la clientèle. — C'est un ouvrage *d'ensemble* qui traite aussi bien du point de vue médical que de celui de la Jurisprudence.

# Formulaire Thérapeutique

## CONFORME AU CODEX DE 1908

PAR MM.

### G. LYON
Ancien chef de clinique
à la Faculté de Médecine
de Paris.

### P. LOISEAU
Ancien préparateur
à l'École supérieure de Pharmacie
de Paris.

AVEC LA COLLABORATION DE MM. L. DELHERM ET PAUL-ÉMILE LÉVY

*Neuvième édition, revue et augmentée*

1 *vol. in*-18 *tiré sur papier indien très mince, relié maroquin souple.* **7** *fr.*

MASSON ET C<sup>ie</sup>, ÉDITEURS

# Traité
# d'Hygiène Militaire

### par G.-H. LEMOINE

Médecin principal de première classe,
Professeur d'hygiène à l'Ecole du Val-de-Grâce,
Membre du Conseil supérieur d'Hygiène de France.

1 *vol. gr. in-8° de* XXIV-758 *pages, avec* 89 *figures, broché* . . **12** *fr.*

---

## Les Anormaux et les Malades mentaux

**au régiment**, par G. HAURY, médecin major de 1<sup>re</sup> classe, membre correspondant de la Société de médecine légale de France. Préface du P<sup>r</sup> RÉGIS. 1 volume in-8° de 376 pages. . . . . . . . . . . **5** fr.

---

## Essai sur
# L'Hygiène et la Prophylaxie
## ANTITUBERCULEUSES

### Au début du XX<sup>e</sup> Siècle

### Par M<sup>me</sup> le D<sup>r</sup> NICOLE GIRARD-MANGIN

1 *vol. in-8° de* 356 *pages.* . . . . . . . . . . . . . . . . . . **5** *fr.*

---

# L'Alcool

### ÉTUDE ÉCONOMIQUE GÉNÉRALE

Ses rapports avec l'Agriculture,
l'Industrie, le Commerce, la Législation, l'Impôt,
l'Hygiène individuelle et sociale

### par LOUIS JACQUET
Ingénieur des Arts et Manufactures.

### PRÉFACE DE M. G. CLÉMENCEAU

*In-8° de* 945 *p., avec* 138 *tableaux,* 13 *graphiques et* 43 *fig.*. . **17** *fr.*

# Notions pratiques
# d'Electricité

### à l'usage des Médecins

Avec renseignements spéciaux pour les
Oto-Rhino-Laryngologistes.

### Par M. LERMOYEZ

Membre de l'Académie de Médecine,
Médecin des Hôpitaux de Paris.

1 *vol. gr. in-8 de* 863 *pages, avec* 426 *fig.,*
*relié toile.* . . . . . . . . . . **20 fr.**

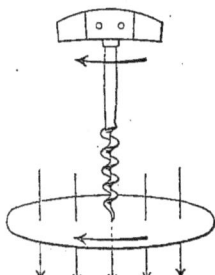

Fig. 184. — Schéma de la
règle de Maxwell.

Cet ouvrage est divisé en 10 sections qui traitent du courant électrique ;
du magnétisme ; de la mesure, distribution, production, accumulation, récep-
tion de l'énergie ; des installations électro-médicales portatives et fixes ; de
l'éclairage et du chauffage.

# Précis de
# Radiodiagnostic

### Par le D<sup>r</sup> JAUGEAS

Assistant de radiographie à l'hôpital Saint-Antoine,
Chef de Laboratoire de radiologie du D<sup>r</sup> Béclère.

PRÉFACE DU D<sup>r</sup> BÉCLÈRE, MEMBRE DE L'ACADÉMIE DE MÉDECINE

1 *vol. in-8° de* 437 *pages, nombreuses figures et* 48 *planches hors*
*texte, relié toile.* . . . . . . . . . . . . . . . . . . . . **16 fr.**

Les planches hors texte ont
été multipliées dans l'ouvrage. — Ce volume expose
d'abord les règles d'une installation radiographique et le
maniement des instruments.
Il étudie ensuite les applications et montre, par des
épreuves radiographiques, les caractères sous lesquels apparaissent à l'état normal les régions explorées. Une 3<sup>e</sup> partie est réservée aux applications cliniques.

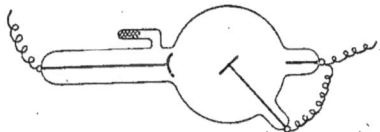

Fig. 11. — Ampoule à potasse.

MASSON ET Cⁱᵉ, ÉDITEURS

*Sous presse:*

# Sémiologie des affections
## du système nerveux

PAR

**J. DEJERINE**

Professeur de clinique des maladies nerveuses
à la Faculté de Médecine de Paris,
Médecin de la Salpêtrière, Membre de l'Académie de Médecine,

1 *vol. grand in-8° de 1.200 pages, avec 564 figures en noir et en couleurs et 3 planches hors texte en couleurs.*

# La Pratique
# Neurologique

PUBLIÉE SOUS LA DIRECTION DE

**PIERRE MARIE**

Professeur à la Faculté de Médecine de Paris, Médecin de la Salpêtrière,

PAR MM.

O. Crouzon, G. Delamare, E. Desnos, Georges Guillain
E. Huet, Lannois, A. Leri, François Moutier, Poulard, Roussy.

1 *vol. gr. in-8° de* XVIII-1408 *pages,* 303 *fig. dans le texte, relié* **30** *fr.*

# Les Manifestations fonctionnelles
## des Psycho-Névroses

*Leur Traitement par la Psychothérapie*

**Par J. DEJERINE et E. GAUCKLER**

1 *vol. grand in-8° de* IX-561 *pages, avec* 1 *planche hors texte .* **8** *fr.*

# Les Psycho-Névroses
## et leur Traitement moral,

PAR LE

**Professeur DUBOIS**

PRÉFACE DU PROFESSEUR DEJERINE

**TROISIÈME ÉDITION.** 1 *volume in-8° de* 560 *pages . . . . . . .* **8** *fr.*

NEUROLOGIE — PHYSIOLOGIE

*Vient de paraître :*

# Les techniques Anatomo-Pathologiques
# du Système nerveux

**ANATOMIQUE MACROSCOPIQUE ET HISTOLOGIQUE**

PAR

| Gustave ROUSSY | Jean LHERMITTE |
|---|---|
| Professeur agrégé, Chef des travaux d'anatomie pathologique à la Faculté de Paris. | Ancien chef de laboratoire à la Faculté de Médecine de Paris. |

1 *vol. in-8° de 255 pages, cartonné toile.* . . . . . . . . . . . **5** *fr.*

# Electronique et Biologie

PAR

## Dr P. ACHALME

Directeur du Laboratoire colonial du Muséum,
Ancien chef de clinique de la Faculté de Médecine.

1 *volume grand in-8° de 728 pages* . . . . . . . . . . . . **18** fr.

# Le Problème Physiologique
# du Sommeil

PAR HENRI PIÉRON

Directeur du Laboratoire de Psychologie physiologique de la Sorbonne

1 *vol. in-8° de 520 pages.* . . . . **10** *fr.*

# Technique
# Opératoire
# Physiologique

(TUBE DIGESTIF ET ANNEXES), par **Albert LE PLAY**, docteur ès sciences et en médecine, ancien chef de clinique à la Faculté, chef de laboratoire à l'hôpital Laënnec. Préface de M. le Professeur **Charles RICHET**.

1 *vol. gr. in-8° de 159 pages, avec 132 fig. dans le texte.* . . . . **6** *fr.*

MASSON ET Cⁱᵉ, ÉDITEURS

# Traité d'Histologie

PAR

**A. PRENANT**
Professeur
à la Faculté de Paris.

**P. BOUIN**
Professeur agrégé
à la Faculté de Nancy.

**L. MAILLARD**
Chef des travaux de Chimie biologique
à la Faculté de Médecine de Paris.

**Tome I :** *Cytologie générale et spéciale*

1 *vol. gr. in-8°, de* 977 *p., avec* 791 *fig. dont* 172 *en couleurs* . . . . . . **50** *fr.*

**Tome II :** *Histologie et Anatomie*

1 *vol. gr. in-8° de* XL-1199 *p., avec* 572 *fig. dont* 31 *en couleurs* . . . . . . . **50** *fr.*

Ce *Traité* est un exposé de la science histologique dans son ensemble, où chaque question est traitée avec le souci de prendre sa place dans un tout systématique. Il présente les rapports que la cytologie, l'histologie et l'anatomie microscopique soutiennent avec la chimie et la physiologie de la cellule, avec l'embryologie, la physiologie et l'histologie pathologique.

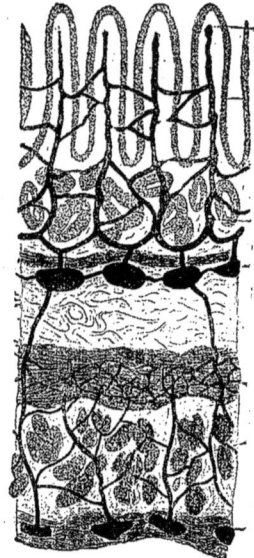

Fig. 405. — Lymphatiques de la paroi stomacale.

# Traité de Physiologie

PAR

**P.-J. MORAT**
Professeur à l'Université de Lyon.

**Maurice DOYON**
Professeur adjoint à la Faculté de Médecine de Lyon.

TOME I. **Fonctions élémentaires.** — Prolégomènes, contraction. — Sécrétion, milieu intérieur, avec 194 figures. . . . . . . . . . . . **15** fr.
TOME II. **Fonctions d'innervation,** avec 263 figures. . . . . . . . **15** fr.
TOME III. **Fonctions de nutrition.** — Circulation. — Calorification. **12** fr.
TOME IV. **Fonctions de nutrition** (*suite et fin*). — Respiration, excrétion. — Digestion, absorption, avec 167 figures. . . . . . . . . **12** fr.
*En préparation :* TOME V ET DERNIER. *Fonctions de relation et de reproduction.*

*Vient de paraître :*

# La Lèpre

## A Travers les Ages et les Contrées

### Par ZAMBACO PACHA
Correspondant de l'Institut.
Membre associé national de l'Académie de Médecine.

*i vol. grand in-8° de 845 pages* . . . . . . . . . . . . . . . . . **12 fr.**

# Maladies du Cuir Chevelu

### Par le Docteur R. SABOURAUD
Directeur du Laboratoire Municipal à l'Hôpital Saint-Louis.

**Tome I.** — *Les Maladies Séborrhéiques : Séborrhées, Acnès, Calvitie,* i vol. gr.
in-8°, avec 91 figures en noir et en couleurs.. . . . . . . . . . . . **10 fr.**

**Tome II.** — *Les Maladies desquamatives : Pityriasis et Alopécies pelliculaires.*
i vol. gr. in-8°, avec 122 fig. en noir et en couleurs. . . . : . . . . **22 fr.**

**Tome III.** — *Les Maladies cryptogamiques : Les Teignes,* i vol., gr. in-8° de
vi-855 pages, avec 433 figures et 28 planches . . . . . . . . . . . **30 fr.**

# La Pratique
## Dermatologique

PUBLIÉE SOUS LA DIRECTION DE MM.

### ERNEST BESNIER, L. BROCQ, L. JACQUET

Par MM. AUDRY, BALZER, BARBE, BAROZZI, BARTHÉLEMY, BÉNARD, ERNEST BESNIER, BODIN,
BRAULT, BROCQ, DE BRUN, COURTOIS-SUFFIT, DU CASTEL, CASTEX, DARIER, DEHU, DOMINICI,
DUBREUILH, HUDELO, JACQUET, JEANSELME, LAFFITTE, LENGLET, LEREDDE, MERKLEN, PERRIN,
RAYNAUD, RIST, SABOURAUD, SÉE, THIBIERGE, TRÉMOLIÈRES, VEYRIÈRES.

*4 vol. reliés, avec figures et 89 planches en couleurs.* . **156 fr.**
Tome I. **36** fr. ; Tomes II, III, IV, chacun **40** fr.

MASSON ET Cⁱᵉ, ÉDITEURS

# Abrégé d'Anatomie

PAR

**P. POIRIER**
Professeur d'Anatomie
à la Faculté de Médecine de Paris.

**A. CHARPY**
Professeur d'Anatomie
à la Faculté de Médecine de Toulouse.

**B. CUNÉO**
Professeur agrégé à la Faculté de Médecine de Paris.

**Tome I.** — *Embryologie — Ostéologie — Arthrologie — Myologie.*
**Tome II.** — *Cœur — Artères — Veines — Lymphatiques — Centres nerveux — Nerfs crâniens — Nerfs rachidiens.*
**Tome III.** — *Organes des sens — Appareil digestif et annexes — Appareil respiratoire — Capsules surrénales — Appareil urinaire — Appareil génital de l'homme —. Appareil génital de la femme — Périnée — Mamelles — Péritoine.*

3 volumes in-8°, formant ensemble 1620 pages, avec 976 figures en noir et en couleurs dans le texte, richement reliés toile . . . . . . **50** fr.

*Avec reliure spéciale, dos maroquin.* **55** fr.

# Précis de
# Technique Opératoire

**PAR LES PROSECTEURS DE LA FACULTÉ DE MÉDECINE DE PARIS**

AVEC INTRODUCTION PAR LE PROFESSEUR PAUL BERGER

**Pratique courante et Chirurgie d'urgence,** par Victor Veau. 4ᵉ *édition.*
**Tête et cou,** par Ch. Lenormant. 3ᵉ *édition.*
**Thorax et membre supérieur,** par A. Schwartz, 3ᵉ *édition.*
**Abdomen,** par M. Guibé. 3ᵉ *édition.*
**Appareil urinaire et appareil génital de l'homme,** par Pierre Duval. 3ᵉ *édition.*
**Appareil génital de la femme,** par R. Proust, 3ᵉ *édition.*
**Membre inférieur,** par Georges Labey, 2ᵉ *édition.*
*Chaque vol. illustré de nombreuses figures, la plupart originales.* 4 fr. 50

## P. POIRIER — A. CHARPY

# Traité
# d'Anatomie Humaine

*Nouvelle édition, entièrement refondue par*

**A. CHARPY** ET **A. NICOLAS**
Professeur d'Anatomie à la Faculté      Professeur d'Anatomie à la Faculté
de Médecine de Toulouse.                     de Médecine de Paris.

O. Amoëdo — Argaud — A. Branca — R. Collin — B. Cunéo
G. Delamare — Paul Delbet — Dieulafé — A. Druault — P. Fredet
Glantenay — A. Gosset — M. Guibé — P. Jacques
Th. Jonnesco — E. Laguesse — L. Manouvrier — P. Nobécourt
O. Pasteau — M. Picou — A. Prenant — H. Rieffel — Rouvière
Ch. Simon — A. Soulié — B. de Vriese — Weber.

L'ouvrage **complet** (5 tomes en 13 fas-
cicules) est en vente au prix de **173** fr.

MASSON ET Cⁱᵉ, ÉDITEURS

# Traité de
# Technique Opératoire

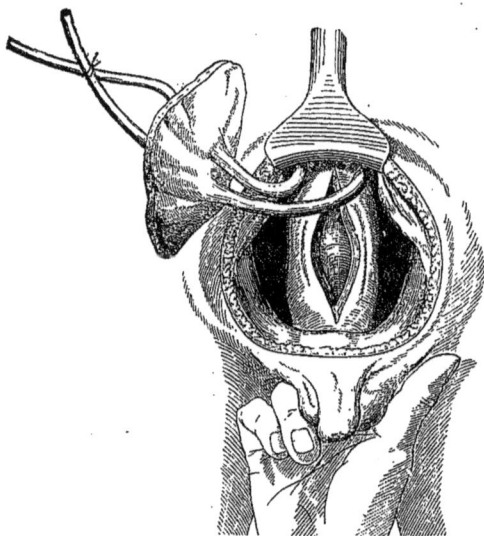

PAR

### CH. MONOD

Professeur agrégé à la Faculté de Médecine
de Paris,
Chirurgien honoraire des hôpitaux,
Membre de l'Académie de Médecine.

ET

### J. VANVERTS

Chirurgien des hôpitaux de Lille,
Ancien interne, lauréat des hôpitaux
de Paris, Membre correspondant
de la Société de Chirurgie.

**DEUXIÈME ÉDITION**

**ENTIÈREMENT REFONDUE**

❀ ❀ ❀

2 volumes grand in-8°, formant XII-2016 pages avec
2337 figures. . . **40 fr.**

# Précis d'Obstétrique

PAR MM.

**A. RIBEMONT-DESSAIGNES** | **G. LEPAGE**
Professeur à la Faculté de Médecine, | Professeur agrégé à la Faculté de Médecine
Accoucheur de l'hôpital Beaujon, | de Paris,
Membre de l'Académie de Médecine. | Accoucheur de l'hôpital de la Pitié.

*Sixième édition*, 568 figures, dont 400 dessinées par M. RIBEMONT-DESSAIGNES

1 *vol. grand in-8° de* 1420 *pages, relié toile.* . . . . . **30** *fr.*

*Vient de paraître ;*

*Septième édition*

# Traité de
# Chirurgie d'urgence

PAR

### Félix LEJARS

Professeur à la Faculté de Médecine de Paris,
Chirurgien de l'Hôpital Saint-Antoine.

1 vol. gr. in-8 de 1170 pages, 1086 figures, 20 planches.
Relié en un volume . . . . . . . . . . . . . . . . . . **30** fr.
*Se vend également en deux volumes reliés.* **35** fr.

Cette fois encore le livre a été remis en chantier. Il n'a pas grossi, bien qu'il comporte cinq chapitres nouveaux sur la *dilatation aiguë de l'estomac,* les *interventions d'urgence dans les pancréatites aiguës,* *l'oblitération des vaisseaux mésentériques,* les *sigmoïdites,* les *luxations du bassin,* de multiples additions de technique et 92 figures nouvelles.

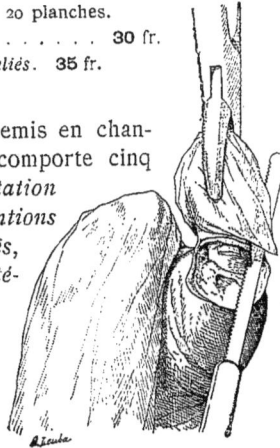

# Technique Chirurgicale
## Infantile

### Indications opératoires, Opérations courantes

#### Par L. OMBREDANNE

Professeur agrégé à la Faculté de Médecine de Paris,
Chirurgien de l'Hôpital Bretonneau.

1 *vol. in-8° de* 342 *pages, avec* 210 *figures* . . . . . . . . . . **7** *fr.*

MASSON ET Cⁱᵉ, ÉDITEURS

# Traité de Gynécologie

### Clinique et Opératoire

par **Samuel POZZI**

Professeur de Clinique gynécologique à la Faculté de Médecine de Paris,
Membre de l'Académie de Médecine, Chirurgien de l'hôpital Broca.

**QUATRIÈME ÉDITION, ENTIÈREMENT REFONDUE**

AVEC LA COLLABORATION DE **F. JAYLE**

*2 vol. grand in-8° formant ensemble* 1500 *pages, avec* 894 *figures dans le texte. Reliés toile.* . . . . . . . . . . . . . . . . **40** *fr.*

### Traité de

# Laryngoscopie
# et de Laryngologie

### Opératoire et Clinique
### Par TH. HÉRYNG

Traduction par le Dʳ **CH. SIEMS**, *considérablement augmentée* par l'auteur.

Avec une préface du Dʳ **HENRI LUC**.

1 *vol. in-8° de* XVI-525 *pages, avec* 155 *figures dans le texte.* **14** *fr.*

### Manuel de

# Dentisterie Opératoire

### Par Edward C. KIRK, D. D. S.

Professeur de clinique à l'Université de Philadelphie

**TROISIÈME ÉDITION, REVUE ET AUGMENTÉE**

**Adaptation française par Raymond LEMIÈRE**

1 *vol. grand in-8° de* IV-856 *pages, avec* 875 *fig. dans le texte.* **30** *fr.*

COLLECTIONS

# L'ŒUVRE MÉDICO-CHIRURGICAL (Dr CRITZMAN, Directeur).

## Suite de Monographies Cliniques
### SUR LES QUESTIONS NOUVELLES

EN MÉDECINE, EN CHIRURGIE ET EN BIOLOGIE
*Chaque Monographie est vendue séparément*. . . . . . . . . . 1 fr. **25**
Il est accepté des Abonnements pour une série de 10 Monographies consécutives au prix à forfait et payable d'avance de 10 francs pour la France
et 12 francs pour l'Etranger (port compris).

*DERNIÈRES MONOGRAPHIES PUBLIÉES :*

59. **Traitement chirurgical de la Tuberculose pulmonaire**, par les
    Drs TUFFIER, professeur agrégé à la Faculté de Médecine de
    Paris, et J. MARTIN, chef de clinique chirurgicale à la Faculté
    de Montpellier.
60. **La Rachicentèse**, par MM. P. RAVAUT, médecin des hôpitaux de
    Paris, GASTINEL et VELTER, internes des hôpitaux de Paris.
61. **Les Métaux colloïdaux électriques en thérapeutique**, par
    MM. L. BOUSQUET et H. ROGER, chefs de clinique à la Faculté
    de Montpellier.
62. **De la Névralgie intercostale** (*Étude des symptômes accusés
    par les malades*), par le Dr W. JANOWSKI.
63. **Traitement du cancer inopérable**, par le Dr TUFFIER.
64. **La gymnastique respiratoire**, par le Dr P. DESFOSSES et
    Mme BURMAN-OBERG.
65. **De l'Incontinence d'Urine chez les enfants**, par le Dr D.
    COURTADE.
66. **Les Poisons Tuberculeux** et leurs rapports avec l'anaphylaxie
    et l'immunité, par le Dr P.-F. ARMAND-DELILLE.
67. **La Chirurgie des Vésicules séminales**, par les Drs J. et P. FIOLLE.
68. **Traitement actuel du rhumatisme blennorragique**, par E.
    CHAUVET.
69. **Les Vagues Utéro-Ovariennes**, par H. STAPFER.
70. **Le rôle de l'urée en pathologie**, par CH. ACHARD.
71. **La syphilis expérimentale** dans ses rapports avec la clinique,
    par H. GOUGEROT.
72. **Traitement de la Syphilis par le 606**, par JEANSELME.
73. **L'Endoscopie recto-colique. Rectoscopie, Sigmoïdoscopie**,
    par R. BENSAUDE.
74. **La cure solaire des Tuberculoses chirurgicales**, par MM. les
    Drs P. VIGNARD et P. JOUFFRAY.
75. **L'Héliothérapie**, par le Dr P.-F. ARMAND-DELILLE.
76. **L'Erythrémie**. par LUTEMBACHER.

| PÉRIODIQUES MÉDICAUX | | Paris | France et Colonies | Union postale |
|---|---|---|---|---|
| | | fr. | fr. | fr. |
| **Annales** de Dermat. et de Syphilig. | *Mensuel.* | 30 » | 32 » | 32 » |
| — de l'Institut Pasteur. | *Mensuel.* | 18 » | 20 » | 20 » |
| — des Maladies de l'Oreille et du Larynx . . . . | *Mensuel.* | 20 » | 20 » | 25 » |
| — Médico-Psychologiques . | *Mensuel.* | 25 » | 25 » | 30 » |
| — de Médecine . . . . . | *Mensuel.* | 20 » | 20 » | 23 » |
| **Archives** d'Anatomie microscopique . . . . . . . | *4 Fascicules.* | 50 » | 50 » | 50 » |
| — d'Anthropologie criminelle. . . . . . . . | *Mensuel.* | 24 » | 24 » | 27 50 |
| — de Biologie. . . . . . | *4 Fascicules.* | 50 » | 50 » | 50 » |
| de Médecine des Enfants. . . . . . . | *Mensuel.* | 16 » | 16 » | 18 » |
| — de Médecine expérimentale et d'Anatomie pathologique. | *Tous les deux mois.* | 30 » | 32 » | 34 » |
| **Bulletin** de l'Académie de Médecine. . . . . . . . . | *Hebdomadaire.* | 15 » | 18 » | 20 » |
| — et Mémoires de la Société de Chirurgie . . . . | *Hebdomadaire.* | 18 » | 20 » | 22 » |
| — et Mémoires de la Société médicale des Hôpitaux. | *Hebdomadaire.* | 25 » | 26 » | 28 » |
| de la Société Française de Dermatologie . . . . . . | *8 à 10 numéros* | 15 » | 15 » | 17 » |
| — de l'Institut Pasteur. . . | *Bimensuel.* | 24 » | 25 » | 26 » |
| — de la Société d'Etudes scientifiques sur la Tuberculose . . . . | *9 Fascicules.* | 8 » | 8 » | 10 » |
| — de la Société de Pathologie exotique . . . . | *10 Fascicules.* | 18 » | 18 » | 20 » |
| **Comptes rendus** des séances de la Société de Biologie . . . | *Hebdomadaire.* | 25 » | 25 » | 28 » |
| **Hygiène** scolaire. . . . . . . . | *10 Fascicules.* | 4 » | 4 » | 4 » |
| **Journal** de Chirurgie. . . . . . | *Mensuel.* | 40 » | 42 » | 44 » |
| — de Physiologie et Pathologie générale. . . . . | *Tous les deux mois.* | 35 » | 35 » | 40 » |
| — de Radiologie et d'Electrologie . . . . . . . | *Mensuel.* | 25 » | 26 » | 28 » |
| — d'Urologie médicale et chirurgicale . . . . . . | *Mensuel.* | 36 » | 36 » | 40 » |
| **Lyon Chirurgical** . . . . . . . | *Mensuel.* | 20 » | 20 » | 25 » |
| **Nouvelle Iconographie** de la Salpêtrière . . . . . . . . . | *Tous les deux mois.* | 30 » | 32 » | 33 » |
| **La Presse médicale.** . . . . . . | *Bihebdomadaire* | 10 » | 10 » | 15 » |
| **Revue** d'Hygiène et de Police sanitaire . . . . . . . | *Mensuel.* | 25 » | 27 » | 28 » |
| — d'Histologie. . . . . . . | *Plusieurs fascicules* | 35 » | 35 » | 37 50 |
| — de Gynécologie et de Chirurgie abdominale. . . . | *Tous les mois* | 28 » | 28 » | 30 » |
| — Neurologique. . . . . . | *Bimensuel.* | 35 » | 35 » | 38 » |
| — Générale d'Ophtalmologie. | *Mensuel.* | 20 » | 22 » | 22 50 |
| — d'Orthopédie . . . . . . | *Tous les deux mois* | 15 » | 17 » | 18 » |
| — de la Tuberculose . . . | *Tous les deux mois* | 12 » | 14 » | 15 » |